CIRURGIA DA MÃO

LESÕES NÃO-TRAUMÁTICAS

2º EDIÇÃO

CIRURGIA DA MÃO

LESÕES NÃO-TRAUMÁTICAS

2º EDIÇÃO

Arlindo G. Pardini Jr.
Livre-Docente em Ortopedia e Traumatologia.
Chefe do Serviço de Cirurgia da Mão do Hospital Ortopédico de Belo Horizonte.
Ex-Presidente da Federação Internacional das Sociedades de Cirurgia da Mão,
da Federação Sul-americana de Cirurgia da Mão
da Sociedade Brasileira de Cirurgia da Mão e
da Sociedade Brasileira de Ortopedia e Traumatologia.

Afrânio D. de Freitas
Chefe do Serviço de Cirurgia da Mão do Hospital Belo Horizonte.
Diretor Clínico e Coordenador das Residências de Ortopedia e de
Cirurgia da Mão do Hospital Ortopédico de Belo Horizonte.
Ex-Presidente da Sociedade Brasileira de Cirurgia da Mão.

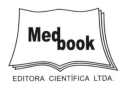

Medbook
EDITORA CIENTÍFICA LTDA.

Cirurgia da Mão – Lesões Não-traumáticas – 2ª edição
Direitos exclusivos para a língua portuguesa
Copyright © 2008 by
MEDBOOK – Editora Científica Ltda.

NOTA DA EDITORA: Os autores desta obra verificaram cuidadosamente os nomes genéricos e comerciais dos medicamentos mencionados; também conferiram os dados referentes à posologia, objetivando informações acuradas e de acordo com os padrões atualmente aceitos. Entretanto, em função do dinamismo da área de saúde, os leitores devem prestar atenção às informações fornecidas pelos fabricantes, a fim de se certificarem de que as doses preconizadas ou as contra-indicações não sofreram modificações, principalmente em relação a substâncias novas ou prescritas com pouca freqüência. Os autores e a editora não podem ser responsabilizados pelo uso impróprio nem pela aplicação incorreta de produto apresentado nesta obra.

Apesar de terem envidado o máximo esforço para localizar os detentores dos direitos autorais de qualquer material utilizado, os autores e os editores desta obra estão dispostos a acertos posteriores caso, inadvertidamente, a identificação de algum deles tenha sido omitida.

Editoração Eletrônica e Capa:
REDB STYLE – Produções Gráficas e Editorial Ltda.

Reservados todos os direitos. É proibida a duplicação ou reprodução deste volume, no todo ou em parte, sob quaisquer formas ou por quaisquer meios (eletrônico, mecânico, gravação, fotocópia, distribuição na Web, ou outros), sem permissão expressa da Editora.

MEDBOOK – Editora Científica Ltda.
Rua Pereira de Almeida, 14
CEP 20260-100 – Praça da Bandeira
Rio de Janeiro – RJ
Tels.: (21) 2502-4438 e 2221-6089
medbook@superig.com.br

DEDICATÓRIA

À minha esposa, pela compreensão
nestes longos períodos de
imersão editorial.

Aos meus filhos Daniel, Paula e
Raquel.

Aos meus netos, companheiros da
pelada e da piscina.

Arlindo Pardini

Aos meus pais, pelo esforço para
minha formação e pelas possibilidades
que me proporcionaram

Ao Dr. Pardini, pelos ensinamentos e
oportunidades oferecidas

À minha família, Paula, Bê e Peu,
que sem me deixarem ser só,
fazem-me só ser.

Afrânio de Freitas

COLABORADORES

Afrânio Donato de Freitas

Chefe do Serviço de Cirurgia da Mão do Hospital Belo Horizonte. Diretor Clínico e Coordenador das Residências de Ortopedia e de Cirurgia da Mão do Hospital Ortopédico de Belo Horizonte. Ex-Presidente da Sociedade Brasileira de Cirurgia da Mão.

Alice C. Rosa Ramos

Médica Fisiatra. Coordenadora do Setor de Reabilitação Infantil da AACD – Associação de Assistência à Criança Deficiente.

Anderson Vieira Monteiro

Chefe do Centro de Cirurgia da Mão do Instituto Nacional de Traumatologia e Ortopedia (INTO-Ministério da Saúde-RJ). Membro Titular da Associação Brasileira de Cirurgia da Mão.Membro Titular da Sociedade Brasileira de Ortopedia e Traumatologia.

Antonio Barbosa Chaves

Médico Cirurgião de Mão dos Hospitais Ortopédico, Belo Horizonte e Maria Amélia Lins – Belo Horizonte-MG. Membro Titular da Sociedade Brasileira de Ortopedia e Traumatologia (SBOT). Membro Titular da Associação Brasileira de Cirurgia da Mão (ABCM). Secretário Regional da ABCM – Centro-Leste-Oeste.

Antônio Carlos Martins Guedes

Professor Associado da Faculdade de Medicina da UFMG. Doutor em Dermatologia pela Escola Paulista de Medicina – UNIFESP-EPM.

Antônio Lourenço Severo

Doutorando pela Universidad Pablo Olavide, Sevilha – Espanha. Mestre em Biomecânica pela Universidade do Estado de Santa Catarina (UDESC-SC). *Fellow* em Cirurgia da Mão e Microcirurgia pelo Christine Kleinert Institute for Hand and Microsurgery, Louisville – EUA. Membro do Serviço de Cirurgia da Mão e do Membro Superior do IOT de Passo Fundo – RS.

Arlindo G. Pardini Jr.

Livre-Docente em Ortopedia e Traumatologia. Chefe do Serviço de Cirurgia da Mão do Hospital Ortopédico de Belo Horizonte. Ex-Presidente da Federação Internacional das Sociedades de Cirurgia da Mão, da Federação Sul-americana de Cirurgia da Mão, da Sociedade Brasileira de Cirurgia da Mão e da Sociedade Brasileira de Ortopedia e Traumatologia.

Auro Mitsuo Okamoto

Médico Ortopedista. Chefe da Clínica de Amputados da AACD – Associação de Assistência à Criança Deficiente. Consultor Médico da Divisão de Ortopedia Técnica da AACD.

Carlos Henrique Fernandes

Doutor pela UNIFESP. Membro Titular da Associação Brasileira de Cirurgia da Mão (ABCM). Chefe do Grupo de Cirurgia da Mão da UNIFESP.

Cláudio Henrique Barbieri

Professor Titular da Disciplina de Ortopedia e Traumatologia da Faculdade de Medicina de Ribeirão Preto – SP. Chefe do Serviço de Cirurgia da Mão, Membro Superior e Microcirurgia do Hospital de Clínicas de Ribeirão Preto-SP.

Cristian Stein Borges

Ortopedista e Traumatologista, Cirurgião da Mão, Médico Assistente do Grupo de Mão do Serviço de Ortopedia do Complexo Hospitalar Santa Casa de Porto Alegre.

Edie Benedito Caetano

Professor Livre-Docente Titular da Disciplina de Ortopedia e Traumatologia da Faculdade de Medicina da PUC-SP (Campus Sorocaba).

Frank Duerksen F.R.C.S.

Professor Associado de Cirurgia da Universidade de Manitoba, Canadá. Chefe do Serviço de Cirurgia da Mão do Departamento de Ortopedia do Health Science Center em Winnipeg, Manitoba, Canadá. Consultor em Reabilitação em Hanseníase do American Leprosy Missions.

Henrique Barros Pinto Netto

Membro Titular da Sociedade Brasileira de Ortopedia e Traumatologia (SBOT) e Membro Titular da Associação Brasileira de Cirurgia da Mão (ABCM). Chefe do Serviço de Ortopedia e Cirurgia da Mão do Hospital da Lagoa-Ministério da Saúde – Rio de Janeiro-RJ.

Ivan Chakkour

Professor Doutor pela Faculdade de Ciências Médicas da Santa Casa de São Paulo. Chefe do Grupo de Cirurgia da Mão da Santa Casa de São Paulo.

Jan Fridén

National Center of Reconstructive Hand Surgery in Tetraplegia, Department of Hand Surgery, Sahlgrenska University Hospital, Göteborg, Sweden.

João Baptista Gomes dos Santos

Doutor pela UNIFESP. Membro Titular da Associação Brasileira de Cirurgia da Mão (ABCM). Chefe de Clínica da Disciplina de Cirurgia da Mão e Membro Superior da UNIFESP.

João José Sabongi Neto

Mestre em Medicina pela Pontifícia Universidade Católica de São Paulo. Doutor em Ortopedia e Traumatologia pela Escola Paulista de Medicina – UNIFESP. Professor Associado de Departamento de Morfologia e Patologia da PUC de São Paulo.

José María Rotella

Professor Titular da Cadeira de Ortopedia e Traumatologia da Universidade Federal de Tucumán – Argentina. Chefe do Serviço de Ortopedia e Traumatologia do Sanatório do Norte – San Miguel de Tucumán – Tucumán – Argentina.

Luiz Angelo Vieira

Prof. Ms. da Disciplina de Ortopedia e Traumatologia da Faculdade de Ciências Médicas do CCMB de Sorocaba – PUC/SP.

Luiz Carlos Sobania

Professor Titular de Ortopedia e Traumatologia da Universidade Federal do Paraná. Membro Titular da Associação Brasileira de Cirurgia da Mão (ABCM). Membro Titular da Sociedade Brasileira de Ortopedia e Traumatologia (SBOT). Chefe do Serviço de Cirurgia da Mão do Hospital XV – Curitiba.

Luiz Koiti Kimura

Doutor em Ortopedia e Traumatologia pela FMUSP. Médico Assistente do Grupo de Cirurgia da Mão e Microcirurgia do Hospital das Clínicas da FMUSP.

Marcos Virmond

Cirurgião Plástico. Médico de Saúde Pública da Secretaria da Saúde e Meio Ambiente do Rio Grande do Sul. Consultor em Reabilitação em Hanseníase da CERPHA/ALM.

Maria Aparecida de Faria Grossi

Mestre em Dermatologia e Doutora em Infectologia e Medicina Tropical. Dermatologista do Hospital Infantil João Paulo II da Fundação Hospitalar do Estado de Minas Gerais. Coordenadora Estadual de Dermatologia Sanitária da Secretaria de Estado de Saúde de Minas Gerais.

Maurício Ferreira Caetano

Mestre em Medicina pela Universidade Federal de São Paulo (Escola Paulista de Medicina). Membro Titular da Sociedade Brasileira de Cirurgia da Mão (SBCM).

Milton Bernardes Pignataro

Chefe do Serviço de Cirurgia da Mão do Hospital Independência –Universidade Luterana do Brasil. Assistente do Serviço de Cirurgia da Mão do Complexo Hospitalar Santa Casa de Porto Alegre. Membro Titular da Sociedade Brasileira de Ortopedia e Traumatologia (SBOT) e da Associação Brasileira de Cirurgia da Mão (ABCM). Christine Kleinert *Fellow* em Cirurgia da Mão.

Mogar Dreon Gomes

Ortopedista. Primeiro Assistente da Santa Casa de Misericórdia de São Paulo. Chefe da Cirurgia de Mão do Hospital São Luiz Gonzaga da SCMSP. Presidente da Sociedade Brasileira de Microcirurgia Reconstrutiva 2007-2008.

Nilton Mazzer

Professor Associado. Disciplina de Ortopedia e Traumatologia do Departamento de Biomecânica, Medicina e Reabilitação do Aparelho Locomotor da Faculdade de Medicina de Ribeirão Preto da Universidade de São Paulo.

Osvandré Lech

Chefe da Residência Médica e do Treinamento Pós-Residência do Instituto de Ortopedia e Traumatologia, Passo Fundo, RS. Diretor-Secretário da Sociedade Brasileira de Ortopedia e Traumatologia (SBOT), gestão 2007. Editor do Journal of Shoulder and Elbow Surgery. Membro do Corpo Editorial da *Revista Brasileira de Ortopedia.*

Paula Pardini de Freitas

Fisioterapeuta e Terapeuta de Mão. Coordenadora do Setor de Reabilitação do Membro Superior do CROT – Centro de Reabilitação em Ortopedia e Traumatologia – Belo Horizonte. Mestranda em Ciências da Reabilitação – UFMG.

Paulo Henrique Ruschel

Ortopedista e Traumatologista, Cirurgião da Mão, Coordenador do Grupo de Mão do Serviço de Ortopedia do Complexo Hospitalar Santa Casa de Porto Alegre.

Paulo Randal Pires

Membro Titular da SBOT, da ABCM e da SLAOT. Ortopedista e Cirurgião da Mão do Hospital Madre Teresa e do Hospital Maria Amélia Lins (FHEMIG) e CEOT. Coordenador da Residência Médica de Cirurgia da Mão do Hospital Madre Teresa e do Hospital Maria Amélia Lins (FHEMIG).

Paulo Sérgio Guimarães Fiúza

Membro Titular da Associação Brasileira de Cirurgia da Mão (ABCM). Membro Titular da Sociedade Brasileira de Microcirurgia Reconstrutiva (SBMR). Especialista em Cirurgia Geral.

Pola Maria Poli de Araújo

Terapeuta Ocupacional. Ex-coordenadora do Curso de Especialização em Terapia da Mão e Membro Superior da UNIFESP. Doutora em Ciências pela UNIFESP. Ex-Presidente da Sociedade Brasileira de Terapeutas da Mão. Ex-Presidente da Sociedad Sud Americana de Terapeutas de la Mano. Professora Adjunta da UNIFESP. Coordenadora do Curso de Graduação em Terapia Ocupacional da UNIFESP-Baixada Santista.

Rafael Pêgas Praetzel

Membro Titular da Sociedade Brasileira de Ortopedia e Traumatologia (SBOT) e da Associação Brasileira de Cirurgia da Mão (ABCM). Médico Assistente do Grupo de Cirurgia da Mão do Complexo Hospitalar Santa Casa de Porto Alegre. Cirurgião de Mão do Hospital Mãe de Deus – Porto Alegre.

Rames Mattar Júnior

Professor Associado – Livre-Docente – Departamento de Ortopedia e Traumatologia da FMUSP.

Roberto Luiz Sobania

Mestre pelo Departamento de Cirurgia da Universidade Federal do Paraná. Membro Titular da Associação Brasileira de Cirurgia da Mão (ABCM). Membro Titular da Sociedade Brasileira de Ortopedia e Traumatologia (SBOT). Chefe do Grupo de Cirurgia da Mão da Santa Casa de Curitiba. Chefe do Grupo de Cirurgia da Mão do Hospital de Clínicas de Curitiba.

Ronaldo Percopi de Andrade

Membro Titular da SBOT, da SBOC, da ABCM e da SLAOT. Ortopedista e Cirurgião do Ombro e Cotovelo do Hospital Madre Teresa e da Clínica Afonso Pena. Coordenador da Residência Médica de Ortopedia do Hospital Madre Teresa de Belo Horizonte.

Rosane Biscoto

Membro Titular da SBCP e da ABCM. Médica Assistente do Serviço de Ortopedia e Cirurgia da Mão do Hospital da Lagoa – Rio de Janeiro-RJ.

Saulo Fontes Almeida

Staff do Centro de Cirurgia da Mão do Instituto Nacional de Traumatologia e Ortopedia (INTO-Ministério da Saúde – RJ). Membro Titular da ABCM e da SBOT.

Sergio Augusto Machado da Gama

Mestre em Ortopedia e Traumatologia do HC-FMUSP. Chefe do Grupo de Cirurgia da Mão do Hospital Geral de Vila Penteado. Assistente do Grupo de Cirurgia da Mão PUC-Campinas.

PREFÁCIO DA 1ª EDIÇÃO

O planejamento deste livro se iniciou assim que terminamos aquele sobre *Traumatismos da Mão*. Achamos que, embora os traumatismos sejam as lesões mais freqüentes nos consultórios e ambulatórios de Cirurgia da Mão, as lesões não-traumáticas, como artrites e artroses, defeitos congênitos e síndromes compressivas, constituem um volume apreciável nesta especialidade. Por isso, achamos que um livro sobre estas lesões seria de grande benefício para a Cirurgia na Mão no Brasil. Também o desenvolvimento da especialidade dentro da Fisioterapia e Terapia Ocupacional nos levou a dedicar três capítulos à "Terapia da Mão", escritos por renomados especialistas: "Órteses e Próteses para o Membro Superior", "A Organização de um Centro Especializado de Terapia da Mão" e "Reabilitação da Mão: do Pós-operatório Imediato ao Retorno ao Trabalho". São capítulos importantes e necessários a um livro moderno sobre Cirurgia da Mão. Achamos também que para o nosso meio não poderia faltar um capítulo sobre Hanseníase, o que não encontramos em outros livros. Esta moléstia, que é endêmica em certas áreas de nosso país e que tanto afeta as mãos, tem a sua descrição e tratamento abordados por uma das maiores autoridades mundiais no assunto.

Embora o título deste livro seja *Cirurgia da Mão – Lesões Não-Traumáticas*, isto não quer dizer que não estejam incluídas as seqüelas traumáticas. Quisemos que o título desse a entender que não trataríamos aqui o trauma agudo, que é objeto de outro livro. Assim, encontramos em vários capítulos, como o de Rigidez Articular, Artroplastias da Mão, Artrodeses na Mão e Reconstrução do Polegar, referências ao tratamento de *seqüelas* traumáticas.

São muito raros os livros sobre Cirurgia da Mão que incluem algum capítulo sobre Lesões Dermatológicas. Por isso, e por encontrarmos sempre dificuldade na bibliografia ao alcance de nossa especialidade, convidamos professores de Dermatologia da Universidade Federal de Minas Gerais a colaborar neste livro. Não que o cirurgião da mão vá tratar da maioria destas lesões cutâneas, mas achamos necessário que ele conheça o diagnóstico para maior segurança de seu paciente.

Organizar um livro não é tarefa fácil. É claro que ela é facilitada pela qualidade e competência dos colaboradores. Estes foram escolhidos pela sua experiência no assunto sobre o qual escreveram, e receberam orientação para que o texto tivesse o maior número possível de ilustrações e de citações bibliográficas. Recomendamos também incluir e prestigiar o autor nacional na sua bibliografia. É com estes companheiros que quero compartilhar a emoção do ideal, como dizia Ingenieros: "Quando orientas a proa visionária em direção a uma estrela, e desdobras as asas para atingir tal excelsitude inacessível, ansioso de perfeição rebelde à mediocridade, levas em ti o impulso misterioso de um Ideal."

Durante a confecção deste livro me lembrava constantemente de três mestres da Cirurgia da Mão que julgo responsáveis pela minha formação nesta especialidade: Dr. Adrian Flatt, pela sua educação, postura e espírito de cientista e pesquisador; Dr. Alfred Swanson, pela sua garra, obstinação e capacidade de trabalho; e Mr. D. A. Campbell Reid, pela sua elegância britânica, afetuosidade e liderança calma e autêntica. A eles sempre serei grato. Agradeço particularmente aos colegas que colaboraram escrevendo vários capítulos neste livro. Sou também grato à Editora MEDSI, na pessoa de seu Diretor, Sr. Jackson Alves de Oliveira, por todo o apoio e estímulo para a confecção deste livro. Finalmente, à minha família a gratidão pela segurança e conforto de seu carinho, principalmente durante o desenvolvimento deste livro.

Arlindo G. Pardini Jr.

Prefácio da 2ª Edição

A especialidade médica em Cirurgia da Mão ocupa hoje um lugar de destaque na nossa sociedade. Muito sabiamente, o Conselho Federal de Medicina reconheceu-a como uma verdadeira especialidade, pois um cirurgião de mão é aquele médico que, para ter uma formação adequada, necessita uma carga enorme de aprendizado teórico e prático, iniciado na residência em Cirurgia Plástica ou Ortopedia e posteriormente complementado com as bases das Cirurgias Vascular e Neurológica, nos serviços de residência em Cirurgia da Mão.

A complexidade anatômica e funcional da mão faz com que as lesões traumáticas ou não deste importante órgão sejam de difícil abordagem.

Esta segunda edição do livro *Cirurgia da Mão – Lesões Não-traumáticas*, associada à quarta edição do *Traumatismos da Mão*, completa as informações científicas e constitui parte da formação do cirurgião de mão. É evidente que apenas estes livros não são suficientes para tornar um médico um profundo conhecedor da especialidade. Procuramos transmitir os conhecimentos básicos das principais patologias que afetam as mãos, e cada capítulo foi escrito por autores da mais alta respeitabilidade no âmbito nacional da Cirurgia da Mão.

A arte da Cirurgia da Mão, assim como toda a Medicina, está em constante evolução e, por isso, nesta nova edição, todos os capítulos foram reescritos e novos autores surgiram, renovando e atualizando os conceitos na especialidade. Com esta mesma idéia de acompanhar o progresso e ao mesmo tempo renovar, é que participa da editoração deste volume o Dr. Afrânio Donato de Freitas, que possivelmente continuará com a missão de informar à medicina brasileira o progresso e a evolução da cirurgia da mão.

Atualmente, é quase impossível alguém, escrever sozinho um livro que abranja todos os aspectos de uma especialidade. É também impossível realizar um projeto editorial sem uma boa secretária. É ainda impossível editar um bom livro sem uma boa editora. Por isso, nossos agradecimento e méritos aos colegas colaboradores, à Sra. Terezinha Chaves e à MedBook Editora.

Arlindo G. Pardini Jr.

SUMÁRIO

1 *Aspectos Históricos da Cirurgia da Mão no Brasil*, **1**

Osvandré Lech

2 *Embriologia da Mão*, **9**

João José Sabongi Neto
Luiz Angelo Vieira

3 *Anatomia Cirúrgica do Punho e da Mão e Principais Vias de Acesso*, **23**

Edie Benedito Caetano
Maurício Ferreira Caetano

4 *Princípios Gerais da Cirurgia da Mão*, **115**

Osvandré Lech
Antônio Severo

5 *Exame Clínico da Mão*, **131**

Antônio Severo
Osvandré Lech

6 *Métodos de Diagnóstico das Lesões da Mão*, **159**

Paulo Henrique Ruschel
Cristian Stein Borges

7 *Deformidades Congênitas do Membro Superior*, **167**

Anderson Vieira Monteiro
Saulo Fontes Almeida

8 *Rigidez e Contratura Articulares*, **243**

Henrique Barros Pinto Netto
Rosane Biscoto

9 *Contratura de Dupuytren*, **253**

Ivan Chakkour
Mogar Dreon Gomes

10 *Síndromes Compressivas no Membro Superior*, **263**

Paulo Randal Pires
Ronaldo Percopi de Andrade

11 *Paralisia Braquial Obstétrica*, **299**

Luiz Carlos Sobania
Luiz Koiti Kimura

12 *Paralisia Cerebral*, **311**

Afrânio Donato de Freitas
Arlindo G. Pardini Jr.

13 *Transferências Musculotendinosas nas Paralisias do Membro Superior,* **323**

A. Transferências Musculotendinosas na Tetraplegia, **323**

Jan Fridén

B. Transferências Musculotendinosas nas Paralisias de Nervos Periféricos, **333**

Roberto Luiz Sobania
Luiz Carlos Sobania

14 *Lesões Dermatológicas das Mãos,* **363**

Antônio Carlos Martins Guedes

15 *Artrite Reumatóide,* **393**

Arlindo G. Pardini Jr.
Afrânio Donato de Freitas

16 *Osteoartrose do Punho e da Mão,* **419**

Carlos Henrique Fernandes
João Baptista Gomes dos Santos

17 *Gota,* **431**

Arlindo G. Pardini Jr.
Afrânio Donato de Freitas

18 *Hanseníase,* **437**

A. Generalidades e Abordagem Clínica, **437**

Maria Aparecida de Faria Grossi

B. Fisiopatologia e Abordagem Cirúrgica, **444**

Frank Duerksen
Marcos Virmond

19 *Doenças e Lesões Vasculares das Mãos,* **471**

Cláudio Henrique Barbieri
Nilton Mazzer

20 *Necrose Avascular de Ossos do Carpo,* **489**

A. Moléstia de Kienböck, **489**

Rames Mattar Júnior

B. Moléstia de Preiser, **504**

Rames Mattar Júnior
Sergio Augusto Machado da Gama

21 *Tendinites e Tenossinovites,* **509**

Milton Bernardes Pignataro
Rafael Pêgas Praetzel

22 *Infecções na Mão,* **521**

Paulo Sérgio Guimarães Fiúza

23 *Tumores dos Membros Superiores,* **555**

José María Rotella

24 *Artrodeses na Mão e no Punho,* **595**

Arlindo G. Pardini Jr.
Antônio B. Chaves

25 *Artroplastias na Mão e no Punho,* **611**

Arlindo G. Pardini Jr.
Afrânio Donato de Freitas

26 *Próteses para o Membro Superior,* **623**

Alice C. Rosa Ramos
Auro Mitsuo Okamoto

27 *Reabilitação Funcional da Mão,* **633**

Paula Pardini Freitas
Paola Maria Poli de Araújo

Índice Remissivo, **677**

CIRURGIA DA MÃO

LESÕES NÃO-TRAUMÁTICAS

2º EDIÇÃO

CAPÍTULO 1

ASPECTOS HISTÓRICOS DA CIRURGIA DA MÃO NO BRASIL

Osvandré Lech

Escrever capítulo tão importante neste livro requer, no mínimo, "cabelos brancos". "**Fatos relevantes**" e "**princípios gerais**" são, em geral, mais bem valorizados proporcionalmente à experiência que alguém possui na especialidade. Os "veteranos" encontrarão aqui material para compararem com suas próprias experiências e sua visão sobre a história e os fatos que eles próprios testemunharam. Os "novatos" encontrarão aqui material para estimular as suas vocações como cirurgiões de mão e, talvez, envolver-se com os aspectos administrativos da Associação; ao cativarem as novas gerações, os veteranos estão realizando a milenar, democrática e saudável atitude de "passar o bastão". A nossa querida Associação Brasileira de Cirurgia da Mão (ABCM), ex-SBCM, realiza isto desde 1959. Nestes 50 anos, uma linda história de conquistas e progresso contínuo, iniciada por um pequeno grupo de idealistas, transformou-a numa das mais ativas e desenvolvidas do mundo. Conhecer a sua história e seus personagens é, pois, mandatório, e não opcional.

FATOS RELEVANTES DA HISTÓRIA DA CIRURGIA DA MÃO NO BRASIL

Como entidade, devemos nos preocupar cada vez mais em documentar as nossas atividades presentes e passadas, pois assim as futuras gerações compreenderão melhor o ambiente, as lutas e os anseios das gerações que as antecederam.[1]

Existem diversas maneiras de descrever as realizações de uma sociedade médica. Uma das melhores, sem dúvida, é a menção dos fatos relevantes. Com economia de texto e grande objetividade, tais fatos podem ser descritos numa simples linha do tempo. Com isso, o leitor tem noção cronológica daquilo que marcou a existência daquela sociedade. A crítica a esta forma de apresentação, sem dúvida, é a perda da "história contada", que pode ser motivo para outra publicação. Em anexo, por exemplo, estão os quadros dos presidentes da sociedade (Quadro 1.1) e dos congressos oficiais (Quadro 1.2).

Contando com quase 500 membros, a ABCM já realizou 27 congressos nacionais, 28 jornadas nacionais e 54 cursos regionais, conforme informações disponíveis pela secretaria. Estes números, associados à grande quantidade de jornadas locais e ciclos de palestras promovidas por serviços, entidades estaduais e empresas, demonstram a ênfase dada à difusão dos conhecimentos da área de cirurgia da mão no Brasil. Os serviços de treinamento credenciados pela ABCM realizam um importante trabalho na formação de novos profissionais e na atualização da classe médica e dos reabilitadores (Quadro 1.3).

Este resgate histórico, como a maciça maioria dos demais, é incompleto e motivo de polêmica. Trata-se, em resumo, da pesquisa e do ponto de vista do autor deste capítulo. As Figuras 1.1 e 1.2 trazem algumas fotos históricas de nosso arquivo.

1945 – Orlando Graner inicia, no Pavilhão Fernandinho Simonsen da Santa Casa de São Paulo, o primeiro serviço de cirurgia da mão do país.

1952 – Lauro Barros de Abreu, depois do heróico período de treinamento na Inglaterra durante a II Guerra Mundial, estabelece no Hospital de Clínicas da USP o Grupo de Cirurgia da Mão e Nervos Periféricos.

Quadro 1.1 Relação dos presidentes da ABCM

Data	Nome
1959 – 1961	Danilo Coimbra Gonçalves
1962 – 1963	Lauro Barros de Abreu
1964 - 1965	Henrique Bulcão de Moraes
1966 – 1967	Alípio Pernet
1968 – 1969	Danilo Coimbra Gonçalves
1970 – 1971	Orlando Graner
1972 – 1973	Alípio Pernet
1974 – 1975	José Raul Chiconelli
1976 – 1977	Cristovão Colombo da Gama
1978 – 1979	Luiz Carlos Sobania
1980 – 1981	Edmur Isidoro Lopes
1982 – 1983	Arlindo Gomes Pardini Jr.
1984 – 1985	Ronaldo Jorge Azze
1986 – 1987	Walter Manna Albertoni
1988 – 1989	Jacy Conti Alvarenga
1990 – 1991	Heitor José Rizzardo Ulson
1992 – 1993	Mauri Alves de Azevedo
1994 – 1995	Fernando Augusto de Barros
1995 – 1996	Edie Benedito Caetano
1996 – 1997	Ronaldo Percopi de Andrade
1997 – 1998	José Maurício de Morais Carmo
1998 – 1999	Arnaldo Valdir Zumiotti
1999 – 2000	Flávio Faloppa
2000 – 2001	Osvandré Lech
2001 – 2002	Cláudio Henrique Barbieri
2002 – 2003	Rames Mattar Júnior
2003 – 2004	Afrânio Donato de Freitas
2004 – 2005	Nelson Mattioli Leite
2006 – 2007	Luiz Carlos Angelini
2007 – 2008	Jefferson Luiz Braga Silva
2008 – 2009	Nilton Mazzer
2009 – 2010	Fernando Baldy dos Reis

Jun/1959 – Por iniciativa do hábil articulador Danilo Gonçalves (Figura 1.3), a Sociedade Brasileira de Cirurgia da Mão (SBCM) é fundada no Centro de Pesquisas Biológicas do Rio de Janeiro. A ata de fundação é assinada por 59 médicos (43 cariocas, 11 paulistas, 3 pernambucanos, 1 baiano, 1 paraense). Dentre eles, alguns ortopedistas de renome na época prestigiaram a fundação, como Donato D'Ângelo, Dagmar Chaves, Arnaldo Bonfim, F. E. Godoy Moreira, Orlando Pinto de Souza, Flávio Pires de Camargo e Márcio Ibrahim de Carvalho. Os patronos da nova sociedade são Sterling Bunnell, Guy Pulvertaft e Marc Iselin. A primeira diretoria foi constituída por Danilo Gonçalves, Lauro B. de Abreu, Ivo Pitanguy, Henrique Bulcão de Moraes, José Viana de Carvalho, Francisco Peixoto, Arnaldo Bonfim, José Juvenil Telles, Oswaldo Pinheiro Campos, Caio do Amaral, Arcelino Bitar, Godoy Moreira e Alípio Pernet.

1960 – A primeira reunião científica da SBCM é realizada na Esplanada do Castelo, Sindicato Médico do Rio de Janeiro, e contou com a participação de Ivo Pitanguy ("Cura Cirúrgica da Hiperqueratose Palmar"), Henrique Bulcão de Moraes ("Alguns 'nãos' em Cirurgia da Mão") e Danilo Gonçalves ("Tratamento das Queimaduras da Mão").

1960 – Instalação da Regional Sul da SBCM e entrega dos primeiros títulos de especialista para Lauro Barros de Abreu, Orlando Graner, Danilo Gonçalves, Henrique Bulcão de Moraes, Alípio Pernet, Roberto de Godoy Moreira e Diomede Belliboni. Os cinco primeiros passam a ser celebrados pelos seus pares como os "Pais da Cirurgia da Mão no Brasil".

1965 – Henrique Bulcão de Moraes, finalizando seu período como presidente, realiza o 1º Congresso Internacional de Cirurgia da Mão, no Hotel Glória, Rio de Janeiro (Figura 1.4). Erik Moberg, Kauko Vainio, Bernard O'Brien, Joseph Boyes, Graham Stack, Conway, Guilhermo Loda e Carlo Firpo foram alguns dos palestrantes internacionais. Este evento trouxe grande visibilidade à nova sociedade. Fato pitoresco foi o "comportamento deselegante e agressivo do Dr.

Quadro 1.2 Sede e presidentes dos Congressos Brasileiros de Cirurgia da Mão

Ano	Local	Presidente
1967	SÃO PAULO	Alípio Pernet
1969	RIO DE JANEIRO	Danilo Gonçalves
1971	RECIFE	Orlando Graner
1973	CURITIBA	Alípio Pernet
1975	RIO DE JANEIRO	José Raul Chiconelli
1977	SÃO PAULO	Cristóvão C. Gama
1979	SÃO PAULO	Luiz Carlos Sobania
1981	SÃO PAULO	Edmur Lopes
1983	BELO HORIZONTE	Arlindo G. Pardini Jr.
1985	SÃO PAULO	Ronaldo J. Azze
1987	GUARUJÁ	Walter M. Albertoni
1989	RIO DE JANEIRO	Jacy C. Alvarenga
1991	SÃO PAULO	Heitor J. Rizzardo Ulson
1993	BELO HORIZONTE	Mauri A. Azevedo
1995	RIO DE JANEIRO	Fernando N. C. Barros
1996	CAMPOS DO JORDÃO, SP	Edie B. Caetano
1997	BELO HORIZONTE	Ronaldo Percope de Andrade
1998	RIO DE JANEIRO	José Maurício M. do Carmo
1999	SÃO PAULO	Arnaldo Valdir Zumiotti
2000	RECIFE	Flávio Faloppa
2001	GRAMADO, RS	Osvandré Lech
2002	RIBEIRÃO PRETO	Cláudio Henrique Barbieri
2003	SÃO PAULO	Rames Mattar Jr.
2004	ARAXÁ, MG	Afrânio Donato Freitas
2005	JOINVILLE, SC	Valdir Steglich
2006	SÃO PAULO	Luiz Carlos Angelini
2007	PORTO ALEGRE	Jefferson Braga Silva
2008	RIBEIRÃO PRETO	Nilton Mazzer
2009	SÃO PAULO	Fernando Baldy dos Reis

Quadro 1.3 Relação dos serviços credenciados pela ABCM (2007)

Serviço (localização por estado e cidade)	Chefe do serviço
Minas Gerais	
Hospital Ortopédico, Belo Horizonte	Arlindo G. Pardini Jr.
Hospitais Madre Teresa e Maria Amélia Lins, Belo Horizonte	Paulo Randal Pires
Paraná	
PUC – Hospital Cajuru, Curitiba	Giana Silveira Giostri
Clínica de Fratura e Ortopedia XV, Curitiba	Luiz Carlos Sobania
Rio de Janeiro	
Hospital de Traumato-Ortopedia (HTO), Rio de Janeiro	Anderson Vieira Monteiro
Hospital Universitário Pedro Ernesto (UERJ), Rio de Janeiro	José Maurício M. Carmo
Hospital da Lagoa, Rio de Janeiro	Henrique de Barros P. Neto
Rio Grande do Sul	
Instituto de Ortopedia e Traumatologia, Passo Fundo	Osvandré Lech
Clinica SOS Mão, Porto Alegre	Jefferson Luís Braga
Santa Catarina	
Hospital São José, Joinville	Valdir Steglich
São Paulo	
Hospital das Clínicas (USP), São Paulo	Arnaldo Valdir Zumiotti
Escola Paulista de Medicina, São Paulo	Walter M. Albertoni
Santa Casa (Pavilhão Fernandinho), São Paulo	Ivan Chakkour
Hospital Universitário (UNICAMP), Campinas	Heitor R. Ulson
Conjunto Hospitalar Sorocaba (PUCUSP), Sorocaba	Edie B. Caetano
Hospital Clínica (USP), Ribeirão Preto	Cláudio H. Barbieri
Hospital do Servidor Público Municipal, São Paulo	Luiz Carlos Angelini
Hospital da PUC, Campinas	Samuel Ribak

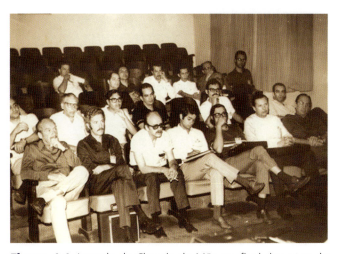

Figura 1.1 Jornada de Cirurgia da Mão no final dos anos de 1960. Graner, Pardini e Sobania na primeira fila.

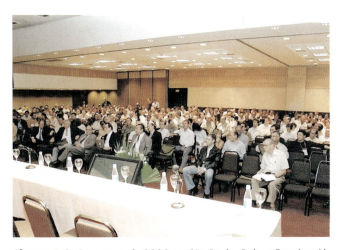

Figura 1.2 Congresso de 2006 em São Paulo. Robert Ferreira, Albertoni, Sobania, Rames, Otsuka e Almir Pereira na primeira fila.

Joseph Boyes por ocasião do Congresso, que motivou o envio de telegramas de desagravo a entidades médicas norte-americanas, relatando o destempero do Dr. Boyes".

1966 – A SBCM é sócia-fundadora da Federação Internacional das Sociedades de Cirurgia da Mão em reunião realizada em Chicago, EUA. Alípio Pernet é o representante brasileiro na Assembléia e preside a Comissão de Classificação das Deformidades Congênitas do Membro Superior, que incluía, também, Barsky, Centri, Maleh, Patterson e Wahara.

1966 – O *Journal of Bone and Joint Surgery* (JBJS) publica artigo original de Orlando Graner "*Arthrodesis of*

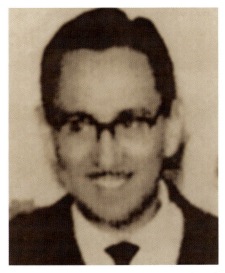

Figura 1.3 Danilo Gonçalves organizou a reunião de fundação da SBCM em 1959.

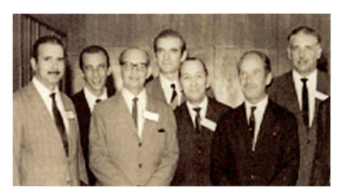

Figura 1.4 Em primeiro plano, da esquerda para a direita, Bulcão, Lauro, Pernet e Graner.

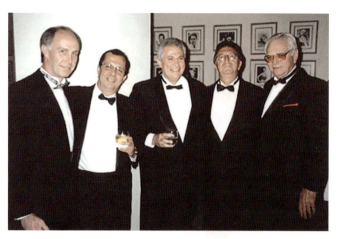

Figura 1.5 Ex-presidentes da ABCM: Osvandré Lech, José Maurício do Carmo, Walter Albertoni, Ronaldo Azze e José Chiconelli.

the Carpal Bones in the Treatment of Kienböck's Disease, Painful Ununited Fractures of the Navicular and Lunate Bones with Avascular Necrosis, and Old Fracture-Dislocations of Carpal Bones", que tem como co-autores Edmur Lopes, Benedito Carvalho e Samuel Atlas. Este artigo foi amplamente citado em artigos similares nas próximas décadas. Segundo Graner, foi necessário ir às casas dos pacientes para avaliá-los, pois havia grande dificuldade de retorno para revisões naquela época. Momento épico da cirurgia da mão brasileira.

1968 – Alípio Pernet instala a Clínica de Cirurgia da Mão no Hospital do Servidor Público Municipal de São Paulo.

1971 – Arlindo Pardini instala o Serviço de Cirurgia de Mão no Hospital Sarah Kubitscheck, em Belo Horizonte, posteriormente transferido para o Hospital Ortopédico da mesma cidade.

1972 – Henrique Bulcão de Moraes inaugura o Serviço de Cirurgia da Mão na Enfermaria 11 da Santa Casa do Rio de Janeiro.

1974 – Criação do primeiro serviço de microcirurgia da América do Sul, no Hospital das Clínicas da USP, sob a coordenação de Ronaldo Azze e Marcus Castro Ferreira.

1975 – "A mão determina o gesto, e o gesto define a intenção... a mão acaricia, a mão agride... a mão aponta, ataca, absolve, a mão abençôa... a mão lê pelo cego e fala pelo mudo... a mão diz adeus... mão vacilante, inerte, fria, mão que se acaba..." José Raul Chiconelli (Figura 1.5), diante do seu professor Adrian Flatt e dos membros da SBCM, em momento de emoção máxima, abre o 5º Congresso Brasileiro, no Rio de Janeiro.

1975 – O inglês Donal Brooks reconhece a genialidade de Orlando Graner por sua contribuição à técnica original de tratamento do dedo em martelo crônico mediante a fixação da articulação IFD com um fio de Kirschner e aceita que a técnica passe a se chamar "Brooks-Graner", por sugestão de Albertoni.

1983 – A Associação Médica Brasileira e o Conselho Federal de Medicina reconhecem a Cirurgia da Mão como especialidade médica, depois de um grande trabalho dos membros da SBCM, liderados por Arlindo Pardini, na ocasião presidente da Sociedade, e Henrique Bulcão de Moraes.

1985 – Durante a presidência de Ronaldo Azze, e com o entusiasmo de Walter Albertoni, que promovia as "reuniões em pizzaria" com o objetivo de obter contribuições em dinheiro, a SBCM adquire sua primeira sede própria na Cidade de São Paulo.

1985 – Arlindo Pardini lança o livro *Traumatismos da Mão*, prefaciado por Lauro Barros de Abreu (Figura 1.6), o primeiro livro multiautoral da especialidade no Brasil. Em 1990, Pardini lança o segundo livro, *Cirurgia de Mão – Lesões Não-traumáticas*, também com a colaboração dos chefes de serviço e maiores expressões da cirurgia de mão do Brasil.

1992 – Arlindo Pardini assume a presidência da Sociedade Sul-Americana de Cirurgia da Mão.

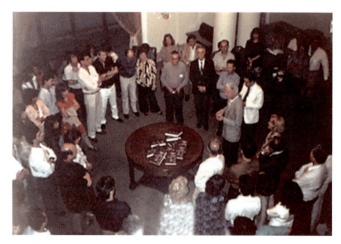

Figura 1.6 Pardini lança o livro *Traumatismos da Mão*.

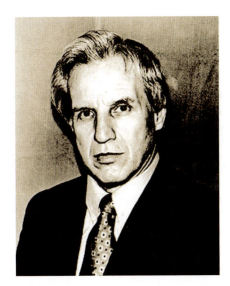

Figura 1.7 Edie Caetano, reconhecido internacionalmente pelo extenso trabalho em anatomia dissecativa do membro superior e um dos pioneiros da microcirurgia no Brasil.

1996 – Edie Caetano (Figura 1.7) inaugura nova fase administrativa da SBCM com período de presidência de 1 ano.

1998 – A FDA (Federal Drug Administration) aprova o "Ulson External Fixator Device", cujo desenvolvimento intelectual se deve a Heitor Ulson. A divulgação do "Ulson" na comunidade científica dos EUA coube ao serviço de cirurgia da mão de Louisville, Kentucky, liderado por Harold Kleinert.

1998 – Walter Albertoni assume a presidência da Federação Sul-Americana das Sociedades de Cirurgia da Mão.

1999 – Almir Pereira publica *Primeiros Anos*, uma resenha completa da história dos primeiros 40 anos da SBCM. Em linguagem rebuscada, ele assim define a SBCM: "é uma árvore de boa linhagem, plantada e cuidada por homens de cultura, caráter exemplar, batalhadores incansáveis; ao serem sucedidos, com orgulho, viram-na florescer, protegida por uma plêiade de profissionais que a tratam com desvelo".[2]

1999 – Sob a presidência de Arnaldo Zumiotti, é lançado o boletim informativo *Manus* (Figura 1.8). Na primeira edição, Albertoni diz que: "o aparecimento de novas técnicas, com avanços notáveis no tratamento de deformidades e traumatismos da mão e do membro superior, tem ajudado muito os pacientes que, em tempo hábil, são tratados pelo especialista". Ronaldo Azze sugere que: "no ensino médico das grandes escolas, já deveria existir a Disciplina de Medicina e Cirurgia do Membro Superior, pois é um campo muito grande de ensino, envolvendo estudos anatomofisiológicos cada vez mais profundos, patologias ósseas, musculares, articulares, nervosas, tendinosas, em problemas congênitos e adquiridos". Pardini, sob o título *Lesões da Mão em Acidentes no Trabalho*, dá a dimensão correta da importância da cirurgia da mão para a saúde dos trabalhadores brasileiros, ao afirmar que, em trabalho retrospectivo do atendimento de 1.000 acidentes da mão proporcionados por lesão do trabalho, "demonstrou-se que, quando o acidentado é tratado em serviço especializado, seu tempo médio de afastamento das atividades é menor que 90 dias, mas, quando o tratamento não é realizado por especialistas, este tempo passa para 150 dias."[3]

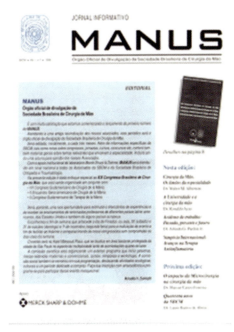
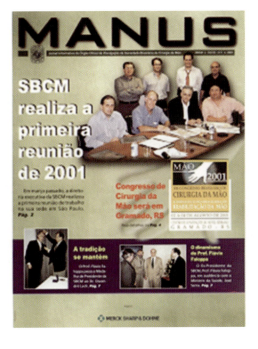

Figura 1.8 Informativo *Manus* – primeira edição e modelo atual.

2000 – Durante a gestão de Flávio Faloppa, o então Ministro da Saúde, José Serra, decreta a portaria 3.642, que "determina que entre os médicos que compõem as equipes profissionais, participantes do sistema de referência hospitalar em atendimento de urgência e emergência, exista um especialista em cirurgia da mão, de acordo com a disponibilidade de cada Estado".

2001 – Lauro Barros de Abreu, aos 87 anos, é homenageado durante o 21º Congresso Brasileiro, em Gramado, RS. No seu pronunciamento, peças históricas ainda não escritas, como: "Godoy Moreira e Hans Rucker nos deram apoio irrestrito, mas nem assim conseguimos vencer a resistência. A atitude ousada e decidida de Danilo, Bulcão, Pitanguy e outros, no Rio de Janeiro, tornou realidade esse ideal em 17 de junho de 1959".

2001 – Harold Kleinert é o palestrante convidado de honra do 21º Congresso, em Gramado, RS. Após cinco viagens para conferências no Brasil e responsável pelo treinamento de diversos membros da ABCM, ele deve ser lembrado como grande incentivador da cirurgia da mão no Brasil.

2002 – Para a indignação de toda a SBCM, a portaria 1.634 do Ministério da Saúde determina que a cirurgia da mão passa a ser somente área de atuação, perdendo o *status* de especialidade médica. Esta mesma decisão é ratificada pela portaria 1.666, em 2003.

2002 – Na gestão de Cláudio Barbieri, a SBCM muda sua sede para modernas instalações em centro comercial na Avenida Ibirapuera, São Paulo. Instalam-se, também, duas importantes comissões permanentes (Figura 1.9):

- A **Comissão de Educação Continuada (CEC)**, com o seguinte grupo de colaboradores: 2002: Nilton Mazzer (Presidente), Rames Mattar Júnior, Paulo Randal Pires, Carlos Henrique Fernandes e Walter Yoshinori Fukushima; 2004: Nilton Mazzer (Presidente), Carlos Henrique Fernandes, Emygdio José Leomil de Paula, Walter Yoshinori Fukushima e Paulo Randal Pires; 2006: Nilton Mazzer (Presidente), Carlos Henrique Fernandes, Marcelo Rosa de Resende, Henrique de Barros Pinto Neto e Gustavo Nora Calcagnotto.
- A **Comissão de Ensino e Treinamento (CET)**, responsável pela organização do exame para obtenção do título de especialista em cirurgia da mão (Figura 1.10), composta por: 2002: Arnaldo Valdir Zumiotti (Presidente), Fernando Baldy dos Reis, Luiz Koiti Kimura, João Baptista Gomes dos Santos e Antonio Carlos da Costa; 2005: João Baptista Gomes dos Santos (Presidente), Luiz Koiti Kimura, Antonio Carlos da Costa, Roberto Luiz Sobania e Marcelo Tavares de Oliveira (Figura 1.11); 2006: Luiz Koiti Kimura (Presidente), Antonio Carlos da Costa, Roberto Luiz Sobania, Marcelo Tavares de Oliveira e Fábio Augusto Caporrino.

2004 – Rames Mattar Jr. assume a presidência da Federação Sul-Americana das Sociedades de Cirurgia da Mão.

2004 – Arlindo Pardini assume a presidência trienal da International Federation of Societies for Surgery of the Hand (IFSSH), cargo inédito na América Latina (Figura 1.12).

2005 – Valdir Steglich (Figura 1.13), de Joinville, SC, é o anfitrião do VI Congresso Ibero-Latino-

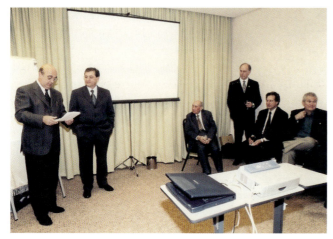

Figura 1.9 Inauguração da nova sede da SBCM, em 2002, com expressiva participação de sócios. Na foto, Angelini, Barbieri, Lauro, Osvandré, Zumiotti e Albertoni.

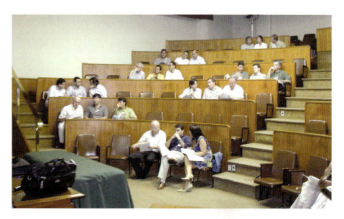

Figura 1.10 Anfiteatro do HCUSP durante realização da prova oral para a obtenção do título de especialista em cirurgia da mão. O candidato é avaliado simultaneamente por dois membros da ABCM. São realizadas, também, prova téorica e produção de trabalho científico durante o treinamento.

Aspectos Históricos da Cirurgia da Mão no Brasil

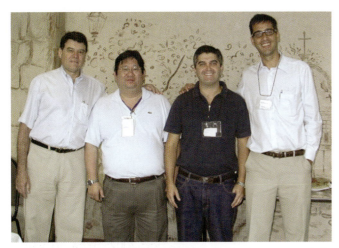

Figura 1.11 Luiz Kimura, João Baptista G. dos Santos e Antônio Carlos da Costa, da CET/ABCM/ 2005.

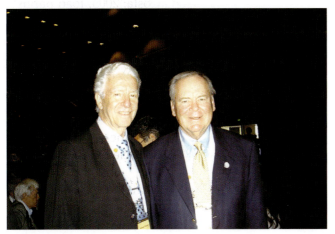

Figura 1.12 Arlindo Pardini (Brasil) passa o cargo de presidente da IFSSH a James Urbaniak (EUA) no congresso mundial de Sydney, em 2007.

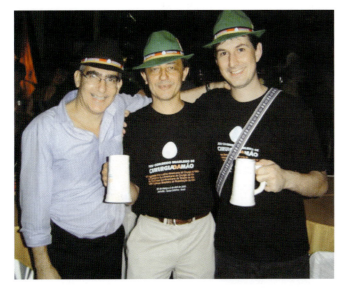

Figura 1.13 Emygdio de Paula, Valdir Steglich e Henrique Ayzemberg confraternizam na festa alemã que animou o congresso.

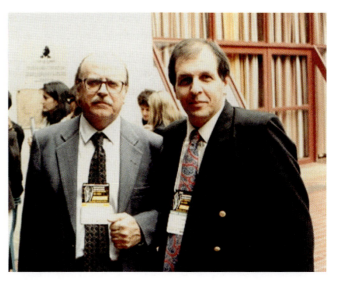

Figura 1.14 Sobania e Fallopa. Dedicação ao projeto para obtenção do reconhecimento da cirurgia da mão como especialidade médica.

Americano, X Congresso Sul-Americano, lV Congresso Sul-Americano de Terapia da Mão, Vlll Congresso Brasileiro de Reabilitação da Mão e XXV Congresso Brasileiro de Cirurgia da Mão, com a participação recorde de 76 palestrantes estrangeiros. Gestão de Nelson Matiolli Leite.

2005 – Conforme a resolução CRM 1.763/05, firmada pelo Conselho Federal de Medicina, a Associação Médica Brasileira e a Comissão Nacional de Residência Médica, a SBCM obteve o reconhecimento da cirurgia da mão como **ESPECIALIDADE MÉDICA**. A luta pelo restabelecimento da cirurgia da mão como especialidade médica uniu a SBCM em uníssono. As demandas para recolocar a especialidade no seu lugar de direito se iniciaram na gestão de Ramos Mattar, seguida das gestões de Afrânio Freitas e Nelson Matiolli. Além destes três ativos presidentes, foram vários os que se dedicaram intensamente a esta tarefa, dentre eles: Walter Albertoni, Arlindo Pardini, Luiz Carlos Sobania, Flávio Faloppa (Figura 1.14), Luiz Carlos Angelini, José Maurício do Carmo, dentre outros.

2005 – A SBCM passa a denominar-se Associação Brasileira de Cirurgia da Mão (ABCM) para atender exigências legais do novo Código Civil.

2006 – Resolução 02/06 da Comissão Nacional de Residência Médica (CNRM) prevê duração de residência de 2 anos e acesso direto, ou seja, sem pré-requisitos, exigências estas que foram posteriormente modificadas.

2007 – Resolução 02/07 da CNRM, criada pela Comissão Mista de Especialidades, determina pré-requisitos aos candidatos à residência médica em cirurgia da mão mediante treinamento prévio em ortopedia e traumatologia ou cirurgia plástica.

Estes foram, em rápidas pinceladas, os fatores mais relevante da especialidade Cirurgia da Mão no Brasil.

REFERÊNCIAS

1. Lech O, Graça R. Mensagem dos editores, in 70 anos construindo a ortopedia brasileira. Focus, 2005.
2. Pereira AJ. *In*: *Cirurgia da mão – Primeiros anos*. Edição Especial publicada pela Sociedade Brasileira de Cirurgia de Mão, 1999.
3. Pardini AG, Tavares KE, Fonseca Netto JAI. Lesões da Mão em Acidentes de Trabalho. *Rev Brasil Ortop* 1990; 25:119-24.

CAPÍTULO 2

Embriologia da Mão

João José Sabongi Neto
Luiz Angelo Vieira

O desenvolvimento humano pode ser dividido em dois períodos: o pré-natal e o pós-natal. Inicia-se quando um ovócito (óvulo) é fertilizado pelo espermatozóide, começando um processo contínuo, através do zigoto, para tornar-se um ser multicelular.

As fases do desenvolvimento temporal humano que ocorrem antes do nascimento são denominadas zigoto, clonagem, mórula, blastócito, embrião, concepto e feto. O período fetal estende-se da nona semana até o nascimento.

O broto do membro é visualizado primeiro em 26 dias após a fertilização e rapidamente se desenvolve através de 47 dias de vida (Figura 2.1). Oito semanas após a fertilização, a embriogênese está completa e todas as estruturas do membro estão presentes.

A maioria das anomalias congênitas da extremidade superior ocorre durante a embriogênese, a qual representa um período incerto do rápido desenvolvimento do membro.

Existem três eixos de desenvolvimento do membro, proximodistal, anteroposterior e dorsoventral.

- **Desenvolvimento proximodistal do membro**: o broto do membro desenvolve-se na direção de proximal para distal. As células do mesoderma somático formam o músculo, o nervo e os elementos vasculares do broto do membro. As células da placa lateral vão formar osso, cartilagem e tendão. A remoção experimental da crista ectodérmica apical (CEA) resulta em um membro anômalo, e a implantação ectópica da CEA causa a formação de um membro acessório.
- **Desenvolvimento anteroposterior do membro**: o membro também se desenvolve na direção anteroposterior sob guia da zona de atividade polarizada (ZPA). Transplante da ZPA causa duplicação em espelho do aspecto ulnar do membro.
- **Desenvolvimento dorsovertical do membro**: o desenvolvimento dorsovertical do membro não é bem entendido. O Wnt (*Wurgless-type*) reside no ectoderma dorsal e produz um fator de transcrição (Lmx-1) que induz o mesoderma a adotar características dorsais. No ectoderma ventral, o Wnt é bloqueado para a produção do gene Engrailed-1 (En-1).

O desenvolvimento dos membros começa com a ativação de um grupo de células mesenquimais no mesoderma lateral. Genes contendo homeobase (Hox) regulam o padrão do desenvolvimento dos membros nos vertebrados. Os brotos dos membros superiores se formam profundamente abaixo de uma espessa faixa de ectoderma, por volta do 26º ao 27º dia, e cada

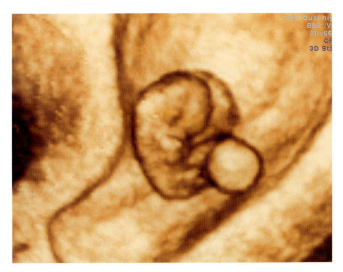

Figura 2.1 Imagem ultra-sonográfica tridimensional de feto com 7 semanas.

broto é constituído por uma massa de mesênquima coberta por ectoderma. Estes brotos se alongam pela proliferação do mesênquima. Em estudos experimentais observou-se que, na CEA, o ectoderma sobre a região apical do broto do membro é induzido pelas células do mesênquima subjacente a se tornar estratificado. Acredita-se que a CEA resultante seja um indutor essencial para a formação do membro e também responsável pelo seu alongamento, assim como pela definição progressiva das partes mesenquimatosas.

Os brotos do membro superior desenvolvem-se ao nível dos segmentos cervicais caudais (Figura 2.2).

No ápice de cada broto do membro, o ectoderma se espessa para formar uma CEA que interage com as células mesenquimais, sendo essencial ao desenvolvimento do membro. Esta crista exerce uma influência indutora sobre o mesênquima do membro, que inicia o seu crescimento e desenvolvimento. O mesênquima adjacente à crista ectodérmica apical é constituído por células indiferenciadas, que proliferam rapidamente, enquanto as células mesenquimais a esta se diferenciam em vasos sanguíneos e moldes cartilaginosos dos ossos. As extremidades distais dos brotos dos membros, em forma de nadadeira, se achatam em placas da mão, em forma de remo.

Inicialmente, o membro superior é visível como projeção denominada broto do membro, com aproximadamente 4 semanas e meia.

Em aproximadamente 1 semana, as placas que representam a mão tornam-se discerníveis.

A CEA (que faz parte do anel ectodérmico do embrião) aparece com cerca de 5 semanas e permanece visível até 6 semanas. Os elementos situados pré-axialmente são os ossos rádio, semilunar, escafóide, trapézio, trapezóide, capitato e metacarpianos.[1-3] Os componentes pós-axiais são os ossos ulna, piramidal, hamato e metacarpianos.[4,5]

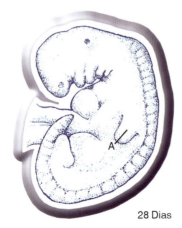

Figura 2.2 Broto do membro superior em forma de nadadeira (**A**).

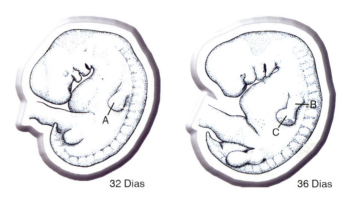

Figura 2.3 Vista lateral de embriões durante a quinta semana. **A.** Broto do membro superior em forma de remo (placa da mão). **B.** Cotovelo. **C.** Placa da mão.

O desenvolvimento do esqueleto e a invasão dos vasos sanguíneos precedem a invasão dos nervos. A penetração de um nervo motor em uma região é seguida, imediatamente, pela diferenciação dos músculos.

Os elementos esqueléticos dos membros aparecem primeiro no mesênquima; a seguir, surgem a cartilagem e, finalmente, o osso.[6]

O padrão vascular arterial inicial do broto do membro fica reduzido a uma artéria axial. Esta forma as artérias subclávia, axilar e braquial. Na quinta semana, os membros superiores adquirem a forma de remos da parte corporal ventrolateral e, no final desta quinta semana, as placas das mãos já se formaram (Figura 2.3). Com cinco semanas, os ramos ventrais de alguns nervos espinhais já se uniram para formar o plexo braquial, e deles já se formaram os principais nervos. Em sete semanas, o padrão nervoso é semelhante ao do adulto.

Também com 5 semanas, as fibras nervosas, para a inervação cutânea, chegam ao ectoderma da superfície e, no fim do período embrionário, estas fibras prendem-se a áreas cutâneas denominadas dermátomos.

Cada dermátomo é inervado pelas fibras sensitivas de uma única raiz dorsal através dos ramos dorsal e ventral de seu nervo espinhal.

Na sexta semana, os membros exibem considerável diferenciação regional. As regiões do cotovelo e do punho tornam-se identificáveis e as lâminas das mãos, em forma de remo, desenvolvem sulcos denominados sulcos radiais, indicando os futuros dedos (Figura 2.4).

Ao final da sexta semana, o tecido mesenquimal nas placas da mão já se condensam para formar raios digitais. Estas condensações mesenquimais delineiam o padrão dos dígitos. Na ponta de cada raio digital, uma parte da CEA induz o desenvolvimento do mesênquima nos primórdios mesenquimais dos ossos dos dedos (falanges).

Embriologia da Mão

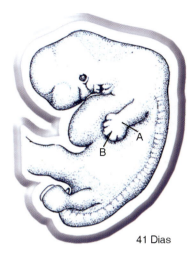

Figura 2.4 Vista lateral de embrião durante a sexta semana. **A.** Região do carpo. **B.** Sulcos radiais.

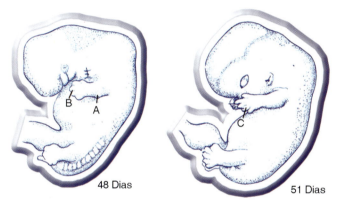

Figura 2.5 Vista lateral de embriões no fim da sétima e começo da oitava semana. **A.** Cotovelo. **B.** Nós entre os sulcos radiais (raios digitais aparecem na placa da mão). **C.** Dedos com membranas (dedos curtos e interligados).

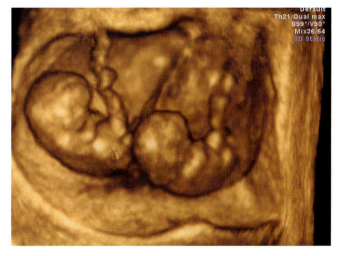

Figura 2.6 Imagem ultra-sonográfica tridimensional de feto com 7 semanas.

Na sétima semana, os membros sofrem uma considerável mudança, surgindo nós entre os sulcos radiais nas lâminas das mãos, indicando os futuros dedos (Figuras 2.5 e 2.6).

Na oitava semana, os dedos das mãos são visíveis e ligados por membranas. Os intervalos entre os raios digitais são ocupados por mesênquima frouxo, que logo se desfaz, formando depressões entre os raios digitais. À medida que progride esse processo, são produzidos dedos separados ao final da oitava semana. Neste momento, os dedos das mãos se alongam e a região dos membros é aparente (Figura 2.7). O desenvolvimento muscular tem, na oitava semana, a maioria dos músculos identificáveis por um nome como na fase adulta.

Da nona à 12ª semana, os membros superiores sofrem crescimento acelerado, de modo que, no final da 12ª semana, já atingiram o seu tamanho relativo final (Figura 2.8).

No final da 16ª semana, o esqueleto aparece claramente em filmes de raio-X. A utilização da ultra-sonografia 4D permite a visualização do membro superior em vários estágios do seu desenvolvimento[7-9] (Figura 2.9 a 2.18).

Cada membro é constituído por quatro partes:

1. Cintura (zonoesqueleto), que inclui vários ossos (clavícula e escápula).
2. Um segmento (estilopódio) no qual se forma um osso (úmero).
3. Um segmento (zogaopódio) que fornece dois ossos paralelos (rádio e ulna).
4. Uma parte terminal (autópode) contendo uma série de ossos curtos (carpo), acompanhados por ossos longos (metacarpianos e falanges).

O sistema esquelético desenvolve-se do mesoderma. Em muitos ossos, a ossificação provém da cartilagem (ossificação endocondrial). Entretanto,

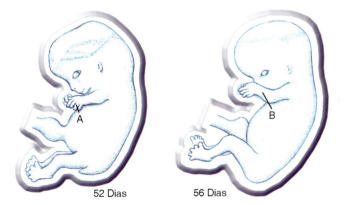

Figura 2.7 Vista lateral de embriões durante a oitava semana. **A.** Dedos distintos e separados. **B.** Membro superior completo.

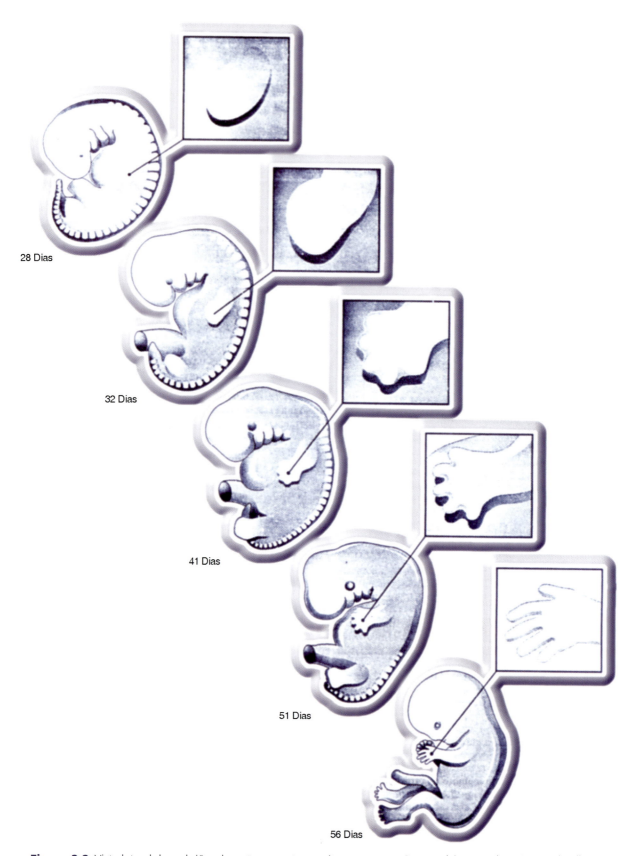

Figura 2.8 Vista lateral de embriões durante a quarta e a oitava semanas. Desenvolvimento da mão nos detalhes.

Embriologia da Mão

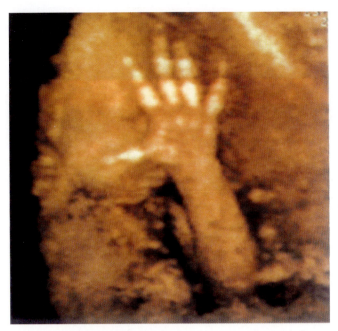

Figura 2.9 Imagem ultra-sonográfica tridimensional da mão formada e com os dedos separados.

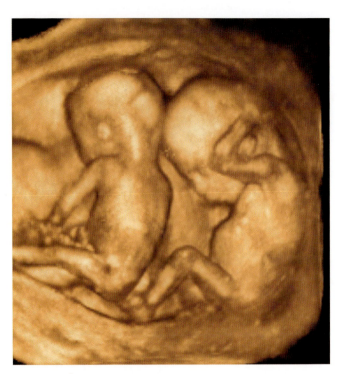

Figura 2.11 Imagem ultra-sonográfica tridimensional de feto com 14 semanas.

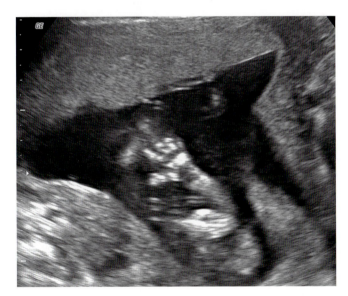

Figura 2.10 Imagem ultra-sonográfica bidimensional de feto com 16 semanas.

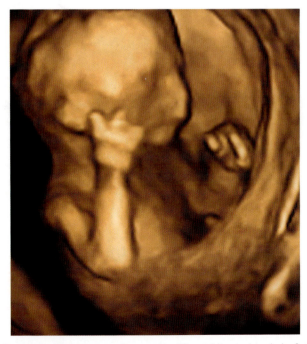

Figura 2.12 Imagem ultra-sonográfica tridimensional de feto com 16 semanas.

cartilagem não vem a ser osso, mas é destruída antes, e o osso é formado em seu lugar. Em outros casos, a ossificação desenvolve-se diretamente no mesênquima, sem formação da cartilagem (ossificação intramembranosa).

Nos ossos longos, a ossificação procede de maneira ordenada. Primeiro, começa a diáfise, que se estende do meio para as extremidades (epífise), onde persistem duas áreas de cartilagem. Durante as últimas semanas de gestação, e nas primeiras semanas de vida neonatal, os centros de ossificação aparecem nas epífises e precedem a formação óssea.[10] A área de cartilagem entre a diáfise e a epífise, denominada fise, representa a porção de crescimento do osso. Uma vez na idade adulta, esta área se ossifica e a diáfise se une permanentemente com a epífise.

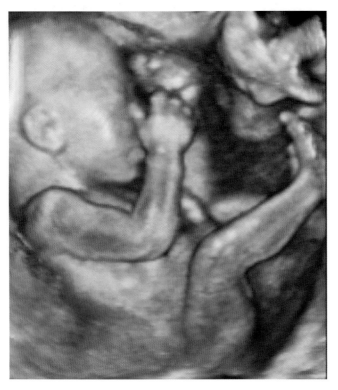

Figura 2.13 Imagem ultra-sonográfica tridimensional de feto com 21 semanas.

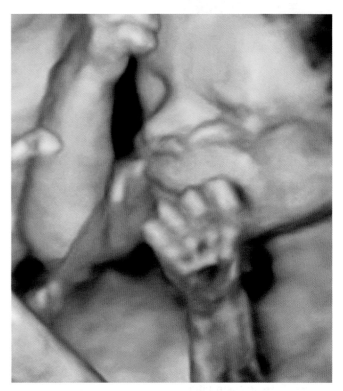

Figura 2.14 Imagem ultra-sonográfica tridimensional de feto com 24 semanas.

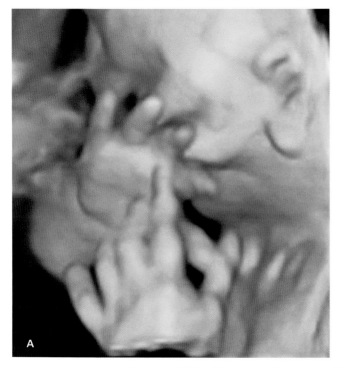
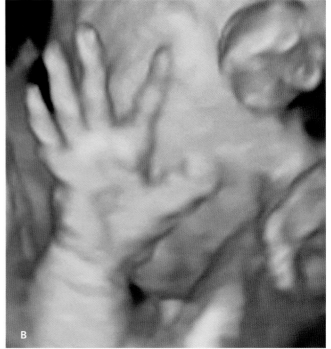

Figura 2.15A e **B.** Imagem ultra-sonográfica tridimensional de feto com 26 semanas.

Embriologia da Mão

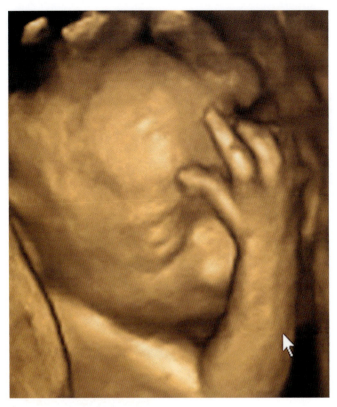

Figura 2.16 Imagem ultra-sonográfica tridimensional de feto com 28 semanas.

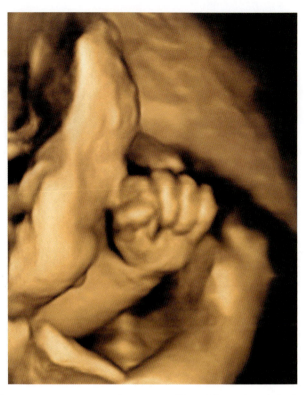

Figura 2.18 Imagem ultra-sonográfica tridimensional de feto com 32 semanas.

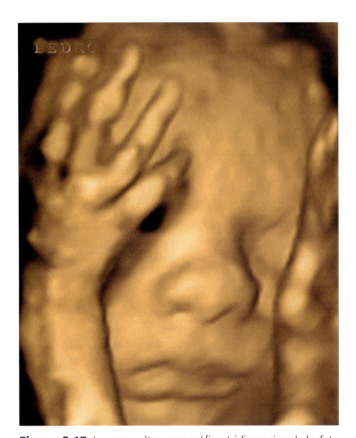

Figura 2.17 Imagem ultra-sonográfica tridimensional de feto com 30 semanas.

SISTEMA OSTEOARTICULAR

Os brotos dos membros aparecem, inicialmente, como pequenas elevações na parede anterolateral do corpo, próximo ao fim da quarta semana.

Os brotos dos membros superiores formam-se na altura dos segmentos cervicais caudais. Cada broto de membro consiste em uma massa de mesoderma somático recoberto por uma camada de ectoderma (Figura 2.19A a C). As extremidades dos brotos dos membros, em forma de nadadeiras, se achatam, adquirindo a forma de remos, e constituem as placas das mãos; em seguida, os dedos das mãos se diferenciam nas bordas dessas placas.

À medida que os membros se alongam, durante a quinta semana, são formados moldes mesenquimais dos ossos, por agregações celulares. Aparecem centros de condrificação ainda na quinta semana e, ao final da sexta semana, o esqueleto inteiro do membro é cartilaginoso (Figura 2.19D e E). A osteogênese dos ossos longos começa na sétima semana, a partir de centros primários de ossificação no meio dos moldes cartilaginosos dos ossos longos. Estes centros estão presentes em todos os ossos longos por volta da 12ª semana. A ossificação dos ossos carpais começa durante o primeiro ano após o nascimento.

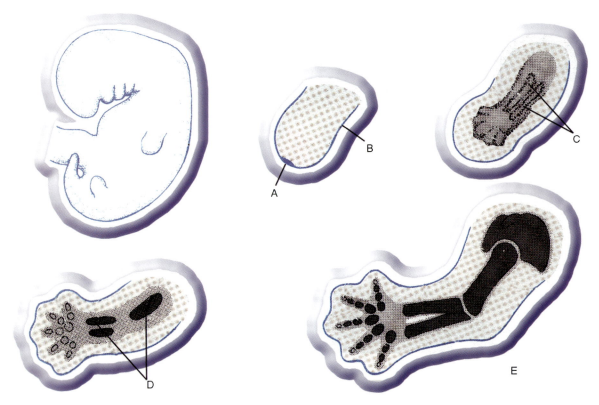

Figura 2.19 Desenvolvimento esquelético. **A.** Crista ectodérmica apical. **B.** Ectoderma. **C.** Primórdio mesenquimal dos ossos do antebraço. **D.** Modelos de cartilagem hialina. **E.** Modelos cartilaginosos completados dos ossos do membro superior.

Quando os ossos longos se formam, os mioblastos agregam-se e formam uma grande massa muscular em todo o brotamento dos membros. Em geral, esta massa muscular se separa em componentes dorsal (extensor) e ventral (flexor). A partir das regiões do dermomiótomo dos somitos, células precursoras miogênicas também migram para dentro do brotamento do membro, diferenciando-se mais tarde em mioblastos.

No início da sétima semana, os membros estendem-se verticalmente, e os membros superiores giram lateralmente 90 graus sobre seus eixos longitudinais; desse modo, os futuros cotovelos apontam dorsalmente e os músculos extensores ficam no aspecto lateral e posterior dos membros. As articulações sinoviais aparecem no início do período fetal, coincidindo com a diferenciação funcional dos músculos dos membros e sua inervação.

SISTEMA NERVOSO: INERVAÇÃO CUTÂNEA E DERMÁTOMOS

Os axônios motores que surgem da medula espinhal entram nos brotos dos membros durante a quinta semana e crescem para dentro das massas musculares ventral e dorsal.

Os axônios sensoriais entram nos brotos dos membros depois dos motores e os usam como guias. As células da crista neural, as precursoras das células de Schwann, circundam as fibras nervosas motoras e sensoriais nos membros e formam bainhas de neurolema (célula de Schwann) e de mielina.

Durante a quinta semana, os nervos periféricos crescem, a partir dos plexos dos membros em desenvolvimento, para dentro do mesênquima dos brotos dos membros (Figura 2.20A). Os nervos espinhais distribuem-se em faixas segmentares, suprindo ambas as superfícies, ventral e dorsal, dos brotos dos membros. À medida que os membros se alongam, a distribuição cutânea dos nervos espinhais migra ao longo dos membros e não atinge mais a superfície na sua parte distal (Figura 2.20B).

Um dermátomo é a área da pele suprida por um único nervo espinhal e seu gânglio espinhal.

Uma área nervosa cutânea é a área de pele suprida por um nervo periférico.

As áreas nervosas cutâneas e os dermátomos mostram uma superposição considerável.

Os dermátomos do membro superior podem ser traçados progressivamente para baixo no aspecto lateral e de volta, para cima, no aspecto medial (Figura 2.20C).

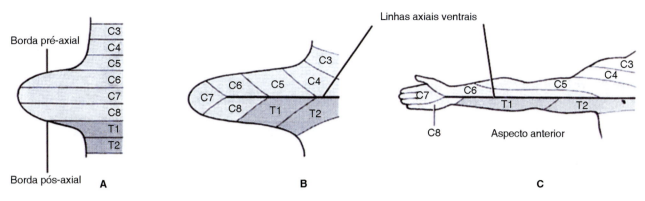

Figura 2.20 Desenvolvimento do sistema nervoso do membro superior.

Os nervos que surgem do plexo braquial apresentam um trajeto oblíquo, explicado pelo crescimento dos membros, que carregam consigo seus nervos.

SISTEMA VASCULAR: SUPRIMENTO SANGÜÍNEO

Os brotos dos membros são supridos por ramos das artérias intersegmentárias, que surgem da artéria aorta e formam uma fina rede capilar por todo o mesênquima (Figura 2.21A).

O padrão vascular primitivo é constituído por uma artéria axial primária e seus ramos (Figura 2.21B), desembocando dentro de um seio marginal periférico, que é drenado por uma veia periférica.

O padrão vascular modifica-se quando os membros se desenvolvem, sobretudo por vasos que brotam a partir dos vasos existentes. A artéria axial primária torna-se a artéria braquial, no braço (Figura 2.21C), tendo como ramos terminais as artérias radial e ulnar (Figura 2.21D), e a artéria interóssea comum, no antebraço, tendo os ramos interósseos anterior e posterior (Figura 2.21E).

Quando os dedos se formam, o seio marginal desintegra-se e o padrão venoso final se desenvolve, sendo representado pelas veias basílica, cefálica e suas tributárias.

MALFORMAÇÕES CONGÊNITAS

Causas

Malformações congênitas são anomalias anatômicas ou estruturais presentes ao nascimento. Podem ser macro ou microscópicas, estando na superfície ou no interior do corpo.

As causas das malformações congênitas podem ser divididas em fatores genéticos (anomalias cromossômicas ou genes mutantes) e fatores ambientais (agentes infecciosos e drogas teratogênicas), mas geralmente não é possível fazer uma separação clara de que tipo de fator provocou determinada malformação (herança multifatorial).[9]

Malformações dos membros

O período crítico do desenvolvimento dos membros se dá entre o 24º e o 42º dia após a fecundação. Assim, para provocar a ausência ou defeitos nos membros, uma droga ou agente tem que agir nesse período. Os principais fatores envolvidos nas malformações dos membros são genes dominantes e recessivos, anormalidades cromossômicas, agentes infecciosos, drogas e, em alguns casos, bandas amnióticas.

A exposição a um teratógeno potente antes do 33º dia pode causar anomalias graves, como a ausência dos membros e das mãos. Se a exposição ocorrer do 34º ao 36º dia, produz ausência ou hipoplasia dos polegares.

A incidência de grandes anomalias dos membros é de cerca de 2 para 1.000 recém-nascidos, e a maioria desses defeitos é causada por fatores genéticos.

Causas

A supressão do desenvolvimento do membro durante a parte inicial da quarta semana resulta na ausência do membro, denominada amelia. A parada, distúrbio de diferenciação ou crescimento dos membros durante a quinta e a sexta semana resultam em vários tipos de meromelia (ausência parcial do membro). Algumas malformações dos membros são causadas por fatores genéticos (anomalias cromossômicas, genes

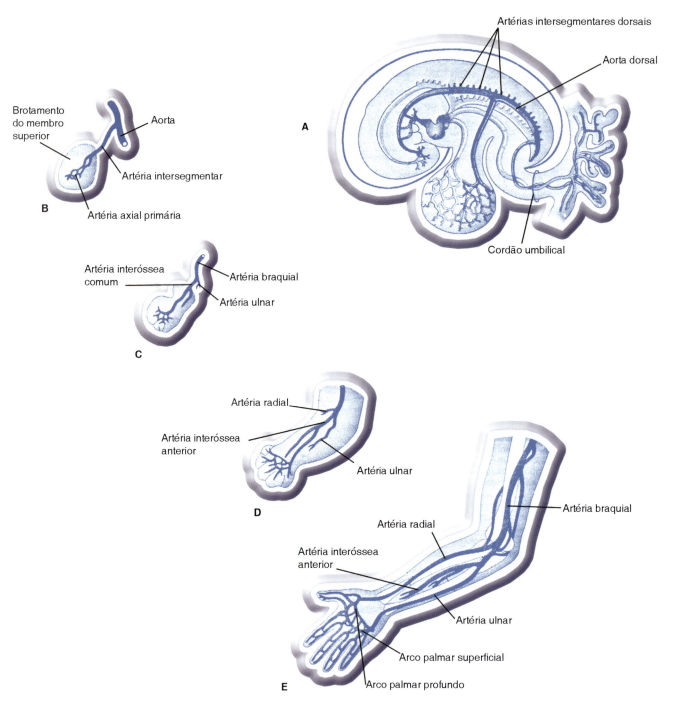

Figura 2.21 Desenvolvimento do sistema vascular do membro superior.

mutantes), por fatores ambientais (talidomida) ou por uma combinação de fatores genéticos e ambientais, conotando uma herança multifatorial. Pode ser causada, também, por perturbação vascular e isquemia.

Malformações do membro superior

As displasias esqueléticas representam de 1% a 3,5% das anomalias detectadas no período pré-natal, com a utilização da ultra-sonografia.[11-14] A incidência das anomalias esqueléticas é maior durante o período pré-natal, em comparação com a incidência ao nascimento, em decorrência de algumas serem do tipo letal.[15]

Numerosas classificações sistemáticas existem para anomalias congênitas da extremidade superior, baseadas na embriologia, na seqüência teratológica e/ou na anatomia.[16] Cada proposta tem seu mérito

Embriologia da Mão

no tempo em que elas foram iniciadas, embora muitos sistemas tenham se tornado obsoletos com nosso conhecimento da embriogênese e da expansão da genética.[17]

Muitas deficiências dos membros podem ser classificadas em quatro grandes grupos:

1. **Transversal** (envolve a largura do membro) e **terminal**) (estende-se até a extremidade do membro) (p. ex., hemimelia).
2. **Transversal e intercalar**: corresponde à ausência de uma parte média (p. ex., focomelia).
3. **Longitudinal** (não envolve toda a largura do membro) e **terminal** (estende-se até a extremidade do membro) (p. ex., ausência do rádio, escafóide, trapézio e polegar).
4. **Longitudinal e intercalar**: não envolve toda a largura do membro e com ausência de uma parte média (p. ex., ausência parcial do rádio com presença do polegar).

Sinonímia das anomalias do membro superior:

- **Micromelia**: encurtamento de todos os segmentos da extremidade.
- **Rizomelia**: encurtamento do segmento proximal da extremidade (úmero).
- **Mesomelia**: encurtamento do segmento médio da extremidade (rádio e ulna).
- **Acromelia**: encurtamento do segmento distal da extremidade (mãos).
- **Ausência das mãos e dos dedos**: esta malformação não é comum e, muitas vezes, é resultante de fatores genéticos.
- **Mão fendida**: varia muito de acordo com seu aspecto. Ausência de partes centrais pode ser resultado de extensa morte celular da região afetada. Os fatores genéticos são importantes na gênese desta malformação, e esta condição pode ser autossômica dominante ou recessiva. É uma malformação incomum, em que ocorre ausência de um ou mais dedos centrais, resultante da falta de desenvolvimento de um ou mais raios digitais, e os dedos restantes estão parcial ou completamente fundidos (sindactilia).
- **Amelia**: ausência completa de uma ou várias extremidades. A amputação isolada da extremidade pode ser devida à síndrome da banda amniótica, à exposição a teratógenos ou a um acidente vascular.
- **Dimelia**: é uma condição rara, na qual parte ou até mesmo todo o membro é duplicado, freqüentemente seguindo um padrão de imagem especular.

- **Meromelia**: ausência parcial de um ou mais membros.
- **Focomelia**: preservação dos segmentos distais (mãos) com ausência ou alteração do desenvolvimento do segmento médio ou proximal. Tipicamente, as mãos estão presentes, e podem ser normais ou anormais.
- **Aquiria**: ausência de mão.
- **Adactilia**: ausência de todos os dedos das mãos.
- **Hemimelia**: ausência da extremidade distal do cotovelo, ou seja, ausência da metade distal de um membro. Pode ser causada pela perda da função da CEA depois do início da especificação das partes mais proximais do membro. Com freqüência, esta deficiência é apenas de um lado da metade distal, e estas condições recebem nomes de acordo com a parte defeituosa (hemimelia radial).
- **Polidactilia**: presença de mais de cinco dedos. Dedos supranumerários são comuns. A presença adicional de um dígito pode ser uma pequena proeminência, sendo ele incompleto ou inútil ou um dígito completo, com flexão e extensão controlada. A maioria compreende herança autossômica dominante, apresentando-se isoladamente, e é causada por um traço dominante herdado. Algumas são partes da síndrome, usualmente autossômica recessiva. Pode ser pós-axial (forma mais comum), quando se localiza na borda ulnar, ou pré-axial, quando está localizada na borda radial ou entre os dedos centrais. Polidactilia pré-axial, especialmente o polegar trifalângico, é mais encontrada como parte de síndrome multissistêmica. Polidactilia central consiste em um dígito extra, usualmente entre os dedos médio e anular, e freqüentemente bilateral, sendo associada com outras malformações da mão.
- **Oligodactilia**: número de dedos menor que cinco, os quais podem ser amorfos e irregulares.
- **Sindactilia**: é a ausência de diferenciação entre dois ou mais dedos, sendo mais freqüente em homens. Ocorre fusão de dois ou mais dedos adjacentes, a qual é uma fusão óssea ou simplesmente de partes moles. Mais freqüente entre os dedos médio e anular, é herdada como um traço dominante simples ou recessivo simples. Ocorre em 1:2.200 nascimentos, sendo a sindactilia cutânea (simples) a anomalia mais comum dos membros, resultante da falta de degeneração das membranas entre dois ou mais dedos, durante o desenvolvimento. Nos casos graves, há fusão de vários dedos. A sindactilia óssea (complexa) ocorre quando as depressões entre os raios digitais deixam de se desenvolver durante a sétima semana; como resultado, não ocorre a separação dos dedos.

- **Clinodactilia**: desvio do eixo de um dos dedos, provocando seu cavalgamento sobre outro. É mais comum no mínimo e no anular, que acompanha a trissomia 21.
- **Braquidactilia**: encurtamento anormal dos dedos. É incomum, sendo resultado da redução do comprimento das falanges. É usualmente herdada como um traço dominante e freqüentemente associada à baixa estatura.
- **Ectrodactilia**: mão em fenda, fusão dos dedos em dois grupos.
- **Mão torta**: é classificada em duas categorias principais: radial e ulnar. A mão torta radial inclui um amplo espectro de desordens que acompanha a ausência do polegar, hipoplasia do polegar, primeiro metacarpiano deficiente e ausência do rádio. A mão torta ulnar, menos comum, pode ser um desvio leve da mão para o lado ulnar do antebraço até a completa ausência da ulna. Enquanto a mão torta radial é freqüentemente sindrômica, a mão torta ulnar costuma ser uma anomalia isolada.

Mãos tortas são encontradas em associação com anormalidades cromossômicas (como a trissomia 18), anomalias hematológicas (pancitopenia de Fanconi) ou síndromes genéticas com defeitos cardíacos. Mão torta radial é também associada à escoliose congênita.

A ausência congênita do rádio pode ser parcial ou total. A mão desvia-se lateralmente, e a ulna curva-se com a concavidade no aspecto lateral do antebraço. Esta anomalia resulta da falta de formação do primórdio mesenquimal do rádio na quinta semana do desenvolvimento. A ausência do rádio é usualmente causada por fatores genéticos.

A classificação das anomalias congênitas dos membros mais aceita é a baseada na falha embriogênica durante o desenvolvimento e fica confinada ao diagnóstico clínico para o grupo (categoria). Cada membro malformado é classificado de acordo com a anomalia mais predominante e situado dentro de um dos sete grupos (categorias) citados a seguir.

Diferentes apresentações clínicas com grupos (categorias) similares são explicados por variáveis graus de dano (lesão).

Classificação de acordo com a Federação Internacional de Sociedade de Cirurgia de Mão

I. Falha de formação das partes
  A. Transversal
    1. Amputações: braço, antebraço, punho, mão e dedos
  B. Longitudinal
    1. Focomielia
    2. Mão torta radial
    3. Mão em fenda
    4. Mão torta ulnar
II. Falha de diferenciação das partes
  A. Sinostose: cotovelo, antebraço, punho, metacarpianos e falanges
  B. Deslocamento radioulnar
  C. Sinfalangismo
  D. Sindactilia: simples, complexa e associada a sindromes
  E. Contratura
    1. Partes moles: artrogripose, dedo em gatilho, ausência de tendões extensores, polegar hipoplásico, polegar empalmado, camptodactilia, mão em vendaval
    2. Esquelética: clinodactilia, deformidade de Kirner, deltafalange
III. Duplicação
  A. Polidactilia
  B. Trifalangismo
IV. Crescimento excessivo
V. Crescimento insuficiente
VI. Síndrome de constrição em anel
VII. Anormalidades esqueléticas

Deficiências transversas

Também denominadas amputações congênitas, são definidas de acordo com o último segmento ósseo remanescente. A amputação através do terço proximal do antebraço é a deficiência transversa mais comum da extremidade superior, enquanto a menos comum é a deficiência transversa através da mão ou dos metacarpianos. As deficiências transversas são usualmente unilaterais e de ocorrência esporádica.

Uma agressão vascular na CEA e a subseqüente interrupção do crescimento, com truncamento do membro durante seu desenvolvimento, são a explicação mais aceita e provável para esta deficiência.

Deficiência central

A deficiência central típica tem graus variados de ausência ao longo do raio. Em geral, elas proporcionam uma conquista funcional, com um desastre social significativo. Entretanto, necessita de um espaço adequado da primeira comissura e o polegar para exercer uma função adequada.

Deficiência ulnar

Atualmente, a deficiência ulnar tem sido classificada de acordo com a anatomia do primeiro espaço. Esta sistemática enfatiza a indicação cirúrgica da deficiência ulnar, a qual acomete primeiramente anormalidades do polegar e do primeiro espaço, o que prioriza a necessidade de um primeiro espaço adequado e polegar móvel.

Deficiência radial

A deficiência radial é uma anomalia congênita complexa que envolve a borda pré-axial inteira do membro. A deficiência radial é bilateral em 50% dos casos e pouco mais comum em homens (3:2). A maioria dos casos é esporádica, sem qualquer causa definida; entretanto, exposição teratogênica (talidomida, radiação) pode causar deficiência radial. A incidência da deficiência radial dentro da mesma família é pequena, em torno de 5% a 10% dos casos.

O grau da deficiência pré-axial pode variar de hipoplasia branda do polegar à ausência completa do rádio.

REFERÊNCIAS

1. Armbruster-Moraes E. Etiologia das malformações. *In*: Okumura M, Zugaib M. *Ultra-sonografia em obstetrícia*. São Paulo: Sarvier, 2002: 199-208.
2. Barasitser M, Winter RM. *Atlas colorido de síndromes da malformação congênita*. São Paulo: Editora Manole, 1998: 78-95.
3. Bonilla-Musoles F, Machado LE, Osborne NG. *Ecografía tridimensional en obstetricia en el nuevo milênio: texto y atlas*. Madrid, 2000: 245-70.
4. Brizot ML, Reis NSV. Ultra-sonografia do primeiro trimestre de gestação. *In*: Okumura M, Zugaib M. *Ultra-sonografia em obstetrícia*. São Paulo: Sarvier, 2002: 43-64.
5. Kozin SH. *In*: Trumble TE. Hand Surgery update 3. *Am Soc Surg of the Hand* 2006: 599-631.
6. Lopes MAB, Bunduki V. Malformações esqueléticas. *In*: Okumura M, Zugaib M. *Ultra-sonografia em obstetrícia*. São Paulo: Sarvier, 2002: 303-14.
7. Malek R. Embriology of the hand. *In*: Tubiana M. *The hand*. London: Saunders, 1981: 8-12.
8. Moore KL. *Embriologia básica*. 3ed. Rio de Janeiro: Guanabara Koogan, 1991.
9. Moore KL, Persaud TVN. *Embriologia clínica*. 6ed. Rio de Janeiro: Guanabara Koogan, 2000: 410-27.
10. Moron AF. Sistema musculoesquelético. *In*: Isfer EV, Sanchez RC, Saito M. *Medicina fetal: diagnóstico pré-natal e conduta*. Rio de Janeiro: Revinter, 1996: 219-26.
11. Okumura M, Zugaib M. Ultra-sonografia morfológica fetal: detecção de malformações. *In*: Okumura M, Zugaib M. *Ultra-sonografia em obstetrícia*. São Paulo: Sarvier, 2002: 13-32.
12. O'Rahilly O, Müller F. *Embriologia e teratologia humana*. 3ed. Rio de Janeiro: Guanabara Koogan, 2001: 348-60.
13. Pilu G, Nicolaides KH. *Diagnosis of fetal abnormalites: the 18-23-week scan*. New York: Pathernon, 1999: 87-98.
14. Romero R, Athanassiadis AP, Sirtori M, Inati M. Fetal skeletal anomalies. *In*: Fleisher AC, Romero R, Manning FA, Jeany P, James AE Jr. (eds.). *The principles and pratice of ultrasonography in obstetrics and gynecology*. 4ed. Connecticut: Prentice-Hall International, 1991: 277-306.
15. Romero R, Pilu G, Jeanty, Ghidini A, Hobbins JC. *Prenatal Dyagnosis of congenital anomalies*. Norwalk: Appleton e Lange, 1998: 311-84.
16. *Terminologia anatômica*. 1ed. São Paulo: Manole, 2001.
17. Yang SS, Gilbert-Barness E. Skeletal system. *In*: *Systemic Pathology*. 2002: 1423-78.

CAPÍTULO 3

Anatomia Cirúrgica do Punho e da Mão e Principais Vias de Acesso*

Edie Benedito Caetano
Maurício Ferreira Caetano

O membro superior é extremamente móvel e tem a função de posicionar a mão no espaço, diferentemente do membro inferior, que tem as funções de suportar o peso, estabilizar o corpo e permitir a locomoção.

Entre as múltiplas funções da mão humana, destacam-se a preensora e a sensitiva. Sob o ponto de vista funcional, é impossível separá-las, pois esta associação faz da mão um privilegiado órgão de execução e informação.

A complicada estrutura anatômica da mão lhe dá, ao mesmo tempo, estabilidade e mobilidade, permitindo-lhe realizar infinita variedade de movimentos, que vão desde movimentos grosseiros, como a simples preensão de ferramentas, até movimentos complexos, que permitem aos músicos transmitirem a harmonia de seus instrumentos.

Para a realização de sua função normal, além da integridade anatômica, são necessárias, também, integridade e harmonia de outras articulações do membro superior, que dão à mão versatilidade excepcional, permitindo-lhe tocar em qualquer outra parte do corpo, estando quase sempre sob nosso controle visual.

ESTRUTURA MUSCULAR

Para mobilizar a cadeia de articulações existentes no punho e na mão, há necessidade de um conjunto de músculos extrínsecos e intrínsecos que formam um mecanismo bastante complicado. Os músculos extrínsecos são volumosos e situam-se nos compartimentos anterior e posterior do antebraço. Os ossos rádio e ulna, juntamente com a membrana que os une, dividem o antebraço em um compartimento anterior e outro posterior (Figura 3.1). Os músculos extrínsecos originam-se no antebraço e no cotovelo, chegando ao punho e à mão apenas pelos seus tendões, livrando-a, desse modo, do peso de suas massas musculares. Os músculos intrínsecos têm origem e inserção nos ossos do carpo ou da mão.[1]

Músculos do compartimento anterior do antebraço (grupo muscular flexopronador)

Os músculos do compartimento anterior do antebraço dispõem-se em três camadas: superficial, média e profunda.[2]

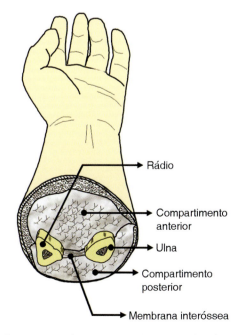

Figura 3.1 Compartimentos anterior e posterior do antebraço.

---
*Este capítulo contou, também, com a colaboração do Dr. Marco Antonio Pires Almagro (Interno do sexto ano da Faculdade de Medicina da PUC – São Paulo – Campus Sorocaba.

Camada superficial do compartimento anterior

É composta por quatro músculos: pronador redondo, flexor radial do carpo, palmar longo e flexor ulnar do carpo (Quadro 3.1). Todos têm origem comum no epicôndilo medial do úmero e adjacências (Figura 3.2A e B). Com exceção do pronador redondo, que se insere na face lateral do rádio, estendem-se para inserir-se ao nível da mão. Com exceção do músculo flexor ulnar do carpo, os outros três músculos da camada superficial recebem inervação do nervo mediano (Figura 3.3).

Camada média do compartimento anterior

É constituída pelo músculo flexor superficial dos dedos, que possui duas cabeças e chega até os dedos através de quatro tendões que se inserem na falange média dos dedos indicador, médio, anular e mínimo (Figura 3.4). Este músculo é inervado pelo nervo mediano que, no terço superior do antebraço, passa entre as duas cabeças do músculo flexor superficial, onde pode ser comprimido e provocar dores e parestesias na mão (Quadro 3.2).

Camada profunda do compartimento anterior

Contém três músculos: flexor profundo dos dedos, flexor longo do polegar e pronador quadrado (Figuras 3.6 a 3.8). A inervação dessa camada de músculos é feita pelo nervo interósseo anterior, que é ramo do nervo mediano, com exceção da metade ulnar do flexor profundo dos dedos, que recebe inervação do nervo ulnar (Quadro 3.3). Com exceção do pronador quadrado, que tem origem e inserção no antebraço, os outros dois músculos dessa camada es-

Quadro 3.1 Grupo muscular da camada superficial do antebraço

Músculo	Origem	Inserção	Inervação	Ação principal
M. pronador redondo	Epicôndilo medial do úmero	Face lateral do rádio	N. mediano	Flexor e pronador do antebraço
M. flexor radial do carpo	Epicôndilo medial do úmero	Base do 2º metacarpiano	N. mediano	Flexor da mão (punho)
M. palmar longo	Epicôndilo medial do úmero	Aponeurose palmar	N. mediano	Flexor da mão (punho)
M. flexor ulnar do carpo	Cabeça umeral: epicôndilo medial do úmero Cabeça ulnar: face medial do olécrano	Osso pisiforme e base do 5º metacarpiano	N. ulnar	Flexor e adutor da mão (punho)

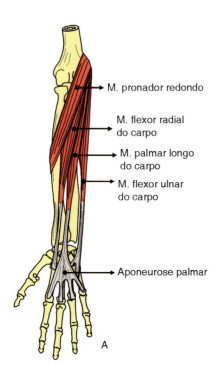
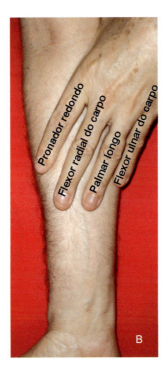

Figura 3.2A e B. Camada superficial dos músculos do compartimento anterior do antebraço.

Anatomia Cirúrgica do Punho e da Mão e Principais Vias de Acesso

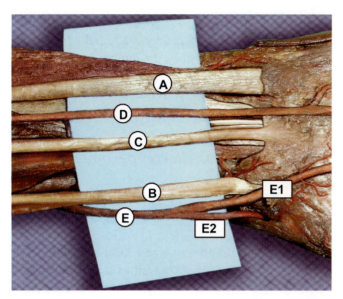

Figura 3.3 A. M. flexor ulnar do carpo. **B.** M. flexor radial do carpo. **C.** M. palmar longo. **D.** Artéria ulnar. **E.** Artéria radial.

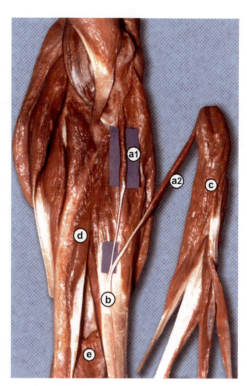

Figura 3.5 Músculo de Gantzer duplicado **(a1** e **a2)**, músculo flexor profundo dos dedos **(b)**, músculo flexor superficial dos dedos **(c)**, músculo flexor longo do polegar **(d)**.

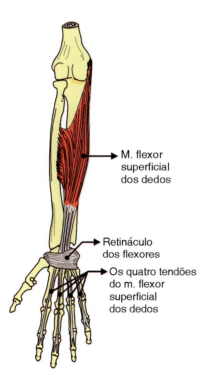

Figura 3.4 Camada média muscular do antebraço. Músculo flexor superficial dos dedos com os seus quatros tendões inseridos nas falanges médias dos dedos indicador, médio, anular e mínimo.

tendem-se até a mão.[3] Em 27 de 50 antebraços dissecados, encontramos a presença do músculo de Gantzer, também conhecido como acessório do músculo flexor longo do polegar, que, na maioria dos casos, insere-se neste músculo.[4] No entanto, o músculo de Gantzer pode inserir-se no músculo flexor profundo dos dedos. Pode estar mais ou menos desenvolvido, podendo inclusive estar duplicado (Figura 3.5). Situa-se posteriormente em relação aos nervos mediano e interósseo anterior, sendo inervado por este último. No entanto, pode localizar-se anteriormente a estes dois nervos. Neste caso, pode ser responsável por uma síndrome compressiva envolvendo esses nervos.[5]

Os tendões do flexor profundo dos dedos inserem-se na falange distal dos dedos indicador, médio, anular e mínimo. O flexor longo do polegar insere-se em sua falange distal (Figuras 3.6 a 3.8).

Quadro 3.2 Grupo muscular da camada média do antebraço

Músculo	Origem	Inserção	Inervação	Ação principal
M. flexor superficial dos dedos	Epicôndilo medial do úmero e face anterossuperior do rádio	Base da falange média	N. mediano	Flexão da articulação interfalângica proximal

Quadro 3.3 Grupo muscular da camada profunda do antebraço

Músculo	Origem	Inserção	Inervação	Ação principal
M. flexor profundo dos dedos	Face anterior da ulna e membrana interóssea	Base da falange distal	N. mediano e n. ulnar	Flexão da articulação interfalângica distal
M. flexor longo do polegar	Face anterior do rádio e membrana interóssea	Base da falange distal do polegar	N. mediano	Flexão da articulação interfalângica do polegar
M. pronador quadrado	Face anterior da ulna	Face anterior do rádio	N. mediano	Pronador do antebraço

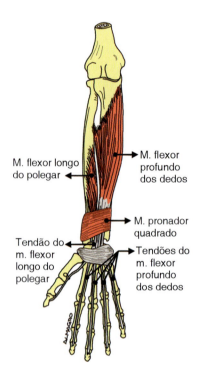

Figura 3.6 Camada muscular profunda do antebraço, representada pelos músculos flexor profundo dos dedos, flexor longo do polegar e pronador quadrado.

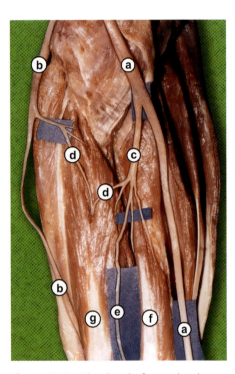

Figura 3.7 Músculos da face volar do antebraço – nervo mediano **(a)**, nervo ulnar **(b)**, nervo interósseo anterior **(c)**, anastomose de Martin-Gruber **(d)**, ramo para pronador quadrado **(e)**, músculo flexor longo do polegar **(f)** e músculo flexor profundo dos dedos **(g)**.

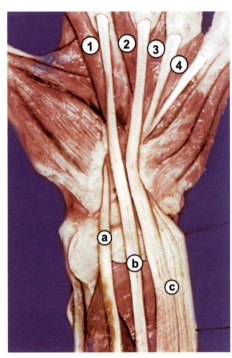

Figura 3.8 Flexor longo do polegar **(a)**, flexor profundo do indicador **(b)**, flexores profundos dos dedos médio, anular e mínimo unidos por conexões tendinosas **(c)**, primeiro músculo lumbrical **(1)**, segundo lumbrical **(2)**, terceiro lumbrical **(3)** e quarto lumbrical **(4)**.

Músculos do compartimento posterior do antebraço (grupo muscular extensor-supinador)

Este grupo de músculos é chamado de grupo muscular extensor-supinador, pois tem a função de estender a articulação do punho e dos dedos, sendo responsável pela supinação do antebraço. Com exceção dos músculos supinador e braquiorradial, todos os demais chegam até a mão através de seus tendões. Os músculos do compartimento posterior do antebraço dispõem-se em duas camadas, uma superficial e outra profunda. Todos os músculos do compartimento posterior são inervados pelo nervo radial.[2,6]

Camada superficial do compartimento posterior

Os seis músculos que compõem a camada superficial são: braquiorradial, extensor radial longo do carpo, extensor radial curto do carpo, extensor ulnar do carpo, extensor comum dos dedos e extensor próprio do dedo mínimo (Figuras 3.9*A* e *B* a 3.11). Os extensores radiais do carpo atuam como flexores acessórios quando a flexão do cotovelo é feita contra resistência[7] (Quadro 3.4).

Anatomia Cirúrgica do Punho e da Mão e Principais Vias de Acesso

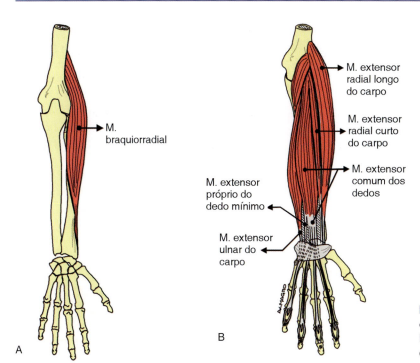

Figura 3.9A. Músculos da camada superficial do compartimento posterior do antebraço (músculo braquiorradial). **B.** Músculos da camada superficial do compartimento posterior do antebraço.

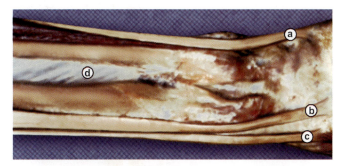

Figura 3.10 Músculos extensores do punho. Tendão do músculo extensor ulnar do carpo inserindo-se na base do quinto metacarpiano **(a)**, tendão do músculo extensor radial curto do carpo inserindo-se na base do terceiro metacarpiano **(b)**, tendão do músculo extensor radial longo do carpo, inserindo-se na base do segundo metacarpiano **(c)** e membrana interóssea **(d)**.

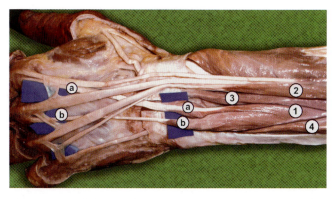

Figura 3.11 (1) Músculo extensor próprio do indicador **(a)** e dedo médio **(b)** (variação anatômica). **(2)** Músculo extensor comum dos dedos. **(3)** Músculo extensor longo do polegar. **(4)** Músculo extensor próprio do dedo mínimo.

Quadro 3.4 Músculos da camada superficial do compartimento posterior do antebraço

Músculo	Origem	Inserção	Inervação	Ação principal
M. braquiorradial	Face lateral do terço inferior do úmero	Processo estilóide do rádio	N. radial	Flexão e supinação do antebraço
M. extensor radial longo do carpo	Parte superior do epicôndilo lateral do úmero	Base do 2º metacarpiano	N. radial	Extensão do punho
M. extensor radial curto do carpo	Epicôndilo lateral do úmero	Base do 3º metacarpiano	N. radial (n. interósseo posterior)	Extensão do punho
M. extensor comum dos dedos	Epicôndilo lateral do úmero	Aparelho extensor do 2º, 3º, 4º e 5º dedos	N. radial (n. interósseo posterior)	Extensão da articulação metacarpofalângica dos dedos
M. extensor próprio do dedo mínimo	Epicôndilo lateral do úmero	Aparelho extensor do dedo mínimo	N. radial (n. interósseo posterior)	Estende articulação metacarpofalângica do 5º dedo
M. extensor ulnar do carpo	Terço proximal da ulna	Base do 5º metacarpiano	N. radial	Extensão e adução do punho

Camada profunda do compartimento posterior

Na camada profunda do compartimento posterior do antebraço, temos cinco músculos: supinador, abdutor longo do polegar, extensor curto do polegar, extensor longo do polegar e extensor próprio do indicador (Figuras 3.12 a 3.16). Apenas o músculo supinador insere-se no antebraço, e os demais vão atuar na mão através dos seus tendões. Todos os músculos da camada profunda do antebraço são inervados pelo nervo interósseo posterior, que é ramo do nervo radial[8] (Figuras 3.12 a 3.16 e Quadro 3.5). Nas figuras citadas, podemos observar a presença de variações anatômicas desses músculos.[9]

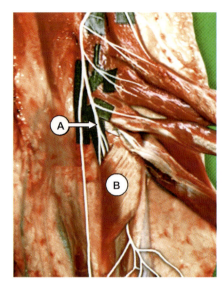

Figura 3.14 Nervo interósseo posterior **(A)**. Músculo supinador curto **(B)**.

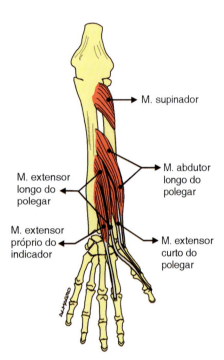

Figura 3.12 Músculos da camada profunda do compartimento posterior do antebraço.

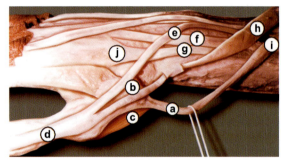

Figura 3.15 Tendão do abdutor longo do polegar **(a)**, tabaqueira anatômica **(b)**, músculo abdutor curto do polegar **(c)**, aparelho extensor do polegar **(d)**, extensor longo do polegar **(e)**, extensor radial curto do carpo **(f)**, extensor radial longo do carpo **(g)**, extensor curto do polegar **(h)**, músculo abdutor longo do polegar **(i)** e base do segundo metacarpiano **(j)**.

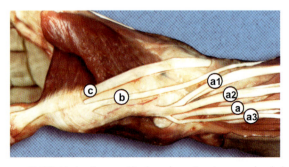

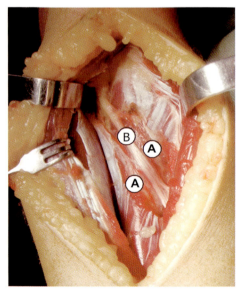

Figura 3.13 Músculo supinador curto **(A)**. Nervo interósseo posterior **(B)** (ramo profundo do nervo radial).

Figura 3.16 Variação anatômica do primeiro canal: abdutor longo do polegar **(a, a1, a2, a3)**, extensor curto do polegar **(b)**, extensor longo do polegar **(c)** e extensor radial longo do carpo **(d)**.

Quadro 3.5 Músculos da camada profunda do compartimento posterior do antebraço

Músculo	Origem	Inserção	Inervação	Ação principal
M. supinador	Epicôndilo lateral do úmero	Terço proximal do rádio	N. radial (n. interósseo posterior)	Supinação do antebraço
M. extensor próprio do indicador	Face posterior da ulna e membrana interóssea	Aparelho extensor do indicador	N. radial (n. interósseo posterior)	Extensão da articulação metacarpofalângica do dedo indicador
M. abdutor longo do polegar	Face posterior do rádio e membrana interóssea	Base do 1º metacarpiano	N. radial (n. interósseo posterior)	Abdução do polegar
M. extensor curto do polegar	Face posterior do rádio e membrana interóssea	Base da falange proximal do polegar	N. radial (n. interósseo posterior)	Estende a falange proximal do polegar
M. extensor longo do polegar	Face posterior da ulna e membrana interóssea	Base da falange distal do polegar	N. radial (n. interósseo posterior)	Estende a falange distal do polegar

ESTRUTURA NERVOSA

A inervação da mão, assim como de todo o membro superior, provém do plexo braquial, principalmente das raízes cervicais C5, C6, C7 e C8, e da primeira raiz dorsal T1 (Figuras 3.17 e 3.18). Estas raízes se reagrupam para formar os nervos do membro superior. O punho e a mão são supridos por quatro nervos: musculocutâneo, radial, mediano e ulnar.

O músculo axilopalmar, também chamado músculo de Langer, ou arcada axilar de Langer, é uma variação anatômica rara. Este músculo une o músculo peitoral maior ao músculo grande dorsal, passando sobre os vasos axilares e sobre o plexo braquial.[10] Pode causar sintomas clínicos por compressão dessas estruturas (Figura 3.19A).

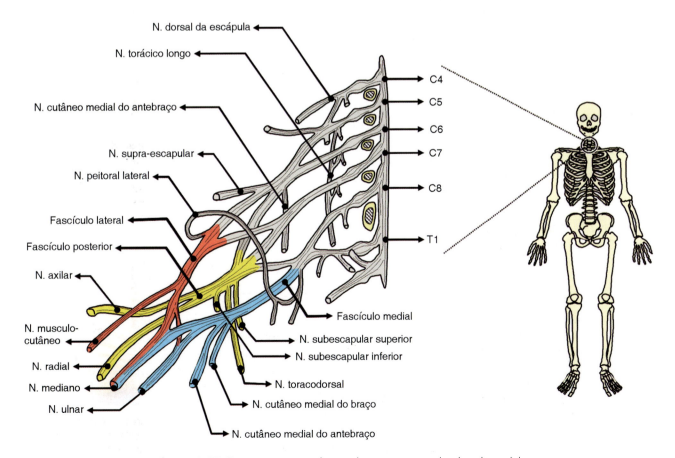

Figura 3.17 Esquema mostrando as raízes e os nervos do plexo braquial.

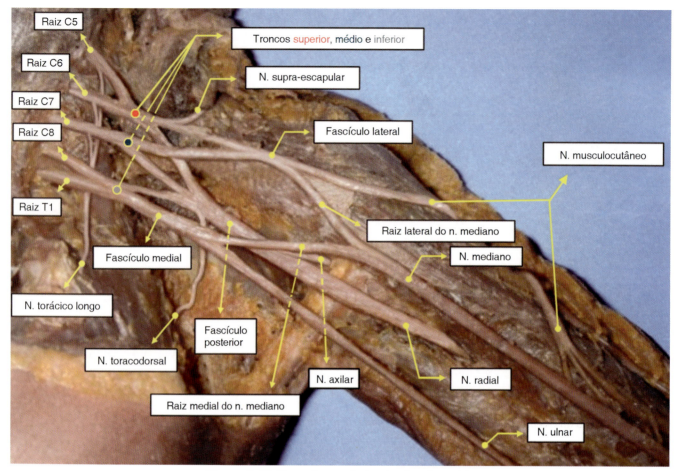

Figura 3.18 Dissecção anatômica do plexo braquial.

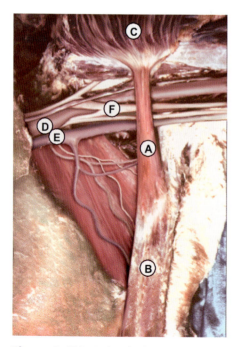

Figura 3.19A. Músculo de Langer **(A)**, músculo grande dorsal **(B)**, músculo peitoral maior (rebatido para cima) **(C)**, artéria axilar **(D)**, veia axilar **(E)** e plexo braquial **(F)**.

Nervo musculocutâneo

Suas fibras se originam, principalmente, nas raízes C5, C6 e C7. Ele passa pela borda inferior do músculo peitoral menor, entre a artéria axilar e o músculo coracobraquial, o qual inerva (Figura 3.19B). Após atravessar esse músculo, o nervo musculocutâneo passa obliquamente, lateralmente e para baixo, entre os músculos bíceps e braquial anterior, que também são por ele inervados. Este nervo supre, também, a articulação do cotovelo. Seu ramo terminal, o nervo cutâneo lateral do antebraço, perfura a fáscia braquial logo acima da prega do cotovelo, lateralmente ao tendão do bíceps e atrás da veia cefálica. Este ramo é todo sensitivo e, freqüentemente, se anastomosa com ramos do nervo mediano no antebraço proximal. Ele desce pela borda radial do antebraço, onde fornece vários filetes sensitivos, até a parte proximal da região tenar, onde se pode anastomosar com ramos do nervo radial. O nervo cutâneo lateral do antebraço envia, também, ramos para o punho e as articulações do carpo. Portanto, o nervo musculo-

Anatomia Cirúrgica do Punho e da Mão e Principais Vias de Acesso

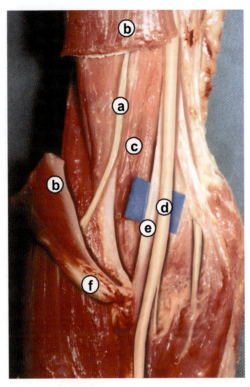

Figura 3.19B. Nervo musculocutâneo **(a)**, músculo bíceps braquial **(b)**, músculo braquial **(c)**, nervo mediano **(d)**, artéria braquial **(e)** e tendão do bíceps **(f)**.

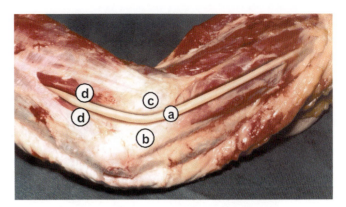

Figura 3.20 Nervo ulnar **(a)**, olécrano **(b)**, epicôndilo medial do úmero **(c)** e músculo flexor ulnar do carpo (duas cabeças) **(d)**.

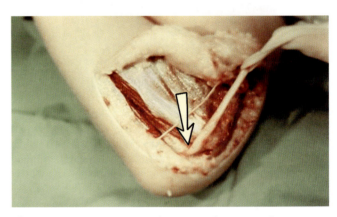

Figura 3.21 Compressão do nervo ulnar no sulco entre o olécrano e o epicôndilo medial (indicada pela seta).

cutâneo é responsável pela sensibilidade cutânea e articular do lado radial do punho e da parte proximal do polegar.[11,12]

Nervo ulnar

O nervo ulnar origina-se do fascículo medial do plexo braquial, passa ao nível do cotovelo pelo sulco entre o olécrano e o epicôndilo medial do úmero e, a seguir, entre as cabeças umeral e ulnar do músculo flexor ulnar do carpo, locais onde pode sofrer compressão[13] (Figuras 3.20 e 3.21).

Durante todo seu trajeto pelo antebraço, é protegido pelo músculo flexor ulnar do carpo. Além deste músculo, inerva a metade ulnar do músculo flexor profundo dos dedos (Figuras 3.22 a 3.25). Na parte proximal do antebraço, está separado da artéria ulnar, porém, na metade distal, passa a acompanhar a artéria e as veias ulnares. Ocasionalmente, o nervo ulnar pode ter ramos anastomóticos com o nervo mediano (anastomose de Martin-Gruber)[14,15] (Figuras 3.45 e 3.46). Ele também origina um nervo longo para a artéria ulnar, chamado nervo de Henle (Figura 3.23). O nervo de Henle é considerado o responsável pela inervação simpática da artéria ulnar. Este nervo cor-

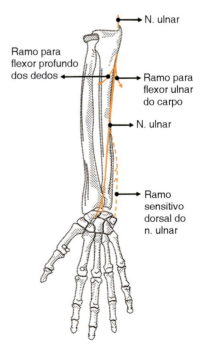

Figura 3.22 Esquema mostrando o nervo ulnar com seu ramo para pele da face dorsoulnar da mão e pele da face dorsal do quarto e quinto dedos.

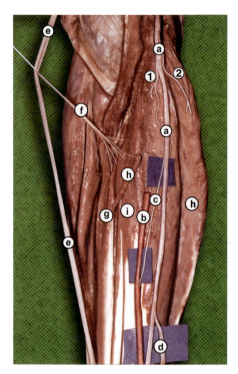

Figura 3.23 Nervo ulnar **(a)**, ramo para o músculo flexor profundo dos dedos **(1)**, ramo para o flexor ulnar do carpo **(2)**, artéria ulnar **(b)**, nervo de Henle **(c)**, ramo dorsal do nervo ulnar **(d)**, nervo mediano **(e)**, nervo interósseo anterior **(f)**, músculo flexor longo do polegar **(g)**, músculo flexor acessório de Gantzer **(h)** e músculo flexor profundo dos dedos **(i)**.

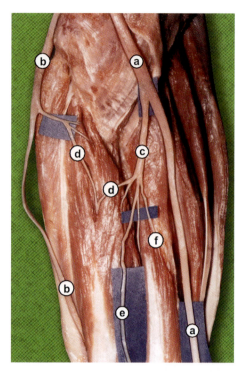

Figura 3.25 Nervos da face volar do antebraço: nervo mediano **(a)**, nervo ulnar **(b)**, nervo interósseo anterior **(c)**, ramo para o músculo flexor profundo dos dedos **(d)**, ramo para pronador quadrado **(e)** e ramo para o músculo flexor longo do polegar **(f)**.

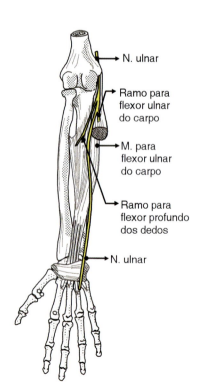

Figura 3.24 Inervação motora do nervo ulnar no antebraço. Inerva o músculo flexor ulnar do carpo e metade ulnar do flexor profundo dos dedos.

re ao longo da superfície volar da artéria e, algumas vezes, perfura a fáscia antebraquial e inerva a pele da região hipotenar, através do seu ramo cutâneo volar (presente em 15% dos casos). Alguns autores consideram o nervo de Henle uma variante do ramo cutâneo palmar do nervo ulnar.[16,17]

O nervo ulnar torna-se superficial ao nível do punho, situando-se medialmente à artéria ulnar e lateralmente ao tendão do músculo flexor ulnar do carpo.

Ao nível da face ventral do punho, pode sofrer compressão em sua passagem pelo canal de Guyon (Figuras 3.26 a 3.29), que é um espaço triangular cujo assoalho é formado pelo ligamento transverso do carpo, o teto é formado pelo ligamento volar do carpo, que é um espessamento da fáscia antebraquial e, medialmente, o triângulo é fechado pelo osso pisiforme[18]. Neste espaço, o nervo ulnar pode sofrer uma compressão dinâmica, o que ocorre em pessoas que fazem longos trajetos de bicicleta. Cada mão permanece em extensão, apoiada contra o guidão por longos períodos de tempo. Dessa maneira, o hâmulo do hamato, pressionado contra o guidão, comprime ramos do nervo ulnar, ocasionando alterações da sensibilidade nos dedos mínimo e anular e fraqueza da musculatura intrínseca da mão. É a chamada síndrome do guidão.

Anatomia Cirúrgica do Punho e da Mão e Principais Vias de Acesso

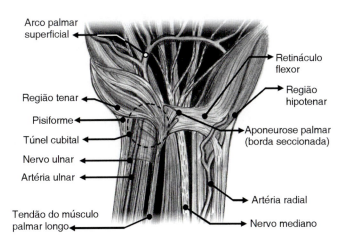

Figura 3.26 Teto do canal de Guyon (túnel cubital).

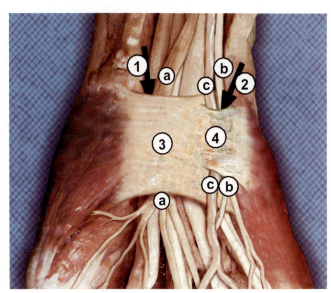

Figura 3.28 Canal do carpo **(1)**, canal de Guyon **(2)**, retináculo dos flexores **(3)**, espessamento da fáscia antebraquial **(4)**, nervo mediano **(a)**, nervo ulnar **(b)** e artéria ulnar **(c)**.

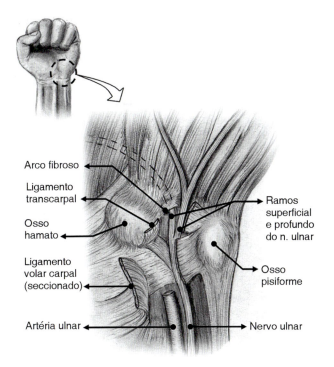

Figura 3.27 Canal de Guyon (túnel cubital) aberto, mostrando o assoalho do canal.

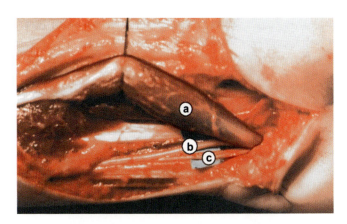

Figura 3.29 Músculo palmar longo reverso (variação anatômica) **(a)**, provocando compressão da artéria ulnar **(b)** e do nervo ulnar **(c)** no canal de Guyon.

Ao nível do terço distal do antebraço, o nervo ulnar dá origem a um ramo sensitivo chamado nervo cutâneo dorsal. Este se dirige ao dorso da mão, passando sob a cabeça da ulna. Inerva a pele da face dorsoulnar da mão e a pele da face dorsal dos dedos anular e mínimo[10] (Figura 3.30).

Nervo mediano

Origina-se dos fascículos medial e lateral do plexo braquial (Figuras 3.17 e 3.18). Deixa a fossa cubital medialmente em relação à artéria braquial. Passa en-

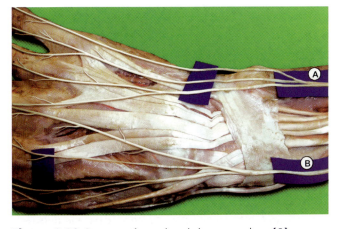

Figura 3.30 Ramo cutâneo dorsal do nervo ulnar **(A)** e ramo cutâneo do nervo radial **(B)**.

tre as duas cabeças do músculo pronador redondo. De proximal para distal, envia ramos musculares na seguinte ordem: pronador redondo, flexor radial do carpo, palmar longo e flexor superficial dos dedos[13] (Figura 3.31).

Traumatismos do nervo mediano acima dos ramos musculares para o antebraço provocam a deficiência chamada "mão em bênção" (Figura 3.32). O nervo interósseo anterior, que se origina do nervo mediano ao nível da fossa cubital, passa junto com o nervo mediano entre as duas cabeças do pronador redondo e posiciona-se na face anterior da membrana interóssea, acompanhando a artéria interóssea anterior.[18,19] Inerva parte do flexor profundo dos dedos, flexor longo do polegar e pronador quadrado (Figuras 3.31, 3.37 e 3.38).

O nervo mediano inerva todos os músculos pronadores do antebraço, flexores do punho e flexores extrínsecos dos dedos, com exceção do músculo flexor ulnar do carpo e da metade ulnar do músculo flexor profundo dos dedos. As Figuras 3.33 a 3.36 mostram a seqüência de inervação motora do nervo mediano para os músculos do antebraço.

O nervo mediano corre ao nível do antebraço, entre os músculos flexores superficiais e profundos dos dedos (Figura 3.36). No final do antebraço, passa entre os tendões dos músculos flexores superficial dos dedos e radial do carpo. Situa-se do lado medial

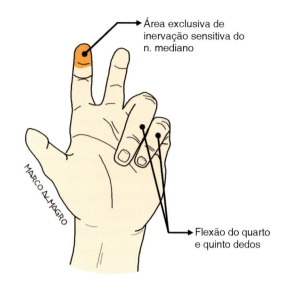

Figura 3.32 Mão em bênção – caracteriza lesão do nervo mediano no braço (lesão alta).

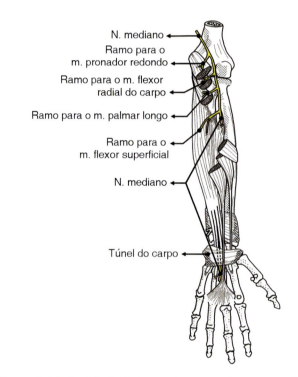

Figura 3.33 Seqüência de inervação motora do nervo mediano para os músculos do antebraço.

e profundamente ao tendão do músculo palmar longo. A seguir, penetra no túnel carpiano, onde passa acompanhado de nove tendões flexores.[7,20]

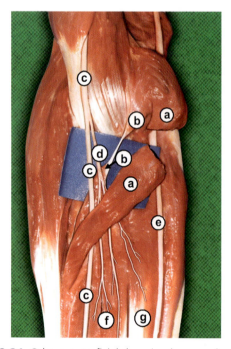

Figura 3.31 Cabeça superficial do músculo pronador redondo **(a)**, cabeça profunda do músculo pronador redondo **(b)**, nervo mediano **(c)**, nervo interósseo anterior **(d)**, nervo ulnar **(e)**, músculo flexor profundo dos dedos **(f)** e músculo flexor longo do polegar **(g)**.

Nervo interósseo anterior

Origina-se do nervo mediano, ao nível da fossa cubital, e passa com o nervo mediano entre as duas ca-

Anatomia Cirúrgica do Punho e da Mão e Principais Vias de Acesso

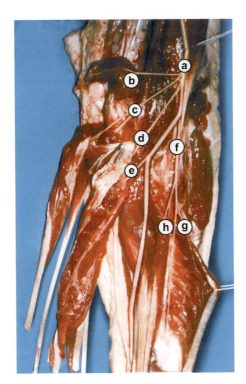

Figura 3.34 Peça anatômica mostrando a seqüência de inervação motora do nervo mediano para os músculos do antebraço: nervo mediano **(a)**, ramo para o músculo pronador redondo **(b)**, ramo para o músculo flexor radial do carpo **(c)**, ramo para o músculo palmar longo **(d)**, ramo para o músculo flexor superficial **(e)**, nervo interósseo anterior **(f)**, ramo para o músculo flexor longo do polegar **(g)** e ramo para o músculo flexor profundo dos dedos **(h)**.

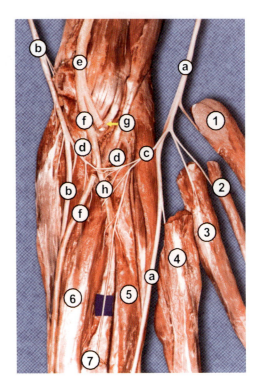

Figura 3.36 Nesta peça anatômica, pode-se observar a relação dos músculos da face volar do antebraço com o nervo mediano que, no antebraço, posiciona-se entre os flexores superficiais e os flexores profundos: nervo mediano **(a)**, nervo ulnar **(b)**, inervação para o músculo pronador redondo **(1)**, ramo para o músculo palmar longo **(2)**, ramo para o músculo flexor radial do carpo **(3)**, ramo para o músculo flexor superficial comum dos dedos **(4)**, nervo interósseo anterior **(c)** cujos ramos suprem a metade radial do flexor profundo dos dedos **(5)**, músculo flexor longo do polegar **(6)**, ramo terminal do nervo interósseo anterior inervando o músculo pronador quadrado **(7)**, anastomose de Martin-Gruber (comunicação entre os nervos mediano e ulnar no antebraço) **(d)**, artéria braquial **(e)**, artéria ulnar **(f)**, artéria radial seccionada **(g)** e artéria interóssea comum **(h)**.

beças do músculo pronador redondo. Posiciona-se na face anterior da membrana interóssea, acompanhando a artéria interóssea anterior.[11,19] Inerva parte do músculo flexor profundo dos dedos, flexor longo do polegar e pronador quadrado (Figuras 3.37 e 3.38).

Nervo radial

O nervo radial origina-se do fascículo posterior do plexo braquial (Figuras 3.17 e 3.18). No terço distal do braço, situa-se entre os músculos supinador longo e braquial anterior. Passa anteriormente à articulação do cotovelo e inerva todos os músculos extensores e supinadores do antebraço (Figuras 3.39 e 3.40). Os músculos extensores radiais longo e curto do carpo são inervados antes da divisão do nervo radial em ramos superficial ou sensitivo e profundo ou motor (nervo

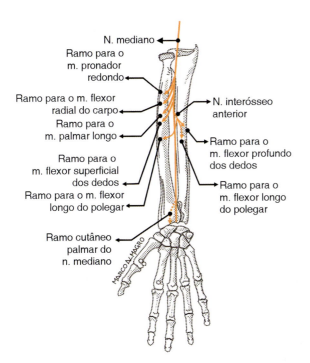

Figura 3.35 Nervo mediano com seus ramos para os músculos do antebraço.

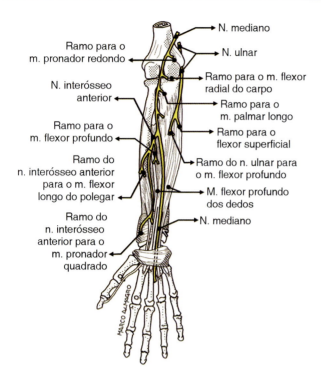

Figura 3.37 Seqüência da inervação do mediano para os músculos do antebraço. Inervação motora do nervo interósseo anterior.

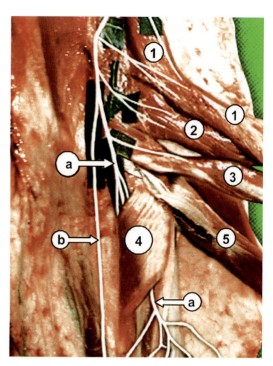

Figura 3.39 Nervo radial: ramo profundo (motor) do nervo radial (a), ramo superficial (sensitivo) do nervo radial (b), músculo braquiorradial (1), extensor radial longo do carpo (2), extensor radial curto do carpo (3), supinador curto (sua margem superior é denominada arcada de Fröhse) (4) e extensor comum dos dedos (5).

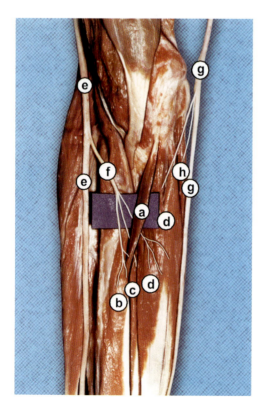

Figura 3.38 Músculo de Gantzer (a), músculo flexor longo do polegar (b), músculo flexor profundo dos dedos (c) e (d). Nervo mediano (e) e nervo interósseo anterior enviando ramos para (f). Podemos observar ainda: nervo ulnar (g) e músculo flexor ulnar do carpo (h), recebendo inervação do nervo ulnar.

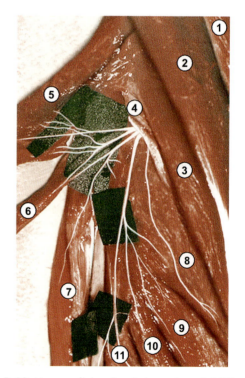

Figura 3.40 Nervo radial: músculo braquiorradial (1), extensor radial longo do carpo (2), extensor radial curto do carpo (3), supinador curto (4), extensor comum dos dedos (5), extensor próprio do mínimo (6), extensor ulnar do carpo (7), abdutor longo do polegar (8), extensor curto do polegar (9), extensor longo do polegar (10) e extensor próprio do indicador (11).

Anatomia Cirúrgica do Punho e da Mão e Principais Vias de Acesso

interósseo posterior).[13,21] O músculo extensor radial curto do carpo pode ser inervado com freqüência pelo nervo interósseo posterior. Este penetra entre o músculo supinador curto e o rádio (Figura 3.13). Pode ser comprimido ao nível da margem anterior (arcada de Fröhse), ou inferior ao músculo supinador curto, assim como pode ser atingido nas fraturas do terço proximal ou na luxação anterior da cabeça do rádio.[21]

No antebraço, o nervo radial passa a ocupar o compartimento posterior. Distalmente à margem inferior do supinador curto, inerva, do sentido proximal para distal, o extensor ulnar do carpo, o extensor próprio do mínimo, o extensor comum dos dedos, o abdutor longo do polegar e o extensor longo do polegar[7] (Figuras 3.41 a 3.44). O nervo radial não chega até os músculos intrínsecos da mão. O conhecimento da seqüência da inervação motora é importante para a localização das lesões nervosas. Por exemplo, em relação ao nervo radial, a inervação para o extensor longo do polegar ocorre distalmente à inervação do extensor comum dos dedos.

O ramo superficial do nervo radial cursa ao longo do antebraço coberto pelo músculo braquiorradial. No terço médio do antebraço, acompanha a artéria radial. No terço inferior do antebraço, deixa a artéria radial, perfura a face profunda do antebraço e dirige-se para inervar a pele da face dorsorradial da mão e da face dorsal do polegar, indicador

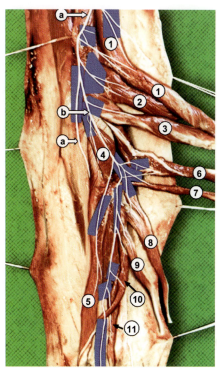

Figura 3.42 Peça de dissecção anatômica mostrando a seqüência normal da inervação dos músculos extensores e supinadores inervados pelo radial com individualização dos músculos braquiorradial **(1)**, extensor radial longo do carpo **(2)**, extensor radial curto do carpo **(3)**, supinador curto **(4)**, extensor comum dos dedos **(5)**, extensor próprio do mínimo **(6)**, extensor ulnar do carpo **(7)**, abdutor longo do polegar **(8)**, extensor curto do polegar **(9)**, extensor longo do polegar **(10)** e extensor próprio do indicador **(11)**.

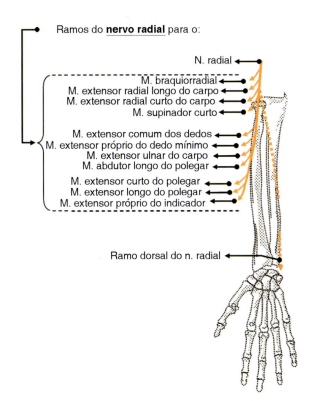

Figura 3.41 Esquema mostrando a seqüência da inervação do nervo radial e do nervo interósseo posterior do antebraço.

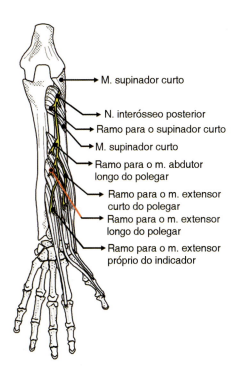

Figura 3.43 Figura mostrando a seqüência da inervação dos músculos da região posterior do antebraço pelo nervo interósseo posterior (ramos do nervo radial).

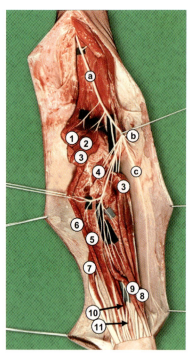

Figura 3.44 Peça de dissecção anatômica mostrando a seqüência normal da inervação dos músculos extensores e supinadores inervados pelo radial: músculo braquiorradial **(1)**, extensor radial longo do carpo **(2)** e extensor radial curto do carpo **(3)**. Observe a seqüência da inervação do nervo interósseo posterior: supinador curto **(4)**, extensor comum dos dedos **(5)**, extensor próprio do mínimo **(6)**, extensor ulnar do carpo **(7)**, abdutor longo do polegar **(8)**, extensor curto do polegar **(9)**; extensor longo do polegar **(10)** e extensor próprio do indicador **(11)**.

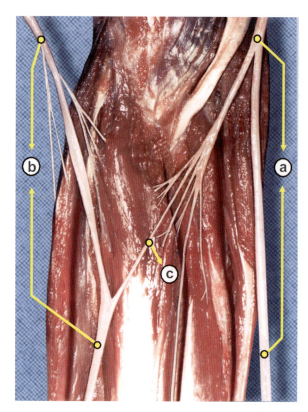

Figura 3.46 Nervo mediano **(a)**, nervo ulnar **(b)** e "anastomose de Martin-Gruber" (comunicação entre ramos do nervo ulnar e do nervo mediano) **(c)**.

e dedo médio. Comumente, anastomosa-se com ramos do nervo cutâneo dorsal do nervo ulnar[10,22] (Figura 3.30).

As **anastomoses nervosas** (comunicações nervosas) entre nervos do membro superior, particularmente no antebraço e na mão, não são raras. No antebraço, encontramos a comunicação entre os ramos ulnar e mediano (anastomose de Martin-Gruber) em 26% dos 70 casos dissecados. A revisão da literatura, considerando os estudos anatômicos e eletromiográficos, mostra uma variação entre os autores, que encontraram a presença dessa comunicação nervosa entre 6% e 39% dos casos.[14,15] As Figuras 3.45 e 3.46 mostram dois tipos diferentes de anastomose de Martin-Gruber.

ESTRUTURA VASCULAR

Artérias

O suprimento vascular do punho e da mão tem origem nas artérias radial e ulnar, que são ramos terminais da artéria braquial (Figura 3.47).

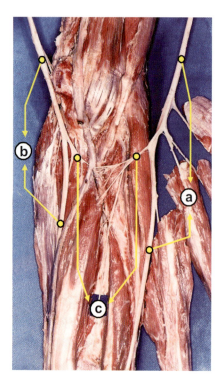

Figura 3.45 Nervo mediano **(a)**, nervo ulnar **(b)** e "anastomose de Martin-Gruber" (comunicação entre ramos do nervo ulnar e do nervo mediano) **(c)**.

Anatomia Cirúrgica do Punho e da Mão e Principais Vias de Acesso

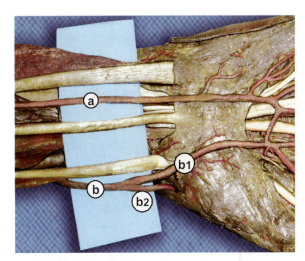

Figura 3.47 O ramo secundário **(b1)** da artéria radial **(b)** une-se com o ramo principal da artéria ulnar **(a)** para formar o arco arterial palmar superficial. Ramo profundo da artéria radial **(b2)**.

Artéria radial

Origina-se da divisão da artéria braquial na fossa cubital, na maioria dos casos ao nível da cabeça do rádio (Figuras 3.48 e 3.49). Continua-se no antebraço coberta pelo músculo braquiorradial. No terço inferior do antebraço é coberta apenas pela pele e fáscia do antebraço. Neste local, pode ser palpada com facilidade para contagem dos batimentos cardíacos.

A artéria radial passa pela tabaqueira anatômica para alcançar a mão. A artéria recorrente radial origina-se da artéria radial ao nível da fossa cubital, tem trajeto ascendente e anastomosa-se com a artéria colateral radial (ramo da artéria braquial profunda) ao nível do epicôndilo lateral (Figuras 3.49 e 3.50). A artéria recorrente radial deve ser sacrificada nas vias de

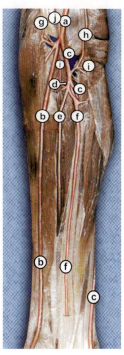

Figura 3.49 Artéria braquial **(a)**, artéria radial **(b)**, artéria ulnar **(c)**, artéria interóssea comum **(d)**, artéria interóssea posterior **(e)**, artéria interóssea anterior **(f)**, artéria recorrente radial **(g)**, artéria recorrente ulnar anterior **(h)**, artéria recorrente radial posterior **(i)** e artéria recorrente interóssea **(j)**.

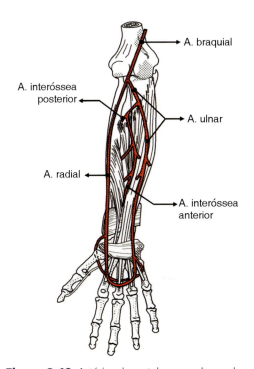

Figura 3.48 Artérias do antebraço e do punho.

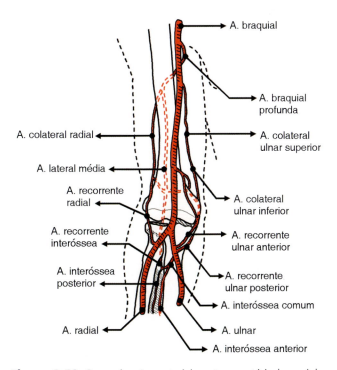

Figura 3.50 Comunicações arteriais entre a artéria braquial e as artérias radial e ulnar (circulação colateral do cotovelo).

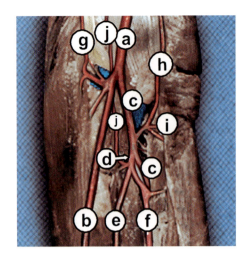

Figura 3.51 Peça anatômica mostrando a circulação colateral do cotovelo: artéria braquial **(a)**, artéria radial **(b)**, artéria ulnar **(c)**, artéria interóssea comum **(d)**, artéria interóssea posterior **(e)**, artéria interóssea anterior **(f)**, artéria recorrente radial **(g)**, artéria recorrente ulnar anterior **(h)**, artéria recorrente radial posterior **(i)**, artéria recorrente interóssea **(j)**.

acesso anterior do cotovelo, quando se pretende ter uma visão mais distal da articulação.[23]

A divisão alta da artéria braquial, em qualquer nível do braço, é uma variação anatômica que ocorre em 15% dos casos[13] (Figura 3.52).

Artéria ulnar (Figuras 3.48 e 3.49)

Tem maior calibre que a artéria radial. Origina-se, também, da divisão da artéria braquial na fossa cubital ao nível da cabeça do rádio, podendo ocorrer variações, como a divisão da artéria braquial localizada acima do cotovelo[13,24] (Figura 3.52). Essa artéria passa entre as duas cabeças do músculo pronador redondo e, no antebraço, encontra-se coberta pelo músculo flexor ulnar do carpo. Logo em seu início, dá origem às artérias recorrentes ulnares anterior e posterior (Figuras 3.50 e 3.51). A artéria recorrente ulnar anterior tem trajeto ascendente e anastomosa-se, principalmente, com a artéria colateral ulnar inferior. A artéria recorrente ulnar posterior tem trajeto ascendente em direção ao epicôndilo medial e anastomosa-se com a artéria colateral ulnar superior[10,13] (Figura 3.50).

Artéria interóssea comum

É ramo da artéria ulnar. Após curto trajeto, divide-se em artérias interósseas anterior e posterior (Figuras 3.53 e 3.54). A artéria interóssea anterior cursa anteriormente à membrana interóssea, acompanhando o nervo interósseo anterior (Figura 3.54). A artéria interóssea posterior perfura a membrana interóssea e passa a fazer parte do compartimento posterior do antebraço (Figuras 3.53 e 3.54). Dirige-se distalmente para o punho, onde faz parte da rede anastomótica do punho, anastomosando-se com as artérias interóssea anterior, radial e ulnar (Figura 3.54). A artéria interóssea anterior supre as estruturas do compartimento anterior do antebraço e a artéria interóssea posterior supre as estruturas do compartimento posterior. A artéria recorrente interóssea é ramo da artéria interóssea posterior, tem trajeto ascendente e vai participar da rede vascular arterial do cotovelo, anastomosando-se com as artérias colateral radial e colateral média, ramos da artéria braquial profunda. As anastomoses entre os ramos da artéria braquial e os ramos ascendentes das artérias radial e ulnar formam o importante sistema de circulação colateral do cotovelo, pois a ligadura da artéria braquial, abaixo da emergência da artéria braquial profunda, não provoca a desvascularização do antebraço e da mão, graças à presença da circulação colateral do cotovelo (Figuras 3.50 e 3.51). No entanto, a interrupção da circulação na artéria braquial acima da emergência

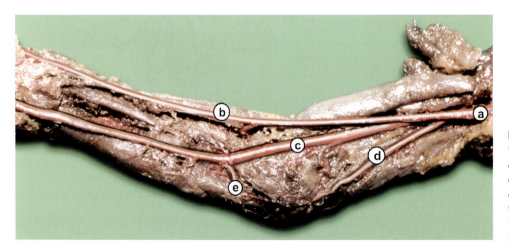

Figura 3.52 Divisão alta da artéria braquial, dando origem às artérias radial e ulnar (variação anatômica): artéria braquial **(a)**, artéria radial **(b)**, artéria ulnar **(c)**, artéria colateral ulnar superior **(d)** e artéria recorrente ulnar posterior **(e)**.

Anatomia Cirúrgica do Punho e da Mão e Principais Vias de Acesso

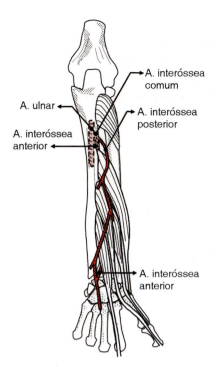

Figura 3.53 Artéria interóssea posterior. Anastomose no punho com artéria interóssea anterior.

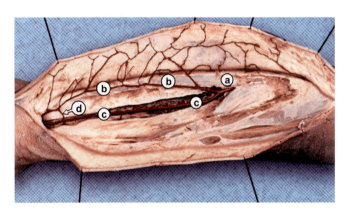

Figura 3.54 Artéria interóssea comum (a), artéria interóssea posterior com seus ramos cutâneos que devem ser preservados na dissecção do retalho correspondente (b), artéria interóssea anterior (c) e comunicação entre as artérias interóssea anterior e interóssea posterior (d).

da artéria braquial profunda leva à desvascularização do antebraço e da mão por não apresentar circulação colateral suficiente.[13,24,25]

Veias

A circulação de retorno venoso ao nível do membro superior é feita pelas veias satélites que acompanham as artérias e também pelo sistema venoso superficial, formado pelas veias cefálica, basílica, me-

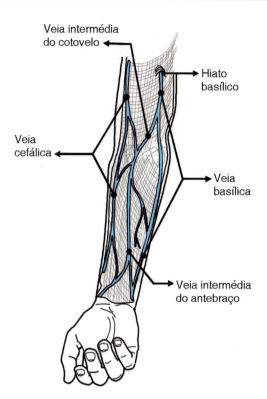

Figura 3.55 Veias superficiais que fazem o retorno venoso do punho e da mão.

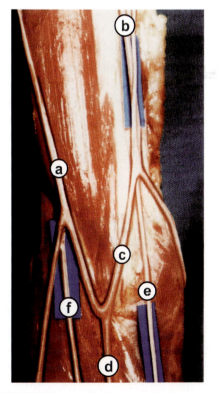

Figura 3.56 Relação anatômica das veias com os nervos superficiais na fossa cubital: veia cefálica (a), veia basílica (b), veia intermédia do cotovelo (c), veia intermédia do antebraço (d), nervo cutâneo medial do antebraço (e) e nervo cutâneo lateral do antebraço (f).

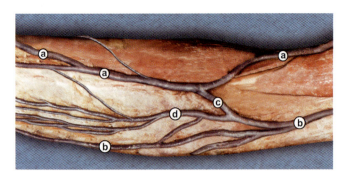

Figura 3.57 Veias superficiais do antebraço: veia cefálica **(a)**, veia basílica **(b)**, veia intermédia do cotovelo **(c)** e veia intermédia do antebraço **(d)**.

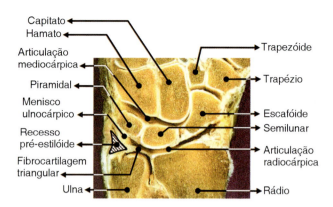

Figura 3.58 Peça anatômica mostrando as articulações radiocárpicas, mediocárpicas e ossos do carpo.

diana do antebraço, mediana do cotovelo e suas tributárias (Figuras 3.55 e 3.56). Existem veias superficiais e profundas no antebraço que fazem a circulação de retorno venoso (Figura 3.57).

As veias profundas acompanham as artérias correspondentes, ou seja, as duas veias ulnares acompanham a artéria ulnar, e as duas veias radiais acompanham a artéria radial. Ao nível da fossa cubital, vão formar a veia braquial, que acompanha a artéria braquial.

As veias superficiais são a veia cefálica e a basílica, que se originam na rede venosa dorsal da mão.

A veia cefálica ascende pela face anterolateral do antebraço. Na face anterior do cotovelo (na fossa cubital), comunica-se com a veia basílica através da veia intermédia do cotovelo. A veia basílica ascende pelo lado medial do antebraço, chegando ao hiato basílico ao nível do braço. A veia intermédia do antebraço ascende pela superfície anterior do antebraço, desembocando na veia intermédia do cotovelo ou na veia basílica ao nível da fossa cubital[11,18] (Figuras 3.55 e 3.57).

ARTICULAÇÕES DO PUNHO

Os movimentos do punho ocorrem nas articulações radiocárpica e mediocárpica (Figura 3.58). A articulação radiocárpica é do tipo sinovial condilar, permitindo movimentos em dois planos do espaço, realizando a flexoextensão, a adução-abdução e a circundução, que apresenta o somatório desses movimentos. O côndilo carpiano, formado pelos ossos da primeira fila do carpo, apresenta uma superfície convexa que se articula com a superfície côncava do extremo distal do rádio. A superfície convexa do côndilo carpiano é ampliada do lado ulnar pelo menisco ulnocárpico (um dos componentes do complexo ulnocárpico), que tem origem no rádio, inserindo-se no osso piramidal[26] (Figura 3.58).

A articulação mediocárpica, como o próprio nome indica, está situada entre os ossos das filas proximal e distal do carpo (Figura 3.58). Nesta articulação também ocorrem movimentos em dois planos, permitindo a flexoextensão e a adução-abdução.[27]

Em vista de perfil, há uma inclinação ventral da superfície distal do rádio em torno de 11 graus e, numa visão anteroposterior, uma inclinação ulnar de 22 graus (Figura 3.59). Portanto, as margens posterior e lateral do extremo distal do rádio provocam um efeito de contenção, que oferece certa estabilidade dorsal e radial à articulação radiocárpica.[27] O valor médio do comprimento radial é de 9mm (8 a 14 mm), medido em relação à cabeça da ulna.[28]

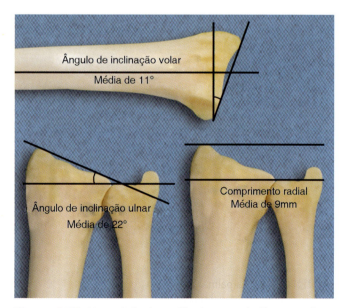

Figura 3.59 Na posição de perfil existe uma inclinação palmar da superfície articular distal do rádio em torno de 11 graus. Na posição de frente existe uma inclinação ventral em torno de 22 graus. O valor médio do comprimento radial é de 9mm.

Anatomia Cirúrgica do Punho e da Mão e Principais Vias de Acesso

OSSOS DO PUNHO (CARPO)

Existem oito pequenos ossos no carpo, arranjados em duas fileiras: uma proximal, constituída, de radial para ulnar, do escafóide, semilunar, piramidal e, anterior a este, do pisiforme; e outra distal, compreendendo o trapézio, o trapezóide, o grande osso (ou capitato) e o hamato (ou ganchoso, ou, ainda, uncinado). Todos estes ossos se movem entre si em suas articulações sinoviais, permanecendo estáveis graças a um complexo sistema ligamentar.[29]

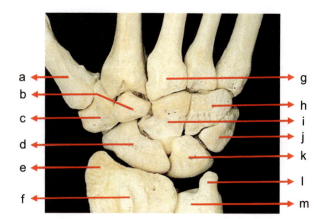

Figura 3.61 Vista dorsal dos ossos do carpo: base do primeiro metacarpianmo **(a)**, trapezóide **(b)**, trapézio **(c)**, escafóide **(d)**, processo estilóide do rádio **(e)**, rádio **(f)**, base do terceiro metacarpiano **(g)**, hamato **(h)**, capitato **(i)**, piramidal **(j)**, semilunar **(k)**, processo estilóide da ulna **(l)** e ulna **(m)**.

Escafóide (ou navicular)

Este osso, localizado mais radialmente no carpo, é uma barra de conexão entre a primeira e a segunda fileira dos ossos do carpo (Figuras 3.60 e 3.61). Ele é quase totalmente recoberto com cartilagem para se articular proximalmente com o rádio, distalmente com o trapézio e o trapezóide e ulnarmente com o semilunar e o capitato. Possuindo, então, cinco faces articulares, resta-lhe pouca superfície para a penetração de vasos para sua própria nutrição. O escafóide é composto pelo pólo proximal, conhecido pela sua vascularização precária, pelo colo ou cintura, e pelo pólo distal, onde se situa a tuberosidade do escafóide, palpada anterorradialmente na base do polegar e caracterizada pela rica vascularização. Devido às suas características vasculares, as fraturas do pólo proximal do escafóide freqüentemente levam a complicações, como a pseudo-artrose e a necrose avascular.[11]

Semilunar (ou *lunatum*)

Está situado entre os ossos escafóide, radialmente, e piramidal, ulnarmente, osso grande (capitato), distalmente, e rádio, proximalmente (Figuras 3.60 e 3.61). O semilunar é côncavo na sua superfície distal, onde se articula com a cabeça do capitato, e convexo proximalmente, onde se encaixa na rasa fossa semilunar do rádio. Sua superfície dorsal é mais quadrada e maior que a volar. As lesões mais freqüentes deste osso são as luxações (associadas ou não com fraturas do escafóide) e a necrose avascular de Kienbock, em que o semilunar perde sua nutrição vascular e necrosa.

Piramidal (ou *triquetrum*)

É o osso mais ulnar da fileira proximal do carpo (Figuras 3.60 e 3.61). Ele se articula radialmente com o semilunar, distalmente com o hamato e proximalmente com a fibrocartilagem triangular, parte do complexo ulnocarpal. Anteriormente, o piramidal se articula com o pisiforme. Para permitir os movimentos de desvios ulnar e radial da mão, o piramidal se desloca, em forma de espiral, lateralmente ao hamato.[11,27]

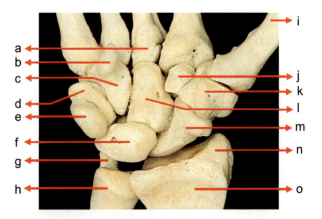

Figura 3.60 Vista palmar dos ossos do carpo: base do terceiro metacarpiano **(a)**, gancho do hamato **(b)**, hamato **(c)**, piramidal **(d)**, pisiforme **(e)**, semilunar **(f)**, processo estilóide da ulna **(g)**, ulna **(h)**, primeiro metacarpiano **(i)**, trapezóide **(j)**, trapézio **(k)**, capitato **(l)**, escafóide **(m)**, processo estilóide do rádio **(n)** e rádio **(o)**.

Pisiforme

Pequeno osso, localizado anteriormente ao piramidal (Figura 3.60), o pisiforme tem com este sua única articulação. É o único osso do carpo a ter uma inserção tendinosa (a do flexor ulnar do carpo). O pisiforme tem grande mobilidade, não obstante o grande número de inserções ligamentares; por isso, e por sua posição vulnerável a traumatismos ("martelo hipotenar"), não é rara a artrose em sua articulação com o piramidal. A sua remoção cirúrgica pouco afeta a função da mão.

Trapézio (ou *mutangulum majus*)

Está situado na fileira distal dos ossos do carpo, entre a base do primeiro metacapiano, que é muito móvel, e o escafóide (Figuras 3.60 e 3.61). A superfície articular do trapézio com o metacapiano é tradicionalmente descrita como "articulação em sela", e este formato favorece a grande mobilidade da base do polegar, permitindo a este dedo opor-se e tocar os demais dedos. O trapézio possui, também, uma pequena superfície articular plana com a base do segundo metacapiano. Sua superfície articular proximal, junto com a do trapezóide, constitui uma superfície larga da articulação com o pólo distal do escafóide. Volarmente, o trapézio apresenta um tubérculo saliente que constitui a parede lateral do túnel do carpo.

Trapezóide (ou *multangulum minus*)

Localizado entre o escafóide (proximalmente), base do segundo metacapiano (distalmente), trapézio (radialmente) e capitato (ulnarmente), o trapezóide é o único osso da fileira distal do carpo que se articula com somente um metacapiano (Figuras 3.60 e 3.61).

Capitato (*capitatum* ou grande osso)

O mais central dos ossos do carpo (Figuras 3.60 e 3.61), apresenta uma cabeça arredondada proximal (daí o seu nome), que se articula proximalmente com as concavidades do semilunar e do escafóide. O capitato articula-se distalmente com as bases do segundo, terceiro e quarto metacapianos, radialmente com o trapezóide e o escafóide e ulnarmente com o hamato. A superfície anterior dele não é articular. Ela é rugosa e dá origem ao ligamento radioescafocapitato.

Hamato (*hamatum*, unciforme ou osso em gancho)

Tem a forma triangular e é o osso mais ulnar da fileira distal do carpo (Figuras 3.60 e 3.61). Ele se articula distalmente com a base do quarto e quinto metacapianos. Sua porção proximal afinada se articula com o semilunar e sua superfície ulnar, de forma helicoidal, articula-se com o piramidal. Do lado radial, a superfície articular do hamato é plana e articula-se com o capitato. Na face anterior do corpo do hamato, projeta-se uma saliência óssea (hâmulo), que constitui a parede ulnar do túnel do carpo, assim como as paredes distal e radial do canal de Guyon, por onde passam o nervo e a artéria ulnares.[11]

LIGAMENTOS DO CARPO

São estruturas fibrosas muito importantes para a estabilização do seu esqueleto. O conhecimento de sua anatomia e função é fundamental para diagnóstico e tratamento das instabilidades do carpo, tão bem estudadas nos últimos anos. Os ligamentos do carpo foram divididos em extrínsecos (que se originam ou se inserem fora do carpo) e intrínsecos (ou intercarpais).[30]

Ligamentos extrínsecos do carpo
(Quadro 3.6)

São proximais (radiocarpais) ou distais (carpometacárpicos).[29,31,32]

Quadro 3.6 Ligamentos extrínsecos do carpo

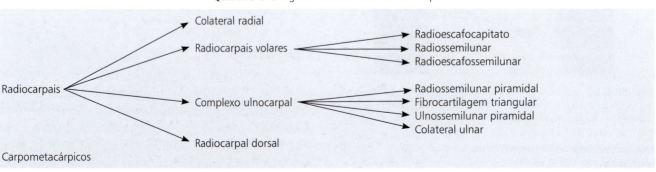

Ligamento colateral radial

É um feixe fibroso triangular que se origina na parte volar do processo estilóide do rádio e dirige-se obliquamente para fixar-se na tuberosidade do escafóide. Ele está frouxo em posição neutra do punho e tenso com desvio ulnar, sendo uma das estruturas responsáveis pela estabilidade do rádio e do pólo proximal do escafóide (Figura 3.62A).

Ligamento radioescafocapitato

Este ligamento também se origina na superfície volar do processo estilóide do rádio e insere-se no capitato. Neste trajeto, ele tem também uma inserção mais fraca no escafóide, daí o seu nome (também chamado ligamento oblíquo de Weitbrecht)[30] (Figura 3.62A).

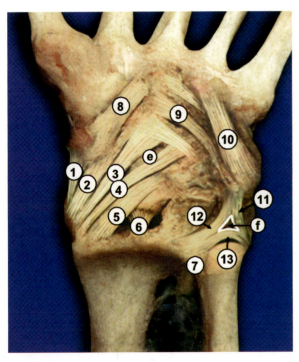

Figura 3.62A. Os ligamentos radiocarpais ventrais têm grande importância na estabilidade das articulações do punho: ligamento colateral radial **(1)**, porção radioescafóide do ligamento radiocarpal palmar **(2)**, porção radiocapitato do ligamento radiocarpal palmar **(3)**, porção radiossemilunar do mesmo ligamento **(4)** (o espaço **[e]** entre estes dois últimos ligamentos corresponde ao espaço articular entre o semilunar e o capitato; é o ponto fraco do complexo ligamentar ventral do punho – espaço de Poirier), porção radiopiramidal do ligamento radiocarpal palmar **(5)**, ligamento radioescafossemilunar **(6)**, ligamento palmar da articulação radioulnar distal **(7)**, ligamento escafocapitato **(8)**, ligamento capitato-piramidal **(9)**, ligamento pisi-hamato **(10)**, ligamento colateral ulnar **(11)**. O menisco ulnocarpal **(12)** e a fibrocartilagem **(13)** têm origem comum no rádio e limitam um espaço triangular **(f)** e o recesso pré-estilóide que contém tecido sinovial. O ligamento ulnossemilunar foi removido.

Ligamento radiossemilunar

Origina-se também no processo estilóide do rádio, ulnar ao ligamento radioescafocapitato, e corre quase transversalmente até se inserir na face anterior do semilunar. Este ligamento leva uma rica vascularização para o semilunar (Figura 3.62A).

Ligamento radioescafossemilunar

Está coberto parcialmente pelo ligamento radiossemilunar, e é também chamado ligamento de Kuentz e Testut.[29] Origina-se em um pequeno tubérculo da face anterior da epífise do rádio, ao nível da crista que separa as fossetas articulares para o escafóide e para o semilunar. Daí, ele se estende distalmente, dando uma inserção no pólo proximal do escafóide e no semilunar (Figura 3.62A).

Ligamento radiossemilunar piramidal

Situado no lado ulnar do carpo, é justarradial aos ligamentos ulnocarpais volares. É um dos ligamentos muito fortes, curtos e espessos, de formato trapezoidal, que se origina na metade ulnar da epífise distal do rádio. Ele corre oblíquo e ulnarmente, inserindo-se na face volar do semilunar, no ligamento piramidal semilunar e no piramidal. Distal e ulnarmente, este ligamento se une com a fibrocartilagem triangular (Figura 3.62A).

Fibrocartilagem triangular

Também denominada ligamento triangular, é uma estrutura fibrocartilaginosa localizada entre a extremidade distal da ulna e o carpo, ligando o rádio à ulna. Ela tem a estrutura de um menisco entre a ulna e o carpo, bicôncava, às vezes perfurada no centro, principalmente em pessoas mais idosas. É reforçada nas bordas anteriores e posteriores pelos ligamentos radioulnares distais anterior e posterior. Sua base mais larga se fixa na borda inferior da cavidade sigmóide do rádio, e sua porção mais estreita insere-se na face radial do processo estilóide da ulna[26,33]. Quando as fraturas da extremidade distal do rádio (fraturas de Colles) se associam com fraturas do processo estilóide da ulna, é sinal de instabilidade, o que exige, muitas vezes, fixação cirúrgica (Figura 3.62A).

Ligamento ulnossemilunar piramidal

É uma estrutura forte, triangular, que se origina na parte anterior da base da apófise estilóide da ulna e dirige-se para a parte anterior do semilunar e do piramidal. No seu trajeto, este ligamento tem também inserção na borda palmar da fibrocartilagem triangular (Figura 3.62A).

Ligamento colateral ulnar

Alguns autores consideram este ligamento um espessamento da cápsula articular, do lado ulnar do punho. Tem origem no processo estilóide da ulna, constituindo uma parte da bainha do tendão extensor ulnar do carpo e inserindo-se no piramidal (Figura 3.62A).

Ligamento radiocarpal dorsal

Os ligamentos radiocarpais dorsais são estruturas resistentes, porém mais fracas que os correspondentes radiocarpais volares. O ligamento radiocarpal dorsal se origina na borda posterior da epífise do rádio e insere-se no semilunar, no piramidal e no escafóide. Ele cobre um terço da face posterior da articulação radiocarpal ao nível dos compartimentos osteofibrosos dorsais do punho[34] (Figura 3.62B).

Ligamentos carpometacárpicos

Estes ligamentos extrínsecos distais do carpo são estruturas fibrosas que unem a base de cada metacarpiano aos correspondentes da segunda fileira dos ossos do carpo. Os ligamentos carpometacárpicos dorsais são mais fortes que os ventrais[30] (Figura 3.62A e B).

Ligamentos intrínsecos do carpo

São ligamentos que se originam e se inserem em ossos do carpo, e por isso são chamados, também, de intercarpais. Podem ser ligamentos interósseos, situados entre dois ossos da mesma fileira, ou ligamentos entre ossos das filas proximal e distal.[29,30] Na fileira proximal, os mais importantes são:

Ligamento escafossemilunar

Une estes dois ossos e situa-se ao nível da crista do rádio, que separa as facetas articulares deste com o escafóide e o semilunar (Figura 3.63).

Ligamentos semilunares piramidais

Estes ligamentos fibrocartilaginosos separam e vedam a articulação radiocárpica da articulação mediocárpica. Sua ruptura é causa de instabilidade do carpo, comprometendo a função da mão. Na fileira distal, os ligamentos interósseos (entre um osso e outro) são fortes e tensos, convertendo os quatro ossos em uma única unidade funcional.

Os ligamentos situados entre as fileiras proximal e distal do carpo são chamados ligamentos mediocárpicos palmares e dorsais.

Os ligamentos mediocárpicos palmares, chamados também ligamento em "V" ou ligamento de Poirier (ou, ainda, ligamentos deltóides), são compostos

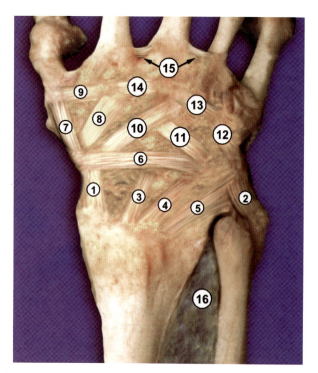

Figura 3.62B. Peça anatômica mostrando os ligamentos radiocarpais e intercarpais dorsais: ligamentos radiocarpais dorsais (**1** a **5**), ligamentos intercarpais (**6** a **14**), ligamentos intermetacarpais (**15**).

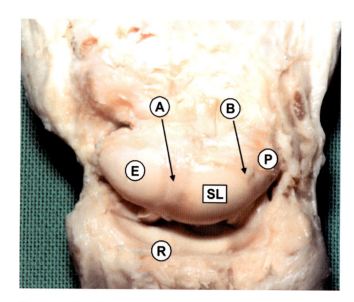

Figura 3.63 Ligamentos intrínsecos do carpo: escafóide (**E**), semilunar (**SL**), piramidal (**P**), rádio (**R**), ligamento escafossemilunar (**A**) e ligamento semilunar-piramidal (**B**).

de dois grossos fascículos: um que vai do lado radial do colo do capitato ao escafóide, e outro que vai do lado ulnar do colo do capitato ao piramidal. A lesão deste ligamento pode provocar instabilidade mediocárpica.[29,30]

Os ligamentos mediocárpicos dorsais têm dois fascículos: um chamado ligamento trapeziotrapezóide piramidal, ligando dorsalmente estes ossos, e o outro, ligamento escafopiramidal. Entre estes dois fascículos, encontra-se uma zona de fraqueza[27,34] (Figura 3.61).

TENDÕES QUE ATUAM NO PUNHO

Tendões flexores do punho

Existem três diferentes músculos para flexão e três para extensão do punho. Estes músculos fazem também abdução, adução e circundução do punho. Os três flexores são o flexor radial do carpo, o palmar longo e o flexor ulnar do carpo.

O tendão do músculo **flexor radial do carpo** (*flexor carpi radialis*) origina-se no epicôndilo medial do úmero, junto com o pronador redondo (*pronador teres*), lateralmente, e com o palmar longo, medialmente. Ele ocupa uma posição superficial na superfície volar do antebraço, descendo no meio do antebraço entre os tendões do braquiorradial e do palmar longo. No punho, ele é coberto por fibras do ligamento transverso, passando pelo sulco do trapézio em um estreito canal e inserindo-se na base do segundo e terceiro metacarpianos. Suas ações são a pronação do antebraço e a flexão e a abdução (desvio radial) da mão. Este músculo é inervado pelo nervo mediano [35,36] (Figura 3.64).

O tendão do **músculo palmar longo** (*palmaris longus*) tem origem no epicôndilo medial do úmero e sua localização é superficial, na face volar do antebraço. No terço proximal, ele passa entre os músculos flexor radial do carpo e flexor ulnar do carpo. No terço médio do antebraço, ele forma um tendão fino e longo que se continua distalmente com a fáscia palmar. Este músculo está ausente em cerca de 15% da população. Quando presente, é um excelente ponto de referência para o cirurgião na localização do nervo mediano que se encontra logo abaixo dele, na porção proximal do punho.[11] O tendão também é uma excelente fonte de enxerto, porque é facilmente acessível, e a sua perda não altera a função da mão. Sua ação é fletir o punho e tensionar a aponeurose palmar, e sua inervação é pelo nervo mediano (Figura 3.64).

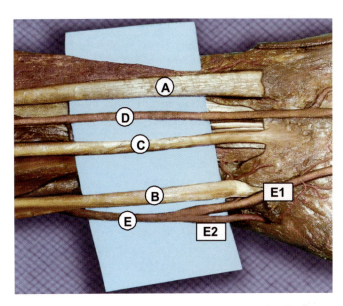

Figura 3.64 Músculos flexores do punho: tendão do músculo flexor ulnar do carpo **(A)**, tendão do músculo palmar longo **(C)**, tendão do músculo flexor radial do carpo **(B)**, artéria radial **(E)** e ramos secundário e profundo da artéria radial, respectivamente **(E1** e **E2)**, artéria ulnar **(D)**.

O tendão do **músculo flexor ulnar do carpo** (*flexor carpi ulnaris*) tem dupla origem: uma parte no epicôndilo medial (cabeça umeral) e outra na borda medial do olécrano e margem dorsal da ulna (cabeça ulnar). Um arco tendinoso une estas duas cabeças (arco tendinoso de Ober). Este arco pode ser o causador de uma das síndromes compressivas do nervo ulnar em sua passagem pelo sulco entre o olécrano e o epicôndilo medial. As fibras do músculo flexor ulnar do carpo correm distalmente na face anteromedial do antebraço e têm uma porção carnosa longa, algumas vezes até o terço distal da ulna, onde pode também estar inserido. No punho, o tendão se insere no pisiforme, que é totalmente envolvido por ele na sua parte volar, e continua distalmente, inserindo-se na base do quinto metacarpiano e, algumas vezes, também no quarto metacarpiano. Sua ação é fletir e aduzir (desviar ulnarmente) a mão. Ele é inervado pelo nervo ulnar[11] (Figura 3.64).

Tendões extensores do punho

Como salientamos anteriormente, existem três tendões extensores do punho que, juntamente com os flexores, fazem a função de flexoextensão, desvios radial e ulnar (abdução e adução) e circundução do punho. Existem três tendões extensores do punho: os extensores radiais longo e curto e o extensor ulnar do carpo.

O **extensor radial longo do carpo** (*extensor carpi radialis longus*) origina-se no epicôndilo lateral e na margem lateral da extremidade distal do úmero. Próximo à sua origem, originam-se o braquiorradial, que o cobre em parte, e, distalmente, o extensor radial curto do carpo. Suas fibras correm distalmente, formando um tendão forte que, junto com o extensor radial curto, passa sob o segundo compartimento dorsal. No punho, o tendão do extensor longo do polegar cruza os dois extensores radiais. O extensor longo radial do carpo se insere na base do segundo metacarpiano. Sua principal ação é estender e desviar radialmente o punho, porém ele auxilia a flexão do cotovelo. Com o cotovelo estendido, ele supina o antebraço e, com o cotovelo fletido, ele o prona. Ele é inervado pelo nervo radial, antes de sua divisão para o ramo do nervo interósseo posterior.[11,37] As variações anatômicas dos músculos que atuam sobre o punho não são freqüentes, mas podem ocorrer[9,38] (Figura 3.65*B*).

O **extensor radial curto do carpo** (*extensor carpi radialis brevis*) se origina no epicôndilo lateral do úmero, distal ao extensor radial longo do carpo. Suas fibras convergem distalmente para formar um tendão achatado e longo que segue junto e atrás do extensor radial longo (Figura 3.65). Passa no segundo compartimento dorsal e insere-se na base do terceiro metacarpiano. Sua ação principal é estender o punho, e sua inervação é a mesma do extensor longo e, ocasionalmente, do ramo posterior do nervo radial.

O **extensor ulnar do carpo** (*extensor carpi ulnaris*) origina-se no epicôndilo lateral do úmero distal, posterior ao extensor comum dos dedos, e no septo intermuscular. Ele está situado superficialmente no antebraço e é limitado, radialmente, pelo extensor comum dos dedos e, ulnarmente, acima, pelo ancô-

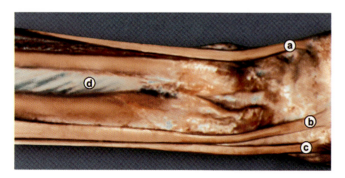

Figura 3.65A. Músculos extensores do punho: tendão do músculo extensor radial longo do carpo, inserindo-se na base do segundo metacarpiano **(c)**, tendão do músculo extensor radial curto do carpo, inserindo-se na base do terceiro metacarpiano **(b)**, tendão do músculo extensor ulnar do carpo, inserindo-se na base do quinto metacarpiano **(a)**, e membrana interóssea **(d)**.

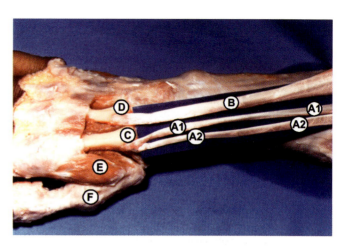

Figura 3.65B. Variação anatômica: duplicação do tendão extensor radial longo do carpo **(A1** e **A2)**. Extensor radial curto do carpo **(B)**, base do segundo metacarpiano **(C)**, base do terceiro metacarpiano **(D)**, primeiro músculo interósseo dorsal **(E)** e base do primeiro metacarpiano **(F)**.

neo e, abaixo, pela ulna. Suas fibras correm distal e ulnarmente, formando um tendão longo que passa pelo sexto compartimento dorsal do punho e pelo lado radial do processo estilóide da ulna, inserindo-se no tubérculo ulnar da base do quinto metacarpiano (Figura 3.65*A*).

Sua ação é estender e desviar ulnarmente (aduzir) a mão. Este músculo é inervado pelo nervo interósseo posterior, ramo do nervo radial.

REVESTIMENTO CUTÂNEO DA MÃO

A pele da mão é altamente diferenciada em sua face palmar e pouco em sua face dorsal. A pele palmar é dura e espessa para suportar seu uso constante e proteger as estruturas profundas. Pode tornar-se ainda mais espessa, dependendo do tipo de atividade do indivíduo.[39,40] É de pouca mobilidade, o que dificulta a rotação de retalhos locais nas lesões cutâneas palmares.[39] Ao nível das pregas palmares e digitais, a pele é mais fina e está aderente aos planos profundos. A inserção cutânea de certos músculos, como o palmar cutâneo, o abdutor curto do polegar, o flexor ulnar do carpo e o abdutor curto do mínimo, ajuda a fixar a pele, permitindo o fechamento da mão sem que se formem pregas grosseiras.[41]

A pele palmar não tem pêlos, e a sudorese ocorre com facilidade devido à riqueza de glândulas sudoríparas, porém faltam as glândulas sebáceas.[43]

A pele da polpa digital assume importância especial, por ser a extremidade digital a parte mais importante da mão, não só porque completa o aperto da mão na preensão, como contém grande número de terminações nervosas sensitivas,[39] como os corpúsculos de Krause para a temperatura, os discos de Merkel e os corpúsculos de Meissner para a sensação tátil, os corpúsculos de Ruffini para o frio, e os de Paccini para a pressão.[40,44] As más cicatrizações ou as cicatrizes dolorosas na polpa digital prejudicam a função preensora.

A pele dorsal da mão apresenta características diferentes. É fina, elástica e bastante móvel, a ponto de permitir boa função dos tendões extensores, mesmo quando estes estão com alguma aderência à pele. A elasticidade da pele dorsal permite o fechamento da mão pois, quando a fechamos, ocorre um alongamento da pele de cerca de um terço de seu comprimento, no sentido longitudinal, e de um quarto, no sentido transversal.[41] A presença de retrações cicatriciais e edemas no dorso da mão impede o alongamento da pele dorsal e limita a flexão digital.[45]

A pele dorsal possui, na extremidade dos dedos, estruturas de significante importância funcional, que são as unhas, intimamente aderidas às falanges distais, principalmente em sua extremidade, e que funcionam como suporte para as pontas digitais, facilitando a precisão nas manipulações. Ao nível de sua base, a unha adere-se frouxamente à falange distal, permitindo o acúmulo de sangue nos traumatismos e de pus nas infecções. Devido à riqueza de terminações nervosas, o aumento de tensão é muito doloroso nessa região.[40]

A face dorsal da mão está sempre à mostra e é considerada a face estética. A face palmar é a que utilizamos para executar a função preensora e, por isso, é considerada a face funcional.[46]

A mão apresenta pregas ou sulcos, tanto em sua superfície cutânea palmar como dorsal e, com base nas disposições características destes, no comprimento relativo dos dedos e nas saliências ósseas, é possível estabelecer linhas de orientação para o acesso às estruturas profundas, o que é de grande utilidade na abordagem cirúrgica.[37]

Assim, observando a face palmar, os sulcos interfalângicos têm direções horizontais, sendo paralelos às articulações correspondentes. Embora ocorram variações na mão normal, as pregas das articulações interfalângicas distais consistem em duas linhas muito próximas. Ao nível das articulações interfalângicas proximais há duas pregas horizontais mais separadas, ao passo que nas articulações metacarpofalângicas há uma segunda linha bem menos acentuada, situada 3 a 4 mm distalmente e paralela à linha principal.

Em geral, as articulações metacarpofalângicas do indicador e mínimo apresentam prega única. A prega metacarpofalângica do polegar tem direção vertical e situa-se na mesma linha que marca a borda radial do dedo indicador.

Apoiando-se a face dorsal da mão em uma superfície plana com os dedos estendidos, pode-se observar relações interessantes. As pregas das articulações interfalângicas distais do indicador e do anular estão na mesma linha e coincidem com a extremidade distal do mínimo. As pregas das articulações interfalângicas proximais dos dedos indicador e anular e da interfalângica distal do mínimo estão na mesma linha. A segunda prega metacarpofalângica do dedo médio corresponde à prega interfalângica proximal do dedo mínimo[37] (Figura 3.66).

A palma da mão apresenta três pregas principais (Figura 3.67A e B). A de situação proximal é a prega tenar, que se forma pelos movimentos do polegar. A prega palmar média forma-se pela flexão simultânea das articulações metacarpofalângicas (MF) dos dedos indicador, médio, anular e mínimo, sendo também

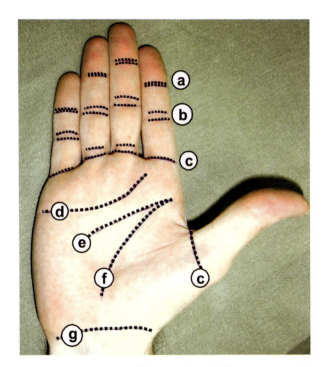

Figura 3.66 Prega interfalângica distal **(a)**, prega interfalângica proximal **(b)**, prega metacarpofalângica **(c)**, prega palmar distal **(d)**, prega palmar média **(e)**, prega palmar proximal **(f)** e prega volar do punho **(g)**. Relação entre as pregas digitais: (1) as pregas das articulações interfalângicas distais do indicador e do anular estão na mesma linha, coincidindo com a extremidade do dedo mínimo; (2) as pregas das articulações interfalângicas proximais do indicador, do anular e interfalângica distal do mínimo estão na mesma linha; (3) a segunda prega metacarpofalângica do dedo médio coincide com a prega interfalângica proximal do mínimo; (4) a prega metacarpofalângica do polegar tem direção vertical e situa-se em uma linha paralela à borda radial do indicador.

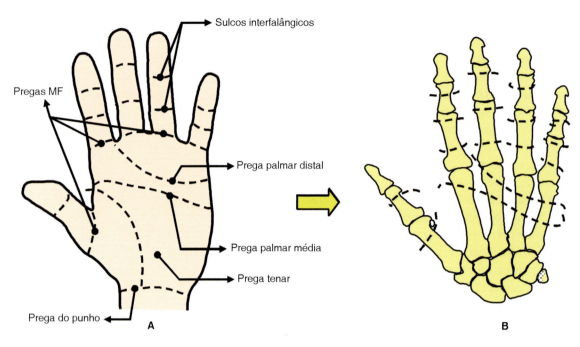

Figura 3.67A. Pregas cutâneas digitais e palmares de mão e punho. **B.** As pregas cutâneas digitais e palmares não coincidem com as linhas das articulações.

chamada de prega dos quatro dedos, e termina unindo-se à prega tenar na borda radial da mão. A prega palmar distal inicia-se ao nível da comissura entre os dedos indicador e médio e termina na borda ulnar da mão; cruza a área correspondente ao colo do quinto metacarpiano, sendo formada pela flexão metacarpofalângica dos dedos médio, anular e mínimo, e por esta razão é chamada de prega dos três dedos. As pregas do punho são conseqüência dos movimentos de flexoextensão que ocorrem nesta articulação.[37]

Podem ser traçadas certas linhas superficiais na mão que permitem a identificação de estruturas nobres situadas profundamente[37,40] (Figura 3.68). Assim, palpa-se o osso pisiforme e marca-se um ponto 2cm distalmente a este; outro ponto é marcado na união da prega metacarpofalângica do polegar com a primeira comissura interdigital, e a união destes dois pontos forma a chamada linha cardinal. A linha que acompanha a borda radial do dedo médio e prolonga-se na palma da mão cruza com a linha cardinal, sendo este cruzamento o ponto que corresponde à penetração do ramo motor tenar do nervo mediano na musculatura tenar. O prolongamento palmar da linha que passa pela borda ulnar do anular cruza a linha cardinal em um ponto onde está situado o hâmulo do hamato. O meio da linha entre este ponto e aquele marcado 2cm distal ao pisiforme marca o ponto de divisão do nervo ulnar em ramos superficial e profundo e o local de penetração dos fascículos motores deste na eminência hipotenar. A linha cardinal representa,

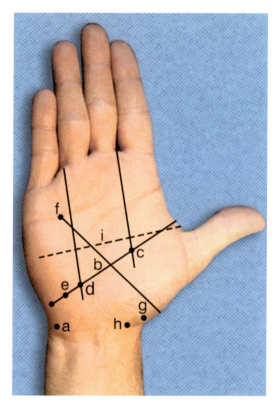

Figura 3.68 Pisiforme **(a)**, linha cardinal **(b)**, ponto de penetração do nervo mediano na musculatura tenar **(c)**, ponto correspondente ao processo unciforme do hamato **(d)**, ponto correspondente à divisão do nervo ulnar em ramos superficial e profundo **(e)**, ponto de cruzamento entre a prega palmar distal e o percurso aproximado dos tendões flexores para o dedo mínimo **(f)**, tubérculo do trapézio **(g)**, tubérculo do escafóide **(h)** e linha correspondente à localização do arco arterial palmar superficial **(i)**.

também, o percurso aproximado do ramo profundo do nervo ulnar na palma da mão, acompanhando o arco arterial palmar profundo.[37,40]

Uma outra linha-guia muito importante é traçada na palma da mão. Marca-se um ponto na prega palmar distal ao longo do percurso dos tendões flexores do dedo mínimo. Este ponto corresponde ao colo do quinto metacarpiano. Outro ponto é marcado 2cm distal ao tubérculo do trapézio. A união destes dois pontos marca uma linha que, ao nível da base da eminência tenar, indica exatamente a linha articular da articulação trapeziometacarpiana. O acesso cirúrgico a esta articulação deve ser feito do lado radial do tubérculo do trapézio, pois o ramo cutâneo palmar do nervo mediano passa do lado ulnar, junto ao tubérculo do trapézio. A presença deste ramo cutâneo palmar deve ser lembrada nas incisões cirúrgicas na face ventral do punho, para abertura do túnel carpiano, para abordagem do semilunar, ou para reparações de tendões e nervos neste nível. O tubérculo do trapézio pode ser palpado distalmente ao tubérculo do escafóide, o qual está situado abaixo do tendão do músculo flexor radial do carpo.

Uma linha que passa pela polpa digital do polegar, estando este em abdução e extensão, e que seja perpendicular à linha de prolongamento palmar da borda ulnar do anular, marca a localização do arco arterial palmar superficial. O arco arterial palmar profundo localiza-se 1,5 a 2cm proximal a este.

No dorso da mão também existem certos pontos e linhas superficiais que permitem a identificação de estruturas importantes.[37] Assim, a linha que passa pelo centro do dedo médio em extensão prolonga-se proximalmente, passando exatamente sobre a articulação escafossemilunar e segue do lado ulnar em relação ao tubérculo de Lister (Figura 3.69).

O tendão do músculo extensor longo do polegar passa pelo lado ulnar em relação ao tubérculo de Lister e tem direção radial (Figura 3.70). Os tendões dos músculos extensores radiais longo e curto do carpo passam do lado radial deste tubérculo e seguem em direção ulnar, cruzando por baixo o tendão do músculo extensor longo do polegar. Uma linha paralela, e discretamente ulnar à parte proximal da linha do tendão do músculo extensor longo do polegar, marca a passagem do extensor próprio do indicador (este é, freqüentemente, usado nas transposições musculares para substituir músculos paralisados). Em direção ulnar ao tubérculo de Lister, palpa-se outro tubérculo sobre o rádio, o qual marca o limite ulnar da passagem do extensor comum dos dedos. Do lado ulnar deste tubérculo pode-se identificar o tendão do músculo extensor próprio do mínimo, que passa exatamente

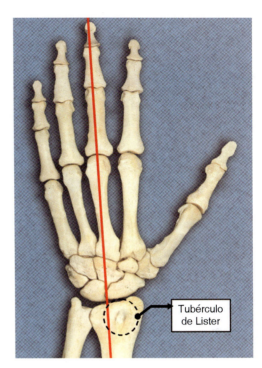

Figura 3.69 A linha que passa pelo centro do dedo médio em extensão o faz exatamente sobre a articulação escafossemilunar e segue do lado ulnar em relação ao tubérculo de Lister.

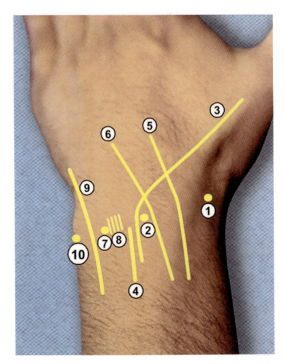

Figura 3.70 Processo estilóide do rádio **(1)**, tubérculo de Lister **(2)**, tendão do músculo extensor longo do polegar **(3)**, tendão do músculo extensor próprio do indicador **(4)**, tendão do músculo extensor radial longo do carpo **(5)**, tendão do músculo extensor radial curto do carpo **(6)**, tubérculo **(7)** que delimita o lado ulnar da passagem dos tendões extensores comuns dos dedos **(8)**, tendão do músculo extensor próprio do mínimo **(9)** e cabeça da ulna **(10)**.

sobre a articulação radioulnar distal. Em posição mais ulnar, palpa-se a cabeça da ulna com seu sulco, por onde passa o tendão do músculo extensor ulnar do carpo[37,40,47] (Figura 3.70).

SISTEMA RETINACULAR CUTÂNEO DA MÃO

O sistema retinacular cutâneo da mão tem como finalidade principal a fixação ou estabilização da pele aos planos mais profundos. Esta função é muito importante, pois impede que a pele deslize livremente nas atividades de preensão características da mão. É a retinácula cutânea que forma as pregas palmares e as comissuras interdigitais, as quais protegem os tendões flexores do contato com o subcutâneo e formam lojas fibrosas para vasos e nervos. O sistema retinacular cutâneo da mão é formado por fáscias, ou aponeuroses, e ligamentos retinaculares[11,46] (Quadro 3.7).

Aponeurose palmar (ou fáscia palmar)

Origina-se justo distal à prega distal volar do punho, sendo uma continuação do tendão do músculo palmar longo ou, na sua ausência, do ligamento volar do carpo (Figuras 3.71 e 3.72). Ela tem três partes:

- **Aponeurose tenar (ou aponeurose palmar externa):** é um folheto conjuntivo fino e transparente que recobre os músculos tenares.
- **Aponeurose hipotenar (ou aponeurose palmar interna):** é também um fino folheto de tecido fibroso que cobre os músculos hipotenares.
- **Aponeurose palmar média ou central:** é a parte mais importante do ponto de vista anatômico e patológico. Ela ocupa a maior extensão da palma, logo abaixo da pele com a qual é conectada através de fibras curtas. Tem um formato triangular e vai até a base dos dedos. A aponeurose palmar média é constituída de fibras longitudinais, chamadas bandas pré-tendinosas, e de fibras transversais. As fibras longitudinais formam bandas divergentes situadas sobre os tendões flexores dos dedos e que, por sua vez, têm duas camadas. A camada superficial se fixa fortemente à parte mais profunda da pele palmar, impedindo o seu deslizamento e formando as pregas cutâneas da mão. São estas bandas pré-tendinosas as responsáveis pela retração da pele e a conseqüente flexão dos dedos na doença de Dupuytren.[37,46]

A camada profunda das bandas pré-tendinosas vai da parte superficial até a profundidade da mão. Forma tabiques verticais que dividem o espaço palmar médio em vários compartimentos, como aqueles por onde passam os tendões flexores (túneis tendinosos) e aqueles por onde correm os músculos lumbricais, os nervos e vasos digitais (túneis lumbricais) (Figuras 3.71 e 3.72).

As fibras transversas da aponeurose palmar média estão situadas profundamente às bandas pré-tendinosas com as quais não têm ligação. As fibras dos tabiques verticais das bandas pré-tendinosas passam entre as fibras transversais. Estas estão situadas ao nível da prega palmar distal[48] (Figuras 3.71 e 3.72). Normalmente, as fibras transversas não se fixam à pele, e a sua parte radial se estende até a altura da articulação metacarpofalângica do polegar, reforçando a aponeurose tenar.[46]

Quadro 3.7 Sistema retinacular da mão

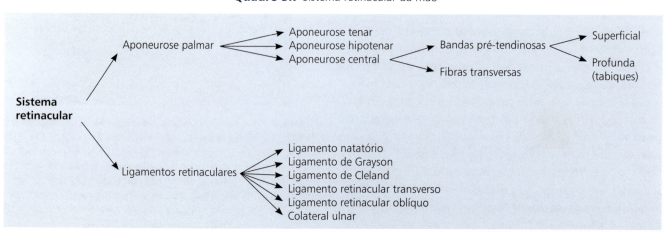

Anatomia Cirúrgica do Punho e da Mão e Principais Vias de Acesso

Ligamentos retinaculares

Ligamento natatório ou ligamento interdigital

Consiste em um grupo de fibras transversas em íntima relação com a pele e que forma a comissura interdigital entre os quatro últimos dedos. Sua principal função é limitar a abertura dos dedos. Este ligamento dá expansões fibrosas para os dedos, constituindo os ligamentos de Grayson e de Cleland, que formam o túnel fibroso digital. A importância dessas pequenas estruturas foi mais enfatizada após o desenvolvimento de técnicas cirúrgicas mais avançadas, especialmente as que empregam meios de magnificação óptica[11].

O **ligamento de Grayson** origina-se na face palmar da bainha fibrosa dos tendões extensores e dirige-se em ângulo reto até a pele, num trajeto perpendicular ao eixo dos dedos e volar ao pedículo vasculonervoso. Este ligamento impede o pedículo de fazer uma corda de arco quando o dedo é fletido. A zona mais resistente dele localiza-se nos três quartos médios da falange média (Figura 3.73).

O **ligamento de Cleland**, como as demais estruturas retinaculares da mão, serve para fixar a pele aos planos profundos, mantendo-a na posição durante a flexão e a extensão do dedo. Este ligamento é dorsal ao

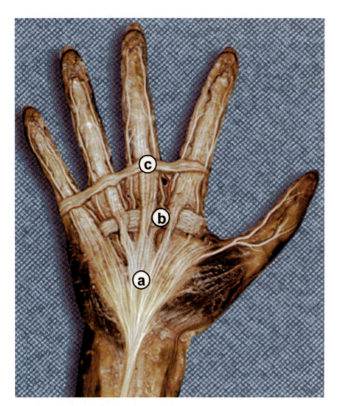

Figura 3.71 Aponeurose palmar: fascículos longitudinais **(a)**, fascículos transversos proximais (ligamento transverso palmar) **(b)** fascículos transversos distais (ligamento natatório) **(c)**.

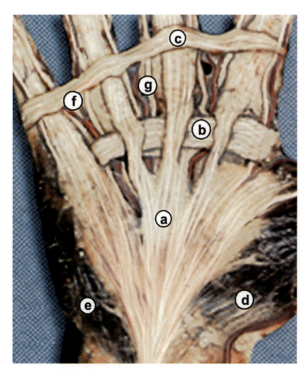

Figura 3.72 Vista aproximada da aponeurose palmar: fascículos longitudinais **(a)**, ligamento transverso palmar **(b)**, ligamento natatório **(c)**, aponeurose tenar **(d)**, aponeurose hipotenar **(e)**, túnel do músculo lumbrical **(f)** e feixe vasculonervoso **(g)**.

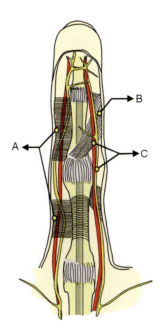

Figura 3.73 Ligamento de Grayson **(A)**, representado apenas do lado esquerdo do dedo. Situa-se anteriormente ao feixe vasculonervoso digital. Ligamento de Cleland **(B)**, representado apenas do lado direito. Situa-se posteriormente ao feixe vasculonervoso, de cada lado do dedo. Nervo e artéria digital **(C)**.

pedículo vasculonervoso, e suas fibras têm um trajeto oblíquo. É constituído de tecido fibroso denso, situado em cada lado das articulações interfalângicas, indo do osso até sua inserção cutânea [11] (Figura 3.73).

Ligamento retinacular oblíquo

Diferentemente do ligamento descrito anteriormente, este tem uma estrutura tendinosa. Ele se origina na bainha dos tendões flexores ao nível do terço distal da falange proximal e dirige-se distal, dorsal e obliquamente, terminando na parte distal da bandeleta lateral do tendão extensor, com a qual se insere na base da falange distal[49] (Figura 3.74). O ligamento é coberto pela bandeleta lateral, em quase todo o seu trajeto, e pelo ligamento retinacular transverso, ao nível da articulação interfalângica proximal. Devido à direção do ligamento retinacular oblíquo, ele fica relaxado com a flexão da articulação interfalângica proximal e tenso com a extensão. As deformidades em martelo (*mallet*), devido à lesão da inserção do tendão extensor na falange distal, são maiores quando há, também, lesão do ligamento retinacular oblíquo.[50]

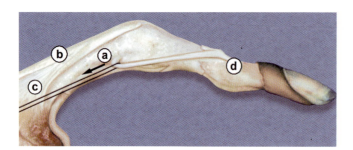

Figura 3.74 Porção oblíqua do ligamento retinacular com origem atípica na face lateral da cabeça da falange proximal, por baixo do ligamento colateral desta articulação **(a)**, aparelho extensor **(b)**, aponeurose do interósseo **(c)** e inserção do tendão extensor na base da falange distal **(d)**.

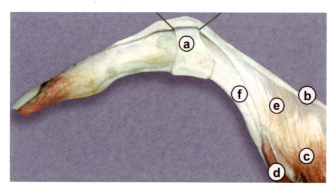

Figura 3.75 Porção transversa do ligamento retinacular **(a)**, tendão extensor **(b)**, conjunto lateral do aparelho extensor **(e)**, músculo interósseo com sua aponeurose **(c)**, músculo lumbrical **(d)** e tendões flexores **(f)**.

Ligamento retinacular transverso

Formado por uma fáscia fina, mas resistente, origina-se na face palmar da cápsula articular da interfalângica proximal e da bainha fibrosa dos flexores, no mesmo nível, e dirige-se lateral e dorsalmente para inserir-se na borda lateral do aparelho extensor.[46,49] Este ligamento tende a se espessar consideravelmente nas reações inflamatórias daquela articulação (Figuras 3.75 e 3.76).

ESTRUTURA VASCULAR DO PUNHO E DA MÃO

Artérias

A circulação arterial da mão provém das artérias radial e ulnar. A artéria ulnar é, na maioria das vezes, mais calibrosa;[25] acompanha o nervo ulnar no terço distal do antebraço, situando-se medialmente em relação a ele. Passa juntamente com este pelo canal de Guyon (Figura 3.77), onde, em virtude de sua situação superficial, é vulnerável a traumatismos repetidos neste local, que podem causar trombose arterial. Distalmente a este, o canal divide-se em ramos superficial, ou principal, e profundo, ou secundário.

A artéria radial divide-se, ao nível do punho, em um ramo superficial ou secundário e um ramo profundo ou principal. O ramo secundário da artéria radial une-se com o ramo principal da artéria ulnar para formar o arco arterial palmar superficial (Figuras 3.78 e 3.83), o qual se localiza distalmente à borda inferior do retináculo dos flexores, imediatamente

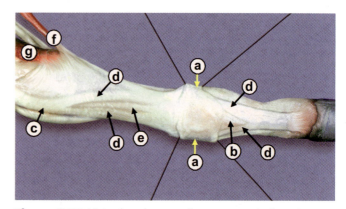

Figura 3.76 Vista dorsal – aparelho extensor. Assimetria entre as porções transversas do ligamento retinacular dos lados radial e ulnar do dedo médio direito **(a)**, ligamento triangular e do tendão extensor **(c)**. A secção do ligamento retinacular **(a)** provoca deslocamento dorsal das bandas laterais **(d)** do tendão extensor. A secção do ligamento triangular provoca a migração volar das bandas laterais. Cinta central do aparelho extensor inserindo-se na base da falange média **(e)**. Tendão do músculo lumbrical **(f)**. Segundo músculo interósseo dorsal **(g)**.

Anatomia Cirúrgica do Punho e da Mão e Principais Vias de Acesso

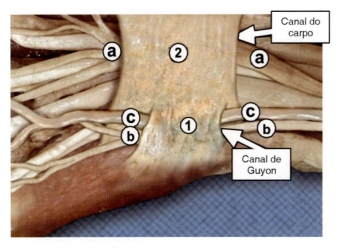

Figura 3.77 Peça anatômica mostrando os canais de Guyon e do carpo: ligamento volar do carpo (espessamento da fáscia antebraquial) **(1)**, retináculo dos flexores **(2)**, nervo mediano **(a)**, nervo ulnar **(b)** e artéria ulnar **(c)**.

abaixo da aponeurose palmar, e superficialmente aos tendões flexores.[52] A secção deste arco pode ocorrer como complicação do ato cirúrgico durante a descompressão do túnel carpiano e, inversamente, o temor em provocar a lesão deste arco pode resultar em uma descompressão incompleta.[25]

O ramo profundo da artéria radial cruza a tabaqueira anatômica (Figura 3.85), penetra entre os dois feixes de origem do primeiro músculo interósseo dorsal nas bases do primeiro e segundo metacarpianos, atingindo a região palmar, onde se une ao ramo profundo da artéria ulnar, formando o arco arterial palmar profundo (Figuras 3.79 e 3.84), que se localiza ao nível da base dos metacarpianos, cerca de 1,5 a 2cm proximal ao arco palmar superficial. No plano anteroposterior, situa-se abaixo dos tendões flexores profundos e acima dos músculos interósseos e adutor do polegar, acompanhando o ramo profundo do nervo ulnar.

Esses arcos dão origem às artérias metacarpianas palmares que, ao nível da comissura interdigital, se dividem (distalmente à divisão dos nervos) (Figuras 3.80 e 3.81) em ramos para os lados adjacentes dos dedos vizinhos. Na face palmar dos dedos, situam-se lateralmente ao nervo digital correspondente.[52]

O arco arterial palmar superficial é a principal fonte de nutrição dos dedos médio, anular, mínimo e da metade ulnar do indicador, podendo inclusive suprir o lado radial deste (Figura 3.83). O arco arterial palmar profundo é a principal fonte de irrigação do polegar através da "artéria principal do polegar" e da metade radial do indicador[53] (Figura 3.84).

Variações anatômicas no suprimento sangüíneo dos dedos (Figura 3.82), assim como na formação dos arcos, ocorrem com grande freqüência, os quais podem até mesmo estar incompletos.[52,53] A artéria mediana, ramo muito fino da artéria interóssea anterior, termina suprindo o nervo mediano no terço distal do antebraço, estando sujeita a grande variação em seu calibre e podendo, inclusive, participar da formação do arco arterial palmar superficial, levando suprimento arterial aos dedos.[24] Neste caso, a artéria mediana (Figura 3.82) passa pelo túnel carpiano, juntamente com os nove tendões flexores e o nervo mediano, aumentando o conteúdo do mesmo.

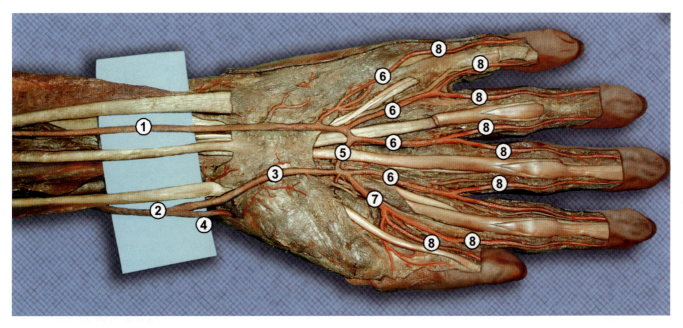

Figura 3.78 O ramo secundário da artéria radial **(3)** une-se ao ramo principal da artéria ulnar **(1)** para formar o arco arterial palmar superficial **(5)**. Artérias metacarpianas palmares **(6** e **7)**, artérias digitais **(8)**, artéria radial **(2)** e ramo profundo da artéria radial **(4)**.

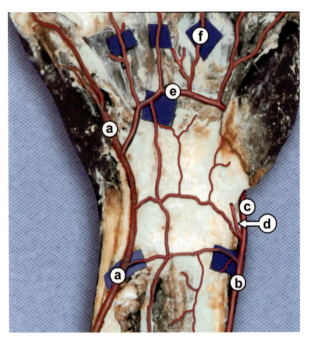

Figura 3.79 Artéria ulnar **(a)**, artéria radial **(b)**, ramo profundo da artéria radial **(c)**, ramo superficial da artéria radial **(d)** e arco arterial palmar profundo **(e)** e artéria metacarpiana palmar **(f)**.

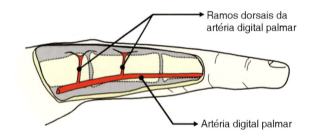

Figura 3.80 Artéria digital palmar dando origem aos ramos dorsais.

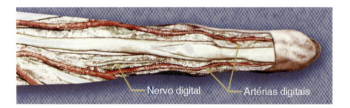

Figura 3.81 Relação das artérias com os tendões flexores e os nervos digitais.

A ligadura das artérias do membro superior, dependendo do local, não costuma ter grandes conseqüências, em virtude da sua rica circulação colateral. Teoricamente, uma das artérias digitais, a artéria radial ou ulnar, e mesmo a artéria braquial, pode ser ligada sem perigo de gangrena dos membros (com exceção do trecho compreendido entre a emergência da artéria subescapular e a artéria braquial profunda no terço superior do braço, considerado como zona

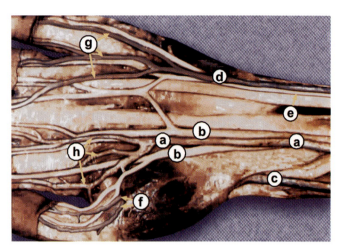

Figura 3.82 Artéria radial **(c)** com seus ramos **(f)**, artéria ulnar **(d)** com seus ramos **(g)**, artéria mediana **(a)** com seus ramos **(h)**, nervo mediano **(b)** e nervo ulnar **(e)**.

crítica de ligadura por não possuir circulação colateral suficiente). Porém, em certos indivíduos com circulação colateral insuficiente, podem ocorrer contraturas isquêmicas dos músculos do antebraço e da musculatura intrínseca da mão. Entretanto, na prática, as conseqüências podem ser diferentes em virtude das variações e anomalias vasculares que são intensas nos membros superiores.[7,10]

A circulação arterial da mão é preferencialmente palmar. A maior parte da irrigação arterial do dorso dos dedos é feita por ramos dorsais das artérias palmares, e isto explica alguns casos de necrose da pele dorsal em ferimentos da face volar dos dedos.[40]

Veias

A drenagem venosa do membro superior é realizada por dois sistemas. O profundo, de menor importância no retorno venoso, é representado pelas veias que acompanham as artérias, geralmente na proporção de duas veias para cada artéria. O sistema superficial (Figura 3.86A e B), mais importante, inicia-se na face dorsal dos dedos e da mão pois, diferentemente das artérias, a distribuição das veias é preferencialmente dorsal (Figura 3.86A e B), de padrão muito variável. Na face palmar da mão e dos dedos existe diminuta rede venosa superficial, cujos vasos tendem a correr paralelamente às pregas de flexão, não cruzando as mesmas. As incisões cirúrgicas paralelas às pregas de flexão evitam a secção desses minúsculos vasos. A presença de anastomoses venosas comunicando as veias palmares com as dorsais ocorre em toda a extensão do dedo, principalmente ao nível das comissuras interdigitais.[54]

Anatomia Cirúrgica do Punho e da Mão e Principais Vias de Acesso

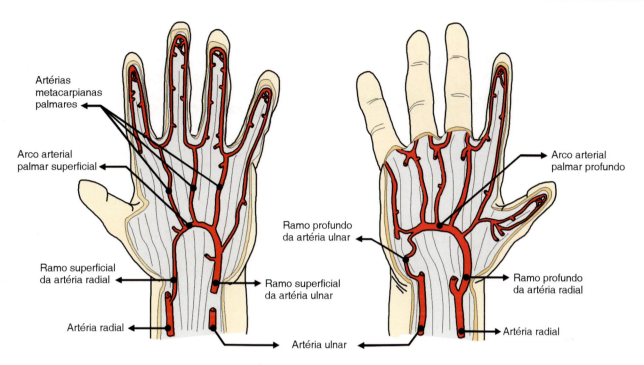

Figura 3.83 Arco arterial palmar superficial.

Figura 3.84 Arco arterial palmar profundo.

O estudo anatômico das veias tem se destacado, atualmente, em virtude da utilização de pedículos neurovasculares em cirurgias como transferências de retalhos, transferências de dedos e reimplantes das extremidades. Assegurar um bom retorno venoso é fundamental nesses procedimentos.

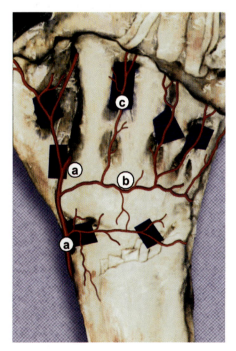

Figura 3.85 Ramo profundo da artéria radial (**a**), arco arterial dorsal (**b**), artérias metacarpianas dorsais (**c**).

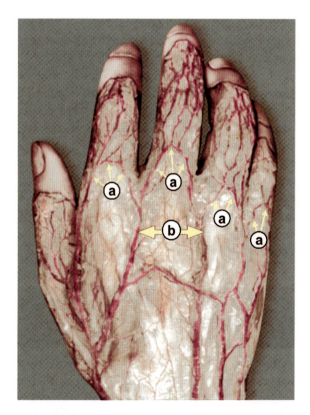

Figura 3.86A. Preparação para o estudo das veias dorsais, com injeção de látex prévia à dissecção. A drenagem venosa da mão é preferencialmente dorsal. As veias oriundas dos dedos drenam para um arco venoso (**a**) existente na base de cada dedo. Desses arcos originam-se as veias comissurais (**b**), que alcançam o dorso da mão, passando pelo vale entre as cabeças de metacarpianos adjacentes.

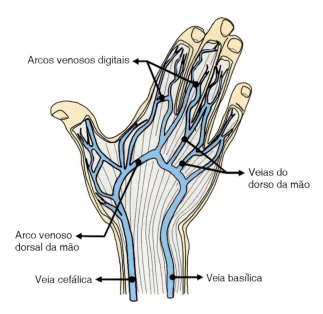

Figura 3.86B. Esquema de drenagem venosa da mão.

A drenagem linfática da mão é muito rica, e também pode ser feita através de um sistema superficial e outro profundo, que acompanham as veias; portanto, faz-se pela face dorsal, o que justifica a formação de linfedema no dorso da mão na presença de infecções na palma e dedos.[7,40]

É importante salientar que todo o sistema de drenagem venosa e linfática do dorso dos dedos passa pelo espaço entre as cabeças dos metacarpianos, através das veias e vasos linfáticos comissurais (Figura 3.86A e B); nas incisões cirúrgicas transversas neste nível, como se faz na abordagem das articulações metacarpofalângicas, é importante a preservação da drenagem venosa e linfática. O retorno venoso segue no antebraço pelas veias cefálica, basílica e mediana do antebraço. A veia mediana do cotovelo comunica a veia cefálica com a veia basílica[18,19] (Figura 3.57).

ESTRUTURA NERVOSA DO PUNHO E DA MÃO

A mão recebe sua inervação sensitiva e motora através dos nervos radial, mediano e ulnar. A inervação motora é feita exclusivamente pelos nervos mediano e ulnar.

Nervo ulnar

O canal de Guyon é um espaço triangular cujo assoalho é formado pelo ligamento transverso do carpo; o teto, pelo ligamento volar do carpo (que é um espessamento da fáscia antebraquial), e, medialmente, fechado pelo osso pisiforme.[20,55]

Após sua passagem pelo canal de Guyon, o nervo ulnar divide-se em um ramo sensitivo (ou superficial) e outro motor (ou profundo) (Figuras 3.87 a 3.89).

A compressão do nervo ulnar no canal de Guyon pode estar relacionada com traumatismos repetitivos na região hipotenar, como os que ocorrem em certa atividades profissionais. Pode ser resultante de variações anatômicas. Músculos anômalos podem comprimir o nervo e provocar sintomas (Figura 3.90).

O ramo superficial do nervo ulnar é quase totalmente sensitivo, exceto por um ramo motor para o músculo palmar curto (*palmaris brevis*). Inerva a pele da face palmar do dedo mínimo e da metade ulnar do dedo anular (Figuras 3.9, 3.91, 3.92A e B e 3.97).

O ramo profundo do nervo ulnar é um ramo motor. Logo após sua emergência no canal de Guyon, ele acompanha o ramo profundo da artéria ulnar no espaço entre os músculos abdutor do dedo mínimo e flexor curto do dedo mínimo. A seguir, passa através do oponente do dedo mínimo para chegar à profundidade da palma, atrás dos tendões flexores dos dedos. O nervo continua seu curso junto com a artéria, passando pelo arco do músculo adutor do polegar, para terminar na cabeça medial, às vezes na lateral do flexor curto do polegar.

O ramo profundo (motor) inerva os músculos hipotenares, todos os músculos interósseos palmares e dorsais, os dois lumbricais ulnares, o músculo adutor do polegar e a cabeça superficial do músculo flexor curto do polegar (Figuras 3.93 e 3.97).

Com referência à inervação dos músculos da região tenar pelo nervo ulnar, apenas em uma de 60 peças anatômicas dissecadas não verificamos a inerva-

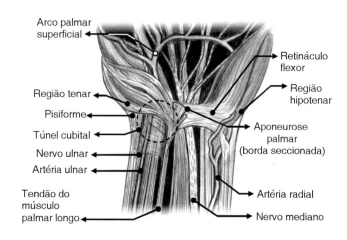

Figura 3.87 Teto do canal de Guyon (túnel cubital).

Anatomia Cirúrgica do Punho e da Mão e Principais Vias de Acesso

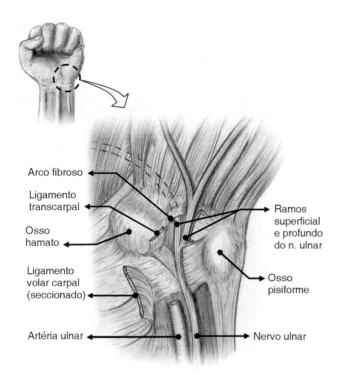

Figura 3.88 Assoalho do canal de Guyon (aberto) mostrando a relação da artéria e nervo ulnares com os ossos hamato e pisiforme.

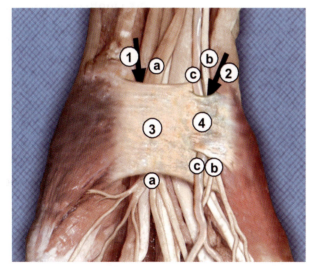

Figura 3.89 Canal do carpo **(1)**, canal de Guyon **(2)**, retináculo dos flexores **(3)**, ligamento volar do carpo **(4)**, nervo mediano **(a)**, nervo ulnar **(b)**, artéria ulnar **(c)**.

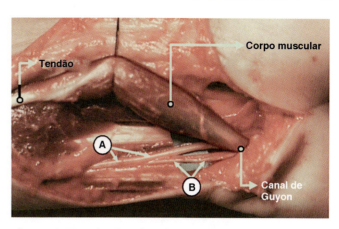

Figura 3.90 Músculo palmar longo reverso (o corpo muscular, de forma anômala, posiciona-se distal ao tendão). Artéria ulnar **(A)** e nervo ulnar **(B)**.

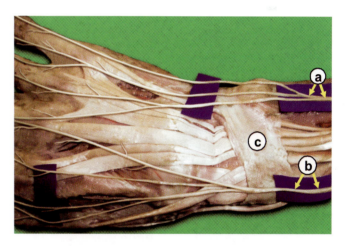

Figura 3.91 Ramo dorsal do nervo ulnar **(a)**, ramo dorsal do nervo radial **(b)** e retináculo dos extensores **(c)**.

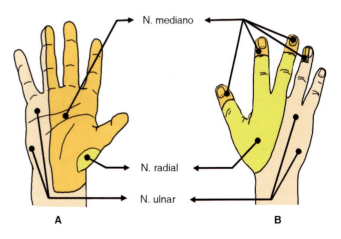

Figura 3.92 Território de inervação sensitiva na face palmar **(A)**. Território de inervação sensitiva na face dorsal **(B)**.

ção da porção profunda do músculo flexor curto por este nervo[56] (Figuras 3.94 e 3.95).

Em 30% dos indivíduos, a cabeça superficial do músculo flexor curto recebe inervação do nervo mediano. Isto pode explicar a persistência do movimento de oposição ou de pseudo-oposição do polegar, que observamos, algumas vezes, na paralisia do nervo mediano[56] (Figuras 3.96).

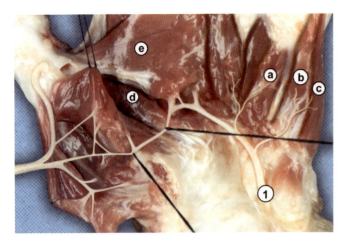

Figura 3.93 O nervo ulnar **(1)** na mão supre os músculos hipotenares **(a, b, c)**, todos os músculos interósseos palmares e dorsais, os dois lumbricais ulnares e o músculo adutor do polegar **(d, e)**, cabeça profunda do músculo flexor curto e, às vezes, superficial do flexor curto.

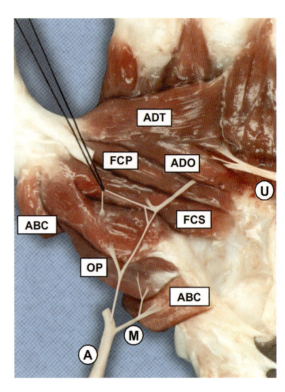

Figura 3.95 Cabeça superficial do músculo flexor curto recebendo inervação do ramo profundo do nervo ulnar, além da inervação habitual que recebe do nervo mediano: nervo mediano **(A)**, ramo motor tenar do nervo mediano **(M)**, ramo profundo do nervo ulnar **(U)**, cabeça superficial do músculo flexor curto **(FCS)**, cabeça profunda do músculo flexor curto **(FCP)**, oponente do polegar **(OP)**, músculo abdutor curto **(ABC)**, músculo adutor (cabeça oblíqua) **(ADO)** e músculo adutor (cabeça transversa) **(ADT)**.

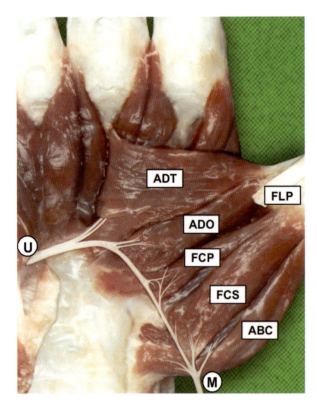

Figura 3.94 Cabeça profunda do músculo flexor curto recebendo inervação do mediano e ulnar. Este é o padrão de inervação mais freqüente da cabeça profunda do músculo flexor curto: ramo motor tenar do nervo mediano **(M)**, ramo motor do nervo ulnar **(U)**, cabeça profunda do músculo flexor curto **(FCP)**, cabeça superficial do flexor curto **(FCS)**, abdutor curto do polegar **(ABC)**, adutor do polegar (cabeça oblíqua) **(ADO)**, adutor do polegar (cabeça transversa) **(ADT)** e flexor longo do polegar **(FLP)**.

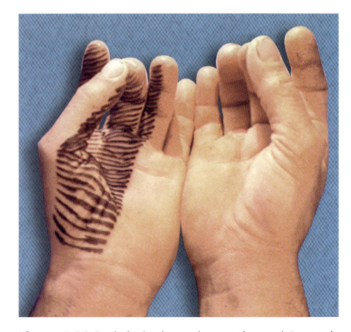

Figura 3.96 Persistência do movimento de oposição ou de pseudo-oposição do polegar, que observamos, algumas vezes, na paralisia do nervo mediano.

Anatomia Cirúrgica do Punho e da Mão e Principais Vias de Acesso

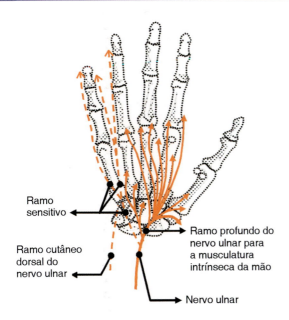

Figura 3.97 Esquema da inervação motora e sensitiva do nervo ulnar na mão.

Nervo mediano

O nervo mediano (Figuras 3.98 e 3.99) chega à mão após sua passagem pelo túnel do carpo (Figura 3.98). A compressão do nervo mediano ao nível do túnel do carpo é a síndrome compressiva nervosa mais freqüente no membro superior. Atinge, geralmente, as mulheres entre as idades de 40 e 60 anos. As queixas mais freqüentes são dor e alterações de sensibilidade na mão, geralmente noturnas, melhorando ao se agitar ou massagear as mãos e os punhos. Em geral, o dedo médio é o mais comprometido, e também o que mais precocemente desenvolve sintomatologia. Ocasionalmente, a dor pode irradiar-se para o braço e para o ombro. A presença de músculos anômalos pode aumentar o conteúdo do túnel carpiano, causando compressão do nervo mediano[57,58] (Figuras 3.100 e 3.101).

Na mão, sua inervação motora fica restrita aos músculos da região tenar (abdutor curto do polegar, oponente do polegar e cabeça profunda do músculo flexor curto do polegar) e primeiro e segundo lumbricais. Portanto, a função motora fundamental do nervo mediano na mão é a oposição do polegar[56] (Figuras 3.102 e 3.103).

Com referência à sensibilidade, o nervo mediano é o mais importante, pois inerva as superfícies palmares dos dedos polegar, indicador, médio e metade do anular (Figuras 3.104 e 3.105). É esta área discriminativa da mão que permite o reconhecimento, pela palpação, da forma, do volume, da textura e da temperatura de diferentes objetos. Por esta razão, o nervo mediano é considerado um nervo informador. O território sensitivo do nervo ulnar, o qual corresponde à metade do dedo anular, todo o dedo mínimo e à borda ulnar da mão, tem importância na defesa contra queimaduras e outros tipos de lesão: por esta razão, é considerado, sob o ponto de vista sensitivo, um nervo protetor (Figura 3.104).

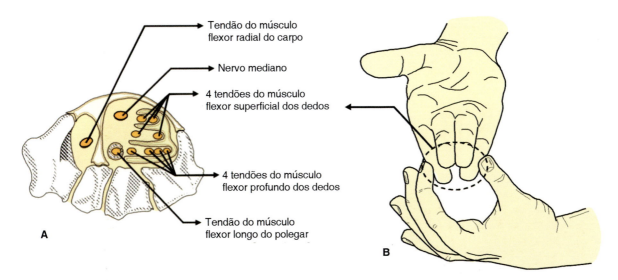

Figura 3.98A. Secção transversa ao nível do túnel do carpo. Pelo túnel do carpo, além do nervo mediano, passam os quatro tendões flexores superficiais, com os tendões para os dedos médio e anular ocupando posição superficial em relação aos tendões para o indicador e o mínimo. Passam, também, os quatro flexores profundos, todos em um mesmo plano, que corresponde também ao plano do flexor longo do polegar. O flexor radial do carpo passa por um túnel separado, do lado radial em relação ao túnel do carpo. **B.** Método simples para representar o arranjo dos tendões do flexor superficial dos dedos ao nível do punho. Os tendões dos flexores superficiais dos dedos médio e do anular posicionam-se próximos entre si e superficialmente em relação aos tendões do indicador e do mínimo, os quais estão afastados entre si e situados posteriormente.

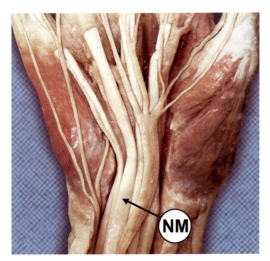

Figura 3.99 Nervo Mediano **(NM)** passando pelo túnel carpiano com nove tendões flexores.

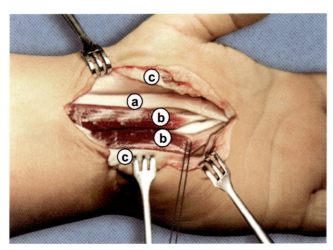

Figura 3.100 Procedimento cirúrgico mostrando corpo muscular expandido dos flexores superficiais **(b)** invadindo o túnel carpiano e provocando compressão do nervo mediano **(a)**. Bordas do ligamento transverso do carpo (retináculo dos flexores) **(c)**.

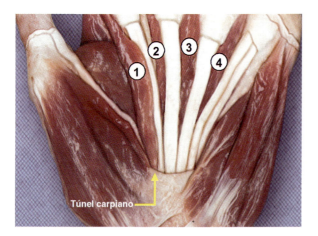

Figura 3.101 A peça anatômica mostra o primeiro músculo lumbrical **(1)** invadindo o túnel carpiano. Este pode também ser causa da compressão do nervo mediano. Demais músculos lumbricais **(2, 3** e **4)**.

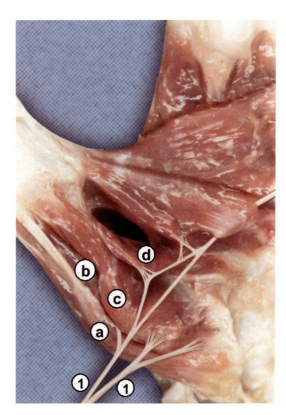

Figura 3.102 Nervo mediano **(1)**, com ramos para a musculatura tenar; ramo para o primeiro músculo abdutor curto **(a)**, ramo para o oponente **(b)** e para as porções superficial e profunda do músculo flexor curto **(c, d)**.

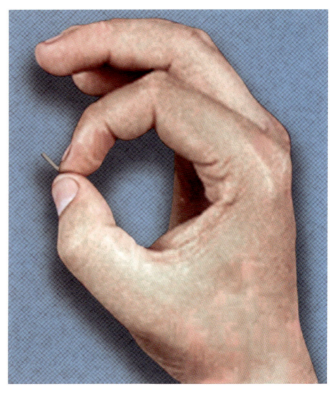

Figura 3.103 A função motora fundamental do nervo mediano na mão é a oposição do polegar.

Anatomia Cirúrgica do Punho e da Mão e Principais Vias de Acesso

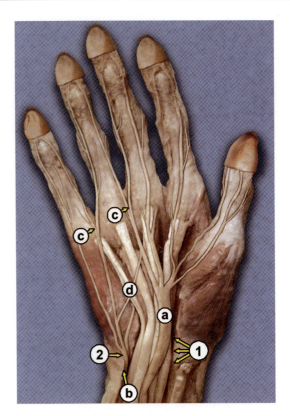

Figura 3.104 Canal do carpo **(1)**, canal de Guyon **(2)**, nervo mediano (informador) **(a)**, nervo ulnar (protetor) **(b)**, divisão do nervo sensitivo palmar para lados adjacentes de dedos vizinhos **(c)** e anastomose entre ramos sensitivos dos nervos ulnar e mediano (anastomose de Berritini) **(d)**.

Já sob o ponto de vista motor, a maior importância do nervo ulnar é bastante evidente, pois inerva a maioria dos músculos intrínsecos que dão força e precisão à mão nos mecanismos de pinça e preensão, e é considerado um nervo executor[7,37] (Figura 3.106).

Nervo radial

O nervo radial não tem a função de inervar os músculos intrínsecos da mão. Sua função na mão é apenas de caráter sensitivo (Figura 3.107). Através de seu ramo sensitivo que se origina ao nível do cotovelo, cursa no antebraço coberto pelo músculo braquiorradial, não emitindo nenhuma inervação ao antebraço. Chega à mão para inervar a pele da borda radial do dorso da mão e a face dorsal do polegar, indicador e dedo médio[22] (Figuras 3.92A e B e 3.107A e B).

Anastomoses nervosas

A comunicação nervosa entre os fascículos do ramo motor tenar do nervo mediano e os fascículos do nervo ulnar na palma da mão (anastomose

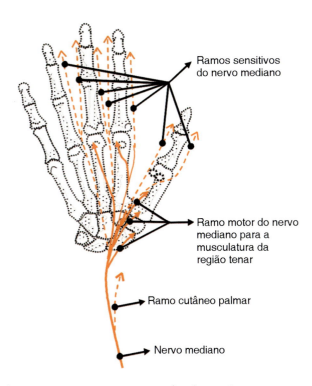

Figura 3.105 Esquema mostrando a inervação motora e sensitiva do nervo mediano da mão.

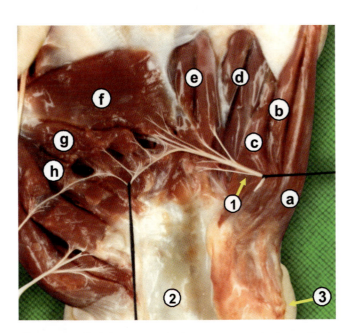

Figura 3.106 Sob o ponto de vista motor, a maior importância do nervo ulnar é bastante evidente. Ele inerva a maioria dos músculos intrínsecos que dão força e precisão à mão nos mecanismos de pinça e preensão, sendo considerado um nervo executor: nervo ulnar **(1)**, músculo abdutor curto do dedo mínimo **(a)**, músculo flexor curto do dedo mínimo **(b)**, oponente do dedo mínimo **(c)**, músculos interósseos **(d, e)**, porções transversa e oblíqua, respectivamente, do músculo adutor do polegar **(f, g)**, porções transversa do músculo flexor curto do polegar **(h)**, assoalho do túnel do carpo **(2)** e processo estilóide da ulna **(3)**.

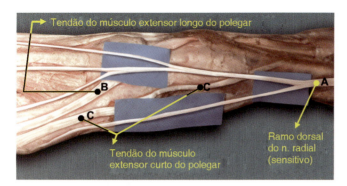

Figura 3.107A. Peça anatômica mostrando a relação do ramo sensitivo do nervo radial com os tendões extensores longo e curto do polegar.

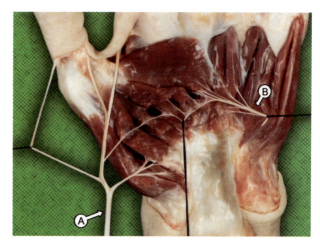

Figura 3.108A. Peça anatômica mostrando a comunicação entre ramos motores dos nervos mediano **(A)** e ulnar **(B)** na palma da mão (anastomose de Cannieu-Riché).

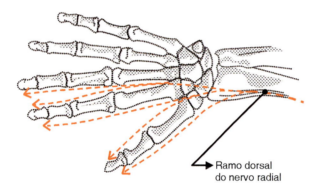

Figura 3.107B Território de inervação sensitiva do ramo dorsal do nervo radial.

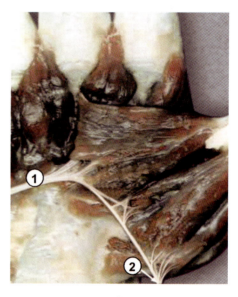

Figura 3.108B. Anastomose de Cannieu-Riché – comunicação entre o ramo profundo do nervo ulnar **(1)** e o ramo motor do nervo mediano **(2)**.

de Cannieu-Riché) foi registrada em 100% de nossas 60 dissecções, utilizando microscópio e lupas cirúrgicas como meio de magnificação[56] (Figura 3.108*A* e *B*).

A comunicação nervosa entre os ramos sensitivos dos nervos mediano e ulnar na palma da mão, conhecida como "anastomose de Berretini" (descrita por alguns autores como ramo de Berretini), também é bastante comum, e foi registrada em 89% de nossas 30 dissecções[59] (Figura 3.109).

A anastomose entre os ramos cutâneos dorsais dos nervos radial e ulnar que se dirigem ao dorso do dedo médio também é uma comunicação freqüente (Figura 3.110*A* e *B*).

Durante a realização de dissecções anatômicas, e algumas vezes até mesmo durante a realização de procedimentos cirúrgicos, encontramos a presença de comunicações nervosas que são raríssimas, como a mostrada na Figura 3.111 (comunicação nervosa entre os ramos sensitivos do nervo ulnar na palma da mão).

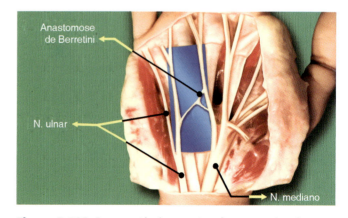

Figura 3.109 Peça anatômica mostrando a comunicação entre os ramos sensitivos dos nervos mediano e ulnar na palma da mão (anastomose de Berretini).

Anatomia Cirúrgica do Punho e da Mão e Principais Vias de Acesso

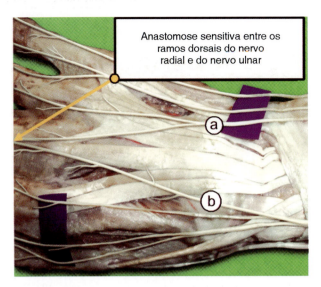

Figura 3.110A. Ramo dorsal do nervo ulnar **(a)** e ramo dorsal do nervo radial **(b)**.

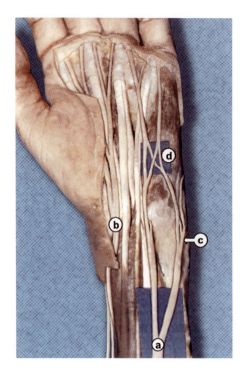

Figura 3.111 Comunicação nervosa rara **(d)** entre os ramos sensitivos do nervo ulnar na palma da mão. Nota-se, em **(a)**, a presença de outra variação anatômica rara (divisão alta do nervo ulnar), nervo mediano **(b)** e ramo profundo do nervo ulnar **(c)**.

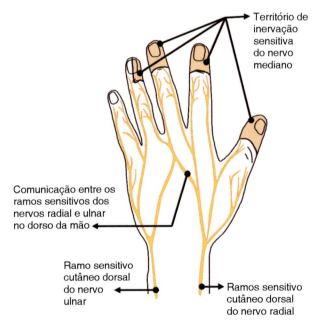

Figura 3.110B. Esquema mostrando o ramo sensitivo dorsal do nervo ulnar e o ramo superficial do nervo radial.

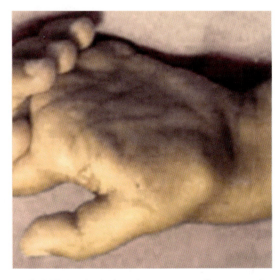

Figura 3.112 Lesão baixa do nervo mediano, ocasionando atrofia de região tenar e incapacidade para a oponência do polegar.

Lesões nervosas

Na lesão do nervo mediano ao nível do punho (lesão baixa), ocorre paralisia dos músculos da região tenar, provocando a perda da oponência do polegar (Figura 3.112). Nas paralisias ao nível ou acima do cotovelo (lesão alta), além da paralisia dos músculos tenares, ocorre a paralisia dos músculos flexores superficiais dos dedos e dos flexores profundos dos dedos anular e mínimo. Neste caso, observamos clinicamente a presença da mão em bênção (Figura 3.113).

O desequilíbrio entre músculos extrínsecos e intrínsecos por lesão associada dos nervos mediano e ulnar causa deformidade em garra dos dedos (Figura 3.114).

A lesão isolada do nervo ulnar provoca garra nos dedos anular e mínimo, pois todos os interósseos estão paralisados, assim como os músculos lumbricais

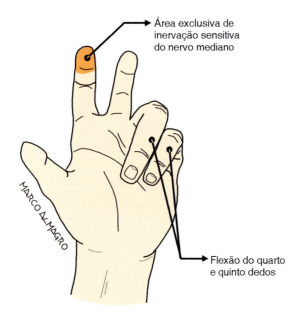

Figura 3.113 Mão em bênção – caracteriza lesão do nervo mediano no braço (lesão alta). Mostra, também, que a polpa digital do indicador corresponde à área exclusiva de inervação sensitiva do nervo mediano.

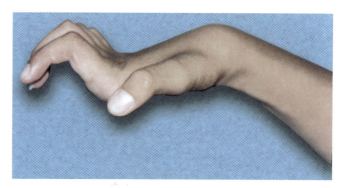

Figura 3.114 Mão em garra dos quatro dedos nas lesões associadas dos nervos mediano e ulnar.

MOVIMENTOS DIGITAIS

A posição funcional ou de repouso da mão é a que ela apresenta antes de realizar qualquer movimento; os músculos extrínsecos (extensores, abdutores e flexores longos) e intrínsecos estão em equilíbrio de repouso. O punho apresenta-se em flexão dorsal de mais ou menos 30 graus, com ligeira inclinação ulnar da mão e flexão dos dedos, que vai se acentuando do indicador para o mínimo (Figura 3.118).

O polegar apresenta-se em frente ao plano da palma da mão com as articulações metacarpofalângica e interfalângica discretamente fletidas. Partindo da posição funcional, podemos pegar um objeto com esforço mínimo.

que atuam sobre estes dedos. Nos dedos indicador e médio, os lumbricais, que têm inervação do mediano, evitam a garra[60] (Figuras 3.115 e 3.116).

A lesão do nervo radial provoca paralisia de todos os músculos extensores do punho e das articulações metacarpofalângicas, causando a deformidade em mão caída (Figura 3.117).

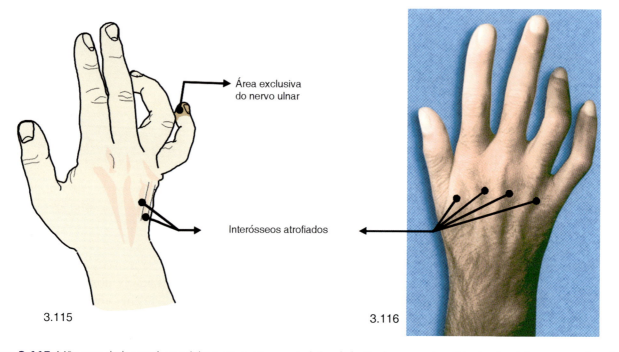

Figura 3.115 Mão com dedos anular e mínimo em garra, característica da lesão do nervo ulnar. Mostra, também, que a polpa digital do mínimo corresponde à área exclusiva de inervação sensitiva do nervo ulnar. **Figura 3.116** Mão em "garra ulnar".

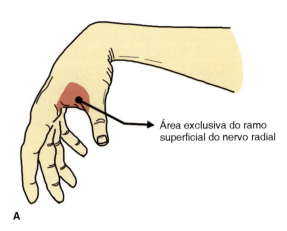 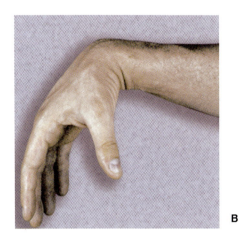

Figura 3.117A e B. Punho caído decorrente de lesões nas porções proximal e média do nervo radial. Quando o nervo radial é lesado, o paciente apresenta queda do punho (mão caída). O espaço interósseo entre o polegar e o dedo indicador recebe inervação exclusiva do nervo radial.

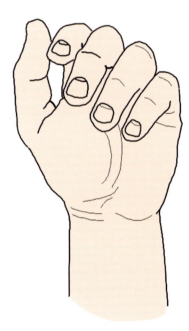

Figura 3.118 Posição funcional ou posição de repouso da mão.

Os movimentos digitais dependem da integridade anatômica e funcional de sua arquitetura esquelética, de suas articulações, assim como dos músculos responsáveis pela mobilização destas.[37,46]

ARQUITETURA ESQUELÉTICA DA MÃO

A mão pode ser reduzida a duas unidades básicas: uma fixa e outra móvel, ou adaptativa (a qual tem a capacidade de captar a forma dos objetos a serem apreendidos).[42]

Unidade fixa

É representada pelos ossos da fila distal do carpo, aos quais estão fortemente unidos o segundo e terceiro metacarpianos. Os ossos da fila distal do carpo estão unidos entre si pelo perfeito ajuste entre as superfícies articulares e reforçados por resistentes ligamentos, formando o **arco transverso proximal da mão** (Figura 3.119).

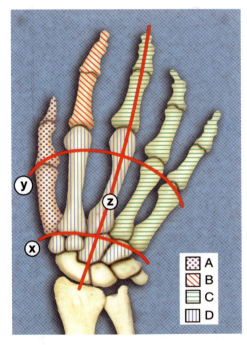

Figura 3.119 Arco transverso proximal **(x)**, arco transverso distal **(y)** e arco longitudinal **(z)**. A arquitetura esquelética da mão pode ser dividida em quatro componentes, em ordem decrescente de especialização: polegar **(A)**, indicador **(B)**, dedos médio, anular e mínimo, com o quarto e quinto metacarpianos **(C)** e componente fixo da mão **(D)**; ossos da fila distal do carpo firmemente unidos ao segundo e terceiro metacarpianos.

Unidade adaptativa ou móvel

É constituída por arcos dispostos tanto no sentido transversal como longitudinal. Ao nível da cabeça dos metacarpianos existe o **arco transverso distal** (Figura 3.119), que é flexível, pois o primeiro metacarpiano é independente e possui grande mobilidade em relação ao trapézio; o quarto e quinto metacarpianos possuem mobilidade de 15 e 30 graus, respectivamente, sobre os ossos do carpo.[42]

O arco longitudinal (Figura 3.119) possui um componente carpometacarpiano, que é fixo, principalmente em relação ao segundo e terceiro raios digitais, e um componente digital, que é móvel. Os arcos longitudinais para os dedos anular, mínimo e polegar, nesta ordem, têm mobilidade crescente.[37]

METACARPIANOS E FALANGES

Metacarpianos

Os cinco metacarpianos (ou metacárpicos) são ossos cilíndricos curtos, que se articulam com os ossos do carpo, proximalmente, e com as falanges, distalmente. Eles são numerados de radial para ulnar. O primeiro metacarpiano é o mais curto e grosso dos cinco. Os metacarpianos são curvos, de convexidade dorsal, para favorecer a preensão de objetos e formar a "concha" da palma da mão. Eles apresentam três partes distintas: uma mais distal, que constitui a cabeça, uma média, que é o corpo (diáfise), e uma proximal, que é a base. Entre a cabeça e o corpo está o colo do metacarpiano. A cabeça apresenta uma superfície articular larga e arredondada, mais comprida volar que dorsalmente, que se articula com a base da primeira falange. De cada lado da cabeça encontra-se uma tuberosidade, onde se inserem os ligamentos colaterais metacarpofalângicos. O corpo ou diáfise do metacarpiano tem formato triangular, sendo uma face virada para o dorso, outra radial e a última ulnar. Nestas duas últimas faces, se inserem os músculos interósseos. A base dos metacarpianos é mais alongada e apresenta características especiais para cada um:

- A base do **primeiro metacarpiano** apresenta uma superfície articular em forma de sela, que se articula com o trapézio. Não existem facetas articulares laterais na base do primeiro metacarpiano, mas existe lateralmente uma pequena tuberosidade, onde se insere o tendão do abdutor longo do polegar. Medialmente, existe a inserção da porção profunda do músculo flexor curto do polegar. O tipo de articulação entre o trapézio e a base do primeiro metacarpiano é o que permite a grande mobilidade deste dedo[46] (Figuras 3.120 e 3.121).

- A base do **segundo metacarpiano** apresenta três facetas articulares que se articulam com os três ossos mais radiais da segunda fileira do carpo: uma pequena superfície oval para o trapézio, outra para o trapezóide e outra para o capitato. Na superfície dorsal da base do segundo metacarpiano, inserem-se o tendão do extensor radial longo do carpo e uma parte do extensor radial curto do carpo. A superfície volar da base recebe a inserção do tendão do flexor radial do carpo e da cabeça oblíqua do músculo adutor do polegar. Do lado medial da sua base, o segundo metacarpiano se articula com a base do terceiro metacarpiano (Figuras 3.120 e 3.121).

- A base do **terceiro metacarpiano** articula-se proximalmeme com o capitato, radialmente com a base do segundo e ulnarmente com a base do quarto metacarpiano. A base deste metacarpiano é caracterizada pela existência de uma proeminência óssea na sua porção dorsorradial, denominada processo estilóide do terceiro metacarpiano. É aí que se insere o tendão do extensor radial curto do carpo. Na superfície volar da base do terceiro metacarpiano, inserem-se fibras da cabeça oblíqua do músculo adutor do polegar (Figuras 3.120 e 3.121).

- A base do **quarto metacarpiano** é pequena e de formato quadrangular. A maior parte da base se articula com o hamato e uma pequena porção, com o capitato. Por sua face medial, articula-se com a base do quinto metacarpiano e, por sua face lateral, com a do terceiro. Diferentemente das demais, na base do quarto metacarpiano não existe inserção tendinosa (Figuras 3.120 e 3.121).

- A base do **quinto metacarpiano** apresenta uma superfície articular proximal, em forma de sela, que se articula com o hamato. Este formato articular é que possibilita uma mobilidade maior que a correspondente aos segundo, terceiro e quarto metacarpianos. Do lado lateral, a base do quinto metacarpiano se articula com a do quarto. Na superfície volar da base do quinto metacarpiano, insere-se o tendão do flexor ulnar do carpo e, na porção dorsomedial, o tendão do extensor ulnar do carpo[61] (Figuras 3.120 e 3.121).

Falanges

As falanges dos dedos são ossos cilíndricos curtos, em número de três para cada dedo, exceto para

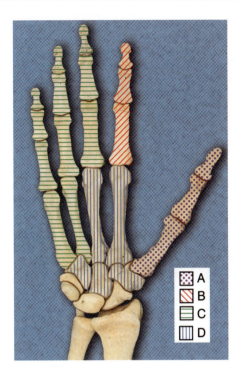

Figura 3.120 Face volar do esqueleto da mão, mostrando os metacarpianos e as falanges. Mostra também os quatro componentes da mão em ordem decrescente de especialização: polegar **(A)**, indicador **(B)**, dedos médio, anular e mínimo com quarto e quinto metacarpianos **(C)** e componente fixo da mão **(D)**: ossos da fila distal do carpo firmemente unidos ao segundo e terceiro metacarpianos.

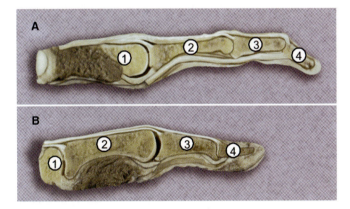

Figura 3.121A Dedo médio: metacarpiano **(1)**, falange proximal **(2)**, falange média **(3)** e falange distal **(4)**. **B.** Polegar: trapézio **(1)**, primeiro metacarpiano **(2)**, falange proximal **(3)** e falange distal **(4)**.

o polegar, que tem apenas duas. Elas são designadas como primeira, segunda e terceira falanges, ou falanges proximal, média e distal. Cada falange tem uma extremidade proximal, ou base, um corpo, ou diáfise, e uma extremidade distal, e apresenta características especiais:

- A **base da primeira falange** tem uma superfície articular côncava, que se articula com a cabeça convexa do metacarpiano correspondente. A diáfise é achatada volarmente e arredondada dorsalmente. A extremidade distal forma uma superfície articular transversa e arredondada, em formato de tróclea, sulcada no centro e elevada dos lados, formando dois pequenos côndilos, que se articulam com a base da segunda falange (Figuras 3.120 e 3.121).
- A **base da segunda falange** assemelha-se em formato, porém é menor que a da primeira falange. Sua base apresenta duas pequenas depressões separadas por uma crista, que se articula com os côndilos da primeira falange. A diáfise mostra, nos dois lados de sua superfície volar, uma porção rugosa e levemente proeminente, onde se insere o tendão do flexor superficial do dedo, e, na parte dorsal da base, tem a inserção da banda central do tendão extensor do dedo. A extremidade distal da segunda falange tem formato semelhante ao da primeira e articula-se com a base da terceira falange (Figuras 3.120 e 3.121).
- A **base da terceira falange** é a menor de todas, das quais difere devido ao formato de sua extremidade distal. Sua base é semelhante à da segunda falange, articulando-se com a extremidade distal desta. Na porção volar da base da terceira falange, insere-se o tendão do flexor profundo do dedo, enquanto o seu extensor se insere no dorso da diáfise desta falange. A extremidade distal é alargada e achatada, sendo também chamada de tofo ou tuberosidade ungueal (Figuras 3.120 e 3.121).

Os **ossos sesamóides** são pequenas massas ósseas arredondadas, embutidas em tendões, ligamentos ou cápsulas, geralmente na face volar, anterior às articulações dos dedos. Sua freqüência é variável, mas existem cinco ossos de formato mais constante: dois situados anteriormente à articulação metacarpofalângica do polegar, um na articulação interfalângica do polegar e um para cada articulação metacarpofalângica dos dedos indicador e mínimo. Os sesamóides são pontos de inserção de tendões, como o do adutor e flexor curto do polegar, nos dois sesamóides da metacarpofalângica; o do flexor longo do polegar, no sesamóide da interfalângica; do flexor profundo do indicador, no sesamóide da metacarpofalângica deste dedo, e do abdutor do dedo mínimo, no seu sesamóide. Eles raramente ocorrem em outras articulações, porém sua presença deve ser lembrada para não confundi-los com fraturas nos exames radiográficos.

ARTICULAÇÕES DIGITAIS E LIGAMENTOS ARTICULARES DOS DEDOS

Os ligamentos articulares dos dedos têm estruturas fisiológica e histologicamente diferentes dos ligamentos retinaculares citados anteriormente. Eles têm por finalidade manter as articulações estáveis em qualquer posição, ao mesmo tempo que permitem seu movimento. Os movimentos são realizados em três articulações (Figura 3.122), cuja mobilidade varia de uma pessoa para outra e mesmo entre diferentes dedos de uma mesma pessoa. Os ossos são mantidos em contato pela estrutura capsuloligamentar que envolve cada articulação.[46,61]

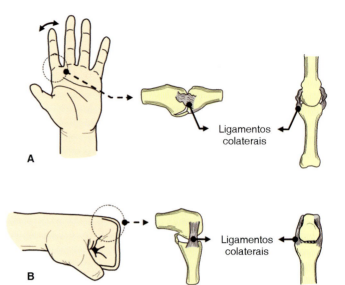

Figura 3.123A. Com as articulações metacarpofalângicas em extensão, os ligamentos colaterais estão frouxos e permitem o movimento de lateralidade (adução-abdução). **B.** Com as metacarpofalângicas em flexão, os ligamentos colaterais cavalgam os côndilos da cabeça do metacarpiano e ficam em tensão, bloqueando o movimento de lateralidade.

Articulação metacarpofalângica

É a articulação entre a cabeça do metacarpiano e a base da primeira falange; pode-se dizer, de maneira mais simples, que é a articulação na qual o dedo se prende à mão. É uma articulação sinovial do tipo condilar que apresenta movimentos em um plano anteroposterior (flexoextensão) e em um plano laterolateral (adução-abdução). Porém, o movimento de adução-abdução só é possível quando os dedos estão em extensão ou hiperextensão, pois nesta situação os ligamentos colaterais estão frouxos e permitem o movimento de adução, que é realizado pela ação dos músculos interósseos palmares, e de abdução, pelos interósseos dorsais. Durante a flexão das articulações metacarpofalângicas, os fortes ligamentos colaterais que têm uma disposição oblíqua, desde a face dorsal da cabeça do metacarpiano à face palmar da base da primeira falange, cavalgam os côndilos da cabeça do metacarpiano que estão localizados ventralmente, aumentando o trajeto a ser percorrido; como estes não têm elasticidade, colocam-se em tensão e bloqueiam

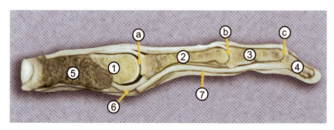

Figura 3.122 Cadeia osteoarticular digital: articulação metacarpofalângica **(a)**, articulação interfalângica proximal **(b)**, articulação interfalângica distal **(c)**, metacarpiano **(1)**, falange proximal **(2)**, falange média **(3)**, falange distal **(4)**, músculo interósseo **(5)**, placa volar **(6)** e tendão flexor profundo **(7)**.

os movimentos de lateralidade (Figura 3.123). Esta é a razão pela qual as articulações metacarpofalângicas não devem ser imobilizadas em extensão ou hiperextensão, pois nesta posição os ligamentos se retraem e impedem a flexão. Os músculos interósseos, pelas suas inserções proximais na base da primeira falange e na placa volar da articulação metacarpofalângica (Figuras 3.170 e 3.171), dão estabilidade adicional a estas articulações, pois em certas situações, quando ocorre rigidez destas, os ligamentos colaterais devem ser seccionados cirurgicamente, e as articulações metacarpofalângicas ainda conservam certa estabilidade pela ação dos interósseos.[46,51]

Os ligamentos colaterais radiais dos dedos indicador e médio são mais resistentes que os demais, promovendo, assim, maior estabilidade destes dedos no movimento de pinça lateral com o polegar.[51]

Durante a flexão, a cavidade articular da base da primeira falange é ampliada pela placa volar (Figuras 3.121 e 3.122), para abrigar toda a superfície articular do metacarpiano; com isso é possível, em condições normais, a flexão de 90 graus dessa articulação.[27]

A articulação metacarpofalângica em extensão permite ainda o movimento de circundução, que é a somatória dos movimentos de flexão-extensão e adução-abdução. É possível ainda, em consequência de sua frouxidão capsuloligamentar em extensão, certa distração da base da falange proximal sobre a cabeça do metacarpiano, quando tracionamos distalmente a falange proximal. Ainda em conseqüência desta frouxidão ligamentar, é possível certo movimento de rotação em torno de seu próprio eixo (Figura 3.172), o qual será analisado por ocasião do estudo da função dos músculos interósseos.

Articulação interfalângica proximal

É do tipo sinovial em dobradiça e permite apenas movimento de flexoextensão (Figura 3.124). Apresenta um encaixe perfeito entre as superfícies articulares durante toda a excursão do movimento. A estrutura capsuloligamentar é constituída pela cápsula articular, que tem menor frouxidão, e por ligamentos colaterais com trajeto menos oblíquo que os da articulação metacarpofalângica, permanecendo tensos durante todo o movimento.[42] Essas particularidades dão a esta articulação estabilidade durante toda a sua excursão.

Em caso de traumatismo, ou em uma patologia, como a artrite reumatóide, os ligamentos colaterais se rompem ou se afrouxam, de maneira que esta articulação se torna instável e ocorre o movimento de lateralidade.

A resistente placa volar evita a hiperextensão dessa articulação. Em condições normais, é possível a flexão de 110 graus.[27]

Articulação interfalângica distal

É também do tipo sinovial em dobradiça, e é semelhante à articulação interfalângica proximal (Figura 3.125). Seus ligamentos colaterais são reforços da própria cápsula e lhe conferem forte estabilidade late-

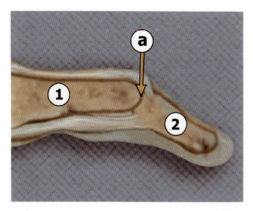

Figura 3.125 Falange média **(1)** e falange distal **(2)**. A articulação interfalângica distal **(a)** permite certo grau de hiperextensão, o que tem importante papel sob o ponto de vista funcional, pois possibilita maior contato da polpa digital, principalmente do indicador, na pinça por oposição palmar com o polegar.

ral, permitindo apenas a extensão e a flexão em torno de 70 graus. A placa volar, menos contensora que a da articulação interfalângica proximal, permite certo grau de hiperextensão, o que tem importante papel sob o ponto de vista funcional, pois permite maior contato da polpa digital, principalmente do indicador, na pinça por oposição palmar com o polegar.

As articulações interfalângicas distais, à semelhança das interfalângicas proximais, são estabilizadas lateralmente apenas por seus ligamentos colaterais, não tendo a proteção adicional dos interósseos, como as articulações metacarpofalângicas. Esta é a razão da maior instabilidade dessas articulações após as lesões dos ligamentos colaterais.[27]

ESTRUTURA MUSCULAR DA MÃO

Para mobilizar a cadeia de articulações digitais, há necessidade de um conjunto de músculos e tendões extrínsecos e intrínsecos, que formam um mecanismo bastante complicado.

A musculatura extrínseca é agrupada em **músculos extensores e flexores.** Os primeiros são representados pelos músculos extensores comuns dos dedos e extensores próprios do indicador e do mínimo. Os flexores são representados pelos flexores superficiais e profundos. São músculos volumosos e denominados extrínsecos porque se originam no antebraço, chegando à mão apenas pelos seus tendões, livrando-a, desse modo, do peso de suas massas musculares. Na posição de repouso da mão (Figura 3.118), os dedos ficam em flexão, em conseqüência da predominância dos músculos flexores sobre os extensores, e esta particularidade favorece a função preensora.

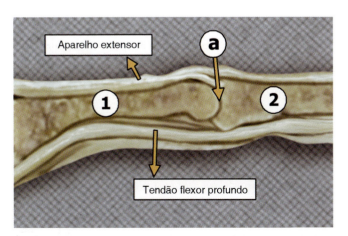

Figura 3.124 Falange proximal **(1)** e falange média **(2)**. A articulação interfalângica Proximal **(a)** é do tipo sinovial em dobradiça e permite apenas movimentos de flexoextensão.

Músculos extrínsecos

O mais importante é o músculo extensor comum dos dedos (*extensor digitorum communis*) (Figura 3.126).

Originando-se ao nível do antebraço por massa muscular única, divide-se, proximalmente ao retináculo dos extensores (Figura 3.127A e B), em quatro tendões que passam pelo quarto canal osteofibroso formado por este retináculo.[62] Este é um espessamento da fáscia antebraquial profunda[63] que se insere no rádio e dirige-se oblíqua e distalmente em direção à ulna (Figura 3.127A e B). O retináculo dos extensores prende-se por septos conjuntivos ao extremo distal do rádio, formando seis túneis ou canais por onde passam os tendões extensores e abdutores do punho e extensores dos dedos (Figura 3.127A e B), mantendo cada um deles em seu local ideal de funcionamento, pois evita o deslocamento dos tendões tanto dorsal como lateralmente, mantendo-os junto ao osso, evitando que eles se projetem em corda de arco durante a contração dos músculos extensores e abdutores do punho e dos dedos. Discute-se muito se há ou não participação deste retináculo na formação do sexto canal osteofibroso. O retináculo dos extensores passa sobre a bainha do tendão do extensor ulnar do carpo e insere-se no pisiforme e no piramidal.[62] Portanto, quando se excisa o retináculo dos extensores, todos os tendões extensores saem de seus compartimentos, com exceção do extensor ulnar do carpo, que permanece em sua posição por possuir bainha osteofibrosa própria.[63] Quando os tendões extensores passam so-

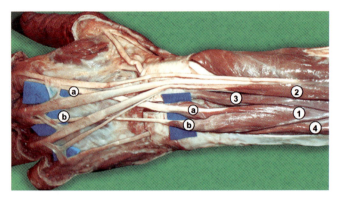

Figura 3.126 Músculo extensor próprio (**1**) do indicador (**a**) e do dedo médio (**b**) (variação anatômica), músculo extensor comum dos dedos (**2**), músculo extensor longo do polegar (**3**) e músculo extensor próprio do dedo mínimo (**4**).

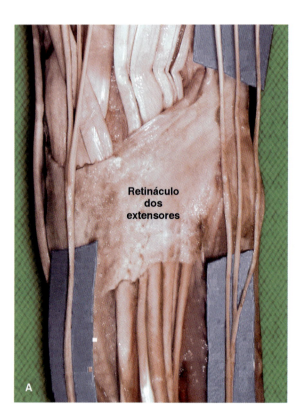
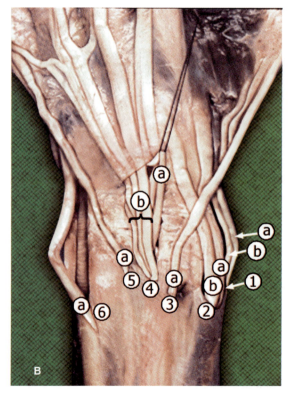

Figura 3.127A (**A**) Retináculo dos extensores revestindo os tendões extensores e abdutores. (**B**) O retináculo dos extensores forma seis canais por onde passam os tendões extensores e abdutores extrínsecos: (**1**) primeiro canal – (**a**) abdutor longo e (**b**) extensor curto; (**2**) segundo canal – (**a**) extensor radial longo e (**b**) extensor radial curto do carpo; (**3**) terceiro canal – (**a**) extensor longo do polegar; (**4**) quarto canal – (**a**) extensor próprio do indicador e (**b**) extensor comum dos dedos; (**5**) quinto canal – (**a**) extensor próprio do mínimo; (**6**) sexto canal – (**a**) extensor ulnar do carpo.

Anatomia Cirúrgica do Punho e da Mão e Principais Vias de Acesso

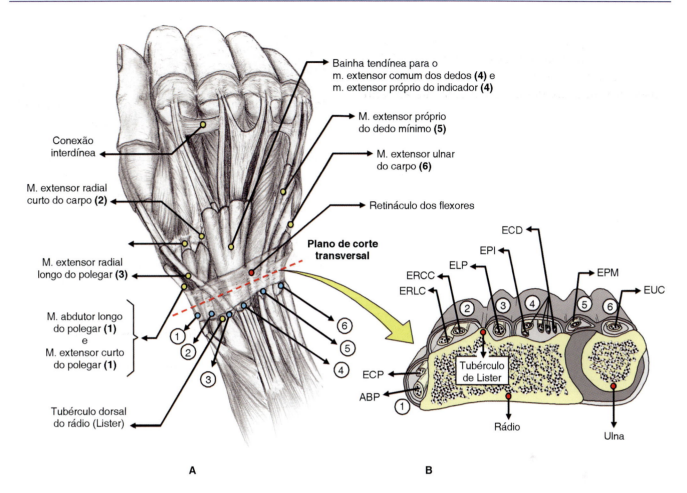

Figura 3.127B (A) A figura demonstra o posicionamento dos 12 tendões (de nove músculos extensores) nos seis canais osteofibrosos do punho. Cada tendão é acompanhado do número do canal por onde ele passa, sendo os canais representados pelos números no interior dos círculos. **(B)** Representação esquemática de corte transversal oblíquo do punho, correspondendo à altura representada pela linha vermelha no item **A**. Podem-se observar os canais numerados com seus respectivos tendões e a relação entre essas estruturas e os ossos rádio e ulna.

bre o dorso do punho, são revestidos por bainhas tendíneas sinoviais que reduzem o atrito destes quando atravessam os túneis osteofibrosos (Figura 3.127B).

O primeiro túnel osteofibroso, por onde normalmente passam um tendão do músculo abdutor longo e um tendão do músculo extensor curto (Figura 3.127A e B), é o que está sujeito ao maior número de variações anatômicas[9,64] (Figuras 3.128 e 3.129).

O abdutor longo normalmente insere-se na base do primeiro metacarpiano (Figura 3.129). O extensor curto prende-se na base da falange proximal do polegar, enquanto o extensor longo, que passa pelo terceiro compartimento dorsal do punho, insere-se na base da falange distal (Figura 3.130). Podem ocorrer variações anatômicas na inserção desses tendões[9] (Figura 3.131).

Os tendões dos músculos abdutor longo e extensor curto do polegar marcam o limite ventral (anterior) da **tabaqueira anatômica** (Figura 3.129), que é um espaço por onde passam o ramo cutâneo dorsal do nervo radial e o ramo profundo da artéria radial. O tendão do músculo extensor longo do polegar indica o limite dorsal (posterior). Os ossos escafóide (proximalmente) e trapézio (distalmente) correspondem ao seu assoalho, onde podem ser palpados. A dor à palpação da tabaqueira anatômica leva a uma forte suspeita de fratura do escafóide.

Em algumas situações, como nos ferimentos com lesão do retináculo, ou em certos procedimentos cirúrgicos, como na sinovectomia dos tendões extensores, onde se coloca o retináculo profundamente a estes, para evitar sua aderência, ou ainda na ressecção do retináculo, quando ele impede o livre deslizamento dos tendões extensores, deve-se preservar a fáscia antebraquial proximal ao retináculo e a fáscia supratendínea que cobre os tendões extensores ao nível do dorso da mão; desse modo, pode-se evitar a projeção

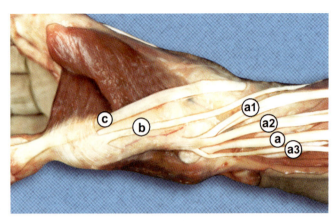

Figura 3.128 Variação anatômica do primeiro canal: abdutor longo do polegar **(a, a1, a2, a3)**, extensor curto do polegar **(b)** e extensor longo do polegar **(c)**.

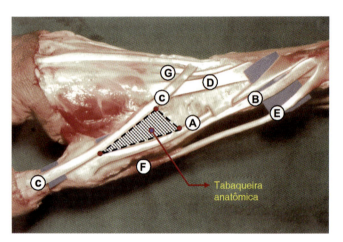

Figura 3.129 Abdutor longo do polegar **(B)**, extensor curto do polegar **(A)**, extensor longo do polegar **(C)**, extensor radial longo do carpo **(D)**. Variação anatômica do primeiro canal, onde existe um septo na polia separando os tendões dos músculos abdutor longo e extensor curto. Tendões extensores radiais longo e curto do carpo **(G)** e tendão acessório do abdutor longo do polegar **(E)**, inserindo-se no músculo abdutor curto do polegar **(F)**.

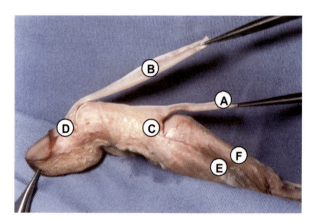

Figura 3.130 A peça anatômica mostra o tendão do músculo extensor curto **(A)** inserindo-se na base da falange proximal **(C)** do polegar, o extensor longo **(B)** inserindo-se na base da falange distal do polegar **(D)**, primeiro interósseo dorsal **(E)** e diáfise do primeiro metacarpiano **(F)**.

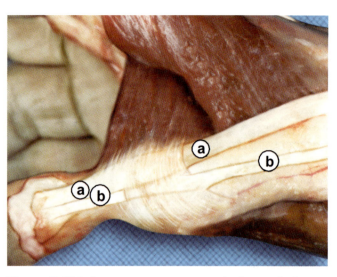

Figura 3.131 Esta peça mostra uma variação anatômica em que o tendão extensor curto **(b)** estende-se até a base da falange distal, inserindo-se ao lado do extensor longo **(a)**.

em "corda de arco" dos tendões extensores durante sua contração (Figura 3.132A a C).

Na borda distal do retináculo, os tendões do extensor comum dos dedos divergem e dirigem-se aos dedos indicador, médio, anular e mínimo (Figura 3.133). Ao nível do dorso da mão, os tendões exten-

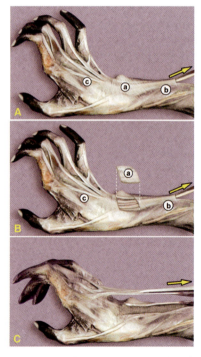

Figura 3.132A. Retináculo dos extensores **(a)**, fáscia antebraquial **(b)** e fáscia supratendinosa **(c)**. **B.** A ressecção isolada do retináculo dos extensores sobre o quarto canal osteofibroso não provoca a projeção em "corda de arco" dos tendões extensores durante sua contração. **C.** Se ressecarmos também a fáscia antebraquial e a fáscia supratendínea, ocorre a projeção em "corda de arco" dos extensores comuns dos dedos.

sores estão unidos entre si por uma fina bainha de tecido fibroso,[46] denominada fáscia intertendínea. Existem, portanto, no dorso da mão, um espaço superficial, entre a pele e a fáscia supratendínea que cobre os tendões extensores, e um profundo, entre a fáscia supratendínea e a fáscia interóssea, o qual cobre a musculatura interóssea, inserindo-se no periósteo dos metacarpianos.[63] As coleções purulentas e sangüíneas podem acumular-se tanto no espaço superficial como no profundo.

Dissecamos 60 mãos de cadáveres adultos e o padrão anatômico mais comumente encontrado, com referência aos tendões extensores, foi o seguinte: um tendão extensor próprio do indicador, um tendão do extensor comum para o indicador, um tendão extensor comum para o dedo médio, dois tendões extensores comuns para o dedo anular, ausência de extensor comum para o mínimo e dois tendões extensores próprios do mínimo (Figura 3.133).

Podemos afirmar que na literatura há uma certa unanimidade, com poucas variações, com relação aos tendões e às conexões intertendíneas dos dedos indicador e anular. Indiscutivelmente, há uma maior multiplicidade e variedade dos tendões no lado ulnar da mão, além de funcionalmente esta região se apresentar como uma rede interligada, na qual existe uma menor independência de movimento dos dedos em relação ao lado radial.[65,66] Estes conceitos são importantes nas abordagens cirúrgicas para as reparações primárias e transposições tendinosas. As Figuras 3.134 e 3.135 mostram a presença de variações anatômicas que encontramos na dissecção dos tendões extensores. O conhecimento destas tem importância em procedimentos cirúrgicos.

O músculo denominado *extensor brevis manus*, que se origina na extremidade distal do rádio e se insere no aparelho extensor do dedo médio, é uma variação anatômica de ocorrência rara e, quando presente, pode simular um tumor no dorso da mão[10] (Figura 3.136).

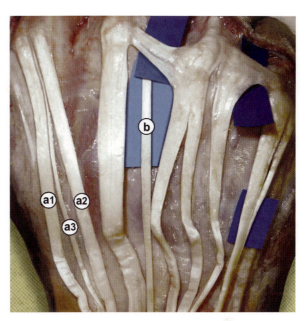

Figura 3.134 Três tendões extensores para o dedo indicador **(a1, a2, a3)** e o extensor próprio do dedo médio **(b)**.

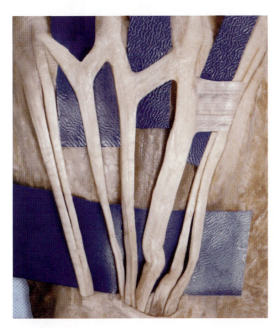

Figura 3.133 Padrão anatômico mais comumente encontrado com referência aos tendões extensores: um tendão do extensor do indicador, um tendão do extensor comum para o indicador, um tendão extensor comum para o dedo médio, dois tendões extensores comuns para o dedo anular, ausência de extensor comum para o dedo mínimo e dois tendões extensores do mínimo.

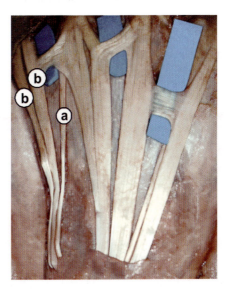

Figura 3.135 Extensor próprio **(a)** para o dedo anular, passando junto com dois tendões próprios **(b)** para o dedo mínimo pelo quinto compartimento dorsal do punho.

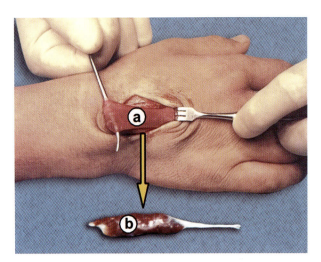

Figura 3.136 Músculo *extensor brevis manus* em sua posição original **(a)** e já removido **(b)**.

Proximalmente, as articulações metacarpofalângicas e os tendões extensores estão unidos por conexões intertendinosas (Figuras 3.137A e B a 3.139), que têm a importante função de estabilizar os tendões extensores sobre a cabeça dos metacarpianos durante a flexão digital, para realizar a preensão.[67] Nesse caso, os tendões deslizam distalmente e tracionam as conexões intertendíneas, que ficam situadas sobre as cabeças dos metacarpianos. O alargamento no sentido transversal, que ocorre com o arco transverso distal durante a flexão dos dedos, afasta os tendões uns dos outros. Nesta situação, as conexões intertendíneas são colocadas em tensão, formando um verdadeiro tendão transverso ao nível da cabeça dos metacarpianos, que contribui para a estabilidade lateral dos tendões extensores, mantendo-os sobre a cabeça dos metacarpianos correspondentes[41] (Figura 3.137A e B).

Estas conexões são constituídas de bandas de tecido conectivo entre os tendões extensores comuns dos dedos e entre o extensor próprio do dedo mínimo, mas não para o extensor do indicador. As funções dessas conexões nesses espaços é de distribuição de forças, coordenação da extensão, estabilização das articulações metacarpofalângicas e prevenção da extensão independente dos dedos. Clinicamente, podem mascarar uma lesão tendinosa e também causar um estalo ao subluxar-se sobre a cabeça do metacarpiano, simulando um dedo em gatilho.

Existem três tipos diferentes de conexões intertendíneas (Figuras 3.138 e 3.139).

- **Tipo 1:** fina e filamentar, é achado primariamente no segundo e terceiro espaços intermetacarpais.

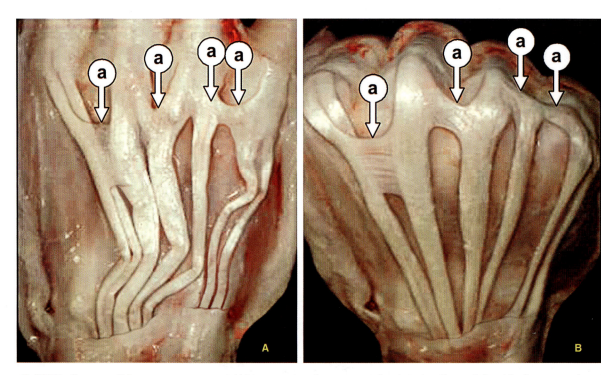

Figura 3.137A. Com a mão em repouso ou os dedos em extensão, as conexões intertendíneas **(a)** estão frouxas e situadas proximalmente às articulações metacarpofalângicas. **B.** Durante a flexão digital, ocorre um alargamento do dorso da mão no sentido transversal, e os tendões se afastam entre si. Nesta situação, as conexões intertendíneas são colocadas em tensão, formando um verdadeiro tendão transverso sobre as articulações metacarpofalângicas, que contribui para manter os tendões extensores centrados sobre a cabeça dos metacarpianos.

- **Tipo 2:** é mais espesso e bem definido, e está presente entre o terceiro e o quarto espaço intermetacarpiano.
- **Tipo 3:** consiste em uma banda tendinosa maior e mais grossa entre o terceiro e o quarto espaço intermetacarpiano. São identificados dois subtipos do tipo 3, com base na sua conformação.
- **Tipo 3r:** é a conexão mais oblíqua entre os tendões (Figura 3.139).
- **Tipo 3y:** é uma divisão do tendão em duas metades que se inserem nos tendões dos dedos adjacentes[67] (Figura 3.138).

Além do tendão oriundo do extensor comum, os dedos indicador e mínimo possuem extensores próprios que, ao nível do dorso da mão, situam-se do lado ulnar ao tendão correspondente do extensor comum dos dedos (Figura 3.137). Permitem que o indicador e o mínimo tenham capacidade de extensão independente.

O **extensor próprio do indicador** (*extensor indicis proprius*) passa pelo quarto canal osteofibroso, juntamente com o extensor comum dos dedos (Figura 3.133), estando incluído com este na mesma bainha sinovial, unindo-se com o tendão do extensor comum para o indicador ao nível da articulação metacarpofalângica[1,37] (Figura 3.137). O **extensor próprio do mínimo** (*extensor digiti quinti proprius*) passa pelo quinto túnel, formado pelo retináculo dos extensores (Figura 3.133). Este túnel localiza-se sobre a articulação radioulnar distal, sendo o único essencialmente fibroso. O tendão do extensor próprio do mínimo funde-se com o extensor comum deste sobre a articulação metacarpofalângica[65] (Figura 3.137).

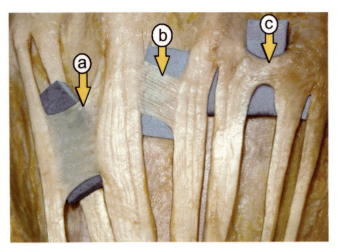

Figura 3.139 A conexão tendínea tipo 1 é fina e filamentar **(a)**. A conexão tendínea tipo 2 é mais espessa e bem definida **(b)**. A conexão tendínea tipo 3 consiste em uma banda tendinosa maior e mais grossa. A figura mostra uma conexão tipo 3r **(c)**, que é a conexão mais oblíqua entre os tendões.

O dedo anular é o menos independente ao movimento e, tipicamente, possui uma conexão intertendínea oblíqua que se origina do extensor comum e, portanto, possui a função de impedir a extensão do dedo anular se os outros dedos estiverem fletidos. Já o dedo indicador é, por muitas razões, o mais móvel. Ele possui dois tendões, inclusive um extensor próprio que não possui conexões intertendíneas. Entretanto, quando uma conexão está presente, esta é bem fina e pode ser transversa ou em ângulo bem agudo.[67]

Os tendões dos músculos extensores extrínsecos inserem-se em quatro locais diferentes ao nível dos dedos.[41] A mais proximal é feita através de suas cintas sagitais ou bandas sagitais, que contornam a articulação metacarpofalângica e vão inserir-se ventralmente em uma estrutura denominada núcleo de força[46] (Figuras 3.140 e 3.141), que é um ponto para o qual, além das cintas sagitais, convergem a placa volar da articulação metacarpofalângica, o ligamento intermetacarpiano transverso, a porção acessória do ligamento colateral da articulação metacarpofalângica, a primeira polia anular e o componente distal dos fascículos verticais da aponeurose palmar. Apresenta uma segunda inserção no dorso da base da falange proximal (Figura 3.142).

Ao nível do terço médio da falange proximal, o tendão extensor divide-se em três cintas (também chamadas de bandeletas). A central, mais espessa, cruza a articulação interfalângica proximal e insere-se na base da falange média (Figura 3.143). As duas laterais passam por um sulco de cada lado, na face dor-

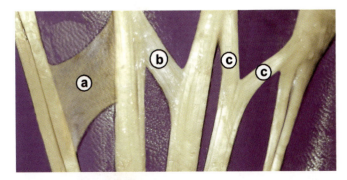

Figura 3.138 A conexão tendínea tipo 1 é fina e filamentar **(a)**. A conexão tendínea tipo 2 é mais espessa e bem definida **(b)**. A conexão tendínea tipo 3 consiste em uma banda tendinosa maior e mais grossa. A figura mostra uma conexão tipo 3y **(c)**, uma divisão do tendão em duas metades que se inserem nos tendões dos dedos adjacentes.

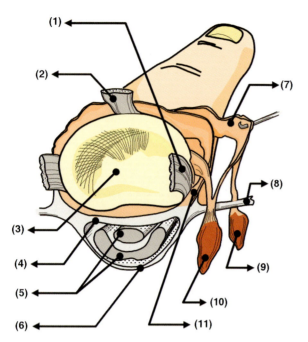

Figura 3.140 Núcleo de força (Zancolli):[46] porção acessória do ligamento colateral da articulação metacarpofalângica **(1)**, tendão extensor **(2)**, base da falange proximal **(3)**, placa volar da articulação metacarpofalângica **(4)**, tendões flexores **(5)**, primeiro ligamento anular (Al) **(6)**, aponeurose dos interósseos **(7)**, ligamento intermetacarpiano transverso **(8)**, músculo lumbrical **(9)**, músculo interósseo **(10)** e cinta sagital **(11)**.

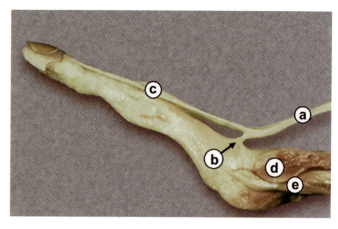

Figura 3.142 Tendão extensor **(a)**, inserção do tendão extensor na base da falange proximal **(b)**, aparelho extensor **(c)**, músculo interósseo **(d)** e músculo lumbrical **(e)**.

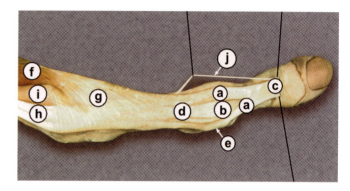

Figura 3.143 Peça anatômica mostrando o aparelho extensor digital. A terceira inserção do tendão extensor **(h)** está na base da falange média através da cinta central **(d)**. A quarta inserção está através do tendão extensor terminal **(c)**, formado pela união das duas cintas laterais **(a)** na base da falange distal. Nesta peça observam-se, também, o músculo interósseo **(f)**, o músculo lumbrical **(i)**, a aponeurose dos interósseos **(g)**, a porção transversa do ligamento retinacular **(e)** e a porção oblíqua do ligamento retinacular **(j)**.

solateral da cabeça da falange proximal, e unem-se na linha média para, em conjunto, formarem o tendão extensor terminal. Este tendão cruza a interfalângica distal, confunde-se com a cápsula e vai inserir-se na base da falange distal[50] (Figura 3.143).

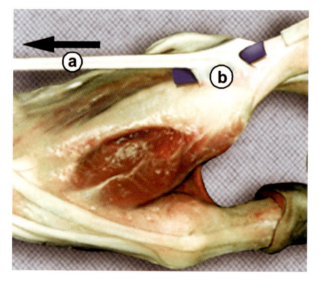

Figura 3.141 Peça anatômica mostrando a inserção do tendão extensor **(a)** na banda sagital **(b)**, que vai inserir-se no núcleo de força.

ZONAS ANATOMOCIRÚRGICAS DOS TENDÕES EXTENSORES DOS DEDOS

A Federação Internacional de Sociedades de Cirurgia da Mão idealizou uma classificação das lesões dos tendões extensores dos dedos conforme a sua localização anatômica, devido às peculiaridades de cada uma. Ela aprovou esta divisão anatômica em oito zonas[11] (Figura 3.144):

- **Zona I:** é a região da articulação interfalângica distal que corresponde à inserção do tendão extensor terminal na base da falange distal. A lesão

Anatomia Cirúrgica do Punho e da Mão e Principais Vias de Acesso

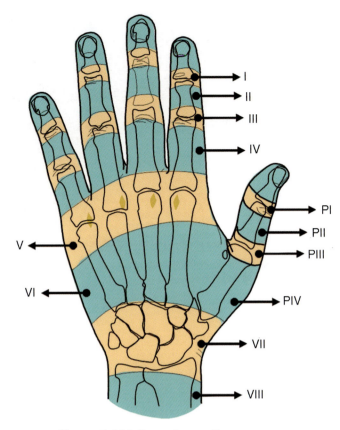

Figura 3.144 Zonas dos tendões extensores.

Músculos flexores extrínsecos

Originam-se do epicôndilo medial do úmero e da face ventral dos ossos do antebraço e da membrana interóssea.[8,18] São constituídos pelo músculos flexores superficiais, flexores profundos dos dedos e flexor longo do polegar (Figura 3.145). Os músculos pronador redondo e pronador quadrado também se localizam no antebraço, porém não atuam na mão.

O **músculo flexor profundo** (*flexor digitorum profundus*) dos dedos ao nível do terço médio do antebraço divide-se em quatro tendões. O tendão para o dedo indicador é independente, permitindo que sua articulação interfalângica distal possa mover-se isoladamente. Os tendões para os dedos médio, anular e mínimo estão unidos entre si por conexões tendinosas, ao nível do terço distal do antebraço e do punho, e pelos terceiro e quarto músculos lumbricais, ao nível da palma da mão (Figura 3.146), não sendo possível a flexão independente de suas falanges distais.[1,7]

O **músculo flexor superficial** (*flexor digitorum superficialis*) divide-se em quatro tendões independentes ao nível do terço distal do antebraço. Os oito tendões flexores dos dedos, o tendão do flexor longo do polegar e o nervo mediano passam pelo túnel car-

do tendão nesse nível leva à "queda" da ponta do dedo, deformidade conhecida como "dedo em martelo".[50]
- **Zona II:** corresponde à diáfise da falange média.
- **Zona III:** é a zona da articulação interfalângica proximal, incluindo a inserção da banda central do tendão extensor na base da falange média. Lesões neste nível provocam uma deformidade chamada "dedo em botoeira", caracterizada por uma deformidade em flexão da interfalângica proximal e hiperextensão da distal.
- **Zona IV:** é a que corresponde à diáfise da falange proximal.
- **Zona V:** esta zona se refere à articulação metacarpofalângica. A lesão do tendão neste nível geralmente lesa, também, a cápsula articular, ocasionando deformidade em flexão da metacarpofalângica.
- **Zona VI:** é a região do dorso da mão onde existem as conexões intertendinosas.
- **Zona VII:** corresponde ao dorso do punho, local do retináculo dorsal e dos compartimentos (ou túneis) osteofibrosos.
- **Zona VIII:** é a zona proximal ao retináculo dorsal, no antebraço distal.

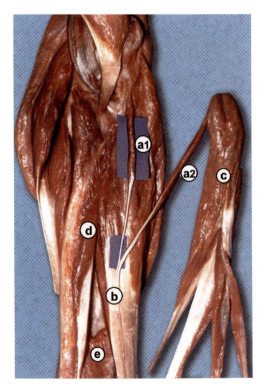

Figura 3.145 Músculo de Gantzer duplicado (**a1** e **a2**), músculo flexor profundo dos dedos (**b**), músculo flexor superficial dos dedos (**c**) e músculo flexor longo do polegar (**d**).

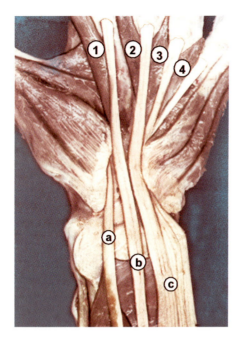

Figura 3.146 Flexor longo do polegar **(a)**, flexor profundo do indicador **(b)** e flexores profundos dos dedos médio, anular e mínimo unidos por conexões tendinosas **(c)**. Primeiro músculo lumbrical **(1)**, segundo lumbrical **(2)**, terceiro lumbrical **(3)** e quarto lumbrical **(4)**.

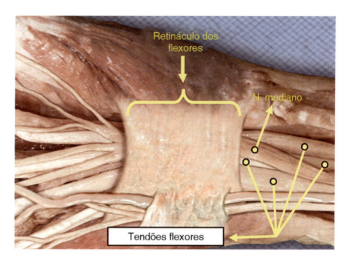

Figura 3.148 Peça anatômica mostrando o nervo mediano e os tendões flexores passando sob o ligamento transverso do carpo (retináculo dos flexores).

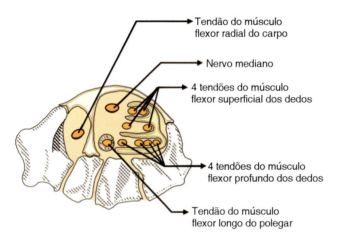

Figura 3.147 Secção transversa ao nível do túnel do carpo. Ligamento transverso do carpo (retináculo dos flexores). Pelo túnel do carpo, além do mediano, passam os quatro tendões flexores superficiais, com os tendões para os dedos médio e anular ocupando posição superficial em relação aos tendões para o indicador e o mínimo. Passam, também, os quatro flexores profundos, todos em um mesmo plano, que corresponde, também, ao plano do flexor longo do polegar. O flexor radial do carpo passa por um túnel separado, do lado radial em relação ao túnel do carpo.

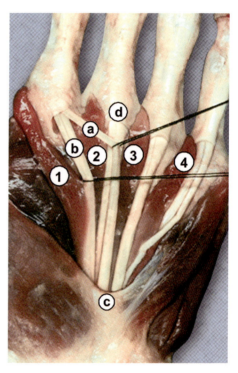

Figura 3.149 O tendão flexor superficial (tracionado) **(a)** e o flexor profundo **(b)**, após passarem pelo túnel carpiano **(c)**, divergem na palma da mão e dirigem-se ao dedo correspondente pelo túnel osteofibroso **(d)**. Os quatro músculos lumbricais **(1, 2, 3** e **4)** originam-se dos tendões flexores profundos.

piano (Figuras 3.147 e 3.148). Os tendões dos músculos flexores superficiais dos dedos médio e anular passam pelo túnel superficialmente aos tendões do indicador e do mínimo,[64] porém todos envoltos por uma bainha sinovial comum. Os tendões dos flexores profundos, também envoltos por bainha sinovial comum, passam pelo túnel em um mesmo plano (Figuras 3.147 e 3.148). Os tendões divergem na palma da mão e dirigem-se ao dedo correspondente[11] (Figura 3.149).

Ao nível das articulações metacarpofalângicas, penetram no canal digital (Figura 3.151), em cuja entrada o tendão flexor superficial ocupa posição palmar, em relação ao flexor profundo (Figuras 3.149 e 3.150). Pouco além do primeiro ligamento anular, o superficial divide-se em duas tiras que contornam o flexor profundo, voltando a unir-se ao nível da articulação interfalângica proximal, formando o quiasma de Camper.[51,68] Portanto, o tendão do músculo flexor superficial forma um anel através do qual passa o tendão do flexor profundo (Figura 3.150). A perfuração do tendão do flexor superficial pelo profundo ocupa todo o comprimento da falange proximal. O tendão do flexor superficial insere-se na porção média da falange média.

O tendão do músculo flexor profundo, após atravessar o anel do flexor superficial, dirige-se à falange distal, inserindo-se em sua base[47,69] (Figura 3.150). Ao nível dos dedos, os tendões flexores superficiais e profundos apresentam vínculos longos e curtos, por onde penetram os vasos oriundos das artérias digitais, de grande importância na nutrição dos tendões[70,71] (Figura 3.150). Nos dedos, os tendões flexores são envoltos por bainha sinovial, formada por células que secretam o líquido sinovial, importante na nutrição e na cicatrização tendinosa.[72,73]

Os tendões são mantidos em contato com o esqueleto das falanges pelas bainhas osteofibrosas (polias flexoras), que formam um canal osteofibroso que exerce a função de manter os tendões junto ao esqueleto, evitando seu deslocamento no sentido lateral e anterior durante a flexoextensão digital. Este canal osteofibroso estende-se da cabeça dos metacarpianos à base da falange distal e não tem a mesma estrutura em toda a sua extensão: é menos espesso ao nível das articulações para permitir a flexão. A porção fibrosa do canal é formada por cinco polias anulares (Figura 3.151), que são bastante espessas. A primeira polia anular (A1) é constituída por fibras dispostas ao nível da articulação metacarpofalângica e insere-se lateralmente no núcleo de força (Figura 3.140) de cada lado desta articulação. A segunda (A2) e quarta (A4) polias localizam-se nas porções médias da diáfise das falanges proximal e média, respectivamente. As polias A3 e A5 são muito estreitas e localizam-se ao nível das articulações interfalângicas. Entre cada par de polias anulares existe uma polia cruciforme, que é bastante fina, flexível e membranosa, e que se contrai com a flexão[74] (Figura 3.151).

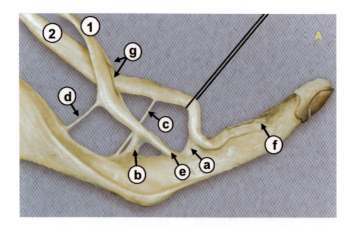

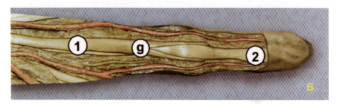

Figura 3.150 A e B. Tendão do músculo flexor superficial **(1)**, tendão do músculo flexor profundo **(2)**, vínculo curto do tendão flexor profundo **(a)**, vínculo curto do tendão superficial **(b)**, vínculo longo do flexor profundo **(c)**, vínculo longo do flexor superficial **(d)**, inserção do tendão flexor superficial no terço médio da falange média **(e)**, inserção do tendão flexor profundo na base da falange distal **(f)**, anel tendinoso do flexor superficial por onde passa o flexor profundo **(g)**.

O músculo **flexor longo do polegar** (*flexor pollicis longus*) se origina no terço proximal do rádio, abaixo da tuberosidade bicipital. Desce distal e radialmente aos tendões dos flexores profundos, passando pelo lado mais radial do túnel do carpo. Ao nível da tuberosidade do trapézio, ele se angula, passando sob a eminência tenar e entre os dois ossos sesamóides do polegar, terminando na base da falange distal (Figura 3.152), fletindo-a sobre a falange proximal e, secundariamente, fletindo esta sobre o primeiro metacarpiano. É necessário que o extensor curto estabilize a falange proximal para que o flexor longo possa fletir isoladamente a falange distal.

Como vimos, o flexor longo do polegar é uma unidade independente, diferente dos demais flexores dos dedos. Sua função é fletir as duas falanges do polegar, e sua inervação é dada pelo nervo mediano (ramo interósseo anterior). É o único dos extrínsecos do polegar de localização palmar. A presença de variações anatômicas referentes a este músculo é muito rara[38,75] (Figura 3.153).

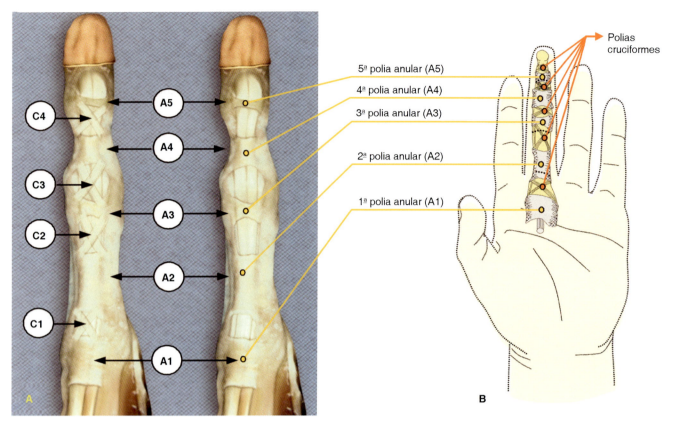

Figura 3.151A. Primeira polia anular **(A1)**, segunda polia anular **(A2)**, terceira polia anular **(A3)**, quarta polia anular **(A4)**, quinta polia anular **(A5)** e polias cruciformes **(C1, C2, C3, C4)**. Na figura à direita em **A**, as polias cruciformes foram removidas. **B.** Esquema mostrando as polias anulares e cruciformes.

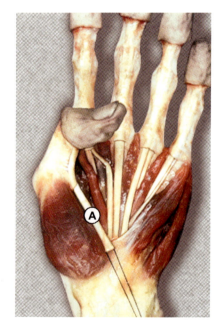

Figura 3.152 O tendão do músculo flexor longo **(A)** atravessa o túnel carpiano e passa entre as duas cabeças do flexor curto, inserindo-se na base da falange distal, fletindo-a sobre a falange proximal, e, secundariamente, fletindo esta sobre o primeiro metacarpiano.

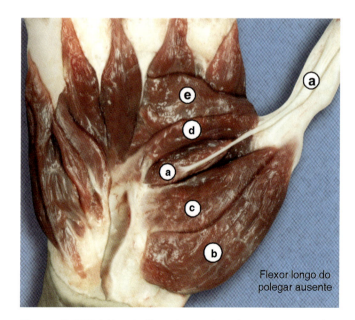

Figura 3.153 Músculo flexor longo do polegar ausente: cabeça profunda do músculo flexor curto **(a)** inserindo-se de modo anômalo na base da falange distal, suprindo, desta forma, a ausência do flexor longo, músculo abdutor curto **(b)**, cabeça superficial do músculo flexor curto **(c)**, porção oblíqua do adutor **(d)** e porção transversa do adutor **(e)**.

ZONAS ANATOMOCIRÚRGICAS DOS TENDÕES FLEXORES DOS DEDOS

Devido às características anatômicas dos tendões flexores dos dedos, a Federação Internacional de Sociedades de Cirurgia da Mão adotou uma classificação, hoje usada em todo o mundo, em que divide os tendões em cinco zonas (Figura 3.154). Cada uma delas tem características diferentes, e o seu conhecimento facilita a abordagem cirúrgica:[11]

- **Zona I:** é a região que vai do terço médio da segunda falange, distal à inserção dos flexores superficiais, até a inserção do flexor profundo, na base da terceira falange. Portanto, lesões neste nível lesam apenas o tendão do flexor profundo.
- **Zona II:** é a que vai da prega palmar distal até a inserção do flexor superficial no terço médio da segunda falange. Nesta região, os dois tendões flexores passam sob o túnel osteofibroso e suas polias anulares e cruciformes. Devido à sua complexidade anatômica, esta zona foi chamada de "terra de ninguém" por Bunnell.[45]
- **Zona III:** vai desde a origem dos músculos lumbricais, nos tendões flexores profundos, na parte mais proximal da palma, até a prega palmar distal, onde se inicia o túnel osteofibroso.
- **Zona IV:** é a zona correspondente ao túnel do carpo. Sob este túnel, que tem como assoalho os ossos do carpo e é fechado acima pelo tenso ligamento volar do carpo, passam os nove tendões flexores dos dedos e o nervo mediano, como já mencionado anteriormente.
- **Zona V:** vai da junção musculotendínea dos flexores, no terço distal do antebraço, até a entrada do túnel do carpo, à altura da prega volar proximal do punho.

MUSCULATURA INTRÍNSECA DA MÃO

Os músculos intrínsecos da mão são assim chamados porque têm sua origem e inserção nos limites da mão. Dividimos esta musculatura em três grupos distintos: intrínsecos do lado radial (musculatura tenar), do lado ulnar (musculatura hipotenar) e intrínsecos centrais (interósseos e lumbricais).

MÚSCULOS DO POLEGAR

A riqueza muscular do polegar, representada pelos músculos da região tenar, em relação aos outros dedos, condiciona mobilidade superior e funções específicas deste dedo que permitem considerá-lo como representante de 50% do valor total da mão.[75]

MUSCULATURA TENAR

Os músculos tenares são: abdutor curto do polegar, flexor curto do polegar, oponente do polegar e adutor do polegar (Figura 3.155 e Quadro 3.8).

O **abdutor curto do polegar** (*abductor pollicis brevis*) é o mais superficial e mais volumoso dos músculos tenares (Figura 3.155). Origina-se no ligamento transverso do carpo e no tubérculo do escafóide, e suas fibras têm um sentido oblíquo, em direção lateral, inserindo-se fortemente no sesamóide do lado radial da metacarpofalângica e na base da primeira falange do polegar. Daí, envia fibras aponeuróticas que se inserem no dorso do dedo, no lado radial do tendão do extensor longo do polegar (Figura 3.161). Sua função é fazer a abdução palmar do polegar e, secundariamente, fletir a primeira e estender a segunda falange. Sua inervação é dada pelo ramo motor (tenar) do

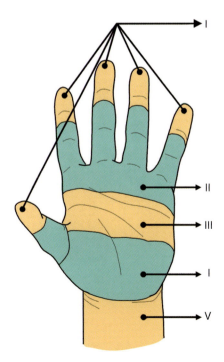

Figura 3.154 Zona I: distal à inserção do flexor superficial. **Zona II**: entre a polia A1 e a inserção do flexor superficial. **Zona III**: entre a polia A1 e o túnel do carpo. **Zona IV**: região do túnel do carpo. **Zona V**: acima do túnel do carpo.

Quadro 3.8 Músculos da região tenar

Músculo	Origem	Inserção	Inervação	Ação principal
M. abdutor curto do polegar	Escafóide, trapézio e retináculo dos flexores	Falange proximal do polegar	N. mediano	Adução do polegar
M. flexor curto do polegar	Escafóide, trapézio e retináculo dos flexores	Falange proximal do polegar	N. mediano	Flexão do polegar
M. oponente do polegar	Escafóide, trapézio e retináculo dos flexores	Face lateral do 1º metacarpiano	N. mediano	Oponência do polegar
M. adutor do polegar	Terceiro metacarpiano	Falange proximal do polegar	N. ulnar	Adução do polegar

nervo mediano. A presença de variações anatômicas do músculo abdutor curto[75,76] pode ser observada nas Figuras 3.156 e 3.157.

O músculo **flexor curto do polegar** (*flexor pollicis brevis*) está situado mais ulnar e profundamente na região tenar (Figura 3.155). Ele é limitado, do lado radial, pelo oponente e, do lado ulnar, pelo adutor do polegar. Origina-se de duas cabeças: uma cabeça superficial, a partir do ligamento transverso do carpo, e uma cabeça profunda, proveniente do trapézio, do capitato e do segundo metacarpiano. Entre as duas cabeças, passa o tendão do flexor longo do polegar. A cabeça superficial do flexor curto insere-se no sesamóide radial e a cabeça profunda, nos dois sesamóides. As duas cabeças inserem-se também na base da primeira falange e enviam expansão fibrosa dorsal para o lado ulnar do tendão do extensor longo do polegar (Figura 3.161). Sua ação principal é fletir a primeira falange e, secundariamente, estender a segunda. Este músculo recebe inervação do nervo mediano (cabeça superficial) e do nervo ulnar (cabeça profunda). Variações anatômicas em relação a essas duas cabeças não são muito raras[75] (Figura 3.158).

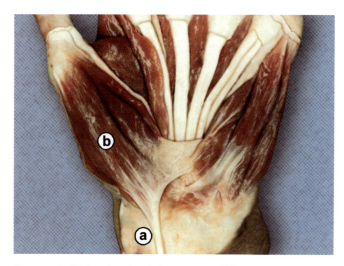

Figura 3.156 Músculo abdutor curto **(b)** com origem incomum no tendão do músculo palmar longo **(a)** – variação anatômica.

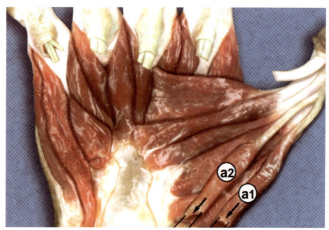

Figura 3.157 Variação anatômica do músculo abdutor curto, formado por duas cabeças musculares **(a1-a2)** completamente separadas.

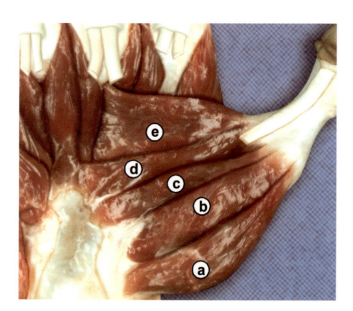

Figura 3.155 Músculo abdutor curto **(a)**, cabeça superficial do músculo flexor curto **(b)**, cabeça profunda do músculo flexor curto **(c)**, cabeça oblíqua do músculo adutor **(d)** e cabeça transversa do músculo adutor **(e)**.

Anatomia Cirúrgica do Punho e da Mão e Principais Vias de Acesso

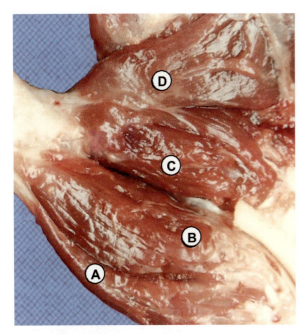

Figura 3.158 Ausência da cabeça profunda do músculo flexor curto: músculo abdutor curto **(A)**, cabeça superficial do músculo flexor curto **(B)**, cabeça oblíqua do músculo adutor **(C)** e cabeça transversa do adutor **(D)**.

O **oponente do polegar** (*opponens pollicis*) é um músculo pequeno, situado profundamente na região tenar, totalmente coberto pelo abdutor curto do polegar e radial em relação a ele (Figura 3.159). Origina-se no ligamento transverso do carpo e na tuberosidade do trapézio, e insere-se no terço médio e radial do primeiro metacarpiano (Figura 3.159). Sua função é dar oponência ao polegar através de uma adução palmar

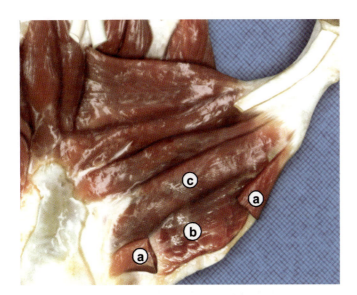

Figura 3.159 Músculo oponente do polegar **(b)** e cabeça superficial do músculo flexor curto **(c)**. O músculo abdutor curto **(a)** foi ressecado parcialmente para visualização do músculo oponente.

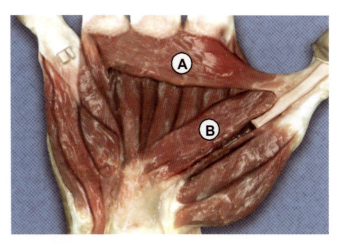

Figura 3.160 Músculo adutor originando-se de modo anômalo no terceiro e quarto metacarpianos. Cabeça transversa do adutor **(A)** e cabeça oblíqua do adutor **(B)** (nota-se um intervalo amplo entre as duas cabeças musculares).

e rotação do primeiro metacarpiano. É inervado pelo nervo mediano.

O **adutor do polegar** (*adductor pollicis*) é o mais profundo dos músculos tenares. Está na frente dos ossos e músculos interósseos. É coberto pelos tendões flexores e limitado radialmente pelo flexor curto. Origina-se na diáfise do terceiro metacarpiano e tem dois feixes: o oblíquo (mais proximal) e o transverso (mais distal) (Figura 3.165). O adutor se insere no sesamóide do lado ulnar e na base da primeira falange do polegar, enviando fibras dorsalmente, que se inserem do lado ulnar do extensor longo do polegar (Figura 3.161). Sua ação é aduzir o polegar, podendo também fletir a primeira e estender a segunda falange. É inervado pelo nervo ulnar. Em algumas dissecções, observamos variações anatômicas em relação às suas duas porções[75] (Figura 3.160).

MOVIMENTOS DO POLEGAR

O polegar tem maior mobilidade, é mais curto e origina-se proximalmente aos outros dedos. Ele tem capacidade de projetar-se na frente do plano da palma da mão para se opor aos outros dedos[75] (Figura 3.162). É o dedo mais importante da mão, e destaca-se pela grande liberdade de movimento do primeiro metacarpiano e pela riqueza de sua musculatura.

Os movimentos do polegar no plano anteroposterior serão chamados de antepulsão e retropulsão. Os termos adução e abdução serão usados para definir os movimentos no plano da palma da mão. Os termos flexão e extensão serão usados apenas para definir os

Figura 3.161A Aparelho extensor do polegar: tendão do músculo extensor longo **(1)**, tendão do músculo extensor curto **(2)**, cabeça oblíqua do músculo adutor inserindo-se no aparelho extensor **(3)**, cabeça transversa do adutor inserindo-se na base da falange proximal **(4)**, fibras laterais do músculo abdutor curto inserindo-se no aparelho extensor **(5)** e fibras mediais do abdutor curto inserindo-se na base da falange proximal **(6)**. **B.** Observa-se, neste paciente com paralisia do nervo radial, que é possível a extensão da falange distal (mesmo com extensores longos paralisados) pela inserção dos músculos abdutor curto e adutor no aparelho extensor do polegar.

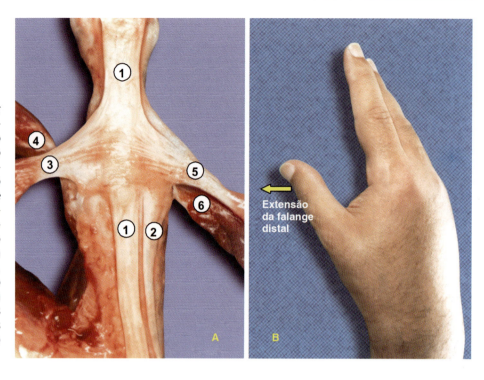

movimentos das falanges do polegar. Será chamado de pronação-supinação o movimento de rotação do polegar em torno do seu próprio eixo. Durante a pronação, a polpa do polegar gira de modo a ficar voltada para a polpa dos outros dedos. Durante a supinação, ocorre o inverso[46,77,78] (Figura 3.163).

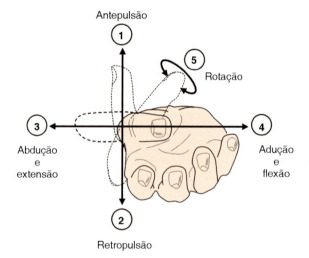

Figura 3.163 Antepulsão **(1)**, retropulsão **(2)**, abdução e extensão **(3)**, adução e flexão **(4)** e rotação **(5)**.

ARTICULAÇÕES DO POLEGAR

O polegar possui grande amplitude de movimento. Existem três articulações responsáveis por sua mobilidade, as quais têm um grau de liberdade que aumenta da distal para a proximal (Figura 3.164).

Articulação interfalângica do polegar

Das três articulações, esta é a mais distal e a de menor importância (Figura 3.164). Por ser uma

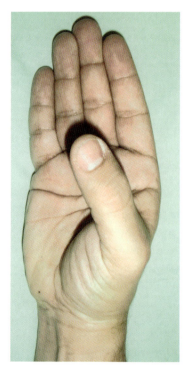

Figura 3.162 O polegar é mais curto, origina-se proximalmente e tem a capacidade de projetar-se na frente do plano da palma da mão para se opor aos outros dedos.

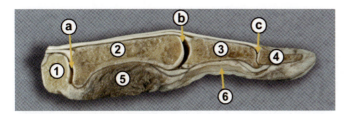

Figura 3.164 Cadeia osteoarticular do polegar: trapézio (1), primeiro metacarpiano (2), falange proximal (3), falange distal (4), primeiro músculo interósseo dorsal (5), canal do tendão do músculo flexor longo do polegar (6), articulação trapeziometacarpiana (a), articulação metacarpofalângica (b), articulação interfalângica (c).

articulação do tipo troclear, apresenta apenas um grau de liberdade, sendo possíveis somente os movimentos de flexão e extensão. Suas estruturas capsuloligamentares laterais lhe proporcionam forte estabilidade lateral. A flexão da falange distal sobre a proximal aproxima-se de 90 graus, e a extensão é em torno de 10 graus. A extensão pode ser bastante pronunciada em certos indivíduos com frouxidão das estruturas capsuloligamentares ventrais dessas articulações.[27,79]

Articulação metacarpofalângica do polegar

É a segunda articulação, tanto com relação à importância como em termos de sua situação anatômica. Está formada pela superfície convexa da cabeça do primeiro metacarpiano e pela superfície côncava da cavidade glenóide da base da falange proximal. A superfície articular da base da falange proximal continua anteriormente por uma fibrocartilagem que constitui a placa volar, que aumenta sua superfície articular (Figura 3.164). Essa articulação, que é do tipo condilar, apresenta, por definição, dois graus de liberdade, ou seja, permite movimentos em dois planos perpendiculares entre si. O movimento de flexoextensão na metacarpofalângica do polegar tem menor amplitude que nas mesmas articulações dos outros dedos, pois ela é formada por uma cabeça metacarpiana menos arredondada e mais aplanada, no sentido dorso-palmar, e apresenta dois sesamóides incluídos em sua placa volar. Os movimentos de adução (desvio ulnar) e abdução (desvio radial) são muito limitados mesmo em extensão, quando comparados com os das articulações metacarpofalângicas dos outros dedos, sendo, no entanto, compensados pela grande mobilidade da articulação trapeziometacarpiana. Em conseqüência da flexibilidade de seu sistema capsuloligamentar,

permite o movimento de rotação da base da falange proximal sobre a cabeça do metacarpiano, quando submetido à ação dos músculos tenares.[79]

Articulação carpometacarpiana do polegar

É a articulação mais importante do polegar (Figura 3.165). Situa-se entre a extremidade distal do trapézio e a base do primeiro metacarpiano. É uma articulação em sela: a superfície articular convexa do trapézio em sentido quase anteroposterior, e côncava transversalmente, articula-se com uma superfície articular análoga, porém inversa, da base do primeiro metacarpiano. O movimento dessa articulação realiza-se através de dois eixos principais: um eixo laterolateral, para antepulsão e retropulsão, e um eixo anteroposterior, para adução e abdução (Figura 3.163).

As superfícies articulares são mantidas em contato pelo tônus dos músculos e pelo sistema capsuloligamentar, que é suficientemente frouxo para permitir determinada mobilidade de rotação axial. O mecanismo de rotação axial ao nível dessa articulação é muito discutido, existindo diferentes teorias para explicá-lo.[46] Porém, de acordo com a maioria delas,[77,79] este terceiro grau de liberdade é possível graças ao jogo mecânico existente na articulação. Este se deve tanto à elasticidade dos ligamentos como à forma irregular das superfícies articulares, que apresentam concavidade bastante

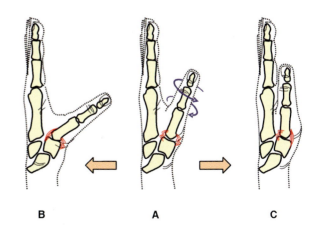

Figura 3.165 Em posição neutra (A), as superfícies articulares da base do primeiro metacarpiano e do trapézio tocam-se apenas no centro da articulação, em conseqüência da desproporção entre a convexidade do primeiro metacarpiano e a concavidade do trapézio. Os ligamentos ficam frouxos, sendo possível a rotação axial pela ação muscular. Quando o primeiro metacarpiano está em abdução (B) ou adução (C), as superfícies articulares ficam harmônicas e as estruturas capsuloligamentares opostas se distendem e impedem a rotação.

atenuada do trapézio em relação à convexidade da base do primeiro metacarpiano. Desse modo, em posição intermediária, as superfícies articulares não estão em harmonia, podendo produzir o movimento de rotação axial.[27,79] Quando o primeiro metacarpiano está em adução ou abdução, as superfícies articulares estão harmônicas e as estruturas capsuloligamentares opostas se distendem, não permitindo a rotação (Figura 3.165).

Oposição ou oponência do polegar

O movimento de oposição do polegar é o ato de colocar a polpa digital do polegar em contato com a polpa digital dos outros dedos, movimento este que representa a função principal da mão (Figura 3.166). Sua perda acarreta a quase inutilidade do membro superior. No movimento de oposição, em que o polegar vai de encontro a outro dedo, com mais freqüência o indicador, há combinação de antepulsão, adução e pronação do primeiro metacarpiano, flexão e pronação da falange proximal e extensão da falange distal (Figura 3.166). O movimento inverso à oposição, é chamado de contra-oposição do polegar[77,79] (Figura 3.166).

MUSCULATURA HIPOTENAR

A musculatura hipotenar é mais fraca e menos volumosa que a tenar. Ela é constituída por três músculos: abdutor do dedo mínimo, flexor curto do dedo mínimo e oponente do dedo mínimo[64] (Figura 3.167 e Quadro 3.9).

O **abdutor do dedo mínimo** (*abductor digiti quinti*) é o mais superficial e mais ulnar dos músculos hipotenares. Ele se origina no ligamento transverso do carpo e na porção distal do pisiforme. Suas fibras se dirigem distalmente e se inserem na base da primeira falange do dedo mínimo e na borda ulnar do seu tendão extensor (Figura 3.167). A ação deste músculo é, principalmente, abduzir o quinto dedo. Secundariamente, flete a primeira falange e estende a segunda e a terceira. Sua inervação é pelo ramo volar (profundo) do nervo ulnar.

O **flexor curto do dedo mínimo** (*flexor digiti quinti brevis*) é um músculo freqüentemente ausente. Ele ocupa uma posição superficial no lado radial do abdutor do dedo mínimo. Sua origem é no ligamento transverso do carpo e no hâmulo do hamato, e sua inserção é na base da primeira falange do dedo mínimo

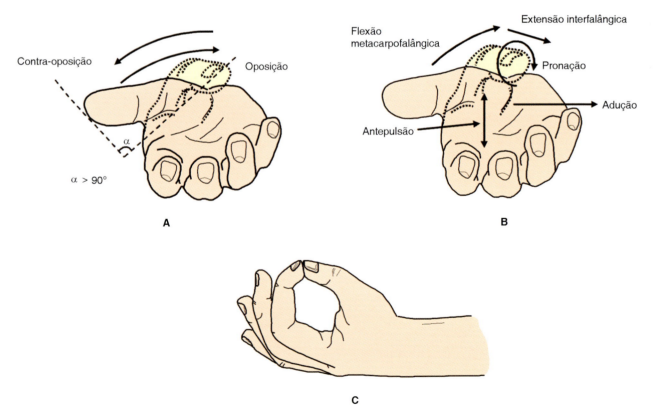

Figura 3.166A. Movimento de oposição e contra-oposição do polegar. **B.** A oposição do polegar é uma combinação de movimentos. **C.** Oposição ou oponência do polegar.

Quadro 3.9 Músculos da região hipotenar

Origem	Inserção	Inervação	Ação principal
Osso pisiforme	Falange proximal do dedo mínimo	N. ulnar	Abdução do dedo mínimo
Osso hamato e retináculo dos flexores	Falange proximal do dedo mínimo	N. ulnar	Flexão do dedo mínimo
Osso hamato e retináculo dos flexores	5º metacarpiano	N. ulnar	Oponência do dedo mínimo

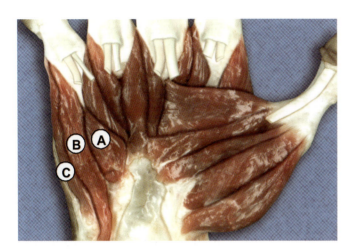

Figura 3.167 Peça anatômica mostrando os músculos hipotenares: músculo oponente do dedo mínimo **(A)**, músculo flexor do mínimo **(B)** e abdutor do mínimo **(C)**.

(Figura 3.167). Sua ação é fletir a primeira falange do dedo mínimo, e sua inervação é feita pelo ramo volar do nervo ulnar.[10,19]

O **oponente do dedo mínimo** (*opponens digiti quinti*) é o mais profundo dos músculos hipotenares e tem sua origem no ligamento transverso do carpo e no hâmulo do hamato. Sua inserção é na diáfise do quinto metacarpianoo (face anteromedial) (Figura 3.167). Ele é totalmente coberto pelos músculos abdutor e flexor curto do dedo mínimo. A ação deste músculo é puxar o quinto dedo para frente, rodando ligeiramente o quinto metacarpiano. Sua inervação é através do ramo volar do nervo ulnar.[10,19] O músculo adutor hipotenar é uma variação anatômica muito rara.[80]

MUSCULATURA INTRÍNSECA CENTRAL

Entre as regiões tenar e hipotenar, os músculos intrínsecos da mão são os lumbricais e os interósseos. Estes pequenos músculos são de anatomia e fisiologia complexas, e a sua função principal é equilibrar a ação dos extensores e flexores extrínsecos, estabilizando as articulações para ação destes tendões.[60] Sua lesão ou paralisia altera substancialmente a ação da mão, provocando a deformidade conhecida como "mão em garra" (Figura 3.115).

MÚSCULOS INTERÓSSEOS

Estes músculos são classificados em dorsais e volares, conforme suas inserções metacarpianas. Situados nos espaços intermetacarpianos, são estruturas bastante complexas, apresentando volume, origem e inserção variáveis de um dedo para outro.

Os **interósseos dorsais**, em número de quatro (Figuras 3.168 a 3.170), originam-se das faces laterais das diáfises dos metacarpianos adjacentes, inserindo-se no dedo correspondente ao metacarpiano, onde têm origem mais volumosa, a qual é sempre mais próxima ao eixo da mão. Desse modo, os interósseos do primeiro e segundo espaços inserem-se no lado radial do indicador e do médio, ao passo que os do terceiro e quarto espaços inserem-se no lado ulnar do médio e do anular (Figuras 3.168 a 3.170).

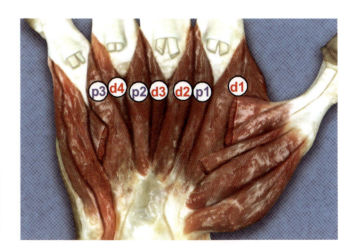

Figura 3.168 Músculos interósseos: primeiro interósseo dorsal **(d1)**, segundo interósseo dorsal **(d2)**, terceiro interósseo dorsal **(d3)**, quarto interósseo dorsal **(d4)**, primeiro interósseo palmar **(p1)**, segundo interósseo palmar **(p2)** e terceiro interósseo palmar **(p3)**.

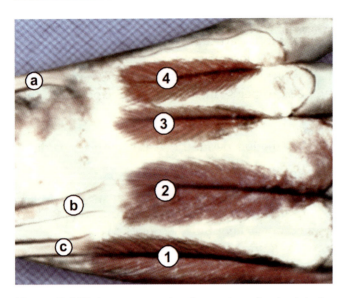

Figura 3.169 Aspecto posterior dos quatro músculos interósseos dorsais (dorso da mão) **(1, 2, 3** e **4)**. Inserção do tendão extensor ulnar do carpo **(a)**. Inserção dos tendões extensores radiais longo **(c)** e curto **(b)** do carpo.

Os **interósseos palmares (ou volares)**, em número de três, originam-se da face palmar do metacarpiano correspondente ao dedo onde se vão inserir distalmente (Figura 3.171).

O músculo abdutor do dedo mínimo corresponde, funcionalmente, ao quinto interósseo dorsal (Figura 3.167). Os músculos interósseos dão origem a um tendão que passa para o dedo, ocupando posição dorsal em relação ao ligamento intermetacarpiano transverso (Figura 3.174), porém ventral ao eixo transverso das articulações metacarpofalângicas, e inserem-se em diferentes níveis. Suas inserções podem ser classificadas em profundas e superficiais.[81]

As inserções profundas ocorrem no tubérculo lateral da base da falange proximal e na superfície ventral da cápsula (placa volar) das articulações metacarpofalângicas (Figuras 3.170 e 3.171). Com exceção do terceiro, todos os interósseos dorsais e o abdutor do dedo mínimo apresentam inserção óssea no tubérculo da base da falange proximal, e todos, sem exceção, apresentam inserção capsular na placa volar dessa articulação (Figura 3.170). Porém, os três interósseos palmares e o terceiro interósseo dorsal apresentam apenas a inserção capsular[46] (Figura 3.171). Através

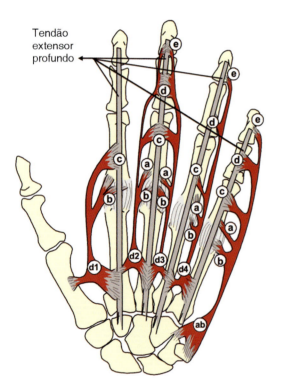

Figura 3.170 Músculos interósseos dorsais e abdutor do dedo mínimo: primeiro interósseo dorsal **(d1)**, segundo interósseo dorsal **(d2)**, terceiro interósseo dorsal **(d3)**, quarto interósseo dorsal **(d4)**, abdutor do dedo mínimo **(ab)**. Inserções profundas: inserção profunda no tubérculo lateral da base da falange proximal **(a)** e inserção profunda na face ventral da cápsula das articulações metacarpofalângicas **(b)**. Inserções superficiais: fibras transversas da aponeurose dos interósseos **(c)**, fibras oblíquas proximais **(d)** e fibras oblíquas distais da aponeurose dos interósseos **(e)**.

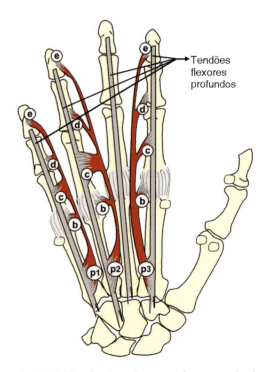

Figura 3.171 Músculos interósseos palmares: primeiro interósseo palmar **(p1)**, segundo interósseo palmar **(p2)** e terceiro interósseo palmar **(p3)**. Inserções profundas: inserção profunda na face ventral da cápsula das articulações metacarpofalângicas **(a)**. Inserções superficiais: fibras transversas da aponeurose dos interósseos **(c)**, fibras oblíquas proximais **(d)** e fibras oblíquas distais **(e)**.

dessas inserções profundas, fazem abdução dos dedos pela ação dos interósseos dorsais e a adução pela ação dos interósseos palmares.

O primeiro interósseo dorsal não só é o mais volumoso deles, como também tem a maioria de suas fibras voltadas para sua inserção na base da falange proximal (Figura 3.170), o que permite ao indicador resistir à forte pressão lateral do polegar.[46]

Os movimentos de adução e abdução dos dedos são usados como teste de avaliação motora do nervo ulnar. Porém, é preciso lembrar que o tendão do extensor próprio do indicador, que se situa do lado ulnar em relação ao extensor comum dos dedos, pode provocar certa adução do indicador, aproximando-o do dedo médio, o mesmo ocorrendo com o extensor próprio do mínimo, que pode afastar o dedo mínimo do anular. Portanto, os sinais de maior fidelidade na avaliação da paralisia dos interósseos são a incapacidade de aproximar entre si os três últimos dedos ou, então, a impossibilidade de realizar a abdução radial e ulnar com o dedo médio.[60,77] Os músculos interósseos têm, também, a função de evitar o deslocamento dorsal da falange proximal, principalmente através das inserções na placa volar que, sendo bem anteriores ao eixo da articulação metacarpofalângica, bloqueiam o deslocamento dorsal da falange proximal. E, finalmente, o movimento de rotação axial digital, provocado pelos interósseos (principalmente por suas inserções profundas), é de grande importância para adaptar os dedos ao contorno e à forma dos objetos, de modo a permitir que as superfícies palmar e digital façam o melhor contato possível com o objeto a ser apreendido (Figura 3.172). Uma vez conseguida essa preensão ótima, os flexores extrínsecos podem exercer seu poder com o máximo efeito.[60]

Os tendões dos interósseos passam de volar para dorsal, unindo-se com a banda ou cinta sagital dos extensores (capuz extensor) e com os músculos lumbricais, inserindo-se no aparelho extensor. Através destas inserções, fazem a flexão das metacarpofalângicas e a extensão da articulação interfalângica proximal e distal. Sua inervação é feita através do ramo motor profundo do nervo ulnar. O primeiro interósseo dorsal não tem inserção na base das falanges média e distal, portanto, no lado radial do indicador, o interósseo não participa da formação do aparelho extensor[46] (Figura 3.170).

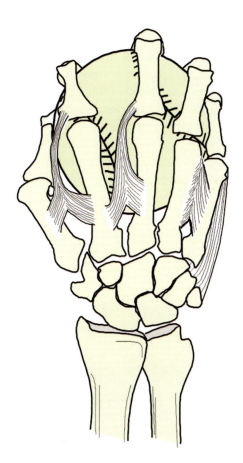 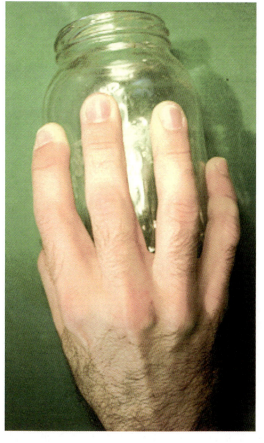

Figura 3.172 O movimento de rotação axial dos dedos, pela ação dos músculos interósseos, através de suas inserções profundas, é de grande importância para a adaptação dos dedos ao contorno e à forma dos objetos a serem apreendidos.

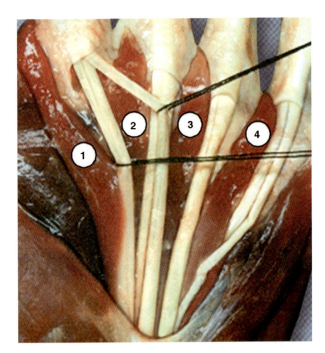 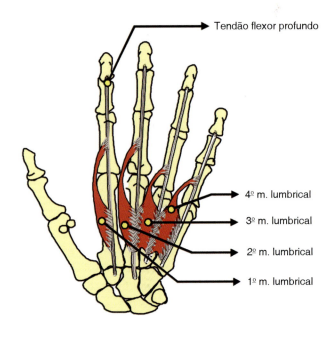

Figura 3.173 O primeiro e segundo músculos lumbricais **(1** e **2)** originam-se da borda radial dos tendões dos músculos flexores profundos do indicador e do médio. O terceiro **(3)** e o quarto **(4)** são músculos bipenados e originam-se das bordas adjacentes dos tendões flexores entre os quais eles se localizam.

Músculos lumbricais

São em número de quatro. O primeiro e o segundo são músculos fusiformes e originam-se da borda radial dos tendões dos músculos flexores profundos do indicador e do médio. O terceiro e o quarto são músculos bipenados e originam-se das bordas adjacentes dos tendões flexores, entre os quais eles se localizam. Desse modo, unem os flexores profundos dos dedos médio, anular e mínimo na palma da mão (Figuras 3.173 e 3.174).

O tendão do músculo lumbrical passa ventralmente ao ligamento intermetacarpiano transverso. A partir daí, suas fibras se confundem com as dos interósseos, inserindo-se no mecanismo extensor no dorso da primeira falange. O primeiro, segundo, terceiro e quarto lumbricais vão para o lado radial do segundo, terceiro, quarto e quinto dedos, respectivamente. São freqüentes as variações anatômicas, desde a ausência desses músculos até as origens mais proximais nos tendões flexores profundos, o que pode ser uma causa desencadeante da síndrome do túnel do carpo. Portanto, os lumbricais unem os tendões flexores profundos ao aparelho extensor, sendo os únicos músculos esqueléticos que não têm inserção óssea.[60] Pelas suas inserções no aparelho extensor, os lumbricais têm a função de colocar as articulações interfalângicas em extensão, independentemente da posição das articulações metacarpofalângicas, ao contrário dos interósseos, que só estendem as falanges média e distal quando as articulações metacarpofalângicas estão em extensão.

Por sua posição ventral ao eixo da articulação metacarpofalângica, inclusive com ângulo de acesso maior que o dos interósseos (Figura 3.174), os lumbricais deveriam fletir as mesmas, porém estudos anatômicos[81] e eletromiográficos[82,83] mostram que os lumbricais não se contraem durante a flexão da articulação metacarpofalângica. No entanto, é inegável a função destes na estabilização desta articulação. Isto pode ser observado na paralisia isolada do nervo ulnar, em que todos os interósseos estão paralisados, assim como os músculos lumbricais, que atuam sobre o anular e o mínimo, ocorrendo a deformidade em garra apenas nestes (Figuras 3.115 e 3.116). Nos

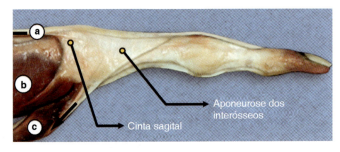

Figura 3.174 As fibras dos músculos lumbricais **(c)** se confundem com as dos interósseos **(b)** e com as cintas (ou bandas) sagitais, inserindo-se no mecanismo extensor **(a)**.

dedos indicador e médio, os lumbricais, que têm inervação do mediano, evitam a hiperextensão das metacarpofalângicas, não ocorrendo a deformidade em garra nestes dedos. A abundância de receptores proprioceptivos dos lumbricais, descrita por alguns autores,[41,84] indica que estes possivelmente têm a ação de controlar a tensão entre os sistemas flexores e extensores e na coordenação dos delicados movimentos digitais, porém esta função ainda é muito discutida.[60]

PRINCIPAIS VIAS DE ACESSO ANATÔMICO-CIRÚRGICO

Via de acesso ao plexo braquial

Incisam-se a pele e o tecido celular subcutâneo, expondo o músculo platisma. Após a abertura do platisma observamos, lateralmente, a veia jugular externa, que pode ser ligada, se necessário. Afasta-se medialmente o músculo esternocleidomastóideo, expondo desta maneira o músculo escaleno anterior e o nervo frênico. Entre os músculos escalenos anterior e médio encontramos as raízes e os troncos que formam o plexo braquial. O músculo omo-hióideo passa anteriormente ao plexo braquial. Se necessário, este pode ser seccionado.

A exploração infraclavicular do plexo braquial é feita através do sulco deltopeitoral. Neste sulco, evidenciamos a veia cefálica, que pode ser dissecada e preservada. Os músculos peitoral maior e peitoral menor são incisados, expondo, dessa maneira, o plexo braquial infraclavicular e os vasos (artéria e veia axilar). Se necessário, secciona-se a clavícula com serra de Gigli, realizando assim um acesso combinado supra e infraclavicular[85,86] (Figura 3.175).

Vias de acesso à face anterior (volar) do antebraço

Acesso ao terço superior

Os pontos de referência para a abordagem do terço superior da face volar do antebraço são mostrados na Figura 3.181*A*.

O nervo cutâneo lateral do antebraço emerge na borda lateral do músculo bíceps (próximo ao início da incisão), perfura a fáscia e corre na face anterolateral do antebraço. Este deve ser identificado e afastado lateralmente. As veias basílica (medialmente) e cefálica

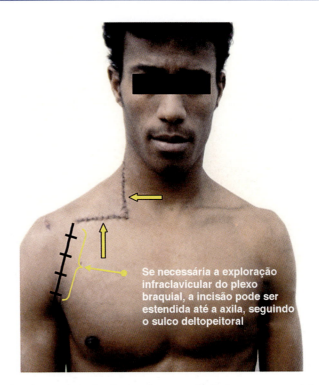

Figura 3.175 Via de acesso supraclavicular para exposição alta do plexo braquial. Incisão na borda posterior do músculo esternocleidomastóideo, com início a 1cm do processo mastóide do osso temporal, até a clavícula, dirigindo-se lateralmente até o sulco deltopeitoral. Permite as descompressões nervosas na síndrome do escaleno anterior, na síndrome costoclavicular e na síndrome da costela cervical, embora esta última seja mais bem abordada pela via transaxilar.

(lateralmente) devem ser preservadas, podendo ser ligadas as veias que as interconectam. O nervo cutâneo medial do antebraço acompanha a veia basílica. Segue a dissecção entre os músculos pronador redondo (medialmente) e o braquiorradial (lateralmente). A expansão aponeurótica do músculo bíceps (*lacertus fibrosus*) é identificada e seccionada para expor o nervo mediano e a artéria braquial. Nesta região, encontra-se uma trama vascular intensa, a chamada "rede vascular de Henry", que deve ser dissecada delicadamente e ligada para que as artérias radial e ulnar possam ser mobilizadas. A artéria radial e a cabeça superficial do pronador redondo são afastadas medialmente, expondo, profundamente, o músculo supinador. Este pode ser dissecado subperiostalmente, expondo o rádio proximal. O nervo interósseo posterior situa-se entre as porções superficial e profunda do músculo supinador. Após o descolamento cuidadoso subperiostal do supinador, a diáfise proximal do rádio fica exposta para se realizar a intervenção (Figura 3.181). Se houver necessidade, esta incisão pode ser

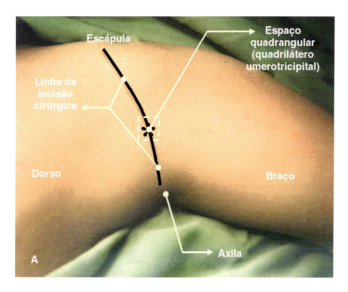
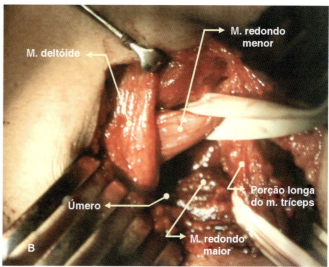

Figura 3.176A. Via de acesso para o espaço quadrangular para abordagem ou descompressão do nervo axilar. Inicia na borda lateral da escápula e dirige-se à prega axilar, centrada sobre o espaço quadrangular. **B.** Limites do espaço quadrangular. Os músculos deltóide e redondo menor estão com a coloração alterada devido à sua denervação por comprometimento do nervo axilar.[85,87]

prolongada proximalmente para expor o nervo radial entre os músculos braquial e braquiorradial, no terço distal do braço.[96,97]

Acesso ao terço médio

A abordagem do terço médio do antebraço é feita no intervalo entre o músculo flexor radial do carpo e o braquiorradial. A artéria radial é identificada e deve ser afastada lateralmente junto com o músculo braquiorradial. Profundamente, nesse intervalo, evidenciam-se o músculo pronador redondo, com sua inserção na diáfise do rádio, e o músculo flexor superficial dos dedos. A diáfise do terço médio do rádio é exposta pela dissecção subperiostal desses músculos [96,97] (Figuras 3.181 e 3.182).

Acesso ao terço distal

O acesso cirúrgico ao terço distal do rádio é feito no espaço entre a artéria radial (lateralmente) e o músculo flexor radial do carpo (medialmente). Afas-

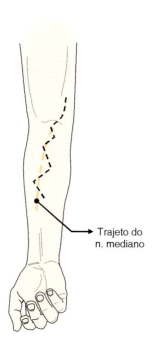
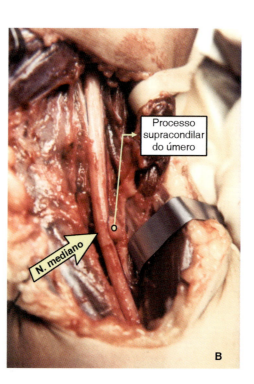

Figura 3.177A. Via de acesso para a síndrome do pronador redondo. A incisão em ziguezague evita retrações. Nunca deve cruzar a prega de flexão do cotovelo em ângulo de 90 graus ou próximo de 90 graus. Permite a exploração das estruturas que podem comprimir o nervo mediano no local: processo supracondilar do úmero e arcada de Struthers, *lacertus fibrosus* (expansão aponeurótica do bíceps), compressão entre as duas cabeças do músculo pronador redondo e compressão pela arcada entre as inserções do músculo flexor superficial dos dedos. **B.** Compressão do nervo mediano pelo processo supracondilar do úmero.[88-90]

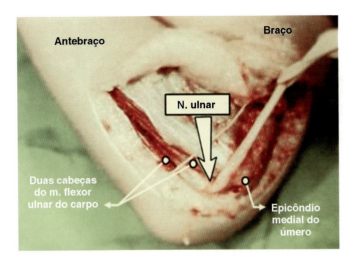

Figura 3.178 Via de acesso para descompressão do nervo ulnar no sulco entre o epicôndilo medial e o olécrano (sulco epitrócleo-olecraniano). A incisão deve iniciar-se cerca de 8cm acima do epicôndilo medial para exploração do ligamento de Struthers e do septo intermuscular (que podem ser a causa da compressão nervosa). Distalmente, deve-se prolongar 5cm abaixo do epicôndilo medial para liberar as duas cabeças do músculo flexor ulnar do carpo, que podem ser as responsáveis pela compressão nervosa. Os ramos do nervo ulnar para os músculos flexor ulnar do carpo e flexor profundo dos dedos devem ser preservados.[91-93]

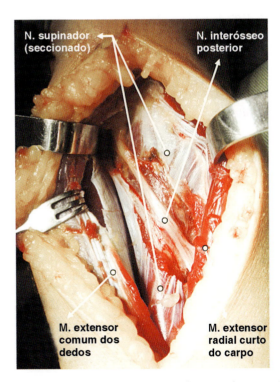

Figura 3.179 Via de acesso para exploração do nervo interósseo posterior (ramo motor do nervo radial) no terço superior do antebraço. A incisão deve ser feita no terço superior do antebraço, na linha que une o processo estilóide da ulna ao epicôndilo lateral. O músculo supinador curto e o nervo interósseo posterior devem ser expostos entre os músculos extensor radial curto do carpo (lateralmente) e extensor comum dos dedos (medialmente).[94,95]

tando essas estruturas, evidencia-se profundamente, nesse intervalo, o músculo pronador quadrado. Este é incisado em sua borda lateral, deixando uma pequena porção muscular para ser reinserida posteriormente. A dissecção subperiostal do músculo pronador quadrado expõe a diáfise do terço distal do rádio[96,97] (Figuras 3.181 e 3.182).

Vias de acesso à face posterior (dorsal) do antebraço

Acesso ao terço superior

Os pontos de referência podem ser observados na Figura 3.183A. A abordagem deve ser feita entre os músculos extensor comum dos dedos (ECD) e extensor radial curto do carpo (ERCC). Afastando-se o ECD medialmente e o ERCC lateralmente, expõe-se o músculo supinador. O nervo interósseo posterior posiciona-se perpendicularmente em relação às fibras musculares do supinador. Identifica-se a entrada do nervo na margem superior do supinador (arcada de Fröhse) e sua emergência na margem inferior do supinador. Desse modo, com o antebraço em supinação, pode-se dissecar o supinador subperiostalmente, sem risco para o nervo interósseo posterior[97,98] (Figuras 3.182 e 3.183).

Acesso ao terço médio

Faz-se a abertura da fáscia. A seguir, disseca-se no espaço entre os músculos extensor radial curto do carpo (ERCC) e abdutor longo do polegar (ALP). O ERCC é afastado medialmente, e o ALP, junto com o músculo extensor curto do polegar (ECP), é afastado lateralmente, expondo assim a diáfise do terço médio do rádio[97,98] (Figuras 3.182 e 3.183).

Acesso ao terço distal

Após a incisão cutânea e da fáscia, disseca-se no intervalo entre os músculos ERCC e o extensor longo do polegar (ELP). Assim, pode-se expor o terço distal do rádio[97,98] (Figuras 3.182 e 3.183).

Via de acesso de Boyd ao quarto proximal do rádio e ao terço proximal da ulna

1. Incisão iniciada 2cm proximais à articulação do cotovelo, lateralmente ao tendão do tríceps, lateralmente ao olécrano, seguindo pela borda subcutânea da ulna.

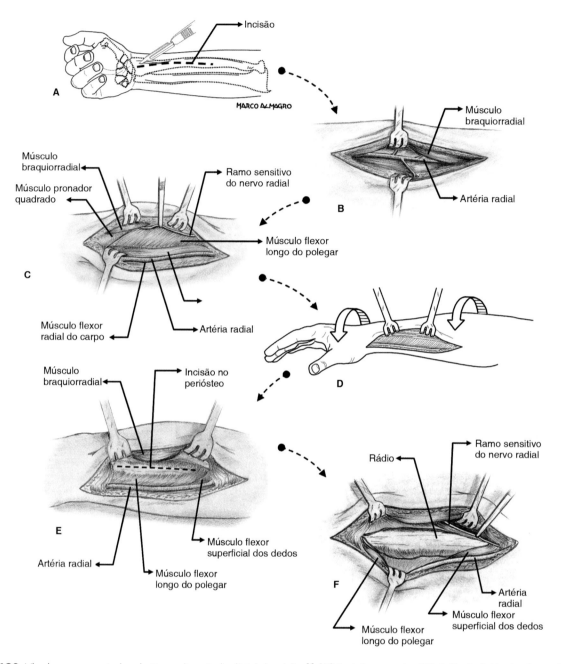

Figura 3.180 Via de acesso anterior de Henry à metade distal do rádio:[96] **(A)** Incisão na pele. **(B)** A fáscia foi incisada e o braquiorradial foi afastado lateralmente e o flexor radial do carpo, medialmente. A artéria radial e o ramo sensitivo do nervo radial precisam ser protegidos porque correm profundos ao músculo braquiorradial. **(C)** Os vasos radiais e o tendão do flexor radial do carpo foram afastados medialmente para expor os músculos flexores longos do polegar e dos dedos, e o pronador quadrado. **(D)** O antebraço foi pronado para expor o rádio lateral ao pronador quadrado e o flexor longo do polegar. **(E)** A linha tracejada indica a incisão a ser feita através do periósteo. **(F)** O periósteo foi incisado e o flexor longo do polegar e o pronador quadrado foram elevados subperiostalmente da superfície anterior do rádio.[96]

2. Disseca-se no intervalo entre a ulna (medialmente) e os músculos ancôneo e extensor ulnar do carpo (lateralmente).
3. Os músculos ancôneo e a porção do supinador que se origina na ulna são descolados subperiostalmente, expondo a cabeça do rádio e a membrana interóssea.
4. Disseca-se a porção do supinador do quarto proximal do rádio, expondo, assim, o terço proximal da ulna e o quarto proximal do rádio.
5. Na parte distal da incisão, visualiza-se a artéria interóssea dorsal, que deve ser preservada, podendo-se, no entanto, ligar seu ramo ascendente, que é a artéria recorrente interóssea (é importante lem-

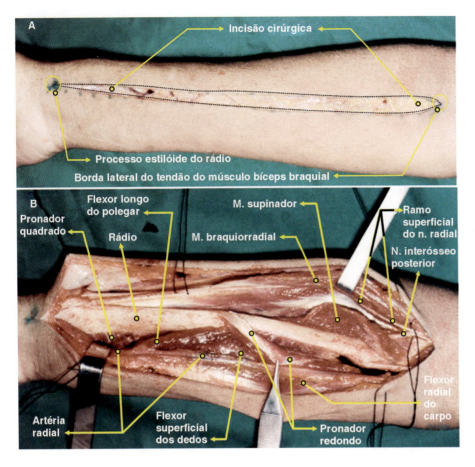

Figura 3.181 Via de acesso anterolateral do antebraço (via de acesso à diáfise do rádio). **(A)** Demarcação da incisão tendo como referências a borda lateral do tendão do músculo bíceps braquial e a face volar do processo estilóide do rádio. **(B)** Incisão cutânea e da fáscia do antebraço no mesmo sentido. Os músculos pronador redondo e supinador e o nervo interósseo posterior são expostos pela dissecção entre os músculos braquiorradial e flexor radial do carpo. Distalmente, pode-se identificar os músculos flexor superficial dos dedos e flexor longo do polegar, a artéria radial e o músculo pronador quadrado. O descolamento subperiosteal desses músculos permite a exposição de toda a diáfise do rádio.[97]

brar da relação do músculo supinador com o nervo interósseo posterior)[99] (Figuras 3.184 a 3.186).

Abordagem dorsal do punho

Mediante a abordagem dorsal do punho, podemos expor os ossos do carpo, o que possibilita o tratamento de fraturas do escafóide, fraturas-luxações dos ossos do carpo, fraturas articulares do rádio distal, necrose asséptica do semilunar, moléstia de Kienbock, lesões ligamentares do carpo (instabilidades cárpicas), artrodeses radiocárpicas ou intercárpicas, sinovectomias etc. (Figuras 3.187 a 3.193B).

Abordagem do túnel do carpo

Algumas referências anatômicas são importantes na abordagem do túnel do carpo. Além do conhecimento dos ramos cutâneos palmares dos nervos mediano e ulnar, a Figura 3.194C mostra certas linhas superficiais na mão, as quais permitem a identificação de estruturas nobres, profundamente situadas. Assim, uma linha que passa pela polpa digital do polegar, estando este em abdução e extensão, e que seja perpendicular à linha de prolongamento palmar da borda ulnar do anular, marca a localização do arco arterial palmar superficial (linha de Kaplan) (Figura 3.194C). Por essa razão, a incisão do túnel do carpo não deve chegar até essa linha. O arco arterial palmar profundo localiza-se 1,5 a 2cm proximal a este. Palpa-se o osso pisiforme e marca-se um ponto 2cm distalmente a este; outro ponto é marcado na união da prega metacarpofalângica do polegar com a primeira comissura interdigital, e a união desses dois pontos forma a chamada linha cardinal. A linha que acompanha a borda radial do dedo médio e prolonga-se na palma da mão cruza com a linha cardinal, formando este cruzamento o ponto que corresponde à penetração do ramo motor tenar do nervo mediano na musculatura tenar. A linha cardinal representa também o percurso aproximado do ramo profundo do nervo ulnar na palma da mão, acompanhando o arco arterial palmar profundo[37] (Figuras 3.194 a 3.200).

O acesso volar dos dedos pode ser feito pelas vias mediolateral ou em ziguezague (Bruner). Esta abordagem serve para reparo dos tendões flexores, tenólises, exploração volar da articulação, abordagem dos nervos e artérias digitais, remoção de processos expansivos (cistos e tumores) e drenagem de processos infecciosos (tenossinovite infecciosa) (Figuras 3.201 a 3.206).

Figura 3.182 Via de acesso de Thompson aos terços proximal e médio da superfície posterior do rádio.[98,99] O detalhe mais importante deste acesso é evitar o comprometimento do nervo interósseo posterior. **(A)** Incisão na pele. **(B)** Relações do supinador e do ramo profundo do nervo radial com o terço proximal do rádio. **(C)** Via de acesso completada (ver Figura 3.183).

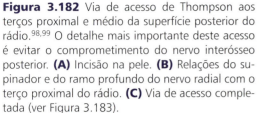

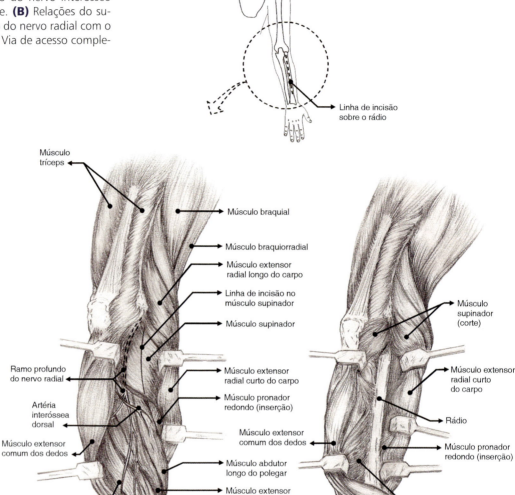

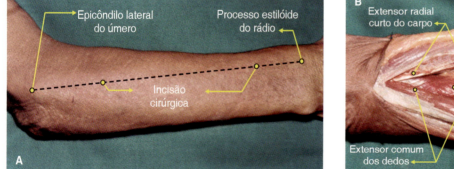

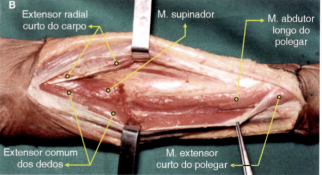

Figura 3.183 Via de acesso posterior. O detalhe mais importante deste acesso é evitar o comprometimento do nervo interósseo posterior. **A.** Tem como referência um ponto 2cm distalmente ao epicôndilo lateral do úmero e outro na face posterior do processo estilóide do rádio. Incisão na pele e na fáscia no mesmo sentido. **B.** Dissecção entre os músculos extensor comum dos dedos e extensor radial curto do carpo, expondo os músculos supinador, pronador redondo e nervo interósseo posterior. Nos terços médio e distal, pode-se identificar os músculos abdutor longo e extensor curto do polegar, os quais podem ser afastados lateralmente para expor a diáfise dos terços médio e distal do rádio.[97]

Anatomia Cirúrgica do Punho e da Mão e Principais Vias de Acesso

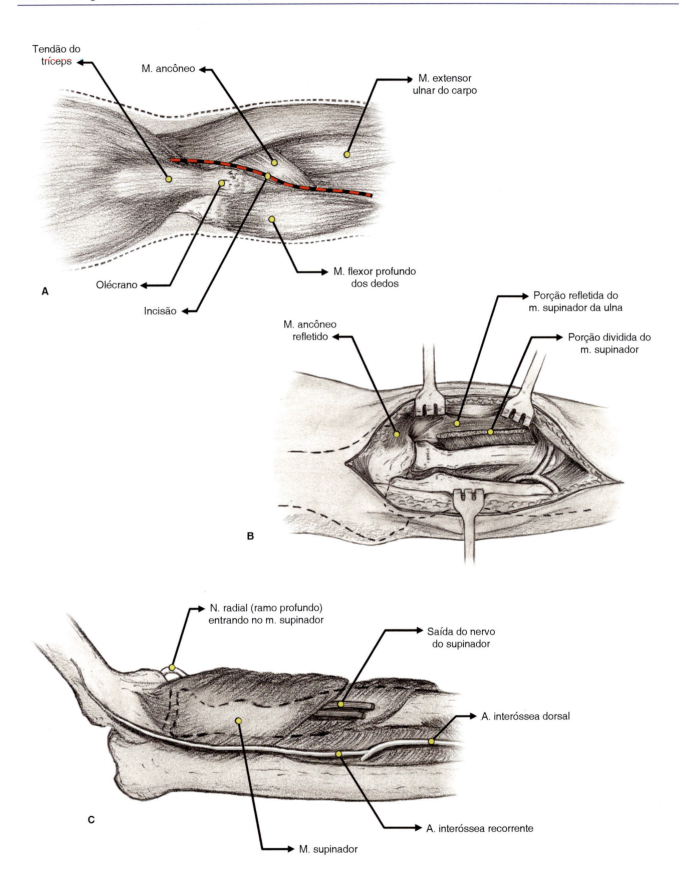

Figura 3.184 Via de acesso de Boyd ao terço proximal da ulna e ao quarto proximal do rádio.[99] **A.** Incisão na pele e sua relação com os músculos do compartimento posterior do antebraço. **B.** A via de acesso foi completada. **C.** Relação entre o ramo profundo do nervo radial e as partes superficial e profunda do supinador. Se necessário, a incisão pode ser ampliada proximalmente.

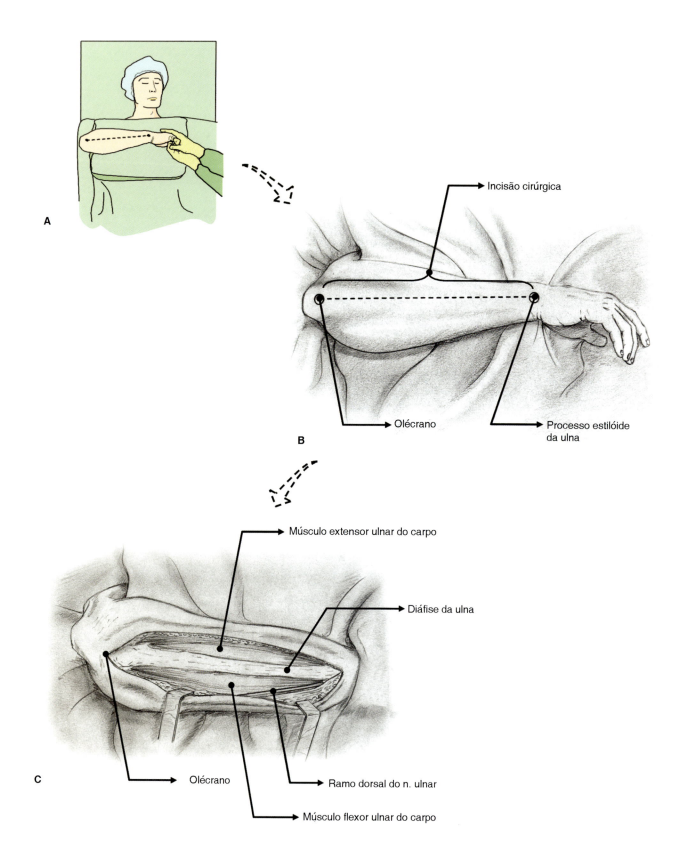

Figura 3.185 Via de acesso para exposição da diáfise da ulna.[92,99] **A.** Mostra como o paciente deve ser posicionado na mesa cirúrgica. **B.** Atentar para os pontos de referência para a realização da incisão. **C.** A incisão foi realizada e a ulna foi exposta entre os músculos extensor ulnar do carpo e flexor ulnar do carpo.

Anatomia Cirúrgica do Punho e da Mão e Principais Vias de Acesso

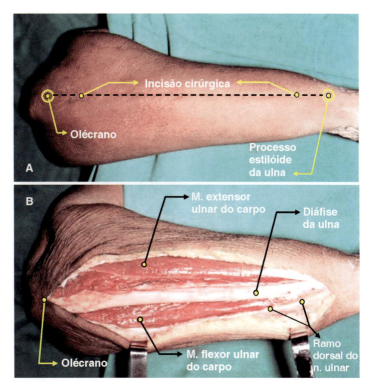

Figura 3.186 Via de acesso para exposição da diáfise da ulna.[92,97,99] É o mais simples de todos os acessos cirúrgicos ao antebraço. **A.** Tem como referência os pontos olécrano (proximalmente) e processo estilóide da ulna (distalmente). **B.** Incisão na pele e na fáscia no mesmo sentido. Visualização dos músculos flexor ulnar do carpo (anteriormente) e extensor ulnar do carpo (posteriormente). No terço distal, pode-se visualizar o ramo dorsal do nervo ulnar passando sobre o processo estilóide da ulna.

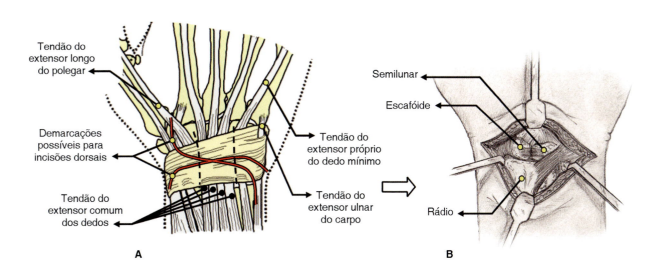

Figura 3.187A Vias de acesso dorsais ao punho – As linhas em vermelho representam incisões curvas na pele. As linhas tracejadas representam incisões através do retináculo dos extensores. **B.** O escafóide, o semilunar e o rádio foram expostos através da incisão curva transversa na pele, seguida da incisão do retináculo dos extensores, centrada sobre o tubérculo de Lister.[99,100]

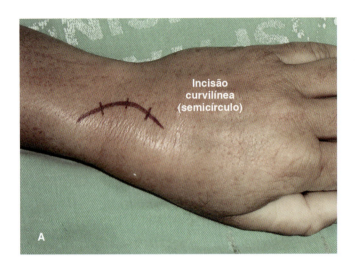
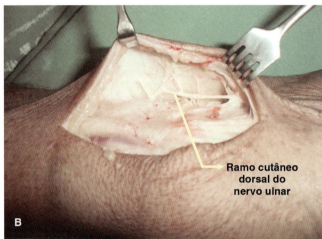
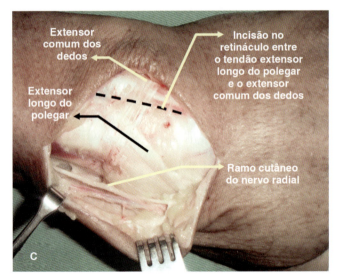
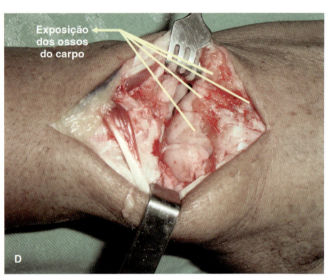

Figura 3.188A. As incisões no dorso do punho podem ser em "S", transversas ou em semicírculo **(A)**. Em virtude da grande mobilidade da pele nesta região, pequenas incisões permitem a abordagem de todas as estruturas anatômicas e de todos os compartimentos dos extensores, além da exposição dos ramos sensitivos dos nervos ulnar **(B)** e radial **(C)**. Permitem, também, a exposição de todos os ossos do carpo **(D)**. A abordagem fica mais fácil no lado côncavo do semicírculo.[99,100]

Anatomia Cirúrgica do Punho e da Mão e Principais Vias de Acesso

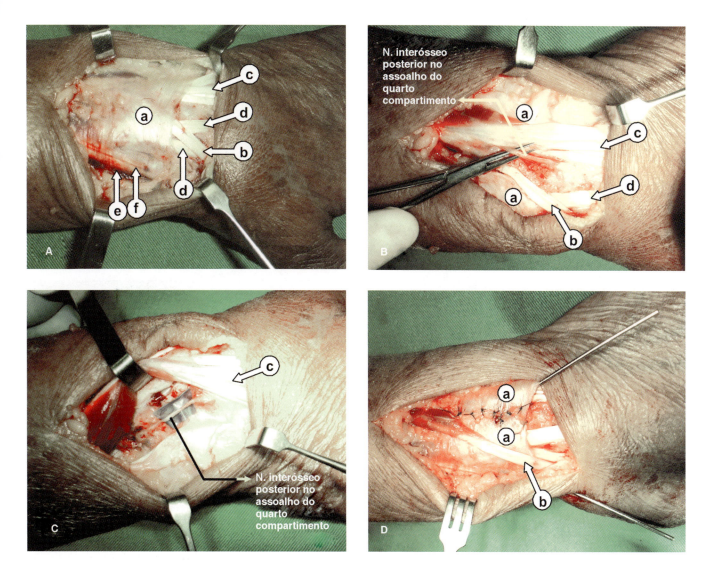

Figura 3.188B. A abordagem dorsal das fraturas do rádio distal deve ser centrada no tubérculo de Lister. **(A)** O afastamento de pele e tecido subcutâneo permite visualizar as estruturas superficiais: retináculo dos extensores **(a)**, tendão do extensor longo do polegar (terceiro compartimento) **(b)**, tendão do extensor comum dos dedos (quarto compartimento) **(c)**, extensores radiais do carpo (segundo compartimento) **(d)** e abdutor longo e extensor curto do polegar (primeiro compartimento) **(e, f)**. **(B)** Mostra o nervo interósseo posterior, que se situa no assoalho do quarto compartimento. **(C)** Os tendões do extensor comum dos dedos foram afastados para visualizar profundamente o nervo interósseo posterior. **(D)** Após redução e fixação da fratura, o retináculo dos extensores é suturado. Nota-se que o extensor longo foi deixado posteriormente ao retináculo para evitar que irregularidades ósseas da fratura pudessem causar a ruptura deste tendão por atrito (ao nível do tubérculo de Lister).

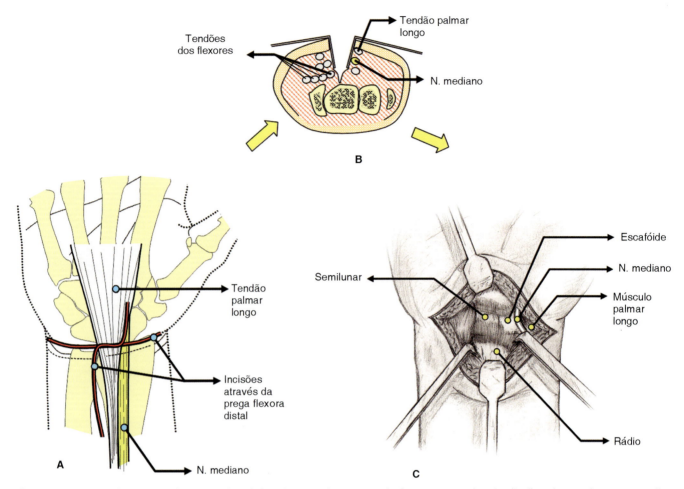

Figura 3.189 Via de acesso volar ao punho. **(A)** Incisões cutâneas na pele (transversa ou longitudinal) – destacadas em vermelho. **(B e C)** Tendões flexores e nervo mediano afastados, abertura da cápsula volar, expondo o semilunar, o escafóide e o rádio distal.[92,99,100]

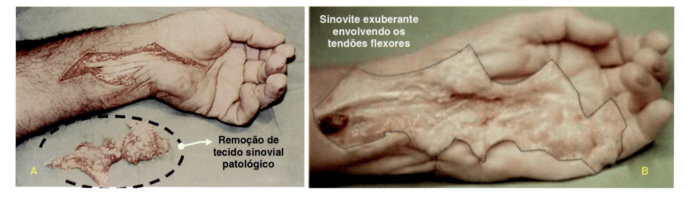

Figura 3.190A e B. As incisões na face volar do punho e da mão não devem ser feitas em linha reta. As pregas não podem ser cruzadas em ângulos de 90 graus ou próximos desta medida. Os retalhos descolados devem incluir a pele e a gordura subjacente até a fáscia. Retalhos muito finos correm o risco de sofrer necrose da pele por comprometimento de sua perfusão. As incisões na face volar do punho são indicadas para sinovectomia, para exposição dos tendões flexores, nervos e abordagem dos ossos do punho e do carpo.[87,92]

Anatomia Cirúrgica do Punho e da Mão e Principais Vias de Acesso

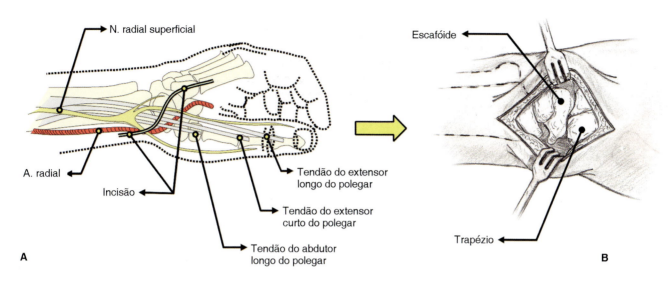

Figura 3.191 Via de acesso lateral à articulação do punho. **(A)** Relação anatômica entre as estruturas passíveis de acesso e a incisão lateral correspondente. **(B)** Via de acesso completada.[99,101]

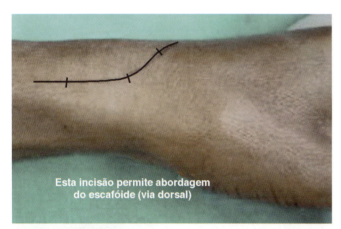

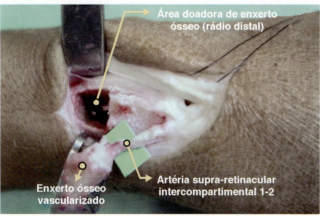

Figura 3.192 A incisão entre o primeiro e o segundo compartimento dorsal do punho, direcionando distalmente para o centro da articulação, permite a abordagem do escafóide por via dorsal. É a incisão usada para o procedimento de enxerto ósseo vascularizado para o tratamento da pseudo-artrose do escafóide.[101]

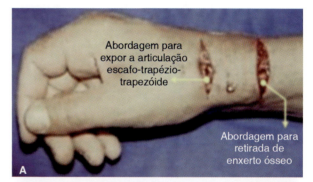

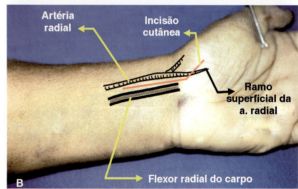

Figura 3.193A. A artrodese triescafóide, muito usada nas instabilidades crônicas entre o escafóide e o semilunar, pode ser realizada por meio de pequenas incisões. A proximal permite a retirada do enxerto ósseo do rádio. A distal aborda a articulação entre o escafóide, o trapézio e o trapezóide. **B.** O acesso volar ao escafóide é feito através da via de Matti-Russe. A incisão cutânea (longitudinal ou curvilínea) é feita, de proximal para distal, no espaço entre o tendão do músculo flexor radial do carpo, medialmente, e a artéria radial, lateralmente. A seguir, desvia-se lateralmente em direção ao primeiro metacarpiano. Na parte distal da incisão encontra-se o ramo superficial da artéria radial, que precisa ser ligada para expor a cápsula volar. Esta é incisada longitudinalmente, expondo o osso escafóide.

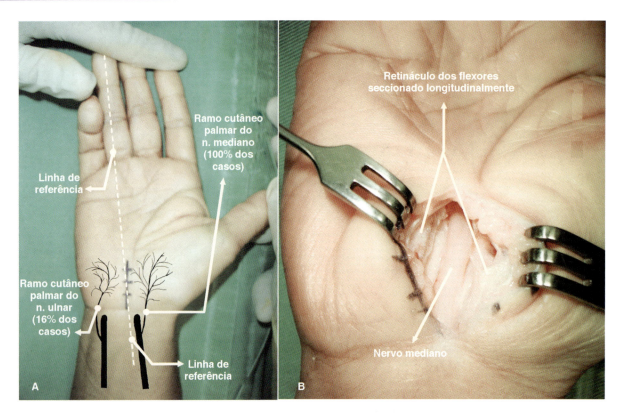

Figura 3.194A. A incisão para abordagem do túnel do carpo deve estar na linha que passa pelo centro do dedo anular em extensão. Assim evita-se o comprometimento de ramos sensitivos cutâneos palmares dos nervos mediano e ulnar.[99,102] Na cirurgia de descompressão do túnel do carpo, não há necessidade de dissecar o ramo cutâneo palmar do nervo mediano. **B.** Descompressão do nervo mediano no túnel do carpo. Após liberação do torniquete e hemostasia cautelosa, suturam-se o tecido celular subcutâneo e a pele. O ligamento transverso do carpo deve ser mantido aberto.

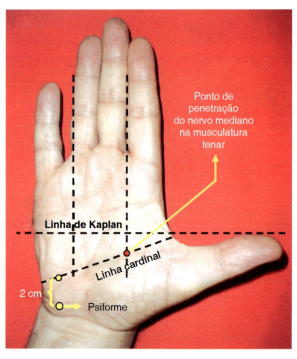

Figura 3.194C. A figura mostra a linha de Kaplan e a linha cardinal, com seus respectivos pontos de referência. Com base nelas, pode-se determinar a localização dos arcos arteriais palmares superficial e profundo e o local dos ramos do mediano para a musculatura tenar.

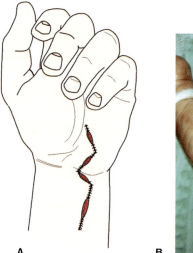
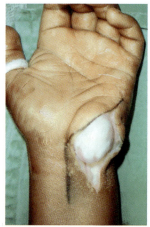

Figura 3.195A. Incisão para descompressão do nervo ulnar no canal de Guyon. No acesso ao canal de Guyon, deve-se ficar atento à presença do ramo cutâneo palmar do nervo ulnar, que está presente em 16% dos casos. Diferentemente, o ramo cutâneo palmar do nervo mediano está presente em 100% dos casos.[87,92] **B.** Tumoração de partes moles comprimindo o nervo ulnar no canal de Guyon.

Anatomia Cirúrgica do Punho e da Mão e Principais Vias de Acesso

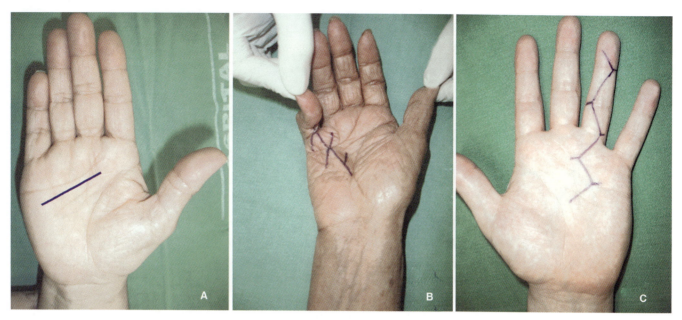

Figura 3.196 Incisões cirúrgicas utilizadas para ressecção da aponeurose palmar comprometida na moléstia de Dupuytren. **(A)** As incisões na palma da mão devem ser feitas paralelamente às pregas de flexão, porém não coincidentes com as pregas, pois nestas não existe tecido subcutâneo, e a pele é excessivamente fina. **(B)** As zetaplastias são úteis, pois as transposições dos retalhos em "Z" possibilitam um ganho no comprimento da pele. As zetaplastias também são úteis nas contraturas cutâneas, quando estas estão rodeadas por tecido suficientemente móvel para permitir a mudança da posição dos retalhos sem risco do comprometimento da circulação. **(C)** Os retalhos em "VY" também permitem a remoção da aponeurose comprometida e, adicionalmente, um ganho de pele.[99,103]

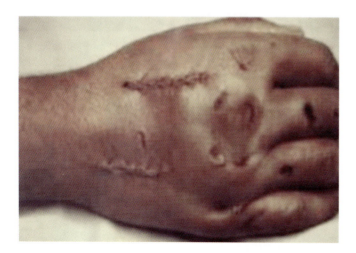

Figura 3.197A. A pele do dorso da mão é também suficientemente móvel para que se possam alcançar diversas estruturas com pequenas incisões. Exemplo: as fraturas dos metacarpianos podem ser fixadas com placas e parafusos. As incisões paralelas são usadas para abordagem dos quatro metacarpianos e também na descompressão das síndromes compartimentais. As incisões paralelas muito próximas (em quaisquer locais, principalmente na mão) devem ser evitadas, pois o descolamento da pele pode levar à necrose, se houver comprometimento da circulação local.[99]

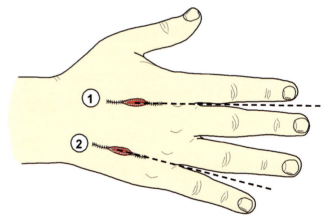

Figura 3.197B. As duas incisões paralelas no dorso da mão devem ser feitas na linha de prolongamento da comissura entre os dedos indicador e médio **(1)** e anular e mínimo **(2)**, para evitar complicações da viabilidade da pele entre elas.[99]

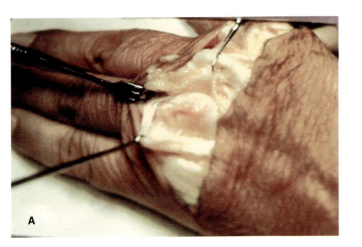
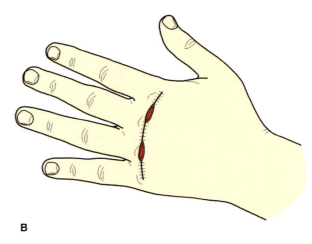

Figura 3.198A e **B.** A incisão transversa sobre a cabeça dos metacarpianos obedece às linhas de força e permite a abordagem de todas as articulações metacarpofalângicas. As figuras mostram a sinovectomia destas articulações.[87]

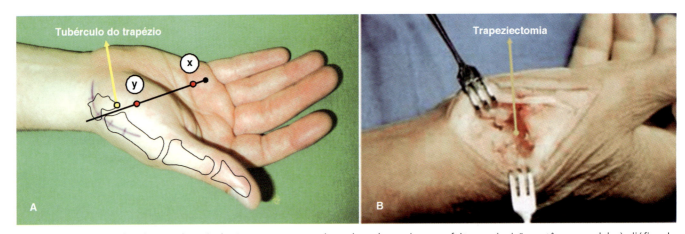

Figura 3.199A. A abordagem da articulação carpometacarpiana do polegar deve ser feita por incisão cutânea paralela à diáfise do primeiro metacarpiano, curvando em direção à face volar do punho. **B.** A articulação deve ser abordada entre os tendões abdutor longo (lateralmente) e extensores curto e longo (medialmente).[87,99] Marca-se um ponto na prega palmar distal ao longo do percurso dos tendões flexores do dedo mínimo **(X)**. Este ponto corresponde ao colo do quinto metacarpiano. Outro ponto é marcado **2cm** distal ao tubérculo do trapézio **(Y)**. A união desses dois pontos marca uma linha que, ao nível da base da eminência tenar, indica exatamente a linha articular da articulação trapeziometacarpiana. O acesso cirúrgico a esta articulação deve ser feito do lado radial do tubérculo do trapézio, pois o ramo cutâneo palmar do nervo mediano passa pelo lado ulnar, junto ao tubérculo do trapézio.

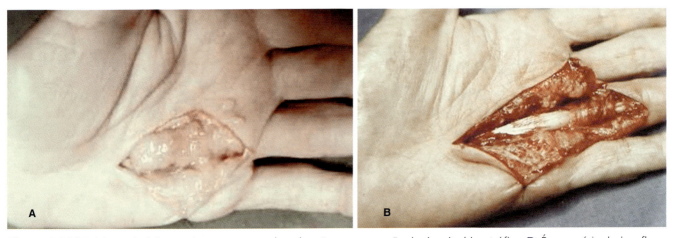

Figura 3.200A. Mostra incisão em ziguezague na palma da mão para remoção de sinovite hipertrófica. **B.** É necessário desinsuflar o torniquete antes da sutura da pele para efetuar uma hemostasia eficiente e, assim, evitar complicações.[68,103]

Anatomia Cirúrgica do Punho e da Mão e Principais Vias de Acesso

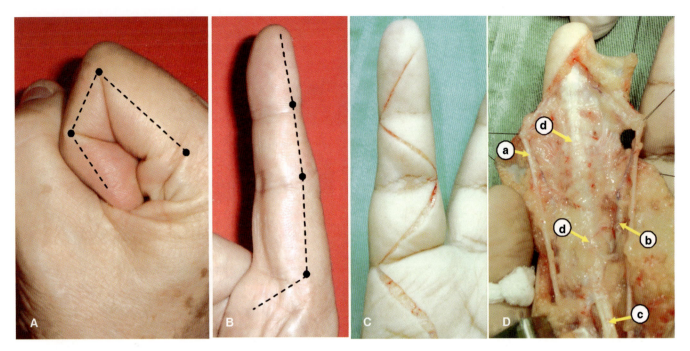

Figura 3.201 A abordagem dos tendões flexores pode ser feita pela incisão mediolateral **(A e B)** ou em ziguezague **(C)**, conforme descrito por Bruner. Na incisão mediolateral, deve-se demarcar os pontos onde terminam as pregas de flexão das articulações interfalângicas e metacarpofalângicas. A união desses pontos deve ser o local da incisão, de maneira a evitar o cruzamento dessas pregas. Realizada a abertura da pele e do subcutâneo, o feixe vasculonervoso pode ser afastado dorsal ou ventralmente, dependendo do tipo de procedimento que se vai realizar. A incisão em ziguezague (Bruner) tem a vantagem de não exigir a mobilização do feixe vasculonervoso e expõe com facilidade os tendões flexores e suas polias. Nos dedos, mais que em qualquer outro local, devem-se evitar incisões que cruzam as pregas de flexão.[103-106] Em **(D)**, nervo digital **(a)**, artéria digital **(b)**, tendões flexores **(c)** e polias anulares **(d)** **(A2 e A4)**.

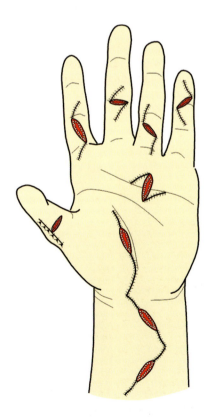

Figura 3.202 Incisões apropriadas e o modo correto de ampliar feridas para expor as estruturas a serem reparadas.[103-106]

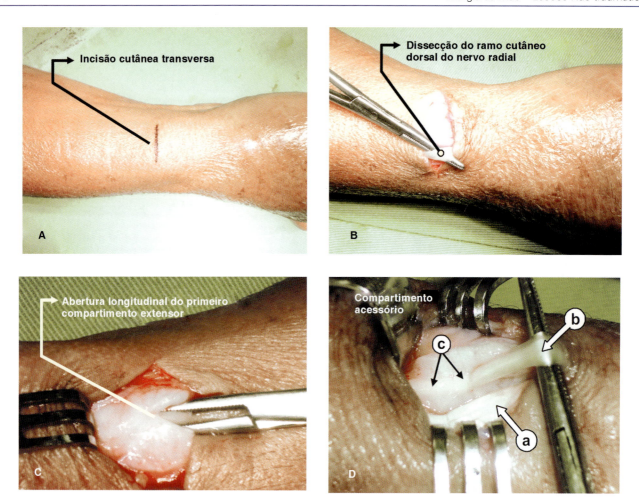

Figura 3.203A. (A e C) A abordagem das estruturas profundas pode ter sentido contrário à incisão na pele. Na tenossinovite estenosante de De Quervain, a incisão cutânea costuma ser transversa, e a secção do retináculo ao nível do primeiro canal é longitudinal. **(B)** Após a incisão na pele e no tecido subcutâneo, identifica-se o ramo cutâneo dorsal do nervo radial. **(D)** Tendão do músculo abdutor longo **(a)**; em **(b)**, observa-se o tendão do extensor curto do polegar passando por um compartimento acessório dentro do primeiro compartimento extensor (variação anatômica), o qual deve ser aberto de maneira a liberar este tendão para aliviar o sintoma doloroso causado pela tenossinovite estenosante de De Quervain.[87,92,99] Compartimento acessório dentro do primeiro compartimento extensor **(c)**.

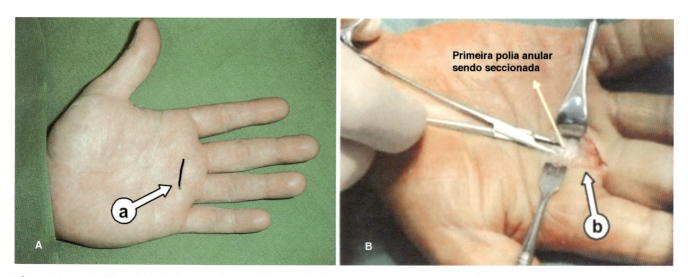

Figura 3.203B. (A e B) No dedo em gatilho, pode ser realizado com uma incisão transversa **(a)** ou longitudinal **(b)** na pele. No caso da incisão transversa, a abertura da primeira polia anular se faz no sentido contrário à incisão cutânea.[87,92,99]

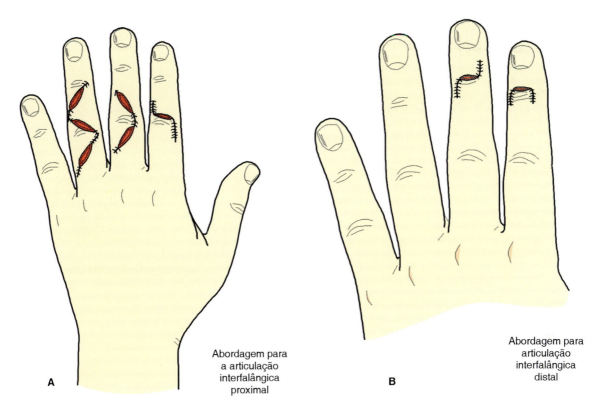

Figura 3.204A. Incisões para abordagem das articulações interfalângicas proximais. Vale ressaltar que a pele da face dorsal das articulações metacarpofalângicas e interfalângicas proximais permitem boa mobilização. **B.** Ao nível da interfalângica distal, a pele tem maior aderência aos planos profundos, permitindo pouca mobilização da pele.[87,92,99]

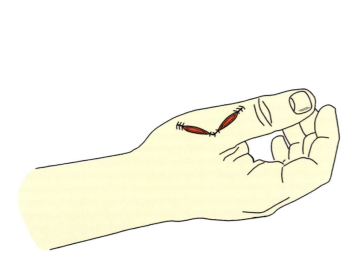

Figura 3.205 Incisão para abordagem da articulação metacarpofalângica do polegar, utilizada para exposição da articulação e para o reparo das lesões do ligamento colateral ulnar.[87,92,99]

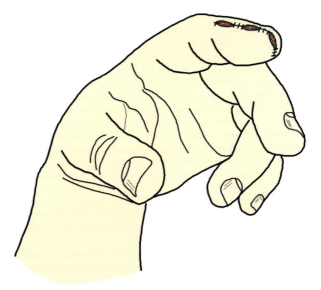

Figura 3.206 Incisão para drenagem de panarício.[87,92,99]

REFERÊNCIAS BIBLIOGRÁFICAS

1. Valentin P. Extrinsic muscles of the hand and wrist. An introduction. *In*: Tubiana R. *The hand*. Philadelphia: Saunders, 1981: 237-43.

2. Drake RL, Vogl W, MitchelL A. *Gray's anatomia para estudantes*. Paris: Elsevier, 2005: 608-84.

3. Agur A, Dalley A. *Grant atlas de anatomia*. 11ed., Rio de Janeiro: Guanabara Koogan, 2006: 555-61.

4. Al-Qattan MM. Gantzer muscle. An anatomical study of the accessory head of the flexor pollicis longus muscle. *J Hand Surg* (Br) 1996; *21*(2):269-70.

5. Degreef I, De Smet L. Anterior interósseos nerve palsy due to Gantzer muscle. *Acta Orthop Belg* 2004; *70*(5):482-4.

6. Sobotta. *Atlas de anatomia humana*. 22ed., Rio de Janeiro: Guanabara Koogan, 2006; *1*:185-91.

7. Caetano EB. Anatomia funcional da mão. *In*: Pardini A. *Traumatismos da mão*. 2ed., Rio de Janeiro: Medsi, 1992: 9-61.

8. Moore K L, Agur A. *Fundamentos de anatomia clínica*. 2ed., Rio de Janeiro: Guanabara Koogan, 2002: 328-63.

9. Caetano MBF. Estudo anatômico das inserções distais dos tendões dos três primeiros compartimentos osteofibrosos dorsais do punho. Tese (mestrado), 2002. Escola Paulista de Medicina, Universidade Federal de São Paulo.

10. Testut L, Latarjet A. *Tratado de anatomia humana*. 8ed., Barcelona: Salvat, 1947: 278-312.

11. Pardini Jr AG, Caetano EB. Mão. *In*: Petroianu A. *Anatomia cirúrgica*. Rio de Janeiro: Guanabara Koogan, 1999: 661-88.

12. Heidegger W. Atlas de anatomia humana. 6ed., Rio de Janeiro: Guanabara Koogan, 2006: 143-54.

13. Caetano EB. Anatomia do cotovelo. *Clínica Ortopédica*. Rio de Janeiro: Medsi 2002: 13-33.

14. Isacovic E, Delic J, Bajtarevic A. Martin-Gruber anastomosis and transposition in cubital tunnel. *Bosn J Basic Med Sci* 2007; *7*(1):71-3.

15. Lee KS, Chung IH, Sunvoo IN. An anatomic study of Martin-Gruber Anastomosis; electrodiagnostic implications. *Muscle Nerve* 2005; *31*(1):95-7.

16. Mc Cabe SJ, Kleinert JM. The nerve of Henle. *J Hand Surg* (Am) 1990; *15*(5):784-8.

17. Balogh B, Valencak M, Vesely M *et al*. The nerve of Henle: anatomic and immunohistochemical study. *J Hand Surg* (Am) 1999; *24*(5):1103-8.

18. Schunke M, Schulter E, Schumaker W. *Anatomia do aparelho locomotor*. Rio de Janeiro: Guanabara Koogan, 2006: 226-37.

19. Poirier P, Charpy A. *Traité d'anatomie humaine*. 2ed., Paris: Masson, 1912: 183-202.

20. Caetano EB, Caetano MBF, Almagro MAP. Anatomia cirúrgica do punho e mão. *In*: *Tratado de ortopedia da Sociedade Brasileira de Ortopedia e Traumatologia*. 1ed., Roca, 2007: 64-92.

21. Spinner M. The arcade of Fröhse and its relationship to posterior interosseous nerve paralysis. *J Bone Joint Surg Br* 1968; *50*:809-12.

22. Abrams RA, Brown RA, Botte MJ. The superficial branch of the radial nerve: an anatomic study with surgical implications. *J Hand Surg* (Am) 1992; *17*:1037-41.

23. Siegel DB, Gelberman RH. Radial nerve: applied anatomy and operative exposure. *In*: Gelberman RH (ed) *Operative nerve repair and reconstruction*. Philadelphia: JB Lippincott, 1991: 393-407.

24. McCormack LJ, Cauldwell EW, Anson BJ. Brachial and antebrachial arterial patterns. *Surg Gynec Obstet* 1953; *96*:43-54.

25. Backhouse KM. The blood supply of the arm and hand. *In*: Tubiana R. *The hand*. Philadelphia: Saunders, 1981: 297-309.

26. Palmer AK, Werner FW. The triangular fibrocartilage complex of the wrist: anatomy and function. *J Hand Surg* (Am) 1981; 6:153-62.

27. Kapandji IA. *Cuadernos de fisiologia articular*. Barcelona: Toray Masson, 1970: 94-193.

28. Komatsu S. Tratamento das fraturas da extremidade distal do rádio: lesões traumáticas do punho. *In*: *Clínica ortopédica*. Rio de Janeiro: Medsi, 2001: 605-11.

29. Taleisnik J. The ligaments of the wrist. *J Hand Surg* (Am) 1976; *1*:110-8.

30. Mayfield JK, Johnson RP, Kilcoyne RF. The ligaments of the human wrist and their functional significance. *Anat Rec* 1976; *186*: 417-28.

31. Feipel V, Rooze M. The capsular ligaments of the wrist. *Eur J Morphol* 1997; *35*:87-94.

32. Lewis OJ, Hamshere RJ, Bucknill TM. The anatomy of the wrist joint. *J Anat* 1970; *106*:539-52.

33. Berger RA, Garcia-Elias M. General anatomy of the wrist. *In*: An KN, Berger RA, Cooney WP (eds.) *Biomechanics of the wrist joint*. New York: Springer-Verlag, 1991: 1-22.

34. Mizuseki T, Ikuta Y. The dorsal carpal ligaments: their anatomy and function. *J Hand Surg* (Br) 1989; *14*:91-8.

35. Gray H. *Anatomia*. 29ed., Rio de Janeiro: Guanabara Koogan, 1977: 501-2.

36. Woodburne RT. *Anatomia humana*. 6ed., Rio de Janeiro: Guanabara Koogan, 1984: 35-113.

37. Kaplan EB. *Anatomia funcional e quirurgica de la mano*. Buenos Aires: Artécnica, 1961: 197-250.

38. Le Double AF. *Traité des variations du systeme musculaire de l'homme*. Paris: Schelicher, 1897: 103-71.

39. Verdan CE, Egloff DV. Lesões das polpas digitais. *Clin Cir Am Norte* 1981: 237-66.

40. Enriquez de Salamanca F, Machuca Santa Cruz. Anatomia funcional dela mano. *J Cir Plast Ibero-lat-am* 1975; *1*:79-96.

41. Tubiana R. Architecture and function of the hand. *In*: *The hand*. Philadelphia: Saunders, 1981: 19-93.

42. Chase R. The skeleton and neuromuscular apparatus. *In*: *Atlas of hand surgery*. Philadelphia: Saunders, 1983: 4-20.

43. Souza OM. *Anatomia topográfica do membro superior*. São Paulo: Renascença, 1956: 35-131.

44. Guyton AC, Hall JE. *Tratado de fisiologia médica*. 10ed. Rio de Janeiro: Guanabara Koogan, 2002: 493-503.

45. Bunnell S, Boyes J. *Cirurgia de la mano*. Buenos Aires: Intermédica,1967: 1-468.

46. Zancolli EA. *Structural and dynamic basis of hand surgery*. 2ed., Philadelphia: Lippincott, 1979: 3-228.

47. Lister G. *The hand: diagnosis and indications*. Edinburgh: Churchill Livingstone, 1977: 46-116.

48. Manske PR, Lesker PA. Palmar aponeurosis pulley. *J Hand Surg* 1983; *80*:259-63.

49. Milford LW. The retaining ligaments of the digits of the hand. *In*: Tubiana R. *The hand*. Philadelphia: Saunders, 1981: 232-5.

50. Albertoni WM. Dedo em martelo: técnicas de tratamento. São Paulo, 1977. Tese (Doutorado) – Escola Paulista de Medicina: Universidade Federal de São Paulo.

51. Simmons BP, Caffiniere JY. Physiology of flexion of the fingers. *In*: Tubiana R. *The hand*. Philadelphia: Saunders, 1981: 377-88.

52. Coleman SS, Anson BJ. Arterial pattern in the hand. *Surg Gynec Obstet* 1961; *113*:409-24.

53. Parks JB. Medical and surgery importance of the arterial blood supply of the thumb. *J Hand Surg* 1978; *3*:383-5.

54. Lucas LL. The pattern of venous draimage of the digits. *J Hand Surg* 1984, *9A*:448-50.

55. Denman EE. The anatomy of the space of Guyon. *Hand* 1978; *10*:69-76.
56. Caetano EB. Contribuição ao estudo da inervação dos músculos tenares e da anastomose de Canieu e Riché. Sorocaba, 1982. Tese (Doutorado) – Centro de Ciências Médicas e Biológicas de Sorocaba da Pontifícia Universidade Católica de São Paulo.
57. Lanz U. Anatomical variations of the median nerve in the carpal tunnel. *J Hand Surg* (Am) 1977; *2*:44-53.
58. Caetano EB, Caetano MF, Fregona RF *et al.* Variações do nervo mediano no túnel do carpo. *Rev Bras Ortop* 2005; *40*(10):608-13.
59. Vieira LA, Caetano MBF, Yoshi PM *et al.* Estudo anatômico da anastomose entre os ramos sensitivos dos nervos ulnar e mediano na palma da mão. *Rev Bras Ortop* 2002; *37*(8):336-40.
60. Valentin P. The interossei and the lumbricalis. *In:* Tubiana R. *The hand.* Philadelphia: Saunders, 1981: 244-54.
61. Jones FIN. *The principles of anatomy as seen in the hand.* 2ed, London: Bailliere, 1946: 148-57.
62. Palmer AK, Skahen JR, Werner FW, Glisson RR: The extensor retinaculum of the wrist: an anatomical and biomechanical study. *J Hand Surg* (Br) 1985; *10*:11-6.
63. Kaufman L. The dorsal fascia of the hand and the extensor carpi ulnaris tendon. *In:* Tubiana R. *The hand.* Philadelphia: Saunders, 1981: 226-31.
64. Hollinshead WH. Arm, elbow and forearm. *In: Anatomy for surgeons.* Philadelphia, Harper and Row 1982: 341-78.
65. Von Schroeder HP, Botte MJ. Anatomy and functional significance of the long extensors to the fingers and thumb. *Clin Orthop Relat Res* 2001; *383*:74-83.
66. Zilber S, Oberlin C. Anatomical variations of the extensor tendons to the fingers over the dorsum of the hand: a study of 50 hands and a review of the literature. *Plast Reconstr Surg* 2004; *113*(1):214-21.
67. Von Schroeder HP, Botte MJ, Gellman H. Anatomy of the juncturae tendinum of the hand. *J Hand Surg* (Am) 1990; *15*:595-6.
68. Kleinert HE, Schepel S, Gill T. Flexor tendons lesions: *Clin Cir Amer Norte* 1981; 267-86 .
69. Hunter J. Anatomy of flexor tendons – pulley, vincular, synovia, and vascular structures. *In:* Spinner M (ed.) *Kaplan's functional and surgical anatomy of the hand.* Philadelpha: JB Lippincott, 1984: 65-92.
70. Ochiai N, Matsui T, Merklen RJ, Hunter JM. Vascular anatomy of flexor tendons. *J Hand Surg* 1979; *4*:321-30.
71. Armenta E, Lehrman A. The vincula to the flexor tendons of the hand. *J Hand Surg* (Am) 1980; *5*:127-34.
72. Caplan H, Hunter J, Merklin R. The intrinsic vascularization of flexor tendons in the human (abstract). *J Bone Joint Surg Am* 1975; *57*:726-7.
73. Lundborg G, Myrhage R, Rydevik B. The vascularization of human flexor tendons within the digital synovial sheath region – structureal and functional aspects. *J Hand Surg* (Am) 1977; *2*:417-27.
74. Doyle JR. Anatomy of the finger flexor tendon sheath and pulley system. *J Hand Surg* (Am) 1988; *13*:473-84.
75. Caetano EB. Contribuição ao estudo anatômico e funcional dos músculos do polegar. Sorocaba, 1981. Tese (Mestrado) – Centro de Ciências Médicas e Biológicas de Sorocaba da Pontifícia Universidade Católica de São Paulo.
76. Caffee HH. Anomalous thenar muscle and median nerve: a case report. *J Hand Surg* (Am) 1979; *4*:446-7.
77. Tubiana R, Valentin P. Oposição do polegar. *Clin Cir Am Norte* 1968; 965-75.
78. Pardini Jr AG, Freitas AD. Reconstrução do polegar por policização. *Rev Bras Ortop* 1987; *22*:117-22.
79. Kapandji IA. Biomechanics of the thumb. *In:* Tubiana R. *The hand.* Philadelphia: Saunders, 1981: 404-22.
80. Failla JM. The hypothenar adductor muscle: an anomalous intrinsic muscle compressing the ulnar nerve. *J Hand Surg* (Am) 1996; *21*:366-8.
81. Stack GH. Muscle function in the fingers. *J Bone Joint Surg* 1962; *44B*:899-909.
82. Long C. Electromyographic studies of hand function. *In:* Tubiana R. *The hand.* Philadelphia, Saunders, 1981: 389-98.
83. Long C, Brown ME. Electromiographic kinesiology of the hand. *J Bone Joint Surg* 1964; *46A*:1683-706.
84. Rabischongp. L'innervation proprioceptive des muscles lumbricaix de la main chez l'homme. *Rev Chir Orthop* 1962; *48*:234-45.
85. Omer JE, Spinner M. Surgical exposures of peripheral nerves. *In:* Management of peripheral nerves problems. Saunders, 1980: 317-54.
86. Felippo R, Silva WP. Vascularização do membro superior. *In:* Petroianu A. *Anatomia cirúrgica.* Guanabara Koogan 1999; 641-6.
87. Hoppenfeld S, Piet de Boer MA. *Vias de acesso cirúrgico em ortopedia: vias de acesso anatômico.* São Paulo. Manole, 1990: 109-208.
88. Crotti FM, Mangiagalli EP, Rampini P. Supracondyloid process and anomalous insertion of pronator teres as sources of median nerve neuralgia. *J Neurosurg Sci* 1981; *25*:41-4.
89. Smith RV, Fisher RG. Struthers ligament: a source of median nerve compression above the elbow. *J Neurosurg* 1973; *38*:778-9.
90. Spinner RJ, Carmichael SW, Spinner M. Partial median nerve entrapment in the distal arm because of an accessory bicipital aponeurosis. *J Hand Surg* (Am) 1991; *16*:236-44.
91. Apfelberg DB, Larson SJ. Dynamic anatomy of the ulnar nerve at the elbow. *Plast Reconstr Surg* 1973; *51*:79-81.
92. Banks SW, Laufman H. Atlas exposiciones quirúrgicas de las extremidades. 2ed., Buenos Aires: Panamericana, 1988: 163-97.
93. Tubiana R, McCullough CJ, Masquelet AC. *An atlas of exposures of the upper extremity.* Martin Dunitz, 1990: 122-44.
94. Hall HC, MacKinnon SE, Gilbert RW. An approach to the posterior interosseous nerve. *Plast Reconstr Surg* 1984; *74*:435-7.
95. Spinner M. The arcade of Fröhse and its relationship to posterior interosseous nerve paralysis. *J Bone Joint Surg Br* 1968; *50*:809-12.
96. Henry AK. *Extensile exposure.* 2ed., Baltimore: Williams & Wilkins, 1957: 67-8.
97. Sabongi JJN. Estudo das vias de acesso para as fraturas da diáfise do antebraço. São Paulo. Tese (doutorado) 2000. Escola Paulista de Medicina. Universidade Federal de São Paulo.
98. Thompson JE. Anatomical methods of approach in operations on the long bones of the extremities. *Ann Surg* 1918; *68*:309-29.
99. Crenshaw AH. Abordagens cirúrgicas. *In:* Crenshaw. *Cirurgia ortopédica de Campbell.* 7ed. São Paulo: Manole, 1989; *1*:98-104.
100. Berger RA, Bishop AT, Bettinger PC. New dorsal capsulotomy for the surgical exposure of the wrist. *Ann Plast Surg* 1995; *35*:54-9.
101. Caporrino F. Tratamento da pseudartrose do escafóide com enxerto ósseo vascularizado dorsal do rádio baseado na artéria supra-retinacular 1,2. São Paulo. Tese (doutorado). 2001. UNIFESP – Escola Paulista de Medicina.
102. Bromley GS. Minimal-incision open carpal tunnel decompression. *J Hand Surg* (Am) 1994; *19*:119-20.
103. Bruner JM. The zig-zag volar-digital incision for flexor-tendon surgery. *Plast Reconstr Surg* 1967; *40*:571-4.
104. Bruner JM. Surgical exposure of flexor tendons in the hand. *Ann R Coll Surg Engl* 1973; *53*:84-94.
105. Bruner JM. Surgical exposure of the flexor pollicis longus tendon. *Hand* 1975; *7*:241-5.
106. Sobânia LC, Sobânia R. Lesões dos tendões flexores. *In:* Pardini. *Traumatismos da mão* 2ed., Rio de Janeiro: Medsi .1992: 169-99.

CAPÍTULO 4

Princípios Gerais da Cirurgia da Mão*

Osvandré Lech
Antônio Severo

PRINCÍPIOS PRÉ-OPERATÓRIOS

Espírito de equipe

Um serviço de cirurgia da mão organizado e que pretenda realizar serviços relevantes à comunidade a que serve deve ser, idealmente, efetuado por uma extensa equipe composta de um ou mais cirurgiões, assistentes (estagiários, médicos-residentes ou especializando em cirurgia da mão), anestesiologistas, assistentes de anestesia, instrumentadores, circulantes de sala, técnico radiológico, encarregado de limpeza e enfermagem especializada que atue tanto nos ambulatórios como no bloco cirúrgico. Serviços agregados compreendem equipe radiológica, laboratório de análises, equipe de divulgação e *marketing* ético. É indispensável a presença de equipe de reabilitadores – fisioterapeutas e terapeutas ocupacionais – treinados especificamente em cirurgia da mão.

Cada elemento da equipe exerce o seu papel específico e de grande importância para o bom desenvolvimento dos trabalhos. Um ambiente de cordialidade e austeridade deve pairar sobre a sala cirúrgica. Esta atitude transmite confiança ao paciente que, muitas vezes, se encontra naquele local pela primeira vez. Além disso, integra melhor o grupo de trabalho. Ordens inesperadas, em tom alto, ríspido e ditatorial, levam, inevitavelmente, ao desgaste emocional do cirurgião, o que prejudica o seu trabalho e o relacionamento interpessoal com a equipe.

A alteração constante da equipe cirúrgica leva, obrigatoriamente, a uma falta de entrosamento, que é

fator de estresse e morosidade dos trabalhos. O assistente, que muitas vezes é um médico-residente ainda inexperiente, ou acadêmico de medicina estagiando no serviço, deve ter em mente os diversos planos cirúrgicos e a sintopia das estruturas anatômicas, além de lembrar-se que a sua função principal é proporcionar ao cirurgião o melhor acesso cirúrgico possível, mantendo imóvel o membro a ser operado. Nenhum dos afastadores cirúrgicos até hoje desenvolvidos substitui um assistente bem-treinado.

O anestesiologista deve ser treinado nas técnicas de bloqueio troncular em vários níveis (interescalênico, axilar, troncular, local etc.), impedindo que a associação "bloqueio-mais-anestesia-geral-porque-o-bloqueio-não-ficou-bom" aconteça com freqüência. O instrumentador deve conhecer todo o instrumental cirúrgico, além de manuseá-lo com extrema rapidez. O seu desempenho na equipe, entendendo os passos cirúrgicos, é fator de economia de tempo. O circulante de sala deve entender que o procedimento cirúrgico ideal ocorre sem interrupções. Para tanto, é necessário que a maior quantidade possível de instrumentos esteja sobre a mesa cirúrgica, ou dentro da sala, em vez de estar localizada em salas de estoque a distância.

Organograma cirúrgico

Toda a atividade deve ser meticulosa e rotineira. A cirurgia é um momento muito especial para o paciente e o cirurgião. Portanto, todo o planejamento é necessário e bem-vindo. Prefere-se um horário comum para o início das atividades, seja pela manhã, seja à tarde, além do agrupamento de várias cirurgias em um único turno. O exemplo prático de como isto é importante consiste em constatar que o tempo necessário para realizar

---

*Este capítulo contou com a colaboração do Dr. Marcelo Lemos (residente em cirurgia da mão e microcirurgia – 2007-2008).

a terceira cirurgia de liberação de síndrome do túnel do carpo na mesma manhã é menor que o necessário para realizar a primeira. Automação e rotina explicam este desempenho potencializado. Evita-se o trabalho contínuo por mais de 5 horas, especialmente se for em um único caso cirúrgico (reconstrução de mão reumatóide, reimplantes complexos etc.), já que a cirurgia de mão depende, acima de tudo, da delicadeza com a qual os planos anatômicos são dissecados. O resultado da cirurgia depende, diretamente, do nível de alerta mental do cirurgião. Tomamos como exemplo um turno que conste de três cirurgias pequenas (ambulatoriais, sob anestesia local) e duas cirurgias de porte médio (com pacientes internados que receberão bloqueio anestésico axilar). Esses cinco procedimentos preencherão, certamente, as 5 horas de trabalho contínuo e 7 horas de tempo total no bloco cirúrgico. No programa cirúrgico, devem constar vários itens a serem previamente verificados, como materiais de implante (osteossíntese, âncoras, fios etc.), artroscópio e seus acessórios, dentre outros. A enfermagem tem atuação muito importante na verificação da disponibilidade desses itens. Identifique quem é o responsável por esta importante etapa do organograma, pois raramente fica esclarecido quem foi o responsável que deixou faltar determinado material e que prejudicou o desempenho cirúrgico da equipe.

As cirurgias de grande porte devem, necessariamente, ocupar o espaço mais importante no programa cirúrgico, já que envolvem um número maior de participantes (dois times cirúrgicos). No caso de transferência de tecido com técnica microcirúrgica ou reimplantes, deve-se ter em mente a necessidade de reintervenção imediata a qualquer momento no período pós-operatório, uma vez constatada a interrupção de suprimento sangüíneo. Por isso, o trabalho em equipe cirúrgica se impõe.

O cirurgião deve adotar uma rotina padrão no seu serviço, disciplinando a si próprio e toda sua equipe a seguir orientações predeterminadas. A adoção de listas básicas de materiais a serem usados em cada cirurgia auxilia muito o trabalho da enfermagem; além disso, deve-se revisar todo o material cirúrgico à disposição da equipe antes da incisão da pele, já que a demora na localização e/ou esterilização de determinado instrumento implica retardo do tempo cirúrgico, aumento do tempo de uso do torniquete inflado, maior exposição no campo operatório e, conseqüentemente, maior índice de infecção.

Anti-sepsia

Constitui etapa de grande importância para o sucesso de todo o ato cirúrgico. Objetiva-se a retirada da maior quantidade possível de bactérias do tegumento cutâneo, minimizando as possibilidades de infecção cirúrgica. O emprego correto das técnicas de anti-sepsia, que são de baixo custo econômico, resulta na diminuição dos índices de infecção pós-operatória.[1,2] Em termos gerais, indica-se:

- **No dia anterior à cirurgia:**
  1. Cortar as unhas e limpar o hiponíquio.
  2. Lavar todo o membro superior com água destilada e polivinilpirrolidona-iodo a 1% (Povidine®) ou similar. Utilizar escova macia, esponja, ou gaze esterilizada, evitando lesões superficiais no tecido cutâneo.
  3. Proteger o membro lavado, encobrindo-o com campo cirúrgico esterilizado e ataduras elásticas.
- **Imediatamente antes da cirurgia:**
  1. Tricotomia cuidadosa, para evitar lesões cutâneas microscópicas, escoriações e até ferimentos cortantes.[3] O trauma cutâneo no local da cirurgia permite a contaminação bacteriana – flora bacteriana saprófita, organismos oportunistas ou bactérias patológicas. Vários autores confirmaram a diminuição do índice de infecção cirúrgica quando a tricotomia é transferida da noite anterior à cirurgia para 30 minutos antes dela.[4,5] Se a região do membro superior a ser incisada tiver mínima quantidade de pêlos, não há necessidade de tricotomia. Atualmente, a tricotomia é realizada cada vez menos e, quando feita, é em áreas menores.
  2. Lavar o membro com água destilada e Povidine®, ou similar. O trabalho de lavagem e tricotomia do membro na sala cirúrgica é realizado com o auxílio de uma calha de alumínio ou similar (Figura 4.1), de modo a preservar a limpeza da sala. Esta calha possui um orifício em sua

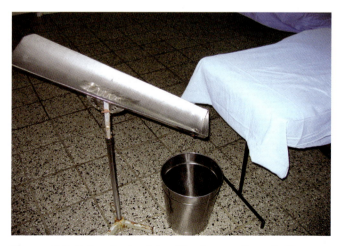

Figura 4.1 Calha de alumínio utilizada na anti-sepsia do membro superior.

parte mais inferior, possibilitando que a água, os fâneros e os detritos sejam escoados até o balde. A calha deve ser lavada entre os intervalos do uso para cada paciente e esterilizada com freqüência.
3. Proteger o membro lavado com campo cirúrgico até o momento de esterilizá-lo com solução de álcool iodado ou similar.

Instrumental cirúrgico

A cirurgia de mão é, essencialmente, delicada e leve. O manuseio de estruturas nobres – feixes neurovasculares, polias, cápsulas – exige o uso de instrumental delicado. A característica principal desse material cirúrgico é ter ponta pequena e delicada e o suporte de um tamanho que assegure boa apreensão. A divisão do material cirúrgico em "básico" (Figura 4.2), "especial" (Figura 4.3) e "microcirúrgico" (Figura 4.4) é apenas didática, mas de grande auxílio à equipe de instrumentadores, que assim saberá abrir somente o conjunto necessário àquele procedimento. Na verdade, esses instrumentos são usados simultaneamente no mesmo ato cirúrgico, conforme as necessidades técnicas.[3]

Além dos instrumentos "básico", "especial" e "microcirúrgico", o cirurgião de mão conta com instrumentos clássicos da cirurgia ortopédica e da cirurgia plástica, como: osteótomo, martelo, "saca-bocado", material de osteossíntese, perfurador elétrico, faca de enxerto de Humby, dermátomo elétrico de Brown e muitos outros. Instrumentos ópticos de magnificação (Figura 4.5) são recursos importantes para a execução de procedimentos microcirúrgicos, cirurgia de nervos periféricos, transferência livre dos tecidos e outros.[5] A mesa cirúrgica deve ser confortável (Figura 4.6). Basicamente, a mesa tem suportes fixos no chão, impedindo que se movimente com o apoio exercido sobre ela. Este suporte tem um dispositivo regulador da altura

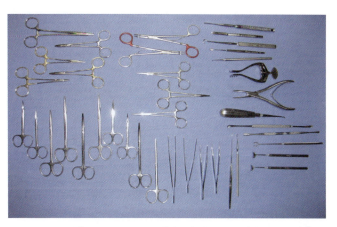

Figura 4.3 Material cirúrgico especial.

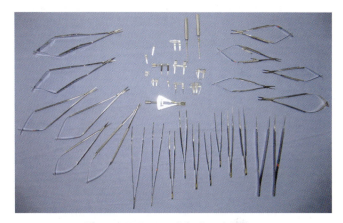

Figura 4.4 Material microcirúrgico.

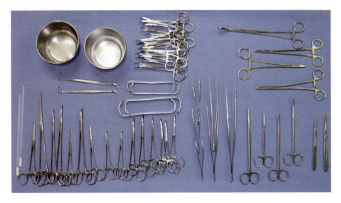

Figura 4.2 Material cirúrgico básico.

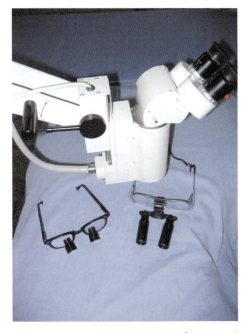

Figura 4.5 Instrumentos ópticos de magnificação: microscópio e lupa cirúrgica. Cerca de 5% a 8% dos procedimentos necessitam de microscópio. A lupa, com aumentos que variam de 2,5 a 7,0 vezes (a magnificação mais utilizada é de 3,5 com campo ampliado), é utilizada regularmente pela maioria dos cirurgiões de mão.

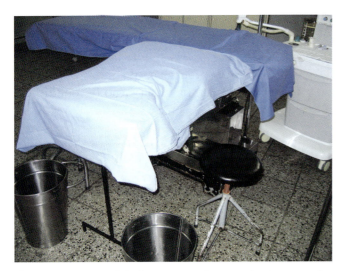

Figura 4.6 Mesa cirúrgica que permite o apoio dos cotovelos do cirurgião e a mão, o punho ou o antebraço do paciente no centro da mesa.

Quadro 4.1 Itens a serem observados após a anestesia e anti-sepsia do membro superior

1. Instalar o torniquete pneumático no terço médio do braço, sobre duas ataduras de algodão
2. Esterilizar todo o membro superior com solução de álcool iodado ou similar
3. Colocação de campos cirúrgicos conforme rotina própria
4. Ajustar foco de luz central e auxiliares
5. Traçar a(s) incisão(ões) cirúrgica(s) na pele com caneta esterilizada ou tintura de azul de metileno
6. Conferir com o(a) instrumentador(a) todo o material cirúrgico que será utilizado no procedimento
7. Exsangüinar o membro superior com banda elástica. As crianças necessitam apenas do uso de ataduras elásticas para a exsangüinação
8. Inflar torniquete pneumático conforme rotina
9. Trocar de luva cirúrgica (ou retirar a segunda luva sobreposta) imediatamente antes de iniciar a cirurgia

que permite seu uso quando a equipe está trabalhando em pé ou sentada. A mesa deve ter largura e comprimento suficientes para permitir que a mão do paciente esteja localizada no centro dela. O cirurgião e o assistente devem ter o cotovelo e o lado ulnar da mão apoiados na mesa, o que diminui a fadiga muscular da cintura escapular, permitindo maior precisão nos movimentos. Na verdade, a regra básica que elimina o tremor em microcirurgia é o apoio dado ao cotovelo, aos músculos hipotenares e ao dedo mínimo na mesa cirúrgica, além de a cintura escapular estar totalmente relaxada. A grande maioria dos procedimentos é realizada com a equipe sentada em bancos confortáveis, cuja altura deve ser adaptada.[1] Como regra geral, o assistente senta-se em frente ao cirurgião e deve localizar-se um pouco acima deste, evitando posições de flexão inadequadas.[6] Para melhor aproveitamento luminoso, a luz central deve estar localizada atrás do cirurgião e entrar da esquerda para a direita, se o cirurgião é destro, ou vice-versa.

O Quadro 4.1 enumera os itens a serem observados após anestesia e anti-sepsia inicial do membro superior.

Uso do torniquete na cirurgia da mão

A tentativa de obter um campo cirúrgico livre de sangramento remonta à medicina do Império Romano, que utilizava tiras de tecido para realizar amputações.[7]

Lister, em 1864, ampliou as indicações desse "método cirúrgico sob amarria", no qual o membro era amarrado proximalmente e a cirurgia era executada na porção distal.[7] Johann Friederich August von Esmarch, em 1873, substituiu modelos antigos de amarria por bandas elásticas[7] com as quais ele praticava exsangüinações (Figura 4.7) e obtinha um campo cirúrgico em melhores condições para as dissecções. Harvey Cushing, em 1904, introduziu o torniquete pneumático (Figura 4.8). Bunnell, considerado o pai da cirurgia da mão moderna, tornou clássica esta expressão na metade do século passado: *"pode um relojoeiro consertar o relógio imerso em um tinteiro?"*.[8] Atualmente, a utilização da exsangüinação dos membros ultrapassou as fronteiras da cirurgia da mão e é

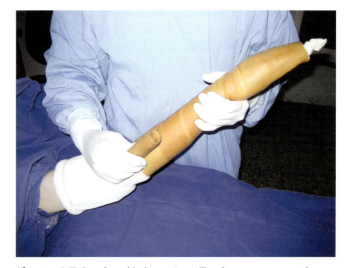

Figura 4.7 Bandas elásticas são utilizadas para exsangüinar o membro superior. Em geral, esta manobra é realizada imediatamente antes do início da cirurgia, poupando tempo de torniquete inflado. Esta técnica não é indicada em casos de infecção, pelo risco de disseminá-la pela compressão; também não é utilizada nos casos em que é necessária a verificação constante do fluxo sangüíneo distal.

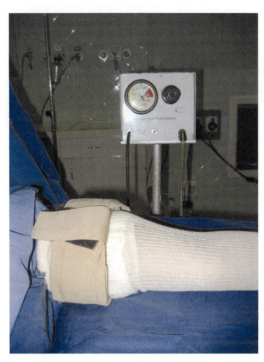

Figura 4.8 Torniquete pneumático inflado no terço médio do braço. A aferição do manômetro deve ser freqüente.

empregada por outras especialidades. O uso do torniquete pneumático trouxe grande auxílio ao cirurgião, pois permite que o procedimento seja executado em menor espaço de tempo sob condições ideais de dissecção dos planos cirúrgicos.

O uso do torniquete não é totalmente inócuo, e várias complicações podem ocorrer,[9] dentre as quais:

1. **Paralisia nervosa** (síndrome de paralisia do torniquete): caracteriza-se por perda aguda da sensibilidade e da motricidade, que pode ser transitória ou permanente. Existem muitas controvérsias sobre a fisiologia dessa síndrome. Diversos autores[10,11] discutem ainda se ela seria causada por fenômenos isquêmicos ou compressão mecânica sobre o segmento de nervo localizado sob o manguito do torniquete. Ochoa e cols.[11] afirmaram que a desmielinização paranodal ocorre na região do nervo que está abaixo do torniquete, especialmente na borda proximal, onde ocorre a maior compressão mecânica, e que a perda da albumina endoneural representa dano nervoso irreversível na zona abaixo do torniquete. Estas alterações neuroelétricas e bioquímicas ocorrem entre 2 e 4 horas de uso contínuo do torniquete inflado. Em outro estudo, Lundborg[10] demonstrou que a isquemia distal era responsável pelo bloqueio completo da condução nervosa nos primeiros 30 a 90 minutos de uso do torniquete. No entanto, a recuperação funcional completa ocorria dentro de 6 horas, sem que houvesse nenhum dano permanente. Felizmente, esta paralisia é rara e pode ser evitada mediante o emprego das regras práticas enumeradas a seguir. O tratamento consiste na observação do quadro clínico. A exploração cirúrgica dos nervos deve ser considerada nos casos sem retorno à normalidade funcional no período de 3 a 4 semanas.

2. **Edema pós-operatório persistente:** ocorre quando a pressão do torniquete ultrapassa a pressão do tecido intersticial do segmento abaixo do torniquete. A consistência dos tecidos tornar-se-á mais fibroelástica, causando edemal distal. A evolução natural do edema leva a rigidez articular, perda de função e dor. O tratamento é efetuado mediante elevação do membro e reabilitação especializada.

3. **Equimoses extensas:** o quadro clinico é de fácil tratamento, que consiste no uso de compressas quentes sobre o local, intercalado com pomadas ou gel à base de ácido mucopolissacárido-polissulfúrico tópico. As equimoses podem, no entanto, permanecer por mais de 30 dias.

O uso seguro do torniquete pneumático exige a observação de diversas regras práticas, como as listadas a seguir:[12]

- O relógio de pressão deve ser aferido periodicamente como medida de segurança. Observamos com facilidade o defeito quando o torniquete não mantém a pressão desejada, mas não podemos avaliar a pressão que excede os limites superiores de segurança. Portanto, é imprescindível a manutenção especializada.

- A área na qual o manguito será aplicado deve ser previamente protegida por diversas camadas de material macio (algodão ortopédico ou espuma). Quanto maior a distância entre o manguito e o úmero, menor será a compressão exercida sobre os tecidos moles, especialmente os nervos. Esta proteção auxilia, também, a distribuição harmônica da pressão.

- Não existe um valor de pressão ideal a ser utilizado. Por convenção, empregam-se 100mmHg acima da pressão sistólica do paciente; em termos práticos, 250mmHg para adultos e 200mmHg para crianças. Em resumo, usa-se a quantidade mínima de pressão que mantenha o membro exsangue.

- O traumatismo mecânico causado pelo manguito é menor quando a pressão por unidade de área é igualmente menor. A apresentação comercial dos manguitos, de 7cm de largura para adultos e 5cm para crianças, respectivamente, obedece a este con-

ceito. Os manguitos mais estreitos são perigosos, e os mais largos não mantêm a pressão uniforme.
- A diminuição do traumatismo mecânico sobre a mesma área pode ser obtida usando-se dois torniquetes alternadamente.
- Evitar o uso de banda elástica de Esmarch em substituição ao torniquete. Caso haja necessidade imperiosa do seu uso, observar que: (a) a pressão não pode ser monitorada (quando usado por indivíduo inexperiente, poderá situar-se entre 800 e 900mmHg); (b) evitar que a banda se enrole sobre ela mesma diversas vezes, causando o aumento de pressão por unidade de área; (c) observar a largura média de 7 a 10cm da banda elástica; (d) evitar o contato da banda elástica e da pele, para que não haja formação de bolhas.
- Não existem dados científicos que confirmem o tempo durante o qual o torniquete pode permanecer inflado com toda a segurança. A regra básica do uso do torniquete por 2 horas, no máximo, é baseada em dados empíricos apenas. A observação cuidadosa dos aspectos que envolvem o seu uso pode prolongar o tempo por 30 a 50 minutos a mais com extrema segurança. O bom senso do cirurgião dita regras importantes.
- O tempo para a normalização dos metabólitos químicos sangüíneos (devido à queda do pH) é de 20 minutos para cada 2 horas de isquemia; em outras palavras, se o torniquete for desinflado, será necessário um intervalo de 20 minutos para reinflá-lo novamente.
- Retirar todo algodão ortopédico e o manguito logo após a liberação do torniquete. Isto evita a formação de estase venosa e, conseqüentemente, maior sangramento no campo cirúrgico.
- Usar 5.000 unidades de heparina antes da liberação do torniquete. Esta atitude profilática previne a formação de trombos e reduz o edema pós-operatório.[13]

Nos procedimentos cirúrgicos nos dedos, geralmente realizados sob anestesia troncular ao nível do dedo ou do punho, os torniquetes digitais são largamente empregados, desde que o cirurgião não necessite de movimentos de flexoextensão, como na tenólise. Dentre os vários modelos de torniquete digital descritos na literatura, citamos o do tipo "dreno de Penrose largo" (Figura 4.9), e o do "dedo de luva" (Figura 4.10), pois são os mais empregados no nosso meio. A literatura mostra, igualmente, posições opostas quanto à segurança no emprego dos torniquetes digitais, já que estes estariam localizados muito pró-

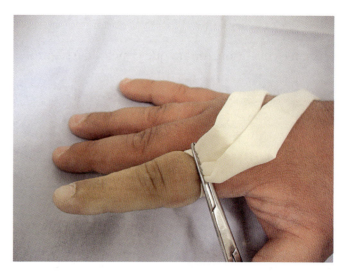

Figura 4.9 Método de garroteamento digital utilizando um dreno de Penrose largo na base do dedo. A exsangüinação é realizada com faixa elástica estreita ou gaze úmida.

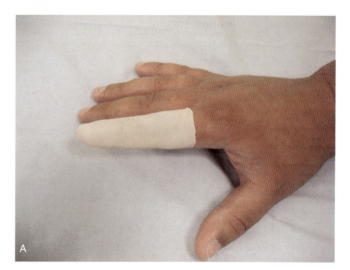

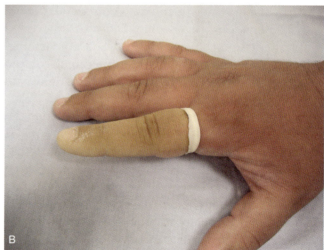

Figura 4.10 Método de garroteamento digital utilizando o dedo de luva. **A.** Coloca-se o dedo de luva com um pequeno orifício na polpa digital. **B.** O dedo de luva é então enrolado sobre ele mesmo, causando a isquemia desejada.

ximos aos feixes neurovasculares. Em estudos semelhantes, Dove e Clifford[14] condenam o seu emprego; já Hixson e cols.[15] concluíram que o método é seguro.

PRINCÍPIOS TRANSOPERATÓRIOS

Abordagem cirúrgica correta

A determinação das dimensões e do formato da incisão, mediante demarcação na pele, utilizando corante (azul de metileno ou verde brilhante) ou caneta cirúrgica, deve antecipar-se à incisão cirúrgica. Esta conduta exige que o cirurgião revise a sintopia local. O conceito de que as incisões devem seguir obrigatoriamente as linhas cutâneas transversais para evitar a formação de retrações cicatriciais está desatualizado. Sabe-se hoje que vários aspectos devem ser considerados, como:

1. Observar a sintopia (localização) do feixe neurovascular.
2. Expor a estrutura anatômica por meio de incisão cirúrgica adequada, evitando que a retração excessiva dos bordos da pele, nos casos de pequenas incisões, cause maceração e ruptura do tecido.
3. Elevar a pele e o tecido celular subcutâneo, separando-os da fáscia palmar e/ou dos planos musculares.

As incisões curvas têm grande indicação especialmente porque:

1. Acompanham as linhas curvas naturais da mão e do punho.
2. Podem ser estendidas sem quebrar a harmonia, quando se decide ampliar a incisão.
3. A exposição cirúrgica tem maior lateralidade. Se a incisão curva for dupla, em forma de S, poderá ser obtido um campo cirúrgico em forma de quadrado.
4. O resultado estético é mais aceitável.

As incisões cutâneas retas são raramente indicadas na cirurgia de mão, especialmente quando elas são perpendiculares às dobras de flexão, pois resultarão em retrações cicatriciais indesejáveis. Quando seu uso é inevitável, utiliza-se a técnica de transposição de retalhos em forma de Z (zetaplastia), com excelente efeito estético. As zetaplastias são também utilizadas para correção de retrações cicatriciais decorrentes de ferimentos malcicatrizados, incisões incorretas, queimaduras etc. O eixo central do "Z" deve estar sobre a linha contraturada. Outras duas linhas são então traçadas para completar o "Z". Elas devem ter o mesmo

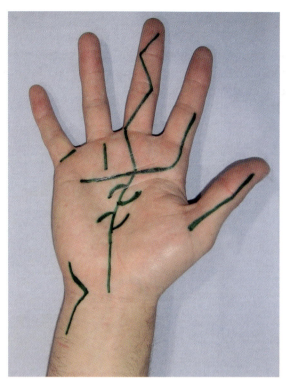

Figura 4.11 Vias de acesso volar. Opções para a exposição de estruturas anatômicas: no dedo médio, a incisão de Bruner, que pode ser ampliada até o antebraço; no polegar, a incisão lateral, que permite que o feixe neurovascular seja rebatido junto com a pele volar; na palma, uma zetaplastia dupla, utilizada com freqüência no tratamento da doença de Dupuytren, pequenas incisões transversais ou longitudinais para o tratamento de dedo em gatilho.

comprimento e angulação em torno de 60 graus. Ângulos maiores não liberam a contratura efetivamente, impedindo a transposição. Ângulos menores poderão ter diminuição do aporte sangüíneo. As zetaplastias múltiplas são utilizadas em ressecção de contratura de Dupuytren, quando a incisão é muito longa, em retrações cicatriciais etc.

A incisão em ziguezague de Bruner é a melhor via de abordagem para a face palmar dos dedos, pois expõe com eficiência o sistema de polias e, por conseguinte, os tendões flexores. Devem-se adotar critérios ao se planejarem duas incisões cutâneas paralelas. O conhecimento da vascularização local deve ser levado em conta para evitar o desenvolvimento de área hipo ou desvascularizada.

As incisões palmares usadas com maior freqüência são apresentadas na Figura 4.11. Elas devem ser transversas no nível distal (área da cabeça dos metacarpianos) e longitudinais ou levemente curvilíneas no nível proximal (área do túnel do carpo).

As opções para as incisões na face dorsal da mão e do antebraço são apresentadas na Figura 4.12.

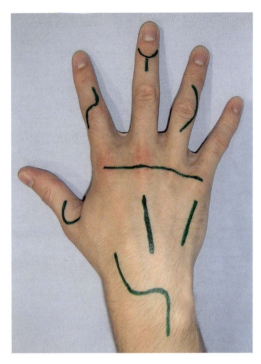

Figura 4.12 Vias de acesso dorsal. Opções para a exposição de estruturas anatômicas: no dedo médio, a incisão "em taça" para abordagem da articulação interfalângica distal, no tratamento do dedo em martelo, ressecção de osteófitos nas osteoartroses; nos dedos indicador e anular, opções de abordagem da articulação interfalângica proximal, em que a incisão longitudinal deve ser evitada pelo risco de retração; ao nível das articulações metacarpofalângicas (MF), a ampla incisão transversal, utilizada em diversos procedimentos, especialmente na reconstrução da mão reumatóide; no polegar, a incisão curvilínea para o tratamento da ruptura do ligamento colateral ulnar da MF; ao nível dos metacarpianos, incisões retilíneas para o tratamento aberto das fraturas, liberação de síndrome compartimental etc.; no punho, a clássica incisão em S, versátil pelo amplo campo cirúrgico que proporciona.

Alteração da técnica cirúrgica proposta, quando beneficia o paciente

A experiência acumulada mostra que nem sempre o cirurgião executará a técnica que havia sido proposta no pré-operatório, durante o exame físico do paciente. Não se trata de insegurança e tampouco de confusão entre as várias técnicas cirúrgicas descritas para o tratamento de uma dada patologia. Em muitos casos, a apresentação cirúrgica da patologia difere daquela imaginada durante o exame físico ou observada em exames complementares. Cabe ao cirurgião decidir sobre a modificação da técnica cirúrgica proposta, mesmo durante o ato cirúrgico, já que esta atitude beneficiará o paciente.[16] Tomemos como exemplo um caso de lesão não tratada dos tendões flexores do indicador, no qual se indicou a reconstrução cirúrgica em dois tempos (técnica de Paneva-Holevich), utilizando-se um espaçador de silicone. No transoperatório, ficou evidenciado que o flexor superficial estava intacto, porém aderido; o flexor profundo estava seccionado, com perda de substância. A alteração da técnica cirúrgica proposta inicialmente para uma tenólise do flexor superficial e tenodese do flexor profundo beneficiará o paciente devido à obtenção de bom resultado funcional, retorno mais rápido ao trabalho e economia. No caso de alterações significativas do plano cirúrgico, convém consultar os familiares ou responsáveis para que demandas judiciais não sejam planejadas em caso de má evolução clínica do caso.

Técnica atraumática, hemostasia adequada e observação das condições circulatórias

A delicadeza da dissecção traduz-se na habilidade de manusear planos cirúrgicos com segurança, de modo a fazer com que o traumatismo seja o mínimo possível. O rigor da observação deste conceito implica arte pura, que empresta beleza ao ato operatório. O bisturi deve ser usado na maior parte da dissecção, já que sua função de cortar é mais delicada que a de divulsionar, produzida pela tesoura. Quando usada, a tesoura deve ser curva e ter bordas afiadas e extremidade em ponta.

As pinças anatômicas devem ser delicadas. Deve-se observar seu fechamento, já que elas estarão em contato contínuo com os tecidos. O uso dos afastadores autostáticos, ou outros manuseados pelo assistente, deve ser delicado e impedir danos adicionais. Os tecidos devem ser seguidamente irrigados com soro fisiológico, evitando o aumento da temperatura local e conseqüente queda de pH.

O uso do torniquete pneumático facilita o processo de hemostasia. A coagulação de vasos sangüíneos deve ocorrer durante todo o ato cirúrgico, já que podemos identificar facilmente até mesmo os vasos de menor calibre. Os preciosos segundos que são "perdidos" com a hemostasia durante o ato cirúrgico são satisfatoriamente "readquiridos" no final da operação, pois a quantidade de vasos a serem coagulados será menor, o que causará, obviamente, um campo cirúrgico mais limpo. Uma vez concluído o tempo cirúrgico mais importante, restando apenas o fechamento dos planos anatômicos, deve-se proceder da seguinte maneira:

- Lavagem adequada da ferida operatória com soro fisiológico. O segmento é colocado dentro de uma bacia, impedindo que os campos cirúrgicos fiquem molhados.

- Liberação do torniquete pneumático e sua retirada do membro, juntamente com o algodão ortopédico, evitando estase venosa e conseqüente sangramento venoso aumentado.
- Contenção da ferida operatória com gazes e compressas. O segmento é elevado por 10 minutos, tempo suficiente para que o membro isquemiado readquira o pH normal, permitindo que o processo de coagulação aconteça normalmente.
- Coagulação elétrica do pequeno número de vasos ainda sangrantes é feita com o sistema monopolar, cujo calor se irradia centrifugamente a partir do ponto de contato. É usada, especialmente, para o tecido subcutâneo e muscular. O sistema bipolar produz calor apenas entre as duas extremidades da pinça, à qual estão ligados os dois pólos do aparelho. É um método mais eficiente, pois causa o controle do sangramento com o mínimo de lesão tecidual. É o sistema ideal para o emprego junto às estruturas nobres (nervos e tendões) e essencial à cirurgia microvascular.

Ao visitarmos recentemente William Seitz Jr., destacado membro da American Society for Surgery of the Hand (ASSH) e diretor do Cleveland Orthopaedic Spine Hospital (COSH), da Cleveland Clinic Foundation, observamos uma interessante variação de técnica de hemostasia em casos "menores", nos quais não há possibilidade de lesão de vasos significativos (síndrome do túnel do carpo, cisto sinovial, tendinite de De Quervain, tenorrafias simples etc.). Realiza-se a hemostasia mais perfeita possível, todos os planos cirúrgicos são fechados e imobilização ou simples enfaixamento são aplicados com leve compressão. Então, o torniquete é liberado. O sangramento, se existir, será mínimo e se caracterizará por uma área circunscrita de equimose. Com isto, um grande tempo cirúrgico será economizado. A evolução pós-operatória segue normalmente os respectivos protocolos.

O uso de dreno de Penrose pelo período de 24 a 72 horas está indicado nos casos de dúvida quanto à qualidade da hemostasia. Lembrar que a drenagem ocorre por efeito da gravidade, ou seja, deve-se escolher a extremidade mais baixa da incisão para a colocação do dreno. O nosso serviço serve-se de uma tática simples e eficaz para a retirada do dreno de Penrose: a extremidade externa dele é deixada na superfície do enfaixamento; para retirá-lo, basta a tração. Não é necessário abrir o curativo para isso. Este procedimento é mais rápido e mantém estéril por mais tempo o local da incisão

O uso da aspiração negativa contínua dos tipos Porto-Vac®, Hemo-Vac® etc. está indicado em grandes dissecções, em que haverá transudato ou sangramento residual (cirurgia óssea, traumatismo grave com ruptura extensa de tecidos moles).

Deve-se impedir a formação de hematomas, que é uma das causas mais freqüentes de maus resultados nas cirurgias de mão, bem como a complicação mais fácil de ser evitada.

Observar criteriosamente as condições circulatórias após a liberação do torniquete e durante o período pós-operatório imediato. No primeiro caso, mediante observação da coloração dos tecidos; no segundo, pelo teste de enchimento capilar da polpa digital. Existem casos em que a revisão nos planos de sutura, liberando alguns pontos da pele, proporciona melhor perfusão distal. Conhecer este "simples" princípio pode ser a diferença tênue entre o sucesso e o insucesso, entre o reconhecimento dos pacientes e familiares e o processo por erro médico.

O caso de uma liberação cirúrgica de sindactilia simples é ilustrativo: todos os retalhos se encaixaram com perfeição, tendo a sutura de pele sido feita antes da liberação do torniquete. Observou-se que os bordos internos dos dedos sindactilizados permaneciam sem suprimento sangüíneo e os bordos externos, hipovascularizados. A simples liberação de alguns pontos de sutura da pele diminui a tensão existente, restaurando as condições circulatórias.

Sutura da pele – método e materiais

Como princípio geral, todas as incisões cirúrgicas devem ser fechadas primariamente e sem tensão, permitindo a proteção das estruturas nobres e o livre deslizamento dos tendões. Excetuam-se os casos de lesões infectadas ou síndromes compartimentais, em que não se realiza o fechamento completo do plano cutâneo no primeiro tempo cirúrgico. A finalidade da sutura de pele é aproximar os bordos para que se desencadeie o processo de cicatrização, que é uma função biológica. As tensões excessivas determinam isquemia, necrose e subseqüente deiscência de sutura.[16]

O descolamento de tecido subcutâneo adjacente, as incisões de descarga, as rotações de retalho e a enxertia cutânea estão entre as técnicas que evitam tensão na sutura cutânea.

O lado dorsal da mão possibilita melhor deslizamento da pele e do tecido subcutâneo, acomodando melhor os retalhos locais e mesmo o fechamento dos defeitos cutâneos.

As lesões com perda traumática aguda de substância cutânea, o tratamento cirúrgico das infecções e a técnica da palma aberta (Mac Cash) para o tratamento da contratura de Dupuytren não serão aqui analisados.

O fechamento dos planos cirúrgicos deve ser conduzido da profundidade para a superfície. A sutura dos músculos, da fáscia, do tecido subcutâneo e da pele evitará a formação de espaços mortos.[16]

A aproximação sem tensão dos bordos cutâneos permitirá uma cicatrização primária com um mínimo de retração.[17]

O ponto simples de eversão é o tipo de sutura mais usado. A agulha penetra a pele próxima à borda de incisão, envolvendo maiores quantidades de tecido na profundidade que na superfície, permitindo eversão e aproximação dos bordos.

Os pontos em U têm a função de eversão e hemostasia local. Devem ser usados com cautela, para evitar isquemia local, que ocorre quando a tensão é grande, se estiverem colocados muito próximos entre si ou distantes da margem.

As suturas contínuas intradérmicas ou cutâneas são utilizadas quando o paciente permanece com o membro imobilizado. Apresentam melhor resultado estético e estão indicadas em crianças, cuja pele possui maior potencial de crescimento, o que propicia a formação de retrações cicatriciais.

Como regra geral, os pontos são retirados em 12 a 14 dias, uma vez obtida boa cicatrização. Com o objetivo de alcançar vantagens estéticas, os pontos podem ser retirados em 6 a 8 dias, desde que os bordos cutâneos estejam coaptados com fita adesiva porosa (Micropore® ou similar) e não haja movimentos articulares que coloquem a sutura em tensão.

Por outro lado, em uma transferência microcirúrgica musculocutânea do grande dorsal, onde a sutura cutânea é feita primariamente, sob grau variável de tensão, os pontos devem permanecer por 3 a 4 semanas.

PRINCÍPIOS PÓS-OPERATÓRIOS

Os cuidados pós-operatórios em cirurgia de mão são de extrema importância, já que eles são o elo final de uma seqüência de atividades, como o conhecimento anatômico e clínico, os exames subsidiários, as técnicas cirúrgicas, de um lado, e a expectativa do paciente, de outro lado.

Sabe-se que é possível chegar ao mesmo resultado funcional mediante a utilização de métodos diferentes. Vários fatores contribuem para esta afirmativa:

1. O conhecimento de uma escola cirúrgica específica.
2. A experiência do cirurgião com alguns tipos específicos de lesões ou patologias.
3. Os meios materiais disponíveis.
4. O grau de envolvimento do paciente no processo de cura e outros aspectos.

Pode-se afirmar, como princípio geral, que os cuidados pós-operatórios são os responsáveis finais pelo sucesso de todo o tratamento. Uma fratura de Colles clássica, por exemplo, com excelente redução anatômica pelo método incruento, mas com imobilização inadequada, pode levar à instalação de um quadro de dor complexa regional (distrofia pós-traumática ou distrofia simpático-reflexa), situação agoniante para o cirurgião e o paciente.

Do mesmo modo, a qualidade do resultado de uma reconstrução de seqüela de lesão de tendões flexores é estabelecida desde as primeiras horas do pós-operatório, mediante mobilização precoce dos tendões envolvidos.

Infelizmente, ainda se admite que o manuseio apropriado das imobilizações do período pós-operatório geralmente é aprendido depois de algumas desagradáveis experiências pessoais, já que é tentador deixar um auxiliar inexperiente fazendo as imobilizações na sala cirúrgica, ou permitindo que alguém do *staff* tome conta do paciente. Vale lembrar as contensões elásticas muito apertadas, talas gessadas curtas e imobilizações inapropriadas dos dedos que levam a rigidez articular etc.

A cirurgia termina de fato com a passagem do paciente para a maca, auxiliado pelo cirurgião, para o seu transporte até a sala de recuperação, sob os cuidados do anestesiologista.

Imobilização adequada
Curativo

Serve para proteção, compressão e imobilização. Existe uma variedade interminável de tipos que são confeccionados de acordo com a extensão do procedimento, o local anatômico e outros aspectos. A compressão suave é, provavelmente, o melhor método para evitar a formação de edema no pós-operatório.[18] As incisões cirúrgicas devem ser protegidas com gaze seca apenas, já que a gaze vaselinada causa grau variável de maceração no tecido cutâneo. Envolvem-se

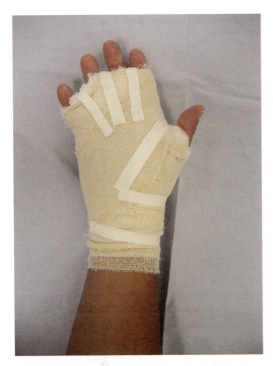

Figura 4.13 Curativo cirúrgico compressivo. Observar o polegar em oposição. Tiras de esparadrapo são colocados entre os dedos, de acordo com a técnica de Brown, e ao redor do enfaixamento, impedindo que a faixa elástica se enrole.

o antebraço, o punho e a mão com várias camadas de algodão ortopédico e ataduras elásticas, possibilitando uma pressão uniforme por toda a superfície do membro. O uso de tiras finas de esparadrapo entre os dedos e ao redor da mão reforça a ação compressiva do curativo (Figura 4.13). Se o curativo foi feito em condições ideais de assepsia, no caso de cirurgia não contaminada realizada no bloco cirúrgico, não há necessidade de que seja aberto nos primeiros dias do pós-operatório, exceto se houver dúvidas quanto à formação de hematoma, transudato ou infecção. Idealmente, o curativo será aberto 5 a 7 dias após a cirurgia, quando se procede à retirada parcial dos pontos de suturas da pele. Nesta ocasião, o volume do novo curativo será menor, se não houver a formação de edema e o paciente já estiver livre de dor. O próximo curativo será aberto 12 a 15 dias após a cirurgia, geralmente associado à retirada final dos pontos e à descontinuidade da imobilização ou ao início do uso de órteses.

Nos casos de infecção, há necessidade de vários curativos diários, imobilização rígida com talas gessadas com a mão em posição funcional, fisioterapia especializada, repouso no leito e membro elevado.

A imobilização com o curativo grande deve tentar reproduzir a posição de função da mão, ou seja, punho em 20 a 30 graus de extensão, articulações MF em 60 a 70 graus de flexão, articulações interfalângicas (IF) estendidas e polegar em oposição. Na prática, esta posição é obtida com o uso de talas gessadas.

O uso de tipóias, que foi de grande importância na medicina das guerras, perdeu ênfase e indicações nas últimas décadas, com o advento das técnicas de mobilização precoce das articulações não envolvidas, que previnem a formação de edema e o desenvolvimento de dor complexa regional (distrofia pós-traumática). Na verdade, o uso de tipóias, atualmente, limita-se a lesões seletivas de ombro e cotovelo, ou quando todo o membro está envolvido no tratamento cirúrgico.

Talas gessadas estáticas

São as mais usadas no nosso meio, pois são de baixo custo, fáceis de obter, seu manuseio exige pouco treino, são bem toleradas pelo paciente, são facilmente removíveis para o curativo ou fisioterapia etc.

Como regra geral, a tala gessada deve ser modelada a fim de satisfazer uma necessidade específica, ou seja, elas terão angulações e limites diferentes em cada caso. Exemplificando esta regra geral, a Figura 4.14 mostra o tipo de imobilização de um tratamento conservador de uma fratura do quinto metacarpiano de um adulto.

A princípio, a tala gessada deve imobilizar a mão na posição funcional (Figura 4.15), o que pode se tornar difícil em alguns casos. A Figura 4.16 mostra a avaliação radiológica de uma imobilização gessada volar, em que era necessária a flexão das metacarpofalângicas. Na verdade, esta articulação está estendida (Figura 4.17). A partir daí, muitos fatores adversos podem ocorrer, como limitação de flexão das MF pela retração dos ligamentos colaterais e encurtamento dos intrínsecos, dor no início do período de mobilização, entre outros problemas.

Para obtenção da mão em posição de função, o emprego de duas talas gessadas é geralmente necessário (Figura 4.18). A primeira é colocada na face volar e se estende do terço proximal do antebraço até a linha cutânea palmar proximal (ao nível da cabeça dos metacarpianos). Ela imobiliza o punho em posição de extensão de 20 a 30 graus, permitindo a livre flexão da articulação MF. A segunda tala é colocada na face dorsal e se estende do terço médio do antebraço até a ponta dos dedos, mantendo as MF fletidas e as IF estendidas.

Talas dinâmicas ou funcionais

Têm sido empregadas com maior freqüência à medida que a biomecânica da mão e a necessidade de mobilização precoce são mais bem entendidas.

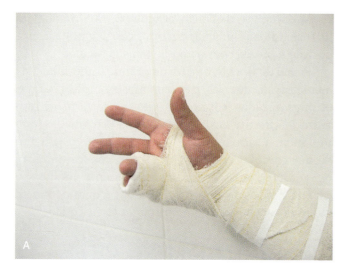

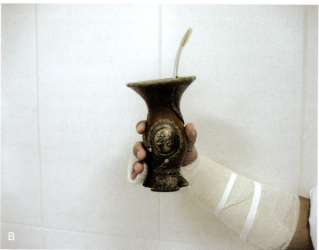

Figura 4.14A. Tala gessada para o tratamento conservador de fratura do quinto metacarpiano. O punho é mantido em leve extensão, e as articulações MF do quarto e quinto dedos em flexão de 90 graus. **B.** Os demais dedos não necessitam de imobilização e podem segurar até uma cuia de chimarrão.

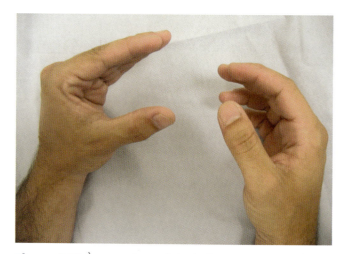

Figura 4.15 À esquerda, posição de função, com o punho estendido, MCF fletidas, IFP e IFD estendidas, polegar em oposição. À direita, posição de repouso, na qual as MF estão estendidas e o polegar aduzido.

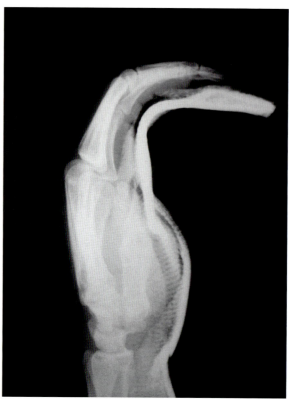

Figura 4.16 O exame radiológico da mão imobilizada mostra que os dedos estão fletidos à custa da IFD. A articulação MF mantém-se estendida.

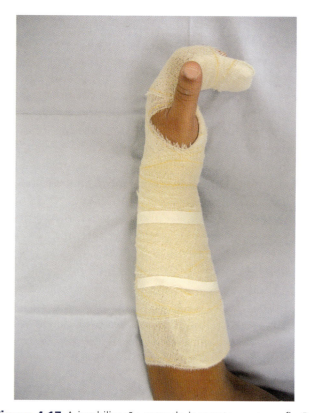

Figura 4.17 A imobilização gessada incorreta mostra a flexão dos dedos à custa da IFP, mas não da MF.

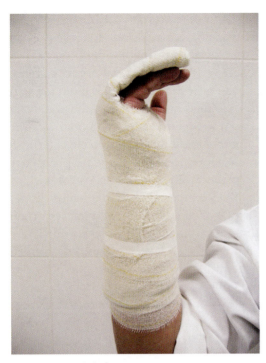

Figura 4.18 O emprego de duas talas gessadas para a obtenção da posição de função correta. Observar que a tala volar estende o punho, enquanto a dorsal mantém as MF fletidas e as IF estendidas.

Ao cirurgião não especializado nesta área é útil saber que as talas dinâmicas são as preferidas na maioria dos casos. O princípio é a mobilidade precoce, o que evita atrofia muscular, rigidez articular e perda da funcionalidade.

O paciente deve ser informado de que, em casos indicados, a imobilidade excessiva é prejudicial, pois causa aumento da dor e edema, levando até mesmo ao abandono intencional da tala, já que o desconforto é grande. Deve-se orientar o paciente repetidas vezes, enfatizando que o grande valor da tala dinâmica está na possibilidade de proporcionar mobilidade continuada do membro. As talas dinâmicas devem ser trazidas nas revisões clínicas, já que pequenas alterações e reajustes são necessários com freqüência. O uso adequado das talas funcionais traz benefícios imediatos ao paciente, que muitas vezes potencializa o resultado da fisioterapia. Deve-se abandonar o uso da tala funcional durante o dia, tão logo o paciente possa exercer funções simples com independência; a partir de então, o uso será efetuado apenas à noite.

Elevação do membro operado

A elevação da mão se inicia já no período transoperatório, após a liberação do torniquete. A elevação constante do membro operado permite uma melhor drenagem venosa e linfática, prevenindo complicações pós-operatórias, como edema e hemorragia, que causam dor e desconforto e levam ao insucesso do tratamento. A elevação do membro deve ser observada pelo período mínimo de 48 horas, independente do tamanho e da complexidade da cirurgia. O paciente ambulatorial, em especial o pediátrico, deve ser liberado com uma imobilização provisória de malha tubular, mantendo o cotovelo fletido e a mão junto ao tórax. Ele recebe orientação quanto ao repouso relativo em casa, mantendo o membro elevado. O paciente submetido a procedimento cirúrgico de médio e grande porte deve cumprir repouso absoluto em nível hospitalar, já que as atividades comuns causam aumento do metabolismo basal e da temperatura corporal, propiciando o desenvolvimento de edema e febre. A elevação do membro é realizada igualmente em suportes, travesseiros ou mesmo em quadro balcânico. Elevação e repouso não significam imobilidade total; em ambos os casos, os dedos não envolvidos devem ser movimentados passiva ou ativamente. Os exercícios de cotovelo e ombro são incentivados constantemente.

Cuidados gerais

O cirurgião é, acima de tudo, um educador. Ele é o responsável pela comunicação entre a pesquisa médica realizada em laboratórios e o paciente que necessita destes conhecimentos para viver e produzir melhor. Cabe ao médico, dentro de conceitos éticos rígidos, utilizar-se de linguagem simples e

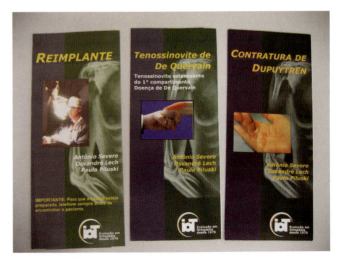

Figura 4.19 As instruções aos pacientes devem ser impressas. Esta atitude diminui as dúvidas eventuais, como mostram estes fôlderes explicativos.

didática para explicar os mecanismos da doença, as opções de tratamento disponíveis ao caso e as possibilidades de cura e reabilitação. A receptividade do paciente é muito importante para o sucesso do tratamento. O uso de material de orientação impresso, de atlas e peças anatômicas para que o paciente, que geralmente é um leigo, tenha uma idéia mais adequada do procedimento e a demonstração dos exercícios ao paciente, são exemplos de atitudes que demonstram o interesse na obtenção de bons resultados. A Figura 4.19 mostra três fôlderes com explicações e orientações sobre tenossinovite de De Quervain e contratura de Dupuytren e como se deve proceder em casos de mutilações (amputações) passíveis de reimplante.

Apoio psicológico

A associação entre estresse psicológico e doença física é evidente, bem documentada e, em muitos casos, relegada a um segundo plano. A reação psicológica em presença de doença física sempre ocorre. Em alguns casos, esta reação torna-se patológica.[19] Sabe-se, há muito tempo, da existência de alta morbidade psiquiátrica entre os pacientes cirúrgicos, como os amputados.[20] Por outro lado, aqueles pacientes que apresentam uma patologia psiquiátrica previamente diagnosticada estão propensos a desencadear reações psiquiátricas com maior facilidade, quando em presença de doença física que aqueles sem este diagnóstico.[19] Existe uma relação estabelecida entre a presença de doença orgânica e a ocorrência de sintomas. É simples pensar que a doença e os sintomas ocorram ao mesmo tempo. No entanto, é possível existir doença assintomática (p. ex., encondroma em falange proximal), bem como a presença de sintomas dolorosos sem doença, descrito como comportamento doentio.[21] O apoio psicológico que o médico cirurgião deve fornecer no período pós-operatório é tão ou, talvez, mais importante que no pré-operatório. É ele que conhece os detalhes da patologia, foi ele que realizou o tratamento cirúrgico e também é ele que acompanha a reabilitação funcional do paciente. É, portanto, natural que o paciente deposite confiança no cirurgião. Esta relação "comandante-comandado" deve ser conduzida com seriedade. Alguns erros devem ser evitados, como a comparação do quadro clínico de diferentes pacientes, geralmente minimizando ou mesmo ironizando os maus resultados obtidos pelo seu paciente, ou o excesso de rigorismo ou camaradagem na condução do período pós-operatório.

Vários autores trouxeram colaborações ao tema dos aspectos psicológicos relacionados a lesões da mão. Cleveland[22] destacou a necessidade de usar encorajamento em vez de ameaças para obter a colaboração do paciente. Foisie dirige a responsabilidade ao paciente: "o tipo de mão que terás depende apenas de ti".[23] Wynn Parry afirma que a lesão da mão "ataca diretamente a personalidade". Segundo ele, a atmosfera de otimismo e confiança é um elemento positivo no processo de reabilitação e os fatores psicológicos devem merecer atenção especial nos tratamentos caseiros.[24]

Os aspectos de adaptação, aceitação e motivação são fatores dominantes no processo de cura do paciente; em resumo, o trabalho árduo de suportar psicologicamente os pacientes no período pós-operatório reverterá em satisfação pessoal e notabilidade, já que os resultados funcionais serão os melhores possíveis.

O livro *Princípios Gerais da Cirurgia da Mão*, de Harold Kleinert, não abrange somente conhecimentos técnicos, exclusivamente cirúrgicos. Cabe ao cirurgião conhecer e compreender as necessidades individuais dos pacientes e buscar satisfazê-las dentro das suas possibilidades (*apud* Lech). Beil,[25] já em 1834 ensinava: "a mão pertence exclusivamente ao homem; sensibilidade e movimento transformaram-no do mais fraco ser da defesa natural ao comandante da natureza animada e inanimada". Entender e admirar esta espetacular ferramenta de trabalho é uma obrigação para qualquer cirurgião de mão, em qualquer tempo de atividade profissional, seja no alvorecer idealista, seja no entardecer realista da carreira.

A cirurgia da mão destacou-se pelo impressionante avanço observado nas últimas décadas. Não colaborou com o **prolongamento da vida**, assim como fez a cardiologia, a medicina sanitária etc., mas contribuiu imensamente com a produtividade, a adaptação e a satisfação pessoal do paciente, e para a obtenção da necessária **qualidade de vida**.[25]

REFERÊNCIAS

1. Lech O, De Paula M, Monteggia G. Lições práticas de cirurgia da mão. Parte l. *Revista da UNIMED e AMRIGS* 1987; *16*:33-7.
2. Nicholas F, D'Mitri S, Marshall BB, William TO. Prevention of perioperative infection. *J Bone Joint Surg Am* 2007; *89*:1605-18.
3. Seroplan R, Reynolds H. Wound infection after preoperatory Depilatory versus razor preparation. *Am J Surg* 1971; *121*:251-4.
4. Tanner J, Woodings D, Moncaster K. Preoperative hair removal to reduce surgical site infection. *Cochrane Database Syst Rev*, 2006.
5. Lech O. Visão multidisciplinar da microcirurgia; anotações pessoais do seu passado, presente e potencial futuro. *Rev. da UNIMED e AMRIGS* 1986; *14*:26-8.

6. Milford U. *In:* Grenshaw AH (ed.) *Campbell's operative orthopaedics.* 5ed., Saint Louis. Mosby 1971:138-61.

7. Klenerman L. The tourniquet in surgery. *J Bone Joint Surg.* 1962; *44B*:937-43.

8. Boyes JH. *Bunnel's surgery of the hand. Principles of reconstruction.* 5ed., Philadelphia: Lippincott, 1970:130-9.

9. Odinsson A, Finsen V. Tourniquet use and its complications in Norway. *J Bone Joint Surg Br* 2006; *88-B*:1090-2.

10. Lundborg G. Structure and function of the intraneural microvessels as related to trauma, edema formation, and nerve function. *J Bone Joint Surg* 1975; *57A*: 938-48.

11. Ochoa J, Fowler DJ, Gimatt RW. Anatomical changes in peripheral nerve compressed by a pneumatic tourniquet. *J Anat* 1972; *113*:433-55.

12. Tajima T. Considerations on the use of the tourniquet in surgery of hand. *J Hand Surg* 1983; 8(5):799-802.

13. Paletta FX, Willman V, Ship AG. Prolonged tourniquet ischemia of extremities. *Bone Joint Surg* 1960; *42A*: 950-4.

14. Dove A, Clifford R. Ischemia after use of finger tourniquet. *Br Med J* 1982; *284*:256.

15. Hixson FP, Shafiroff BB, Werner FW *et al.* Digital tourniquets: a pressure study with clinical relevance. *J Hand Surg* 1986; *11A*: 965-8.

16. Ely JF. Cirurgia Plástica. 2ed., Rio de Janeiro: Guanabara Koogan, 1980.

17. Converse JM. *Reconstructive plastic surgery.* Philadelphia: Saunders 1964:9-11.

18. Moberg E. Dressings, splints and postoperative care in hand surgery. *Surg Clin North Am* 1964; *44*:941-9.

19. Sims P. Psychogenic causes of physical symptoms, accidents and death (Editorial). *J Hand Surg* 1985; *10B*:281-2.

20. Parkes CM. The psychological reaction to loss of a limb: the first year after amputation. *In:* Howells. *Modern perspectives in the psychiatric aspects of surgery.* Londres: McMillan Edit, 1976.

21. Mechanic D. The concept of illness behavior. *In:* Kaplan AL, Engelihardt HT, McCartney JJ (eds.) *Concepts of health and disease: interdisciplinary perspectives.* Massachussetts: Readis, 1981.

22. Cleveland M. Hand injuries in the European theater of operations. Hand surgery in World War II (Sterling Bunnell). Washington, D.C.; U.S. Government Printing Office 1955:155-84.

23. Foisie PS. The hand book. Hand surgery in World War II (Sterling Bunnell). Washington, D.C., U.S. Government Printing Office 1955:161-8.

24. Wynn-Parry EB. *Rehabilitation of the hand.* 3ed., Londres: Butterworths 1973:20.

25. Lech O. Princípios básicos. *In:* Pardini A. Cirurgia de mão – lesões não-traumáticas. Rio de Janeiro: Medsi, 1990:1-34.

CAPÍTULO 5

Exame Clínico da Mão

Antônio Severo

HISTÓRIA

O exame do paciente inicia no momento em que ele entra no consultório. É importante notar a atitude do paciente, se está usando algum aparelho (tipóia, muletas etc.), se está com fácies de dor etc. Algumas patologias são notadas ao apertar a mão do paciente, como Dupuytren avançado, dedo em martelo e dedo em pescoço de cisne. É importante saber a atividade ocupacional, quando surgiram os sintomas, bem como sua freqüência, e se há comorbidades associadas. Deve-se questionar ainda se houve traumatismo ou não e se existe algum familiar com quadro semelhante. A avaliação completa do membro superior (ombro, cotovelo e antebraço) deve ser realizada, juntamente com seu arco de movimento, isoladamente e em conjunto. A avaliação dos movimentos deve compreender os movimentos passivos e ativos. Deve-se notar a coloração da mão, se possui tumorações, se há ou não sudorese e sensibilidade. É obrigatório avaliar o membro superior contralateral. Todas as informações coletadas na anamnese serão úteis para formular a hipótese diagnóstica.[1,2]

O exame físico é dividido em:

Mobilidade articular

O antebraço é um elo entre a mão e o cotovelo, proporcionando a orientação espacial para que a mão tenha função máxima. A mensuração deve ser realizada com cotovelo fletido a 90 graus e a mão colocada a 90 graus sobre uma superfície imaginária. O arco de movimento normal é de 90 graus, tanto para pronação como para supinação (Figura 5.1).[1,2]

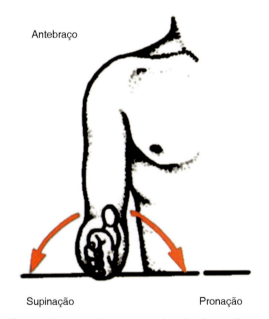

Figura 5.1 Arco da pronossupinação do antebraço.

O punho apresenta a particularidade de realizar desvio radial e ulnar, flexão e extensão e circundução (associação da flexoextensão com o desvio radial e ulnar). A flexão é de 80 graus, a extensão é de 70 graus (Figura 5.2), o desvio radial é de 20 graus, e o ulnar, de 30 graus (Figura 5.3).[1,2]

No dedo, a articulação carpometacarpiana apresenta um grau de mobilidade variável conforme os raios: segundo e terceiro raios praticamente imóveis, o quarto raio com 5 graus de flexão e extensão e o quinto raio com 10 graus de flexão e extensão. A articulação metacarpofalângica (MF) apresenta flexão de 100 graus, extensão de 30 graus, abdução de 30 graus e adução de 20 graus (Figura 5.4).[1,2]

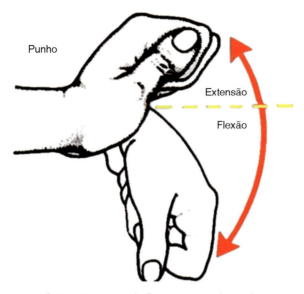

Figura 5.2 Arco de flexoextensão do punho.

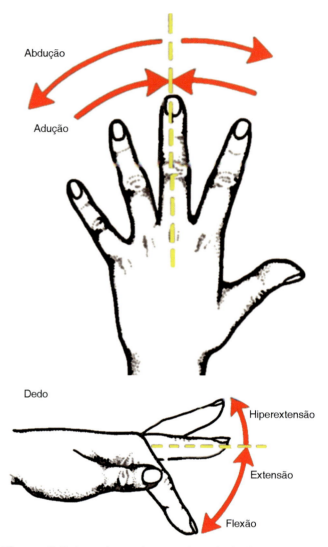

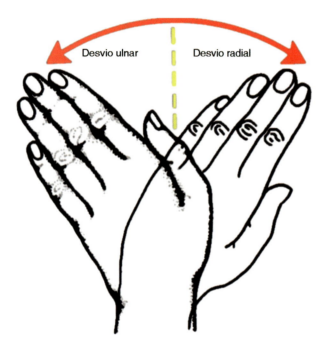

Figura 5.3 Arco dos desvios ulnar e radial do punho.

Figura 5.4 Arco de movimento da articulação metacarpofalângica.

A articulação interfalângica proximal (IFP) não apresenta extensão nem desvios e tem flexão de 100 a 110 graus. A articulação interfalângica distal (IFD) não apresenta desvios e tem extensão de 0 a 15 graus e flexão de 90 graus (Figura 5.5).[1,2]

O polegar é considerado um dedo à parte na mão, pois apresenta maior grau de mobilidade. A articulação da base do polegar, trapeziometacarpiana, em formato de sela, permite flexão de 20 graus, extensão de 20 graus, adução de 50 graus, abdução de 20 graus, rotação interna de 40 graus e rotação externa de 20 graus. Esses movimentos, em conjunto, permitem os movimentos de oponência e circundução. A articulação MF

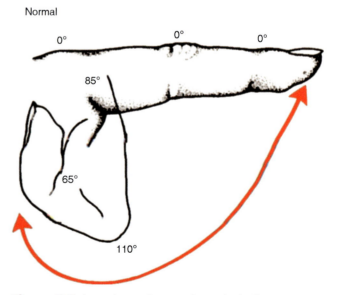

Figura 5.5 Arco de movimento das articulações metacarpofalângica e interfalângicas proximal e distal.

Exame Clínico da Mão

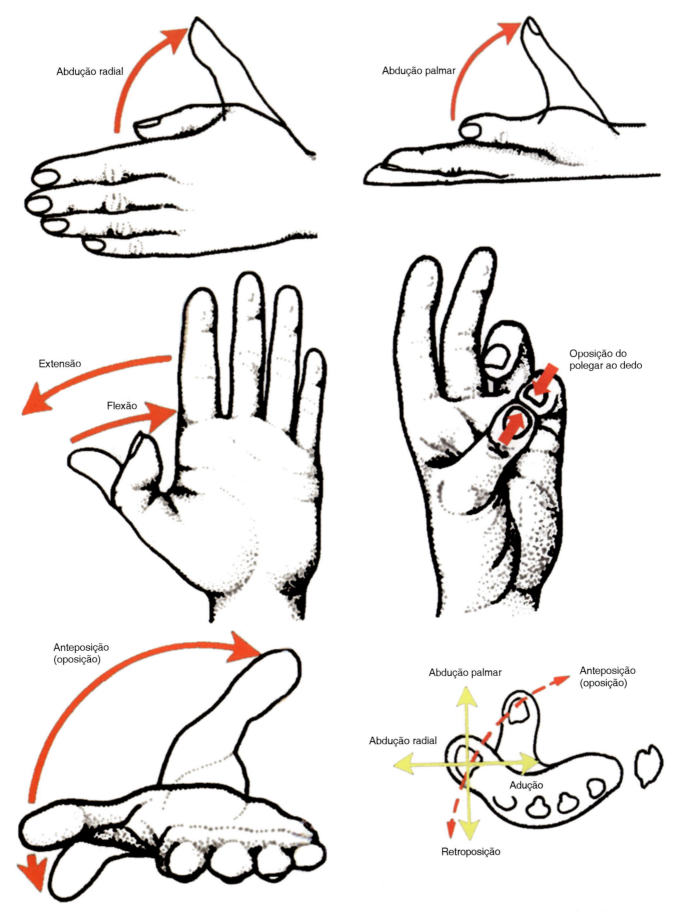

Figura 5.6 Arco de movimento do polegar.

tem flexão, que varia muito de uma pessoa para outra, de cerca de 50 graus, sem extensão. A articulação interfalângica apresenta um grau de mobilidade de flexão de 70 a 90 graus e extensão de 15 graus (Figura 5.6).[1,2]

Grau de mobilidade ativa da mão

Os dedos, ao serem fletidos, tocam em conjunto a prega palmar distal. Quando os dedos são estendidos ao máximo, eles ultrapassam a posição neutra. Nos movimentos de adução e abdução, os dedos se afastam e se aproximam. O polegar, na sua flexão máxima (adução transpalmar), toca a base do dedo mínimo. Na extensão do polegar (abdução radial), o mesmo é movido lateralmente e para longe dos dedos. Na adução e abdução palmar do polegar, ele é afastado anteriormente e depois retorna ao seu local de partida. No movimento de oponência, o polegar é capaz de tocar a falange distal de todos os demais dedos.[1,2]

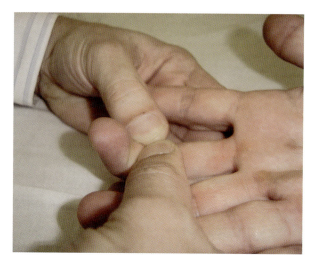

Figura 5.8 Exame clínico do flexor profundo.

APARELHO FLEXOR

Deve ser examinada a palma da mão, verificando se há lesões penetrantes, abrasivas ou contusas na área na qual é direcionada a queixa. Observa-se se há movimentos de flexão dos dedos que estão envolvidos no traumatismo ou na patologia associada. Os tendões flexores superficiais são examinados com o bloqueio dos demais dedos e solicitando ao paciente que flexione o dedo atingido (Figura 5.7). Já os tendões flexores profundos são testados com o bloqueio das articulações IFP e MF, solicitando ao paciente que realize a flexão IFD (Figura 5.8). Ainda no exame físico de flexores, deve-se sempre observar se há lesão de nervos, pois quase sempre, em um traumatismo cortocontuso, não só os flexores são lesados, como também os nervos digitais, os quais são investigados por testes específicos (ver seção sobre testes específicos para lesões nervosas).[3-5]

APARELHO EXTENSOR

A maneira como ocorreu o traumatismo deve ser sempre verificada, ou verifica-se se há patologia associada, em especial artrite reumatóide, em que é comum a ruptura espontânea do tendão extensor longo do polegar, próprio do indicador e/ou do quinto. Deve-se observar se estão ocorrendo deformidades em dedo em martelo (flexão da articulação IFD), deformidade em botoeira (flexão da articulação IFP e hiperextensão da articulação IFD) e deformidade em pescoço de cisne (articulação IFD em flexão e hiperextensão da articulação IFP). Ainda em se tratando do aparelho extensor, em casos de movimento de repetição ou traumatismo, verifica-se se a dor está localizada na tabaqueira durante a palpação (descartar fratura do escafóide) ou se ela está localizada no processo estilóide do rádio (descartar a patologia de De Quervain). Deve-se ainda fazer o diagnóstico diferencial com a rizartrose, que é um processo degenerativo articular da primeira articulação carpometacarpiana (descrito em artroses). Para isto existem testes específicos, que serão vistos a seguir:[3-5]

Alterações do aparelho extensor

Teste de Finkelstein

Utilizado para diagnosticar a tenossinovite estenosante do primeiro compartimento extensor – abdu-

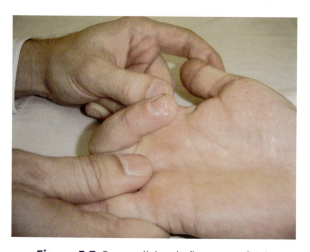

Figura 5.7 Exame clínico do flexor superficial.

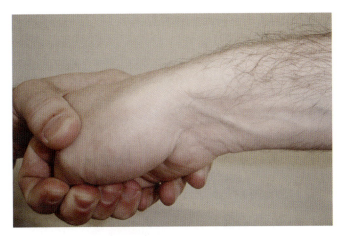

Figura 5.9 Teste de Finkelstein.

tor longo do polegar e extensor curto do polegar (tenossinovite de De Quervain), o teste é realizado com a mão fechada. Com o polegar do paciente envolto pelos outros dedos, o examinador faz um desvio ulnar. O teste é positivo quando o paciente refere dor na topografia do primeiro compartimento extensor no processo estilóide radial. Este teste é muito sensível, porém pouco específico, pois é positivo, também, em patologias da base do primeiro metacarpiano, como na rizartrose (Figura 5.9).[2-5]

Teste de Muckart

Realizado da mesma forma que o de Finkelstein, porém o polegar não fica contido pelos demais dedos (Figura 5.10).[6]

Teste de Bunnell-Finochietto

Utilizado para ver se há contratura da musculatura intrínseca da mão, é realizado com a articulação MF em hiperextensão e é tentada a flexão da articula-

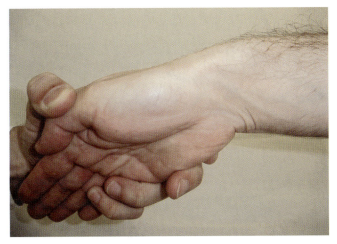

Figura 5.10 Teste de Muckart.

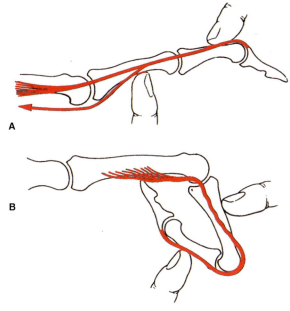

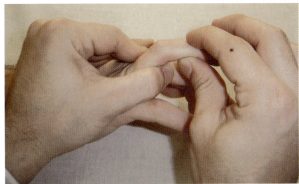

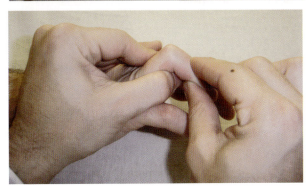

Figura 5.11 Teste de Bunnell-Finochietto.

ção IFP pelo examinador. Como a musculatura intrínseca faz flexão da MF e extensão das interfalângicas, quando há contratura da musculatura intrínseca, é impedida a flexão da IFP. Alguns autores também o denominam teste de Bunnell-Littler (Figura 5.11).[1-5]

Teste de contratura dos extensores (extrínsecos)

Com a flexão da MF, tenta-se fletir a IFP. A impossibilidade desta flexão se deve a aderências do apare-

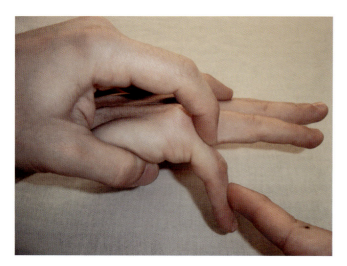

Figura 5.12 Teste de contratura dos extensores (extrínsecos).

lho extensor extrínseco. Esse teste também é chamado de *extensor plus test*, sendo um teste oposto ao de Bunnell-Finochietto *(intrinsic plus)* (Figura 5.12).[1,2]

Deformidade em pescoço de cisne (swan-neck)

Nesta deformidade, a articulação IFP está em hiperextensão e a articulação IFD, em flexão (Figura 5.13). Isso ocorre devido à tração excessiva do aparelho extensor inserido na base da falange média dorsalmente. Várias etiologias foram descritas:[1-5]

1. Frouxidão da IFP, como na artrite reumatóide.
2. Subluxação palmar da base da falange proximal.
3. Fatores que agem nos músculos extrínsecos e que aumentam a potência do extensor comum: flexão crônica do punho ou destruição da porção proximal do extensor comum ao nível da MF.
4. Contratura dos músculos interósseos associada ao dedo em martelo crônico (Figura 5.13).

Deformidade em botoeira

Consiste em flexão da IFP e hiperextensão da IFD (Figura 5.14). Pode ser vista em traumatismos diretos no dorso da IFP e na artrite reumatóide. Outras etiologias:

1. Lesão do aparelho extensor na articulação IFP.
2. Contratura da placa volar e dos ligamentos colaterais acessórios, que se tornam fixos, bloqueando a extensão passiva da IFP. O teste de Haines-Zancolli é positivo em fase mais avançada, pois, quando se trata de um estágio inicial, a deformidade é redutível, mas se há uma contratura fixa das fibras oblíquas do ligamento retinacular, isso impedirá a flexão passiva da IFD, produzindo, dessa forma, um teste positivo (Figura 5.15).[2]

Dedo em martelo

Ocorre por lesão do tendão extensor terminal. O paciente é incapaz de estender a IFD. Pode ser traumático ou inflamatório. Os casos não tratados podem evoluir para deformidade em pescoço de cisne (Figura 5.16).[1-5]

TESTES PARA LESÕES LIGAMENTARES

Lesão aguda do ligamento colateral ulnar da articulação MF do polegar (*Gamekeeper's thumb*) ou lesão de Stener

As lesões do ligamento colateral ulnar que envolvem a articulação MF do polegar são comuns. As lesões do ligamento colateral ulnar são mais freqüentes que as do colateral radial. O mecanismo de trauma é o desvio radial forçado (abdução). O ligamento colate-

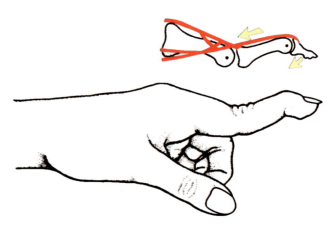

Figura 5.13 Deformidade em pescoço de cisne (*swan-neck*).

Exame Clínico da Mão

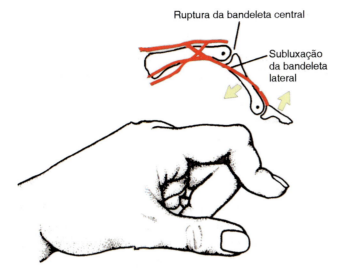

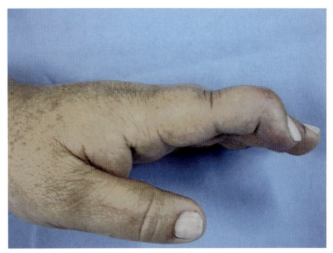

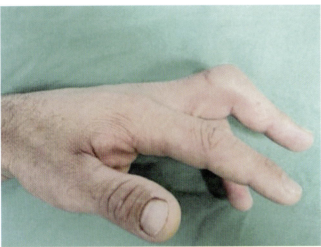

Figura 5.14 Deformidade em botoeira.

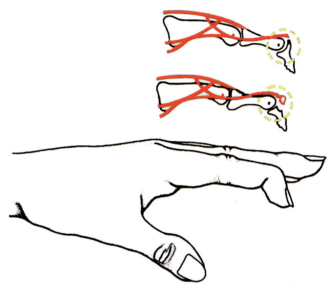

Figura 5.16 Aspecto clínico do dedo em martelo.

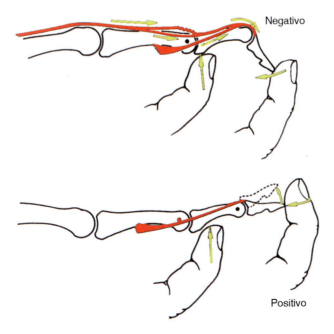

Figura 5.15 Teste de Haines-Zancolli.

ral rompido fica encarcerado sob a retinácula do curto flexor. Esta lesão é conhecida, também, como lesão de Stener, descrita em 1962. O teste deve ser realizado com estresse aplicado com a articulação MF em 15 a 20 graus de flexão e também em flexão total. Recomenda-se que esse teste seja realizado bilateralmente (Figura 5.17).[7]

Teste de Watson

Permite verificar se há instabilidade dorsal do escafóide. O examinador pressiona o tubérculo do escafóide (face volar) e faz desvio do carpo de ulnar para radial. O teste será positivo se o paciente apresentar um clique doloroso. Não confundir com um clique sem dor, no qual o teste é negativo (Figura 5.18).[2,8]

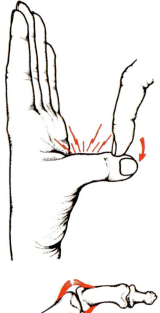
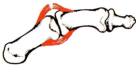
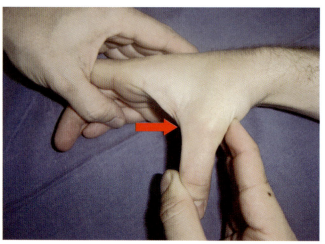

Figura 5.17 Teste para avaliação da lesão do ligamento colateral ulnar do polegar.

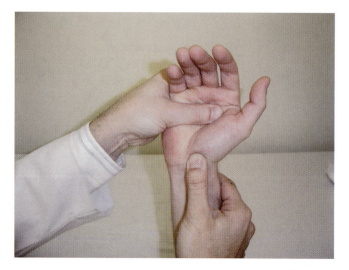
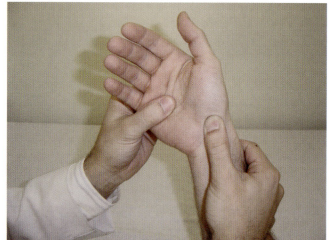

Figura 5.18 Teste de Watson.

Articulação radioulnar distal (ARUD)

Para examinar a ARUD pressiona-se a cabeça da ulna em direção palmar e o pisiforme em direção dorsal. Nesse momento, faz-se o desvio ulnar do carpo. Este movimento pode desencadear dor forte, compatível com impacto ulnar. Os movimentos de pronossupinação, enquanto se comprime a ulna na fossa sigmóide, podem desencadear dor e revelar patologia de instabilidade da ARUD (Figura 5.19).[2,8]

Teste de Reagan

Demonstra a instabilidade semilunar-piramidal, na qual o examinador provoca cisalhamento entre estes ossos, pressionando-os em direções opostas, o que causa dor. O examinador deve, com os polegares, pressionar a face dorsal desses ossos para fazer o movimento de cisalhamento (Figura 5.20).[2,8]

Pivot-shift mediocárpico

Realizado com o cotovelo em 90 graus, mão em posição supina máxima e antebraço estável. A mão é movimentada para desvio radial pleno, e depois o lado ulnar do carpo é forçado para uma supinação adicional e posição de subluxação volar. O punho não pode ser fletido. Em seguida, a mão, ainda com força sendo aplicada, é movimentada para desvio ulnar máximo. O punho normal será entalhado para uma posição menos supinada quando a cabeça do capitato encaixar o semilunar devido à contenção da cápsula anterior e dos ligamentos interósseos piramidal-semilunar. Tanto lesão ligamentar como hiperfrouxidão permitem que o capitato se separe do semilunar.

Exame Clínico da Mão

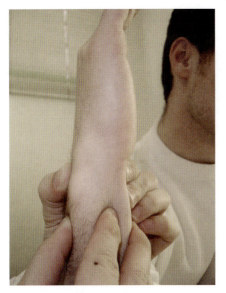 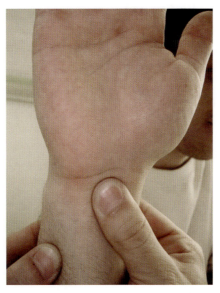 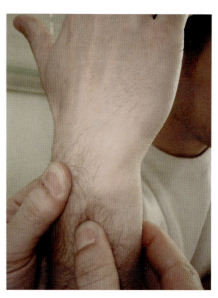

Figura 5.19 Exame clínico da ARUD. Primeiro em neutro; em seguida, em pronação e, depois, supinação.

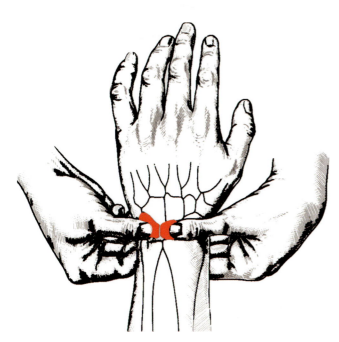

Teste da gaveta anteroposterior

Com uma das mãos, o examinador segura a mão do paciente pelos metacarpianos e aplica tração axial, enquanto a outra mão estabiliza o antebraço do paciente. Assim, aplica-se uma força anteroposterior, e uma gaveta é produzida na articulação radiocárpica e, a seguir, na articulação mediocárpica. Deve-se sempre comparar com o lado contralateral. Um teste de gaveta acentuado consiste num sinal de frouxidão ligamentar (Figura 5.21).[2]

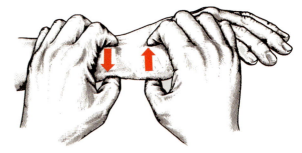

Figura 5.21 Teste da gaveta anteroposterior da articulação mediocárpica.

EXAME NEUROLÓGICO

Testes musculares[3,5,9]

1. **Punho** (testa-se oferecendo resistência ao movimento em questão):
   - **Extensores primários C6:**
     – extensor radial longo e curto do carpo (n. radial C6,C7);
     – extensor ulnar do carpo (n. radial C7).

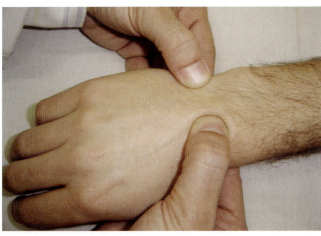

Figura 5.20 Teste de Reagan.

- **Flexão do punho C7:**
  - flexor radial do carpo (n. mediano C7);
  - flexor ulnar do carpo (n. ulnar C8,T1).
2. **Mão:**
   - **Extensores primários:**
     - extensor comum dos dedos (radial C7);
     - extensor próprio do dedo indicador (radial C7);
     - extensor próprio do dedo mínimo (radial C7).
   - **Flexores primários da articulação IFP (C8):**
     - flexor superficial dos dedos (mediano).
   - **Flexores primários da articulação IFD (C8):**
     - flexor profundo dos dedos (2 mediais – n. mediano/2 laterais – n. ulnar).
   - **Flexor da articulação MF:**
     - lumbricais (2 mediais – n. ulnar/2 laterais – n. mediano).
   - **Abdução digital:**
     - interósseo dorsal (quatro dorsais – n. ulnar C8,T1);
     - abdutor do dedo mínimo (n. ulnar C8,T1).
   - **Adução digital:**
     - interósseo palmar (três palmares – n. ulnar C8,T1).
3. **Polegar e dedo mínimo:**
   - **Extensor primário da articulação MF do polegar:**
     - extensor curto do polegar (n. radial C7).
   - **Extensor primário da articulação IF do polegar:**
     - extensor longo do polegar (n. radial C7).
   - **Flexor primário da articulação MF do polegar:**
     - flexor curto do polegar (cabeça profunda [n. ulnar C8], cabeça superficial [n. mediano C6,C7]).
   - **Flexor primário da articulação IF do polegar:**
     - flexor longo do polegar (n. mediano C8,T1).
   - **Abdutores primários do polegar:**
     - abdutor longo do polegar (n. radial, C7).
     - abdutor curto do polegar (n. mediano C6,C7).
   - **Adutor primário do polegar:**
     - adutor do polegar oblíquo e transverso (n. ulnar C8).
   - **Oponência do polegar:**
     - oponente do polegar (n. mediano C6,C7).
   - **Oponência do dedo mínimo:**
     - oponente do dedo mínimo (n. ulnar C8).

A **avaliação da força** motora permite ao examinador uma avaliação objetiva da força de preensão e da força de pinça. Deve-se, obrigatoriamente, avaliar o lado contralateral. Deve-se avaliar movimen-

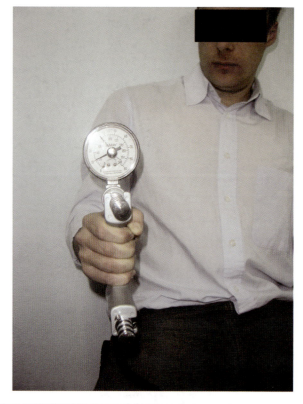

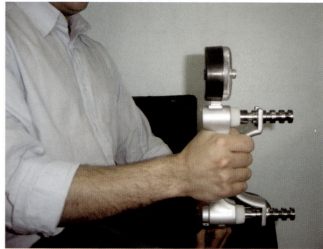

Figura 5.22 Mensuração utilizando o dinamômetro de Jamar.

tos involuntários do paciente e evitar uma interpretação errônea dos testes. O examinador deve deixar os instrumentos de teste livres na mão do paciente, para evitar uma estabilização secundária e, conseqüentemente, uma avaliação incorreta quando da leitura do teste. No teste que utiliza o dinamômetro ajustável de Jamar (Figura 5.22), a leitura deve ser feita nos cinco níveis de ajuste (níveis 1, 2 e 3 para combinação das musculaturas intrínseca e extrínseca e 4 e 5 para a musculatura extrínseca). Já no teste com *pinch meter*, mede-se a força de pinça da polpa e na posição de aperto de chave (Figura 5.23).[2]

Exame Clínico da Mão

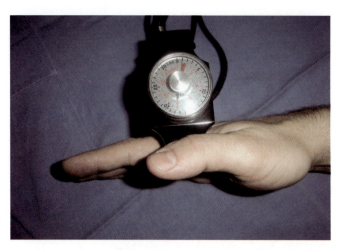 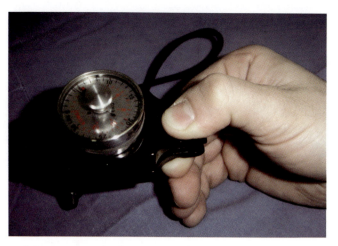

Figura 5.23 Mensuração da força de pinça na posição de aperto de chave e pinça da polpa.

Quadro 5.1 Inervação cutânea dos nervos radial, mediano e ulnar

Radial	• tabaqueira anatômica • face dorsal 1º, 2º, 3º, podendo estender-se até as articulações IFD • metade radial dorsal do anular (podendo estender-se até a articulação IFD) • prega entre o 1º e o 2º dedos
Mediano	• face palmar dos quirodáctilos 1º, 2º, 3º e 4º (lado radial) • face dorsal distal à articulação IFD nos quirodáctilos 2º, 3º e 4º (a cútis palmar da falange distal do 2º quirodáctilo é específica do mediano)
Ulnar	• dedo mínimo e metade ulnar do anular nos lados palmar e dorsal • no terço distal volar do dedo mínimo, a inervação é especificamente ulnar

Testes sensitivos

Possibilitam a avaliação tanto da inervação periférica como dos dermátomos.

- **Nervos periféricos:** área representativa da inervação cutânea dos nervos radial, mediano e ulnar (Figura 5.24 e Quadro 5.1).[1-5,9]

Sensibilidade por níveis neurológicos (dermátomos)

Área representativa da inervação cutânea das raízes nervosas (Figura 5.25).

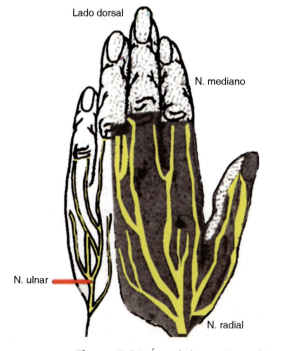 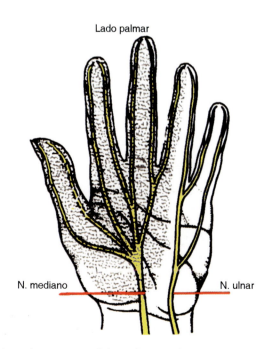

Figura 5.24 Área de inervação cutânea dorsal e palmar dos nervos radial, mediano e ulnar.

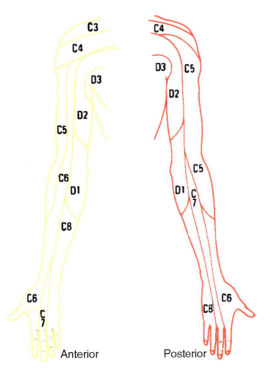

Figura 5.25 Dermátomos do membro superior nas faces anterior e posterior.

Exame neurológico do membro superior (Quadro 5.2)[10]

Quadro 5.2 Resumo dos reflexos neurológicos e da sensibilidade do membro superior

Nível neurológico	Motor	Reflexo	Sensibilidade
C5 (Figura 5.26)	Deltóide	Bicipital	Lateral do braço
C6 (Figura 5.27)	Bíceps, ERLC, ERCC	Braquiorradial	Lateral do antebraço, polegar e indicador
C7 (Figura 5.28)	Tríceps, flexores do punho, extensores dos dedos	Tricipital	Dedo médio
C8	Interósseos; flexores digitais	Não há	Não há
T1	Abdutor do dedo mínimo	Não há	Não há

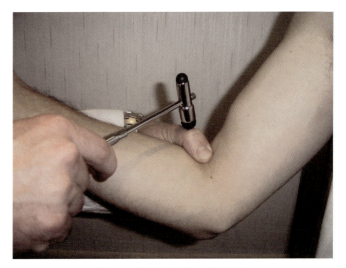

Figura 5.26 Reflexo bicipital.

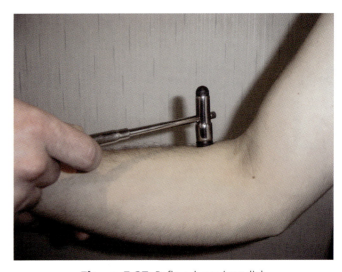

Figura 5.27 Reflexo braquiorradial.

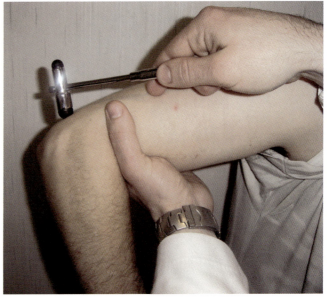

Figura 5.28 Reflexo tricipital.

Testes específicos para lesões nervosas

Os testes de avaliação das lesões nervosas podem ser divididos em:

Teste de avaliação da regeneração nervosa

Sinal ou teste de Tinel

Este é um sinal clínico de regeneração nervosa. Trata-se de uma percussão percutânea do tronco nervoso distal à lesão, produzindo uma sensação de "alfinetadas e agulhadas" distalmente, na área sensitiva correspondente ao nervo em questão. Este sinal foi descrito em 1915, por Hoffmann e Tinel, originalmente para evidenciar a regeneração nervosa, mas, atualmente, é utilizado também para verificar se há uma lesão nervosa compressiva ou traumática. A percussão deve ser delicada, realizada com um martelo de reflexos ou com a ponta dos dedos, e a sensação causada pelo teste indica bom prognóstico e permite acompanhar a evolução do processo de reinervação após reparação. O tempo necessário para o surgimento do sinal é proporcional à gravidade da lesão. Em geral, aparece entre a quarta e sexta semanas após a lesão. O sinal é clinicamente útil quando está presente poucas semanas após lesão ou sutura do nervo. A percussão distal à lesão desencadeia a sensação de "alfinetadas e agulhadas" no sentido periférico, no transcorrer das semanas seguintes à percussão realizada no mesmo nível, e produz uma resposta fraca, que aumenta de intensidade mais distalmente, confirmando o crescimento axonal (Figura 5.29).[2-4]

Avaliação da sensibilidade

Os testes para determinação da sensibilidade podem ser divididos em:

Testes limiares

Teste da percepção da temperatura (calor/frio)

Realizado com dois tubos de ensaio contendo água em diferentes temperaturas, fria e morna, com 4°C e 40°C, respectivamente. O paciente deve ser capaz de distinguir entre o frio e o calor. É especialmente útil para identificar pacientes que têm sensibilidade protetora aos extremos de temperatura, evitando lesões ocasionadas por queimaduras. Muitos clínicos não testam a temperatura, referindo que a presença da percepção agulhada de um alfinete representa uma evidência suficiente da presença da sensibilidade protetora (Figura 5.30).[2]

Teste da ponta do alfinete

Serve para determinar a sensibilidade protetora aos estímulos dolorosos ou potencialmente prejudiciais à pele e ao tecido subcutâneo. É realizado com alfinete, possibilitando que o paciente diferencie entre seus lados cortante e rombo (Figura 5.31). Vale lembrar que pode ocorrer hiperestesia devido ao processo de regeneração nervosa, o que pode ocasionar uma sobre-resposta do paciente ao teste. O teste deve ser explicado previamente na mão sem lesão, para que o paciente o entenda. Segundo Sunderland, em 1978, a percepção de uma agulhada ao longo de uma hierarquia inclui:[2]

- Ausência de conhecimento.
- Sensação de pressão sem distinguir entre o cortante e o rombo.

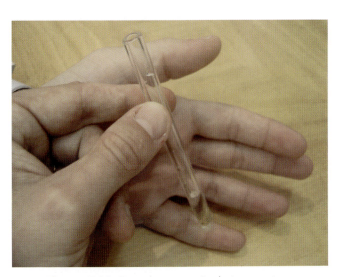

Figura 5.29 Teste de Tinel.   **Figura 5.30** Teste de percepção de temperatura.

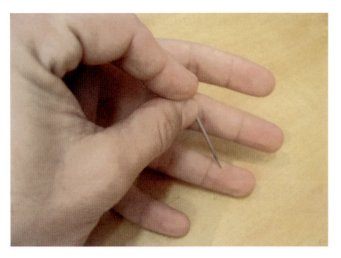

Figura 5.31 Teste da ponta do alfinete.

- Hipersensibilidade com irradiação.
- Sensibilidade nítida.
- Sensação de aspereza; percepção normal.

Teste de Von Frey

Este teste avalia a sensibilidade cutânea, sendo realizado com os monofilamentos de Semmes-Weinstein, que são calibrados para exercer pressões específicas. Vinte filamentos de espessuras graduadas são incluídos no conjunto (*kit* do teste). O teste é realizado com o toque do monofilamento perpendicularmente à pele, até que ele se dobre (Figura 5.32). Permite ao examinador determinar o limiar de sensibilidade do paciente, que pode ser:[2]

- Normal.
- Toque ligeiro ou diminuído.
- Sensibilidade diminuída.
- Perda da sensibilidade protetora.

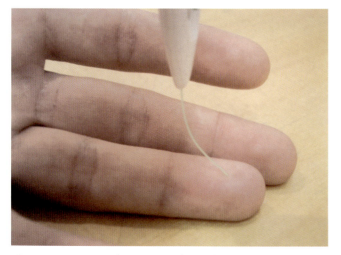

Figura 5.32 Teste de Von Frey (monofilamentos de Semmes-Weinstein).

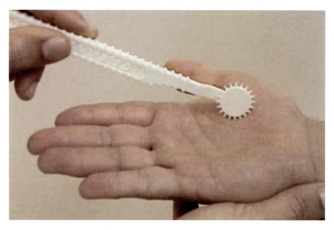

Figura 5.33 Teste do *pinwheel*.

Teste do *pinwheel*

Este teste é utilizado para avaliar a sensibilidade dolorosa do paciente após uma lesão nervosa, e é realizado pressionando-se uma roda com pontas sobre a área a ser avaliada (Figura 5.33).[2]

Teste da vibração (diapasão)

Este teste, realizado na área da lesão e em uma área-controle com diapasões entre 30 e 256 hertz, serve para determinar a sensibilidade protopática. O examinador deve tentar controlar a intensidade da amplitude do diapasão, procurando manter a mesma força de aplicação ao diapasão. O teste deve ser aplicado na área-controle e na área lesada com o paciente de olhos fechados, o qual avaliará se a sensibilidade foi normal, baixa ou ausente (Figura 5.34).[2]

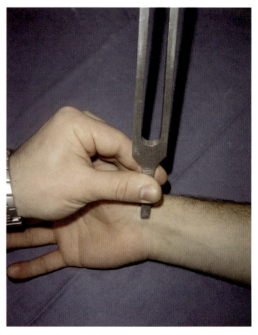

Figura 5.34 Teste do diapasão.

Testes funcionais

Teste de Weber-Moberg

O teste de discriminação entre dois pontos foi introduzido em 1958, por Ernst Heinrick Weber, professor de anatomia de Leipzig. O teste mede a qualidade da sensibilidade que foi recuperada e, portanto, avalia a capacidade de os dígitos funcionarem como órgãos sensoriais. Weber descreveu o uso de compassos cujas pontas eram mantidas contra a pele separadas por distâncias diferentes. Moberg, em 1960, instituiu um clipe de papel para a realização do teste com uma distância aproximada de 9mm. Além disso, Moberg afirmou que não existe teste melhor para avaliação da gnose tátil, apesar de ter concordado que o teste não é ideal, pois depende da cooperação do paciente. O teste deve ser explicado e mostrado ao paciente antes de ser realmente realizado. Utiliza-se um dedo que não tenha lesão para o paciente entender o teste, e então o aparelho é regulado para uma distância de 5mm. Realiza-se o teste pressionando-se aleatoriamente um ou dois pontos nos dedos do paciente, que não vê o teste sendo realizado. Consideram-se normais, pelo menos, sete respostas corretas em um total de dez estímulos consecutivos. Se o paciente não distingue corretamente, a distância é aumentada, no máximo, até 15mm (Figura 5.35). A interpretação dos escores segundo as recomendações para avaliação clínica da Sociedade Americana de Cirurgia da Mão é mostrada no Quadro 5-3.[2,11,12]

Teste de Dellon

Este teste de discriminação entre dois pontos é realizado de forma dinâmica e constitui-se em meio mais precoce para avaliar o retorno da discriminação que o teste de Weber-Moberg. O teste que Dellon introduziu em 1981 avalia as fibras de adaptação rápida. O teste é iniciado com o instrumento (clipe) regulado para uma distância de 8mm entre os dois pontos. Apenas um ou dois pontos são movimentados de proximal para distal sobre a palma da mão ou a ponta do dedo (Figura 5.36). Espera-se que o paciente responda corretamente a sete de um total de dez estímulos antes que a distância seja reduzida. Testa-se até a distância de 2mm, pois esta é a distância normal de discriminação.[2,11,12]

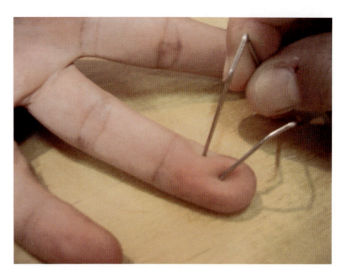

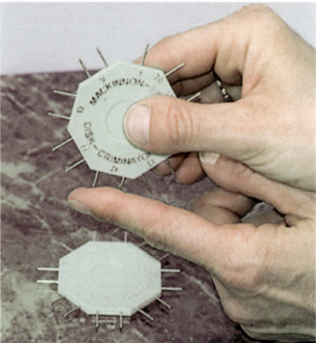

Figura 5.35 Teste de Weber-Moberg utilizando um clipe de papel e o Disk-Criminator®.

Teste *pick-up* de Moberg

Avalia a sensibilidade geral e a gnose tátil, combinando sensibilidade com movimento e exigindo manipulação ativa e reconhecimento de um objeto. O paciente deve pegar nove objetos de formatos e tamanhos diferentes, um de cada vez, o mais rapidamente possível, e colocá-los em um recipiente. O paciente faz isso com os olhos abertos e, a seguir, com os olhos fechados. O examinador determina o tempo e observa a maneira de apreensão. O teste avalia a capacidade de o paciente reconhecer, por meio do tato, as formas e texturas dos diferentes objetos.[2,11,12]

Quadro 5.3 Interpretação do teste de Weber-Moberg

Normal	menos de 6mm
Regular	6 a 10mm
Precário	11 a 15mm

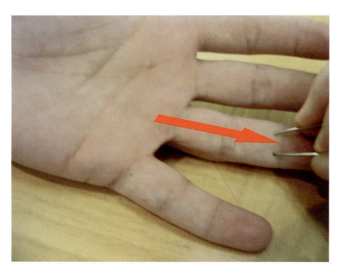

Figura 5.36 Teste de Dellon.

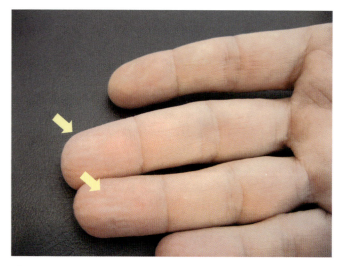

Figura 5.37 Teste do enrugamento do O'Riain. Notar as pontas do terceiro e quarto dedos enrugadas e a do quinto, não.

Testes objetivos

Exigem a cooperação do paciente e a não-interpretação subjetiva de um estímulo. Incluem o teste da ninidrina (Aschan e Moberg, 1962), o teste do enrugamento (O'Riain, 1973) e os estudos da condução nervosa (Almquist e Eeg-Olofsson, 1970). Estes testes são indicados, principalmente, em crianças ou em pacientes que simulam alterações neurológicas.[2,11,12]

Teste da ninidrina

Este teste avalia a atividade sudomotora do dedo. A sudorese é observada em uma área inervada por um nervo periférico, e a ausência de transpiração é sinal de lesão do mesmo. A mão do paciente é limpa com água morna e sabão e, a seguir, esfregada com éter ou acetona. Aguardam-se 5 minutos para que se instale o processo normal de sudorese. No final do período de espera, comprime-se a mão sobre um papel limpo por 15 segundos e marca-se a mão com um lápis, contornando os dedos. Em seguida, borrifam-se ninidrina e um fixador, e espera-se 24 horas para secagem (o que pode ser acelerado com a colocação em um forno por 5 a 10 minutos). A cor arroxeada indica a reação da ninidrina com o suor. A área onde essa coloração não é visualizada indica a lesão nervosa Atualmente, este teste tem apenas valor histórico.[2]

Teste do enrugamento de O'Riain

Realizado com submersão da mão em água morna por 30 minutos. Em seguida, verificam-se as áreas de enrugamento da mão. A área que está enrugada é considerada normal, e as não-enrugadas correspondem à lesão (Figura 5.37).[2]

Testes de condução nervosa

São extremamente valiosos para determinação do sítio e do tipo da lesão de um tronco nervoso periférico. Entretanto, dependem da calibragem do equipamento e da técnica do examinador. São exames realizados em laboratórios de eletrofisiologia, como a eletroneuromiografia.[2]

SÍNDROMES COMPRESSIVAS

Síndromes compressivas do nervo mediano

O nervo mediano pode ser comprimido no braço ou no terço proximal do antebraço pelas seguintes estruturas:[13,14]

- Ligamento de Struthers (terço distal do braço).
- Pronador redondo (compressão entre suas duas cabeças).
- *Lacertus fibrosus*.
- Arcada do músculo flexor superficial dos dedos.

Além do teste da percussão (Figura 5.38), há outros testes específicos, como:

- A flexão do cotovelo contra resistência com flexão entre 120 e 135 graus agrava os sintomas; neste teste, deve-se chamar a atenção para compressão no ligamento de Struthers (Figura 5.39).
- A pronação com cotovelo semifletido, mantida pelo paciente enquanto o examinador procura fazer a supinação, provocará dor pela compressão

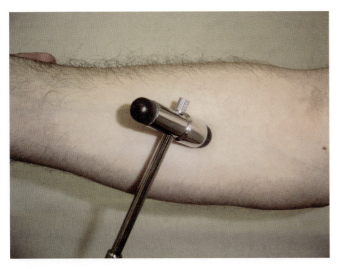

Figura 5.38 Teste da percussão no trajeto do nervo mediano.

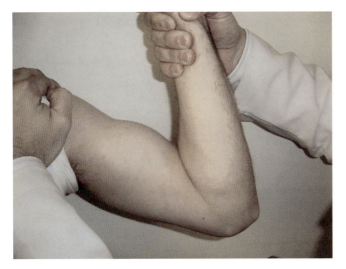

Figura 5.39 Teste da flexão do cotovelo contra resistência entre 120 e 135 graus.

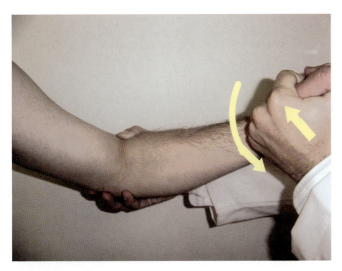

Figura 5.40 Teste para avaliar a compressão do nervo mediano entre as cabeças do pronador redondo.

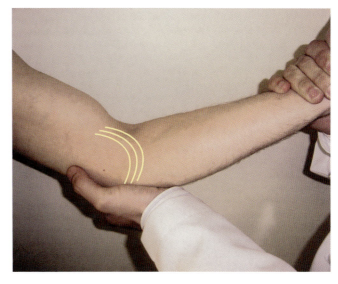

Figura 5.41 Teste para avaliar a compressão do nervo mediano no *lacertus fibrosus*.

do nervo mediano entre as cabeças do pronador redondo (Figura 5.40).
- O examinador oferece resistência contra a flexão do cotovelo com o antebraço em supinação (Figura 5.41).
- O teste com o antebraço semifletido e o paciente exercendo flexão do terceiro e quarto dedos contra resistência indica que, provavelmente, o agente causador é o músculo flexor superficial dos dedos. O paciente refere dor no terço proximal do antebraço (Figura 5.42).

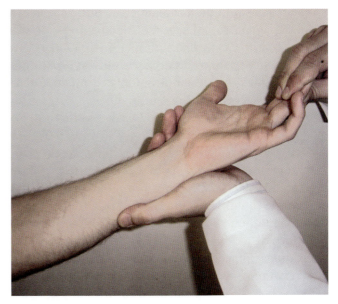

Figura 5.42 Teste para avaliação da compressão do nervo mediano no flexor superficial dos dedos.

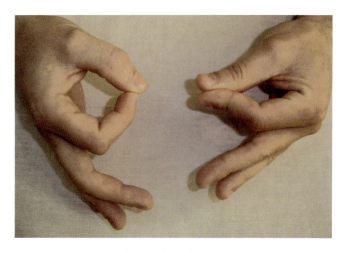

Figura 5.43 Sinal de Benediction.

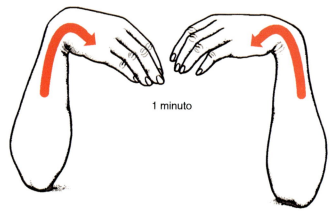

Síndrome do interósseo anterior

Síndrome caracterizada por apresentar, principalmente, sintomas motores e uma dor vaga no antebraço. Ao exame, pode-se observar algum grau de paresia do flexor profundo do indicador, do flexor longo do polegar e do pronador quadrado, principalmente ao final do dia.

Nessa síndrome, a posição de pinça é alterada, ocorrendo perda da força de preensão entre a IFD do indicador e a IF do polegar (sinal de Benediction) (Figura 5.43).[2,13,14]

Síndrome do túnel do carpo

Caracteriza-se por queixas de dor e dormência noturnas, capazes de acordar o paciente. Apresenta, também, sensação de formigamento, principalmente na região volar do polegar, indicador e dedo médio. Muitas vezes, o teste de discriminação de Weber-Moberg é positivo para essa síndrome, ou seja, o paciente não consegue discriminar dois pontos, principalmente nos dedos (Figura 5.35).

Dos testes específicos, o de Phalen é o clássico, no qual se mantêm os punhos fletidos por 1 minuto (Figura 5.44). O paciente refere parestesia, geralmente, no polegar, no indicador e no dedo médio. Outro teste é o de Phalen invertido, realizado com o punho do paciente em posição contrária (Figura 5.45), isto é, os dois punhos dorsofletidos em 90 graus. O teste de Durkan é o mais específico de todos: o punho do paciente é fletido pelas mãos do examinador e, com os dedos médio e anular, é exercida pressão sobre o túnel do carpo (Figura 5.46), gerando parestesia semelhante à provocada pelo teste de Phalen. Em casos de longa evolução, hipotrofia da musculatura tenar pode ser observada.[1,13-15]

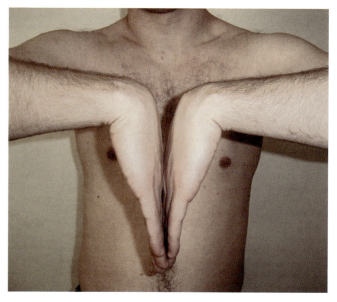

Figura 5.44 Teste de Phalen.

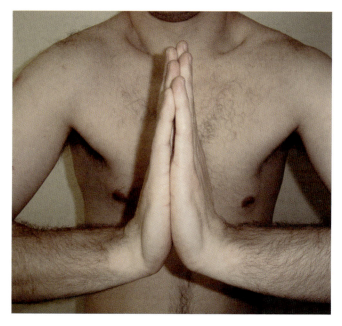

Figura 5.45 Teste de Phalen invertido.

Exame Clínico da Mão

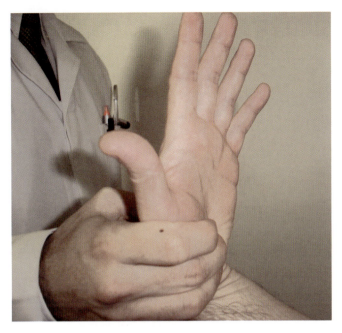

Figura 5.46 Teste de Durkan.

Síndromes compressivas do nervo ulnar

Síndrome do túnel cubital

A compressão do nervo ulnar no cotovelo produz sensação de parestesia no quinto dedo e na metade ulnar do quarto. O teste de percussão sobre o túnel cubital (entre o epicôndilo medial e o olécrano – Figura 5.47.) é positivo. Outro teste é o da flexão do cotovelo *(elbow flexion test)*, o qual aumenta a pressão no túnel cubital (Figura 5.48).[13,14]

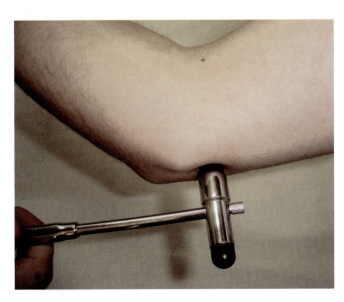

Figura 5.47 Teste da percussão no túnel cubital.

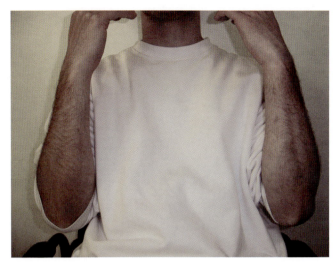

Figura 5.48 Teste da flexão do cotovelo.

Síndrome do canal de Guyon

Caracteriza-se pela compressão do nervo ulnar no punho. Neste caso, além de verificar a sensibilidade no quarto e quinto dedos (teste de Weber-Moberg), o teste de percussão gera dor nestes dedos (Figura 5.49).[13,14,16]

Outros testes e sinais aplicáveis na semiologia do nervo ulnar:[2,14]

- **Teste de Egawa:** incapacidade de abduzir radial e ulnarmente o dedo médio (Figura 5.50).
- **Teste de Pitres-Testut:** incapacidade de reproduzir com a mão o formato de um cone (Figura 5.51).
- **Teste de Froment:** flexão pronunciada da articulação IF do polegar durante a adução em direção ao dedo indicador ao segurar firmemente uma folha de papel (Figura 5.52).

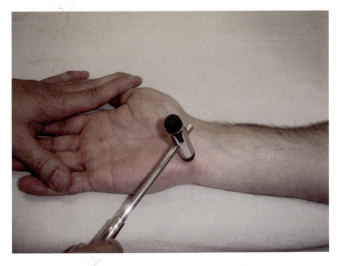

Figura 5.49 Teste da percussão no canal de Guyon.

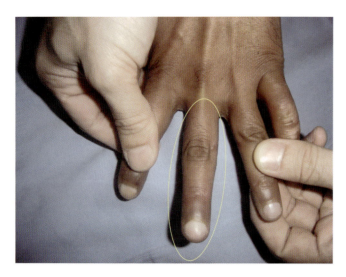

Figura 5.50 Teste de Egawa.

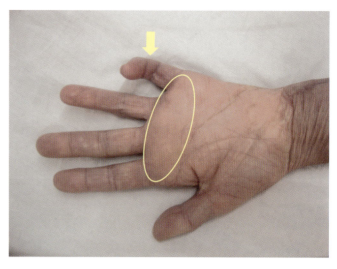

Figura 5.53 Aspecto clínico da deformidade de Duchenne e sinal de Masse.

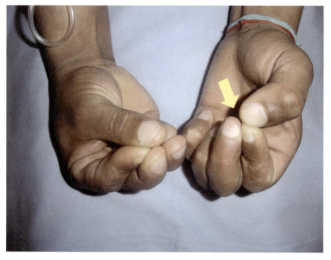

Figura 5.51 Teste de Pitres-Testut.

- **Sinal de Duchenne:** deformidade em garra dos dedos anular e mínimo ocasionada pela falta de balanço entre a musculatura intrínseca da mão e o extensor comum dos dedos (Figuras 5.53 e 5.54).
- **Sinal de Pollock:** incapacidade de fletir a IFD do quarto e quinto dedos devido à desnervação do flexor profundo dos dedos
- **Sinal de Wartemberg:** incapacidade de realizar a adução do dedo mínimo para o dedo anular estendido (Figura 5.53).
- **Sinal de Masse:** perda do arco metacarpiano e hipotrofia da musculatura hipotenar (Figuras 5.53 e 5.54).
- **Sinal de Jeanne:** hiperextensão da MF do polegar durante a pinça de preensão com o indicador devido à paralisia do adutor do polegar (Figura 5.55).

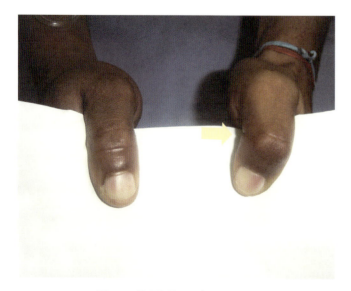

Figura 5.52 Teste de Froment.

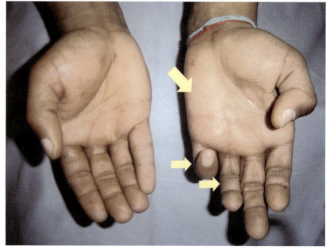

Figura 5.54 Deformidade de Duchenne e sinal de Masse.

Exame Clínico da Mão

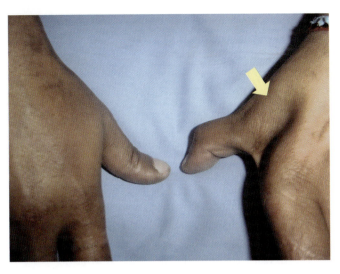

Figura 5.55 Sinal de Jeanne. Observar hipotrofia do primeiro interósseo dorsal.

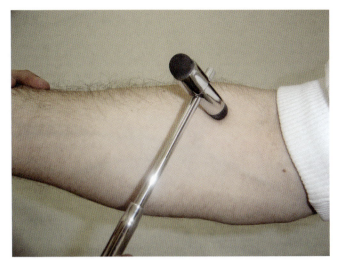

Figura 5.56 Teste da percussão na arcada de Frohse.

Síndromes compressivas do nervo radial

Síndrome do túnel radial, do supinador ou do nervo interósseo posterior

Alguns autores preferem utilizar as expressões síndrome do supinador ou síndrome do nervo interósseo posterior conforme a sintomatologia, enquanto outros utilizam a expressão genérica de síndrome do túnel radial. É importante o diagnóstico diferencial com epicondilite lateral do cotovelo. Os locais de compressão podem ser, de proximal para distal:[13,14]

- Banda fibrosa radiocapitelar.
- Plexo arteriovenoso de Henry.
- Parte tendínea do músculo extensor radial curto do carpo.
- Arcada de Frohse, na borda proximal do músculo supinador.

O exame físico consta de cinco testes provocativos:

- Teste da percussão (Figura 5.56).
- Cotovelo totalmente fletido e antebraço em supinação máxima visa acentuar a compressão do nervo radial na banda fibrosa radiocapitelar (Figura 5.57).
- Cotovelo e punho estendidos, exercendo extensão contra resistência do dedo médio (Figura 5.58).
- Teste da pressão direta do polegar do examinador no supinador (Figura 5.59). Pode ocorrer alteração no território do nervo radial.
- Teste da supinação forçada (Figura 5.60): cotovelo em 45 graus de flexão, punho totalmente fleti-

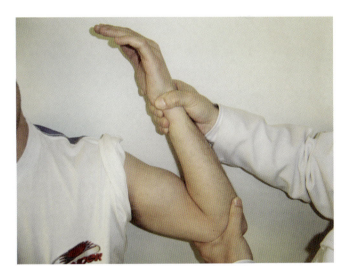

Figura 5.57 Teste da compressão no nível da banda fibrosa radiocapitelar.

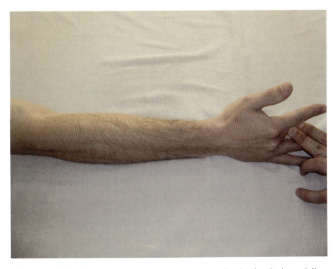

Figura 5.58 Teste de extensão contra resistência do dedo médio.

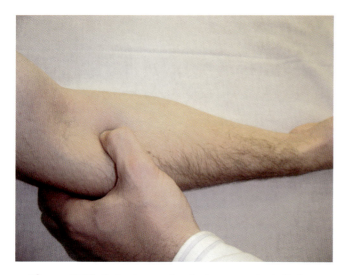

Figura 5.59 Teste da pressão direta na arcada de Frohse.

da arcada de Frohse e a percussão do trajeto do nervo radial permitem melhores avaliação e diagnóstico. Nos casos de dúvida, indica-se a eletroneuromiografia dinâmica para complementação diagnóstica, mesmo sabendo que este exame tem índices não-desprezíveis de falso-negativo.[13]

Os testes para epicondilite lateral são:

- **Teste de Mill** (Figura 5.61): realizado com o cotovelo estendido e o punho fletido. O examinador oferece resistência contra a extensão do punho, e os sintomas de dor no epicôndilo lateral são reproduzidos.
- **Teste de Cozen** (Figura 5.62): realizado com o cotovelo fletido a 90 graus, antebraço pronado e o punho em extensão. Enquanto o paciente tenta manter a extensão, o examinador tenta fletir o pu-

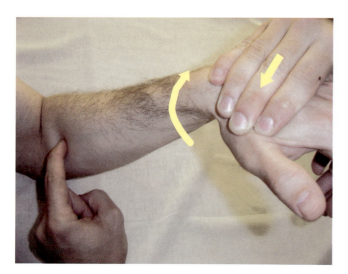

Figura 5.60 Teste da supinação forçada.

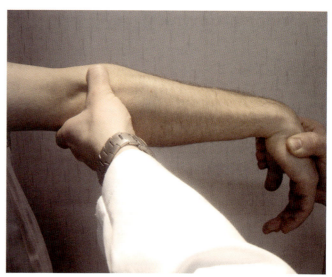

Figura 5.61 Teste de Mill.

do e antebraço pronado. Pede-se para o paciente supinar e estender o punho simultaneamente. O examinador aplica resistência e o paciente referirá dor no terço anterolateral do antebraço. Este teste sugere compressão na arcada de Frohse.

Observação: como diagnóstico diferencial da síndrome do supinador, não se pode esquecer a epicondilite lateral do cotovelo. A dor referida aos testes de Mill, Cozen e Maudsley é similar e com proximidade topográfica. O examinador deve estar atento à interpretação dos testes. A dor da epicondilite lateral é mais pronunciada na porção anterossuperior do epicôndilo lateral, ao passo que a dor da compressão do nervo radial está localizada na topografia da arcada de Frohse, no sentido mais medial e distal. A palpação

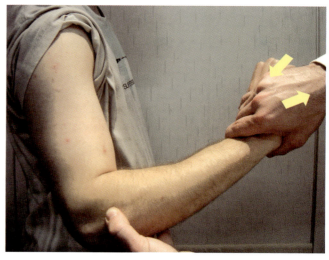

Figura 5.62 Teste de Cozen.

nho. Este movimento reproduz sintomas de dor no epicôndilo lateral.
- **Teste de Maudsley** (Figura 5.63): realizado com o punho estendido. O examinador oferece resistência à extensão do dedo médio. São reproduzidos sintomas dolorosos no epicôndilo lateral.

Síndrome de Wartenberg

Síndrome rara, conta com poucos relatos na literatura. Caracteriza-se pela compressão do ramo sensitivo do nervo radial no terço médio do antebraço, causada pela compressão do músculo braquiorradial no nervo radial. Pode ser provocada pela percussão no local da compressão ou mesmo pela palpação profunda na região (Figura 5.64).

Síndrome do desfiladeiro torácico

Esta síndrome complexa apresenta sintomas vasculares e/ou neurológicos relacionados à compressão da artéria subclávia e/ou do tronco inferior do plexo braquial. São realizados os seguintes testes:[17,18]

- **Teste de percussão supra e infraclavicular** (Figura 5.65): causa sensação de choque na região cervical (supraclavicular) com irradiação ocasional para antebraço e mão.
- **Teste de alteração sensitiva no dermátomo de T1** (Figura 5.66): parestesia na região medial do cotovelo.
- **Teste de Adson** (Figura 5.67): a manobra é realizada com o paciente sentado. O examinador palpa o pulso radial com o braço do paciente em abdução e rotação externa. O paciente roda a cabeça para o lado afetado, tende o pescoço e realiza inspiração profunda; se positivo, o pulso radial diminui ou,

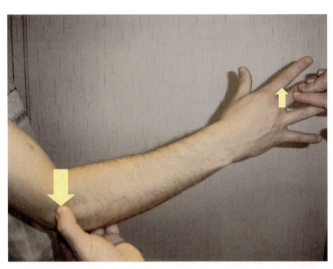

Figura 5.63 Teste de Maudsley.

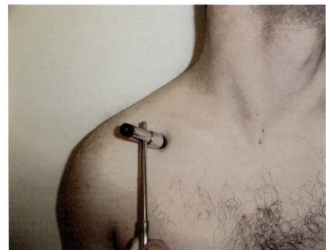

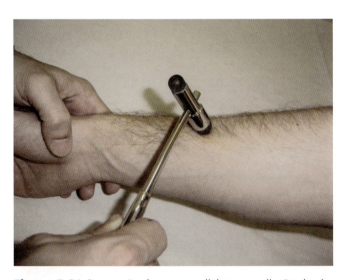

Figura 5.64 Percurssão do nervo radial para avaliação da síndrome de Wartenberg.

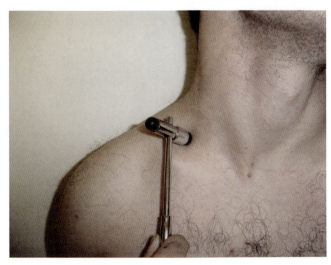

Figura 5.65 Teste da percussão supra e infraclavicular.

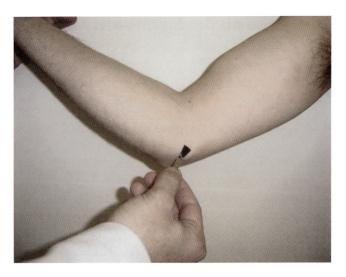

Figura 5.66 Teste de parestesia na região medial do cotovelo.

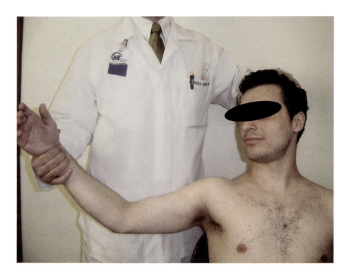

Figura 5.67 Teste de Adson.

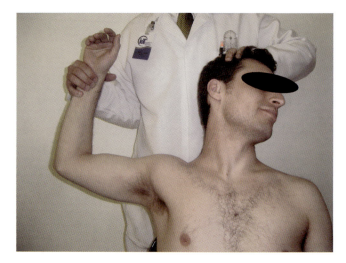

Figura 5.68 Teste de Wright.

até mesmo, desaparece devido à compressão da artéria subclávia.
- **Teste de Wright** (Figura 5.68): manobra provocativa realizada com o braço em hiperabdução e rotação externa. O paciente inspira profundamente e gira a cabeça para o lado contralateral; se positivo, o pulso radial diminui ou, até mesmo, desaparece devido à compressão da artéria subclávia.
- **Teste de Roos** (Figura 5.69): realizado com ambos os braços em abdução, rotação externa e elevação de 90 graus. O paciente abre e fecha as mãos repetidas vezes durante 1 a 3 minutos. A interpretação é positiva quando a mão do lado sintomático fica pálida devido à compressão da artéria subclávia e/ou com sensação parestésica por alteração neurológica. Pode haver queda do braço do lado sintomático durante a aplicação do teste devido à dor e/ou ao cansaço.
- **Teste da hiperextensão** (Figura 5.70): realizam-se a hiperextensão dos dois ombros e a inspiração profunda simultaneamente, e o paciente refere parestesias

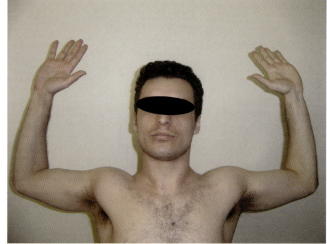

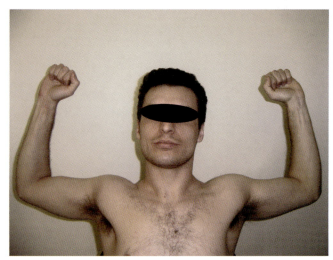

Figura 5.69 Teste de Roos.

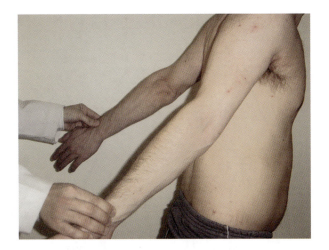

Figura 5.70 Teste da hiperextensão.

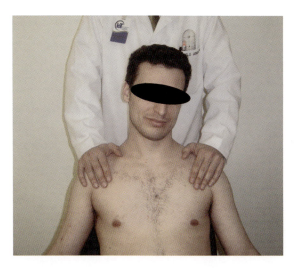

Figura 5.72 Teste de compressão costoclavicular.

do lado afetado e/ou o pulso radial diminui ou desaparece devido à compressão da artéria subclávia.
- **Teste de Halstead:** hiperextensão e tração para baixo do membro afetado com desvio da cabeça para o lado contralateral, causando sintomas parestésicos e/ou diminuição ou desaparecimento do pulso radial devido à compressão da artéria subclávia (Figura 5.71).
- **Teste da compressão costoclavicular** (Figura 5.72): com o paciente sentado e em inspiração profunda, o examinador empurra ambas as cinturas escapulares para baixo, comprimindo a clavícula e a primeira costela, o que causa sintomas dolorosos e/ou parestésicos no membro afetado.

ALTERAÇÕES VASCULARES NA MÃO

Para avaliação do suprimento arterial da mão, podemos utilizar o teste de Allen (Figura 5.73), o qual permite não só verificar a integridade das artérias radial e ulnar, mas também determinar qual destas artérias é a dominante na circulação da mão. No primeiro momento, o examinador comprime as artérias radial e ulnar simultaneamente, e o paciente abre e fecha a mão repetidas vezes, para exsangüinar a mão. Em seguida, libera-se apenas uma artéria, verificando-se se a mão tomou a coloração rósea. A mesma seqüência é realizada, testando-se a outra artéria. A artéria dominante faz o enchimento capilar mais rapidamente.[1-5]

ARTROSES

Na inspeção geral da mão, podemos observar deformidades nas articulações IFD, que são chamadas nódulos de Herbeden (Figura 5.74), e nas articulações IFP, os nódulos de Bouchard (Figura 5.75). As artroses, tanto nas articulações IF como na carpometacarpiana do polegar, são deformantes, levando a um déficit funcional no arco de movimento das articulações acometidas.

A artrose primária mais incapacitante ocorre na articulação carpometacarpiana do polegar, sendo também chamada rizartrose. Deve-se sempre fazer o diagnóstico diferencial de rizartrose com tenossinovite de De Quervain, cisto gangliônico na base do polegar, fraturas do escafóide e síndrome do tú-

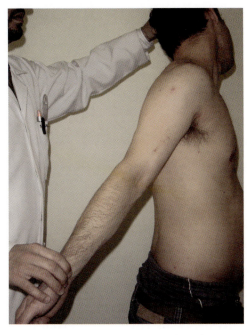

Figura 5.71 Teste de Halstead.

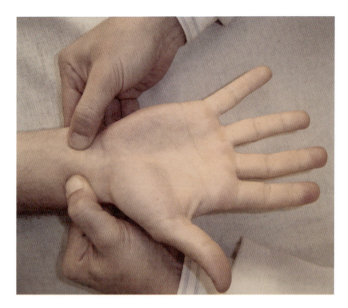

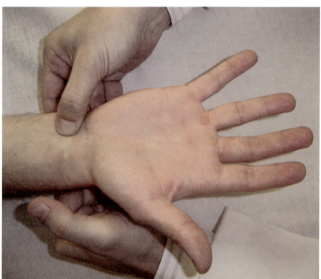

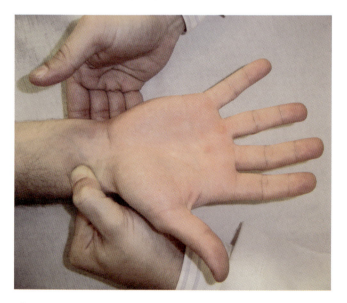

Figura 5.73 Teste de Allen. Notar a coloração pálida da mão à esquerda e a coloração rósea à descompressão das artérias.

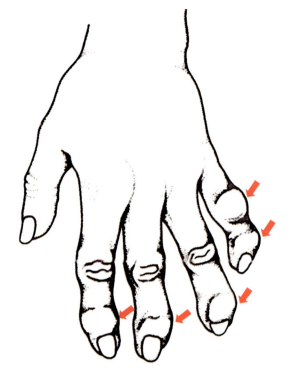

Figura 5.74 Nódulos de Heberden e Bouchard.

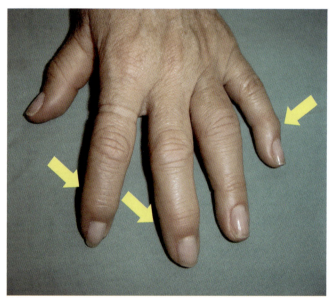

Figura 5.75 Nódulos de Heberden.

nel do carpo. Os testes para averiguar esta articulação são:[1]

- **Pistonagem:** comprime-se o primeiro metacarpiano contra o trapézio (Figura 5.76).
- **Deslizamento:** o primeiro metacarpiano é deslizado (movimento de circundução) contra a superfície do trapézio (Figura 5.77).

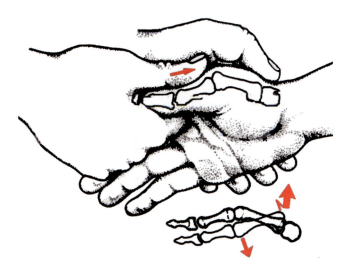

Figura 5.76 Teste da pistonagem para rizartrose.

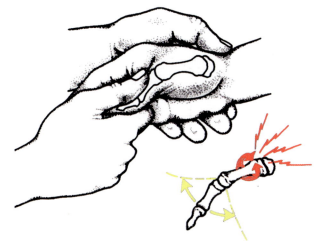

Figura 5.77 Teste do deslizamento para rizartrose.

REFERÊNCIAS

1. American Society for Surgery of the Hand. *The hand: examination and diagnosis*. New York: Churchill Livingstone, 1990.
2. Tubiana R, Thomine J, Mackin E. *Diagnóstico clínico da mão e do punho*. Rio de Janeiro. Interlivros, 1996.
3. Mattar R, Azze R, Lech O. Mão *In:* Barros Fº, T.E., Lech O. *Exame físico em ortopedia*. São Paulo: Sarvier, 2001:171-210.
4. Gama C. Diagnóstico das lesões da mão traumatizada. *In:* Pardini A. *Traumatismos da mão*. Rio de Janeiro: Medsi, 2000:61-77.
5. Caetano E. Anatomia funcional da mão. *In:* Pardini A. *Traumatismos da mão*. Rio de Janeiro: Medsi, 2000:7-59.
6. Muckart RD. Stenosing tendovaginitis of abductor pollicis longus and extensor pollicis brevis at the radial styloid. *Clin Orthop* 1964; *33*:201-8.
7. Stener B. Displacement of the ruptured ulnar collateral ligament of the metacarpophalangeal joint of the thumb. A clinical and anatomical study. *J Bone Joint Surg* 1962; *44B*:869-79.
8. Taleisnik J, Linscheid R. Scapholunate Instability. *In:* Cooney W, Linscheid R. Dobyns J. *The wrist: diagnosis and operative treatment*. St Louis: Mosby, 1998:501-26.
9. Lech O. Princípios básicos. *In:* Pardini A. *Cirurgia da mão: lesões não-tramáticas*. Rio de Janeiro: Medsi, 1990:1-33.
10. Barros Filho TEP, Marcon RM. Coluna cervical. *In:* Barros T, Lech O. *Exame físico em ortopedia*. São Paulo: Sarvier, 2001:3-9.
11. Moberg E. Objective methods for determining the functional value of sensibility in the hand. *J Bone Joint Surg* 1958; *40A*:454-76.
12. Almquist EE, Eeg-Olofsson O. Sensory nerve conduction velocity and two-point discrimination in sutured nerves. *J Bone Joint Surg* 1970; *52A*:791.
13. Lech O, Severo A. Ombro e cotovelo. *In:* Hebert S, Xavier R. *Ortopedia e traumatologia – princípios básicos*. Porto Alegre: Artmed, 1998:124-54.
14. Eversmann W. Entrapment and compression neuropathies. *In:* Green DP. *Operative hand surgery*. New York: Churchill Livingstone, 1993:1341-85.
15. Severo A, Lech O, Ayzemberg H *et al.* Síndrome do túnel carpal: análise de 146 casos operados pela miniincisão. *Rev Bras Ortop* 2001; *36*:330-5.
16. Severo A, Lech O, Silva LE, Ayzemberg H. Síndrome do canal de Guyon por cisto sinovial: relato de caso. *Rev Bras Ortop* 2003; *38*:416-20.
17. Leffert R. Thoracic outlet syndrome. *In:* Omer, Spinner, Beek. *Management of peripheral nerve problems*. Philadelphia: Saunders Company, 1998:494-500.
18. Jaysadan V, Zimmermann AM, Pajaro RE. Pajet-Schoretter syndrome in the young and active. *J Jam Board Fam Pract* 2005; *18*:314-9.

CAPÍTULO 6

MÉTODOS DE DIAGNÓSTICO DAS LESÕES DA MÃO

Paulo Henrique Ruschel

Cristian Stein Borges

Os exames complementares, como o próprio nome diz, complementam o passo mais importante no diagnóstico das lesões da mão, que é o exame físico. Este capítulo, não encontrado em nenhum outro livro-texto de cirurgia da mão, fornecerá importantes informações relacionadas às indicações, à sensibilidade, à especificidade e à técnica dos mais importantes métodos de diagnóstico das lesões da mão.

CINTILOGRAFIA

Cintilografia, ou cintigrafia (do latim *scintilla*, centelha, e do grego *grapho*, escrever), é o método diagnóstico que identifica a concentração de um radiofármaco no organismo.

Baseia-se no princípio de que um isótopo radioativo ou substâncias às quais está acoplado (radiofármacos) tenham o mesmo comportamento biológico de seus pares não-radioativos. Para que isso ocorra de maneira efetiva, o radioisótopo a ser empregado deve ter meia-vida curta e emitir energia em radiação gama com intensidade adequada para detecção em câmara de cintilação ou gamacâmara, onde é obtida a cintilografia.

A captação do radioisótopo vai depender da capacidade dessa substância de se incorporar ao processo metabólico do tecido analisado. Portanto, a cintilografia permite não só um estudo de forma, mas também de função.

Por ter meia-vida de cerca de 6 horas e emitir radiação na quantidade desejada, o tecnécio-99m é o radioisótopo mais empregado.

Equipamentos modernos, que permitem a reprodução de imagens tomográficas (*SPECT – single positron emission computed tomography*) e têm dois detectores, trazem menor possibilidade de erros por artefatos de movimentação e são mais precisos.

Cintilografia em três fases

É a mais empregada na investigação diagnóstica na mão. Consiste na detecção do radioisótopo (geralmente, tecnécio 99m-metilenodifosfonado – *MDP*) em três momentos diferentes:

- **Fase 1:** 3 a 5 minutos após injeção do radioisótopo. Corresponde a uma imagem arteriográfica.
- **Fase 2:** 10 minutos após a administração do radioisótopo. Corresponde ao que em língua inglesa é chamado de *blood pool*, o extravasamento do radioisótopo através dos capilares em direção ao interstício. Identifica, essencialmente, sítios onde há processo inflamatório.
- **Fase 3:** também conhecida como fase óssea. Cerca de 3 a 4 horas após a injeção do fármaco. Demonstra impregnação dos cristais de hidroxiapatita e revela locais onde há neoformação óssea (variações tão pequenas quanto 5% podem ser identificadas).[1,2]

Como teste rápido para rastreamento de fraturas de ossos do carpo não identificáveis em radiografias simples e clinicamente suspeitas, a cintilografia com detecção do radioisótopo 15 minutos após sua administração pode ser alternativa eficaz.[3]

Indicações clínicas para cintilografia

Tumores

A sensibilidade da cintilografia óssea é superior à do raio-X de esqueleto no estadiamento e acompanhamento de pacientes com suspeita de metástases ósseas (95% vs. 70%). É indicada nos tumores com alta prevalência de metastatização óssea (p. ex., carcinoma de próstata, mama ou pulmão), pacientes com metástases extra-ósseas ou alterações bioquímicas sugestivas. A cintilografia é também indicada no estadiamento a distância e na avaliação de recidiva local de tumores ósseos primários (osteossarcoma, sarcoma de Ewing), assim como método auxiliar na caracterização de tumores ósseos benignos. Embora muito sensível, alguns tumores podem não induzir atividade osteoblástica de modo a produzir um exame positivo. Exemplos clássicos disso são os plasmocitomas, os mielomas múltiplos e as lesões osteolíticas muito agressivas.[4]

Osteomielite

A alta positividade nas primeiras 48 horas do quadro contrasta com a demora de 10 a 14 dias para a manifestação radiológica. Isto torna a cintilografia óssea o método de eleição para investigação de osteomielite aguda, possibilitando o rápido diagnóstico e a introdução de antibioticoterapia. As cintilografias com gálio-67, leucócitos marcados ou anticorpos policlonais podem ser empregadas de forma complementar na detecção de osteomielite superposta a outras patologias que causem aumento inespecífico da captação de MDP (p. ex., pós-operatório, osteomielite crônica) (Figura 6.1)

Traumatismos

A alta sensibilidade da cintilografia na detecção de fraturas de ossos do carpo a torna uma alternativa ao exame por ressonância magnética. Pode ser considerada mais sensível que a tomografia de alta resolução, com sensibilidade próxima de 100%, com valor

Quadro 6.1 Cintilografia na detecção de fraturas do carpo

Fase da cintilografia	Sensibilidade	Especificidade	VPP	VPN
Fase 1	45	94	59	90
Fase 2	52	98	86	92
Fase 3	96	97	88	99

VPP – valor preditivo positivo
VPN – valor preditivo negativo

preditivo positivo de 93% e especificidade de 98%. Portanto, uma imagem negativa virtualmente exclui a fratura,[5] porém produz número significativo de falso-positivos.[6] Alguns serviços utilizam a cintilografia após o segundo exame radiográfico simples negativo, 2 semanas após o traumatismo inicial[7] (Quadro 6.1).

Idealmente, deve ser solicitada a partir de 48 horas após o traumatismo, apesar de já ser positiva tão precocemente quanto 7 horas após o mesmo.

Síndrome dolorosa regional complexa

Indicada na documentação e detecção de casos de síndrome dolorosa regional complexa, em raras situações de diagnóstico dúbio, com vários diagnósticos diferenciais, ou em pacientes hemiplégicos. É especialmente sensível nas fases iniciais e tende a normalizar-se com o tempo. Exame cintilográfico negativo e radiografias simples normais virtualmente excluem o diagnóstico.[5]

ARTROGRAFIA

Muito utilizada na era pré-ressonância, consiste na análise por radiografia simples da dinâmica do fluido contrastante em cavidades articulares que deveriam estar íntegras.

Sabe-se que injeções de material contrastante apenas na articulação radiocarpal levam a um índice inaceitável de falso-negativos (24% para complexo da fibrocartilagem triangular e 35% para comunicações anormais entre articulações radiocarpal e mediocarpal). Foi sugerida, então, a injeção de tripla fase, em que material contrastante é injetado seqüencialmente nas articulações radiocarpal, mediocarpal e radioulnar distal, o que aumenta a sensibilidade do exame, por contornar o mecanismo de válvula produzido por um *flap* ligamentar. Ainda assim, há autores que sugerem injeção de apenas dois compartimentos, o mediocarpal,[8] para detecções de lesões ligamentares intercárpicas, e o radiocarpal, para lesões do complexo da fibrocartilagem triangular.[9]

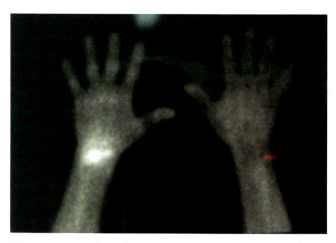

Figura 6.1 Cintilografia óssea com tecnécio demonstrando hipercaptação no punho; neste caso, uma osteomielite da extremidade distal do rádio.

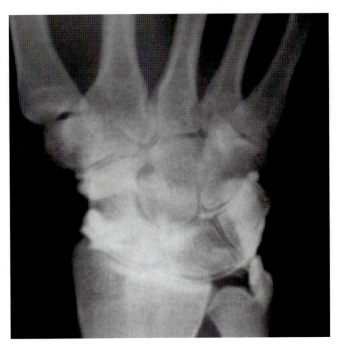

Figura 6.2 Artrografia do punho em paciente com lesão do ligamento escafossemilunar.

Esse é um exame de alta sensibilidade e baixa especificidade, que deve ser interpretado com base na história e no exame físico, porque a incidência de exames positivos no lado contralateral assintomático é tão alta, podendo chegar a 74%, segundo Herbert e cols., que dificulta a interpretação e a valorização do mesmo.[10] Por essa razão, e pelo fato de ser um exame invasivo, com exposição à radiação, demorado (deve-se esperar a absorção do contraste em cada fase da artrografia de três compartimentos) e de interpretação dúbia, vem perdendo terreno para as modalidades de ressonância magnética (Figura 6.2).

RESSONÂNCIA NUCLEAR MAGNÉTICA

Deve ser considerada após o esgotamento da propedêutica médica corriqueira por meio da anamnese, do exame físico e de radiografias simples.

Pode-se dizer que a ressonância magnética baseia-se no princípio de que núcleos de hidrogênio emitem sinais de radiofreqüência quando submetidos a campos magnéticos de intensidade elevada. Este conceito foi aplicado pela primeira vez nos anos de 1945 e 1946, por duas equipes, uma de Bloch e cols., na Universidade de Stanford, e outra de Purcel e cols., na Universidade de Harvard, o que lhes rendeu o prêmio Nobel de Física de 1952.

No entanto, suas primeiras aplicações hospitalares só ocorreram no início dos anos de 1980.

Técnicas de imagem e seqüências de pulso

Classicamente, o paciente a ser examinado deveria ser posicionado em decúbito ventral com as mãos situadas acima da cabeça (posição de super-homem). Este posicionamento é relativamente desconfortável e leva à maior possibilidade de artefatos de movimento. Ressonância de alto campo (1,0 a 3,0 Tesla) e eletrodos de superfície permitem que o paciente fique em posição supina e com os membros superiores ao lado do corpo.

Imagens em T1 têm tempos de eco e repetição curtos e exibem gordura como sinal brilhante, com boa definição da anatomia.

Imagens em T2 têm tempos de eco e repetição longos e exibem tecidos ricos em água com sinal brilhante e definem melhor processos patológicos em que há resposta inflamatória.

Manipulações posteriores dos parâmetros técnicos permitem a obtenção de outros padrões de imagens.

A seqüência de pulso em T2 pode ser manipulada para que haja supressão de gordura e se acentuem os tecidos ricos em água (hematoma, abscessos, edema). Um exemplo da técnica de supressão de gordura é a seqüência STIR (*Short Tau Inversion Recovery*).

Seqüências do tipo *gradient-echo* são as mais indicadas para definição de tecido cartilaginoso e, portanto, de corpos livres intra-articulares.

Seqüências em densidade de prótons combinam características de imagens em T1 e T2.

Outras modalidades de imagens por ressonância magnética incluem artrorressonância e angiorressonância (Quadro 6.2).

Na primeira, injeta-se solução de gadolínio diluída na articulação a ser examinada e se obtêm imagens em T2 e T1 com supressão de gordura. Desse modo, obtêm-se imagens mais precisas de lesões ligamentares parciais, por exemplo. Injeção endovenosa de gadolínio torna mais evidentes lesões tumorais[11] e processos inflamatórios em tecido sinovial. Nesta última situação em particular, as seqüências de imagens devem ser obtidas logo após a infusão do contraste, para que este não se difunda para o fluido sinovial e o torne isointenso.[12,13]

Angiorressonância pode ser obtida com ou sem infusão endovenosa com gadolínio. Apesar de se ter

Quadro 6.2 Intensidade de sinal de vários tecidos em ressonância magnética

Tecido	T1	T2	T2 com supressão de gordura (STIR)	*Gradient echo*	Densidade de prótons
Osso cortical	Muito baixo	Muito baixo	Muito baixo	Muito baixo	Muito baixo
Medula óssea	Alto	Intermediário	Muito baixo	Baixo	Intermediário
Gordura	Alto	Intermediário	Muito baixo	Intermediário	Intermediário-alto
Fluido	Baixo	Alto	Muito alto	Intermediário	Variável
Ligamento	Baixo	Baixo	Muito baixo	Muito baixo	Muito baixo
Tendão	Baixo	Baixo	Muito baixo	Muito baixo	Muito baixo
Músculo	Intermediário	Intermediário	Intermediário-baixo	Intermediário	Baixo

Quadro 6.3 Indicações para uso da ressonância magnética

Estrutura anatômica	Sensibilidade	Especificidade	VPP	VPN
LCU polegar	100%	94-100%	–	–
Ruptura tendinosa completa	**100%**	**100%**	–	–
Aderências tendinosas	91%	100%	–	–
Presença de bandas sagitais	89-92%	–	–	–
Cisto sinovial oculto	–	–	100%	–
Tumor glômico	90%	50%	97%	20%
CFCT – lado radial	100%	100%	–	–
CFCT – ligamentos ulnocarpais	100%	70%	25%	100%
CFCT – LRUD palmar	100%	83%	80%	100%
CFCT – LRUD dorsal	100%	75%	60%	100%
Fratura oculta do escafóide	100%	95-100%	–	–
ALT/WD Lipossarcoma	100%	71%	53%	100%
Viabilidade do pólo proximal do escafóide	36%	78%	–	–
Viabilidade do pólo proximal do escafóide	66%	88%	–	–
Ligamento escafossemilunar	52%	34%	–	–
Ligamento escafossemilunar	90%	87%	–	–

LCU – ligamento colateral ulnar; CFCT – complexo da fibrocartilagem triangular; LRUD – ligamento radioulnar distal.

tornado mais precisa na investigação da anatomia vascular, ainda não há comparação entre angiorressonância e arteriografia na mão.[13]

Indicações

No Quadro 6.3 encontram-se as indicações para o uso da ressonância, baseadas na evidência disponível na literatura para identificação de diversas condições normais e patológicas.[14-25]

Considerações importantes quanto às evidências disponíveis de ressonância nuclear magnética (RNM) como exame de imagem em cirurgia da mão

Os vários artigos disponíveis sobre o papel da RNM na decisão diagnóstica são, muitas vezes, conflitantes e de difícil comparação. O motivo para isso é o imenso espectro de resoluções entre os diferentes protocolos e parâmetros técnicos disponíveis. Para

que se obtenha um exame com validade adequada em cirurgia da mão, a ressonância nuclear ideal deve ter alto campo (1,5 a 3,0 Tesla), ter cortes finos (menos de 2mm) e, de preferência, eletrodos de superfície (*wrist-dedicated coil*).

Deve-se ressaltar que o exame depende muito do treinamento de quem o interpreta. Resultados obtidos em grandes centros não são reproduzidos, muitas vezes, na prática diária da maioria dos cirurgiões (Figura 6.3).

ELETRONEUROMIOGRAFIA (ENMG)

Assim como todas as investigações de laboratório, o exame eletrodiagnóstico é somente uma extensão da história e do exame físico, mas ele pode fornecer dados objetivos quanto à gravidade da lesão nervosa, à progressão da lesão e ao grau de recuperação após a reconstrução cirúrgica.[25,26] O exame eletrodiagnóstico completo consiste na associação do estudo de condução nervosa com a eletromiografia, que, em nosso meio, costuma chamar-se de eletroneuromiografia.

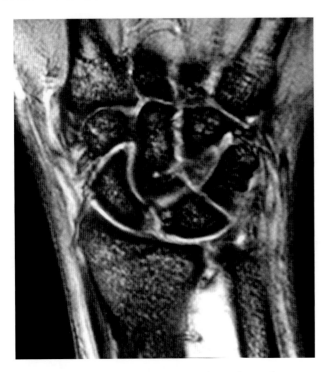

Figura 6.3 Ressonância nuclear magnética do punho em paciente com lesão do ligamento escafossemilunar.

Técnicas de eletrodiagnóstico

Nervo motor

Cada axônio supre 200 a 400 fibras musculares, e, à medida que o potencial de ação nervosa (PAN) aproxima-se do músculo, torna-se mais lento, devido às repetidas divisões de cada axônio. Na junção neuromuscular, ocorre a liberação de acetilcolina para a despolarização do músculo.

Nervos motores são testados mediante estímulo do nervo periférico e captação da resposta elétrica distal por meio de eletrodo de registro de superfície localizado no ponto motor de um músculo inervado por este nervo (eletrodo ativo) e outro eletrodo, o de referência, localizado sobre o tendão deste músculo. A resposta gerada é registrada e denomina-se **potencial de ação muscular composto** (PAMC) por ser gerado pelo somatório da atividade elétrica das fibras musculares que estão na região do eletrodo de superfície. Após o estímulo distal, o tempo (em milissegundos) do estímulo ao início do potencial de ação muscular composto é denominado **latência motora distal**.

Com um estímulo baixo, somente alguns axônios são estimulados, e é registrado um PAMC baixo. Então, o estímulo é aumentado e uma resposta máxima é observada (não havendo aumento da resposta, mesmo com o aumento do estímulo). Isto é chamado de PAMC supramáximo, e reflete a ativação de todos os axônios motores disponíveis. Para determinar a velocidade de condução, o estimulador de nervos é movido proximalmente, a resposta máxima é novamente testada, e a latência motora proximal é determinada. A distância (em milímetros) entre os dois sítios de estimulação é dividida pelo tempo necessário para o PAN transitar de proximal para distal, e a velocidade de condução (em milímetros por segundo) é determinada. A velocidade de condução é de particular importância no bloqueio de condução e, também, na presença de polineuropatias.

A velocidade de condução nervosa avalia a melhor fibra axonal. Portanto, em síndromes compressivas, parâmetros como amplitude e latência são alterados mais precocemente e são mais sensíveis.[27]

Nervo sensitivo

Os nervos sensitivos são testados a partir do estímulo do nervo e registro do PAN em eletrodos colocados sobre o nervo sensitivo. O tempo do estímulo ao registro do PAN é denominado **latência sensitiva distal**.

Fisiopatologia

Existem três alterações fisiopatológicas comuns nas lesões de nervos periféricos:

1. Bloqueio de condução.
2. Desmielinização.
3. Degeneração walleriana.

O bloqueio de condução ocorre pela parada abrupta da propagação do PAN. Apresenta-se na ENMG quando o estímulo proximal à lesão não causa resposta, ou causa uma resposta mínima, quando comparada ao estímulo distal à lesão.

A desmielinização ocorre quando uma pressão prolongada ocasiona o descolamento da bainha de mielina do axônio. Esta alteração ocorre, principalmente, na extremidade proximal do segmento afetado. À desmielinização, segue-se a remielinização e, quando isto ocorre, os nodos apresentam-se mais juntos e refletem na ENMG uma **condução mais lenta**. Simplificando, a degeneração walleriana ocorre quando um nervo é cortado e distalmente ao corte há paralisia dos músculos inervados por ele e anestesia de sua área de denervação. Porém, os axônios distais ao corte não param imediatamente de funcionar, e um estímulo aplicado ao nervo distalmente ao corte causará uma contração muscular. O sítio de estimulação distal ao corte será dia-a-dia mais distal ao local do corte, até que, após alguns dias, não haverá mais resposta ao estímulo e o músculo será considerado denervado. Após este desaparecimento axonal, usualmente há um período de três semanas até o aparecimento de **potenciais de denervação**.[28] A ENMG pode detectar pequenos sinais elétricos no músculo denervado, que são apropriadamente denominados **potenciais de denervação**.

Em uma lesão nervosa, pode haver a combinação das três alterações: os vários graus de bloqueio, a condução mais lenta e a denervação. Como regra geral, o bloqueio de condução sem qualquer denervação quase sempre se resolve rapidamente, porém pode levar semanas ou até meses. Condução mais lenta sem bloqueio ou denervação se deve à desmielinização-remielinização. Porém, se a compressão for intensa e prolongada, poderá resultar em condução mais lenta e, também, em algum grau de denervação do(s) músculo(s) suprido(s).

Os testes específicos para as diferentes patologias da cirurgia da mão, como síndrome do túnel do carpo,[29] por exemplo, serão abordados em seus respectivos capítulos.

ARTROSCOPIA

A cirurgia minimamente invasiva tem progredido consideravelmente nos últimos anos. Este avanço alcançou, também, a artroscopia do punho. A natureza complexa do carpo proporciona dilemas diagnósticos em problemas agudos e crônicos do punho. Procedimentos artroscópicos implicam menor dissecção cirúrgica, melhores visualização e classificação das lesões, menos dor pós-operatória e, ocasionalmente, um período menor de recuperação.[30]

Avaliação pré-operatória

O punho é uma estrutura complexa e, antes de submeter um paciente a um procedimento invasivo, é imperativo obter uma história completa, um exame físico criterioso e exames de imagens apropriados. Os sintomas intra-articulares devem ser diferenciados dos sintomas extra-articulares, e devem ser discriminados os sintomas patológicos dos achados incidentais. Uma lista de diagnósticos diferenciais deve ser elaborada, e também o risco-benefício do procedimento deve ser considerado.

O paciente tipicamente apresenta dor, edema, limitação de movimento, deformidade, cliques e crepitação. É importante observar se a dor é constante ou intermitente e se é agravada ou aliviada por uma posição específica ou atividade. Após o exame inicial, e antes de indicar uma cirurgia, o examinador deve seguir alguns passos da investigação:

- Raio-X simples e séries especiais.
- Artrografia (já em desuso).
- Ultra-sonografia
- Tomografia computadorizada.
- Cintilografia.
- Ressonância nuclear magnética.

Indicações para artroscopia

De uma maneira geral, as indicações podem ser divididas em três grupos:

1. **Diagnóstico:** realizada em pacientes com dor e outras queixas, nos quais, apesar da extensa investigação de imagens, não foi obtido o diagnóstico.[30]
2. **Investigação:** realizada em pacientes com diagnóstico estabelecido, nos quais se impõe uma investigação mais detalhada das condições da articulação para uma decisão mais adequada sobre o procedimento cirúrgico. Um exemplo de investigação seria a avaliação do ligamento escafossemilunar nas pseudo-artroses do escafóide.[31]
3. **Terapêutico ou cirúrgico:** intervenção terapêutica realizada em pacientes submetidos à artroscopia diagnóstica, com a utilização de pequenos instrumentos. As possibilidades cirúrgicas atuais incluem reparo da fibrocartilagem triangular, sinovectomia, ressecção de cisto sinovial, encurtamento da ulna na síndrome do impacto ulnocarpal, estiloidectomia radial e auxílio na redução de fraturas da extremidade distal do rádio e do escafóide[32] (Figuras 6.4 e 6.5).

Equipamento

Como em todos os procedimentos cirúrgicos, a preparação do paciente, um instrumentador e um auxiliar cirúrgico bem-treinados, bem como um equipamento cirúrgico completo são fundamentais para que o procedimento seja um sucesso.

Contra-indicações

Pacientes com dor difusa no punho, alterações sudomotoras relacionadas à distrofia simpático-reflexa e parestesias não serão beneficiados com artroscopia do punho.

Métodos de Diagnóstico das Lesões da Mão

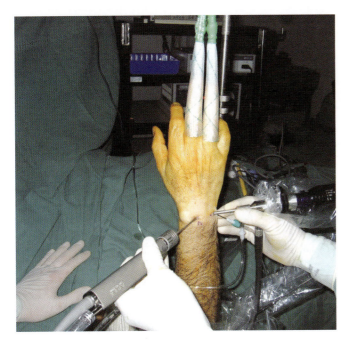

Figura 6.4 Artroscopia do punho. Caso clínico de ressecção artroscópica de cisto sinovial dorsal.

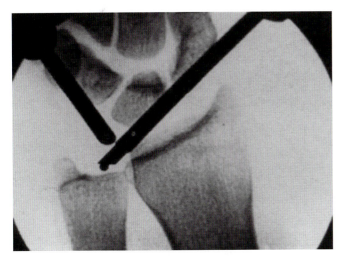

Figura 6.5 Artroscopia do punho. Caso clínico de encurtamento da ulna.

Complicações

As complicações relacionadas à artroscopia do punho são divididas em quatro categorias:

1. **Complicações por tração excessiva e mau posicionamento:** lesões de pele, lesões ligamentares com rigidez subseqüente e edema.
2. **Complicações por portais inadequados:** lesões de tendões, nervos e estruturas vasculares.
3. **Complicações gerais:** infecção e paralisia relacionada ao torniquete.

4. **Complicações relacionadas a procedimentos específicos:** no auxílio artroscópico de redução de fraturas da extremidade distal do rádio, o extravasamento excessivo de soro fisiológico pode levar à síndrome compartimental; no reparo da fibrocartilagem triangular, pode haver lesão do ramo sensitivo dorsal do nervo ulnar.[33-35]

REFERÊNCIAS

1. Maurer AH *et al*. Three-phase radionuclide scintigraphy of the hand. *Radiology* 1983; *146*:761-75.
2. Mohamed A *et al*. Registration bone scan in the evaluation of wrist pain. *J Hand Surg* (Br) 1997; *22E*(2):161-6.
3. Bayer LR *et al*. Fifteen minutes bone scintigraphy in patients with clinically suspected scaphoid fracture and normal X-rays. *Injury Int J Care Injures* 2000; *31*:243-8.
4. Peterson JJ *et al*. Principles of tumor imaging. *Eur J Radiol* 2005; *56*:319-30.
5. Green DP *et al*. *Green's operative hand surgery*. Philadelphia, Pensylvannia: Elsevier Churchill Livingstone, 2005:715.
6. Grooves AM *et al*. 16-MDCT in the detection of the occult wrist fractures: a comparison with skeletal scintigraphy. *Am J Roentgenol* 2005; *184*:1470-4.
7. Grooves AM *et al*. An international survey of hospital practice in the imaging of acute scaphoid trauma. *Am J Roentgenol* 2006; *187*:1453-6.
8. Levinsohn EM. Wrist arthrography: the value of three compartment injection technique. *Skel Radiol* 1987; *16*:539-44.
9. Yin,YM *et al*. Evaluation of selective wrist arthrography of contralateral asymptomatic wrists for symmetric ligamentous defects. *Am J Roentgenol* 1996; *166*:1067-73.
10. Herbert T *et al*. Bilateral arthrography of the wrist. *J Hand Surg* (Br) 1990; *19A*:945-53.
11. Teh J, Whiteley G. MRI of soft tissue masses of the hand and wrist. *Br J Radiol* 2007; *80*:47-63.
12. Clement, JP *et al*. Synovial inflamatory processes in the hand. *Eur J Radiol* 2005; *56*:307-18.
13. Lee VS *et al*. Magnetic resonance angiography of the hand. *Investigat Radiol* 1998; *33*(9):687-98.
14. Clavero JA *et al*. MR imaging of ligament and tendon injuries of the fingers. *Radiographics* 2002; *22*(2):237-56.
15. Matloub HS. Magnetic resonance imaging scanning in the diagnosis of zone II flexor tendon rupture. *J Hand Surg* 1996; *21A*:451-5.
16. VO P *et al*. Evaluating dorsal wrist pain: MRI diagnosis of occult dorsal wrist ganglion. *J Hand Surg* 1995; *20A*:667-70.
17. Tanaka T *et al*. Comparison between high-resolution MRI with microscopy coil and arthroscopy in triangular fibrocartilage complex injury. *J Hand Surg* 2006; *31A*:1308-14.
18. Hunter J, Escobedo E, Wilson A *et al*. MR imaging of clinically suspected scaphoid fractures. *Am J Roentgenol* 1997; *168*:1287-93.
19. Gaebler C, Kukla C, Breitenseher M *et al*. Magnetic resonance imaging of occult scaphoid fractures. *J Trauma* 1996; *41*:73-6.
20. Breitenseher MJ, Metz VM, Gilula LA *et al*. Radiographically occult scaphoid fractures: value of MR imaging in detection. *Radiology* 1997; *203*:245-50.

21. Panzarella MJ *et al*. Predictive value of gadolinium enhancement in differentiating ALT/WD liposarcomas from benign fatty tumors. *Skeletal Radiol* 2005; *34*(5):272-8.

22. Cerezal L. Usefulness of gadolinium-enhanced MR imaging in the evaluation of the vascularity of scaphoid nonunions. *Am J Roentgenol* 2000; *174*(1):141-9.

23. Scheck RJ *et al*. The Scapholunate interosseous ligament of the wrist: correlation with non-enhanced MRI and wrist arthroscopy. *Skel Radiol* 1997; *26*:263-71.

24. Blazar PE *et al*. The effect of observer experience on magnetic resonance imaging interpretation and localization of triangular fibrocartilage complex lesions. *J Hand Surg* 2001; *26A*:742-8.

25. Slutsky DJ. Nerve conduction studies in hand surgery. *J Am Soc Surg Hand* 2003; *3*:1-18.

26. Brumback RA, Bobele GB, Rayan GM. Electrodiagnosis of compressive nerve lesions. *Hand Clin* 1992;*8*:241-54.

27. Carter GT, Robinson LR, Chang VH, Kraft GH. Electrodiagnostic evaluation of traumatic nerve injuries. *Hand Clin* 2000;*16*:1-12 vii.

28. Nora DB, Becker J, Ehlers JA, Gomes I. Clinical features of 1039 patients with neurophysiological diagnosis of carpal tunnel syndrome. *Clin Neurol Neurosurg* 2004;*107*:64-9.

29. Hilburn JW. General principles and use of electrodiagnostic studies in carpal and cubital tunnel syndromes, with special, attention to pitfalls and interpretation. *Hand Clin* 1996; *12*:205-21.

30. Haisman MI, Bush M, Wolfe S. Wrist arthroscpy: standard portals and arthroscopy anatomy. *J Am Soc Surg Hand* 2005; *15*:175-81.

31. Grechenig W, Peicha G, Fellinger M *et al*. Anatomical and safety considerations in establishing portals used for wrist arthroscopy. *Clin Anat* 1999; *12*:179-85.

32. Bednar JM, Osterman AL. The role of arthroscopy in the treatment of traumatic triangular fibrocartilage injuries. *Hand Clinics* 1994; *10*:605-14.

33. McAdams T, Hentz V. Injury to the dorsal sensory branch of the ulnar nerve in the arthroscopic repair of the ulnar-sided triangular fibrocartilage tears using an inside-out technique: a cadaver study. *J Hand Surg* 2002; *27A*:840-4.

34. Rodeo SA, Foster RA, Weiland AJ. Current concepts review. Neurological complications due to arthroscopy. *J Bone Joint Surg* 1993; *75A*:917-26.

35. Beredjiklian PK, Bozentka DJ, Leung YL, Monaghan BA. Complications of wrist arthroscopy. *J Hand Surg* 2004; *29A*:406-11.

CAPÍTULO 7

DEFORMIDADES CONGÊNITAS DO MEMBRO SUPERIOR

Anderson Vieira Monteiro
Saulo Fontes Almeida

O tratamento das deformidades congênitas do membro superior pode ser considerado um dos mais difíceis desafios para o cirurgião de mão. Isto se deve, em parte, à sua ocorrência e à variada apresentação dessas anomalias.

Dependendo da natureza e da gravidade do defeito, o sucesso da reconstrução cirúrgica poderá influenciar o paciente durante toda a vida.

O objetivo do tratamento cirúrgico dessas enfermidades visa obter um membro próximo do normal, em função e aparência.

Em geral, a função é quase sempre possível, mas a aparência é freqüentemente impossível.

As anomalias congênitas afetam 1% a 3,5% dos neonatos, e aproximadamente 10% destas crianças apresentam anomalias na extremidade superior.[69,143]

Muitas malformações ocorrem espontaneamente ou são herdadas.[106,254] Atualmente, poucas malformações congênitas são atribuídas a fatores teratogênicos.

Poucas mudanças ocorreram na incidência das deformidades congênitas na última década.

EMBRIOLOGIA DO MEMBRO SUPERIOR

Foge ao foco deste capítulo entrar em detalhes precisos sobre a embriogênese do membro superior, porém alguns conceitos devem ser firmados, os quais auxiliarão a compreensão das múltiplas deformidades.

O desenvolvimento dos membros começa com a ativação de grupos de células mesenquimais originárias do mesoderma lateral do embrião. Existem grupos de genes que são específicos para regular o padrão de desenvolvimento dos membros em vertebrados.

Por volta do 26º ao 27º dia, ocorre o brotamento dos membros superiores, posicionados sob uma grossa faixa ectodérmica. Cada brotamento é constituído por massa mesenquimatosa envolta por ectoderma.

A localização desses brotamentos é cervical e caudal e, nesta fase, o embrião tem aproximadamente 4mm de comprimento.

Na quinta semana, os membros superiores adquirem o formato de remos.

Na sexta semana, já há considerável diferenciação, identificando-se as regiões dos cotovelos e punhos. Ao final desta semana, as lâminas das mãos começam a desenvolver sulcos que darão início à diferenciação digital. Em outras palavras, o tecido mesenquimal nas placas da mão já passam por uma diferenciação (condensação) que delineia o padrão digital.

Na sétima semana, começam a aparecer nós por entre os sulcos radiais, formando indicação dos futuros dedos.

Na oitava semana, há visualização dos dedos ainda unidos por membranas que, aos poucos, irão se desfazendo, formando os sulcos digitais que, ao final deste período, já estão bem diferenciados.

Por volta do 52º dia após a gestação, o embrião, medindo 24mm, já tem os dedos inteiramente separados. Nesta etapa do desenvolvimento, as juntas se formam por condensação de tecido condrógeno para formar uma densa placa entre os futuros ossos. A nova cavitação da junta define a articulação, embora,

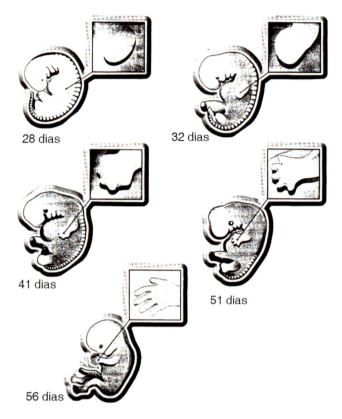

Figura 7.1 Visão esquemática de embriões durante a quinta e oitava semanas de gestação. Detalhes do desenvolvimento das mãos. (Modificada de Neto. *Embriologia do membro superior.*[179])

associado a este fenômeno, haja necessidade do movimento para modelação da superfície final da articulação.

Nessa fase, os dedos começam a crescer e o membro formado já é bastante evidente (Figura 7.1).

Da nona à 12ª semana, os membros superiores iniciam um crescimento acelerado, de modo que, ao final da 12ª semana, já atingiram seu crescimento relativo final.

As malformações esqueléticas têm uma representação pequena no universo das anomalias detectadas no período pré-natal, com auxílio dos exames por imagem hoje existentes.

O não crescimento do membro na quarta semana de gestação, que resulta na ausência total ou parcial do membro, é denominada amelia.

A interrupção, distúrbio de diferenciação ou crescimento dos membros por volta da quinta e sexta semanas é denominado meromelia (ausência parcial do membro).

Algumas malformações dos membros são de natureza genética ou ambiental, caracterizando uma herança multifatorial.[179]

CLASSIFICAÇÃO DAS DEFORMIDADES CONGÊNITAS

O objetivo desta classificação é agrupar de maneira ordenada as anomalias congênitas conforme suas características principais.

Existe um grande número de deformidades congênitas dos membros superiores, de modo que sua classificação é complexa e importante.

A classificação modificada por Swanson[222] é a mais aceita por praticamente todos os autores que tratam deste tema, assim como pela Federação Internacional de Sociedades de Cirurgia da Mão (IFSSH).

Esta classificação é dividida em sete grupos bem definidos, como se segue:

- **Grupo I – Falha de formação das partes:**
    A. Deficiências transversas:
        1. Amputações congênitas: braço, antebraço, punho, mão e dedos.
    B. Deficiências longitudinais:
        1. Focomelia: completa, proximal, distal.
        2. Deficiências radiais: mão torta radial.
        3. Deficiências centrais: mão em fenda.
        4. Deficiências ulnares: mão torta ulnar.
        5. Dedos hipoplásicos.
- **Grupo II – Falha na diferenciação ou separação das partes:**
    A. Sinostoses: cotovelo, antebraço, punho, metacarpianos, falanges.
    B. Luxação congênita da cabeça do rádio.
    C. Sinfalangismo.
    D. Sindactilia.
        1. Simples.
        2. Complexa.
        3. Associada a síndromes.
    E. Contraturas:
        1. Partes moles:
            1a. Artrogripose.
            1b. Pterígio cubital.
            1.c. Dedo em gatilho.
            1d. Ausência de tendões extensores.
            1e. Polegar hipoplásico.
            1f. Polegar na palma.
            1g. Camptodactilia.
            1h. Mão em vendaval.
        2. Esqueléticas
            2a. Clinodactilia.
            2b. Deformidade de Kirner.
            2c. Delta falange.

- **Grupo III – Duplicação:**
  A. Polidactilia do polegar.
  B. Trifalangismo.
  C. Polidactilia dos dedos (central e pós-axial).
  D. Dimelia ulnar (mão em espelho).
- **Grupo IV – Gigantismo.**
- **Grupo V – Hipoplasias.**
- **Grupo VI – Síndrome das bandas de constrição congênitas.**
- **Grupo VII – Anomalias esqueléticas.**
  A. Deformidade de Madelung.
  B. Pseudo-artrose congênita dos ossos do antebraço.

Grupo I – Falha de formação das partes

Amputações congênitas

Este tipo de anomalia congênita, também conhecida por amelia ou ausência congênita do membro, hemimelia ou ausência congênita do antebraço e da mão, adactilia ou ausência congênita dos dedos e afalangia ou ausência congênita das falanges (Figura 7.2), ocorre por volta da quarta semana de gestação.

Segundo a maioria dos autores, a maior freqüência é de amputações ao nível do antebraço (1:20 mil nascimentos),[18,69,106,254] e as amputações proximais ao nível do braço são as mais raras.

As amputações intra-uterinas das síndromes das bandas de constrição congênitas devem ser excluídas desse grupo.

Os cotos de amputação, em geral, são bem acolchoados, podendo haver ou não a presença de dedos rudimentares.

Como toda deformidade congênita, podem vir associadas a outras anomalias, como hidrocefalia, espinha bífida, pé torto congênito, luxação congênita da cabeça do rádio e sinostose radioulnar.[69,106,254]

Em geral, há hipoplasia proximal do membro, o que não ocorre na banda de constrição congênita.

O tratamento para esta malformação consiste na utilização das próteses existentes no mercado, mas, na maioria das vezes, os pacientes abandonam este recurso em função da freqüência com que têm de ser trocadas e devido à baixa operância das mesmas. Deve-se levar em consideração que a forma unilateral é francamente dominante.

Focomelia

Também chamada de aplasia intercalar, a focomelia é a expressão mais profunda da redução longitudinal, caracterizando uma falha do desenvolvimento (Figura 7.3).

Pode ser classificada em três tipos:

1. **Completa:** ausência completa dos ossos do antebraço e do braço com a mão implantada diretamente no tronco.
2. **Proximal:** ausência ou hipoplasia do braço com o antebraço e a mão ou um pequeno segmento do braço com sinostose ao antebraço e à mão, inseridos no tronco.
3. **Distal:** ausência ou hipoplasia do antebraço com a mão inserida no braço.

A incidência da focomelia é baixa, representando aproximadamente 0,5% das anomalias congênitas do membro superior.[69,106,254]

O uso de drogas teratogênicas, como, por exemplo, a talidomida, nas décadas de 1950 e 1960, aumen-

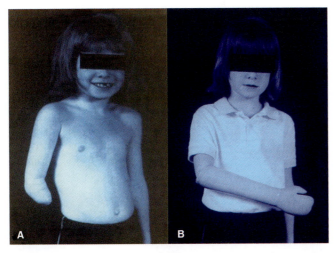

Figura 7.2A. Aspecto clínico de amputação congênita proximal do antebraço. **B.** Aspecto estético pós-protetização.

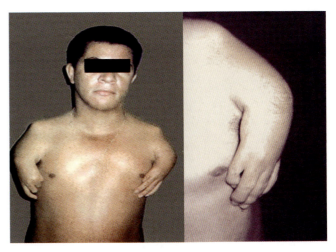

Figura 7.3 Focomelia distal associada a hipoplasia do braço.

tou significativamente sua incidência, afetando 60% das mulheres que a utilizaram entre o 38º e o 54º dia de gestação.

Pode haver associação com outras deformidades, como a aplasia radial ou ulnar (mão torta radial ou ulnar).

Nos casos em que existe relato de uso de drogas no período gestacional, é freqüente a ausência dos dedos radiais.

Segundo alguns autores, a focomelia pode acometer os quatro membros e vir associada a lábio leporino e fenda palatina (síndrome de Robert). As anomalias cardiovasculares também podem estar associadas.[60,69,106,254]

O resultado do tratamento dessa anomalia, na maioria das vezes, é pobre. Por ser bilateral e congênita, os pacientes desenvolvem um alto poder de adaptação com capacidade de executar parte das funções manuais diárias (ver exemplo do caso clínico).

Mão torta radial (deficiência radial)

Esta entidade, também chamada displasia radial, é uma deformidade congênita caracterizada pelo desvio radial da mão, no nível do punho, em função da falta de suporte oferecido pelo rádio, que se encontra hipoplásico ou ausente. Clinicamente, todo o membro superior é encurtado, sendo a ulna hipertrofiada e curvada, com sua concavidade voltada para o lado radial. Esta deficiência pode estender-se de forma total ou parcial às partes moles que formam a borda radial do membro superior.

Por ser uma deficiência longitudinal (parada do desenvolvimento do eixo pré-axial do membro), também pode estender-se ao polegar, que pode estar normal, hipoplásico ou ausente[69] (Figura 7.4).

Esta hipoplasia pode acarretar desde a ausência da musculatura tenar até a existência de um dedo rudimentar e sem função. Os demais dedos (indicador e médio) podem estar rígidos ou contraturados.

Na maioria dos casos, a condição não é geneticamente determinada, ou seja, não existe tendência hereditária, e sua etiologia é obscura.[69,79,106,254] O fator displásico atua, no início da gestação, sobre o broto ectodérmico que origina o membro superior.

A incidência dessa afecção é bastante variável podendo, segundo alguns autores, variar de 1:30 mil nascimentos.[14,15,70,78,112] Existe leve tendência à bilateralidade e ao sexo masculino. O grau da deformidade é proporcional à deficiência do rádio.

A associação da displasia radial com outras deformidades congênitas e síndromes não é rara. Existe uma freqüência razoável desta associação, que pode variar, segundo dados estatísticos, de 20% a 30%.[111,112,189,192] A pesquisa dessas associações não tem apenas valor acadêmico, já algumas podem interferir na indicação cirúrgica. As mais freqüentes são os defeitos septais cardíacos, os defeitos gastrointestinais e os distúrbios hematopoéticos, dos quais a trombocitopenia e a anemia aplástica de Fanconi são os mais importantes.[45,69,79,241]

Dentro das anomalias descritas, as principais alterações ósseas, além da ausência total e parcial do rádio e da ulna curvada e hipertrofiada, são as ausências de ossos do carpo (escafóide e trapézio), inclusive de todo o primeiro raio, o que caracteriza uma deficiência do lado pré-axial da extremidade, como citado anteriormente.

A função das articulações da mão se apresenta prejudicada, acarretando desde rigidez articular grave, semelhante à artrogripose, até alterações menos graves. Seu acometimento costuma ser maior nas articulações do lado radial da mão.

Ainda como alterações anatômicas, podemos citar as ausências ou deficiências dos músculos extensor *carpi radialis brevis* e *longus* ou a fusão da massa flexora e extensora ao nível do punho. A observação

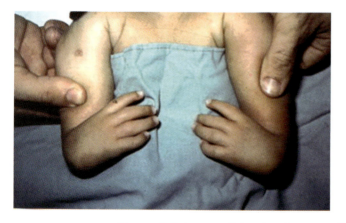
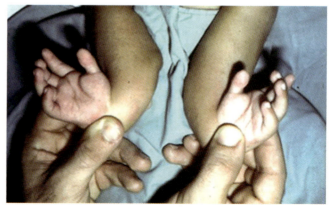

Figura 7.4 Aspecto clínico de mão torta radial bilateral. Notar a hipoplasia do antebraço.

destas anomalias justifica a diminuição da força de preensão da mão presente nesses pacientes. Outro músculo acometido é o flexor profundo do indicador, que pode estar ausente, inviabilizando a policização deste dedo, se necessário.

Dentre as principais alterações nervosas encontradas, a mais importante é a do nervo mediano, que possui um trajeto mais radial e superficial e, com freqüência, carrega fibras sensitivas do nervo radial, tornando-o mais engrossado.[189]

Do ponto de vista radiológico, a classificação de Bayne e Klug[14] caracteriza bem os tipos específicos dessa anomalia. São descritos quatro tipos distintos:

- **Tipo I:** existe deficiência da epífise distal do rádio, com pouco desvio radial da mão. É freqüente, nestes casos, a hipoplasia do polegar (Figura 7.5A).
- **Tipo II:** existe deficiência de crescimento em ambas as epífises, caracterizando um rádio em miniatura (Figura 7.5B).
- **Tipo III:** existe ausência parcial do rádio, quase sempre a porção distal do osso, que pode persistir como um molde cartilaginoso (Figura 7.5C).
- **Tipo IV:** existe ausência total do rádio. É a forma mais grave e comum (Figura 7.5D).

Tratamento

O diagnóstico clínico é fácil, e feito logo após o nascimento, e o tratamento varia de acordo com a deformidade e a expectativa de vida do paciente, em função da associação com outras malformações congênitas.

A presença de flexão do cotovelo é observação de suma importância. Deve-se ressaltar que a rigidez do cotovelo presente ao nascimento pode regredir com o crescimento, se o paciente for submetido a manipulações sucessivas.

O tratamento conservador, da mesma maneira que no pé torto congênito, baseia-se na correção da deformidade com auxílio de talas gessadas, confeccionadas do lado radial do punho, visando alongar as estruturas contraturadas. A confecção de órteses confeccionadas com material termomoldável é um recurso mais prático e moderno, porém mais caro (Figura 7.6).

Existe consenso entre a maioria dos autores de que, em adultos não tratados, não há indicação de qualquer tratamento, pois o paciente desenvolveu e já está adaptado a padrões próprios de preensão, que são de melhor resultado funcional que qualquer tratamento cirúrgico.[45,112,192]

O tratamento dos casos do tipo I (rádio curto distal) inicia-se com manipulações semanais e sucessivas com auxílio de calhas e bandagem de Tensoplast®, até se obter a correção. Uma vez corrigida, a utilização de órtese estática é prescrita e substituída periodicamente, conforme o crescimento da criança, até a maturação esquelética (Figura 7.7).

Em geral, não há necessidade de tratamento cirúrgico para esse tipo, porém, naqueles casos mais resistentes ao tratamento conservador, a utilização de transferências tendinosas do extensor radial longo do carpo para o extensor ulnar do carpo auxilia a obtenção do reequilíbrio das forças deformantes. Este pro-

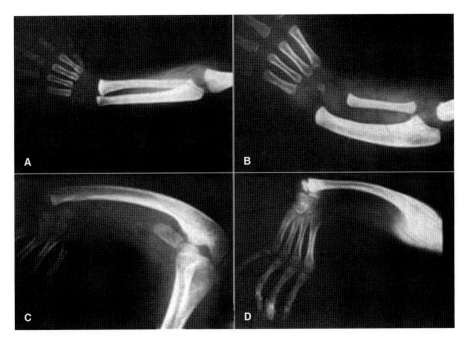

Figura 7.5 Classificação radiológica: **A.** Tipo I – deficiência da fise distal do rádio. **B.** Tipo II – deficiência de ambas as fises (proximal e distal). **C.** Tipo III – ausência parcial do rádio. **D.** Tipo IV – ausência total do rádio.

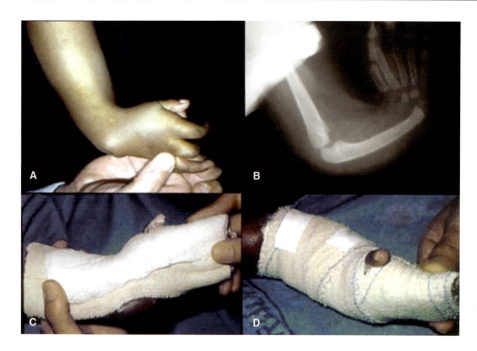

Figura 7.6A e **B.** Mão torta radial tipo IV (aspecto clínico e radiológico). **C** e **D.** Uso de talas gessadas corretoras.

cedimento deve ser indicado, de preferência, numa fase precoce (por volta de 1 ano de idade).

Nos demais tipos, principalmente o III e o IV, o tratamento é cirúrgico, e deve ser realizado por volta do primeiro ano de vida.

Cabe ressaltar que a cirurgia deve ser precedida por manipulações passivas das partes moles do lado radial, facilitando sua correção.

O objetivo do tratamento deve fundamentar-se em três pilares: (1) melhora da aparência estética, (2) preservação da função articular do punho, o melhor possível, após o restabelecimento do suporte ósseo, e (3) não haver comprometimento do crescimento ósseo além do já existente.

É consensual, entre a maioria dos autores que se dedicam a este tema, que a melhor cirurgia para a correção da mão torta radial é a centralização do carpo na extremidade distal da ulna.[15,45,69,80,111,134,189,192] Esta cirurgia foi descrita por Sayre,[204] que idealizou um procedimento cirúrgico que constava da centralização da mão sobre a ulna à custa de afinamento da epífise distal da mesma. Por agredir a epífise de crescimento, este método foi abandonado, e voltou a ser reutilizado por Lidge,[116] que centralizava a ulna no carpo, sem agredir seu núcleo de crescimento. Segundo Lamb,[111] os melhores resultados com esta técnica são obtidos quando o paciente é operado por volta de 1 ano de idade.

Em 1985, Buck-Gramcko[29] publicou a técnica de radialização da ulna ao carpo, isto é, o posicionamento deste osso no bordo radial do carpo sem o sacrifício dos ossos carpais e fixação, com auxílio de um fio de Kirschner, ao escafóide e ao segundo metacarpiano. A maior crítica a este método é a sua difícil execução, requerendo extensa dissecção e grande estiramento dos tecidos contraturados. Não é aconselhado em casos associados à ausência do polegar, que necessitarão de policização futura do indicador.[125,192]

Nos últimos anos, o uso do fixador externo como alongador, ao mesmo tempo, de partes moles e ósseas tem sido descrito por alguns autores, porém, devido ao alto índice de complicações, sua indicação parece ser bastante restrita.[125,177,213]

Para obtenção da estabilidade da ulna no carpo, é necessário criar uma cavidade, que será ocupada pelo extremo distal da ulna. Isto é obtido a expensas de ressecção dos moldes cartilaginosos dos ossos do

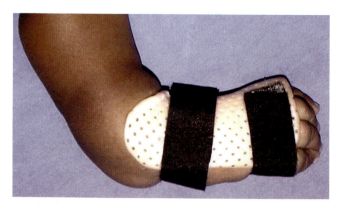

Figura 7.7 Órtese estática confeccionada com termomoldável.

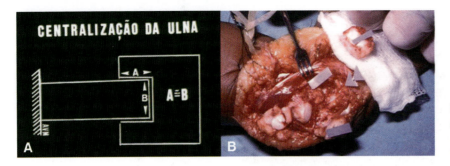

Figura 7.8 Técnica de centralização da ulna. **A.** O defeito criado no carpo deve ter a mesma dimensão que a fise distal da ulna. **B.** Exemplificação cirúrgica.

carpo. A profundidade dessa cavidade deve ser igual ao diâmetro da epífise distal da ulna. As osteotomias da ulna, principalmente em crianças maiores, além de corrigirem o encurtamento, facilitam o ato operatório e evitam a hiperpressão sobre o núcleo epifisário após a correção (Figura 7.8).

Na técnica de Buck-Gramcko de radialização da ulna, é feita a transferência do extensor *carpi radialis longus* para o bordo ulnar, objetivando neutralizar as forças deformantes.[29]

A incisão recomendada é dorsal e sinuosa, de modo a permitir o acesso dos bordos radial e ulnar. Realizada a abertura da pele e do subcutâneo, exploramos todo o retináculo dorsal com seus compartimentos extensores. Mais adiante, uma fase muito importante é a do isolamento do nervo mediano, que se situa mais radial dentro da musculatura flexoextensora. Ele possui características diferentes, encontra-se engrossado, por levar fibras sensitivas do nervo radial. Numa fase futura, os músculos flexoextensores do punho serão transpostos para o extensor ulnar do carpo. Após a abertura da cápsula, individualizamos o extremo distal da ulna, preservando seu núcleo de crescimento e o periósteo. Quanto maior for o diâmetro da ulna, maior será a ressecção óssea ao nível do carpo. Esta é a principal razão para a indicação cirúrgica precoce. Normalmente, encontramos um rádio hipoplásico que, nos casos de ausência parcial, apresenta-se como um molde cartilaginoso. Uma vez visualizadas e identificadas estas estruturas, poderemos criar um leito no carpo à custa de ressecção dos moldes cartilaginosos do semilunar e de parte do capitato. Este leito deve ter a mesma profundidade do diâmetro da ulna. É nesta fase que as osteotomias da ulna, com ou sem encurtamento, auxiliam a manobra de redução e facilitam a introdução intramedular do fio de Kirschner, que irá funcionar como elemento estabilizador. A introdução desse fio após a redução deve ser no sentido de atingir o terceiro metacarpiano. Após a centralização, são realizadas as transferências dos músculos flexores e extensores radiais do carpo com o objetivo de reequilibrar as forças deformantes e evitar, em parte, as recidivas. A ressecção da pele em excesso do lado ulnar completa o ato operatório.

O controle radiográfico peroperatório permite avaliar a redução obtida e, ao mesmo tempo, o posicionamento adequado do fio estabilizador (Figura 7.9).

Após o ato cirúrgico, uma imobilização gessada tipo axilopalmar é confeccionada e mantida por 30 dias. Em geral, o fio intra-ósseo é mantido por 3 meses e, após este tempo, é removido, sendo substituído por uma órtese antebraquial para manutenção da mão em desvio ulnar. Esta órtese deve ser usada diuturnamente até os 6 anos de idade e, a seguir, somente durante o período noturno, até o final do crescimento (Figura 7.10).

Nos casos de hipoplasia ou ausência do polegar, procede-se, no futuro, à policização do indicador segundo a técnica de Buck-Gramcko modificada por Lister[27,121] (Figura 7.11).

A recidiva desta deformidade após a cirurgia é resultado dos fatores que se seguem:

1. Grande tensão das partes moles do lado radial não corrigidas pelas manipulações prévias ou pelos alongamentos operatórios (nas formas graves).
2. Mau posicionamento da epífise distal da ulna no carpo.
3. Posicionamento inadequado do fio de Kirschner.
4. Não rebalanceamento das forças de tensão dos tendões.
5. Curto tempo de imobilização em posição correta no pós-operatório.
6. Falta da manutenção da correção com uso de órtese externa.

Mão torta ulnar (deficiência ulnar)

Esta entidade é também conhecida como deficiência ulnar congênita, dismelia ulnar ou hemimelia pós-axial.[13] A deficiência ulnar congênita compreende uma gama de anomalias que acometem a borda

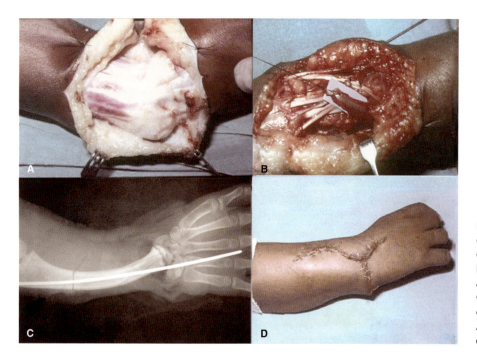

Figura 7.9 Técnica de centralização da ulna. **A.** Acesso dorsal sinuoso para exposição de todo o retináculo extensor. **B.** Músculos extensores radiais do punho a serem transferidos para o lado ulnar. **C.** Controle radiológico. Presença de fio de Kirschner estabilizando a correção. **D.** Aspecto clínico no pós-operatório imediato.

ulnar do membro superior. É uma enfermidade rara, ocorrendo numa proporção de 1:100 mil nascimentos. Existe forte predomínio dos casos unilaterais, sem predileção significativa por sexo ou lado afetado.[26,38,118,137,167] Segundo revisão bibliográfica, a maior série de casos foi publicada por Swanson,[223] em 1984. No nosso meio, Pardini, em 1967,[188] fez um relato de 11 pacientes, sendo três casos bilaterais.

Sua etiologia é desconhecida, não existindo fatores familiares definidos, ou seja, a condição ocorre de forma esporádica, e não genética. Em comparação com os casos de deficiência radial, a mão torta ulnar ocorre em proporção de 1:10.[38,69,118,182]

A deficiência ulnar congênita pode ocorrer como parte de outras síndromes reconhecidas, bem como em outras desordens de crescimento ósseo que venham acompanhadas de encurtamento da ulna, arqueamento da diáfise do rádio e luxação da cúpula radial.[13]

Enquanto as anomalias congênitas associadas à deficiência radial são predominantemente cardíacas, hematopoéticas e gastrointestinais, a deficiência ulnar associa-se a anomalis ligadas ao sistema musculoesquelético, como deficiências femorais focais, deficiências fibulares, ausência de ossos carpais ulnares, agenesias de dedos ulnares e sindactilia.[26,38,69,88,137,222]

No que se refere a aspectos clínicos, a deformidade primariamente atinge a mão, o punho, o antebraço e o cotovelo, mas ocasionalmente, quando existe sinostose radioumeral ou ulnoumeral, o braço poderá estar encurtado e rodado internamente. Na maioria dos casos, o antebraço é curto e curvado para o lado ulnar. A mão é medialmente desviada em sentido ulnar e, com freqüência, alguns dedos ulnares estão

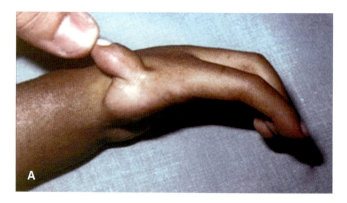 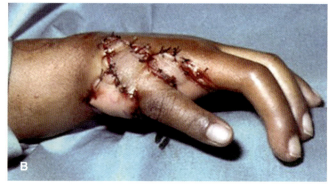

Figura 7.10A. Polegar hipoplásico (flutuante). **B.** Policização do indicador (aspecto clínico).

Deformidades Congênitas do Membro Superior

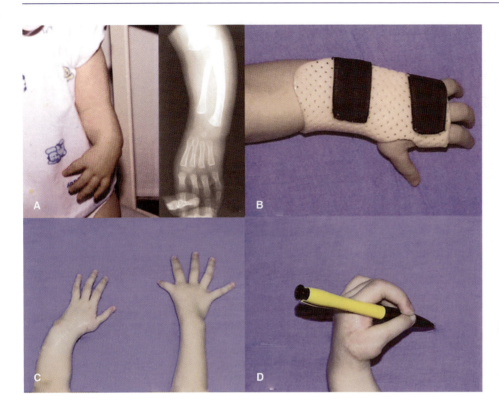

Figura 7.11A. Mão torta radial tipo I associada à agenesia do polegar. **B.** Uso de órtese corretora após policização. **C.** Aspecto clínico 1 ano após a cirurgia. **D.** Aspecto funcional.

ausentes. A sindactilia é comum entre os dedos remanescentes (Figura 7.12).

A função do cotovelo é comprometida, podendo ir desde a rigidez até uma pequena redução da mobilidade. A estabilidade do cotovelo é dependente do desenvolvimento do segmento proximal da ulna. Em crianças maiores, a luxação da cúpula radial poderá ser observada. O desvio ulnar do punho é explicado pela ausência parcial ou total da ulna. Alguns autores acreditam que a presença do *anlage* (molde fibrocartilaginoso encontrado no lugar da ulna, nos casos de ausência parcial ou total) seria o fator responsável pela deformação.[198,245]

Em síntese, podemos afirmar que, enquanto na deficiência radial encontramos um paciente com cotovelo bom e punho comprometido, o contrário ocorre na deficiência ulnar, em que o punho é bom, mas o cotovelo está funcionalmente alterado[69] (Figura 7.13).

Além dos aspectos clínicos, o diagnóstico é firmado com auxílio do estudo radiográfico do membro supe-

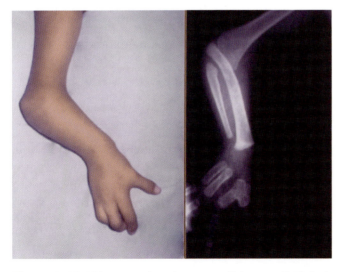

Figura 7.12 Mão torta ulnar (aspectos clínico e radiológico). Notar o desvio ulnar do punho, a luxação da cúpula radial e a agenesia dos dedos ulnares.

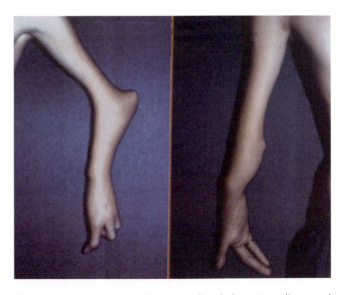

Figura 7.13 Mão torta ulnar – Detalhe da luxação radioumeral responsável pela limitação do cotovelo.

rior afetado. Esse estudo nos permite classificar e, conseqüentemente, normatizar a conduta de tratamento.

Classificação radiológica

Esta classificação é importante para a compreensão da deformidade. A mais utilizada é a classificação radiológica preconizada por Dobyns e cols.,[60] que, por sua vez, se basearam nas classificações descritas por Ogden e cols.[182,188] e Riordan:[198,199]

- **Tipo I – Hipoplasia da ulna com presença das epífises proximal e distal (Ogden Tipo I):** Neste tipo, o desvio ulnar é pequeno, assim como o arqueamento do rádio que, de maneira geral, não progride. Não existe *anlage* em função da presença da epífise distal da ulna. Nesses casos, o desvio ulnar é pequeno em função da hipoplasia das epífises ulnares[60] (Figura 7.14A).
- **Tipo II – Aplasia parcial da ulna (ausência do terço médio ou distal da ulna – Ogden e Riordan II):** Neste tipo, a porção proximal da ulna articula-se com o úmero e promove alguma estabilidade ao cotovelo. O *anlage* distal está presente, provocando o desvio ulnar mais pronunciado da mão e o maior arqueamento da diáfise do rádio, com luxação da cúpula radial, que interfere na pronossupinação do antebraço (Figura 7.14B).
- **Tipo III – Aplasia total da ulna (Ogden III e Riordan I):** Existe ausência do *anlage*, e o rádio é arqueado com a cúpula luxada, o que instabiliza o cotovelo (Figura 7.15A).
- **Tipo IV – Sinostose radioumeral (fusão do rádio com o úmero – Riordan III).** Neste tipo, o *anlage* costuma estar presente (Figura 7.15B).

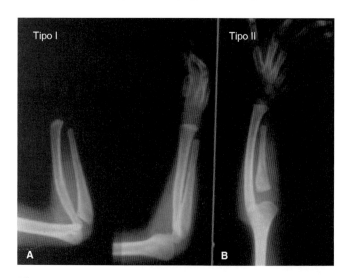

Figura 7.14 Classificação radiológica. **A.** Tipo I – Hipoplasia da ulna com presença das fises proximal e distal (Ogden I). **B.** Tipo II – Aplasia parcial da ulna (Ogden e Riordan II).

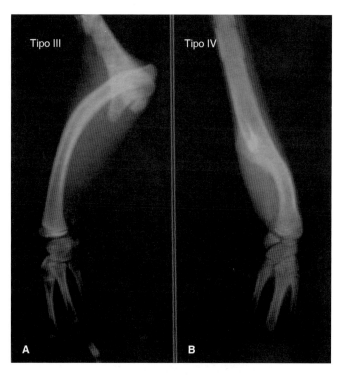

Figura 7.15 Classificação radiológica. **A.** Tipo III – Aplasia total da ulna (Ogden III e Riordan I). **B.** Tipo IV – Sinostose radioumeral (Riordan III).

Tratamento

O tratamento da deficiência ulnar congênita deve ser avaliado caso a caso, levando-se em consideração a capacidade funcional primária e objetivando a obtenção do máximo de função possível. Como afirmamos anteriormente, a melhora estética é secundária à funcional. A interrupção da progressão da deformidade é o objetivo do tratamento cirúrgico.[60,167,219] Para isso, o conhecimento da história natural da deficiência ulnar mostra que sua progressão não é grande, não existindo variáveis específicas que ajudem o prognóstico da doença.[101,173]

Há consenso entre a maioria dos autores[60,101,188,219] de que o tratamento cirúrgico baseia-se no seguinte fator: correção da deformidade em desvio ulnar do punho. Isto poderá ser obtido à custa de osteotomias do rádio, visando reduzir o encurvamento radial e, conseqüentemente, favorecer o crescimento longitudinal desse osso, de modo mais correto. Este ponto é uma incógnita, levando-se em consideração que outros fatores também podem interagir, auxiliando a evolução da deformidade.

A estabilidade do punho e do cotovelo pode ser atingida à custa de ressecção do cordão fibroso (*anlage*), que favorece a obtenção do punho em posição funcional ou neutra.[137] De maneira geral, os desvios

Deformidades Congênitas do Membro Superior

ao nível do punho não são progressivos, mas a existência desses cordões, segundo alguns autores,[219] favoreceria a obtenção da estabilidade.[118] Nos casos em que o cotovelo é instável, ou quando o rádio proximal bloqueia o movimento de flexoextensão, a ressecção do terço proximal do rádio, associada à ressecção do extremo distal da ulna, visando transformá-los em um osso único (*one-bone forearm*), está indicada[167] (Figura 7.16).

Esta é a forma de tratamento cirúrgico mais indicada nesse tipo de deformidade.

A proposta de manutenção da funcionalidade da mão impõe, às vezes, medidas conservadoras, como o uso de órteses estáticas corretoras para o punho e mão, de maneira semelhante à mão torta radial, de uso diuturno nos primeiros anos de vida.[69]

Como citado anteriormente, a associação da mão torta ulnar com sindactilia e contratura do primeiro espaço interósseo deve ser tratada de maneira convencional, visando à melhora da funcionalidade. Detalhes técnicos sobre essas correções serão discutidos futuramente.

Em síntese, cabe ressaltar que a capacidade adaptativa dessas crianças à deformidade não tratada é bastante razoável. O julgamento criterioso do tratamento cirúrgico a ser empregado é tido pela maioria

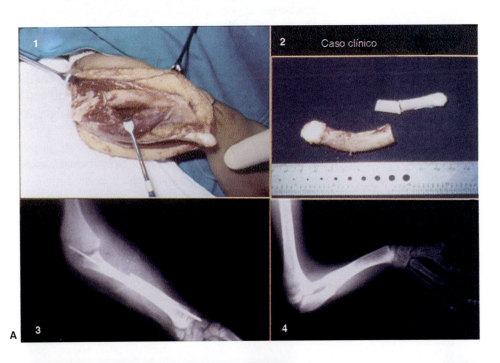

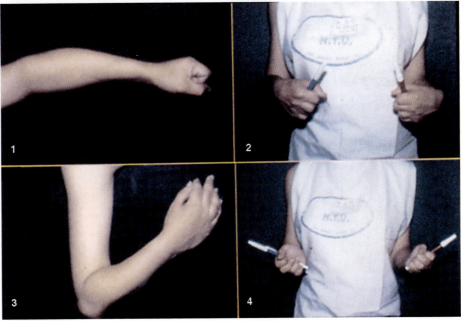

Figura 7.16A. Acesso anterior com detalhe das exposições ósseas **(1)**, e extremos ósseos ressecados. **(2)**; controle radiológico pós-osteossíntese **(3)** e resultado radiológico com 3 meses de pós-operatório **(4)**. **B.** Aspecto funcional com 1 ano de pós-operatório: extensão **(1)**, pronação **(2)**, flexão **(3)** e supinação **(4)**.

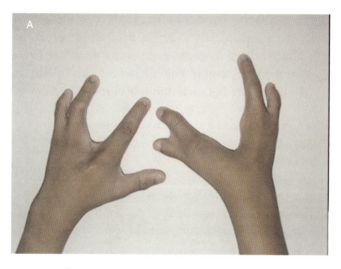 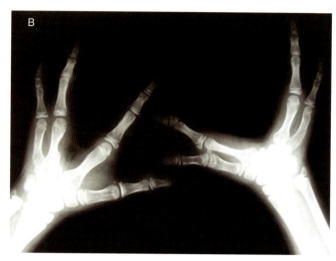

Figura 7.17A. Forma grave de mão em fenda com sindactilia entre polegar e indicador. **B.** Aspecto radiológico.

dos autores como um elemento fundamental para a certeza, por parte do cirurgião, de que sua intervenção trará benefícios significativos para o paciente.

Mão em fenda (deficiência central)

Caracteristicamente, esta deformidade é representada por uma fenda em forma de "V" localizada no centro da mão, a qual pode vir ou não associada à ausência de um ou mais dedos centrais, predominantemente o dedo médio, mas podendo acometer, também, o indicador e o anular. Esta anomalia congênita também é conhecida como hipoplasia central, mão em lagosta, ectrodactilia, oligodactilia ou *cleft hand*.[143]

Barsky fez uma boa revisão sobre este problema e publicou um trabalho bastante didático e completo.[8] A mão em fenda está inclusa no grupo I da classificação da Federação Internacional das Sociedades de Cirurgia da Mão como falha na formação das partes. Elementos do grupo II, falhas na diferenciação (separação das partes), e do grupo V, hipoplasias, são usualmente associados.[222]

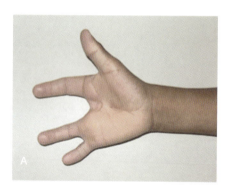 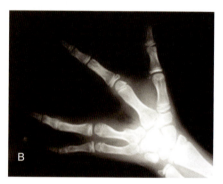 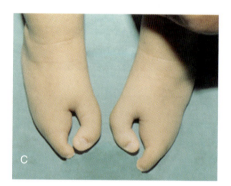

Figura 7.18 Mão em fenda (forma típica). **A.** Aspecto clínico. **B.** Aspecto radiológico. **C.** Anomalias semelhantes nos pés.

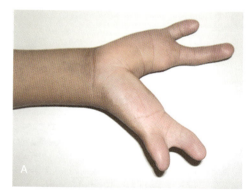 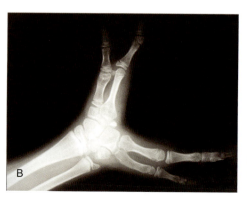

Figura 7.19 Mão em fenda (forma atípica). **A.** Aspecto clínico. **B.** Aspecto radiológico.

Deformidades Congênitas do Membro Superior

Representa de 2,3% (segundo Flatt[69]) a 5,8% (segundo Birch-Jersen[18]) de todas as anomalias da mão. No que se refere à freqüência, esta ocorre em aproximadamente 0,23 de cada 10 mil nascimentos, 60% dos quais são do sexo masculino e bilateral.[143,209]

As formas mais graves associam-se à sindactilia entre o anular e o mínimo, bem como entre o indicador e o polegar[209] (Figura 7.17).

A maioria das deformidades que se associam à mão em fenda é de natureza musculoesquelética, sendo as formas mais comuns as alterações semelhantes que ocorrem ao nível dos pés e menos freqüente a associação com síndromes de bandas de constrição, hipoplasia radial e ulnar e defeitos tibiais. Anomalias de outros sistemas, como cardiopulmonar e geniturinário, e deficiências de formação ectodérmica (lábio leporino e fenda palatina) podem estar associadas.[69,123,181,209,225,244,254]

Classificação

A classificação mais lógica e simples visa agrupar as formas similares e facilitar o tratamento racional:

- **Tipo I – Forma típica:** esta categoria envolve a ausência completa ou incompleta de um ou mais raios centrais com uma fenda em "V" estendendo-se até os metacarpianos, dividindo a mão em dois componentes separados. O acometimento do raio longo central é a forma comumente observada. A associação com sindactilia completa e simples entre o polegar e o indicador, com marcada adução e hipoplasia do polegar, está freqüentemente presente. Pode ocorrer, também, sindactilia entre o mínimo e o anular. Esta deformidade é bilateral, há história de herança familiar e, freqüentemente, ocorre a associação com anomalias semelhantes ao nível dos pés (Figura 7.18).

- **Tipo II – Forma atípica:** é a mais grave manifestação, e tem o formato de uma verdadeira mão com aspecto de uma garra de lagosta (*lobster hand*). A fenda central em "V" vai até o nível dos metacarpianos centrais, e o polegar e o mínimo, em geral, também são hipoplásicos. Em geral, esta forma é unilateral e, ao contrário da forma típica, não está associada a herança familiar ou deformidades similares ao nível dos pés (Figura 7.19).

Tratamento

Flatt[69] definiu a mão em fenda como sendo um triunfo funcional e um desastre social pelo seu aspecto estético (Figura 7.20).

Os princípios básicos que governam o tratamento dos pacientes portadores de mão em fenda visam restabelecer a harmonia entre a estética e a função. Muitas vezes, estas duas condições são difíceis de ser atingidas de maneira habitual. Há consenso, entre a maioria dos autores, que o tratamento cirúrgico está contra-indicado quando ele visa promover uma melhora da aparência à custa de uma diminuição da função.[8,18,69,127,164,181,209,225,254]

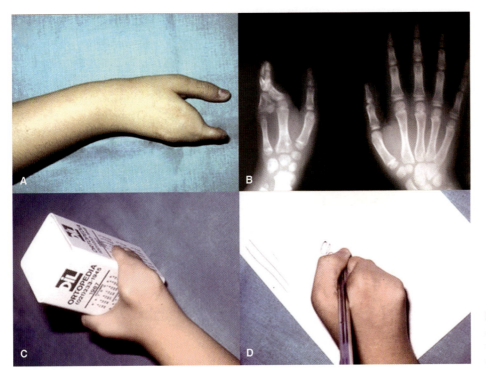

Figura 7.20 Mão em fenda (forma atípica). **A** e **B**. Aspecto clínico e radiológico. **C** e **D**. Aspecto funcional apesar da gravidade da lesão.

Na forma típica, o objetivo mais importante é a liberação da comissura polegar-indicador, visando aumentar a funcionalidade do polegar no que diz respeito à abdução e à oposição.

A técnica cirúrgica preconizada para a obtenção deste objetivo pela maioria dos autores[209] é a de Barsky,[8] que visa corrigir o defeito central à custa da criação de uma comissura com formato de um diamante (Figura 7.21).

Cabe ressaltar que esse procedimento está contraindicado em mãos com o polegar aduzido. Nos casos em que a liberação da primeira comissura, combinada à correção da fenda, precisa ser realizada num mesmo procedimento cirúrgico com bom resultado estético, as técnicas de Snow-Littler ou a de Miura e Komada são as mais utilizadas pela maioria dos autores.[209] A técnica de Snow-Littler[214,254] combina a correção da fenda por elevação da pele mantida por pedículo palmar e liberação da adução do polegar. A técnica de Miura e Komada[163,164,254] emprega os princípios da policização para reposição do indicador e o uso da pele da fenda para reconstrução da primeira comissura. Em ambas as técnicas, a osteotomia da base do metacarpiano do indicador e sua transposição para a base do metacarpiano excisado do dedo médio auxilia a liberação do espaço adutor. A estabilização da osteotomia é obtida com utilização de fios de Kirschner, e a manutenção do alinhamento e da rotação do dedo transposto poderá exigir a utilização de reconstrução

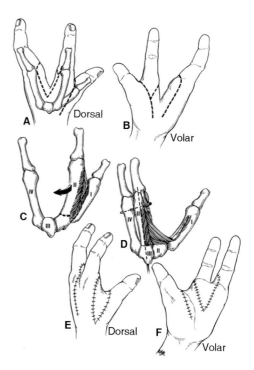

Figura 7.22 Técnica de Snow e Littler, em que o primeiro espaço é aberto por transferência de um pedículo de pele palmar da fenda e o segundo metacarpiano é transferido para remanescente do terceiro. (Modificada de Snow JW, Littler JW. *Surgical treatment of cleft-hand*.[214])

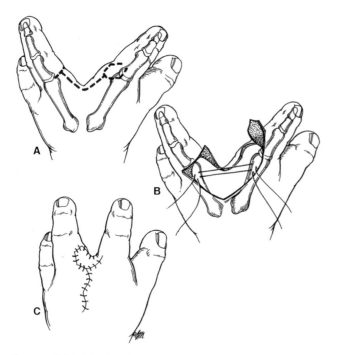

Figura 7.21 Técnica de Barsky que cria uma comissura com retalho em forma de diamante. (Modificada de Barsky AJ. *Cleft-Hand*.[8])

do ligamento intermetacarpal entre o indicador e o anular com auxílio de suturas ou plastia com utilização de polias do túnel osteofibroso (Figura 7.22).

A liberação da adução do polegar só será obtida à custa da incisão das origens dos músculos adutor e primeiro interósseo ao nível da diáfise do primeiro metacarpiano. A técnica de Snow-Littler combina a liberação da contratura em adução do polegar-indicador com correção da fenda central à custa de elevação da pele por retalho com base palmar. A osteotomia do metacarpiano do indicador é reposicionada, visando fechar o defeito central existente, à custa de transferência para a base remanescente do dedo médio. O retalho da pele, resultante da fenda com base pedicular palmar, irá cobrir o defeito criado pela liberação da contratura entre o polegar e o indicador, modelando uma nova comissura. Deve-se levar em consideração a existência de rigidez articular e a observação da funcionalidade da mão, para analisar os objetivos do tratamento cirúrgico. Normalmente, uma má indicação cirúrgica produzirá um mau resultado funcional. Além disso, deve-se tomar cuidado com a planificação da base do retalho de pele originário da fenda para que este não tenha base muito estreita, o que poderá causar necrose do mesmo.

A técnica de Miura e Komada,[164] como salientado anteriormente, tem seu plano fundamentado nos princípios da policização. A transposição do raio do indicador, juntamente com a dissecção dos dois feixes vasculonervosos, facilita a correção. Tecnicamente, a incisão é projetada ao longo da fenda, indo da borda radial do anular à borda ulnar do indicador. Esta incisão se continua em torno da falange proximal do indicador ao nível da prega de flexão digital. Associa-se a esta incisão uma nova incisão dorsal até a base dos metacarpianos, o que irá facilitar a osteotomia do indicador e a liberação fascial e muscular, visando à transposição do segundo raio. Este tipo de incisão promove a exposição necessária. A neocomissura entre o polegar e o indicador será coberta após a transferência digital. Outras técnicas de zetaplastias ou tratamentos de sindactilias podem ser necessários de acordo com cada caso (Figura 7.23).

De maneira prática, deve-se fazer sempre uma análise crítica da indicação cirúrgica, tomando-se como base a função do paciente e a associação com outras alterações, como a presença de rigidez articular, hipoplasia dos dedos vizinhos ao defeito e ausência da musculatura intrínseca. Habitualmente, um cirurgião menos experiente poderá sentir-se impelido a indicar uma correção cirúrgica sem priorizar a função. Em geral, esta é uma deformidade complexa e de difícil tratamento mesmo em mãos experientes (Figura 7.24).

Hipoplasia digital

De maneira geral, esta anomalia não costuma surgir isoladamente, mas faz parte de muitas síndromes congênitas que acometem os membros superiores. Clinicamente, pode variar de hipoplasia grave até dedos com características próximas à normalidade. Quase sempre, associam-se a anomalias musculotendíneas, neurovasculares e osteoarticulares.

Braquidactilia é um termo comumente usado por vários autores.[30,58,60] O segmento ósseo mais afetado é a falange média[30] (Figura 7.25).

Quando o acometimento atinge os metacarpianos, a deformidade é conhecida por metacarpianos curtos congênitos, que também estão incluídos nesta categoria de classificação. O exame físico é bastante evidente, demonstrando a falta de projeção das cabeças dos metacarpianos, que são curtos, durante a flexão digital (Figura 7.26).

O tratamento, freqüentemente, não é necessário, pois a função, em geral, é bastante satisfatória, sendo pequeno o déficit estético. Em certos casos, pode-se utilizar enxertia óssea associada ao uso de alongadores externos, dependendo da indicação e da experiência do cirurgião com este método. Aconselhamos um estudo mais aprofundado sobre este assunto em literatura específica.

O tratamento da hipoplasia digital poderá incluir desde nenhum procedimento até comissuroplastias, alongamentos, transferências microcirúrgicas de tecidos, transferências de falanges dos dedos do pé, transferências de dedos do pé para mão etc.

Grupo II – Falha na diferenciação ou separação das partes

Sinostoses

Este termo caracteriza a fusão total ou parcial entre duas estruturas ósseas vizinhas. Pode ocorrer em qualquer local do membro superior, sendo freqüente ao nível dos dedos e comportando-se como a principal característica de diferenciação entre as sindactilias simples e as complexas.

As sinostoses longitudinais entre falanges do mesmo dedo recebem o nome de sinfalangismo. As sinostoses transversas entre os metacarpianos são mais raras e causam pouca disfunção quando não acometem a primeira comissura (Figura 7.27).

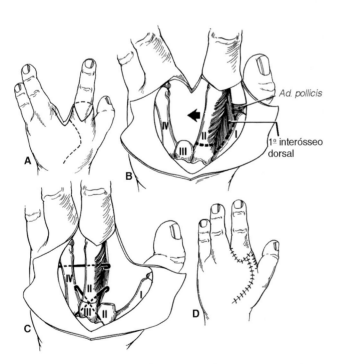

Figura 7.23 Técnica de Miura e Komada, que recomendam a transposição ulnar do rádio do indicador associado à criação de um espaço da comissura do polegar. (Modificada de Miura T, Komada T. *Simple method for reconstruction of the cleft-hand with an abduced thumb.*[164])

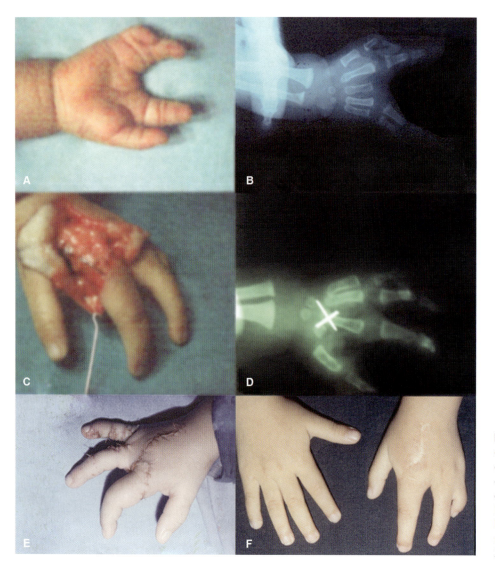

Figura 7.24A. Forma típica de mão em fenda com sindactilia do anular e do mínimo. **B.** Aspecto radiológico com ausência do terceiro raio. **C.** Ato cirúrgico da correção pela técnica de Miura e Komada. **D.** Controle radiológico da transferência do segundo raio. **E** e **F.** Aspecto clínico final com 2 anos de pós-operatório.

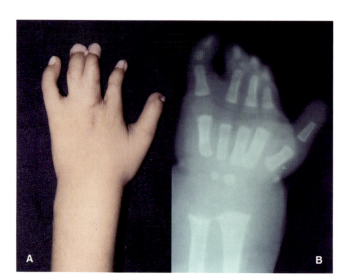

Figura 7.25A. Aspecto clínico de braquidactilia associada com sindactilia. **B.** Aspecto radiológico com significativo envolvimento da falange média.

As sinostoses intercarpais são freqüentes, e podem acometer qualquer articulação, sendo a fusão mais comum entre o semilunar e o piramidal. Sua incidência é de, aproximadamente, 0,2% em brancos e cerca de dez vezes mais freqüente em negros.[143] As sinostoses ao nível do cotovelo são raras, sendo a forma mais comum a radioumeral, que costuma vir associada à ausência congênita da ulna.[151,216] Nestes casos, praticamente não há nada a fazer, o mesmo ocorrendo com as sinostoses umeroulnares ou completas do cotovelo (Figura 7.28).

A sinostose radioulnar congênita é uma anomalia rara,[1,22] causada por falha de separação entre o rádio e a ulna, em geral na sua porção proximal. A esta deformidade associa-se hipoplasia das partes moles musculares e da membrana interóssea. Como achados clínicos, podemos observar a perda da rotação do antebraço que, com freqüência, se encontra fixo em

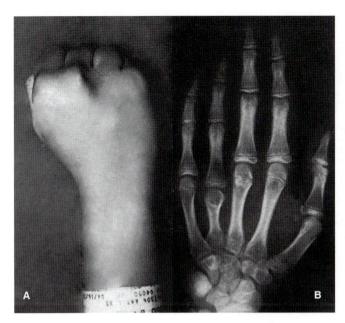

Figura 7.26A. Aspecto clínico de encurtamento congênito dos metacarpianos do anular e do mínimo. **B.** Aspecto radiológico.

pronação. É mais freqüente no sexo masculino,[183] sendo bilateral em 60% dos casos.[157,210] Caracteriza-se por uma falha na segmentação longitudinal, que ocorre após a sétima semana de gestação, com persistência da união entre esses dois ossos.[210] O tamanho da sinostose, em geral, depende da fase em que não ocorreu a separação, ou seja, se ela será maior no início e menor no final, em geral também com malformação associada à cabeça do rádio.[105,157] Um dado interessante é que o bloqueio é freqüente em pronação, por ser esta a posição do antebraço intra-útero.

Sua etiologia é desconhecida. Pode ter natureza teratogênica (uso de álcool),[100] hereditária com padrão

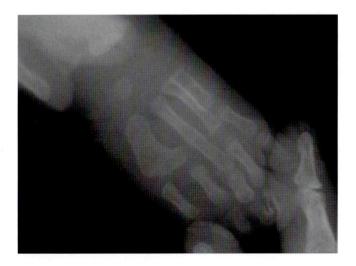

Figura 7.27 Aspecto radiológico de sinostose entre o primeiro e o segundo metacarpianos.

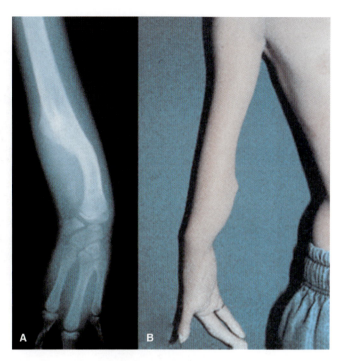

Figura 7.28A. Aspecto radiológico de sinostose radioumeral. **B.** Aspecto clínico de mão torta ulnar do tipo IV.

autossômico dominante, e expressividade variável, ou ocorrer ao acaso, sem histórico familiar. Pode ter comportamento isolado ou associado a outras síndromes, como Carpenter, Apert, artrogripose, disostose mandibulofacial,[210] Klinefelter etc. Na maioria dos casos, o antebraço encontra-se funcionalmente fixo com rigidez em pronação.[183] Do ponto de vista radiológico, ocorrem alterações ao nível da cabeça do rádio, que pode estar hipoplásica ou ausente. A limitação da extensão do cotovelo (discreta contratura) pode ocorrer em função das alterações das partes moles e da membrana interóssea.[227] As maiores deficiências são observadas nos casos bilaterais, em que a posição de hiperpronação predomina do lado dominante. Caso não haja grande dificuldade de desempenho das atividades habituais, o procedimento cirúrgico pode ser desnecessário. Quanto ao tratamento, há consenso em que o restabelecimento da função de pronossupinação não é possível.[157,183,210,227] Isto se deve ao fato de, além da união óssea, existirem alterações das partes moles, dos músculos supinadores e da membrana interóssea (Figura 7.29).

Cada caso deve ser analisado individualmente, dependendo da posição do antebraço e da existência ou não da bilateralidade com déficit de função. Se houver indicação cirúrgica, esta deverá ser realizada precocemente, antes da fase escolar.[83,157] A cirurgia proposta baseia-se na osteotomia derrotatória, rea-

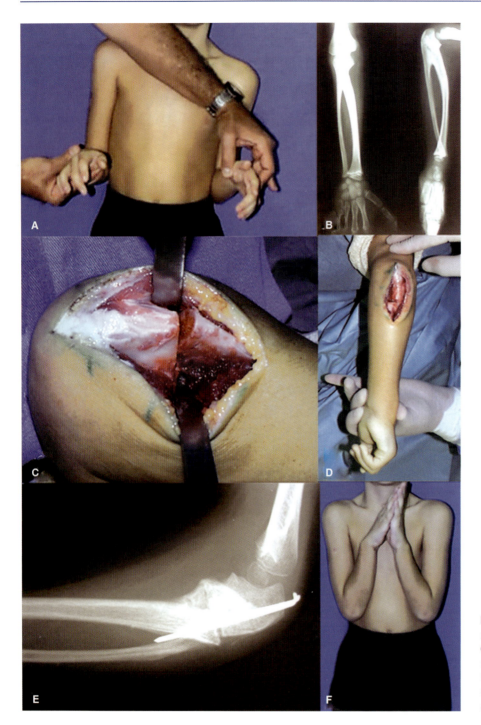

Figura 7.29A. Sinostose radioulnar proximal bilateral. **B.** Aspecto radiológico. **C.** Osteotomia proximal na área da sinostose. **D.** Correção da pronação. **E.** Controle radiológico (fixação com fios de Kirschner). **F.** Controle com 6 meses de pós-operatório.

lizada ao nível da massa fusionada, com o objetivo de colocar o antebraço em posição mais adequada do ponto de vista funcional. A maioria dos autores prefere a colocação do lado dominante em pronação média (± 23 graus),[83,157] em função da necessidade de escrever, e do lado não-dominante (nos casos bilaterais) em supinação média. Em geral, a posição em pronação é mais comum. Normalmente, esta posição é menos incapacitante que a posição em supinação, que é mais rara, porém a pronação extrema costuma causar transtornos estéticos e funcionais bastante significativos, como no ato de aplaudir ou lavar o rosto.

Esta cirurgia não é isenta de complicações, como lesões vasculares e nervosas.[157,210] Visando diminuir esses riscos naqueles casos com deformidades intensas, em que são necessárias grandes correções rotacionais, estas devem ser realizadas em dois tempos, como preconiza Manske,[117] podendo ser efetuado o encurtamento do antebraço quando necessário.[86]

Luxação congênita da cabeça do rádio

Segundo a maioria dos autores, é a deformidade congênita mais freqüente ao nível do cotovelo[35,56,57,216] e, usualmente, é bilateral. Sua etiologia é desconhecida, podendo ser de incidência esporádica ou apresentar história familiar.

A luxação da cabeça do rádio pode ter a posição anterior, posterior ou lateral, como ilustra a Figura 7.30.

A maior parte desses casos costuma vir associada com outras deformidades congênitas dos membros e escoliose.[142] Clinicamente, a proeminência da cabeça do rádio é visível, e o déficit funcional não costuma ser grande, indo desde bloqueio em graus variáveis da flexoextensão até comprometimento da pronossupinação. Na maioria das vezes, estas limitações são compensadas pelos movimentos do ombro e do punho. A afecção costuma ser pouco dolorosa (Figura 7.31).

O diagnóstico costuma ser tardio, após se verificar que a cabeça do rádio começa a ficar proeminente, gerando alguma instabilidade e diminuição da mobilidade. Segundo Sachar,[203] um achado freqüente naqueles casos submetidos a tratamento cirúrgico é a malformação ou hipotrofia do capítulo e do ligamento anular.

O tratamento preconizado para as luxações de cabeça do rádio assintomáticas consiste apenas em acompanhamento. Em geral, há uma adaptação do déficit funcional, que não é grande, e a deformidade estética é aceita. Somente duas formas de tratamento cirúrgico podem ser tentadas para correção da luxação congênita da cabeça do rádio:

1. Redução aberta.
2. Ressecção da cabeça do rádio, utilizada como método de salvação para eliminar a dor.

Os resultados da ressecção aberta associada a plastia do ligamento anular com auxílio de enxerto tendinoso (*palmaris longus*)[203] ou com segmento de

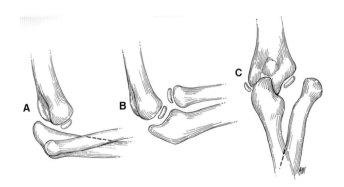

Figura 7.30A. Luxação posterior da cabeça do rádio. **B.** Luxação anterior. **C.** Luxação lateral. (Modificada de Dobyns JH. *Radial head dislocation*.[56])

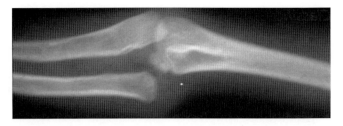

Figura 7.31 Aspecto radiológico de luxação lateral da cabeça do rádio.

fáscia do tríceps,[57] associado à fixação com fio de Kirschner na articulação radiocapitelar, são variados, com ganho pequeno da mobilidade.

Especial atenção deve ser dada ao início do aparecimento de dor ao nível do cotovelo. Nesses casos, o procedimento recomendado é a excisão da cabeça do rádio após a maturidade esquelética. Segundo Sachar,[203] embora a excisão da cúpula radial possa promover aumento da mobilidade, este procedimento está associado a inúmeras complicações, principalmente à dor ao nível do punho, que não estava presente no pré-operatório e que está relacionada à migração proximal do rádio por deficiência radioulnar distal e da membrana interóssea. Outras complicações são sinostose, instabilidade e deformidade em valgo.

Sindactilia

A sindactilia é uma deformidade congênita caracterizada pela falha na diferenciação entre dedos adjacentes, podendo haver envolvimento de partes moles, estruturas ósseas e fâneros.

Este defeito de separação ocorre por volta da sexta à oitava semana de vida intra-uterina, e acredita-se que ele é decorrente de uma falha de diferenciação das estruturas mesenquimais.

A sindactilia é o tipo de deformidade congênita mais freqüente, associada às polidactilias. Pode ocorrer tanto na forma isolada como associada a outras anomalias congênitas e síndromes. Sua incidência oscila na proporção de 1:2.000 nascimentos, podendo haver casos com história familiar (traço autossômico dominante); entretanto, prevalece o aparecimento esporádico em 80% dos casos. Esta incidência pode variar nas diferentes partes do mundo. Apresenta forte tendência à bilateralidade e à simetria em mais de metade dos casos,[18,69,106,254] sendo mais freqüente no sexo masculino. Segundo Flatt,[69] existe uma freqüência maior entre os dedos médio e anular, seguidos do anular e do mínimo e, por último, o indicador e o médio. A sindactilia do polegar-indicador é rara e, habitualmente, está associada a formas sindrômicas.

Classificação

De maneira prática, a sindactilia é classificada de acordo com o grau de formação da membrana interdigital e a presença ou ausência de outros elementos unidos, como, por exemplo, as estruturas ósseas:

- **Sindactilia simples:** a interconexão dos dedos ocorre somente pela pele e bandas fibrosas. De maneira geral, é subdividida em forma completa (a pele está unida até a ponta dos dedos) e incompleta (em que a fusão é parcial) (Figura 7.32).
- **Sindactilia complexa:** a interconexão envolve não somente a pele, mas também as estruturas ósseas e outras anomalias musculotendíneas e vasculonervosas, daí a idéia de melhor usarmos o termo sindactilia complicada para estes casos (Figura 7.33).

A sindactilia pode estar associada ou fazer parte de outras importantes condições ou síndromes clínicas bem definidas. A aparência externa dos dedos geminados pode mascarar algumas anomalias, como polidactilia, braquidactilia, sindactilia dos pés, bandas de constrição (bridas amnióticas), pés em fenda, hemangiomas (macrodactilia), ausências musculares, deformidades espinhais e alterações cardíacas[28,52,59,106] (Figura 7.34).

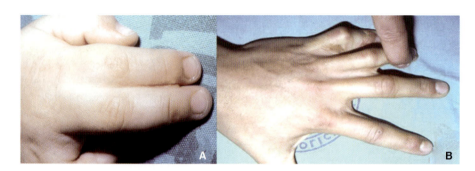

Figura 7.32 Sindactilia. **A.** Forma completa. **B.** Forma incompleta.

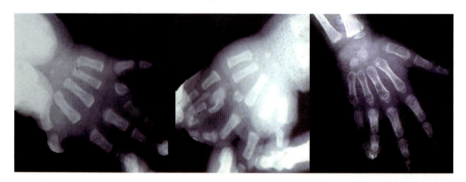

Figura 7.33 Forma complexa de sindactilia com fusão de falanges.

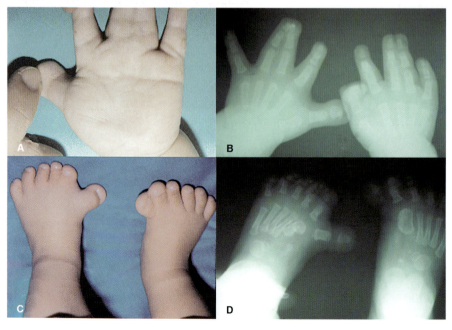

Figura 7.34A e **B.** Aspecto clínico e radiológico de polidactilia. **C** e **D.** Mesmo aspecto ao nível dos pés (forma sindrômica).

Com freqüência, a sindactilia ocorre associada a outras condições específicas, como:

- **Acrossindactilia:** hipoplasia da mão e dos dedos com fusão das extremidades distais e alterações morfológicas significativas das mesmas. É freqüente a associação com bridas amnióticas.
- **Síndrome de Poland:** braquissindactilia, agenesia do músculo peitoral homolateral e deformidades torácicas associadas.[96]
- **Síndrome de Apert:** forma grave de sindactilia, também denominada acrocefalossindactilia, que tem a característica de acometer todas as comissuras interdigitais (mão em concha) com envolvimento bilateral e traço hereditário autossômico dominante.

Em geral, as formas sindrômicas de sindactilia são as mais complicadas no que diz respeito ao tratamento, levando-se em consideração as alterações ósseas, que podem variar desde uma simples sinostose de falanges distais normais em posição e formato até inúmeras alterações, como hipoplasia, sobrecrescimento e malformação de núcleos epifisários.[90] Em geral, a função articular dependerá das alterações esqueléticas associadas. Do mesmo modo, podem ocorrer ou não anomalias tendíneas com hipoplasia ou aplasia. As anomalias neurovasculares associadas podem afetar a indicação do tratamento cirúrgico e/ou o resultado final.

Em função dessas variações, torna-se necessária a utilização de vários métodos de investigação que possam auxiliar a avaliação das sindactilias complexas. Em geral, a união dos fâneros poderá indicar presença de sinostose ou polidactilia da falange distal. O estudo radiográfico é imperativo para análise dessas variações ósseas. A utilização do Doppler ou mesmo da arteriografia poderá auxiliar a avaliação da vascularização dos dedos geminados.

Tratamento

O tratamento da sindactilia é cirúrgico, e pode ser realizado tanto por questões estéticas como funcionais. Deve-se levar em consideração a indicação de tratamento cirúrgico para aquelas formas mais graves, em geral sindrômicas, em que o retardamento na realização do procedimento é grave. Nas formas mais simples, em geral, a parte cosmética e funcional do tratamento é muito boa.

Algumas questões devem ser respondidas ao se pensar no tratamento cirúrgico:

Quando operar?

De modo geral, a idade adequada e mais prática para se realizar o tratamento cirúrgico é por volta

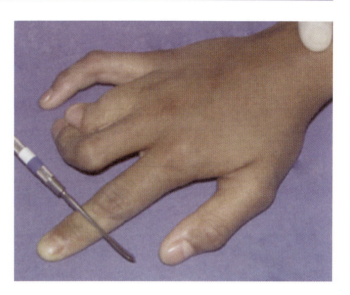

Figura 7.35 Forma complexa de sindactilia com disparidade de comprimento dos dedos afetados.

dos 2 anos de idade, principalmente se os dedos envolvidos são os centrais (indicador, médio e anular), isto porque, nesta fase, as estruturas vasculonervosas estarão mais desenvolvidas, facilitando o manuseio cirúrgico. O mesmo não acontece quando os dedos envolvidos são o polegar e o mínimo. Nestes casos, a indicação cirúrgica precoce favorece a prevenção de deformidades angulares e contraturas articulares secundárias à disparidade de comprimento dos dedos envolvidos, que são freqüentes na vida adulta (Figura 7.35).

Por que operar?

Deve-se sempre levar em consideração o benefício do tratamento cirúrgico quando a sindactilia está associada a outras anormalidades congênitas graves ou retardamento mental. Muitas vezes, também, a complexidade das deformidades ósseas torna insignificante o benefício da liberação digital, não só do ponto de vista estético como funcional. Um exemplo disto é a síndrome de Apert.

Como operar?

Segundo a maioria dos autores, os princípios do tratamento da sindactilia são:

1. A confecção de um retalho dorsal e/ou palmar específico para a formação da comissura.
2. Realização de incisões em ziguezague, visando prevenir retrações cicatriciais.
3. Utilização de enxertia de pele total, para cobrir as falhas cutâneas constantes.

4. Dissecção cuidadosa dos feixes vasculonervosos interdigitais.
5. Desengordurar os dedos para facilitar o fechamento dos retalhos.
6. Operar em um lado do dígito por vez.
7. Ênfase na confecção de unhas normais.
8. Correção das anomalias esqueléticas, quando possível.

Em pacientes com sindactilias de todos os dedos, exceto o polegar, deve-se programar a separação em duas fases, devido ao risco vascular para os dedos centrais. Deve-se separar os dedos periféricos e deixar a separação dos dedos centrais (médio-anular) para um segundo tempo, que deverá ocorrer por volta de 1 ano após a primeira cirurgia. Deve ser anotado com cuidado o padrão vascular dos dedos separados e se houve a ligadura de alguma artéria durante a realização do procedimento.

Técnica cirúrgica

A técnica cirúrgica para a separação da sindactilia é um procedimento extremamente meticuloso e repleto de detalhes. Qualquer cirurgião que se proponha a realizá-lo deverá passar por rigoroso treinamento, auxiliado por profissional com mãos experientes e habilidosas.

Existem inúmeras técnicas de separação digital. A maioria dos especialistas utiliza a combinação de retalho dorsal e incisões tipo ziguezague, complementada com a utilização de enxerto de pele total retirado da prega de flexão do punho, da região inguinal ou da face antebraquial do lado ulnar.[202]

A técnica que será descrita foi modificada por Flatt,[69] e acreditamos ser adequada para este procedimento. O planejamento dos retalhos deve ser meticuloso e realizado antes de se proceder à insuflação do manguito pneumático. Inicia-se a marcação na pele, delimitando duas linhas dorsais e volares que passam pelo centro dos dedos (Figura 7.36).

Estas linhas representam o limite da confecção dos retalhos. Em seguida, desenha-se o retalho da comissura, que deve ser dorsal, retangular, largo e no mesmo nível das comissuras adjacentes. Não se deve utilizar enxertos de pele na comissura, para evitar retrações cicatriciais. É regra, segundo esta técnica, que

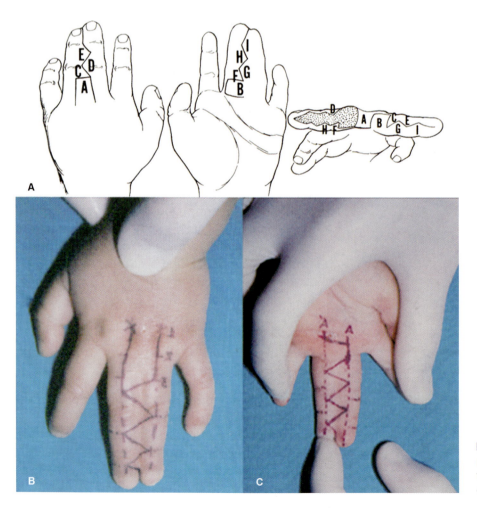

Figura 7.36A. Esquema dos retalhos pela técnica de Flatt. **B.** Planejamento dos retalhos dorsais. **C.** Planejamento dos retalhos palmares.

Deformidades Congênitas do Membro Superior

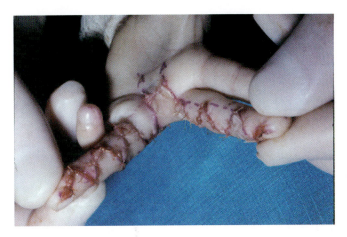

Figura 7.37 Detalhe do fechamento do retalho retangular da comissura e dos demais retalhos em ziguezague.

o *flap* dorsal tenha um comprimento aproximado de dois terços do tamanho da falange proximal, contando sua marcação a partir da cabeça do metacarpiano correspondente. As incisões palmares e dorsais em ziguezague devem seguir o retalho da comissura e formar uma imagem em espelho nos dois lados dos dedos, a fim de preencher toda a extensão dos dedos ao final da separação. Desse modo, o vértice de um retalho dorsal deverá encontrar uma abertura palmar, e assim sucessivamente. É importante que a delimitação do retalho não ultrapasse a linha longitudinal central (Figura 7.37).

Os ângulos agudos dos retalhos são melhores que os obtusos, pois estes últimos são mais sujeitos a retrações cicatriciais com o crescimento.[202] Quando se procede à dissecção dos retalhos, deve-se tomar o cuidado de desengordurar os mesmos, o que facilitará o fechamento e evitará, assim, a isquemia do dedo e dos retalhos. As interconexões fasciais são completamente ressecadas até liberação completa. Em geral, este procedimento deve ser realizado após dissecção dos feixes vasculonervosos digitais ao longo de todo o dedo. Nesta etapa, caso haja uma decussação troncular de localização mais distal, procede-se à ligadura de uma das artérias, de preferência a do dedo dos extremos, que não será mais manipulado cirurgicamente. Caso as estruturas nervosas também apresentem decussação mais distal (o que dificulta o afundamento da comissura interdigital), procede-se à dissecção intraneural com lupa de magnificação, o que possibilita a separação do nervo digital em dois componentes (Figura 7.38).

Cuidados devem ser tomados com relação à separação das pontas digitais, de preferência com planejamento de retalhos individuais, ou mesmo a utilização de enxertos cutâneos. A separação das unhas, quando estas estiverem unidas, deve ser realizada, tomando-se, às vezes, o cuidado de ressecar parte da matriz germinal na área de separação.

Uma vez realizados a separação e o desengorduramento dos retalhos, procede-se à soltura do manguito pneumático e à realização de hemostasia rigorosa. O retalho retangular da face volar tem sua base direcionada ao dedo dominante, ou seja, o dedo que não irá levar enxerto. Devem-se evitar suturas sob tensão. Caso haja área cruenta não coberta pelos retalhos confeccionados, esta deverá ser enxertada, visando evitar sofrimento vascular (Figura 7.39).

Com referência ao enxerto, as áreas doadoras mais comuns são a prega de flexão do punho e a área hipotenar medial. Quando é necessária maior quantidade de enxerto, pode-se utilizar a prega inguinal lateral ou a área ulnar interna do antebraço. A técnica de re-

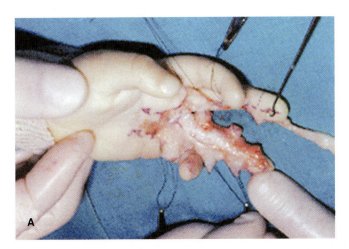
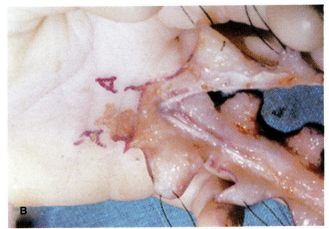

Figura 7.38A. Desengorduramento dos retalhos para facilitar o fechamento. **B.** Dissecção dos feixes vasculonervosos com a decussação, que permite o fechamento da comissura.

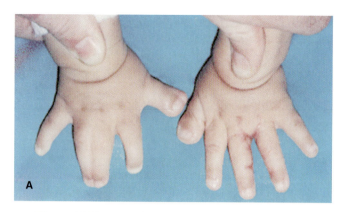
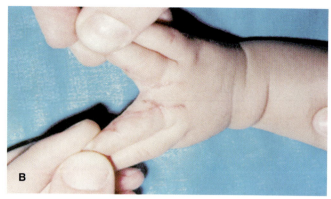

Figura 7.39A. Resultado final comparado ao lado oposto a ser operado. **B.** Detalhes do formato da comissura interdigital.

tirada deste enxerto deve ser de forma elíptica, visando facilitar seu fechamento primário de maneira mais estética. O enxerto deve ser bem desengordurado e posicionado através de sutura, que tem como objetivo manter o enxerto tenso sobre a área receptora.

Uma maneira prática de explicarmos aos pais da criança a necessidade de utilização de enxerto cutâneo é a que ilustra a Figura 7.40, na qual as medidas somadas da circunferência de cada dedo são maiores que a medida da circunferência dos dedos unidos. Esta diferença deve ser preenchida com enxerto de pele.[71,169]

O procedimento cirúrgico é concluído com um curativo que, a nosso ver, deve ser sempre realizado pelo cirurgião. Este curativo consta da utilização de gaze não aderente, associada à utilização de gaze normal, visando manter os dedos operados afastados. O curativo deve ser bem acolchoado e confortável. Em seguida, procede-se à confecção de aparelho gessado axilopalmar, incluindo os dedos. Esta imobilização serve não só para proteger o curativo, mas também para manter a criança com a mão elevada.

Nas formas mais complexas, em que ocorre o envolvimento das deformidades ósseas associadas, esse tipo de liberação deve ser acompanhado de procedimentos ósseos adicionais. O objetivo do tratamento, nessas formas de sindactilia, é de proporcionar uma funcionalidade adequada à mão cosmeticamente aceitável. É necessária a correção dessas deformidades numa fase mais precoce (primeiros meses de vida), visando evitar a formação de contraturas e retrações em flexão[202] (Figura 7.41).

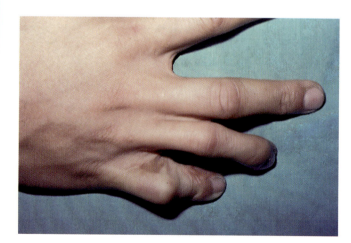

Figura 7.40 Forma didática para explicar a necessidade de enxertos. O diâmetro dos dedos é inferior ao somatório do diâmetro dos dedos separados.

Figura 7.41 Sindactilia completa entre o anular e o mínimo. Observa-se seqüela em flexo das IFP por disparidade de comprimento entre os dedos – resultado pós-operatório.

Deformidades Congênitas do Membro Superior

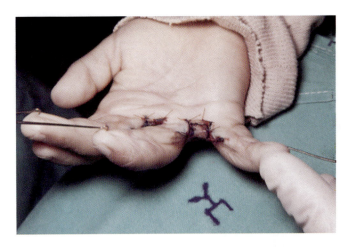

Figura 7.42 Afundamento da comissura com auxílio de retalho tipo "borboleta" ou "taça".

Mesmo nos casos em que a separação é realizada precocemente, poderão ser necessários procedimentos adicionais no futuro. Eventualmente, são utilizados retalhos tipo borboleta ou taça para afundar as comissuras (Figura 7.42).

As alterações esqueléticas devem ser corrigidas e, para isso, um estudo radiográfico bem feito, seguido de planejamento cirúrgico adequado, é extremamente importante para o tratamento dessas formas complexas. Em certos casos, dependendo do acometimento estrutural de um dedo, torna-se necessária a amputação, se esta favorecer a função dos dedos restantes.

Sindactilia na síndrome de Apert (acrocefalossindactilia)

Esta síndrome foi primariamente descrita por Apert, em 1906, como se caracterizando por fusão prematura (sinostose) dos ossos do crânio, associada a sindactilia de graus variáveis, não só ao nível das mãos, mas também dos pés. Pode haver retardamento mental, embora este não seja uma constante.

Duas formas clínicas são descritas por Flatt:[69] a forma verdadeira, ou típica, e a forma atípica. Na forma típica, a mão mostra grave fusão óssea interdigital com fusão ungueal associada. Este extenso envolvimento não é visto na forma atípica, embora outras anomalias possam ser encontradas. Esta síndrome é rara, ocorrendo numa proporção de 1:200 mil nascimentos.[69] Seu aspecto facial é bem característico. Há protuberância frontal e olhos com implantação mais lateral e com certo grau de exoftalmia. Ao nível da mão, o achado mais consistente é a presença de sindactilia em todos os dedos, que costumam ser rígidos na vida adulta. O aspecto palmar da mão usualmente lembra uma colher ou concha com os dedos sem nenhum tipo de diferenciação, o que possibilita que a mão seja usada em movimentos grosseiros de preensão. O polegar costuma ser curto e desviado para o lado radial ao nível da metacarpofalângica. Ocorrem, em geral, encurtamento do antebraço e limitação da mobilidade do cotovelo (Figura 7.43).

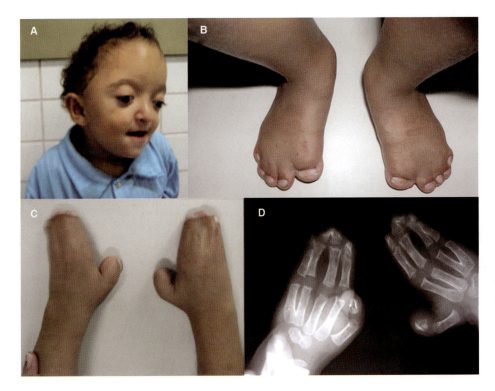

Figura 7.43 Síndrome de Apert. **A.** Aspecto facial com protuberância frontal e exoftalmia. **B.** Acometimento de sindactilia nos artelhos. **C.** Forma complexa de sindactilia de todos os dedos. **D.** Sinfalangismo digital associado.

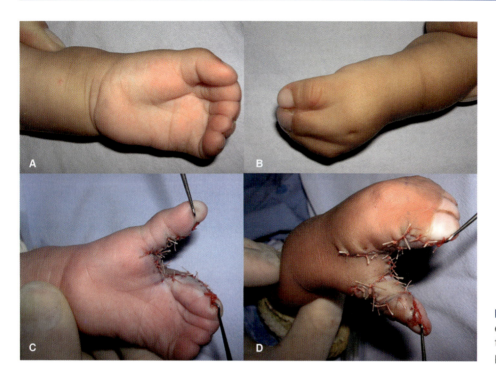

Figura 7.44 Síndrome de Apert. **A** e **B.** Sindactilia complexa envolvendo todos os dedos. **C** e **D.** Procedimento para liberação do polegar.

Do ponto de vista radiológico, os achados freqüentes são as fusões interfalângicas, principalmente ao nível das extremidades.

Segundo Flatt,[69] o tratamento deve ser direcionado à liberação do polegar, visando posicioná-lo para preensão e pinça. A avaliação do restante da mão permitirá definir se os dedos devem ser separados. A rigidez articular é uma constante nesses casos. Na forma típica, todos os dedos estão envolvidos na sindactilia, e poucas vezes o polegar está livre. O tratamento deve ser iniciado pela liberação dos dedos externos, se possível no primeiro ano de vida, seguida pela dos demais dedos em fase futura (Figuras 7.44 e 7.45).

São poucos os autores que têm experiência significativa para definir a melhor forma de tratamento. Na maioria das vezes, a criança com síndrome de Apert é um desastre familiar, que se agrava com a pobreza dos resultados cirúrgicos em função da gravidade da lesão. As expectativas devem ser analisadas com cuidado, e um perfil do resultado final deve ser mostrado aos pais do paciente. Em alguns casos, a simples liberação do polegar é a medida mais sensata. Eventualmente, uma mão com polegar e três dedos é bastante funcional.

Sindactilia na síndrome de Poland

Esta síndrome, caracteristicamente, é constituída por anomalias torácicas, como ausência da porção esternocostal do músculo peitoral maior, associada à displasia homolateral do membro superior e sindactilia. Normalmente, o antebraço é hipoplásico. Esta sindactilia foi primeiramente descrita por Alfred Poland, em 1841. Sua etiologia é desconhecida e, geralmente, ocorre ao acaso.[96] Clinicamente, um achado freqüente, além da sindactilia, é a braquidactilia, ou seja, a mão é hipoplásica. Os dedos indicador, médio e anular da mão afetada são curtos e, normalmente, sinfalangismo está presente (sinostose entre as falanges proximal e média). Normalmente, a sindactilia é simples e completa (Figura 7.46).

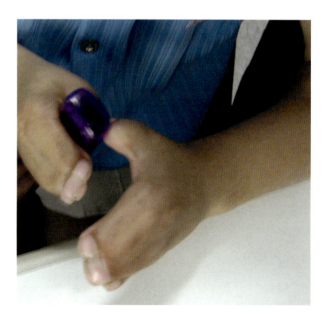

Figura 7.45 Função da mão com a liberação do polegar.

Deformidades Congênitas do Membro Superior

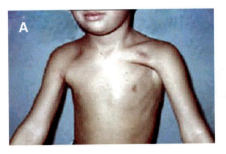
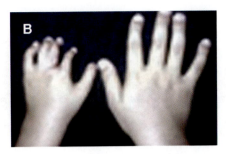
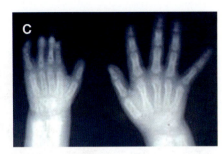

Figura 7.46 Síndrome de Poland. **A.** Agenesia do músculo peitoral. **B.** Braquissindactilia associada homolateral. **C.** Aspecto radiológico/sinfalangismo e braquidactilia.

Nas formas mais graves desta afecção, o polegar pode estar envolvido e situado no mesmo plano dos dedos.

O tratamento baseia-se na separação precoce dos dedos, principalmente o polegar, quando envolvido, visando posicioná-lo para preensão e pinça. Deve-se lembrar que a hipoplasia digital associada ao sinfalangismo, apesar de favorecer a redução da mobilidade, na maioria dos casos apresenta uma boa adaptação funcional por parte dos pacientes (Figura 7.47).

Acrossindactilia

Esta modalidade de sindactilia é caracterizada por fusão e malformação das extremidades distais dos dedos, que podem apresentar-se entrelaçadas em um bloco único, sem limites definidos. Uma característica peculiar é a presença das comissuras interdigitais ou resíduos das mesmas.

Esta afecção, também conhecida como sindactilia amniótica, não é hereditária, ocorrendo espontaneamente. É causada, provavelmente, por um insulto intra-uterino que ocorreu após a separação digital. Segundo a maioria dos autores,[6,69,242] não existe uma freqüência considerável de espaços interdigitais normais, e não há uma fusão óssea entre os dedos, existindo uma grande incidência de associação com bandas de constrição digitais (Figura 7.48).

O objetivo do tratamento é a separação digital com a planificação de retalhos ao nível das polpas, o que favorece o fechamento das mesmas. A individualidade digital possibilita melhor funcionalidade da mão, além da melhora estética. As formas mais graves vêm, em geral, associadas a bandas de constrição, o que dificulta bastante o tratamento. Quando as comissuras são malformadas, são necessários retalhos em zigue-zague ou retangulares utilizados para as formas convencionais da sindactilia.

Artrogripose múltipla congênita

Artrogripose múltipla é uma afecção congênita rara, simétrica, que também atinge as mãos, produzindo contraturas em flexão dos dedos e desvio ulnar.[46] Esta afecção, também chamada *amioplastia congênita*,[106] é uma síndrome clínica de natureza não-progressiva, rara, neuromuscular, caracterizada por contratura persistente ao nível das articulações em graus variados, sempre presente ao nascimento, acompanhada de fraqueza muscular e fibrose capsuloligamentar, sem déficit intelectual.[46,114]

O termo artrogripose tem origem grega e significa encurvamento das articulações.[87] Está classificada no grupo de falhas de diferenciação, situada no subgrupo das contraturas de partes moles.[224] Felizmente, estas

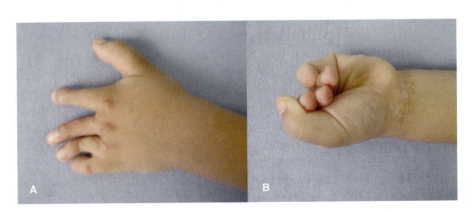

Figura 7.47 Síndrome de Poland. **A** e **B.** Função pós-operatória.

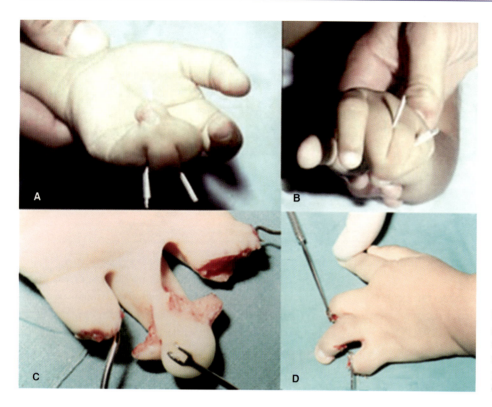

Figura 7.48A e B. Acrossindactilia envolvendo os dedos ulnares. Observam-se comissuras interdigitais remanescentes. C e D. Liberação das polpas digitais, preservando a longitude do dedo anular.

alterações não são freqüentes e progressivas, embora sejam comuns as recidivas pós-correção.[84]

A artrogripose é uma enfermidade de causa desconhecida, e a hipótese mais aceita atualmente, fundamentada em estudos neuroanatomopatológicos, é de que esta afecção seja uma conseqüência da degeneração ou defeito das células do corno anterior da medula espinhal, conduzindo a fraqueza muscular e fibrose.[3,84,150] Sua etiologia não está clara, não existe um caráter hereditário definido, e as deformidades resultantes são produto de alterações neurogênicas, miopáticas e outras desordens, como displasia esquelética.[69,233,261]

Aspectos clínicos

As deformidades presentes na artrogripose são variáveis em número e gravidade. O envolvimento articular primário, em ordem decrescente de prevalência, ocorre no pé, quadril, punho, joelho, cotovelo e ombro.[36] É uma afecção simétrica que envolve as quatro extremidades, com algumas variações.

Ao nascimento, além das deformidades apresentadas, a aparência dessas crianças sugere um retardamento mental. É importante suprimir esta suspeita, pois uma das características marcantes desses pacientes é o alto grau de inteligência, aliado a uma forte determinação de superar sua incapacidade.[106]

Um sinal característico e importante é a perda do contorno normal dos membros, dando-lhes uma aparência tubular. A pele é brilhosa, e a ausência de pregas ocorre por falta de mobilidade e escasso tecido subcutâneo. Nos casos mais graves, a cintura escapular é atrofiada: os braços são mantidos em rotação interna e adução, chamando a atenção para a escassez de massa muscular da cintura escapular. Os cotovelos encontram-se em extensão, os antebraços pronados e punhos e mãos fletidos e desviados ulnarmente. Ao nível das mãos, a artrogripose caracteriza-se por contratura em flexão das metacarpofalângicas (MF), com as interfalângicas em extensão ou contratura da interfalângica proximal (IFP), associada a desvio ulnar dos dedos (Figura 7.49).

O polegar está geralmente aduzido, apresentando uma brida retrátil, que limita a mobilidade da primeira comissura.[84] Como citamos anteriormente, esta afecção é bilateral e simétrica, podendo ocorrer isoladamente ou associada a outras malformações, principalmente nos membros inferiores, como luxação congênita do quadril e dos joelhos e deformidades nos pés. Segundo Zancolli,[265] a deformidade ao nível das mãos depende, basicamente, da retração ou malformação do *retinaculum cutis* (fáscia mediopalmar e ligamentos natatórios) e da pele digitopalmar (nos casos leves), como também do envolvimento de outros tecidos, como tendões, cápsulas e ligamentos (nos casos mais graves). Nestes casos, as deformidades ósseas são secundárias às alterações das partes moles (Figura 7.50).

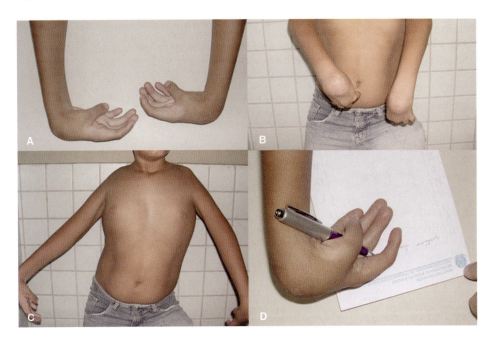

Figura 7.49A. Forma grave de artrogripose com flexão de punhos. **B.** Déficit significativo de flexão dos cotovelos. **C.** Cintura escapular atrófica (escassez de massa muscular). **D.** Adaptação funcional à deformidade grave.

Tratamento

Na avaliação, o paciente deve ser considerado como um todo, observando-se que a gravidade do envolvimento dos membros superiores e inferiores irá determinar a possibilidade de procedimentos corretivos. O objetivo do tratamento é diminuir a deformidade, aumentando a amplitude dos movimentos ativos e passivos e dando independência ao paciente.

O tratamento precoce inicia-se logo após o nascimento, com o uso de órteses ou aparelhos corretores, associado a um intenso programa de movimentação ativa e passiva (importância do papel da terapeuta de mãos). Atenção prioritária deve ser dada aos membros inferiores, objetivando o ortostatismo, que deve ocorrer por volta dos 18 meses de idade. Ao nível dos membros superiores, observa-se que, na prática, os ombros pouco respondem aos programas de exercícios, em função da escassez de músculos funcionantes. Em geral, existe uma adaptação dos pacientes, e o tratamento raramente é necessário.[152] Os cotovelos acometidos apresentam deformidade em extensão fixa, com maior freqüência nas formas graves. De maneira geral, isto restringe atividades como alimentação e higiene. Portanto, tentativas de restauração da flexão com manipulações devem, de preferência, ser realizadas em apenas uma das extremidades. O uso de muletas contra-indica a correção dessas deformidades.[16,37]

Em outras palavras, deve-se analisar cada situação com o objetivo da melhora funcional, porém observando-se o fato de que o paciente não seja impedido de exercer outra função que para ele é mais importante.

Para o tratamento ao nível das mãos, acreditamos ser oportuno adotar a classificação desenvolvida por Zancolli,[265,266] que divide esta deformidade em dois grupos, conforme a gravidade:

- **Mão artrogripótica I:** casos menos graves, em que existe apenas a malformação do *retinaculum cutis* e da pele digitopalmar encurtada.
- **Mão artrogripótica II:** casos mais graves em que, além do acometimento da pele e do *retinaculum*, há

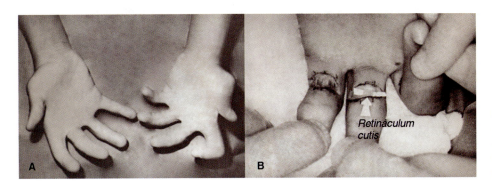

Figura 7.50A. Deformidade artrogripótica apresentando desvio ulnar dos dedos e contratura em flexão. **B.** Retrações observadas na pele digitopalmar e *retinaculum cutis*.

também o acometimento de tendões, cápsulas e ligamentos que, pela longa duração, poderá causar também alterações ao nível das cartilagens.

O tratamento deve ser iniciado logo após o nascimento com o uso de órteses ou aparelhos corretores, visando corrigir e evitar o desenvolvimento das deformidades secundárias ao nível de tendões e cápsulas. Para os casos do tipo I, o tratamento cirúrgico baseia-se na liberação das estruturas contraturadas (*retinaculum cutis* e pele digitopalmar) por incisões transversas localizadas sobre as articulações e posterior enxertia cutânea. Este procedimento é fácil e permite boa correção das deformidades (Figura 7.51).

Para correção da ausência de extensão das articulações MF e desvio ulnar dos dedos é realizada a transferência da inserção dos extensores comuns, seccionados ao nível da diáfise das falanges proximais e reinseridos na base delas, com o objetivo de criar um extensor isolado para as articulações MF, o que previne a recidiva da deformidade. Sob esta condição, a articulação IFP é estendida apenas pela musculatura intrínseca (Figura 7.52).

Dependendo da deformidade, a manutenção temporária pode ser obtida com auxílio de fios de Kirschner pelo período aproximado de 4 semanas. Ainda para os casos do grupo II, além dos procedimentos realizados no grupo I, acrescentam-se capsulotomias, ligamentotomias, alongamentos dos tendões flexores do punho, polegar e dedos, quando necessário e de acordo com a complexidade de cada caso. Nos casos mais graves de contratura em flexão dos dedos, a transferência do flexor superficial para o profundo[266] é a alternativa de escolha.

Foge ao objetivo deste capítulo esgotar este tema. Sugerimos um estudo mais aprofundado do material bibliográfico para obtenção de mais informações.

De maneira geral, a artrogripose é uma doença de contraturas persistentes que, mesmo após correção, torna necessário o uso de órteses noturnas até o final do crescimento, visando evitar a recidiva.

Polegar em gatilho congênito

Esta afecção é caracterizada pela flexão da articulação IF do polegar, associada à impossibilidade de extensão devido à presença de saliência ou calosidade tendinosa, denominada nódulo de Notta.[75,246] Esta nodulação é visível e palpável sobre a polia A, na base do polegar.

Existe uma semelhança entre o dedo em gatilho do adulto e o congênito, excetuando-se sua alta incidência no polegar, proporcionalmente aos demais dedos.[69,75,106,217,246] A patologia, numa fase inicial, pode apresentar-se com pequenos bloqueios que, com o tempo, podem aumentar e culminar com a contratura em flexão da IF e hiperextensão da MF. Esta afecção costuma ser bilateral em 25% dos casos.[55] A forma mais comumente observada é a contratura fixa. Ocorre numa proporção de 1:2.000 nascimentos.[73,149] Em função da atitude em flexão mantida dos dedos na

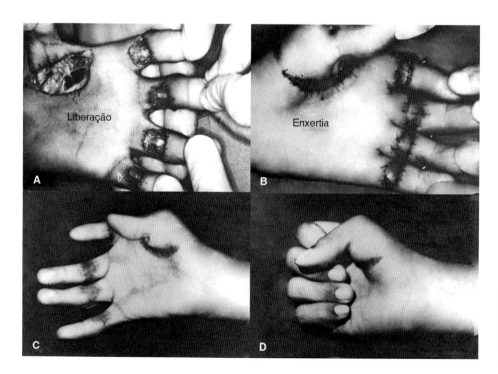

Figura 7.51A e **B.** Ato operatório de liberação das partes contraturadas seguida de enxertia cutânea (tipo I). **C** e **D.** Resultado final com 6 meses.

Deformidades Congênitas do Membro Superior

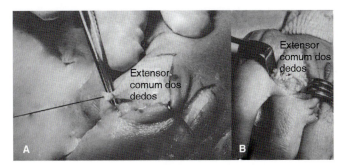

Figura 7.52A e **B**. Ato operatório de transferência do extensor comum para a base da falange proximal (tipo II).

criança até os 3 meses de vida, é difícil diagnosticar esta afecção antes dos 4 meses de idade.

Ao contrário do adulto, a causa do polegar em gatilho na criança não é conhecida. Vários estudos histopatológicos[55,73,246] identificam alterações patológicas no tendão do longo flexor do polegar. Existiria uma degeneração do colágeno, seguida de proliferação da sinovial, aumentando o diâmetro do tendão e dificultando a passagem do tendão na primeira polia.[69,75,106] Há tendência à recuperação espontânea, embora esta ocorra com razoável tempo de evolução (2 a 3 anos). Alguns autores afirmam que, quanto mais cedo ocorrer o aparecimento do polegar em gatilho, maior será a perspectiva de recuperação espontânea.[246] O trabalho de Dinham e Meggit[55] analisou a recuperação espontânea que ocorreu em 30% dos pacientes diagnosticados ao nascimento, 7% dos casos com aparecimento entre 6 e 30 meses de idade. Segundo esses autores, nenhum caso de polegar em gatilho teve recuperação espontânea quando diagnosticado após 3 anos de idade. Esses autores recomendam um prazo mínimo de 1 ano para os casos diagnosticados ao nascimento e 6 meses para os observados entre 6 e 30 meses. Contrários a esses conceitos, alguns trabalhos enfatizam o tratamento cirúrgico como o único recurso terapêutico.[170] Em síntese, este é um conceito ainda controverso. A maioria dos autores não define a idade ideal para indicação de tratamento cirúrgico. Por outro lado, não existem casos na literatura de pacientes com seqüelas da deformidade na vida adulta resultantes da ausência de tratamento.

Tratamento

Segundo os autores que tratam deste tema, a terapêutica mais rápida para solução dessa patologia é a abertura por via cirúrgica da polia A_1 na base do polegar (Figura 7.53).

A possibilidade de recidiva é praticamente inexistente. Discute-se quanto ao tipo de acesso cirúrgico. Hueston e Wilson preconizam a incisão em "Z", que realmente permite melhores visualização e identificação dos feixes vasculonervosos vizinhos à polia A_1.[246] Ger e cols. sugerem a incisão longitudinal,[73] enquanto Mc Adams e cols.[149] defendem a incisão transversa como a de melhor resultado cosmético. Na realidade, os resultados dependem da experiência de cada cirurgião. O objetivo do acesso é expor a primeira polia, preservando os feixes vasculonervosos. Logo após a abertura da polia A_1, já se consegue a extensão da falange distal. Macroscopicamente, podemos observar

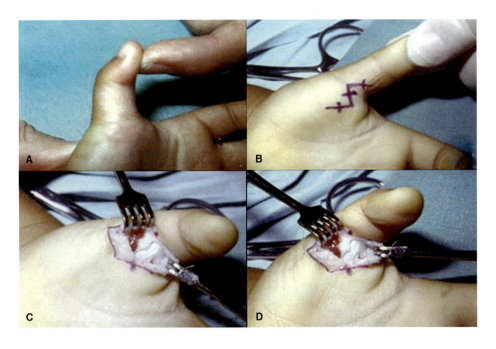

Figura 7.53A. Polegar em gatilho congênito. **B.** Acesso volar em "Z". **C.** Visualização da polia A_1 espessada. **D.** Liberação da polia com descompressão do tendão.

uma deformidade compressiva no tendão flexor na altura da polia que se encontra bastante espessada. O pós-operatório é muito simples. Em geral, realizamos imobilização com curativo oclusivo compressivo por 2 semanas e, em seguida, liberamos para movimentação livre. De maneira geral, o prognóstico é muito bom, desde que se tomem os cuidados de rotina para prevenir complicações como lesões neurovasculares dos feixes colaterais digitais, lesão e aderências do tendão flexor do polegar e os riscos de infecção pós-cirúrgica.[148,170,256]

Ausência dos tendões extensores dos dedos

Esta afecção, bastante rara, costuma estar associada a deformidades tipo "mão em vendaval", embora possa aparecer isoladamente.

A herança é autossômica dominante. Costuma apresentar-se sob duas formas:

1. Ausência dos extensores de um dedo isolado, com disfunção ao nível da IFP.
2. Ausência dos extensores de todos os dedos.

Do ponto de vista funcional, em geral, os pacientes com ausência de aparelho extensor de apenas um dedo são capazes de estender a MF, mas não a IF (Figura 7.54).

Nos casos em que há ausência do aparelho extensor em todos os dedos, observa-se incapacidade de extensão da MF, mas com preservação da extensão das IF, com exceção do polegar. Deformidades que acometem um dedo isoladamente parecem ocorrer por ausência congênita do mecanismo extensor ao nível da IFP, com a bandeleta central ausente ou não-funcionante. Nestes casos, as aletas laterais também podem estar ausentes. Os tendões extensores extrínsecos podem estar hipoplásicos e/ou subluxados naqueles casos em que todos os dedos estão envolvidos.[106] Nestes casos, os extensores próprios do mínimo e do indicador, usualmente, estão ausentes, e os extensores do polegar e o músculo braquiorradial estão enfraquecidos. Normalmente, os extensores do punho, assim como o *abductor pollicis longus* e o extensor *pollicis brevis*, estão presentes e são normais. De maneira geral, esta hipoplasia é representada por uma terminação dos tendões anormal, como se fosse um cordão fibrogorduroso na região do antebraço.[236]

Tratamento

A utilização precoce de órteses de extensão estática ou dinâmica é um recurso indispensável para prevenção de contraturas articulares até que um tratamento cirúrgico adequado seja executado. É regra geral que quase todos os dedos envolvidos desenvolvam algum grau de contratura em flexão por falta de antagonista. Segundo Wood,[254] as cirurgias de liberação palmar devem ser realizadas antes da cirurgia definitiva e por volta de 1 a 2 anos de idade. Segundo esse autor, as cirurgias de transferências estão mais indicadas por volta dos 5 anos.

Quando a ausência do mecanismo extensor se dá ao nível da IFP, a correção pode ser obtida por duas técnicas:

1. Transferência do tendão do flexor superficial para o aparelho extensor descrita por Kelikian.[106] Neste tipo de técnica, após a utilização da liberação parcial prévia com objetivo de vencer as contraturas em flexão, procede-se à transferência do flexor superficial do dedo anular para a expansão do aparelho extensor. São feitas duas incisões, uma dorsal no dedo envolvido e uma volarem a região palmar, visando explorar os músculos lumbricais e liberar o flexor superficial em sua inserção. A transferência se processa pela inserção cruzada das lingüetas do flexor superficial nas aletas laterais do aparelho extensor.
2. A técnica descrita por Snow[215] baseia-se na reconstrução da bandeleta central do aparelho extensor, usando a bandeleta lateral do dedo vizinho. Quando a bandeleta central está ausente e as bandeletas laterais encontram-se normais, pode-se usar uma destas bandeletas do mesmo dedo. Esta aleta dissecada do dedo vizinho é incorporada à inserção da musculatura intrínseca, que também é transposta para a base da falange média, reconstruindo o aparelho extensor (Figura 7.55).

Nos casos em que todos os tendões extensores estão ausentes, a transferência do flexor superficial de um dedo para a MF dos dedos, segundo a técnica

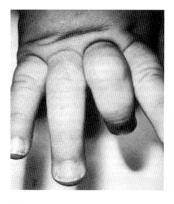
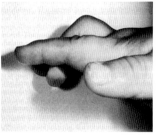

Figura 7.54 Ausência do mecanismo extensor do dedo médio. Observar a queda da IFP.

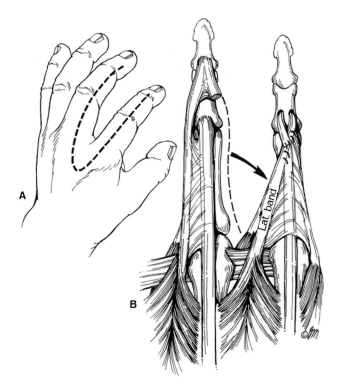

Figura 7.55 Técnica de Snow, que reconstrói a bandeleta central do aparelho extensor ausente, utilizando a bandeleta do dedo adjacente. **A.** Via de acesso. **B.** Esquema de transposição da bandeleta. (Modificada de Dobyns JH, Wood VE, Bayne LG. *Congenital hand deformities.*[60])

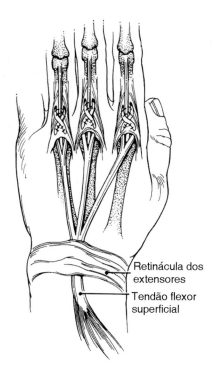

Figura 7.56 Técnica de transferência do flexor superficial para ativação do aparelho extensor ausente. (Modificada de Crawford HH e cols.[51])

descrita por Crawford e cols.,[51] está indicada. Esses autores preconizam a utilização do músculo flexor superficial, por ser significativamente longo, forte e independente. É necessária a utilização de enxerto de tendão (palmar longo) para formar os cabos de transferência (Figura 7.56).

Hipoplasia do polegar

O polegar hipoplásico caracteriza-se por uma gama significativa de anomalias que afetam o bordo radial da extremidade superior. Esta afecção pode também aparecer isolada ou associada a outras síndromes que também acometem outros sistemas, como, por exemplo, a síndrome de Holt-Oram (cardiovascular), a síndrome de Fanconi (hematopoético), a síndrome de Rubinstein-Taylor (pseudo-hipoparatireoidismo) e a síndrome de Apert (musculoesquelético). O substrato comum nesse tipo de hipoplasia é a dificuldade de preensão de objetos e a pinça digital.

A classificação da hipoplasia do polegar inclui cinco categorias que refletem a gravidade progressiva desta condição durante o seu desenvolvimento, de acordo com o grau de comprometimento dos ossos, ligamentos e músculos. Blaunt e cols.[20] descreveram esta classificação, que depois foi modificada por Manske.[131,143]

Classificação

- **Tipo I:** o polegar é reduzido em tamanho. Os componentes musculoesqueléticos e neurovasculares estão presentes e têm função normal. Pode haver hipoplasia do abdutor curto do polegar e do oponente do polegar.
- **Tipo II:** existem três características específicas: (1) instabilidade do ligamento colateral ulnar da MF, (2) estreitamento da comissura polegar-indicador e (3) aplasia ou hipoplasia dos músculos tenares. Este tipo de hipoplasia causa uma substancial deficiência funcional do polegar nas crianças, principalmente na habilidade de pinçar ou apreender objetos.
- **Tipo IIIA:** o polegar hipoplásico apresenta as deficiências do tipo II, agravadas por hipoplasia do primeiro metacarpiano, que possui articulação trapeziometacarpiana estável. Ocorrem anomalias dos tendões extrínsecos.
- **Tipo IIIB:** este tipo de hipoplasia assemelha-se ao tipo IIIA, porém existe uma aplasia parcial proximal do primeiro metacarpiano (não existe articulação trapeziometacarpiana), sendo, portanto, instável.

- **Tipo IV:** polegar flutuante, com hiplopasia significativa, unido à mão por um pedículo cutâneo vascular. Não há presença de estruturas musculares tendíneas, e não há união óssea estável entre o polegar e a mão.
- **Tipo V:** ausência completa do polegar (Figura 7.57).

Esta classificação busca graduar progressivamente a complexidade da hipoplasia que culmina com a ausência completa do polegar. Sua freqüência é bem mais significativa nas hemimelias pré-axiais (mãos tortas radiais).

Tratamento

O tratamento da hipoplasia do polegar depende do grau de incapacidade e do tipo de deformidade. Os procedimentos reconstrutivos não são usualmente indicados para as hipoplasias do tipo I. Embora o polegar seja menor, o grau de disfunção é pequeno. O alongamento do polegar pode ser considerado mas, na maioria das vezes, não é necessário.

Nos polegares do tipo II, o tratamento se dirige especificamente às três características observadas. A primeira diz respeito ao polegar aduzido ou ao estreitamento da comissura polegar-indicador. Nestes casos, o afundamento da comissura pode ser obtido usando-se a técnica de zetaplastia com os quatro retalhos, que é uma conduta bastante eficiente[69] (Figura 7.58). Em certas ocasiões pode ser necessário aumento do espaço com uso de rotação de retalhos dorsais convencionais ou conforme a forma de retalho dorsal proposta por Brand[21] (Figura 7.59).

Em alguns casos, a fixação do polegar em abdução com fio de Kirschner pode ser necessária após a liberação das estruturas contraturadas, principalmente a fáscia que une o adutor do polegar e o primeiro interósseo dorsal. É rara a necessidade de liberação da origem desses músculos em nível ósseo.[132,133] A estabilização da MF do tipo II é essencial para restauração da função. Encurtamento capsuloligamentar do lado ulnar, associado a reforço de transferência tendinosa para oponentoplastia, é necessário.[124] A restauração da oponência exige a transferência de um músculo motor ativo. Este músculo pode ser o abdutor do quinto dedo, técnica também conhecida como transferência de Huber, ou o flexor superficial

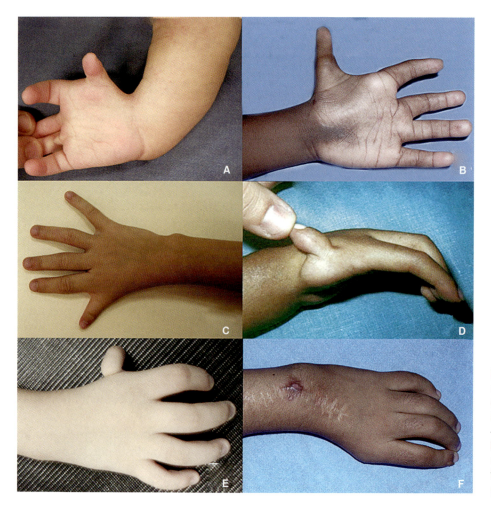

Figura 7.57 Tipos de hipoplasia de polegar. **A.** Tipo I – tamanho reduzido. **B.** Tipo II – instabilidade do ligamento colateral ulnar. **C.** Tipo IIIA – estabilidade trapeziometacarpiana. **D.** Tipo IIIB – instabilidade trapeziometacarpiana. **E.** Tipo IV – polegar flutuante. **F.** Tipo V – ausência do polegar.

Deformidades Congênitas do Membro Superior

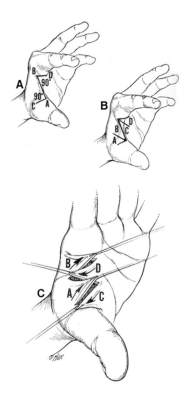

Figura 7.58 Técnica de dupla zetaplastia, visando alongar a retração da primeira comissura. (Modificada de Dobyns JH, Wood VE, Bayne LG. *Congenital hand deformities.*[60])

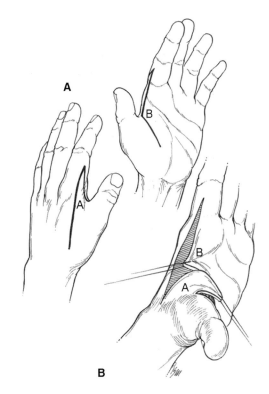

Figura 7.59 Técnica de Brand que utiliza retalho dorsal para correção de formas graves de polegar aduzido. (Modificada de Dobyns JH, Wood VE, Bayne LG. *Congenital hand deformities.*[60])

do dedo anular.[91,124,131,221] A vantagem do uso do abdutor do dedo mínimo é que a transferência do seu ventre muscular restabelece o contorno da atrofia da loja tenar, enquanto o flexor superficial é um músculo mais potente e longo, promovendo o tendão necessário para a reconstrução ligamentar[120] (Figura 7.60).

A transferência do abdutor do dedo mínimo é realizada por uma incisão no bordo ulnar da palma, terminando sobre o pisiforme. O músculo é descolado distalmente da MF do dedo mínimo e elevado proximalmente até o pisiforme (ponto de ancoragem proximal e local de existência do suprimento vascular des-

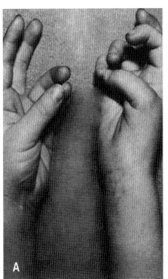 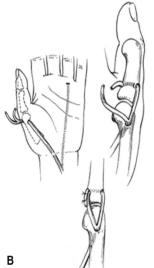 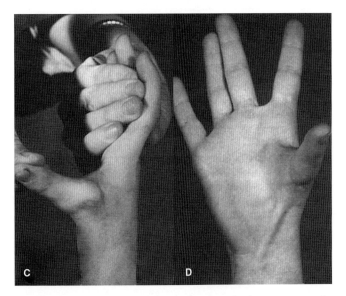

Figura 7.60A. Reconstrução de polegar do tipo II de hipoplasia. **B.** Transferência do flexor superficial para oponência e reconstrução ligamentar. **C** e **D.** Resultado final mostrando estabilidade do ligamento colateral ulnar e oponência ativa com o flexor superficial. (Modificada de Lister GD. *The hand.*[120])

te músculo). Um generoso túnel subcutâneo é criado através da palma, e o músculo dissecado é transferido para a cápsula articular radial juntamente com a inserção do abdutor curto do polegar (Figura 7.61).

No tratamento das hipoplasias do tipo III, é importante distinguirmos o tipo IIIA do tipo IIIB. O primeiro é passível de reconstrução, enquanto o último costuma necessitar de ablação e policização do indicador, como os tipos IV e V. O tipo IIIA se diferencia do IIIB, principalmente, devido ao grau de instabilidade da articulação trapeziometacarpiana que ocorre no tipo IIIB por aplasia proximal do primeiro metacarpiano. Outro fator bastante significativo é a presença de anomalias dos tendões extrínsecos para o tipo IIIA, como ausência do extensor longo do polegar, ausência ou um flexor longo do polegar aberrante ou intercomunicação entre o flexor longo do polegar e a aponeurose extensora (polegar abduzido)[132,133,238] (Figura 7.62).

A identificação desses tipos de anomalias é importante para execução de uma reconstrução adequada e o conseqüente provimento funcional desses tipos de polegares. A reconstrução começa com os procedimentos utilizados para o tipo II. As correções das anomalias extrínsecas são realizadas individualmente para cada caso. Nos casos de interconexões tendinosas, estas devem ser ressecadas e os tendões extrínsecos reposicionados. A reconstrução do flexor longo do polegar ausente poderá ser realizada se a mobilidade passiva da IF for de aproximadamente 30 graus.[132] A reconstrução de polias poderá ser realizada com a utilização do flexor superficial do anular, caso o mesmo não seja utilizado na oponentoplastia. A ausência do tendão extensor longo pode ser tratada com transferência do extensor *indicis proprius*. Deve-se levar em consideração a extensão do programa de reconstrução a ser realizado nesse tipo de hipoplasia e a relevância da função final obtida. Com freqüência, a criança, devido ao déficit funcional apresentado pelo polegar hipoplásico, habitua-se a suprir esta deficiência usando a pinça com os dedos indicador e médio. Nestes casos, deve-se considerar a conduta de ablação do dedo hipoplásico e a policização do dedo indicador semelhante ao proposto para o tipo IIIB. Esta indicação fundamenta-se na pobreza dos resultados das reconstruções. De maneira geral, existe uma certa relutância dos pais dessas crianças em aceitarem esta conduta, baseados no aspecto estético do polegar hipoplásico. Isto costuma atrasar a realização da cirurgia e, conseqüentemente, a maior adaptação da pinça indicador-médio, o que não costuma ocorrer nos tipos IV e V. A maioria dos autores com experiência nesse tema acredita que a policização seja realizada como primeira indicação. Isto se baseia no fato de que é extremamente difícil executar uma policização após a falha dos procedimentos de reconstrução.[121,130,267]

Certamente, a policização do indicador é o procedimento de escolha nos casos de aplasia ou hipo-

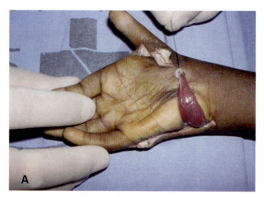
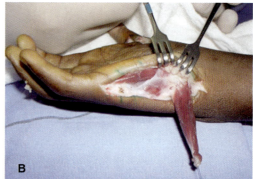
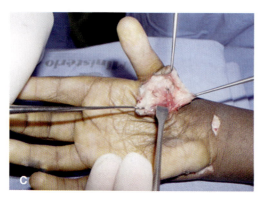

Figura 7.61A. Oponentoplastia com a transferência do abdutor do dedo mínimo. **B.** Descolamento distal e proximal até o pisiforme (existência de suprimento neurovascular). **C.** Inserção na cápsula articular radial e inserção do abdutor curto do polegar.

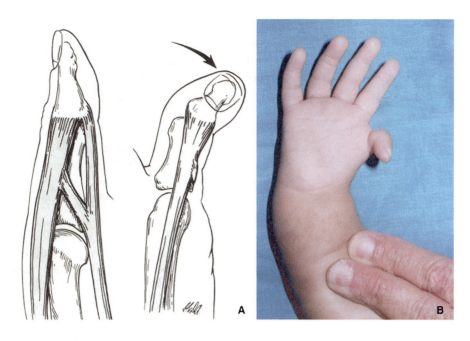

Figura 7.62A. O flexor longo do polegar passa sobre os músculos tenares hipoplásicos e fornece banda tendinosa externa, que se une ao retináculo do tendão extensor, gerando o desvio radial ao polegar. (Modificada de Lister GD. *The hand.*[120]) **B.** Aspecto clínico do polegar abduzido.

plasia do polegar. Um detalhe importante consiste em considerar que o indicador seja normal, sem alterações anatômicas como sinfalangismo, contraturas articulares e ausências tendinosas. A técnica de policização do indicador mais utilizada é a descrita por Buck-Gramcko com algumas modificações[27,69,130,197,267] (Figura 7.63).

Esta técnica baseia-se em quatro princípios de igual importância, quais sejam:

1. Planejamento criterioso das incisões cutâneas.
2. Preservação do pedículo neurovascular do indicador.
3. Encurtamento esquelético com preservação da articulação MF.
4. Estabilização muscular por transferências tendinosas.

Técnica cirúrgica

São idealizados quatro retalhos de pele, que devem ser planejados e marcados antes de o manguito pneumático ser inflado. Como demonstrado na Figura 7.64, o planejamento dos retalhos dorsais (*A*) e (*B*) é estendido distalmente até a articulação IFP. Isto assegura uma exposição adequada de todo o aparelho extensor, que será posteriormente reconstruído com as transferências tendinosas. Os retalhos (*C*) e (*D*), que são volares, têm conformação sinuosa, e o final da incisão que os delimita deverá findar ao nível da base do indicador (ponto *A'*). Buck-Gramcko, em sua descrição, define uma incisão transversa ao nível da prega de flexão da MF do indicador, que é o limite distal dos retalhos (*C*)

e (*D*). Lister[121] propôs uma modificação que avança a projeção do retalho (*D*) até a prega de flexão da IF. Segundo o autor, isto delineia melhor a primeira comissura, tornando-a mais arredondada (Figura 7.65).

Ao final do procedimento, após dissecção e rotação do dedo a ser transposto, estes retalhos irão interpor-se, dando cobertura cutânea à nova posição do indicador. O procedimento cirúrgico é iniciado

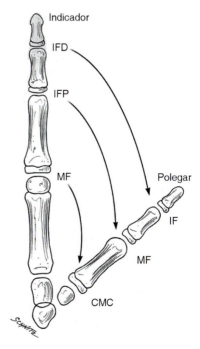

Figura 7.63 Policização do indicador pela técnica de Buck-Gramcko. O indicador é encurtado por remoção do metacarpiano e os músculos intrínsecos e extrínsecos assumem novas funções através das transferências tendinosas.

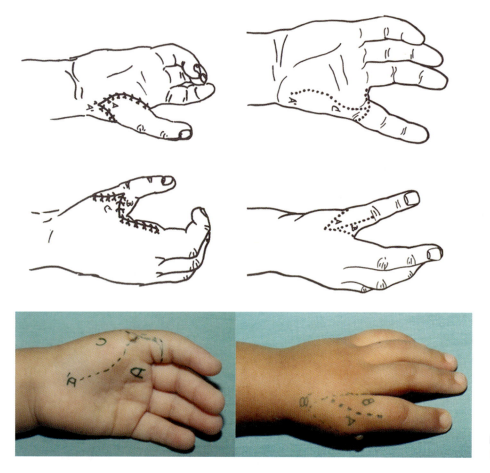

Figura 7.64 Planificação dos retalhos cutâneos dorsais e volares.

pelo levantamento dos retalhos dorsais. Neste tempo, deve-se preservar o sistema venoso dorsal, principalmente a veia dorsal, sobre o bordo radial do indicador (Figura 7.65A).

Ainda no dorso, é feita a exposição de todo o aparelho extensor do indicador. constituído pelos tendões extensor próprio do indicador (EPI) e extensor comum dos dedos (ECD), que são liberados até a altura do punho. O aparelho extensor é dividido em três tiras: a central e as aletas laterais. Inicia-se a incisão dos retalhos volares no sentido do dedo para a palma da mão. Após a liberação dos retalhos, procede-se à dissecção dos feixes vasculonervosos e dos tendões flexores por todo o trajeto da mão. A liberação do feixe vascular entre o indicador e o médio é obtida à custa de ligadura da artéria colateral radial do dedo médio acima da decussação. O nervo colateral digital é cuidadosamente separado, com auxílio de lupa ou microscópio, em dois componentes, respectivamente, para cada dedo. Este detalhe assegura que não há tensão no feixe vasculonervoso após a rotação do indicador. As polias A_1 e A_2 são abertas longitudinalmente, preservando-se A_3, que passará a ser a polia A_1 do novo polegar. Os músculos primeiro interósseo dorsal e volar são dissecados, preservando-se sua inervação e desinserindo-os da articulação MF com muito cuidado, para não lesar o ligamento colateral radial, que é importante para a estabilidade desta articulação. Disseca-se todo o segundo metacarpiano até a articulação carpometacarpiana (Figura 7.65B). O próximo passo consiste no encurtamento do raio à custa de osteotomia da diáfise do segundo metacarpiano. Este procedimento é feito com auxílio de um bisturi ao nível da cartilagem de crescimento da MF e desarticulando-se a carpometacarpiana. A destruição da placa de crescimento é importante para prevenir deformidades futuras no polegar em função do crescimento ósseo nesta área (Figura 7.65C). O indicador é mobilizado proximalmente e rodado o suficiente para fazer oponência com o dedo médio (por volta de 140 a 160 graus). A cabeça do metacarpiano é então fixada ao trapezóide mediante a passagem de dois fios inabsorvíveis dirigidos à face volar da cabeça do metacarpiano do indicador, de modo que a articulação MF (agora carpometacarpiana) seja fixada em hiperextensão. Este detalhe é importante para prevenir deformidades futuras no novo polegar (Figura 7.65D).

Deformidades Congênitas do Membro Superior

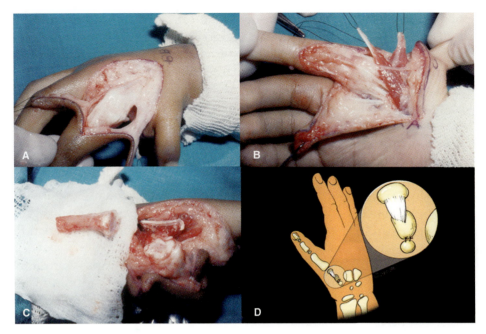

Figura 7.65A. Preservação do sistema venoso dorsal sobre o bordo radial do indicador. **B.** Reparo dos interósseos dorsal e volar e descolamento da diáfise do segundo metacarpiano. **C.** Osteotomia diafisária do metacarpiano do indicador com desarticulação carpometacarpiana e incisão na cartilagem de crescimento abaixo da cabeça. **D.** Fixação da cabeça do metacarpiano em hiperextensão ao trapezóide.

Após este tempo, iniciam-se as transferências dos músculos e tendões, de modo a restabelecer o equilíbrio das forças flexoextensoras. As três tiras que foram criadas a partir do aparelho extensor do indicador, juntamente com os tendões dos músculos extensor comum e próprio do indicador, serão reparadas na seguinte ordem: a tira radial é suturada ao primeiro interósseo dorsal, criando o curto abdutor do polegar e a eminência tenar; a tira mais ulnar é suturada ao interósseo palmar, criando o adutor do polegar; o tendão do extensor comum é inserido na base da falange proximal e passará a atuar como longo abdutor do polegar, e a bandeleta central do aparelho extensor é suturada ao tendão do extensor próprio do indicador, que passará a atuar como longo extensor do polegar.

Na policização para ausência congênita, o tendão do flexor longo do polegar não necessita ser encurtado, pois ele próprio, com o tempo, irá adaptar-se ao novo comprimento do raio.

Realizadas as transferências tendinosas, procede-se à liberação do manguito pneumático e à hemostasia rigorosa. A pele é suturada, evitando-se tensão nas suturas e sobre os feixes vasculonervosos, para não comprometer a irrigação digital (Figura 7.66).

É realizado um curativo bem acolchoado e, a seguir, imobiliza-se com aparelho gessado axilopalmar por 30 dias. Após este período, utiliza-se uma órtese com o polegar em abdução e, de preferência com a orientação de um terapeuta da mão, os exercícios são iniciados. Esta órtese é mantida por, aproximadamente, 6 meses, só sendo removida para sessões de exercícios específicos.

Cabe ressaltar que, de acordo com os conceitos atuais, a época adequada para execução desse procedimento deve ser a mais precoce possível, ou seja, antes do primeiro ano de vida. Contudo, por razões técnicas, a realização entre o primeiro e o segundo ano facilita bastante a identificação das estruturas. A policização é um procedimento complexo, cheio de

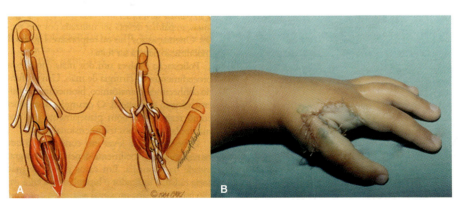

Figura 7.66A. Transferências tendinosas:
- Tira radial + interósseo dorsal → abdutor curto do polegar.
- Tira ulnar + interósseo palmar → adutor do polegar.
- Extensor comum dos dedos (base da falange) → abdutor longo do polegar.
- Tira central + extensor próprio do indicador → extensor longo do polegar.

B. Aspecto clínico pós-operatório.

detalhes e que deve ser executado por mãos experientes. Seus resultados são dependentes da gravidade da anomalia.

As principais complicações dessa técnica, segundo Buck-Gramcko,[32] decorrem de indicações incorretas, como, por exemplo, hipoplasia do indicador, de programações de incisões cutâneas inadequadas que favoreçam a retração da primeira comissura, de algum dano neurovascular que resulte em necrose do indicador ou de um inadequado encurtamento esquelético, resultando num polegar longo. De maneira geral, as vantagens da policização suplantam as desvantagens; em outras palavras, os benefícios são significativos não só na parte estética, como também na funcional.[41]

Camptodactilia

Camptodactilia é um termo derivado do grego que significa dedo torto (empenado). Caracteriza-se por uma deformidade em flexão da articulação IFP, geralmente encontrada no dedo mínimo, podendo, ou não, afetar os demais dedos de maneira simultânea. É uma deformidade angular no plano anteroposterior, diferindo da clinodactilia, cuja deformidade angular se situa no plano radioulnar.[253]

A incidência verdadeira não é conhecida, pois muitos casos leves não são relatados. Provavelmente, afeta menos de 1% da população geral.[103] Existem famílias em que a condição é herdada como um traço autossômico dominante com penetrância variável.[93] Em outros casos, a deformidade é de aparecimento esporádico. Aproximadamente 75% dos casos são bilaterais.[187] A deformidade progride com o crescimento esquelético, inclusive na adolescência, sobretudo durante os períodos de crescimento rápido, entre 1 e 4 e entre 10 e 14 anos de idade.[184,253]

Etiologia

Várias hipóteses etiológicas já foram defendidas como causa primária para a deformidade em flexão da articulação IFP dos dedos. Todas as estruturas responsáveis pelo equilíbrio articular, incluindo pele, fáscia palmar, ligamento de Landsmeer, placa volar, superfície articular, tendões flexores, cinta média do aparelho extensor e anomalias dos músculos interósseos e lumbricais, já foram implicadas, em algum momento, como causa da deformidade.

Smith e Kaplan[212] sugeriram como causa primária o encurtamento do flexor superficial. Millesi e cols.[156] acreditavam que a faixa central insuficiente do apa-

relho extensor seria a causa inicial. Courtemanche[50] relatou uma conexão anormal entre o músculo lumbrical e o tendão flexor superficial, uma condição única para esta situação. Desde então, uma atenção especial tem sido dada ao papel do músculo lumbrical como causa primária da deformidade. Mc Farlane e cols.[145,146] reforçaram esta posição. Ao relatarem seus casos, sempre encontraram uma inserção anômala do músculo lumbrical do quinto dedo, que incluía a cápsula da articulação MF, o tendão flexor superficial do quinto dedo e o tendão extensor do quarto dedo. Ogino e Kato[184] encontraram o flexor superficial do quinto dedo com fixação anormal proximalmente, criando um efeito tenodesante.

Muitos autores reconhecem que várias estruturas podem estar anormais, provenientes de uma razão primária ou secundária, e necessitam de tratamento adequado.

Classificação

Glicenstein e cols.[76] classificaram a camptodactilia em:

- **Primitiva:**
  - Quando surge nos primeiros anos de vida. Atinge ambos os sexos na mesma proporção. Evolui com o crescimento esquelético.
  - Quando surge próximo à adolescência, predomina claramente no sexo feminino. Freqüentemente é bilateral. Restringe-se ao dedo mínimo e progride rapidamente no estirão do crescimento.
- **Secundária:** associada a alguma síndrome e outras malformações. Normalmente, envolve mais de um dedo. As associações mais freqüentes são: mão torta radial, síndrome oculodentodigital, síndrome de Marfan e artrogripose.

Em 1994, Benson e cols.[17] classificaram a camptodactilia em:
- **Tipo I – Camptodactilia infantil:** é a forma mais comum. Em geral, acomete o dedo mínimo de forma isolada.
- **Tipo II – Camptodactilia da adolescência:** predomina no sexo feminino. Clinicamente, assemelha-se ao tipo anterior. Não está definido se a deformidade iniciou-se na adolescência ou se já estava presente e agravou-se com o estirão do crescimento.
- **Tipo III – Presente desde o nascimento:** normalmente, acomete vários dedos. Constantemente é bilateral, com formas acentuadas e fixas. Faz parte de associações com algumas síndromes e outras malformações.

Aspectos clínicos

Os aspectos clínicos que devem ser observados na camptodactilia e que nos orientam no tratamento são a redutibilidade (flexibilidade) e o grau da deformidade. A postura em flexão da articulação IFP pode ser redutível (passiva e ativamente) ou irredutível, ou seja, a extensão da articulação acometida não pode ser alcançada. Na maioria dos casos, o movimento de flexão não é afetado. Se a extensão ativa é possível, com a correção da deformidade, colocando-se a articulação MF em leve flexão, o problema encontra-se na estabilização da articulação MF e em analogia com a garra ulnar. Estes casos se beneficiam efetivamente do procedimento cirúrgico do laço descrito por Zancolli.[266] Se a deformidade só puder ser reduzida passivamente, colocando-se o punho ou a MF em flexão, supõe-se que a estrutura responsável pela contração cruze as articulações sobre a superfície flexora e as possibilidades são: músculo lumbrical com origem ou inserção anômala ou flexor superficial anormalmente fixado.[123]

Avalia-se corretamente o grau de flexão da articulação IF, colocando-se as articulações do punho e MF em posição neutra.[75] Deformidades com menos de 30 graus não exigem tratamento, enquanto aquelas com mais de 60 graus interferem com a função e, portanto, devem ser corrigidas.

A avaliação radiográfica é feita na posição lateral verdadeira do dedo. As alterações que podem ser observadas, e que geralmente estão associadas a graves contraturas, são o alargamento da base da falange média com um entalhe em sua superfície articular e o corte em cinzel na cabeça da falange proximal com achatamento da sua superfície articular (Figura 7.67).[8]

Tratamento

Essa deformidade, de aparência relativamente simples, não é fácil de ser tratada. Os pais devem ser avisados, na primeira consulta, de que o acompanhamento será necessário durante todo o período do crescimento esquelético e que, após correção total ou parcial, recidivas poderão ocorrer.[104]

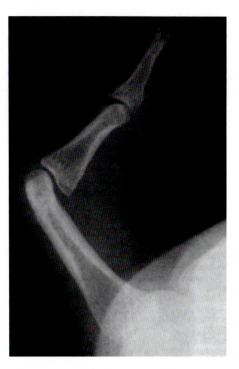

Figura 7.67 Aspecto radiológico das alterações encontradas nas formas graves de camptodactilia. Observar o entalhe na superfície articular da falange média e o achatamento (corte em cinzel) da cabeça da falange proximal.

Trabalhos publicados por vários autores como Ogino e Kato,[184] Siegert e cols.,[208] Hori e cols.,[94] Miura e cols.,[158] Benson e cols.,[17] entre outros, descrevem a efetividade do tratamento conservador, por meio do uso de órteses e de exercícios de estiramento. O tratamento cirúrgico fica reservado, segundo os mesmos autores, para algumas condições específicas e em caso de falha do tratamento conservador.

Nas crianças menores, a órtese deverá incluir a mão e o punho (Figura 7.68). Esta órtese é, inicialmente, usada durante o período máximo de aceitação, com intervalos para exercícios de estiramento, orientados por terapeuta e realizados pelos pais, até a correção da deformidade. Em uma fase mais tardia, para evitar a recidiva, a órtese é mantida por períodos menores durante o dia, com uso noturno mantido até o final do crescimento esquelético.[94]

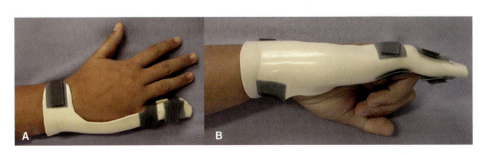

Figura 7.68A e **B.** Modelo de órtese, incluindo o dedo, a mão e o punho, utilizado no tratamento conservador de camptodactilia.

Os procedimentos cirúrgicos podem ser descritos como: aqueles que tentam identificar uma causa primária na face flexora; aqueles que tentam reequilibrar a articulação IF pela transferência da força flexora para a superfície extensora; aqueles que liberam em bloco todas as estruturas da face volar para alcançar a correção, e procedimentos ósseos com osteotomia de angulação dorsal do colo da falange proximal.[104,123]

No protocolo de tratamento, realiza-se a avaliação clinica inicial, separando os casos nas formas redutíveis (flexíveis) e irredutíveis (fixas) (Figura 7.69).

Nas formas redutíveis, dividimos os pacientes em dois grupos e propomos o seguinte tratamento:

- Se, com a estabilização da articulação MF, é possível a extensão ativa da articulação IF, indicamos, nas deformidades com mais de 30 graus, o procedimento do laço descrito por Zancolli (Figura 7.70).
- Se, com a flexão da articulação MF, a extensão da articulação IF, com a correção da deformidade, só for possível passivamente, instituímos o tratamento conservador, como já citado. Em caso de falha no tratamento conservador, indicamos a exploração cirúrgica, buscando anomalias no flexor superficial e/ou lumbrical (Figura 7.71).

Nas formas irredutíveis, dividimos os pacientes em três grupos e propomos o seguinte tratamento:
- **Deformidade abaixo de 30 graus:** o tratamento se restringe à observação e ao uso de órtese noturna.
- **Deformidade entre 30 e 60 graus:** tratamento conservador, com uso contínuo de órtese e acompanhamento da evolução.
- **Deformidade acima de 60 graus:** nestes casos graves, em que é impossível o encaixe adequado de órteses, indicamos a liberação em bloco das estruturas da face volar do dedo, com o uso, se necessário, de enxerto de pele total. Habitualmente, conseguimos estender o dedo e corrigir a deformidade, mas o retorno da flexão é lento, gradual e, na maioria das vezes, incompleto (Figura 7.72).

Clinodactilia

Esta afecção caracteriza-se pelo desvio ou inclinação lateral do dedo no sentido ulnar ou radial. Os pontos de maior deformidade costumam estar localizados ao nível das articulações IFP e IFD. Alguns autores citam desvios angulares de até 10 graus como sendo normais.[65,75,250] Qualquer dedo pode ser acometido, mas a forma mais comum é ao nível da IFD do dedo mínimo. O grau de deformidade é variável e costuma ser bilateral (Figura 7.73).

A incidência é variável, podendo chegar a 19,5% nas crianças de uma maneira geral.[75,228,250] Esta incidência pode variar de 1%, em crianças normais, a 10%, em crianças com outras síndromes clínicas.[49,69] Segundo Flatt,[69] a associação da síndrome de Down com clinodactilia pode variar de 35% a 79%. A clinodactilia é a associação mais freqüente nas síndromes congênitas.[49,65,75,228,250]

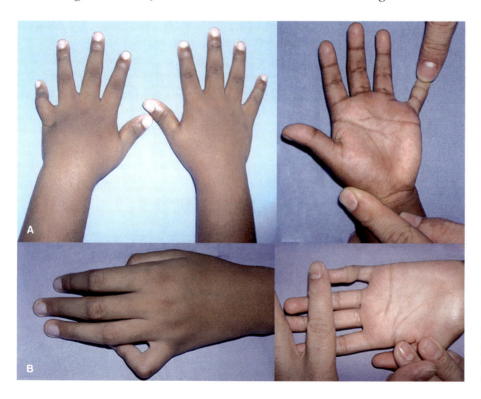

Figura 7.69 Camptodactilia. **A.** Aspecto clínico da forma redutível (flexível). **B.** Aspecto clínico da forma irredutível (fixa).

Deformidades Congênitas do Membro Superior

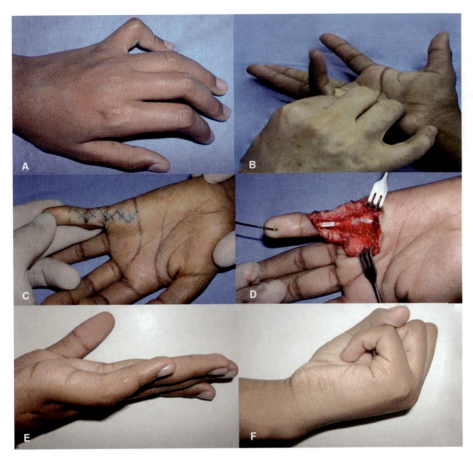

Figura 7.70 Camptodactilia. **A.** Forma adolescente flexível. **B.** Com a flexão da MF, a paciente realiza a extensão ativa da IF. **C.** Acesso cirúrgico volar no dedo e região palmar distal. **D.** Procedimento do laço com a tenodese do flexor superficial, utilizando como ponto de tração e fixação a polia A_1. **E** e **F.** Aspecto clínico com 3 anos de pós-operatório.

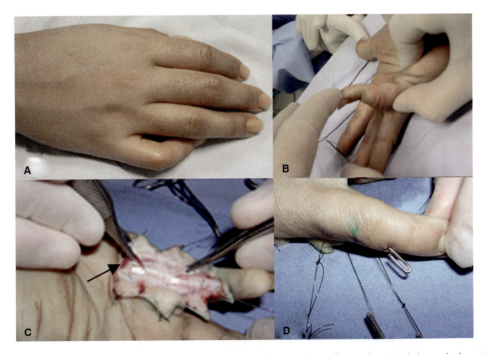

Figura 7.71 Camptodactilia. **A.** Forma flexível com 90 graus de flexão. **B.** Com a flexão da MF só é possível a extensão passiva. **C.** Exploração cirúrgica. Flexor superficial tenotomizado. Observar a origem anômala do músculo lumbrical neste tendão. **D.** Após a liberação volar com capsulotomia, a articulação IFP é fixada com fio de Kirschner.

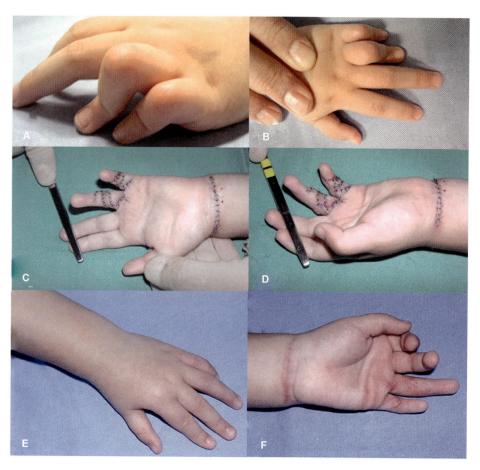

Figura 7.72 Camptodactilia. **A** e **B.** Forma sindrômica irredutível (fixa), acometendo dedos anular e mínimo com deformidade acima de 90 graus. **C** e **D.** Aspecto palmar pós-operatório imediato após liberação em bloco das estruturas da face volar dos dedos com a utilização de enxerto de pele total retirado da prega de flexão do punho. **E** e **F.** Aspecto clínico com 3 meses de pós-operatório.

A etiologia parece ser autossômica dominante.[49,250] O crescimento anormal de uma falange, geralmente a intermediária, é responsável pela angulação da extremidade digital. As características estruturais da falange podem ser da forma trapezoidal, em que um lado é maior que o outro, pode ter a placa fisária encurvada e no sentido longitudinal, ou pode ter ainda o formato clássico em delta (Figura 7.74).

A falange média do dedo mínimo costuma ser o local mais acometido. Segundo alguns autores, esta freqüência pode ser explicada pela ordem de ossificação dos ossos curtos da mão. Especificamente, a falange média é a última a se ossificar e, conseqüentemente, seria mais propensa a se deformar por pressão dos demais ossos.[49,75]

A clinodactilia é uma malformação congênita que vem associada a uma série de síndromes e anomalias cromossômicas.[65,250] São freqüentes suas associações com braquidactilia, braquissindactilia, macrodactilia, displasia ulnar etc.

Cooney,[49] em seu trabalho original, buscou classificar as deformidades angulares dos dedos com base na complexidade de cada caso (Quadro 7.1 e Figura 7.75).

Tratamento

De maneira geral, a procura do médico para tratamento fundamenta-se apenas em questões estéticas. As clinodactilias só passam a ser percebidas quando a angulação é superior a 30 graus.[49] As oste-

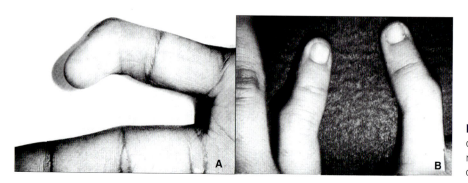

Figura 7.73A. Forma comum de clinodactilia do dedo mínimo na IFD (desvio radial mais freqüente). **B.** Forma bilateral de clinodactilia ao nível da IFP.

Deformidades Congênitas do Membro Superior

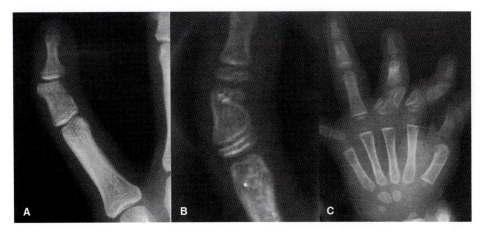

Figura 7.74A. Falange média trapezoidal. **B.** Falange média com placa fisária curvada. **C.** Delta falange. (Cedida por Giostri GS.)

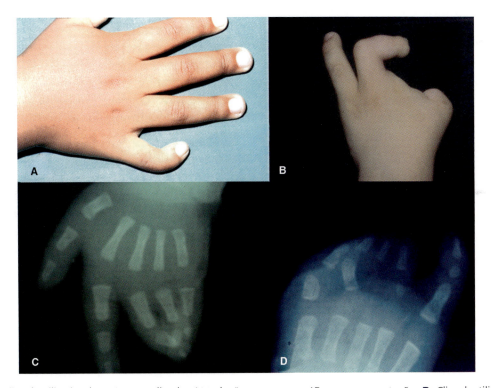

Figura 7.75A. Clinodactilia simples não-complicada. Angulação menor que 45 graus sem rotação. **B.** Clinodactilia simples complicada. Angulação maior que 45 graus com rotação. **C.** Clinodactilia complexa não-complicada, associada à sindactlia. **D.** Clinodactilia complexa complicada, associada a outras síndromes (polidactilia e macrodactilia).

Quadro 7.1 Deformidades angulares congênitas, por Cooney

Simples (deformidades ósseas com poucas alterações de partes moles)	Não-complicada (Figura 7.76*A*)	Falange média com angulação <45 graus somente no plano radioulnar
	Complicada (Figura 7.76*B*)	Falange média com anulação >45 graus; associação com desvio rotacional
Complexa (múltiplas alterações dos tecidos)	Não-complicada (Figura 7.76*C*)	Associada à sindactlia. Angulação <45 graus somente no plano radioulnar
	Complicada (Figura 7.76*D*)	Associação com outras deformidades congênitas como polidactilia e macrodactilia; angulação >45 graus

otomias corretoras só passam a ser indicadas ao final do crescimento ósseo. Caso haja comprometimento funcional por sobreposição digital, a correção cirúrgica passa a ser imperativa. Deve-se ressaltar que o crescimento da falange pode ser alterado pela cirurgia e, conseqüentemente, pode agravar ainda mais a deformidade. Os resultados com a utilização de órteses corretivas são pobres no pré-operatório, e elas são utilizadas apenas no pós-operatório, para manutenção da correção.[65] Várias técnicas para correção da clinodactilia proporcionarão melhores resultados, dependendo da complexidade de cada caso. A proposição mais aceita é a osteotomia da diáfise da falange com ressecção de cunha suficiente para correção do desvio angular. Esta osteotomia, em geral, é fixada com fios de Kirschner e indicada após os 4 anos de idade (Figura 7.76).

Nos casos em que a deformidade for superior a 45 graus, é bem provável que haja encurtamento de partes moles no lado menor da falange média. Apesar de as osteotomias serem em cunha de supressão, às vezes podem ser necessárias a liberação das partes moles e a confecção de retalho local.

Deformidade de Kirner

Esta deformidade caracteriza-se por um desvio progressivo palmar e radial da extremidade do dedo mínimo ao nível da falange distal. Descrita por Kirner em 1927 (*apud* Ezaki),[65] costuma atingir mais as meninas na faixa dos 5 aos 14 anos de idade, com alta incidência de bilateralidade.[106] Costuma apresentar pouca dor com edema discreto, seguida por um progressivo desvio radiovolar da falange distal de ambos os dedos mínimos.[250] Em geral, a deformidade é somente estética, sem muita alteração funcional. É de causa desconhecida, embora existam hipóteses de que a alteração fisária da falange distal seja não-traumática, mas sim secundária a uma inserção anômala do tendão flexor profundo.[75] A deformidade de Kirner pode ser esporádica ou ter caráter autossômico dominante. Pode vir associada a outras síndromes, como cornélia de Lange, Silver e Turner[228] (Figura 7.77).

O tratamento cirúrgico, na maioria das vezes, é desnecessário.[39] Há autores que defendem o uso de talas noturnas durante a fase álgica, relatando bons resultados com regressão dos sintomas, porém não evitando a evolução da deformidade.[62] A cirurgia deve ser considerada nos casos de deformidades mais acentuadas e progressivas. A técnica de Bolona, descrita por Mantero,[135] consiste na ressecção do defeito diafisário triangular ao nível da falange distal e na fixação com fios de Kirschner intra ou extra-óssea (Figura 7.78).

Delta falange

O nome delta falange foi utilizado para designar uma deformidade congênita óssea que possui atipia no local da placa de crescimento, gerando uma forma triangular similar à letra delta do alfabeto grego. Apesar do aspecto triangular, o formato mais comum da falange é trapezoidal. Esta deformidade ocorre em os-

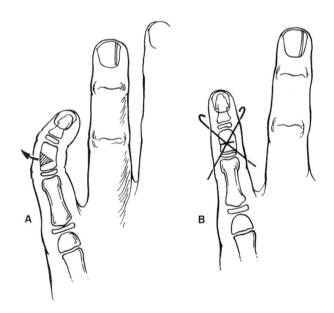

Figura 7.76 Osteotomia diafisária da falange média com ressecção de cunha na parte convexa. (Modificada de Flatt AE. *The care of congenital hand anomalies*.[69])

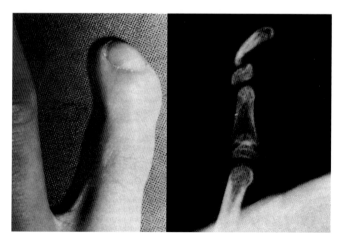

Figura 7.77A. Deformidade de Kirner. **B.** Aspecto radiológico com encurvamento da falange distal. Observa-se a diáfise afilada e esclerótica. (Modificada de Wood VE, Flatt AE. *Congenital triangular bones in the hand*.[250])

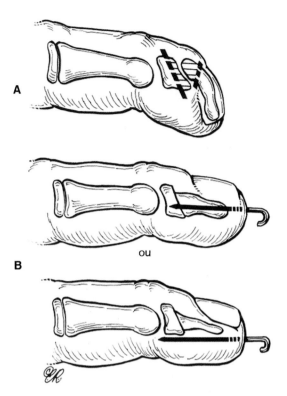

Figura 7.78 Técnica de Bolona – Defeito diafisário triangular da falange distal é removido e os extremos fixados intra ou extra-ósseo. (Modificada de Wood VE. *Congenital hand deformities*.[254])

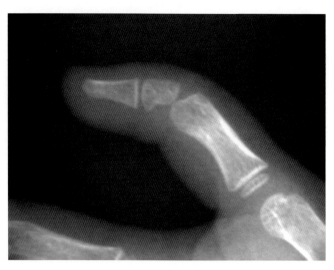

Figura 7.79 Polegar trifalângico com delta falange.

sos tubulares que têm a epífise proximal em formato de "C", o que faz com que o crescimento digital longitudinal seja prejudicado e, ao mesmo tempo, favorece o desvio progressivo angular. Existem referências de que esta deformidade ocorra com mais freqüência em homens e na forma bilateral.[250]

De maneira geral, mais de uma falange em delta numa mesma mão indica outra deformidade grave como mão hipoplásica, mão em fenda ou outras doenças generalizadas. O polegar trifalângico possui, em geral, uma falange média extra, triangular. A delta falange no indicador geralmente está associada à síndrome de Apert; a dos dedos médio e anular, à polidactilia central, enquanto a do dedo mínimo associa-se à clinodactilia (Figura 7.79).

A característica clínica de um dedo com falange em delta é o desvio do eixo longitudinal. Existe uma freqüência no desvio do dedo afetado e, assim, o polegar, quando trifalângico e com falange em delta, desvia ulnarmente, ao contrário do dedo mínimo que, na clinodactilia, desvia no sentido radial. De maneira geral, os dedos centrais desviam pouco. Este é um dado importante pois o tratamento, cirúrgico ou não, será proposto em função do desvio. Na série de Wood e Flatt,[250] muitos desvios não exigem tratamento, e aqueles casos com graves desvios já o trouxeram desde o nascimento. Alguns trabalhos relatam que não há hereditariedade nesta deformidade; entretanto, outros trabalhos, mais recentes, e com grande casuística, observaram grande freqüência de história familiar.[99,250]

As falanges em delta podem estar associadas a uma série de outras anomalias, conforme mencionado neste capítulo, como sindactilia, polidactilia, sinfalangismo, mão em fenda, polegar trifalângico, síndromes de Apert e Poland etc.

Tratamento

A proposição de tratamento cirúrgico para as deltas falanges fundamenta-se nas osteotomias, porém, como muitas dessas falanges são pequenas e duras, as osteotomias podem destruir as epífises terminais e impedir o crescimento dos dedos que já são curtos.

A associação com outras patologias, como sindactilia, polidactilia, mão em fenda etc., geralmente orienta o tratamento. Em caso de sindactilia associada à presença de delta falange anormal, esta pode ser removida durante o tratamento da sindactilia. O mesmo ocorre com os polegares trifalângicos, principalmente em pacientes pequenos, nos quais está indicada a remoção da falange em delta com posterior reconstrução ligamentar. Existem várias técnicas de osteotomias para correção desta deformidade, dependendo do tipo e da situação. A mais aceita e divulgada é a técnica de osteotomia em cunha, descrita por Jones,[257] por acesso dorsolateral, em geral através de zetaplastia, que muitas vezes é insuficiente, tornando necessário o uso de enxerto de pele (Figura 7.80).

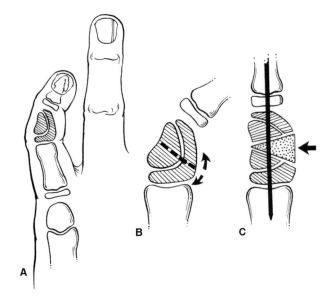

Figura 7.80 Osteotomia aberta realizada na concavidade da falange em delta com inserção de enxerto ósseo. (Modificada de Wood VE, Flatt AE. *Congenital triangular bones in the hand*.[250])

Polidactilia

Polidactilia é a condição em que mais de cinco dedos estão presentes na mão. São encontrados registros históricos desta anomalia na Bíblia (segundo livro de Samuel 1:20) e nas paredes das cavernas indígenas norte-americanas.[2,89,97,98] Atinge todas as raças, sem distinção. As muitas formas de polidactilia da mão variam de bifurcações sutis da falange distal do polegar até mãos em espelho com oito dedos.[232] Embora o termo duplicação sugira um excesso de dedos normais, esta não é uma descrição apropriada. Em muitos casos de duplicação, o dedo extra raramente é uma cópia exata do dedo normal adjacente, sendo freqüentemente pequeno e displásico.

A polidactilia se subdivide em: pré-axial ou radial, representada pela duplicação do polegar; central, representada pela duplicação dos dedos indicador, médio e anular; e pós-axial ou ulnar, representada pela duplicação do dedo mínimo. A referência para estes termos é a linha em torno da qual o broto do membro gira durante o período embrionário. As porções pré-axiais têm origem nos esclerótomos mais craniais e as porções pós-axiais, nos esclerótomos mais caudais.[200]

Fatores genéticos e étnicos influenciam a localização e as formas de apresentação do dedo supranumerário. A polidactilia pré-axial é mais comum na raça branca (com a proporção de 1:3.000 nascidos vivos), nos nativos americanos e nos povos orientais, nos quais representa 90% dos casos. A polidactilia pós-axial é mais freqüente na raça negra, com uma relação de 10:1, quando comparada com populações não-negras. As polidactilias pós-axiais têm, geralmente, caráter hereditário, com traço autossômico dominante, podendo estar associadas ou não a outras malformações.[11,113,161,200,226]

As polidactilias centrais são mais raras e, freqüentemente, associadas à sindactilia, sugerindo alterações embrionárias semelhantes para ambas as deformidades.[175,185]

Stelling[218] e Turek[239] classificaram a polidactilia em três tipos principais:

- **Tipo I:** quando o dedo extranumerário consiste em massa de tecido não aderida ao esqueleto, habitualmente unida à mão por meio de um pedículo de tecidos moles.
- **Tipo II:** apresenta a duplicação de um dedo ou parte de um dedo com componente ósseo normal articulando-se com um metacarpo ou falange alargada.
- **Tipo III:** é a duplicação com todos os componentes do dedo, incluindo o metacarpo.

Duplicação do polegar (polidactilia pré-axial)

Polidactilia do polegar, polegar duplicado ou polegar acessório são nomes freqüentemente usados para descrever a duplicação deste dedo. Sob o ponto de vista funcional, o polegar representa 40% da função global da mão, o que torna óbvio que alterações na sua forma interferem de alguma maneira com a atividade de preensão.[235] A polidactilia radial resulta de uma divisão inadequada da condensação entre o mesoderma e o ectoderma na porção pré-axial, dando origem a componentes hipoplásicos para cada dedo, incluindo ossos, tendões, nervos e vasos sangüíneos.[185,206,211,264]

Em relação à hereditariedade, a duplicação do polegar é considerada uma mutação espontânea, exceção feita aos casos de trifalangismo, que têm forte influência hereditária com traço autossômico dominante.[64]

Wassel, em 1969, propôs uma classificação exclusiva para a deformidade de acordo com a extensão da bifurcação do polegar, separando os casos clínicos em sete tipos, levando em consideração a avaliação radiográfica.[243] Os primeiros seis tipos descrevem polegares bifalângicos ou monofalângicos; o polegar tipo VII de Wassel inclui duplicação do polegar com um componente trifalângico. No tipo I, a falange distal é bífida (a mais rara, 2%); no tipo II, a falange distal

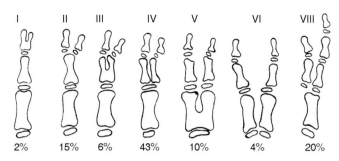

Figura 7.81 Classificação da duplicação do polegar com a freqüência para cada caso, segundo Wassel. (Modificada de Dobyns JH, Wood VE, Bayne LG. *Congenital hand deformities*.[60])

é duplicada (15%); no tipo III, a falange proximal é bífida com a falange distal duplicada (6%); no tipo IV, tanto a falange distal como a proximal estão duplicadas (a mais comum, 43%); no tipo V, o metacarpiano do polegar é bífido e as falanges proximal e distal são duplicadas (10%); no tipo VI, o metacarpiano do polegar e as falanges proximal e distal são duplicados (4%); no tipo VII, a duplicação inclui um componente trifalângico (20%) (Figura 7.81).

Tratamento

Como os padrões funcionais do polegar aparecem nas crianças entre os 2 e 3 anos de idade, a correção deve ser efetuada antes dos 3 anos de idade.[74]

O objetivo do tratamento cirúrgico do polegar duplicado é a reconstrução de um polegar único móvel e estável. Depende da variação anatômica e do nível da duplicação e consiste na extirpação da porção menos funcional com a reconstrução dos componentes restantes. O dedo resultante deverá estar com as articulações MF e IF em ângulo reto com o eixo longitudinal do dedo.[13,42,43]

É importante esclarecer aos pais que o polegar remanescente nunca será idêntico ao de uma mão normal e, também, que procedimentos cirúrgicos adicionais podem ser necessários, explicando que, com o crescimento esquelético, poderão ocorrer deformidades secundárias.[47,64]

Como o dedo radial é, quase sempre, menos desenvolvido que o dedo ulnar, freqüentemente os elementos esqueléticos do polegar radial são removidos. A preservação do dedo ulnar tem a vantagem adicional de preservar o ligamento colateral ulnar, conservando a integridade dos tecidos moles sob pressão nas atividades de pinça.[102]

As incisões de pele elípticas simples podem ser usadas quando um dedo rudimentar é excisado. Incisão de pele em ziguezague convergente oferece boa exposição dos elementos neurovasculares, musculotendinosos e ósseos, quando uma exposição mais alargada é exigida, evitando retrações cicatriciais.[232]

Com freqüência, um único flexor e extensor proximal dicotomiza em dois tendões separados, cada um inserindo-se em um dedo diferente, às vezes excentricamente. Os tendões devem ser centralizados para evitar a criação de forças dinâmicas que causem deformidade posterior. Lister[122] relatou a presença de uma conexão anômala do flexor longo do polegar com o aparelho extensor em 21% dos casos. A excisão desta inserção é fundamental para o estabelecimento de uma flexão efetiva na articulação IF do polegar residual.[129,220,232]

Os nervos e vasos do dedo ressecado são cuidadosamente ligados e seccionados. Os músculos intrínsecos, inseridos no dedo radial a ser ressecado, nos tipos IV, V e VI da classificação de Wassel, devem ser reinseridos no dedo ulnar remanescente.

Quando a duplicação ocorre em nível articular (p. ex., tipos II e IV), é necessária a reconstrução do ligamento colateral radial. A origem do ligamento colateral radial é preservada no metacarpiano no tipo IV e na falange proximal no tipo II. A inserção distal é desinserida da falange a ser removida com uma faixa generosa de periósteo e cápsula articular, que será suturada mais tarde com a tensão adequada no dedo residual.

A cabeça do metacarpiano nos casos do tipo IV e a cabeça da falange proximal no tipo II suportam duas falanges e são mais largas que o normal, pois suportam duas falanges em vez de uma. Quando os elementos esqueléticos de uma das falanges forem ressecados, uma falange relativamente pequena será deixada no topo de uma falange proximal ou do metacarpiano. O osso descoberto pode ser estreitado pela osteotomia longitudinal. Se este procedimento não for realizado, permanecerá uma estranha proeminência na borda radial do dedo (Figura 7.82).

Alterações na forma retangular normal das falanges ou do metacarpiano, com a presença de falanges ou metacarpiano com formato trapezoidal, são causa freqüente de deformidade angular. Nestes casos, uma osteotomia em cunha de fechamento ou abertura realinhará as superfícies articulares perpendiculares ao eixo do polegar. Enxerto ósseo pode ser coletado do esqueleto do dedo excisado.[77,138,160]

Nos casos de duplicação da falange distal, tipos I e II, o procedimento de compartilhamento de Bilhaut-Cloquet é preconizado por alguns autores, como Flatt, Millesi e Lister.[70,123] Este procedimento consiste na ressecção da porção central de tecidos moles e ossos

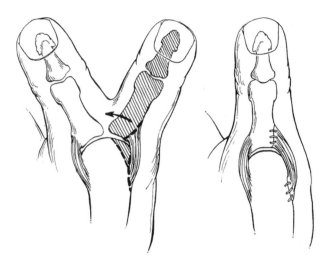

Figura 7.82 Osteotomia e reconstrução do ligamento colateral são essenciais para realinhamento e estabilidade do polegar reconstruído. (Modificada de Dobyns JH, Wood VE, Bayne LG. *Congenital hand deformities.*[60])

de ambos os dedos para estabelecer um único dedo de proporções equivalentes às do dedo contralateral normal. Uma cunha de pele, unha e osso são ressecados da porção mais radial do componente ulnar e da porção mais ulnar do componente radial. As porções remanescentes são colocadas lado a lado e fixadas com fios de Kirschner (Figura 7.83).

Esse procedimento é cercado de alguns problemas e complicações. Se as placas de crescimento epifisárias e as superfícies articulares não forem coaptadas precisamente, resultarão em um dedo com deformidade angular e superfície articular incongruente com conseqüente rigidez articular. A coaptação das peças

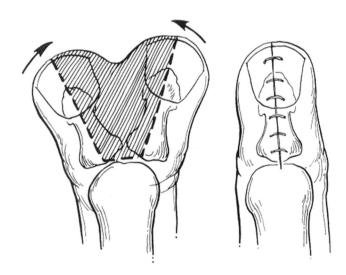

Figura 7.83 Técnica de Bilhaut-Cloquet. As metades simétricas dos dedos duplicados são unidas após excisão do excesso central da estrutura óssea e partes moles. (Modificada de Dobyns JH, Wood VE, Bayne LG. *Congenital hand deformities.*[60])

ungueais, freqüentemente, resulta numa fenda longitudinal na unha combinada. Nossa experiência com essa técnica é limitada, pois temos observado que, nesses casos específicos de duplicação, os dedos raramente são simétricos e o dedo ulnar normalmente é mais desenvolvido. Optamos, nesses casos, pela ressecção e reconstrução (Figura 7.84).

Em alguns casos selecionados de duplicação, tipos VI e VII, a reconstrução pode ser alcançada com mais eficácia pela técnica da policização modificada pela transposição segmentar, que consiste na transferência do segmento distal de um dos polegares para o segmento proximal do outro dedo mais bem posicionado.[92] Normalmente, a porção proximal do polegar radial displásico possui uma articulação carpometacarpiana mais bem posicionada e com maior mobilidade. O metacarpiano de cada componente do polegar duplicado é osteotomizado através das diáfises. O esqueleto distal do polegar radial e o esqueleto proximal do polegar ulnar são excisados, transferindo-se a porção distal do dedo ulnar para a porção proximal do dedo radial com 120 graus de pronação. A fixação do esqueleto é feita com fios de Kirschner, e o músculo abdutor curto do polegar do dedo radial ressecado é transferido para o dedo remanescente[232] (Figura 7.85).

Complicações

As complicações da correção cirúrgica do polegar duplicado, mais comumente encontradas no dedo residual, são retração cicatricial, rigidez articular e deformidade angular, as quais estão relacionadas com a correção inadequada de fatores deformantes ou como conseqüência secundária à técnica cirúrgica empregada.

A deformidade em "Z", descrita por Miura,[159] que consiste no desvio ulnar da falange proximal e no desvio radial da falange distal, é causada pela instabilidade da falange proximal decorrente da não-reconstrução ligamentar ou pela falta da transferência tendinosa dos músculos intrínsecos do dedo removido. O procedimento cirúrgico secundário mais efetivo para correção da deformidade é a artrodese.

Duplicação do polegar com componente trifalângico

A polidactilia com trifalangismo é fortemente hereditária com transmissão autossômica dominante. Predomina o acometimento bilateral e, freqüentemente, está associada à duplicação do hálux.[180,232]

Deformidades Congênitas do Membro Superior

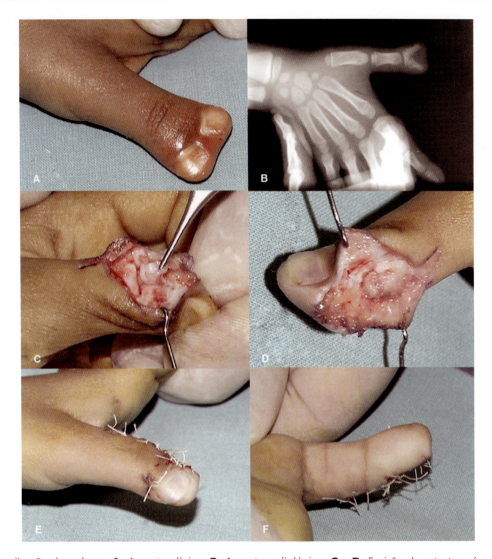

Figura 7.84 Duplicação do polegar. **A.** Aspecto clínico. **B.** Aspecto radiológico. **C** e **D.** Excisão da estrutura óssea e de parte dos tecidos moles com reinserção ligamentar. **E** e **F.** Resultado final.

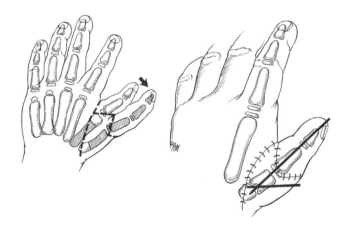

Figura 7.85 Duplicação do polegar, incluindo os metacarpianos. Reconstrução mediante transferência do polegar bifalângico ulnar para o segmento proximal do polegar trifalângico radial mais bem posicionado. (Modificada de Dobyns JH, Wood VE, Bayne LG. *Congenital hand deformities.*[60])

Classificação

Nos casos de duplicação do polegar com trifalangismo, a duplicação se localiza ao nível das articulações MF ou carpometacarpiana (tipos IV e VII de Wassel).

Quando o trifalangismo ocorrer com as duas falanges articulando-se com um único metacarpiano, o componente trifalângico será notado somente no polegar ulnar ou nos polegares radial e ulnar. Wood[251] sugeriu a classificação desses casos como Wassel tipo IVB e tipo IVA. Posteriormente, Miura[162] descreveu um caso de duplicação tipo IV com o polegar trifalângico localizado radialmente ao componente bifalângico. Este caso foi classificado como tipo IVC. Os casos do tipo VII apresentam os subtipos VIIA, VIIB, VIIC (o mais comum) e VIID e diferem das outras formas de polidactilia do polegar, como demonstrado pelos estudos vasculares realizados por Kitayama e Tsukada,[109] que mostraram a origem das artérias para o polegar trifalângico na arcada palmar superficial (Figuras 7.86 e 7.87).

Tratamento

Com freqüência, o tratamento cirúrgico dessa complexa deformidade exige a execução de procedimentos em múltiplos estágios.[251] A revisão dos resultados cirúrgicos relatados por autores como Wood, Flatt, Cheng e Ogino mostra resultados finais apenas regulares.[43,186,255] Quando um único polegar trifalângico é acompanhado por um polegar hipoplásico, o dedo hipoplásico é removido e o componente trifalângico reconstruído para criar um polegar bifalângico (ver tratamento do polegar trifalângico). Quando os dois polegares são trifalângicos, o dedo radial é removido e o dedo ulnar, reconstruído. Quando um polegar bifalângico bem formado é acompanhado por um polegar trifalângico, o polegar trifalângico é usualmente removido.

A técnica da policização modificada pela transposição segmentar pode ser necessária em casos selecionados, quando o polegar trifalângico colocado radialmente tem a articulação carpometacarpiana móvel e bem posicionada, enquanto o polegar bifalângico ulnar tem a mesma articulação rígida e malposiciona-

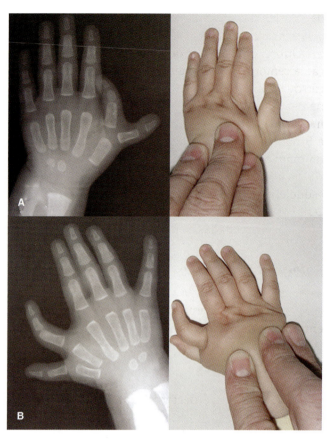

Figura 7.87 Duplicação do polegar com trifalangismo. **A.** Um único metacarpiano com componente trifalângico no polegar ulnar tipo IVB. **B.** Duplicação incluindo o metacarpiano com componente trifalângico no polegar ulnar tipo VIIC.

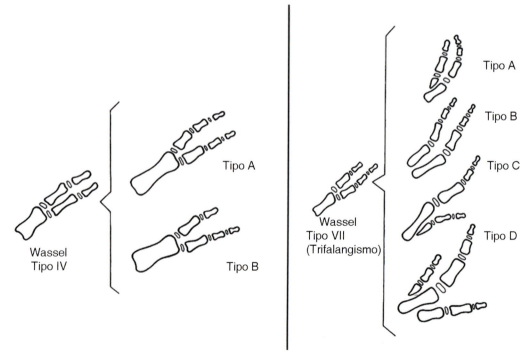

Figura 7.86 Classificação de Wood para duplicação do polegar com componente trifalângico. (Modificada de Wood VE. *Polidactily and the triphalangeal thumb.*[251])

da. Nestes casos, o polegar ulnar pode ser transposto sobre a base do polegar radial.[232]

Outras deficiências devem ser avaliadas em adição à remoção dos elementos esqueléticos: manutenção de uma primeira comissura ampla, sendo às vezes necessária a realização de procedimentos para alargamento com zetaplastia quádrupla (técnica de Woolf e Broadbent)[260] ou a rotação de um retalho do dorso da mão; assegurar o balanço intrínseco pela transferência dos músculos tenares inseridos nos elementos esqueléticos do dedo removido para o dedo remanescente; e correção da angulação no dedo preservado pelas técnicas citadas para correção do trifalangismo.

Polegar trifalângico

Como o próprio nome diz, esta deformidade é caracterizada pela interposição de uma falange extra entre duas falanges normais do polegar. O primeiro relato desta afecção foi feito por Columbi, em 1559, e mais tarde por Dubois, em 1826 (*apud* Wood).[257] Lapidus estima uma incidência de 1:25 mil nascimentos vivos (*apud* Flatt).[69] Dois terços dos pacientes com polegar trifalângico têm história familiar de anomalias no polegar, o que caracteriza uma herança autossômica dominante. Segundo a maioria dos autores, o predomínio é significativo para os casos bilaterais, não havendo distinção por sexo.[211,257]

A etiologia do polegar trifalângico não é conhecida. Durante a década de 1960, muitos casos no oeste europeu foram atribuídos ao uso de talidomida por gestantes no início de gravidez.[257] Em 1984, realizando estudos de dermatóglifos, Shiono levantou a hipótese de o polegar trifalângico ser secundário à duplicação do indicador com hipoplasia ou aplasia do polegar.[207] As anomalias mais freqüentes são a polidactilia do polegar e do hálux.[99] A associação com defeitos septais cardíacos, como a síndrome de Holt-Oram e distúrbios hematológicos, como a pancitopenia de Fanconi e outras anemias hipoplásticas, sugere a inter-relação genética destas entidades. Outras deformidades congênitas, como as sindactilias, as polidactilias ulnares, mão em fenda e displasia radial, são menos freqüentes.[69,257]

As grandes variações fazem a classificação do polegar trifalângico muito difícil. Do ponto de vista radiológico, Wood[251] classificou os polegares trifalângicos de acordo com a forma das falanges. Basicamente, três tipos característicos de falange extra no polegar podem ser achados: no primeiro tipo, a falange é pequena, de formato triangular (delta falange), o que propicia o aparecimento de uma clinodactilia para o

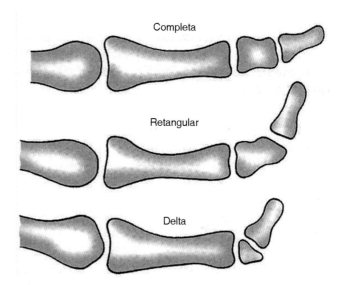

Figura 7.88 Tipos de falanges definidos por Wood nos polegares trifalângicos. (Modificada de Wood VE. *The triphalangeal thumb*.[257])

lado ulnar; no segundo tipo, a falange intermediária é retangular e longa e nestes casos há sempre um comprimento excessivo do polegar; o último tipo de falange se caracteriza por ser um dedo normal com três falanges completas que ocupam o lugar do polegar. Estes casos são conhecidos como mão de cinco dedos (Figura 7.88).

Basicamente, o tratamento do polegar trifalângico está fundamentado não só no trifalangismo, como também em outras condições que podem ocorrer associadas, como, por exemplo:

1. Associação com outras deformidades, como polidactilia e mão em fenda (Figura 7.89).
2. Contratura da primeira comissura interdigital (esta condição está presente em 60% dos casos).
3. Anomalias no formato da falange extra (Figura 7.90).
4. A mão de cinco dedos, onde todos os dedos estão no mesmo plano (Figura 7.91).
5. Deficiência da musculatura tenar.

O tratamento da polidactilia não é tão simples como aparenta. Vários problemas devem ser analisados para que se possam tomar medidas e fazer as escolhas acertadas. O polegar trifalângico costuma ser o menor problema quando associado à polidactilia. Algumas regras devem ser sempre consideradas e, se possível, seguidas. O tratamento cirúrgico deve ser realizado no período dos 6 meses aos 2 anos, para não afetar o desenvolvimento psicomotor do polegar. Nessa fase, é extremamente importante saber qual polegar a criança efetivamente usa. Isso costuma ser

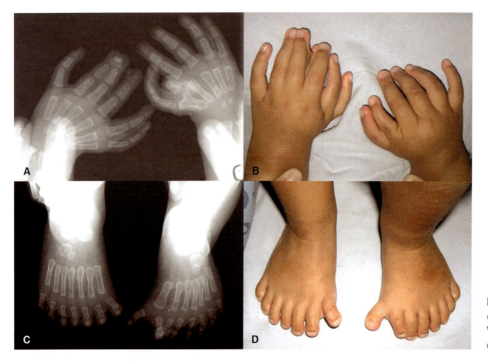

Figura 7.89A e **B.** Polegar trifalângico com duplicação do tipo VII de Wassel. **C** e **D.** Associação com polidactilia nos pés.

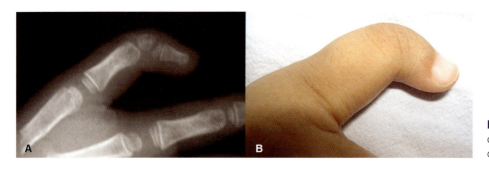

Figura 7.90A. Polegar trifalângico com delta falange. **B.** Associado com clinodactilia.

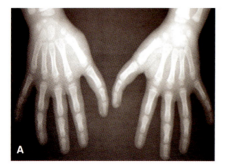
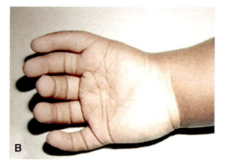
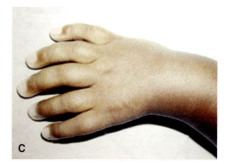

Figura 7.91A a **C.** Aspecto clínico e radiológico da mão de cinco dedos.

resultado de um criterioso estudo clínico e depende da idade e da funcionalidade da mão a ser tratada. Nesses casos, o tratamento primário é dirigido às anomalias associadas. Em geral, as polidactilias e as mãos em fenda costumam ser os maiores problemas. É desejável, na polidactilia, que o polegar a ser preservado seja o bifalângico, e que este tenha sua função motora próxima do normal (se possível). A escolha do polegar radial a ser ressecado (se possível) favorece a correção que deve, nesses casos, ser seguida de reinserção do ligamento colateral radial e transferência da musculatura intrínseca que costuma estar inserida no dedo extranumerário (Figura 7.92).

O espaço adutor contraturado é o segundo maior problema. De acordo com Wood,[251] a maior parte dos casos de polegar trifalângico (60%) tem a comissura

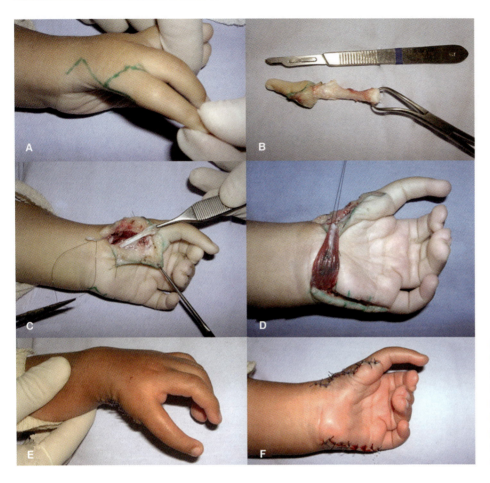

Figura 7.92 Polegar trifalângico do tipo VIIB (Wassel-Wood). **A.** Planificação da incisão objetivando a ressecção do dedo radial. **B.** Raio extranumerário ressecado. **C.** Reinserção da musculatura intrínseca. **D.** Oponentoplastia com transferência do abdutor do mínimo. **E** e **F.** Aspecto final pós-operatório.

polegar-indicador estreita. Isto limita a funcionalidade da mão dominante e dificulta a apreensão de grandes objetos. Nos casos leves, a zetaplastia descrita por Woolf e Broadbent,[260] já relatada no tópico de hipoplasia do polegar, é uma solução inteligente. Nos casos mais acentuados, podem ser necessárias a liberação de partes moles e a rotação de retalhos dorsais. O terceiro problema diz respeito a anormalidades da forma da falange extra pois, dependendo da sua característica, ela será responsável pelo desvio lateral do polegar ou pelo seu formato alongado. A falange extra em delta pode ser ressecada em crianças menores de 6 anos de idade, com reconstrução ligamentar associada, visando corrigir a clinodactilia.[155] Este procedimento favorece a remodelagem da articulação (Figura 7.93).

Nos casos em que a falange extra é trapezoidal ou mesmo retangular, e o paciente é jovem (menos de 6 anos), o procedimento adotado por Buck-Grancko[31] é também o da ressecção da falange extra com reconstrução ligamentar associada. Nas crianças com mais de 6 anos de idade, o mesmo autor preconiza um acesso articular lateral à articulação IFD, seguido da ressecção parcial da falange extra, visando à correção do ângulo da clinodactilia e artrodese desta articulação. Usualmente, a reconstrução do ligamento colateral não é necessária nesses casos (Figura 7.94).

Na vida adulta, a maioria dos portadores dessa anomalia adapta-se ao comprimento longo dos seus polegares, mas funcionalmente são unânimes em afirmar que apresentam dificuldades em executar trabalhos precisos.[211] Atualmente, acredita-se que o encurtamento do comprimento dos polegares trifalângicos à custa de ressecção da falange em delta ou de ressecção parcial da falange com artrodese favoreça significativamente a estética e a funcionalidade desses pacientes.

Nos casos de mão de cinco dedos, os principais problemas são: (a) falta de postura de oponência do polegar, (b) ausência de abertura adequada da primeira comissura, (c) comprimento do polegar e (d) necessidade de reconstrução funcional da musculatura intrínseca. Diante desses obstáculos, a proposição cirúrgica aceita é a policização pela técnica de Buck-Gramcko, que permite corrigir todas as deficiências em um só tempo. A descrição deste procedimento já foi adequadamente abordada no tópico das hipoplasias do polegar (Figura 7.95).

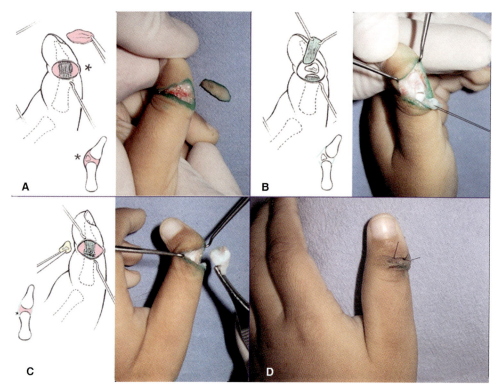

Figura 7.93 Ressecção da delta falange para correção de clinodactilia. **A.** Acesso com ressecção de pele do bordo radial da clinodactilia. **B.** Desinserção do ligamento colateral radial visando à reinserção. **C.** Ressecção da falange em delta. **D.** Resultado final imediato.

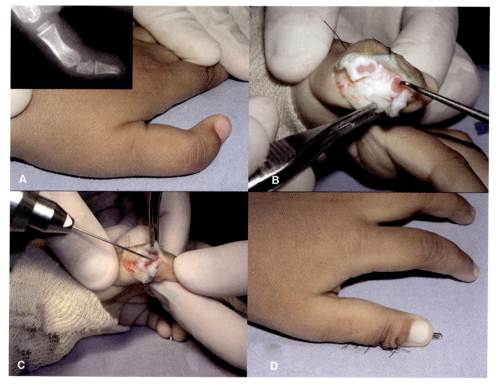

Figura 7.94 Ressecção parcial de falange trapezoidal e artrodese da IFD. **A.** Aspecto clínico e radiológico de polegar trifalângico com falange extratrapezoidal e clinodactilia associada. **B.** Ressecção de parte da falange. **C.** Fixação da artrodese com fio de Kirschner. **D.** Resultado final imediato.

Deformidades Congênitas do Membro Superior

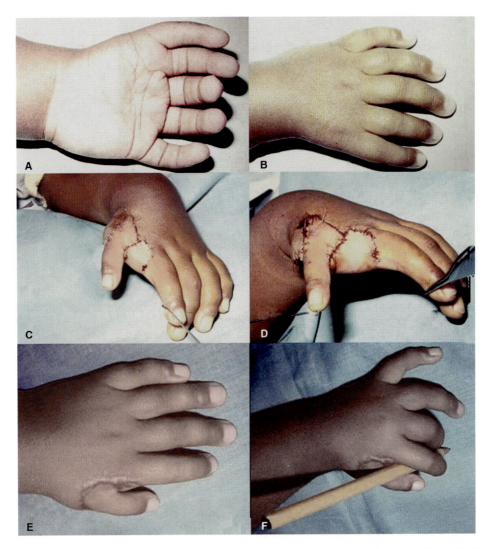

Figura 7.95 Mão de cinco dedos. **A** e **B.** Aspecto clínico pré-operatório. **C** e **D.** Aspecto clínico pós-policização. **E** e **F.** Resultado com 1 ano de pós-operatório.

A deficiência dos músculos tenares pode ser corrigida com oponentoplastia por transferência do abdutor do quinto dedo (já demonstrado) ou pela utilização do flexor superficial do dedo anular.

Polidactilia central

Polidactilias centrais são aquelas que afetam o indicador, o médio e o dedo anular. Ocorrem, usualmente, em associação com uma forma complexa de sindactilia, conhecida como polissindactilia.[248] Com freqüência bilaterais, apresentam história familiar marcante, com transmissão autossômica dominante. A duplicação do dedo anular é mais comum, seguida pela duplicação do dedo médio. O acometimento do dedo indicador é a forma mais rara, sendo também considerada uma variante de duplicação do polegar.[70,248]

As formas de polidactilias centrais são predominantemente parciais, embora possa ocorrer uma duplicação completa. Malformações associadas são uma constante, com predomínio das anomalias musculoesqueléticas, como polidactilia e sindactilia nos pés, mão em fenda e outras malformações na mão contralateral. Outros sistemas orgânicos podem estar afetados mais raramente, com associações de criptorquidia, retardamento mental, hidrocefalia, atrofia óptica e hemangiomas múltiplos[128,211,249] (Figura 7.96).

Tratamento

Em razão da complexidade da malformação e das dificuldades para o tratamento, o planejamento cirúrgico deve ser sempre discutido com a família, enfatizando a impossibilidade da correção completa da deformidade.

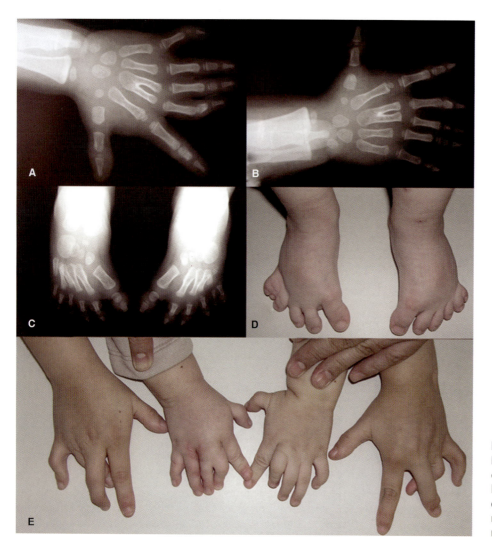

Figura 7.96 Polidactilia central. **A** e **B.** Aspecto radiológico da duplicação central bilateral com metacarpiano bífido. **C** e **D.** Associação com polidactilia nos pés. **E.** Aspecto da hereditariedade com acometimento na mesma família.

O exame radiológico é importante para avaliação das irregularidades dos elementos esqueléticos. Anomalias vasculares são muito comuns nos dedos polissindáctilos, podendo ocorrer isquemia após procedimentos cirúrgicos para a separação.[232] Quando o dedo polidáctilo está contido na comissura entre dedos normais adjacentes, as incisões padronizadas para liberação de sindactilia são realizadas e os elementos ósseos do dedo interposto são ressecados. Quando o dedo polidáctilo é adjacente ao espaço comissural normal, uma ressecção em raio é planejada. A reconstrução do ligamento intermetacarpiano transverso pode ser realizada pelas fibras dos dois ligamentos inseridos no raio ressecado. No caso em que o dedo compartilha uma articulação com o dedo adjacente ou com o metacarpiano alargado, a reconstrução do ligamento colateral será necessária.

Flatt e Wood[249] argumentam que, em muitos casos, a amputação de todos os elementos anormais, criando uma mão funcionalmente melhor, com três dedos, é preferível à tentativa de reconstrução, com resultados imprevisíveis, em múltiplos estágios.

Polidactilia do dedo mínimo (polidactilia pós-axial)

Muitas pesquisas citam esta condição como a malformação congênita mais comum da mão. A polidactilia do dedo mínimo é oito vezes mais comum que a dos outros dedos. Com freqüência bilateral, predomina na raça negra, na proporção de 10:1 em relação aos não-negros.[72,178,259] Quando presente em crianças brancas, a polidactilia pós-axial pode estar associada a anormalidades cromossômicas, relacionadas com síndromes e outras associações.[201]

Temtamy e Mc Kusick[229,230] subdividem a polidactilia pós-axial em dois tipos:

- **Tipo A:** dedo supranumerário bem desenvolvido que se articula com o quinto metacarpiano ou possui um metacarpiano próprio e independente.
- **Tipo B:** dedo pequeno, pobremente formado, conectado ao quinto dedo através de um pedículo de tecidos moles (Figura 7.97).

Deformidades Congênitas do Membro Superior

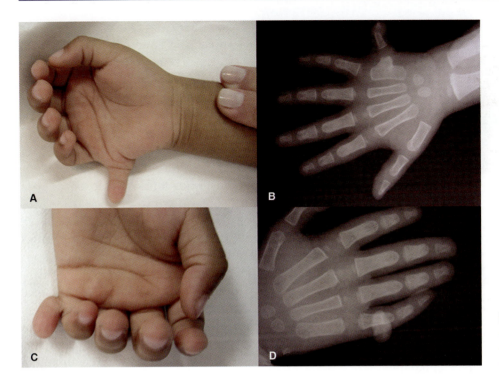

Figura 7.97 Polidactilia do dedo mínimo. **A** e **B**. Aspectos clínico e radiológico do tipo A. **C** e **D**. Aspectos clínico e radiológico do tipo B.

Com relação aos aspectos hereditários, a polidactilia do tipo A é herdada como um traço dominante com alta penetrância, enquanto no tipo B genes com penetrância incompleta estariam envolvidos. Indivíduos com polidactilia do tipo A podem gerar descendentes com polidactilia tipo A ou tipo B. Indivíduos com polidactilia tipo B geram apenas descendentes com polidactilia tipo B.[9]

Tratamento

Nos casos de polidactilia do tipo B, a exsangüinação do dedo, realizada no berçário do recém-nascido, pela ligadura do pedículo do dedo rudimentar, necessita de vigilância permanente para prevenir complicações, como infecções e hemorragias.[68] Muitos pacientes permanecem com um "bico de pele" no local da ligadura, normalmente decorrente da ligadura mais distal do pedículo. Para a maioria dos autores é preferível excisar o dedo rudimentar eletivamente, com a divisão precisa do nervo digital e cauterização dos vasos. Uma incisão elíptica evita o fenômeno do "bico de pele", freqüentemente visto após a ligadura.[201] Nos casos do tipo A, existe a continuidade esquelética. A abordagem cirúrgica será similar à descrita para a polidactilia do polegar. O esqueleto do dedo mais ulnar é normalmente excisado, com a transferência dos músculos da eminência hipotenar inseridos no dedo amputado para o dedo remanescente. Quando duas falanges proximais compartilham um único metacarpiano, a reconstrução do ligamento colateral será realizada pela transferência periósteo ligamentar do dedo removido para o dedo preservado. Se houver necessidade de estreitamento da cabeça do metacarpiano pela osteotomia longitudinal, o cirurgião deverá observar que, diferente do polegar, a cabeça do metacarpiano do quinto dedo contém a epífise de crescimento. Os retalhos de pele são desenhados em ziguezague, para assegurar uma sutura não-linear, de modo a prevenir retrações cicatriciais.

Dimelia ulnar (duplicação da ulna ou mão em espelho)

Esta anomalia congênita é caracterizada por duplicação da ulna, ausência de todo o segmento radial e polidactilia.[69,85,168,252] Existe uma simetria nessa forma de polidactilia em torno da linha média, ou seja, o lado radial é simétrico ao ulnar, por isso a denominação "mão em espelho".[54] A ausência do polegar, que é ocupado por dedos duplicados do tipo trifalângico, é uma característica muito importante (Figura 7.98).

Essa terminologia não pode ser aplicada a todos os casos de dimelia ulnar, haja vista que em certas situações não ocorre uma simetria absoluta. Na realidade, muitos casos de mão em espelho têm sido discutidos ou rotulados como polidactilias,[85,252] porém a evidência de uma duplicação simétrica dos componentes ulnares do antebraço e da mão nos permite considerá-la em sua totalidade como uma anomalia distinta. Kelikian,[106] numa revisão de literatura em 1968, conseguiu colecionar 60 casos descritos; desta

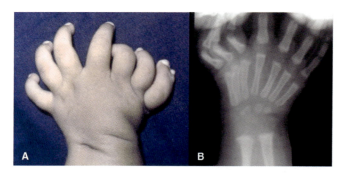

Figura 7.98A. Forma de "mão em espelho". Notar a ausência do polegar e a duplicação dos dedos do lado radial. **B.** Aspecto radiológico.

análise, achou melhor designar os casos de "mão em espelho" sem duplicação da ulna como sendo casos não-autênticos, em vez de classificá-los como simples casos de polidactilia. Coube a Rueff, em 1587, e a Jackson, em 1853, a descrição dos primeiros casos desta afecção (*apud* Wood).[252] Na literatura, chama atenção o número restrito de casos, muitos deles mal documentados e sem terminologia bem aplicada.[88,106,152] Esta entidade rara é unilateral, e não se evidenciam características hereditárias.[12,31,44] Radiologicamente, é possível observar uma duplicação da ulna e dos dedos do lado radial, associada à ausência total dos componentes radiais do membro (rádio, escafóide, trapézio, primeiro metacarpiano e falanges do polegar), o que caracteriza uma dimelia ulnar autêntica. No cotovelo, a ulna duplicada apresenta uma rotação, de tal modo que os olécranos se confrontam. A epífise distal do úmero é composta por duas trócleas mal definidas com ausência do capítelo (Figura 7.99).

Em função dessas alterações ósseas, clinicamente a mão é fletida ao nível do punho e usualmente desviada para o lado radial. Tanto o punho como o cotovelo são grossos e curtos, apresentando significativa limitação da flexoextensão e pronossupinação. Os ossos carpais e metacarpianos são arranjados em forma de arco, com a região palmar em postura côncava com as superfícies volares dos dedos tendendo para oposição. Muitos dedos encontram-se fletidos por ausência ou hipoplasia dos tendões extensores e da musculatura intrínseca, ou por limitações articulares (contratura fixa)[44] (Figuras 7.100 e 7.101).

Normalmente, os dedos ulnares tendem a ser mais normais que os radiais. A sindactilia também pode estar presente entre os dedos duplicados.[12,54,69,106,252]

Em geral, a duplicação da ulna não é hereditária, entretanto, pode vir associada à amelia fibular. Nesses casos, a maioria dos autores aceita a teoria de uma mutação genética como causa desse tipo de malformação.[12,88,168,252] Segundo Wood,[252] a única anomalia comumente associada à duplicação da ulna é a duplicação da fíbula com ausência bilateral da tíbia e do rádio. Kelikian[106] classifica esses casos como do tipo "verdadeiros" (autênticos), nos quais, além da duplicação simétrica dos dedos ulnares, existe sempre a clássica duplicação da ulna. Nas formas "não-verdadeiras" (não-autênticas), a duplicação digital é bem definida, mas falta a duplicação da ulna. Nesses casos, geralmente a função do cotovelo é boa, e não há deformidade ao nível do punho.

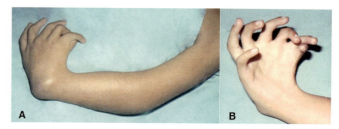

Figura 7.100A e **B.** Aspecto clínico da dimelia ulnar autêntica. Notar o desvio radial do punho com rigidez articular e duplicação digital com oponência dos demais dedos.

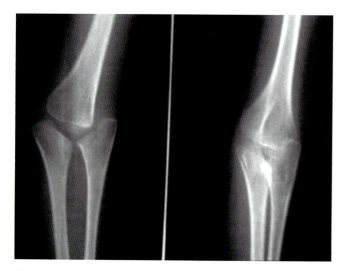

Figura 7.99 Aspecto radiológico dos cotovelos. Existe duplicação da ulna. Observar que os olécranos se confrontam.

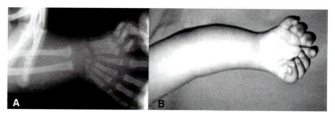

Figura 7.101A. Aspecto radiológico da forma não-autêntica. **B.** Duplicação digital com ausência de duplicação da ulna.

Por ser uma afecção rara, são poucos os especialistas que conseguem colecionar um número significativo de casos para que possam promover um protocolo de tratamento adequado. Várias cirurgias foram descritas, dentre elas as osteotomias derrotatórias da ulna, estudadas por Entin,[63] ou as sindactilizações, descritas por Davis e Farmer,[52] atualmente em desuso. O tratamento indicado consiste na policização do dedo médio dos dedos radiais e na amputação dos restantes.[12,27,31] A policização pela técnica de Buck-Gramcko é o melhor procedimento para corrigir a deformidade no que se refere a: (1) reconstrução da primeira comissura; (2) reajuste esquelético à custa de encurtamento do metacarpiano; (3) rotação e abdução palmar do dedo policizado; (4) estabilização muscular e transferências tendinosas para promover melhor controle intrínseco (Figura 7.102).

Quanto à correção das deformidades e às limitações funcionais ao nível do punho e do cotovelo, não deve ser efetuada com base na experiência de Harrison,[88] que excisou o extremo proximal da ulna em uma criança de 1 ano de idade sem obter melhora funcional e com recidiva da limitação. O desvio radial nas mãos de crianças portadoras de flexão limitada do cotovelo as torna mais funcionantes, pois favorece o seu acesso à boca e ao períneo (Figura 7.103).

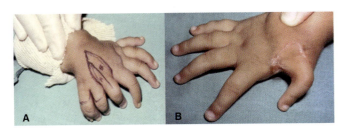

Figura 7.102A. Planejamento de ressecção de dedos extranumerários radiais e policização do dedo mais ulnar. **B.** Resultado pós-operatório com 6 meses.

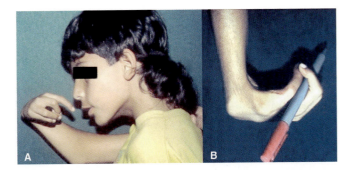

Figura 7.103A. Resultado final da policização na forma autêntica. Notar a limitação da flexão do cotovelo. A manutenção da flexão do punho ajuda a levar a mão à boca. **B.** A policização melhora a função e a estética desta deformidade bizarra.

Hiperfalangismo

Esta malformação é caracterizada pela presença de uma falange extra entre outras falanges normais do dedo. A presença de quatro falanges é observada com mais freqüência no indicador, conforme descrição da síndrome por Wood.[258] Este fato pode ocorrer, também, nos outros dedos.

A afecção foi descrita pela primeira vez por Le Boucq (*apud* Wood).[258] Existe traço autossômico dominante, não há predileção por sexo, e ocorre freqüentemente na forma bilateral. Do ponto de vista clínico, geralmente o indicador apresenta desvio ulnar em função de obliqüidade ao nível da articulação MF. Raramente, a reconstrução está indicada e, em geral, sua atuação recai sobre as correções das deformidades rotacionais e por razões estéticas.[82]

Macrodactilia

O termo macrodactilia, ou gigantismo digital, refere-se a uma anomalia rara, caracterizada por alargamento ou crescimento desproporcional dos dedos das mãos e dos pés, que pode acometer todo o membro. Esta afecção está presente no nascimento ou é reconhecida no início da infância, tendendo a ser progressiva durante o período normal de maturação esquelética. Essa entidade foi primariamente descrita por Klein,[110] em 1821. A macrodactilia também pode ser conhecida como megalodactilia,[25] gigantismo localizado,[194] macrodistrofia lipomatosa,[24] macrodactilia fibrolipomatosa.[147] É comum a associação com hiperplasia ou hipertrofia dos nervos mediano e/ou cubital, seguindo-se a distribuição sensorial destes nervos. É raro observarmos o envolvimento conjunto do território dos dois nervos. Histologicamente, o que observamos é hiperplasia ou hipertrofia caracterizada por infiltração de tecido gorduroso e por tecido fibroso ou, em outra instância, por neurofibromas plexiformes bem delineados. Na macrodactilia, todas as estruturas do dedo estão alargadas. A forma verdadeira deve ser seguida das outras patologias que podem cursar com alargamento digital, como tumores e outras malformações, como hemangiomas, linfedema congênito, fístulas arteriovenosas, lipomas, doença de Ollier (encondromatose múltipla), síndrome de Maffuci (encondromatose com hemangiomatose),[174,263] síndrome de Klippel-Trenaunay-Weber, osteoma osteóide e melorreostose.[69,231]

Segundo a maioria dos autores,[10,69,106] duas formas de macrodactilia podem ser descritas:

- **Forma estática:** consiste no sobrecrescimento proporcional de um dedo presente desde o nascimen-

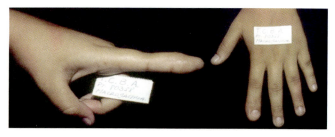

Figura 7.104 Forma estática de macrodactilia.

to e que mantém sua dimensão proporcionalmente estática em relação aos demais dedos durante o período de maturação esquelética (Figura 7.104).
- **Forma progressiva:** o dedo afetado pode não estar tão alargado durante o nascimento e vir a deformar-se com o crescimento. Nesses casos, o sobrecrescimento leva a desvios angulares do dedo afetado (clinodactilia).

A forma progressiva é a mais comum. Existem outras formas de classificação, mas esta é a mais simples e abrangente (descrita por Barsky[237]). Kelikian[106] descreveu uma variante hiperostótica, na qual os ossos curtos da mão apresentam desproporcionalidade grosseira e sem comprometimento nervoso. Com relação ao sexo, a maioria dos autores acusa pequeno predomínio dos homens em relação às mulheres[7,140,166] (Figura 7.105).

O acometimento digital é o mais freqüente, embora a deformidade possa estender-se à palma da mão e/ou ao antebraço em 7% e 4% dos casos, respectivamente.[140,166] Kelikian[106] utilizou a denominação NTOM (*nerve territory oriented macrodactyly*) para os casos típicos de macrodactilia em que se observou o acometimento das áreas inervadas por um nervo específico, geralmente o mediano. Quanto ao acometimento digital, é raro atingir todos os dedos numa mesma mão; os dedos mais afetados são o polegar, o indicador e o médio, acometidos juntos ou individualmente. A diminuição da função é proporcional ao aumento de volume, principalmente circunferencial, o que prejudica a flexão das articulações IFP e IFD.

Essa afecção é de etiologia desconhecida, não havendo transmissão hereditária comprovada. A associação com outras anomalias congênitas sistêmicas é rara. A sindactilia ocorre em 10% dos casos.[10,69,106,140]

As hipóteses mais prováveis para o sobrecrescimento na macrodactilia descrito por Inglis[95] são: (1) suprimento nervoso anormal; (2) suprimento sangüíneo anormal e (3) mecanismo hormonal anormal. Destas, a mais aceita é a existência de algum controle nervoso sobre o crescimento tissular. Alguns trabalhos sugerem a possibilidade de que a macrodactilia ocorra por falha embrionária localizada no broto apendicular formador dos membros superiores, alterando o tecido ectodérmico indutor do crescimento.[171,195] Outros trabalhos levantam a hipótese de que a macrodactilia é uma forma frustra de neurofibromatose (von Recklinghausen).[7,69,106,147,263] Do ponto de vista anatomopatológico, é consenso que na macroscopia os dedos atingidos apresentam aumento de todas as estruturas. Os tendões flexores têm aspecto normal, com espessamento da bainha peritendínea. Os nervos digitais são engrossados e tortuosos.

Tratamento

O tratamento dessa afecção é cirúrgico, buscando-se sempre benefícios estéticos e funcionais, sendo distinto para cada caso e dependendo de vários aspectos, como o tipo de macrodactilia, a velocidade de progressão da doença, os dedos envolvidos e a idade do paciente.[107]

Por ser uma patologia relacionada com a maturação esquelética, geralmente são necessários vários procedimentos cirúrgicos em uma ou mais etapas. Segundo a maioria dos autores, o principal problema a ser resolvido é a desproporção de comprimento entre os dedos afetados e os normais. Outro problema diz respeito à largura do dedo, que pode ser minimizada, mas sua correção é bastante difícil.[72] As técnicas mais aplicadas para tratamento dessa afecção são as am-

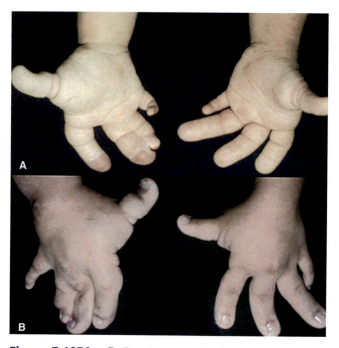

Figura 7.105A e **B.** Forma progressiva de macrodactilia com acometimento bilateral.

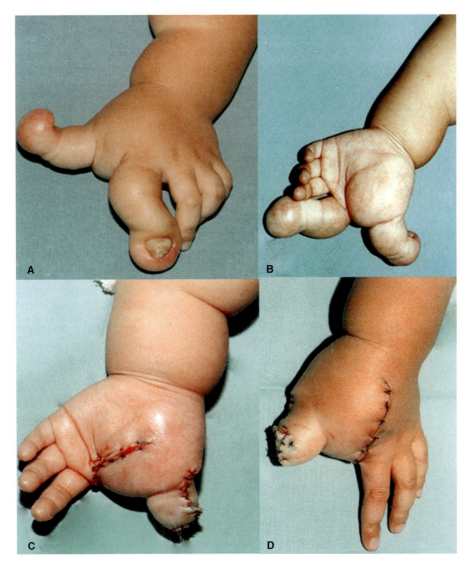

Figura 7.106A e B. Forma progressiva de macrodactilia, envolvendo o polegar e o indicador (desproporção significativa). C e D. Aspecto clínico pós-ressecção parcial do polegar e de todo o raio do indicador.

putações, as epifisiodeses e ressecções fisárias, as dermolipectomias ou desenguraduramentos, as neurectomias dos colaterais digitais e as neurólises do mediano no túnel do carpo. Em casos de aberrações e deformidades com grandes comprometimentos estéticos e funcionais, principalmente nas formas progressivas, a amputação deve ser considerada a melhor alternativa. Isto se baseia no fato de que a preservação dos dedos desproporcionais vem sempre acompanhada de repercussões psicológicas muito negativas em relação àquelas deixadas pelas amputações. A técnica convencional de amputação transmetacarpiana é a opção mais aceita pela maioria dos autores[10,24,25,72,106,140,237] (Figura 7.106).

Como bloqueio do crescimento, a epifisiodese das falanges em pacientes jovens é um bom recurso, e tem sido indicada por vários autores.[10,25,72,140,166] Cabe ressaltar que Wood[247] enfatiza ser difícil destruir completamente as placas fisárias das falanges. A ressecção das epífises está indicada, principalmente, nas formas progressivas. A desvantagem desses métodos é impedir o crescimento longitudinal, mas não evitar o crescimento circunferencial.[72] As osteotomias são utilizadas não só para encurtamento, mas também para correções de desvios angulares (clinodactias). As osteotomias de ressecção da falange distal pela técnica de Tsuge[237] têm como objetivo o comprimento dos dedos, associado ao desengorduramento e à diminuição da largura do leito ungueal (Figura 7.108).

As osteotomias angulares estão indicadas para correção dos desvios angulares (clinodactilias). Em geral, são realizadas na metáfise distal das falanges média ou proximal. O acesso mais utilizado é o lateral, e a ressecção de uma cunha óssea, além de corrigir o desvio angular, também encurta o dedo. A fixação da osteotomia é feita com fios de Kirschner, e pode-se associar a esta técnica a epifisiodese de uma ou mais falanges (Figura 7.107).

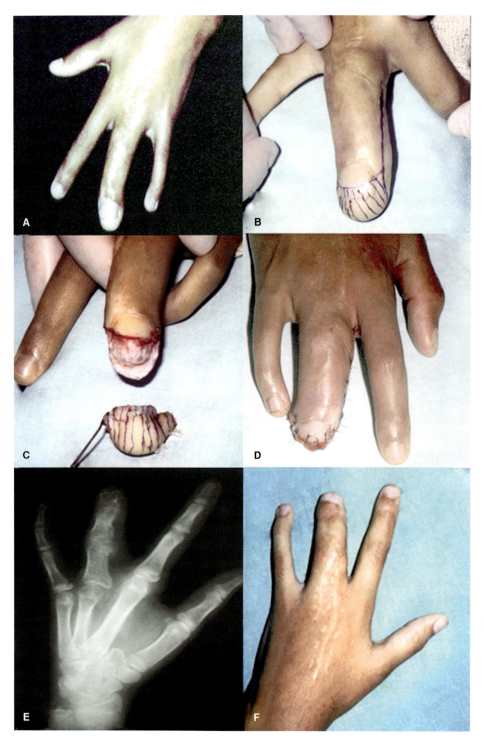

Figura 7.107A. Macrodactilia na forma progressiva. **B.** Redução da polpa digital associada a dermolipectomia por acesso lateral. **C.** Osteotomia da falange distal e diminuição da largura do leito ungueal. **D.** Resultado final imediato. **E** e **F.** Aspecto clínico e radiológico (2 anos de pós-operató-

Dentre os procedimentos que atuam sobre partes moles, a dermolipectomia, ou desengorduramento, é muito utilizada em associação a outras intervenções concomitantes, como já foi exemplificado. A via de acesso mais preconizada é a lateral na transição entre a pele dorsal e a ventral. Após identificação do feixe vasculonervoso, procede-se à retirada do tecido gorduroso, que é abundante. Em seguida, resseca-se a pele redundante. Este procedimento deve sempre ficar restrito à metade do dedo, para evitar problemas circulatórios que favoreçam a necrose de pele. Como em todo procedimento desse tipo, deve-se buscar uma sutura de pele sem tensão. Uma desvantagem desse procedimento é a recidiva, que sempre ocorre durante a maturação esquelética, mas, mesmo assim, vale a pena executá-lo.

Deformidades Congênitas do Membro Superior

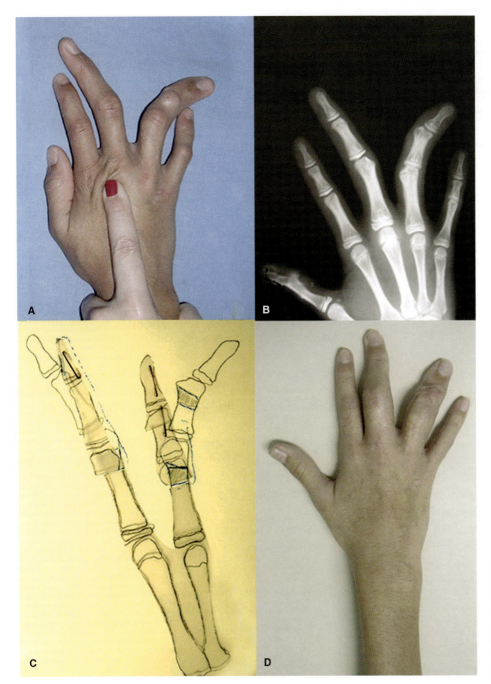

Figura 7.108A. Macrodactilia com acentuada clinodactilia de anular e médio. **B.** Aspecto radiológico mostrando acometimento das falanges proximal e média dos mesmos dedos. **C.** Planificação esquemática das osteotomias. **D.** Aspecto clínico pós-operatório com 3 meses.

Alguns autores, como Tsuge,[237] recomendam a neurectomia dos colaterais digitais como forma de inibir o crescimento ósseo e de partes moles. Este procedimento é baseado na teoria da proximidade do crescimento anormal dos dedos em função de um suprimento nervoso anormal. Kelikian[106] também defende esta teoria (Figura 7.9).

Nos casos de envolvimento do nervo mediano na palma da mão, as neurólises ao nível do túnel carpiano podem estar indicadas como medidas de prevenção de quadros compressivos futuros.

Bandas de constrição congênitas

A formação anômala de pregas cutâneas transversais ao longo dos eixos dos membros é a característica fundamental desta condição clínica. Pode afetar qualquer membro, e está localizada com mais freqüência nos segmentos distais. As pregas têm profundidade variável, podendo chegar ao plano ósseo e acometer o retorno venoso e linfático.[190] O mecanismo de formação dessas pregas ainda é desconhecido. Existem teorias que tentam explicar sua origem. A evidência de fatores ambientais intra-ute-

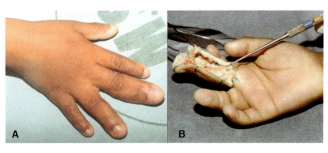

Figura 7.109A. Macrodactilia com acometimento do anular e do médio. **B.** Detalhe macroscópico do espessamento nervoso.

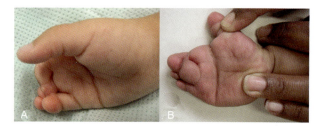

Figura 7.111A e **B.** Formas graves de acrossindactilia com fusão das polpas digitais.

rinos favoreceria o aparecimento dessas pregas. Estes fatores, como a ruptura prematura do saco amniótico, levariam à diminuição do volume do líquido, induzindo sucessivas contrações uterinas.[193] Outra teoria está baseada na semelhança entre as pregas cutâneas normais e as bandas de constrição. Estas seriam decorrentes de uma falha embrionária do desenvolvimento do tecido mesodérmico que formaria o tecido subcutâneo. Estas falhas poderiam atingir planos mais profundos nas formas mais graves, chegando à amputação.[69,108,165,190]

Não há qualquer evidência de hereditariedade, ocorrendo ao acaso numa proporção de 1:15 mil nascimentos vivos. Afetam os segmentos mais distais do membro, podendo atingir tanto os pés como as mãos.[190,193] O quadro clínico pode variar desde as formas mais simples (bandas incompletas) até as formas mais graves (amputações intra-uterinas). Há inúmeras formas de envolvimento, seja na gravidade, seja na quantidade de dedos afetados, mas sempre com a característica do tipo completa ou incompleta (Figura 7.110).

Dependendo da profundidade da banda, pode haver acometimento de vasos linfáticos, nervos e tendões. Quando há acometimento vascular arterial, este leva a isquemia e amputação da extremidade, que pode ocorrer ainda na fase intra-uterina.[69,108] Segundo vários autores, a mão é o segmento mais freqüentemente acometido. Os dedos são atingidos em quase 100% dos casos, sendo os centrais (indicador, médio e anular) os mais afetados. Aproximadamente metade dos casos com acometimento das mãos também tem acometimento nas pernas e nos pés.[6,172,190]

Outra forma de acometimento é a acrossindactilia, provavelmente resultante de uma cicatrização em bloco dos dedos após uma amputação intra-uterina. Isto justificaria a presença de uma comissura digital cuja expressão pode ir desde uma comissura formada até um pequeno orifício[6] (Figura 7.111).

As anomalias congênitas mais freqüentemente associadas às bandas de constrição são: sindactilia, acrossindactilia, sinfalangia, braquissindactilia, braquidactilia, hipoplasia de falanges e camptodactilia.[172] Nos membros inferiores, são freqüentes o pé torto congênito (25% dos casos) e a fenda palatina (10% dos casos).[6]

Petterson[193] idealizou uma classificação baseada nos seguintes tipos:

I. Banda simples sem deformidades secundárias acometendo um ou mais segmentos.
II. Banda constritiva com deformação do segmento distal associada ou não a linfedema.
III. Banda constritiva com fusão distal moderada ou grave.
IV. Amputação intra-uterina.

Para facilitar a classificação, devemos nos ater a uma região específica, haja vista que as apresentações clínicas variam de um segmento para o outro no mesmo paciente. As bandas não são estáticas, podendo haver progressão do quadro, principalmente no que se refere à progressão da isquemia.[165]

O tratamento das bandas de constrição parciais, simples e de baixa profundidade não é obrigatório. O tratamento não-cirúrgico pode trazer algum benefício, principalmente no que se refere à melhora do linfedema, como, por exemplo, medidas que favoreçam a melhora da drenagem linfática. O tratamento cirúrgico deve ser indicado para as bandas completas e profundas que determinem aumento do linfedema

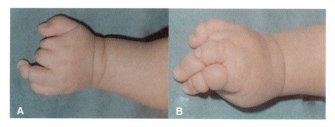

Figura 7.110 Bandas de constrição congênitas. **A** e **B.** Formas simples de acometimento em dedos e punho, associadas a formas graves (amputações congênitas).

Deformidades Congênitas do Membro Superior

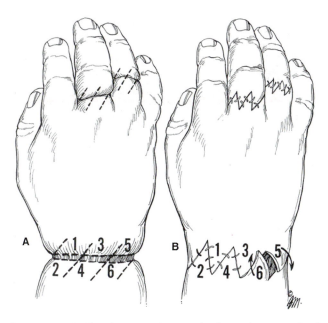

Figura 7.112 Planejamento de zetaplastias após ressecção de bandas de constrição. (Modificada de Green DP. *Operative hand surgery*.[161])

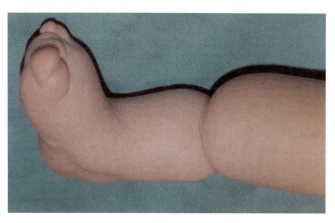

Figura 7.114 Banda de constrição congênita na perna. Observar a amputação congênita dos artelhos centrais.

e/ou da isquemia. Costuma ser realizado em duas etapas, com intervalo de, no mínimo, 3 meses entre elas. O ato cirúrgico consiste na ressecção da cinta fibrosa semicircunferencial, seguida de zetaplastia na incisão resultante (Figura 7.112).

É importante frisar que a largura da faixa varia de acordo com a localização da banda. Nos dedos resseca-se, em média, de 0,5 a 1cm; no punho, ou acima, e no tornozelo e na perna, a faixa a ser ressecada deverá ter cerca de 2cm de largura.[6,66,240] O objetivo da remoção destas faixas é ressecar todo o tecido retrátil da banda, para evitar recidivas, e as zetaplastias favorecem o alongamento das bordas da incisão resultante. Nas formas mais simples de bandas, pode-se realizar a ressecção circunferencial completa numa mesma etapa. Nas formas mais graves, a liberação em duas etapas está mais indicada, por questões de segurança. A liberação do tecido subcutâneo ao nível da fáscia e a ressecção de uma faixa da mesma são detalhes importantes para alívio da tensão circunferencial (Figura 7.113).

Nos dedos, a ressecção da faixa de pele é realizada tomando-se cuidado com os nervos sensitivos colaterais digitais, para que não sejam lesados. Há a necessidade de visualização dos feixes vasculonervosos e de sua proteção, pois regularmente se encontram ao fundo da banda.

Nos membros inferiores, as características são semelhantes às do membro superior, e as regras para tratamento são similares (Figura 7.114).

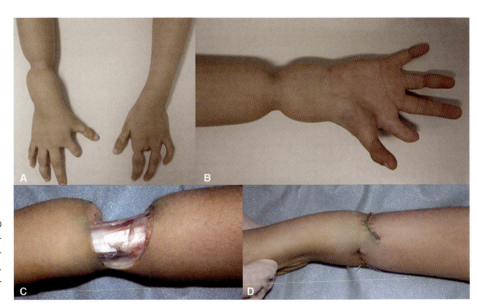

Figura 7.113A e **B.** Aspecto clínico de banda de constrição congênita acometendo dedos e porção distal do antebraço. **C.** Ressecção de cinta fibrosa. **D.** Fechamento da pele com zetaplastia associada.

Deformidade de Madelung

Esta deformidade foi descrita por Madelung, em 1878, como sendo uma subluxação para o lado ulnar do carpo.[144] Trata-se de uma alteração específica do crescimento da epífise distal do rádio que, no seu desenvolvimento, compromete o próprio rádio, a articulação radioulnar distal e os ossos carpais.[4]

Clinicamente, constata-se uma projeção significativa ao nível da ulna distal, associada a um desvio volar do punho e da mão, dando uma idéia de subluxação, o que torna o extremo distal da ulna mais proeminente (Figura 7.115).

Essa deformidade é uma desordem congênita que se torna mais visível na infância tardia ou na adolescência. É mais comum nas mulheres e na forma bilateral. De maneira geral, existe um leve encurtamento do rádio ao nível do punho. Do ponto de vista funcional, costuma haver limitação da mobilidade do punho e do antebraço, com extensão mais limitada que a flexão e a supinação mais que a pronação. A dor costuma ser incerta. Deformidades similares podem ocorrer após traumatismos e infecções que afetem mais a fise do rádio em sua metade ulnar e outras anomalias congênitas.[106]

Radiologicamente, o que observamos na epífise distal do rádio é o formato triangular secundário a uma fusão precoce da metade ulnar. Isto confere uma inclinação maior da faceta articular do rádio no sentido ulnar (em torno de 60 graus), associada a uma inclinação no sentido volar (em torno de 35 graus). Existe uma subluxação dorsal da ulna, que tem seu crescimento fisário normal. Não se conhece a natureza exata da falha do crescimento fisário radial que leva ao aparecimento dessa deformidade (Figura 7.116).

A deformidade de Madelung é considerada uma desordem genética com expressão autossômica dominante com 50% de penetração.[4] Alguns autores acreditam que esta deformidade possa vir isolada apenas no extremo distal do rádio, ou que seja uma forma

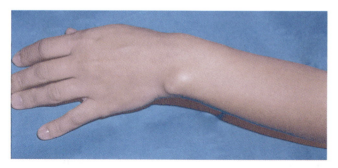

Figura 7.115 Deformidade de Madelung (aspecto clínico). Notar a proeminência dorsal e ulnar do punho.

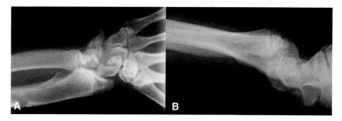

Figura 7.116A e **B.** Deformidade de Madelung. Aspecto radiológico.

frustra da discondrosteose, também chamada de doença de Leri-Weill.[141] Uma peculiaridade desta doença é a associação com outras deformidades esqueléticas, principalmente na tíbia. Além desta afecção, pode haver associação com outras displasias esqueléticas, como mucopolissacaridoses, disgenesia gonadal de Turner, acondroplasia, exostose múltipla, displasia epifisária múltipla e discondroplasia (Ollier).[106,115]

Do ponto de vista anatomopatológico, a alteração óssea que dá origem a essa deformidade é resultante de uma lesão fisária distal do rádio no seu terço ulnar que favorece a diminuição do crescimento e a aplasia dessa região. Na deformidade clássica de Madelung, a localização mais comum é a porção volar e ulnar da fise. A parte externa da superfície articular do rádio é normal. A porção interna da fise é obliquada, de modo que a cobertura do semilunar não é completa, ficando o mesmo, às vezes, desprovido de suporte do rádio. Isto justifica a modificação do formato do carpo que, para se adaptar a este espaço, assume a forma triangular com o semilunar localizado no seu ápice. A luxação da articulação radioulnar é sempre constante, em decorrência da obliqüidade distal do rádio. A associação destas deformidades projeta para frente a superfície articular do rádio, gerando a subluxação anterior do carpo. Vickers[262] descreveu a presença de uma estrutura ligamentar anômala na face anterior do punho que se estende do lado ulnar, proximal à fise distal do rádio, até o semilunar, com expansão para a fibrocartilagem triangular. Este ligamento exerce tração no semilunar no sentido proximal, forçando-o a se deslocar para o espaço entre o rádio e a ulna. O resultado dessa pressão pode causar adelgaçamento dessa região. As inserções anômalas do músculo pronador quadrado ao nível do escafóide e da porção ulnar da epífise radial, descritas por Linscheid,[119] não têm sido freqüentemente encontradas[40,67,176] (Figura 7.117).

Quanto ao quadro clínico da deformidade de Madelung, vemos que a dor é a principal responsável pela primeira consulta, seguida da queixa estética. É característica do Madelung a dor decorrente do impacto ulnocarpal, que comumente se associam.

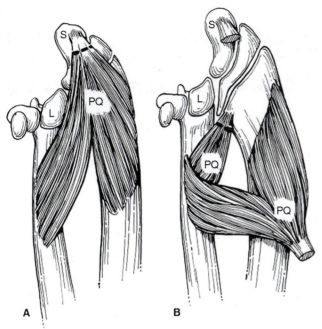

Figura 7.117A. Inserção anômala do músculo pronador quadrado (inserção superficial) ao nível do escafóide. **B.** Inserção profunda na metáfise distal ulnar do rádio. (Modificada de Ezak M. In: Green's operative hand surgery.[67])

A aparência de luxação do punho, característica da deformidade de Madelung, é o principal aspecto durante a inspeção. Isto se acentua à custa da projeção da cabeça da ulna. As limitações funcionais encontradas projetam-se nos movimentos de pronossupinação, extensão e desvio ulnar do punho, que se mostram limitados. Os demais movimentos costumam estar nos limites próximo do normal. Cabe ressaltar que Angelini e cols. e Reis e cols. referem melhora significativa da função após tratamento cirúrgico, particularmente a supinação.[3,4,196]

Tratamento

Devemos considerar sempre o grau de deformidade e o nível da dor apresentado pelo paciente. Não é raro que uma deformidade com função satisfatória e dor pouco significativa justifique tratamentos cirúrgicos de grande monta que, muitas vezes, culminem com perdas funcionais maiores que a pré-operatória, associadas a dano significativo da fise de crescimento já doente. O tratamento cirúrgico está indicado nos casos com progressão da deformidade e dor incapacitante, associadas à perda da amplitude de movimentos e da força, bem como naqueles casos que apresentam alterações estéticas significativas.[4] As cirurgias para os pacientes que possuem a fise ainda aberta (imatura) objetivam prevenir a correção da deformidade. A remoção de fatores deformantes não-ósseos, como ligamentos e músculos anômalos, não impede o agravamento da deformidade. O mesmo ocorre quando o tratamento cirúrgico age sobre a remoção de área fisária doente. De maneira geral, o grupo mais comum de procedimentos cirúrgicos atua sobre a ulna distal alongada. São eles: a excisão da ulna distal,[53] o encurtamento da ulna[154] e a artrodese da articulação radioulnar distal com a criação de uma pseudo-artrose proximal para preservar a pronossupinação.[81,205] A técnica de Darrach,[53] que se baseia na ressecção da extremidade distal da ulna, apesar de promover alívio da dor e melhora estética da deformidade, favorece a instabilidade do carpo com translocação para o lado

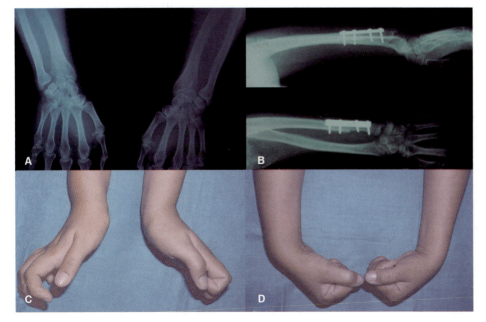

Figura 7.118 Deformidade de Madelung. **A.** Aspecto radiológico pré-operatório mostrando desproporção na articulação radioulnar distal. **B.** Osteotomia de encurtamento da ulna (técnica de Milch) com equalização radioulnar distal. **C** e **D.** Resultado funcional em extensão e flexão.

ulnar agravada pela fise do rádio bastante inclinada. A técnica de Milch[154] consiste no encurtamento da ulna distal, visando diminuir a subluxação da cabeça da ulna e corrigir o impacto ulnocarpal, que atua como fator responsável por dor nesta área. Este procedimento tem indicação nos casos em que se busca apenas a correção da ulna (Figura 7.118).

A cirurgia de Salvè-Kapandji[205] consiste na artrodese da articulação radioulnar distal, seguida da criação de uma falha óssea da ulna. A vantagem desta técnica baseia-se no alívio da dor, associado à manutenção da estabilidade carpal à custa da preservação do contorno articular. A falha óssea criada na ulna permite a manutenção do movimento de pronossupinação. A correção das alterações do rádio pode ser obtida mediante uma osteotomia dorsolateral em cunha fechada, como preconizam Angelini e cols.[3] Este procedimento está indicado após a realização da correção da articulação radioulnar distal pela técnica de Salvè-Kapandji. Os objetivos desta osteotomia são a correção da curvatura dorsal exagerada do rádio (que propicia um aspecto estético indesejável) e, ao mesmo tempo, o restabelecimento do posicionamento das articulações radioulnar e radiocárpica, de maneira a proporcionar melhor biomecânica das articulações do punho. Sugerimos melhor contato com a técnica operatória por meio da leitura dos trabalhos originais dos autores. Na série de pacientes tratados cirurgicamente por Angelini e cols.[3] e Reis e cols.,[196] houve melhora de 30% a 40% de todos os movimentos, particularmente na supinação.

REFERÊNCIAS

1. Albertoni WM, Honmoto MFOL. Sinostose radioulnar congênita. *In:* Pardini e G de Souza (eds.) *Clínica ortopédica vol 4/1.* Rio de Janeiro: Medsi, 2003:109-12.
2. Andrew JG, Sykes PJ. Duplicate thumbs: a survey of results in twenty patients. *J Hand Surg* 1988; *133*:50.
3. Angelini LC, Leite VM, Faloppa F. Surgical treatment of Madelung disease by the Sauvè-Kapandji technique. *Ann Chir Main Memb Super* 1996; *15*(4):257-64.
4. Angelini LC, Martins FC. Deformidade de Madelung. *In:* Pardini e G de Souza (eds.) *Clínica ortopédica vol 4/1.* Rio de Janeiro: Medsi, 2003:195-211.
5. Banker BQ. Neuropathological aspects of arthrogryposis multiplex congenita. *Clin Orthop* 1985; *194*:30-43.
6. Barbieri CH, Mazzer N. Bandas de constrição congênita. *In:* Pardini e G de Souza (eds.) *Clínica ortopédica vol 4/1.* Rio de Janeiro: Medsi, 2003:175-81.
7. Barsky AJ. Congenital anomalies of the hand. *J Bone Joint Surg* (Am) 1951:33.
8. Barsky AJ. Cleft hand: classification, incidence and treatment. *J Bone Joint Surg* 1964; *46A*:1707-20.

9. Barsky AJ. *Congenital anomalies of the hand and their surgical treatment.* Springfield, Charles C. Thomas, 1958:48-64.
10. Barsky AJ. Macrodactyly. *J Bone Joint Surg* (Am) 1967; *49*:1255.
11. Barros FANC, Barros AS. Polidactilia. *In:* Pardini e G de Souza (eds.) *Clínica ortopédica vol 4/1.* Rio de Janeiro: Medsi, 2003:141-60.
12. Barros NJ, Buck-Gramcko D, Evans DM. Soft tissue anatomy of mirror hand. *J Hand Surg* (Br), 1986; *2*:181-9.
13. Bayne LG. Ulnar club hand. *In:* Green DP (ed.) *Operative hand surgery.* New York: Churchill-Livingstone, 1982:238-52.
14. Bayne LG, Klug MS. Long term review of the surgical treatment of radial deficiencies. *J Hand Surg* 1987; *12*:169-75.
15. Bayne LG. Radial club hand. *In:* Green DP (ed.) *Operative hand surgery.* New York: Churchill-Livingstone, 1988:261-75.
16. Bennett JB, Hansen PE, Grandberry LUM, Cain TE. Surgical management of arthrogryposis in upper extremity. *J Pediatr Orthop* 1985; *5*:281.
17. Benson LS, Walters PM, Kamil NI *et al.* Camptodactyly: classification and results of nonoperative treatment. *J Pediatr Orthop* 1994; *14*:814-9.
18. Birch-Jensen A. *Congenital deformities of upper extremities.* Kopenhagen: Etnar Munksgard, 1949.
19. Blair WF, Shurr DG, Buckwalter JA. Functional status in ulnar deficiency. *J Pediatric Orthop* 1983; *3*(1):37-40.
20. Blaunt W, Schneider-Sickert F. *Numerical variations in congenital deformities of the hand. An atlas on their surgical treatment.* New York: Springer, 1981:120.
21. Brand PW. The hand. Milford L, *In:* Crenshaw AH (ed.) *Campbell's opertive orthopaedics* 4ed., St Louis: CV Mosby 1963:229.
22. Bolano LE. Congenital proximal radio ulnar synostosis: treatment with Ilisarov method. *J Hand Surg* 1994; *19A*:977-8.
23. Bora FW, Nicholson JT, Cheema HM. Radial meromelia. The deformity and its treatment. *J Bone Joint Surg* 1970; *52A*:966-79.
24. Boyes JH. Macrodactylysm: a review and proposed management. *Hand* 1977; *9*:172-180.
25. Boyes JH. *In: Bunnell's surgery of the hand.* 5ed. Philadelphia: JB Lippincott, 1970:95.
26. Broudy AS, Smith RJ. Deformities of the hand and wrist with ulnar deficiency. *J Hand Surg* 1979; *4*:304-15.
27. Buck-Gramcko D. Pollicization of the index finger method and results in aplasia and hypoplasia of the thumb. *J Bone Joint Surg* (Am) 1971; *53*:1605.
28. Buck-Gramcko D. Congenital malformations of the hand: indications, operative treatment and results. *Scand J Plast Reconst Surgery* 1975; *9*:190-8.
29. Buck-Gramcko D. Radialization as a new treatment for radial club hand. *J Hand Surg* 1985; *10A* 964-8.
30. Buck-Gramcko D. Congenital malformations. *In:* Nigst H, Buck-Gramcko D, Millesi H *et al.* (eds.) *Hand surgery.* New York: Thieme Medical Publishers, 1989:12-21.
31. Buck-Gramcko D. Congenital malformations: polydactily. *In:* Nigst H, Buck-Gramcko D, Millesi H, Lister GD (eds.) *Hand surgery.* Vol 1, New York: Thieme Medical Publishers, 1988:53-60.
32. Buck-Gramcko D. Complications and bad results in pollicization of the index finger (in congenital cases). *Ann Chir Main Memb Super* 1991; *10*:506-12.
33. Buck-Gramcko D. *Congenital malformations of the hand and forearm.* London: Churchill Livingstone-Harcout-Brace Co, 1998.

34. Burck U, Schaefer E, Held KR. Mesomelic dysplasia with short ulna, long fíbula, brachymetacarpy and micrognathia. Clinical and radiological differencial diagnostic features. *Ped Radiol* 1980; *9*:161-5.

35. Campbell CC, Waters PM, Emans JB. Excision of the radial head for congenital dislocations. *J Bone Joint Surg* 1992; *74*(A):726-33.

36. Carmo JMM, Costa JRB. Artrogripose múltipla congênita. *In:* Pardini e G de Souza (eds.) *Clínica ortopédica vol 4/1*. Rio de Janeiro: Medsi, 2003: 183-93.

37. Carrol RE, Hill NA. Triceps transfer to restore elbow flexion. *J Bone Joint Surg* 1970; *52A*:239.

38. Carrol RE, Bowers WH. Congenital deficiency of the ulna. *J Hand Surg* 1977; *2*:169-74.

39. Carstam N, Eiken O. Kirner's deformity of the little finger. *J Bone Joint Surg* 1970; *52A*:1663-5.

40. Carter PR, Ezaki M. Madelung's deformity: surgical correction through the anterior aproach. *Hand Clin* 2000; *16*(4):713-21.

41. Clark DI, Chell J, Davis TR. Pollicizations of the index finger. A 27 years of follow-up study. *J Bone Joint Surg* 1998; *80*(B):631-5.

42. Cleary JE, Omer GE. Congenital proximal radio ulnar synostosis. Natural history and functional assessment. *J Bone Joint Surg* 1985; *67A*:539-45.

43. Cheng JCY, Chan KM, Ma GFY, Leung PC. Polydactily of the thumb: a surgical plan based on ninety-five cases. *J Hand Surg* 1984; *9A*:155-64.

44. Chiconelli JR, Monteiro AV. Dimelia ulnar ("Mirror hand"): apresentação de dois casos. *Rev Bras Ortop* 1992; *27*(8):597-600.

45. Chiconelli JR, Monteiro AV. Mão torta radial: avaliação de 12 mãos operadas com *follow-up* de 4 anos. *Rev Bras Ortop* 1992; *27*:41-7.

46. Chiconelli JR, Monteiro AV. A mão na artrogripose múltipla congênita. *Rev Bras Ortop* 1994; *29*(7): 501-4.

47. Cohen MS. Thumb duplication. *Hand Clin* 1998; *1*: 17-27.

48. Cole RJ, Manske PR. Classification of ulnar deficiency according to the thumb and first web. *J Hand Surg* (Am) 1997; *22*(3):479-88.

49. Cooney WP. Camptodactyly and clinodactyly. *In:* Carter C. *Reconstruction of the child's hand*. Philadelphia: Lea and Febiger, 1991.

50. Courtemanche AD. Camptodactyly: etiology and management. *Plast Reconstr Surg* 1969; *44*:451-54.

51. Crawford HH, Horton CE, Adamson JE. Congenital aplasia or hypoplasia of the thumb and finger extensor tendons. *J Bone Joint Surg* 1966:82-91.

52. Cronin TD. Syndactilism: results of zig-zag incisions to prevent pos operative contracture. *Plast Reconst Surg* 1956; *18*:460.

53. Darrach W. Habitual foward dislocations of the head of the ulna. *Ann Surg* 1913; *57*:928-30.

54. Davis RG, Farmer AW. Mirror hand anomaly: a case presentation. *Plast Reconst* 1958; *21*:80-3.

55. Dinham JM, Meggitt BF. Trigger thumb in children. *J Bone Joint Surg* 1974; *56B*:153-5.

56. Dobyns JH. Radial head dislocation. *In:* Green DP (ed.). *Operative hand surgery*. Churchill Livingstone Inc, 1982:272-7.

57. Dobyns JH. Synostosis. *In:* Green DP. *Operative hand surgery*. Churchill Livingstone Inc, 1982:267-72.

58. Dobyns JH. Segmentar digital transposition in congenital hand deformities. *Hand clinics* 1985; *1*:475.

59. Dobyns JH. Problems and complications in the management of upper limb anomalies. *Hand clinics* 1986; *2*(2):373-81.

60. Dobyns JH, Wood VE, Bayne LG. Congenital hand deformities. *In:* Green DP (ed.) *Operative hand surgery* 2ed., New York: Churchill Livingstone, vol I, 1988:291-305.

61. Dunlap J, Manske PR, Mc Carthy JA. perfusion of the abductor digiti quinti after transfer on a neurovascular pedicle. *J Hand Surg* 1989; *14A*:992-5.

62. Dykes RG. Kirner's deformity of the little finger. *J Bone Surg* 1978; *60B*:58-60.

63. Entin MA. Reconstruction of congenital hand anomalies of upper extremity. *J Bone Joint Surg* 1959; *41*:681-700.

64. Ezaki M. Radial polydactily. *Hand clin* 1990; *4*:577-88.

65. Ezaki M. Congenital hand deformities. *In:* Green DP, Hochkiss RN, Peterson WC (eds.) *Green's operative hand surgery*. Philadelphia: Churchill Livingstone, 1999:517-21.

66. Ezaki M. Amnion disruption sequence (constrictions ring syndrome). *In:* Green DP, Hotchkiss RN, Peterson WC (eds.) *Green's operative hand surgery*. 4ed., New York: Churchill Livingstone, 1999:429-32.

67. Ezaki M. Madelung deformity. *In:* Green DP, Hochkiss RN, Peterson WC (eds.) *Green's operative hand surgery*. 4ed., New York: Churchill Livingstone, 1999:528-33.

68. Flatt AE. Extra fingers. *In:* Flatt AE (ed.) *The care of congenital hand anomalies*. 2ed. St. Louis: Quality Medical Publishing 1994.

69. Flatt AE. *The care of congenital hand anomalies*. 2ed. St. Louis: Quality Medical Publishing 1994:296-306.

70. Flatt AE. *The care of congenital hand anomalies*. St. Louis: CV Mosby Co. 1997.

71. Flatt AE. Practical factors in the treatment of syndactylism. *In:* Litter JW, Cramer LM, Smith JW (eds.) *Symposium on reconstructive hand surgery*. Vol 9, St Louis, 1974.

72. Faloppa F. Macrodactilia. *In:* Pardini e G de Souza (eds.) *Clínica ortopédica vol 4/1*. Rio de Janeiro: Medsi, 2003:171-4.

73. Ger E, Kupeha P, Ger D. The management of trigger thumb in children. *J Hand Surg* (Am) 1991; *16A*:944-7.

74. Gessel A. *The first five years of the life*. New York: Harper and Row, 1940.

75. Giostri GS, Nagai AK. Deformidades angulares dos dedos (camptodactilia, clinodactilia, deformidade de Kirner). *In:* Pardini e G de Souza (eds.) *Clínica ortopédica – defeitos congênitos nos membros superiores. vol 4/1*. Rio de Janeiro: Medsi, 2003:121-35.

76. Glicenstein J, Haddad R, Guero S. Surgical treatment of camptodactyly. *Ann Chir Main Memb Super* 1995; *14*:264-71.

77. Goffin D, Gilber A, Leclercq C: Thumb duplication: surgical treatment and analysis of sequels. *Ann Chir Main Memb Super* 1990; *9*:119-28.

78. Golaberg MJ, Meyn M. The radial club hand. *Clin Orthop North Am* 1976; *7*:341.

79. Goldberg MJ, Bartoshesky LE. Congenital hand anomaly: etiology and associated malformations. *Hand clinics* 1985; *1*:405-15.

80. Golafarb CA, Klepps SJ, Dailey LA, Manske PR. Functional outcome after centralizations for radius dysplasia. *J Hand Surg* 2002; *27A*:118-24.

81. Gonçalves D. Correction of disorders of the distal radio ulnar joint by artificial pseudo arthrosis of the ulna. *J Bone Joint Surg* (Br) 1974; *56*:462.

82. Graham TJ, Ress AM. Finger polydactyly. *Hand Clin* 1998; *1*:49-64.

83. Green CUT, Mital MA. Congenital radio ulnar synostosis: surgical treatment. *J Bone Joint Surg* 1979; *61A*:783-43.

84. Green DP. *Operative hand surgery.* Vol I., New York: Churchill Livingstone, 1988:366-74.

85. Grooper PT. Ulnar dimelia. *J Hand Surg* 1983; *8*:487.

86. Hankin FM, Smith PA, Kling TF, Louis DS. Nerve palsy following rotational osteotomy of congenital radio ulnar synostosis. *J Pediatr Orthop* 1987; *7*:103-6.

87. Hansen OM. Surgical anatomy and treatment of patients with arthrogryposis. *J Bone Joint Surg* (Br) 1961; *43*:855.

88. Harrison RG, Pearson MA, Roaf R. Ulnar dysmelia. *J Bone Joint Surg* (Br) 1960; *42*:549-55.

89. Hartrampf CR, Vasconez L, Mathes S. Construction of one good thumb both parts of a congenital bifid thumb hand. 1981; *13*:81-4.

90. Hoover GH, Flatt AE, Weiss MW. The hand Apert's syndrome. *J Bone Joint Surg* 1970; *52A*:878.

91. Huber E. Hilfsoperation bei medianus lahmung. *Dtsch Z Chir* 1921; *162*:271.

92. Huffstadt AJC. Polydactyly – bifid thumb. *Hand* 1981; *13*:81-4.

93. Hefner RA. Inheritance of crooked little finger (streblomicrodactyly). *J Hered* 1929; *20*:395-8.

94. Hori M, Nakamura R, Inove G, Imamura T *et al*. Nonoperative treatment of camptodactyly. *J Hand Surg* 1987; *12*:1061-5.

95. Inglis K. Local gigantism (a manifestation of neurofibromatosis). *AMJ Pathol* 1950; *26*:1059-76.

96. Ireland DC, Takayama N, Flatt AE. Poland's syndrome: a review of forty-three cases. *J Bone Surg* (Am), 1976; *58:* 52-8.

97. Islam S, Watanabe H, Fujita S. Contrast arthrogram polydactyly with variable morphological patterns. *J Hand Surg* 1992; *17B*:178-84.

98. Iwasawa M, Hirose T, Imai Y. Reverse flow fillet flap from a supernumerary finger. *Br J Plast Surg* 1992; *45*:131-5.

99. Jaeger M, Refoir HJ. The congenital triangular deformity of the tubular bones of the hand and foot. *Clin Orthop* 1971; *81*:139-50.

100. Jaffer Z, Nelson M, Beighton P. Bone fusion in the foetal alcohol syndrome. *J Bone Joint Surg* 1981; *63B*:569-71.

101. Johnson J, Omer JRGE. Congenital ulnar deficiency. Natural history and therapeutic implications. *Hand clin* 1985; *1*:499-510.

102. Jones P. Congenital duplication of the thumb and its treatment. *Bull Hosp Jt Dis Orthop Inst* 1973; *34*:70-83.

103. Jones KG, Marmor L, Lankford LL. An overview on new procedures in surgery of the hand. *Clin Orthop* 1974; *99*:154-67.

104. Kay SPJ. Congenital hand deformities/Camptodactyly. *In:* Green DP, Hotchkins PN, Pederson WC (eds.) *Green's operative hand surgery*. Philadelphia: Churchill Livingstone, 1999:510-7.

105. Kelikian H, Doumaniam A. Swivel for proximal radio synostosis. *J Bone Joint Surg* 1957; *39A*:945-52.

106. Kelikian H. *Congenital deformities of hand and forearm.* Philadelphia: WB Saunders, 1974.

107. Khanna H, Gupta S, Khanna S. Macrodactyly. *Hand* 1975; *7*:215-22.

108. Kino Y. Clinical and experimental studies of the congenital constriction band syndrome with an emphasis on its etiology. *J Bone Joint Surg* 1975; *57A*:636-43.

109. Kitayama Y, Tsukada S. Patterns of arterial distributions in the duplicated thumb. *Plast Reconstr Surg* 1983; *72*:535-41.

110. Klein V. Ausschlung linei ungewohnlich grober fingers an din gelenk. *J Chir*, 1824; *63*:379-382. *Apud* Kelikian H. *Congenital deformities of the hand and forearm*. Philadelphia: JB Lippincott, 1970:95.

111. Lamb DW, Scott H, Lam WL *et al*. Operative correction of radial club hand. A long term follow-up of centralization of the hand on the ulna. *J Hand Surg* 1997; *22B*:533-6.

112. Lamb DW. Radial club hand: a continuing study of sixty-eight patients with one hundred seventeen club hands. *J Bone Joint Surg* (Am) 1977; *59*:1.

113. Leung PC, Chan KM, Cheng JC. Congenital anomalies of upper limb among the Chinese population in Hong Kong. *J Hand Surg* (Am), 1982; *7*:563-5.

114. Lewin P. Arthrogryposis multiplex congenita. *J Bone Joint Surg* 1925; *7*:630-6.

115. Lichtman MD. *The wrist and its disorders*. Philadelphia: WB Saunders, 1988:335.

116. Lidge RT. Congenital radial deficience club hand. *In:* Proceedings of the AOA. *J Bone Joint Surg* (Am) 1969; *51*:1041.

117. Lin HN, Stecker WB, Manske PR *et al*. A surgical technique of radio ulnar osteoclasis to correct forearm deformities. *J Pediatric Orthop* 1995; *15*:53-8.

118. Lloyd-Roberts GC. Treatment of defects of the ulna in children by establishing cross-union with the radius. *J Bone Joint Surg* (Br), 1973; *55*:307-13.

119. Linscheid RL. Madelung's deformitiy. American Society for Surgery of the Hand. Correspondence newsletter nº 24, 1979.

120. Lister GD. *The hand: diagnosis and indications*. 2ed., Edinburgh-London-New York: Churchill Livingstone, 1984.

121. Lister G. Reconstruction of the hypoplastic thumb. *Clin Orthop* 1985; *195*:52-65.

122. Lister G. Pollex abductus in hypoplastic and duplication of the thumb. *J Hand Surg* 1991; *16A*:626-33.

123. Lister G. *Distúrbios congênitos: a mão. Diagnóstico e indicações.* 4ed., Rio de Janeiro: Revinter, 2003: 476-8.

124. Littler JW, Cooley SGE. Opposition of the thumb and its restoration by abductor digiti quinti transfer. *J Bone Joint Surg* 1963; *45A*:1389.

125. Lourie GM, Lins RE. Radial longitudinal deficiency. *Hand Clin* 1988; *14*:85-99.

126. Maisels DO. Lobster claw deformities of the hands and feet. *J Plast Surg* (Br) 1970; *23*(3):269-81.

127. Maisels DO. Lobster claw deformities of the hand. *Hand* 1970; *2*:79-82

128. Manske PR. Cleft hand and central polydactyly in identical twins: a case report. *J Hand Surg* 1983; *8*:906-8.

129. Manske PR. Treatment of duplicated thumb using a ligamentous periosteal flap. *J Hand Surg* 1989; *14A*:728-33.

130. Manske PR, Mc Carroll Jr HR. Index finger pollicization for congenitally absence or nonfunctioning thumb. *J Hand Surg* 1995; *10A*:606-13.

131. Manske PR, Mc Carroll Jr HR. Abdutor digiti minimi opponensplasty in congenital radial dysplasia. *J Hand Surg* 1978; *3*:556.

132. Manske PR, Mc Carroll Jr HR. reconstruction of the congenitally deficient thumb. *Hand Clin* 1992:177-96.

133. Manske PR, Mc Carroll Jr HR, James M. Type III-A hipoplastic thumb. *J Hand Surg* 1995; *20A*:246-53.

134. Manske PR, Mc Carroll Jr HR, Swanson K. Centralization of the radial club hand: an ulnar surgical approach. *J Hand Surg* 1981; *6*:423-33.

135. Mantero R. Maladie de Kirner: traitement chirurgical. *Ann Chir Main* 1982; *1*:88-91.

136. Manske PR. Cleft hand and central polydactyly in identical twins: a case report. *J Hand Surg* 1983; *8*:906-8.

137. Marcus NA, Omer GE. Carpal desviation in congenital ulnar deficiency. *J Bone Joint Surg* (Am) 1984; *66*:1003-7.

138. Marks TW, Bayne LG. Polydactyly of the thumb: abnormal anatomy and treatment. *J Hand Surg* 1978; *3*:107-16.

139. Marumo E, Kojima T, Masuzawa G. Cleft hand and its surgical treatment. *Ann Plast Surg* 1980; *5*:40-50.

140. Matsumoto MH, Leite VM, Albertoni WM et al. Macrodactilia. *Rev Bras Ortop* 1987; *22*:87-92.

141. Matev I, Karagancheva S. The Madelung deformity. *Hand* 1975; *7*:152.

142. Marban-Bey T, Ger E. Congenital radial head dislocation. *J Hand Surg* 1979; *4A*:316-20.

143. Mattar RJ. Classificação dos defeitos congênitos. *In:* Pardini e G de Souza (eds.) *Clínica Ortopédica – Defeitos congênitos dos membros superiores*. Rio de Janeiro: Medsi, 2003:35-51.

144. Madelung V. Diespontane subluxation der hand nach vorne verh dtsch ges chr. *Arch Chir* 1878; *23*:395.

145. Mc Farlane RM, Classen DA, Porte AM, Botz JS. The anatomy and treatment of campodactyly of the small finger. *J Hand Surg* 1992; *17A*;35-44.

146. Mc Farlane RM, Curry GI, Evans HB. Anomalies of the intrinsic muscles in camptodactyly. *J Hand Surg* 1983; *8A*:531-44.

147. Mc Carroll HR. Clinical manifestation of congenital neurofibromatosis. *J Bone Surg* (Am) 1950; *32*:617-31.

148. Mc Carroll HR. Congenital flexion deformities of the thumb. *Hand Clin* 1985; *1*:567-75.

149. Mc Adams TR, Moneim MS, Omer Jr GE. Long term follow-up of surgical release of the A_1 pulley in childhood trigger thumb. *J Pediatr Orthop* 2002; *22-1*:41-3.

150. Mc Cash CR. Congenital contracture of the hand. *Brit J Surg Hand* 1966:32-42.

151. Mc Intyre JD, Benson MK. An aetiological classification for developement synostoses at the elbow. *J Pediatr Orthop* 2002; *11-4*:313-9.

152. Meyen M, Ruby L. Arthrogryposis of the upper extremity. *Orthop Clin North Am* 1976; *7*:501.

153. Michelle AJ, Durkin RC. Nonvascularized toe proxmal phalanx transfers in the treatement of aphalangia. *Hand Clin* 1998; *14*(1):1-15.

154. Milch H. Cuff resection of the ulna for maluted Colles fracture. *J Bone Joint Surg* (Am) 1941; *39*:311-3.

155. Milch H. Triphalangeal thumb. *J Bone Joint Surg* (Am) 1951; *33A*:692-7.

156. Millesi H, Litter JW, Cramer LM, Smith JW (eds.) *Symposium on reconstructive hand surgery: camptodactyly.* CV Mosby, St. Louis, 1974:175-7.

157. Mital MA. Congenital radioulnar synostosis and congenital dislocation of the radial head. *Orthop Clin North Am* 1976; *7*:375-83.

158. Miura T, Nakamura R, Tanura Y. Long standing extend dynamic splintage and release of abnormal restraining structure in camptodactyly. *J Hand Surg* 1992; *17B*:665-72.

159. Miura T. An appropriate treatment for postoperative Z-formed deformity of the thumb. *J Hand Surg* 1977; *2*:380-6.

160. Miura T. Duplicated thumb. *Plast Reconst Surg* 1982; *69*:470-9.

161. Miura T. Polidacyly in Japan. *Hand Chir* 1980; *12*:39-46.

162. Miura T. Triphalangeal thumb. *Plast Reconst Surg* 1976; *58*:587-94.

163. Miura T. Syndactyly and the split hand. *Hand* 1976; *8*:125-30.

164. Miura T, Komada T. Simple method for reconstruction of the cleft hand with na abducted thumb. *Plast Reconst* 1079; *64*:65-7.

165. Miura T. Congenital constriction band syndrome. *J Hand Surg* 1984; *9A*:82-8.

166. Monteiro AV, Chiconelli JR, Almeida SF. Macrodactilia: estudo restrospectivo de sete casos. *Rev Bras Ortop* 1998; *33*(1):54-8.

167. Monteiro AV, Chiconelli JR. Deficiência ulnar congênita: conduta de tratamento. *Rev Bras Ortop* 1997; *32*(8):637-40.

168. Monteiro AV, Chiconelli JR. Duplicação da ulna (mão em espelho). *In:* Pardini e G de Souza (eds.) *Clínica ortopédica. Vol 4/1.* Rio de Janeiro: Medsi, 2003:165-70.

169. Monteiro AV, Almeida SF. Sindactilia. Estudo retrospectivo de 20 pacientes. *ROT news* ano 5, 2001:5-8.

170. Moon WN. Trigger digits in children. *J Hand Surg* (Br) 2001; *26-1*:11-2.

171. Moore BH. Macrodactyly and associated peripherical nerve changes. *J Bone Joint Surg* 1942; *24*:617-31.

172. Moses JM, Flatt AE, Cooper RR. Annular constricting bands: a clinical follow-up of forty-five cases. *J Bone Joint Surg* 1979; *61A*:562-5.

173. Mulligan PA. The elbown in ulnar club hand. *In:* Gupta A, Kay SPJ, Scheker LR (eds.) *The growing hand.* London: Mosby, 2000.

174. Mullins JF, Naylor D, Redetski J. The Klippel-Trenaunay-Weber syndrome. Nevus vasculosus osteo hypertrophicus. *Arch Dermatol* 1962:86:202.

175. Muragaki Y, Munalos S, Upton J *et al.* Altered growth and branching patterns in simpolydactyly caused by mutations i hox D_{13}. *Scinc* 1996; *272*:548-50.

176. Murphy MS, Linscheid RL, Dobyns JH, Petterson HA. Radial opening wedge osteotomy in Madelung's deformity. *J Hand Surg* 1996; *21A*:1035-44.

177. Nanchahal J, Tonkim MA. Preoperative distraction lengthening for radial longitudinal deficiency. *J Hand Surg* 1996; *21B*:103-8.

178. Nathan PA, Keniston RC. Crossed polydactyly: case report and review of the literature. *J Bone Joint Surg* 1075; *57A*:847-9.

179. Neto JJS, Caetano EB. Embriologia do membro superior. *In:* Pardini e G de Souza (eds.) *Clínica ortopédica* vol 4/1. Rio de Janeiro: Medsi, 2003:15-23.

180. Nicolai JP, Hamel BCJ. A family with complex bilateral polysyndactyly. *J Hand Surg* 1988; *13*:417-9.

181. Nutt JN, Flatt AE. Congenital central hand deficit. *J Hand Surg* 1981; *6*:48-60.

182. Ogden JA, Watson HK, Bohne W. Ulnar dysmelia. *J Bone Joint Surg* (Am) 1976; *58*:467-75.

183. Ogino T, Hikino K. Congenital radioulnar synostosis: compensatory rotation around the wrist and rotation osteotomy. *J Hand Surg* 1987; *12B*:173-8.

184. Ogino T, Kato H. Operative findings in camptodactyly of the little finger. *J Hand Surg* 1992; *17B*:661-4.

185. Ogino T. Teratogenic relationship between polydactyly, syndactyly and cleft hand. *J Hand Surg* 1990; *15*:201-371.

186. Ogino T, Ishii S, Takahata S, Kato H. Long term results of surgical treatment of thumb polydactyly. *J Hand Surg* 1996; *21A*:478-86.

187. Oldfield MC. Camptodactyly: flexor contractures of the fingers in young girls. *Br J Plast Surg* 1956; *8*:312-7.

188. Pardini AG. Congenital absence of ulna. *J Iowa Med Soc* 1967; *57*:1106-12.

189. Pardini AG. Radial dysplasia. *Clin Orthop* 1968; *57*:153-77.

190. Pardini AG, Santos MA, Freitas AD. Bandas de constrição congênitas. *Acta Ortop Bras* 2001; *9*(2):5-12.

191. Pardini AG, Freitas AD, Tavares KE. Antebraço, punho e mão. *In:* Sizinio *et al.* (eds.) *Ortopedia e traumatologia – Princípios e prática.* Porto Alegre: Artes Médicas, 1995:102-3.

192. Pardini AG, Freitas AD. Ausência congênita do rádio. *In:* Pardini *et al.* (eds.) *Clínica ortopédica vol. 4/1.* Rio de Jancro: Medsi, 2003:53-62.

193. Petterson TJS. Congenital ring-constrictions. *Br J Plast Surg* 1961; *14*:1-31.

194. Rechngel K. Megalodactylysm, report of seven cases. *Acta Orthop Scand* 1967; *38*:57-66.

195. Reiner JC. One macrodactyly. *Rv Rhum Mal Osteoartic* 1979; *2*:147-50.

196. Reis FB, Katchburian MV, Faloppa F *et al.* Osteotomy of the radius and ulna for Madelung deformity. *J Bone Joint Surg* 1998; *80D*(5):817-24.

197. Riordan DC. Congenital absence of the radius. *J Bone Joint Surg* 1955; *37A*:1129-35.

198. Riordan DC, Mills EH, Aldredge RH. Congenital absence of the ulna. *J Bone Joint Surg* (Am) 1961; *43*:614-20.

199. Riordan DC. Congenital absence of the radius or ulna (abstract). *J Bone Joint Surg* (Br) 1972; *54*:381-3.

200. Riordan DC, Bayne GL. La extremidad superior. *In:* Lovell-Winter. *Ortopedia pediátrica.* 2 ed., Panamericana, 1988: 650-94.

201. Ruby L, Galanberg MJ. Syndactyly and polydactyly. *Clin Orthop North Am* 1976; *7*:361-4.

202. Ruschel P, Lech O. Sindactilia. *In:* Pardini e G de Souza, (eds.) *Clínica ortopédica vol. 4/1.* Rio de Janeiro: Medsi, 2003: 13-9.

203. Shachar K, Mih AD. Congenital radial head dislocation. *Hand Clin* 1998; *14-1*:39-47.

204. Sayre RH. A contribution to the study of club hand. *Trans Amer Orthop Ass* 1893:208-16.

205. Sauvé L, Kapandji M. Nouvelle technique detraitement chirurgical dès luxations recivant isolées de léxtremite enferieure au cubitus. *J Chir* 1936; *47*:589-94.

206. Sesgin MZ, Stark RB. The incidence of congenital defects. *Plast Reconstr Surg* 1961; *27*:261.

207. Shiono H, Ogino T. Triphalangeal thumb and dermatoglyphics. *J Hand Surg* 1984; *9B*:151-2.

208. Siegert JJ, Cooney WP, Dobyns JH. Management of simple camptodactyly. *J Hand Surg* 1990; *15B*:181-9.

209. Sigurd CS. Classification and functional management of congenital central defect of the hand. *Hand Clin* 1985; *1*(3):483-98.

210. Simmons BP, Southmayad WW, Riseborough EJ. Congenital radioulnar synostosis. *J Hand Surg* 1983; *8A*:829-38.

211. Simmons BP. Polydactyly. *Hand Clin* 1985; *3*:545-65.

212. Smith AH, Kaplan EB. Camptodactyly and similar atraumatic flexion deformities of the proximal interphalangeal joints of the fingers. *J Bone Joint Surg* 1968; *50A*:1187-203.

213. Smith AH, Greene TL. Preliminary soft tissue distraction in congenital forearm deficiency. *J Hand Surg* 1995; *20A*:420-4.

214. Snow JW, Litter JW. Surgical treatment of the cleft hand. Transaction of the Intern Soc Of Plast and Reconst Surg (4th congress), Rome, 1967. New York, Excerpta Medica Fundation, 1969.

215. Snow JW. A method for reconstruction of the central slip of the extensor tendon of a finger. *Plast Reconst Surg* 1976; *57*:455-9.

216. Sobania LC, Sobania RL. Defeitos congênitos ao nível do cotovelo. *In:* Pardini e G de Souza(eds.) *Clínica Ortopédica vol. 4/1.* Rio de Janeiro: Medsi; 2003: 101-8.

217. Spreecher EE. Trigger finger in infants. *J Bone Joint Surg* 1949; *31A*:672.

218. Stelling F. The upper extremity. *In:* Ferguson AB (ed.) *Orthopaedic surgery in infancy and childhood.* 2 ed. Baltimore: Williams e Wilkins, 1963.

219. Steglich V, Ayzemberg H. Ausência congênita da ulna. *In:* Pardini e G de Souza (eds.) *Clínica ortopédica vol 4/1.* Rio de Janeiro: Medsi, 2003:63-9.

220. Stranc MP, Robertson GA. An intra articular approach to correction of the bifid thumb. *Ann Plast Surg* 1979; *3*:35.

221. Su CT, Hoopes JE, Daniel R. Congenital absence of the thenar muscles innervated by the median nerve. *J Bone Joint Surg* 1972; *54A*:1087.

222. Swanson AB. A classification for congenital limb malformations. *J Hand Surg* 1976; *1*:8-22.

223. Swanson AB, Tada K, Yonenobu K. Ulnar ray deficiency: its various manifestations. *J Hand Surg* 1984; *9*(Am):658-64.

224. Swanson AB, Barsky AM, Entin MA. Classification of limb malformations on the basis of embryological failures. *Surg Clin North Am* 1968; *48*:1169-79.

225. Tada K, Yonenobu K, Swanson AB. Congenital central ray deficiency in the hand – a survey of 59 cases and sub classifications. *J Hand Surg* 1981; *6*:434-41.

226. Tada K, Yonenobu K *et al.* Central polydactyly – a review of 12 cases and their surgical treatment. *J Hand Surg* (Am) 1982; *7*:460-5.

227. Tachidjian MO. *Ortopedia pediátrica.* 2 ed., São Paulo: Manole 1995:104.

228. Tachidjian MO. Deformidades dos dedos. *In:* Mihiran O, Tachidjian (ed.) *Ortopedia pediátrica.* São Paulo: Manole 1995:283-90.

229. Temtamy S, Mc Kusick V. Synopsis of hand malformations with particular emphasis on genetic factors. *Birth defects* 1969; *5*:125-84.

230. Temtamy S, Mc Kusick V. Polydactyly. *Birth defects* 1978; *14*:364.

231. Temtamy S, Rogers JG. Macrodactyly, a hemihipertrophy and connective tissue nerve. Report of a new syndrome and review of the literature. *J Pediatr* 1967; *89*:924-7.

232. Terry RL. Congenital hand deformities. *In:* Green DP (ed.) *Operative hand surgery* 4 ed., vol. 1, New York: Churchill Livingstone, 1999:432-45.

233. Thompson GH, Bilenker RM. Compreehensive management of arthrogryposis multiplex congenita. *Clin Orthop* 1985; *194*:6-14.

234. Tzian C, Berger A. Fusionierende korrektur von polydaktylien. *Chirurgie* 1986; *57*:728-32.

235. Tolunsend DJ, Lipp EB, Chun K *et al.* Thumb duplication, 66 years experience a review of surgical complications. *J Hand Surg* 1994; *19*:973-5.

236. Tsuge K. Congenital aplasia or hypoplasia of the finger extensors. *Hand* 1975; 7:15-21.

237. Tsuge K. Treatment of macrodactyly. *Plast Reconstr Surg* 1967; *39*:590-9.

238. Tupper JW. Pollex abductus due to congenital malposition of the flexor pollicis longus. *J Bone Joint Surg* 1960; *42A*:658.

239. Turek SL. *Orthopedic principles and their aplication*. Philadelphia: JB Lippincott, 1967.

240. Upton J, Tan C. Correction of constriction rings. *J Hand Surg* 1991; *16A*:947-53.

241. Urban MA, Osterman AL. Management of radial dysplasia. *Hand Clin* 1990:6.

242. Walsh RJ. Acrosyndactily: a study of 27 patients. *Clin Orthop* 1970; *71*:99-111.

243. Wassel HD. The results of surgery for polydactyly of the thumb: a review. *Clin Orthop* 1969; *64*:175-93.

244. Watari S, Tsuge K. A classification of cleft hand based on clinical findings. *Plast Reconstr Surg* 1979; *64*:381-9.

245. Watson HK, Bohne NH. The role of the fibrous band in ulnar deficient extremities. *J Bone Joint Surg* (Am) 1971; *53*:816.

246. Wolfe SW. Congenital trigger thumb. *In:* Green DP, Hotchkiss RN, Pederson WC (eds.) *Green's operative hand surgery*. Philadelphia: Churchill Livingstone, 1999:2033-4.

247. Wood VE. Macrodactyly. *J Iowa Med Soc* 1969; *59*:922.

248. Wood VE. Duplication of the index finger. *J Bone Joint Surg* 1970; *52A*:569.

249. Wood VE. Treatment of central polydactyly. *J Bone Joint Surg* 1971; *74*:196-205.

250. Wood VE, Flatt AE. Congenital triangular bones in the hand. *J Hand Surg* 1977; *2*:179-93.

251. Wood VE. Polydactyly and triphalangeal thumb. *J Hand Surg* 1978; *3*:436-44.

252. Wood VE. Ulnar dimelia. *In:* Green DP (ed.) *Operative hand surgery*. Vol. 1, New York: Churchill Livingstone, 1982:404-9.

253. Wood VE. Camptodactyly. *In:* Green DP (ed.) *Operative hand surgery*. Vol. 1. New York: Churchill Livingstone, 1982:342-5.

254. Wood VE. Congenital Hand Deformities. *In:* Green DP (ed.) *Operative hand surgery*. New York: Churchill Livingstone, 1982.

255. Wood VE. Treatment of triphalangeal thumb. *Clin Orthop* 1976; *120*:188-200.

256. Wood VE, Sicilia M. Congenital trigger digit. *Clin Orthop* 1992; *285*:205-9.

257. Wood VE. The triphalangeal thumb. *In:* Green DP (ed.) *Operative hand surgery*. Vol. 1, 3 ed. New York: Churchill Livingstone, 1993:461-73.

258. Wood VE. Hyperphalangism. *In:* Green DP (ed.) *Operative hand surgery*. Vol. 1. 3 ed. New York: Churchill Livingstone, 1993:473-80.

259. Woolf CM, Myrianthopoulos NC. Polidactyly in American negroes and whites. *Am J Hum Genet* 1973; *25*:397-404.

260. Woolf RM, Broadbent TR. The four-flap Z-plast. *Plast Reconstr Surg* 1972; *49*: 48-51.

261. Wynn-Davis R, Willians PF, O'Connor JCB. The 1960 epidemic of arthrogryposis multiplex congenita. A survey from the United Kingdom, Australia and United States of America. *J Bone Joint Surg* 1981; *63B*:76-82.

262. Vichers D, Nielsen G. Madelung deformity: surgical prophylaxis (physiolysis) during the late growth period by ressection of the dyschondrosted lisis lesion. *J Hand Sirg* 1992; *17B*:401-7.

263. Yaghmai I, Mc Kowno F, Alizadeh A. Macrodactyly fibromatosis. *South Med J* 1976; *69*:1565.

264. Yasuda M. Pathogenesis of pre axial polydactyly. *J Embryol Exp Morphol* 1975; *33*:745.

265. Zancolli EA, Zancolli Jr E. Congenital ulnar drift of the fingers. *Hand Clin* 1985; *1*:443-56.

266. Zancolli EA. *Structural and dynamic basis of hand surgery*. Philadelphia: JB Lippincott, 1978.

267. Zancolli E. Transplantation of the index finger in congenital absence of the thumb. *J Bone Joint Surg* 1960; *42A*:658.

CAPÍTULO 8

RIGIDEZ E CONTRATURA ARTICULARES

Henrique Barros Pinto Netto
Rosane Biscoto

A rigidez articular é definida como a limitação, em grau variado, dos movimentos articulares.

Os casos de rigidez articular podem ser classificados em:

CONGÊNITOS (MALFORMAÇÕES E DEFORMIDADES)

- Artrogripose, camptodactilia (curvatura palmar dos dedos) (Figura 8.1).
- Clinodactilia (curvatura radial ou ulnar do dedo).
- Deformidade de Kirner (curvatura palmar e radial da falange distal).
- Sinfalangismo (termo definido por Cushing em 1916 para indicar a fusão das falanges causada por ausência de articulações entre elas) (Figura 8.2).
- Dedo em gatilho e polegar em gatilho.
- Outras.[1,2]

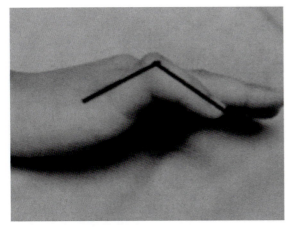

Figura 8.1 Camptodactilia.

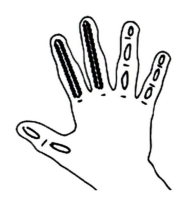

Figura 8.2 Sinfalangismo.

No que se refere à necessidade de intervenção cirúrgica nas deformidades e malformações congênitas, Netscher e cols.[3] e Woods[4] mostram que as contraturas em flexão tendem a ter melhores resultados se tratadas antes dos 3 anos de idade. Após os 5 anos de idade, as contraturas se tornam fixas e de tratamento difícil.

Segundo Buck-Gramko,[5] as deformidades congênitas levam ao desenvolvimento de padrões funcionais aberrantes, a problemas psicológicos nas crianças e nos pais e a aumento das deformidades com o passar do tempo. Esse autor preconiza, também, a cirurgia precoce, no primeiro ou segundo ano de vida, para evitar mais danos às estruturas anatômicas.

Foucher,[6] em publicação recente, preconiza um algoritmo de exame clínico que deve ser seguido minuciosamente para identificar com precisão as estruturas afetadas em casos de camptodactilia, de modo a traçar o plano cirúrgico. Concluiu que uma indicação cirúrgica seletiva, baseada em exame clínico cuidadoso, melhora os resultados de tratamentos cirúrgicos mediante a correção dos componentes anatômicos envolvidos no desenvolvimento das contraturas.

ADQUIRIDOS

- **Não-traumáticos:**
  - Tumorações,
  - Osteoartrite.
  - Tenossinovite estenosante.
  - Infecções.
  - Acidente vascular encefálico.
  - Dupuytren.
  - Outros.
- **Pós-traumáticos:**
  - Queimaduras e perdas cutâneas com cicatrização por segunda intenção da ferida.
  - Fraturas e luxações.
  - Lesões tendinosas.
  - Distrofia simpático-reflexa.
  - Contratura isquêmica de Volkmann.
  - Contratura dos músculos intrínsecos da mão (Finochietto).
  - Pós-imobilização inadequada da mão e dedos.
  - Outros.

Pela possibilidade de inúmeras causas associadas à origem do processo de rigidez articular, o diagnóstico mais preciso possível das estruturas envolvidas deve ser feito de maneira adequada no pré-operatório, por meio de história clínica cuidadosa, vários testes no exame físico e com estudo radiológico das articulações afetadas.

Nos casos de traumatismos da mão, estes desencadeiam mecanismos biológicos de produção de edema. O edema gera dor e rigidez das articulações digitais por aderência dos espaços de deslizamento dos tendões e por retração do aparelho capsuloligamentar.

Este ciclo vicioso de edema, dor, e rigidez deve ser combatido rigorosamente pela instalação, já na urgência, de um tratamento global das lesões e com mobilização precoce. A rigidez articular dos dedos é a seqüela mais freqüente após os traumatismos da mão.

ARTICULAÇÕES METACARPOFALÂNGICAS (MF)

Anatomia

As articulações MF são do tipo condilianas, o que permite um arco de movimento que varia de +20 a 90

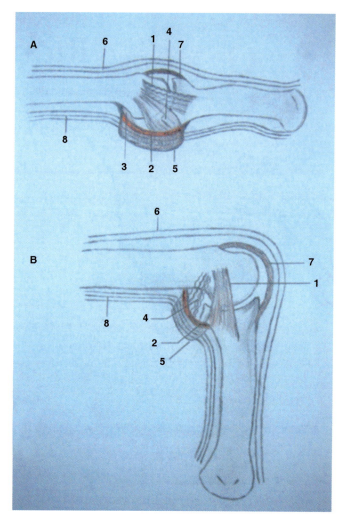

Figura 8.3A e **B.** Ligamento lateral principal **(1)**, placa volar **(2)**, fundo de saco da placa volar **(3)**, ligamento lateral acessório **(4)**, polia A1 **(5)**, tendão extensor **(6)**, cápsula articular dorsal **(7)** e tendões flexores **(8)**.

graus. Quando em hiperextensão (entre 0 a +20 graus), podem efetuar movimentos de abdução e adução. Os ligamentos laterais principais estão relaxados e podem retrair-se em caso de imobilização prolongada nesta posição, criando uma rigidez articular grave (Figura 8.3). A prevenção dessa rigidez é feita com a manutenção da articulação MF em semiflexão, para que os ligamentos laterais principais mantenham seu maior comprimento.

Na face palmar, a placa volar está inserida fortemente à base da primeira falange, mas é móvel no colo do metacarpiano, formando um fundo de saco que precisa ser mantido livre para que haja amplitudes completas de movimento articular. Na placa volar estão inseridos os ligamentos laterais acessórios que estão relaxados em flexão e podem participar na rigidez em flexão desta articulação.

A polia A1 fixa-se unicamente à placa volar, e sua retração não participa de forma alguma na rigidez MF.

O aparelho extensor, que se adere à cápsula articular dorsal, contribui para a rigidez em extensão. A musculatura interóssea é a responsável pela mobilização das articulações MF e flete a primeira falange graças à sua expansão dorsal. Sua lesão causa importantes alterações na função das articulações MF.[7]

Causas de rigidez em extensão

1. Retração cicatricial da pele dorsal (é necessária uma reserva cutânea dorsal de 1,5cm para permitir a flexão completa da articulação MF).
2. Aderência do aparelho extensor ao periósteo do metacarpiano e ao aparelho capsular dorsal.
3. Retração dos ligamentos laterais principais (suas fibras mais dorsais são as mais ativas na rigidez em extensão).
4. Fragmentos osteoarticulares e osteófitos podem impedir diretamente o movimento articular.
5. A aderência do fundo de saco da placa volar, impedindo a migração palmar da primeira falange e a flexão desta.

Causas de rigidez em flexão

1. Retração da pele palmar (p. ex., Dupuytren).
2. Retração e aderências do aparelho flexor dentro do canal digital (p. ex., dedo em gatilho).
3. Retração da placa volar e desaparecimento de seu fundo de saco.
4. Retração dos ligamentos laterais acessórios.
5. Lesões articulares osteocartilaginosas.

Tratamento

O protocolo estabelecido por Merle e Dautel no tratamento dos casos de rigidez articular da mão é a melhor forma de abordagem destas deformidades.[7]

Profilático

A dor e o edema gerados por traumatismo ou por cirurgia estão na origem da retração do aparelho capsuloligamentar, que levará ao bloqueio dos espaços de deslizamento e à tensão dos tecidos. Prevenir a instalação do edema e a da dor é o melhor meio de lutar contra a perda da função. Isto implica a elevação do membro e, sempre que possível, a realização de mobilização. Fora dos períodos de mobilização, ou quando esta é impossível, é imperativo imobilizar a mão em posição de proteção, o que implica que o punho fique em posição neutra ou com extensão de 20 a 30 graus, flexão de pelo menos 60 graus das MF e extensão quase completa das interfalângicas.

Quando a mão sofre um traumatismo grave, é preferível deixá-la em repouso por 2 a 3 dias, para evitar uma fase inflamatória produtora de fibroblastos e colágeno.

Conservador

A rigidez em extensão responde bem à reeducação e ao uso de órteses, quando está limitada ao aparelho capsuloligamentar.

Ao contrário, a rigidez em flexão, implicando a participação do aparelho flexor e dos ligamentos laterais acessórios, aos quais se unem as retrações cutâneas, responde mal ao tratamento conservador.

Tratamento cirúrgico da rigidez em extensão

1. Incisão intermetacarpiana sinusoidal (incisão arciforme sobre o lado radial do indicador) (Figura 8.4).
2. Elevação do retalho cutâneo.
3. Liberação do tendão extensor de eventuais aderências com o metacarpiano e a cápsula articular (Figura 8.5A).
4. Secção transversal da cápsula articular dorsal do metacarpiano, caso esta esteja retraída (Figura 8.5A).
5. Realiza-se a flexão passiva da falange proximal. Se impossível:

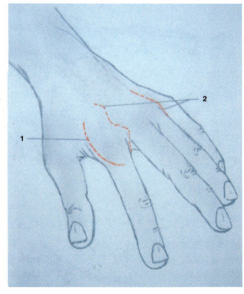

Figura 8.4 Incisão arciforme radial no indicador **(1)** e incisões intermetacarpianas **(2)**.

6. Secção parcial ou total das bandeletas sagitais e desinserção do ligamento lateral principal ao nível de sua inserção no metacarpiano, iniciando o procedimento por suas fibras mais dorsais, bilateralmente (Figura 8.5B e C). Nas retrações mais graves, é necessário desinserir totalmente o ligamento principal. Neste caso, a parte distal do ligamento deve permanecer em continuidade com o ligamento acessório, para evitar o aparecimento de uma instabilidade. Ao nível do indicador, convém preservar uma parte do ligamento principal externo, para evitar um desvio cubital.
7. Liberação do fundo de saco da placa volar (Figura 8.5C). Caso ainda haja impedimento à flexão:
8. Tenotomia do aparelho extensor ao nível da falange proximal, a 5 a 10mm de sua base, e reinserção do tendão ao fim da intervenção. O capuz interósseo permanece em continuidade com a parte distal do aparelho extensor (Figuras 8.5D e E).
9. Sutura das bandeletas sagitais: é realizada colocando-se a falange proximal em flexão, pois uma tensão excessiva impediria novamente a flexão articular (Figura 8.5F).

Nas formas mais graves, em que os tecidos são desfavoráveis e a capacidade de recidiva é elevada, é preferível utilizar um fio de Kirschner na cabeça do metacarpiano, com a falange fletida. Devido à cicatrização e à reação inflamatória, o fio é deixado por 7 a 12 dias, autorizando-se a movimentação das articulações interfalângicas (Figura 8.5F).

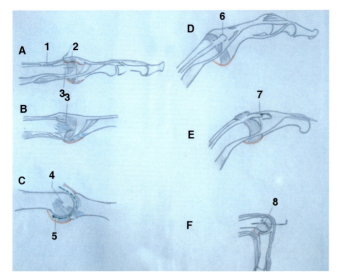

Figura 8.5A a F. Aderências do tendão extensor ao metacarpiano, cápsula articular dorsal **(2)**, incisão na bandeleta sagital **(3)**, secção do ligamento lateral principal **(4)**, descolamento do fundo de saco da placa volar **(5)**, tenotomia do aparelho extensor **(6)**, reinserção do aparelho extensor em F1 **(7)**, bandeleta sagital **(8)**.

No indicador e no quinto dedo, é mais fácil passar entre os extensores próprios e comuns, o que evita a secção das bandeletas sagitais.

Os elementos periarticulares liberados tendem a retrair-se e a recolocar a articulação na posição viciosa pré-operatória. A mobilização e o uso de órteses têm por objetivo impedir que os elementos liberados se retraiam novamente, e devem ser iniciados no primeiro dia de pós-operatório.

A prescrição de analgésicos é útil ao permitir esta mobilização precoce indispensável. As órteses dinâmicas em flexão são desconfortáveis; por isso, elas devem ser usadas inicialmente por 10 a 15 minutos a cada hora e, se possível, vai-se aumentando gradativamente o tempo de seu uso até atingir 20 a 30 minutos.

Tratamento cirúrgico da rigidez em flexão

A rigidez em flexão das articulações MF é muito mais rara que a rigidez em extensão. Quando se trata de simples rigidez articular devida a retração do aparelho capsuloligamentar, em geral a recuperação se dá com a ajuda de uma órtese dinâmica de extensão.

Ao contrário, a rigidez de origem cutânea e tendinosa impõe a necessidade de tratamento cirúrgico. Se o problema é puramente cutâneo, ele se resolve com zetaplastia ou com outros retalhos locais (p. ex., queimaduras). Quando há indicação de tenólise, é imperativo escolher uma técnica de cobertura cutânea por retalho, o que garantirá a proteção dos tendões flexores liberados. Raramente a tenólise se limita às polias A1 e A2. Em geral, a tenólise é feita usando-se uma incisão ampliada, em linha quebrada, tipo Bruner, sobre cada um dos dedos afetados. Se a polia A2 está intacta, ela deve ser preservada durante a tenólise.

Em geral, quatro ações (Figura 8.6A e B) possibilitam a expansão total de P1:

1. Abertura da polia A1.
2. Tenólise dos flexores.
3. Secção dos ligamentos laterais acessórios.
4. Descolamento da placa volar.

Em caso de bloqueio dorsal, é necessário realizar uma contra-incisão dorsal intermetacarpiana para liberar o tendão extensor de suas aderências ou de ressecar osteófitos.

Os cuidados pós-operatórios são os de uma reeducação do aparelho flexor e tenólise, com o cuidado de manter as amplitudes articulares da MF.

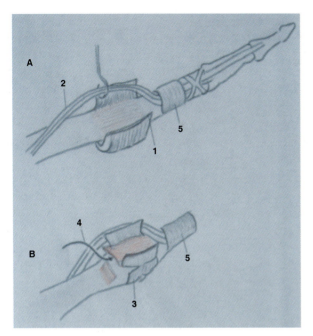

Figura 8.6A e **B**. Polia A1 **(1)**, tendões flexores **(2)**, ligamento lateral acessório **(3)**, placa volar **(4)**, polia A2 **(5)**.

Outras formas de tratamento

- **Artroplastia:** é a substituição da articulação por prótese, quando já existem lesões degenerativas importantes na articulação. Pode ser indicada para as articulações MF (principal indicação) ou interfalângicas proximais.
- **Transferência articular vascularizada do pé:** indicações restritas; quando há contra-indicação para a colocação de uma prótese ou para se evitar uma artrodese. Pode ser feita para as articulações MF ou interfalângicas dos dedos longos (ver Capítulo 26)
- **Artrodeses:** mais indicadas para as articulações interfalângicas distais. Nas demais articulações, trata-se de indicação de exceção, quando todas as outras soluções não são possíveis.
- **Amputações digitais:** são também indicações de exceção, quando a deformidade é muito grande e a sua correção possa trazer riscos para a função de outros dedos.

ARTICULAÇÕES INTERFALÂNGICAS (IF)

Anatomia

A articulação IF é do tipo condilotroclear com estabilidade lateral (dobradiça). A amplitude da articulação interfalângica proximal (IFP) vai de 0 a 110 graus. O centro de rotação na cabeça da falange proximal não se altera significativamente com a excursão da articulação. Isto resulta numa tensão relativa no ligamento lateral principal em todo o arco de movimento. Em contraste, os ligamentos acessórios se tornam relaxados na flexão completa e tensos quando estendidos. A articulação tende a fibrose e perda dos movimentos, se imobilizada em flexão[6] (Figura 8.7).

A placa volar da articulação IFP é prolongada na sua parte proximal por dois freios laterais (*check-reins*) e se insere distalmente na falange média. As *check-reins* são independentes da cápsula articular, e sua ressecção preserva a integridade do espaço sinovial. Porém, esta ressecção deve ser prudente, de modo a respeitar a artéria nutridora proximal transversa que passa atrás das *check-reins* e proporciona a vascularização dos tendões por intermédio das vínculas.

Esta organização anatômica da placa volar e das *check-reins* é própria da articulação IFP e não se encontra ao nível das articulações interfalângicas distais (IFD) ou MF.

A placa volar pode ter seu fundo de saco aderido à primeira falange (P1), impedindo sua flexão ou,

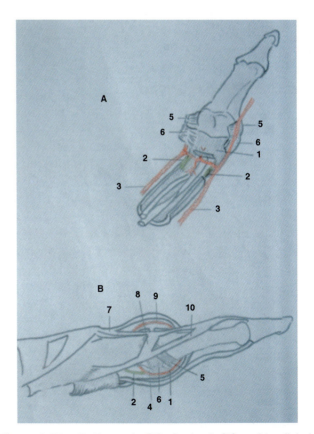

Figura 8.7A e **B**. Placa volar **(1)**, *check-rein* **(2)**, artérias digitais palmares **(3)**, fundo de saco da placa volar **(4)**, ligamento lateral principal **(5)**, ligamento lateral acessório **(6)**, aparelho extensor **(7)**, cápsula articular dorsal **(8)**, ligamento retinacular transverso **(9)** e ligamento retinacular oblíquo **(10)**.

ao contrário, retraindo-se e fixando P1 em flexão. Na placa volar, também se fixa a bainha digital, que contém os tendões flexores superficiais e profundos os quais, lesados e depois reparados, podem formar um bloco cicatricial retrátil, provocando a rigidez em flexão do dedo.

Na face dorsal, o aparelho capsular é fino, mas seu fundo de saco pode ser aderente e limitar a flexão da IFP. Esta limitação pode ser agravada pelas aderências do tendão extensor sobre a primeira falange. Lesões destas estruturas podem causar, também, lesão tipo botoeira, gerando perda da extensão e contratura em flexão desta articulação.

Fisiologicamente, os ligamentos retinaculares transversos participam, ao nível da IFP, do equilíbrio do aparelho extensor. Retraídos ou aderentes, eles limitam as amplitudes, assim como o ligamento retinacular oblíquo retraído limita a flexão da IFD.

EXAME CLÍNICO

A probabilidade de um resultado positivo no tratamento dos casos de rigidez articular pode ser melhorada pelo reconhecimento preciso da estrutura anatômica acometida.

Rigidez em extensão

As aderências do tendão extensor ao nível do metacarpiano limitam o enrolamento global do canal digital. Quando a articulação MF inicia a flexão, a IFP é estendida, como mostra o **teste de Kilgore** (Figura 8.8A).

O **teste de Finochietto** mostra a retração dos interósseos. Com flexão da MF, os interósseos relaxam e permitem uma flexão parcial da IFP (Figura 8.8B).

Quando a rigidez se deve à retração dos ligamentos laterais principais, qualquer que seja a posição das MF, o endurecimento das IFP é constante.

A rigidez da IFD por retração do ligamento retinacular oblíquo e das bandeletas laterais do aparelho extensor é evidenciada pelo **teste retinacular de Haines**: mantendo-se a IFP em extensão, a colocação do ligamento retinacular oblíquo sob tensão ou a retração das bandeletas laterais impedem toda a flexão da IFD (teste +). O relaxamento destas estruturas por flexão da IFP permite um certo grau de flexão da IFD (Figura 8.8C).

Quando, porém, nenhuma mobilidade é obtida, qualquer que seja a posição da IFP, isto significa que as bandeletas laterais estão aderidas à falange média ou fortemente retraídas.

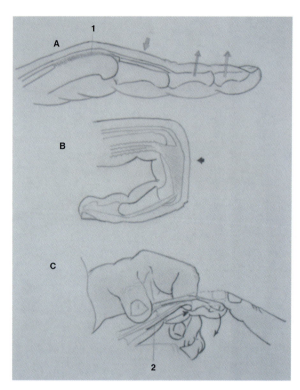

Figura 8.8A a **C**. Aderência do tendão extensor ao metacarpiano **(1)**, ligamento retinacular oblíquo **(2)**.

Rigidez em flexão

Nesta situação, o exame clínico é mais delicado e tem menos estruturas envolvidas.

Em geral, a contratura em flexão do dedo se deve a:

1. Retração cutânea da pele palmar.
2. Aderência tendinosa dos tendões flexores.
3. Retração das estruturas palmares e ligamentares.

Tratamento

A prevenção dos casos de rigidez deve ser dirigida, sempre que possível, para a mobilização precoce das articulações.

As séries publicadas na literatura científica sobre as contraturas da articulação IFP não permitem uma análise estatística sobre o tratamento e os resultados obtidos.[8] Os procedimentos cirúrgicos variam de autor para autor, e os protocolos de reabilitação não são uniformes. A maioria dos autores não mostra a recuperação da movimentação completa do dedo após a cirurgia.[8,9]

A melhora conseguida do movimento articular está em torno de 25 a 30 graus, e geralmente é acompanhada por perda parcial da flexão. Muitos autores mostram contratura recidivada mesmo com fixadores e órteses adequadas.[8]

Tratamento cirúrgico

Rigidez em extensão da IFP

Por aderência tendinosa:

1. Tenólise dos tendões extensores: deve ser feita na zona 6 por incisões curtas ao nível dos espaços intermetacarpianos.
2. Pela técnica de Littler, faz-se a excisão de um triângulo contendo o tendão e a parte mais distal do capuz interósseo. Este procedimento tem o mérito de ser eficaz em caso de rigidez moderada e evitar, geralmente, as recidivas da contratura (Figura 8.9A).

Excepcionalmente, nas retrações muito graves que se acompanham de uma flexão permanente da MF, é indicada uma tenotomia proximal do tendão interósseo ao nível da MF, ou mesmo a desinserção dos interósseos fibrosados ao nível dos metacarpianos.

A rigidez de causa articular em extensão da IFP é tratada por (Figura 8.9B):

1. **Abordagem aos ligamentos laterais principais:** utiliza-se uma via de acesso arciforme dorsal sobre as falanges proximal e média, o que permite uma visão dorsal e lateral da IFP. No entanto, pode-se usar, também, duas incisões mediolaterais para evitar grandes descolamentos cutâneos.
2. **Identificação e descolamento do ligamento retinacular transverso:** se o ligamento retinacular é muito aderido, é possível ressecar parte deste, seja proximal, seja distal.
3. **Os ligamentos laterais principais são abordados:** não é necessário fazer a secção completa nos casos de rigidez moderada, nem fazer excisão sistemática. Após efetuada a desinserção parcial bilateralmente, a flexão da IFP é obtida; se persistir um fenômeno de ressalto ou de resistência à flexão, convém realizar a desinserção das fibras mais palmares.

É rara a necessidade de completar a liberação da articulação por capsulotomia dorsal. Ao longo desta artrólise, é importante preservar os ligamentos retinaculares transversos e oblíquos.

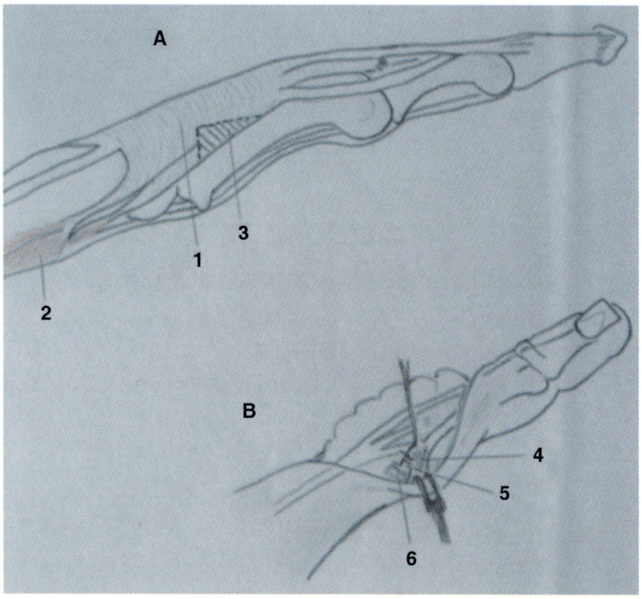

Rigidez em flexão da IFP

Em geral, o fracasso dos tratamentos por órteses dinâmicas está ligado a retrações invencíveis dos ligamentos laterais e, sobretudo, da placa volar.

A ressecção das *check-reins* é a técnica de base para tratar a rigidez com déficit de extensão. Esta pode ser combinada com tenólise, ressecção ligamentar e melhora da cobertura cutânea (Figura 8.10).

Se a ressecção das *check-reins* é a única atitude a tomar, uma dupla via de abordagem lateral sobre IFP é suficiente. Ao contrário, se os procedimentos associados de tenólise se impuserem, é preferível utilizar uma incisão em ziguezague de Bruner.

Figura 8.9A e B. Capuz interósseo **(1)**, músculo interósseo **(2)**, triângulo de Littler **(3)**, ligamento retinacular transverso **(4)**, ligamento lateral principal **(5)** e ligamento lateral acessório **(6)**.

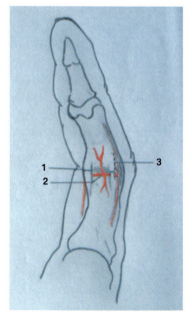

Figura 8.10 *Check-rein* **(1)**, ramo arterial transverso (arcada de Edwards) **(2)** e ligamento lateral acessório **(3)**.

A abordagem da placa volar e seus prolongamentos sobre a primeira falange (*check-reins*) (Figura 8.10), implica a visualização da artéria colateral e seu ramo diafisário transverso que dá a vascularização dos tendões flexores pelo sistema de vínculas. Este ramo da artéria colateral se esconde atrás das *check-reins* e deve ser poupado durante a ressecção. Esta inicia por suas inserções ao nível da placa volar, onde é mais espessa, para terminar ao nível da falange proximal. Este ato único é suficiente para dar extensão à IFP onde não haja problema tendinoso, cutâneo ou ósseo associado. A secção das *check-reins* deixa intacta a placa volar, que é um elemento mecânico essencial à função de estabilização da IFP.

Nas formas graves e envelhecidas, a extensão é difícil e provoca uma resistência elástica que deve ser tratada pela secção das fibras mais palmares dos ligamentos laterais acessórios. Deve-se evitar, após uma artrólise difícil, fixar a IFP em extensão com fios de Kirschner, pois a forte pressão na cartilagem pode gerar condrólise irreversível, comprometendo o resultado funcional. Uma reeducação precoce com uso de órtese dinâmica de extensão é mais segura.

Quando à rigidez articular se somam um bloqueio tendinoso e uma retração cutânea, a abordagem cirúrgica deve ser mais complexa. Pode-se utilizar o retalho de Hueston mobilizado desde a base do dedo. A tenólise deverá preservar, pelo menos, as polias A2 e A4 e restabelecer a função do flexor profundo, mesmo com o sacrifício do flexor superficial. A área doadora do retalho é coberta com enxerto de pele total.

Nos dedos fletidos, multioperados, a realização de uma tenoartrólise total anterior (TATA), proposta por Saffar[11] em 1978, é uma técnica de salvação para recolocar o dedo dentro de um setor útil de mobilidade. Tem por princípio uma incisão mediolateral, descolamento subperiosteal dos tendões flexores e seu canal digital, desinserindo o tendão superficial e, às vezes, o profundo. Faz-se, assim, um recuo do conjunto do sistema flexor e reduz-se a flexão da IFP e da IFD.

Foucher e cols.[12] mostraram sua experiência com 50 dedos com rigidez grave das articulações IFP submetidos à técnica TATA. Com um acompanhamento de 7,8 anos, 45 dedos mostraram melhora, cinco não se alteraram e nenhum dedo piorou após o procedimento.

Segundo Merle e Dautel,[7] essa técnica pode causar desvascularização do esqueleto, o que explica alguns casos de necrose da articulação IFP. Michon preferia manter a inserção distal do flexor profundo e prosseguir a tenólise dos flexores na palma da mão por uma incisão em ziguezague. Em sua experiência, ele conseguiu, com esta tenólise palmar, colocar o dedo em um setor útil de mobilidade (Figura 8.11).

Rigidez em extensão da IFD

A retração dos ligamentos retinaculares oblíquos bloqueia a IFD em extensão, principalmente quando a IFP também está nesta posição.

Por uma via dorsal sobre a falange média, pode-se seccionar os ligamentos retinaculares. Este procedimento único pode liberar a flexão da IFD. Porém, se a limitação persiste, convém tratar igualmente a retração das bandeletas laterais do aparelho extensor por uma tenotomia parcial que, por efeito de sanfona, vai criar seu alongamento.

Se as aderências à falange média das bandeletas laterais e sua retração são a causa do bloqueio em extensão, é preferível optar por uma tenotomia à Dolphin, que será realizada atrás da inserção do ligamento retinacular oblíquo, para que não seja criado, posteriormente, um déficit de extensão da IFD.

Rigidez em flexão da IFD

As indicações cirúrgicas são excepcionais. Em geral, é suficiente liberar o tendão flexor profundo de suas aderências sobre a falange média e sobre a placa volar para conseguir a extensão da falange distal. Este procedimento deve ser prudente, e deve evitar fragilizar a inserção do tendão flexor profundo.

Nas intervenções sobre as articulações IR, a reeducação é necessária para conservar a amplitude conseguida pela cirurgia. A aparelhagem, associada a uma mobilização manual várias vezes ao dia, constitui tratamento pós-operatório indispensável para a obtenção de um bom resultado.

REFERÊNCIAS

1. Flatt AE. *Growth, size, and function: care of congenital anomalies*. St. Louis, Mo.: Quality Medical, 1994:25.
2. Flatt AE, Wood VE. Rigid digits or symphalangism. *Hand* 1975; 7:197.
3. Netsher DT, Baumholtz MA. Treatment of congenital upper extremity problems. *Plast Reconst Surg* 2007; 15:101e-29e.
4. Wood VE. Another look at the causes of the windblown hand. *J Hand Surg* (Br.) 1994; 19:679.
5. Buck-Gramcko D. Congenital malformations of the hand and forearm. *Chirurgie de la Main* 2002; 21:70-101.
6. Foucher G, Lorea P, Khouri RK *et al*. Camptodactyly as a spectrum of congenital deficiencies: a treatment algorithm based on clinical examination. *Plast Reconst Surg* 2006; 117(6):1897-905.

7. Merle M, Dautel G. *La main traumatic 2.* 1ed., Paris, Milan, Barcelone: Masson, 1995.
8. Hogan CJ, Nunley JA. Posttraumatic proximal interphalangeal joint flexion contractures. *J Am Acad Orthop Surg* 2006; *14*(9):524-33.
9. Kasabian A, McCarthy J, Karp N. Use of a multiplanar distractor for the correction of a proximal interphalangeal joint contracture. *Ann Plast Surg* 1998; *40*:378-81.
10. Housian S, Schroder HA. Distraction with external fixator for contractures of proximal interphalangeal joints: good outcome in 10 cases. *Acta Orthop Scand* 2004; *75*:225-8.

11. Saffar P, Rongeval JP. La tenoarthrolyse totale anterieure. *Ann Chir* 1978; *32*:579-82.
12. Lorea P, Henriquez JM, Navarro R *et al*. Anterior tenoarthrolysis for severe flexion contracture of the fingers (the TATA operation): a review of 50 cases. *J Hand Surg* 2007; *32E*:224-9.

Ilustrações

Heloísa Helena Mendonça

CAPÍTULO 9

Contratura de Dupuytren

Ivan Chakkour
Mogar Dreon Gomes

A moléstia de Dupuytren é uma alteração fibroproliferativa de causa desconhecida que acomete a fáscia palmar, substituindo-a por tecido colágeno firme, o que leva à formação de cordas com retração dos dedos em flexão. Apresenta predominância em homens brancos, da quinta à sétima década de vida, principalmente dos descendentes do norte europeu; a relação da incidência do sexo masculino para o feminino é de 7:1 a 15:1. Segundo Hueston, 25% da população céltica ou escandinava com mais de 60 anos apresenta algum sintoma da doença.[1]

A primeira descrição na literatura ocorreu em 1614, por Félix Plater, como sendo um tendão contraturado que pularia de suas bainhas, atritando e aderindo à pele. Este conceito durou por, aproximadamente, 200 anos. Em 1777, Henry Cline fez a primeira dissecção, com faca, de uma mão com a moléstia, identificando a estrutura separada do tendão. Sir Astley Paston Cooper, em 1822, descreveu a fibromatose palmar. Porém, em 1830, foi descrita a primeira fasciectomia, pelo Barão Guillaume Dupuytren, passando a ser conhecida como moléstia de Dupuytren.

ANATOMIA

A aponeurose palmar é uma estrutura fascial localizada na mão, imediatamente abaixo da pele, constituída por tecido conjuntivo organizado em fascículos, originada no retináculo dos flexores, nos tendões dos músculos palmar longo e no flexor ulnar do carpo, e que se estende até os dedos. Estes fascículos se prendem às pregas palmares e digitais, fixando a pele a planos profundos, e se inserem na primeira polia anular, estendendo-se à placa volar e ao aparelho extensor ao nível da articulação metacarpofalângica (MF). Uma segunda porção da fáscia alcança o aparelho extensor na altura da articulação interfalângica proximal (IFP).

Dois conjuntos de fascículos transversais contribuem para formar o arco palmar transverso. O primeiro, situado ao nível da prega palmar distal, forma o ligamento transverso palmar, próximo à primeira polia anular, inserindo-se na aponeurose dos músculos intrínsecos e atuando como um sistema de contensão dos tendões flexores. O segundo forma o ligamento natatório próximo às comissuras digitais (Figura 9.1).

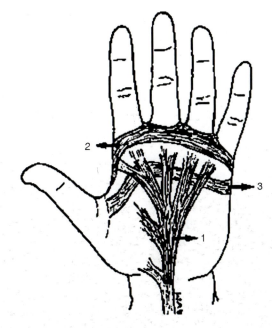

Figura 9.1 Esquema da anatomia da fáscia palmar: banda pré-tendinosa **(1)**, ligamento natatório **(2)**, ligamento transverso superficial **(3)**.

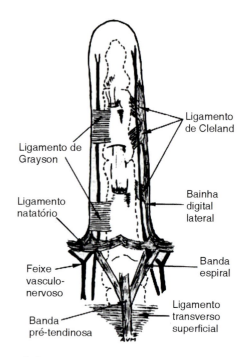

Figura 9.2 Representação esquemática da fáscia digital.

A aponeurose superficial pode ser dividida em três porções: a média, ou aponeurose palmar propriamente dita, localizada no centro da mão, bastante espessa e possuindo septos; a porção lateral, ou aponeurose da eminência tenar, e a medial, ou aponeurose da eminência hipotenar.

Mc Farlane descreveu a estrutura digital da fáscia, considerando segmentos separados: a fibra longitudinal da fáscia palmar, fibras espirais, descritas por Gosset, e a fáscia lateral do dedo, também conhecida como bainha retrovascular ou bainha digital lateral.[2] Duas estruturas ligamentares ligam esta fáscia à pele, sendo uma posterior ao feixe vasculonervoso, o ligamento de Cleland, e outra anterior, o ligamento de Grayson (Figura 9.2).

ETIOLOGIA

Vários fatores etiológicos foram descritos, como neurossífilis, tuberculose pulmonar, imunodeficiência adquirida, diabetes melito, epilepsia com uso de drogas anticonvulsivantes, hepatopatias crônicas, ingestão de bebidas alcoólicas e pacientes acamados por longos períodos, mas não existem comprovações em nenhum trabalho científico. A etiologia traumática, também caracterizada como ocupacional, foi bem estudada por Hueston e Seyfer, que a afastaram como fator único e direto para o desenvolvimento da doença.[1]

O fator desencadeante deve ser uma isquemia microvascular localizada, seguida da liberação de radicais livres, que podem levar à contratura da fáscia, estimulando a proliferação de fibroblastos. Nas áreas de concentração celular, há um predomínio da produção de colágeno tipo III sobre a do tipo I, os quais constituirão as cordas fibrosas.[3]

FISIOPATOLOGIA

A moléstia de Dupuytren é um processo evolutivo que passa por três fases, segundo Luck. Histologicamente, a fáscia palmar começa a apresentar um aumento significativo de miofibroblastos desorganizados, conhecido como **estágio proliferativo**. Estas células se aglomeram, formando uma densa concentração alinhada nas linhas de tensão, conhecida como **estágio involutivo**, para, finalmente, serem substituídas por um tecido colágeno firme com desaparecimento dos miofibroblastos, formando cordas e caracterizando o **estágio residual**.[4]

Em 1971, Gabbiani e Majno fizeram a primeira descrição da transformação fibroblástica na fáscia palmar.[5] Hueston elaborou uma teoria extrínseca, segundo a qual os miofibroblastos migrariam da pele, em contraposição à teoria intrínseca de Mc Farlane, segundo a qual seriam resultantes da transformação de fibroblastos da própria fáscia.[1] Ambas as teorias podem ser aceitas, especialmente pela apresentação de formas diferentes, nódulos ou cordas, que demonstram características histológicas particulares.

DIAGNÓSTICO E ASPECTOS CLÍNICOS

A doença se caracteriza por um acometimento predominante das fibras longitudinais da fáscia palmar, comumente em linha com o dedo anular na prega palmar distal, progredindo até envolver os dedos anular e mínimo, que são os mais acometidos. Na fase inicial, é rara a ocorrência de desconforto, podendo ser referida uma coceira ou dor ocasional sobre os nódulos.

Embora o acometimento seja, geralmente, bilateral, ele é assimétrico (Figura 9.3). Apesar de se saber que a doença é progressiva, não há como prever quais os casos que terão evolução mais rápida; no entanto, quanto mais tarde se iniciarem os sintomas, mais benigno será o curso da doença.

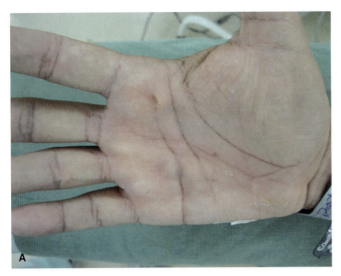
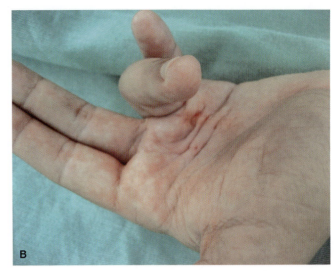

Figura 9.3A. Imagem fotográfica da mão direita de um paciente, mostrando pequeno nódulo e depressão da pele. **B.** Imagem da mão esquerda do mesmo paciente, mostrando retração em flexão das articulações MF e IFP, com corda palmar e digital.

Com a evolução da doença, as bandas acometidas passam a ser chamadas de cordas e, dependendo da fase e dos locais, a apresentação clínica é bastante diversa. Assim, a corda espiral que se forma a partir da banda pré-tendinosa, da banda espiral, da banda digital lateral e do ligamento de Grayson é responsável pelo desvio medial do feixe vasculonervoso (Figura 9.4), podendo apresentar fenômenos parestésicos. O acometimento das bandas pré-tendinosas é responsável pela flexão da articulação MF, e a contratura do ligamento natatório limita a abertura do espaço interdigital e contribui para flexão da articulação IFP, causada pela corda lateral. A contratura em hiperextensão da articulação interfalângica distal (IFD) não é decorrente do comprometimento do ligamento de Landsmeer, mas secundária e compensatória à contratura em flexão da interfalângica proximal. O ligamento de Cleland não é acometido pela moléstia.

A pele que recobre o tecido doente perde o tecido celular subcutâneo que a acolchoa, estando intimamente aderida às cordas e aos nódulos, quase sem nenhuma elasticidade, o que a torna bastante vulnerável durante o ato cirúrgico, por mais cuidadosa que seja a dissecção. As bainhas tendinosas não são envolvidas, mas as estruturas articulares sim, principalmente as das articulações IFP, razão pela qual, nestes casos, impõe-se o tratamento cirúrgico.

Acompanhando esse quadro, os indivíduos podem apresentar os chamados nódulos de Garrot, que aparecem no dorso da articulação IFP e representam elementos premonitórios para o desenvolvimento da doença; além disso, podem ocorrer acometimento concomitante e contratura da fáscia plantar (doença de Ledderhose) e da fáscia peniana (doença de Peyronie).

Figura 9.4 Esquema das cordas que causam desvio do feixe vasculonervoso e flexão das articulações MF e IF.

TRATAMENTO

Existe consenso de que o único tratamento efetivo para essa afecção é o cirúrgico, o qual consiste na excisão da aponeurose palmar doente. A excisão dos nódulos palmares sem contratura raramente está indicada.[6,7]

O tratamento cirúrgico está indicado quando ocorre o desenvolvimento de contratura em flexão de um ou mais dedos, ao nível das articulações MF e IFP, ou contratura entre o polegar e o indicador (primeira comissura), em que o paciente perde a capacidade de espalmar a mão sobre a mesa.

Uma vez instalada a contratura, há necessidade de cirurgia, principalmente se acomete e a articulação IFP, pois esta pode tornar-se fixa, ou seja, não corrigível apenas com remoção do tecido aponeurótico doente. Nas contraturas da articulação IFP presentes por muitos meses, há associação de contratura de elementos articulares, particularmente quando envolve o dedo mínimo, sendo a funcionalidade da mão, em sua integridade, de difícil restabelecimento.

As contraturas da articulação MF são passíveis de correção independente do tempo de duração da doença, porque nesta articulação não são envolvidos os elementos articulares, não havendo urgência na correção cirúrgica.[6,7]

Abordagem cirúrgica

Existe uma variedade de incisões para abordagem cirúrgica da contratura de Dupuytren, sendo o objetivo, em qualquer tipo de acesso, a ressecção da fáscia doente (Figura 9.5).

Incisões transversas

Embora acompanhe o sentido das pregas palmares, tem a desvantagem de expor incompletamente a fáscia doente, além de dificultar a dissecção adequada dos feixes neurovasculares nos dedos. Essas incisões transversas podem ser deixadas abertas para cicatrizarem por segunda intenção, ou podem ser cobertas com enxerto de pele ou fechadas primariamente, apesar de levarem a maiores complicações.

Incisão longitudinal complementada com zetaplastia

É realizada uma incisão longitudinal volar traçada na linha média sobre o trajeto da corda a ser ressecada, sendo complementada com zetaplastias, respeitando um ângulo em torno de 60 graus e a equivalência dos ramos desta incisão. É um método bastante efetivo, principalmente se houver coexistência de contração da pele, pois permite um alongamento do tecido cutâneo e movimentação precoce.[8,9]

Incisão em ziguezague (Bruner)

Fornece ampla exposição e ressecção da fáscia doente, com visualização completa e proteção do feixe vasculonervoso.[8]

Incisão em Y-V

Esta técnica é utilizada nos casos de contratura que necessitam de migração da pele no eixo longitudinal.

Técnicas cirúrgicas

Fasciotomia

Consiste na incisão subcutânea da corda contraturada. Este procedimento tem indicações limitadas devido a recidivas freqüentes. A fasciotomia deve ser limitada

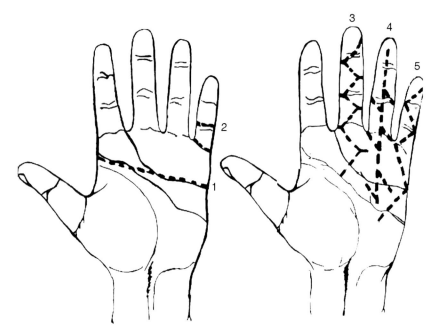

Figura 9.5 Representação esquemática das abordagens cirúrgicas:
1 – Incisão transversa palmar
2 – Incisão transversa digital
3 – Incisão em V-Y
4 – Incisão longitudinal complementada com zetaplastia
5 – Incisão em ziguezague de Bruner

Contratura de Dupuytren

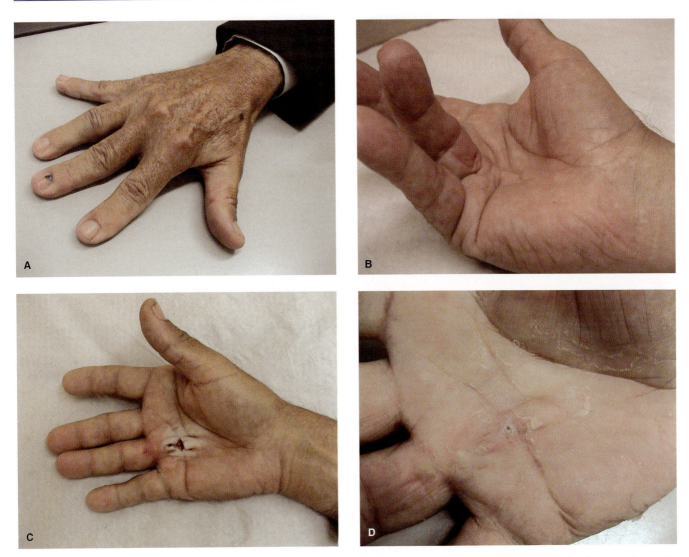

Figura 9.6A e B. Aspecto clínico de paciente idoso com moléstia de Dupuytren. **C.** Pós-operatório recente de fasciotomia aberta. **D.** Pós-operatório tardio.

à porção palmar da fáscia, e não nos dedos, pois nestes existe uma íntima relação entre as cordas e os feixes vasculonervosos, inclusive desviando-os (Figura 9.6).

Ela é indicada em pacientes idosos, portadores de apenas uma corda longitudinal, nos quais a condição geral impede cirurgias mais extensas. Pode ser usada, também, como uma fase preliminar de uma cirurgia mais radical (cirurgia em dois tempos).[10]

Fasciectomia seletiva

Não há uma técnica simples e uniforme que seja aplicada a todos os casos de contratura de Dupuytren, mas em todos os casos o objetivo é a remoção cirúrgica da fáscia palmar ou digital doente (fasciectomia seletiva) (Figuras 9.7 e 9.8).[2] O o cuidado com os nervos digitais é imperativo (Figura 9.9).

Uma fasciectomia completa ou radical é contraindicada, porque uma ressecção de toda a fáscia palmar é um procedimento muito agressivo, que ocasiona edema e rigidez no pós-operatório.

Técnica de Mc Cash (palma aberta)

Está indicada nos casos graves e de longa duração de contratura da articulação MF em que há complicações que podem ocorrer após dissecção e fechamento da pele.

Esta técnica, que consiste na ressecção da fáscia doente mediante incisões transversas realizadas na palma, após a correção da contratura da articulação MF, gera um defeito cutâneo que é deixado aberto para cicatrizar por segunda intenção, o que ocorre em 3 a 4 semanas.

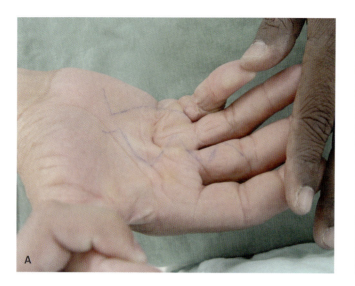
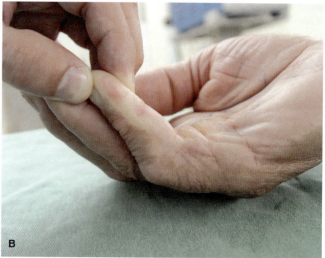
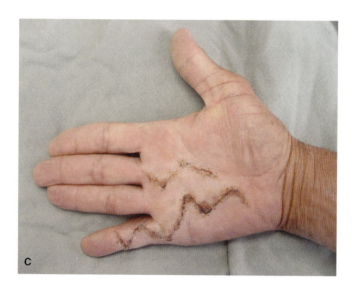
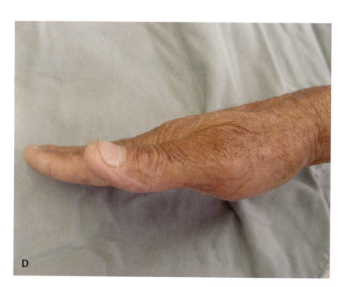
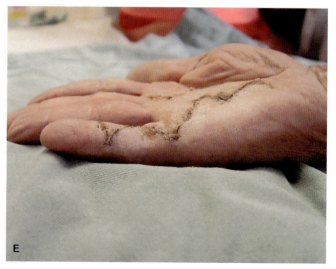

Figura 9.7A e **B.** Aspecto clínico da mão de um paciente com moléstia de Dupuytren acometendo vários raios. **C** a **E.** Aspecto pós-operatório.

Contratura de Dupuytren

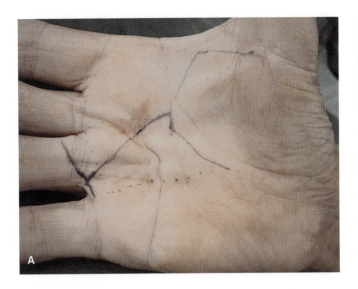

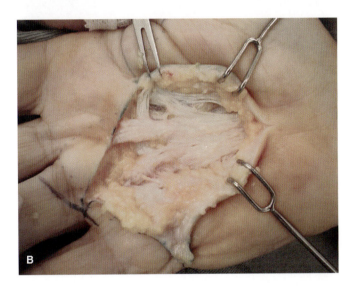

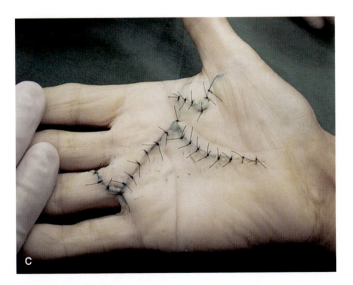

Figura 9.8A. Imagem fotográfica de mão com moléstia de Dupuytren acometendo várias fáscias e programa de incisão de pele. **B.** Imagem intra-operatória mostrando a fáscia a ser retirada. **C.** Aspecto clínico no pós-operatório imediato.

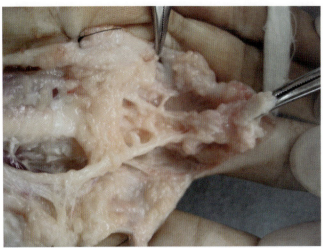

Figura 9.9 Imagem fotográfica intra-operatória de fasciectomia, mostrando em detalhe os nervos digitais isolados.

A ausência de tensão e hematomas propicia um pós-operatório indolor e o não-aparecimento de edema residual.[11,12]

Quando ocorre o acometimento da fáscia digital, é necessário prolongar os acessos transversos, mediante incisões em ziguezague ou incisões longitudinais complementadas com zetaplastias, que são suturadas, deixando-se abertos apenas os ramos transversos da ferida.

A escolha da técnica a ser utilizada depende da gravidade do acometimento, das condições de saúde do paciente e da experiência do cirurgião. Assim, bons resultados são descritos na literatura com as diferentes técnicas. Preferimos a fasciectomia realizada com incisão em ziguezague, que permite um alongamento em Y-V (Figura 9.10).

PÓS-OPERATÓRIO

No pós-operatório, o uso de imobilização está indicado, principalmente, para os pacientes portadores de rigidez articular e deve ser bastante confortável, utilizando-se tala gessada volar, aplicada sobre a mão e o antebraço com manutenção da correção obtida, que deve ser mantida por 2 semanas. Nos casos mais leves, pode ser realizado um enfaixamento volumoso.

O membro deve ser mantido elevado por 48 a 72 horas, para evitar edema. Os curativos devem ser realizados precocemente, para o diagnóstico e tratamento de possíveis hematomas. Os pontos devem ser retirados após 14 dias.

O acompanhamento por terapeuta da mão tem os seguintes objetivos: diminuir o edema, massagear

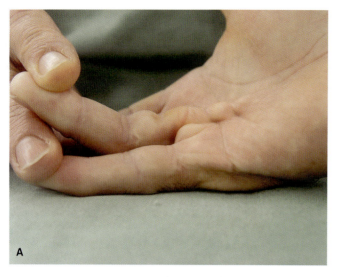
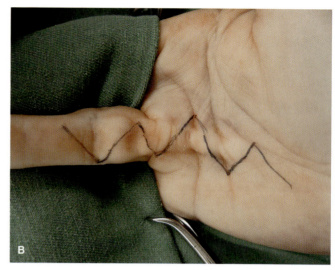
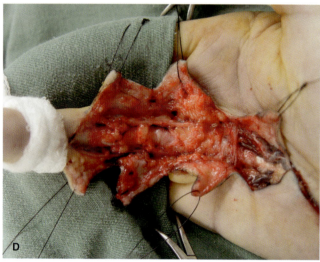
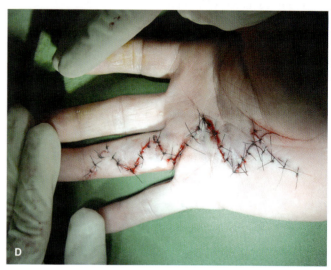

Figura 9.10A. Imagem de mão com acometimento do quarto raio pela moléstia de Dupuytren. **B.** Programação cirúrgica com incisão em ziguezague. **C.** Aspecto intra-operatório pós-fasciectomia. **D.** Pós-operatório imediato.

a cicatriz para prevenção de aderências e retrações, movimentar precocemente, o que auxilia a prevenção de edema e distrofia, e fortalecer os músculos extensores.[13]

COMPLICAÇÕES PÓS-OPERATÓRIAS

- **Edema:** a complicação pós-operatória mais importante após uma fasciectomia é a presença de edema intenso, que pode ocorrer devido a extensivas dissecções e, também, pelo uso prolongado do garrote.
- **Hematoma:** o hematoma pós-operatório é uma complicação freqüente e temível, pois sua instalação predispõe a edema, infecção e rigidez secundária. São importantes uma hemostasia rigorosa no intra-operatório e a colocação de drenos. A técnica da palma aberta facilita a drenagem do sangue.
- **Necrose de pele:** pode ser decorrente de lesão de pequenas artérias, devido à sutura sob tensão; ocorre por desvitalização da pele aderente à fáscia palmar.
- **Rigidez articular:** ocorre, principalmente, nos casos de contratura grave e de longa duração. A prevenção de edema e hematoma contribui para redução desta complicação.
- **Distrofia simpático-reflexa:** caracteriza-se por dor intensa, alteração de cor, edema e sudorese, e evolui para rigidez articular.
- **Recidiva:** pacientes jovens, com história familiar de moléstia de Dupuytren e acometimento de outras aponeuroses (Ledderhose e Peyronie), estão sob risco maior de recidiva de contratura, a qual pode ser imediata ou levar anos para acontecer.

Segundo alguns autores, a corda retrovascular, quando não ressecada, é um elemento importante na recidiva ao nível da articulação IFP, principalmente no dedo mínimo.

Uma segunda intervenção cirúrgica é difícil, devido à maior aderência da pele por cicatrizes residuais. Neste caso, pode-se realizar dermofasciectomia descrita por Hueston, em que se realiza a excisão da fáscia e da pele e usa-se enxerto de pele total após correção da contratura.

REFERÊNCIAS

1. Hueston JT. Dupuytren's contracture. *In:* Flynn JE (ed.) *Hand Surgery*. Baltimore: Williams & Wilkins, 1983:797-823.
2. Mc Farlane RM. Pattern of the diseased fascia in the fingers in Dupuytren's contracture. Displacement of the neurovascular. blunde. *Plast Reconst Surg*. 1974; *54*:31-44.
3. Myrrell GAC, Francis MJO, Bronde YL. Free radical production in Dupurytren's contracture. The Strangeways Research Laboratory. 75th anniversary symposium. The Arthritis and Rheumatism Council for research conference Proceedings nº 2. 1987:81-2.
4. Luck RJ. Dupytren's contracture: a new concept of the pathogeneus correlated a with surgical management. *J Bonn Joint Surg* 1959; *41A*:635-41.
5. Gabbiani G, Magno G. Dupuytren's contracture: fibroblast contraction? *Am J Pathol* 1972; *66*:131-6.
6. Wolf JF. Dupuytren's contracture. *In:* Berger RA, Weiss AP (eds.) *Hand surgery*. Philadelphia: Williams & Wilkins, 2004:1091-100.
7. MacGrouther DA. Dupuytren's contracture. *In:* Green DP, Hotchkiss RN, Peterson WC, Wolfe SW (eds.) *Green's operative hand surgery*. Philadelphia: Elsevier Inc, 2005:159-85.
8. Chiconelli JR, Monteiro AV. Contratura de Dupuytren. *In:* Pardini Jr AG (ed.) *Cirurgia da mão: lesões não-traumáticas*. Rio de Janeiro: Medsi, 1990:51-4.
9. Galbiatti JA, Fiori JM, mansano RT, Durigan Jr A. Tratamento da moléstia de Dupuytren pela técnica de incisão longitudinal reta, completada com Z-plastia. *Rev Bras Ortop* 1995; *30*(4):207-12.
10. Moraes Neto GP, Chambriard C, Osório L *et al*. Fasciotomia percutânea na correção da deformidade da articulação metacarpofalângica na contratura de Dupuytren. *Rev Bras Ortop* 1996; *31*:347-50.
11. Freitas AD, Pardini Jr AG, Neder Filho AT. Contratura de Dupuytren: tratamento pela técnica de palma aberta. *Rev Bras Ortop* 1997; *32*:301-4.
12. Silva JB, Fernandes H, Fridman M. A técnica da palma aberta na contratura grave de Dupuytren. *Rev Bras Ortop* 1999; *34*(1):51-4.
13. Assumpção TS. Contrature de Dupuytren. *In:* Freitas PP. *Reabilitação da mão*. Ed. Atheneu 2005:365-94.

CAPÍTULO 10

SÍNDROMES COMPRESSIVAS NO MEMBRO SUPERIOR

Paulo Randal Pires
Ronaldo Percopi de Andrade

As síndromes compressivas dos nervos periféricos no membro superior ocorrem, geralmente, em locais bem definidos, porém os sintomas podem ser os mais diversos possíveis, em áreas distintas e de intensidade variável, causando dificuldades para o diagnóstico. Existem regiões normais no trajeto de um nervo periférico onde a compressão pode ocorrer mais facilmente. Existem possíveis variações anatômicas, específicas para cada indivíduo, em que também o nervo poderá ser mais facilmente comprimido. Processos inflamatórios, lesões traumáticas, alterações metabólicas ou endócrinas, posturas inadequadas prolongadas ou repetitivas, intoxicações diversas, anomalias congênitas, processos infecciosos específicos ou não, atividades esportivas, exercícios físicos intensos ou inadequados etc., também podem causar a compressão de um nervo periférico. O fato é que existe uma lesão nervosa, seja ela discreta, intermitente, dinâmica ou acentuada e constante, variando a sintomatologia de acordo com o grau da lesão no nervo. Importante lembrar que um nervo pode ser comprimido em mais de um local, levando à síndrome da dupla compressão. A compressão poderá ser leve, porém, se dupla, terá efeito somatório com grande sintomatologia, tornando-se um fator complicador e dificultando o diagnóstico. A compressão poderá ser de um nervo puramente sensitivo, puramente motor ou misto, e levará à sintomatologia característica de cada nervo. Uma história clínica bem coletada é de fundamental importância. O profundo conhecimento da anatomia e da biomecânica do membro superior e da região cervical será determinante para um exame físico bem detalhado. O sinal de Tinel, descrito em 1915,[1] é ainda hoje de grande valia no diagnóstico e no acompanhamento de uma lesão compressiva de um nervo periférico.

Os exames complementares radiológicos, ecográficos, neurofisiológicos, tomográficos ou de ressonância magnética, bem indicados, confirmam o diagnóstico ou afastam patologias incluídas no diagnóstico diferencial.

Na fisiopatologia da lesão compressiva do nervo periférico encontramos as teorias iônica, mecânica e vascular, a qual é a mais aceita.[2]

A anatomia vascular do nervo é bem estudada há anos.[3,4] Sunderland[5] sugere que a alteração patológica inicial em uma síndrome compressiva seja a compressão da microcirculação vascular deste nervo. Os nervos possuem sistemas vasculares epineural, perineural e endoneural, que são interligados entre si. Os vasos perineurais e endoneurais constituem uma unidade vascular anatômica denominada plexo vascular fascicular, que é simpateticamente inervada e que se apresenta longitudinalmente e pode ser separada dos epineurais. Os vasos epineurais são, geralmente, mais calibrosos e se dispõem também longitudinalmente com anastomoses em todas as direções. Os vasos epineurais suprem segmentarmente os vasos fasciculares (Figura 10.1). A interferência no fluxo sangüíneo fascicular ou intraneural pode, rapidamente, causar distúrbios na função do nervo. Uma compressão aplicada ao nervo leva a um aumento da pressão vascular intraneural, o que causa uma saída de proteínas da microvascularização intraneural, edemaciando, inicialmente, o epineuro e, se persistir por tempo prolongado, pode ser invadida por fibroblastos, surgindo uma cicatriz constritiva epineural.[6] O exsudato de proteínas poderá levar, também, a um

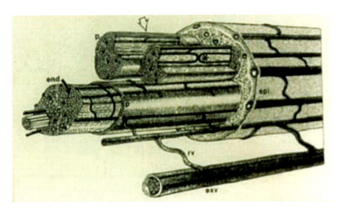

Figura 10.1 Desenho esquemático da microcirculação nervosa.

edema endoneural com aumento da pressão intrafascicular, o que interferirá com a função normal do nervo. Se o aumento da pressão intrafascicular persistir por tempo prolongado num compartimento fechado como o espaço intrafascicular, levará à hipoxia de longa duração, afetando o conteúdo endoneural com conseqüente necrose tissular e, segundo Lundborg,[7] estará formada então uma síndrome compartimental em miniatura.

Estudos de vários outros autores afirmam, também, que a lesão primária na neuropatia compressiva é o comprometimento vascular segmentar do axônio.[1,2,5,8,9] As fibras periféricas do nervo são mais vulneráveis à compressão, assim como as fibras mielínicas. As lesões iônicas e vasculares respondem prontamente à liberação (em horas), enquanto as lesões estruturais levam de 30 a 60 dias para sofrer regeneração.

Com objetivo didático, e com fins práticos, dividiremos as síndromes compressivas dos nervos periféricos nos membros superiores em síndrome do desfiladeiro torácico, síndromes compressivas do nervo mediano, síndromes compressivas do nervo ulnar e as síndromes compressivas do nervo radial. Passaremos a descrever cada uma destas síndromes, assim como o tratamento preconizado para elas.

SÍNDROME DO DESFILADEIRO TORÁCICO

A síndrome do desfiladeiro cervicotorácico (SDCT) é uma entidade complexa com grande variedade de etiologias e apresentações. Gilliat[10] sugeriu síndromes, no plural, enfatizando as inúmeras propostas diagnósticas contidas nesta entidade, como síndrome do escaleno anterior, síndrome da hiperabdução ou do peitoral menor, síndrome costoclavicular, síndrome da costela cervical, síndrome da primeira costela, síndrome ombro-mão etc. Neste capítulo, incluiremos também a síndrome do espaço quadrilátero e a compressão do nervo supra-escapular, consideradas no mesmo grupo das síndromes compressivas altas ou proximais.

Poderíamos definir a SDCT como um complexo de sinais e sintomas resultantes da compressão de vasos e nervos na região do canal cervicotorácico.

O canal cervicotorácico é um espaço que inicia na raiz do pescoço, por onde passam o plexo braquial e os grandes vasos da região cervical e do mediastino, estendendo-se até a axila, na borda inferior do músculo peitoral menor.[11] Os limites anatômicos deste canal são formados, anteriormente, pela clavícula e o manúbrio esternal, medialmente, pela coluna, traquéia e esôfago e, lateralmente, pela primeira costela[12] (Figura 10.2).

A clavícula tem duas curvas, a medial, de convexidade anterior, e a lateral, com concavidade anterior.

A primeira costela é aplanada na sua superfície superior e tem dois sulcos transversais na porção anteromedial. Enquanto a artéria subclávia passa pelo sulco posterior, a veia passa pelo anterior. Entre estes sulcos há o tubérculo, onde se insere o músculo escaleno anterior. Este músculo origina-se nos processos transversos da terceira, quarta, quinta e sexta vértebras cervicais e insere-se no tubérculo da primeira costela, anteriormente descrito.

O músculo escaleno médio nasce nos tubérculos posteriores dos processos transversos das vértebras

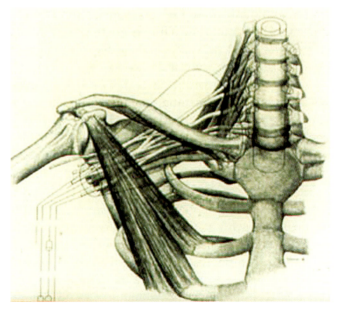

Figura 10.2 Desenho esquemático do desfiladeiro cervicotorácico.

cervicais e insere-se na superfície superior da primeira costela. O músculo escaleno posterior, comumente ausente ou fundido na sua origem ao escaleno médio, insere-se na superfície externa da segunda costela. Existe uma variação anatômica, descrita pelo argentino Luciano Poitevin,[13] que é o músculo escaleno intermédio, o qual, quando presente, está localizado entre as raízes cervicais, unindo o músculo escaleno anterior ao músculo escaleno médio.

Essas estruturas formam o triângulo cervical posterior, ou fossa supraclavicular. O plexo braquial passa através deste triângulo, entre o escaleno anterior e o médio, tendo como base a primeira costela. A artéria subclávia também passa por este triângulo, logo atrás da inserção do músculo escaleno anterior. A veia habitualmente passa por fora, medialmente à inserção do músculo escaleno anterior.

O músculo escaleno anterior é quase completamente coberto pelo músculo esternocleidomastóideo. O músculo omo-hióideo, que consiste em dois ventres unidos por um tendão intermediário, cruza anteriormente o triângulo cervical. Todos os músculos no assoalho da fossa supraclavicular são cobertos por uma densa fáscia pré-vertebral. Dentro da fossa supraclavicular, estes vasos e nervos cruzam da raiz do pescoço até a axila e suprem a extremidade superior.

As artérias subclávias são distintas quanto à origem: a direita origina-se na artéria inominada, enquanto a esquerda sai diretamente do arco aórtico. Ambas formam um arco por cima da primeira costela e estão cobertas na parte externa pelo músculo omo-hióideo. O nervo frênico tem seu curso ao longo da superfície anterior do músculo escaleno anterior. Outra estrutura encontrada no desfiladeiro torácico é o ducto torácico, que passa à frente da artéria subclávia, num trajeto tortuoso, tornando fácil sua lesão quando da abordagem cirúrgica desta região.[14]

O plexo braquial é formado pelas raízes anteriores da quinta, sexta, sétima e oitava vértebras cervicais e da primeira torácica, podendo, às vezes, receber contribuição da quarta vértebra cervical (plexo pré-fixado) ou da segunda vértebra torácica (plexo pós-fixado).

Essas raízes emergem através de uma fenda entre o músculo escaleno anterior e o médio para aparecerem na porção inferior da fossa supraclavicular. Tão logo elas passam sobre o músculo escaleno médio, as raízes se unem para formar três troncos: superior (C5 e C6), médio (C7) e inferior (C8 e T1). Logo atrás da clavícula há um novo rearranjo, e os troncos passam a ser denominados fascículos. Os termos fascículo lateral, posterior e medial são aplicados devido às suas relações com a artéria subclávia.[15] Finalmente, junto com a artéria, o plexo passa por debaixo do músculo peitoral menor, antes de emergir na porção superficial da axila, onde vai para o braço, já como nervos individualizados.

O arranjo final dos fascículos para formar os nervos mediano, ulnar, radial e musculocutâneo é feito quando da passagem daqueles por debaixo do peitoral menor e, portanto, distal a esta região.

O desfiladeiro cervicotorácico é sede de freqüentes e inúmeras anomalias congênitas,[13,16-25] que podem levar à SDCT. A literatura está repleta de trabalhos com relatos de patologias associadas e relacionadas às variações anatômicas, além dos traumatismos, levando à SDCT (Figuras 10.3 e 10.4). Dentre elas podemos ci-

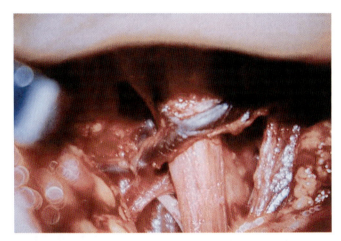

Figura 10.3 Vasos anômalos comprimindo o tronco superior do plexo braquial.

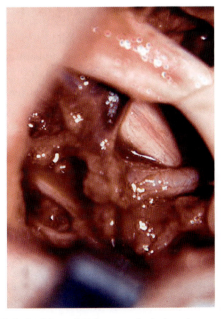

Figura 10.4 Artéria anômala comprimindo o tronco médio do plexo braquial. O tronco superior está sendo afastado.

tar: escleroderma evoluindo com isquemia do membro superior devido a embolia arterial da subclávia em SDCT;[26,27] fratura e pseudo-artrose da primeira costela;[28,29] paciente portador da síndrome de Klippel-Feil;[30] tromboembolia levando à SDCT vascular do subtipo venoso (síndrome de Paget-Schroetter);[31] costela bífida (variante da costela cervical);[32] inserção anômala do músculo peitoral menor atrófico;[33] banda anômala do músculo grande dorsal;[34] variação anatômica do tronco superior;[35] costela cervical ou megaapófise transversa de C7 com banda fibrosa;[36] postura viciosa durante tratamento cirúrgico ortopédico para correção de escoliose;[37] anomalias do músculo escaleno, após atividade física repetitiva, levando à síndrome de Paget-Schroetter (trambose da veia axilossubclávia);[38] neurilemoma no espaço peitoral menor;[39] aneurisma da artéria cervical transversa;[40] fraturas e pseudo-artroses da clavícula;[41] anomalia da artéria e veia subclávias;[42] pseudotumores;[43] lesões traumáticas cervicais e da região clavicular;[44] lesão neurológica da SDCT em atletas;[45] em músicos instrumentistas;[46] enfermidade de Scheuermann;[47] hiperostose idiopática da coluna cervical;[48] anomalia da primeira costela[49] etc. Costelas cervicais são estruturas remanescentes na escala evolutiva e estão presentes nos répteis e peixes. Em humanos, a costela cervical está presente em cerca de 5,6:1.000 pacientes, segundo Adson,[50] e são encontradas em aproximadamente 10% dos pacientes operados.[51] Uma banda fibromuscular congênita entre o processo transverso de C7 e a primeira costela é encontrada em grande proporção dos pacientes operados[52] (Figura 10.5). Quando presentes, estas estruturas podem predispor ao aparecimento da compressão.

Hipertrofia muscular dos escalenos pode ocorrer por espasmo, por excessivo desenvolvimento muscular no adulto jovem ou por queda dos ombros na meia-idade. Fixação alta do esterno e das costelas, plexo pós-fixado ou elevação da primeira costela podem, também, produzir sintomas idênticos.

O diagnóstico exato das afecções do desfiladeiro cervicotorácico exige uma apurada diferenciação de outras lesões que produzem queixas parecidas, como é o caso das osteoartrites, da hérnia de disco ou das doenças do sistema nervoso central. Wright, em 1945,[24] descreveu pela primeira vez a síndrome da hiperabdução ou síndrome do peitoral menor, ao estudar um paciente com necrose dos dedos que tinha o hábito de dormir com a mão sob a cabeça. Nesta síndrome, a artéria e veia subclávias, assim como o plexo, são comprimidas entre a apófise coracóide e o peitoral menor, quando o braço está em hiperabdução. Apesar de comprometer o nervo mediano e apresentar sintomatologia na área deste nervo, esta síndrome deve ser citada aqui como diagnóstico diferencial com a síndrome do escaleno.

O desfiladeiro cervicotorácico é dividido em três compartimentos, onde ocorre a maioria das compressões. São eles: triângulo interescaleno, espaço costoclavicular e espaço retropeitoral menor. Hanauld,[10] em 1740, foi o primeiro a fazer referência a essa patologia, porém foram Peet e Cols[10] que, em 1956, usaram o termo síndrome do desfiladeiro torácico, organizando e melhor definindo o quadro. Wilbourn[53] classificou a síndrome do desfiladeiro cervicotorácico em neurológica e vascular. A neurológica é subdividida em neurológica verdadeira, ou clássica, e neurológica controversa, ou assintomática, ou, ainda, atípica ou não-específica. A vascular é subdividida em arterial e venosa.

O diagnóstico da SDCT vascular e neurológica verdadeira não é difícil de ser feito. Uma história clínica bem coletada e um exame físico detalhado geralmente estabelecem o diagnóstico. Os exames complementares, de modo geral, confirmam o diagnóstico, facilitando o tratamento. Já no diagnóstico da SDCT neurológica controversa, os exames complementares, na maioria das vezes, são normais. O diagnóstico, nesses casos, é eminentemente clínico e, quase sempre, feito por eliminação.

Em 1906, considerou-se pela primeira vez a possibilidade de compressão neurovascular no desfila-

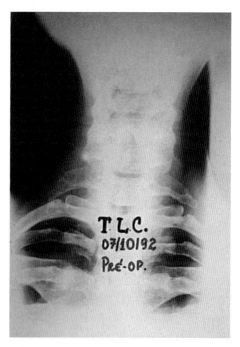

Figura 10.5 Imagem radiológica de uma costela cervical sintomática.

deiro cervicotorácico, mas sua introdução na prática deu-se em 1927, por Adson.[17]

Diagnóstico

A SDCT pode apresentar-se de maneiras variadas e confusas, com queixas de dor no ombro ou nas regiões supraclavicular e cervical, irradiando-se para o membro superior. Queixas de desconforto na parte posterior do hemitórax e dor no seio podem, também, estar presentes. As queixas de dor mal localizada e difusa são freqüentes e, teoricamente, poderão corresponder ao dermátomo de qualquer raiz, tronco ou fascículo do plexo braquial, dependendo, obviamente, do local da compressão.

Em geral, os sintomas são vagos, pouco definidos e inconsistentes, mas podem ser provocados ou reproduzidos por certas atividades, como trabalho com o membro superior elevado acima da cabeça, posições viciosas para dormir etc.

A compressão venosa é a manifestação vascular mais freqüente,[54] e o edema do membro superior poderá ser discreto ou acentuado e bem evidente, dependendo do grau e do tempo da obstrução, podendo inclusive ocorrer em graus mais sérios, como ingurgitamento venoso do membro superior na trombose das veias subclávia e axilar – síndrome de Paget-Schroetter.[55] Na compressão arterial, os sinais de isquemia e insuficiência arterial são evidentes. Na compressão neurológica verdadeira, ou clássica, as alterações mais vistas são relativas ao tronco inferior do plexo braquial. Os sintomas relacionados ao nervo ulnar são bem definidos, com alteração da sensibilidade na região medial do antebraço (nervo cutâneo medial do antebraço, ramo direto do fascículo medial do plexo braquial), na borda ulnar da mão, dorsal e volar, e alteração da força da musculatura intrínseca da mão, inervada pelo nervo ulnar, inclusive com atrofia, dependendo do tempo e da intensidade da compressão. A pinça laterolateral dos dedos (músculos interósseos) e a pinça de chave do polegar com a face lateral do dedo indicador (uso do músculo adutor do polegar inervado pelo nervo ulnar) estarão debilitadas. Atrofia hipotenar, do primeiro espaço intermetacarpiano e dos interósseos poderá estar bem acentuada.

A vasta maioria dos pacientes é sintomática em relação à compressão direta do plexo braquial e, portanto, neurológica, e apenas 10% dos casos têm seus sintomas primários relacionados à compressão vascular.[56]

O desconforto é acentuado quando do uso do membro superior em posições que venham diminuir o espaço da fossa supraclavicular. A parestesia noturna é uma constância. As alterações sensitivas são variadas. Muitas dessas queixas podem ser agravadas com o tempo frio, particularmente nas de envolvimento vascular, ou ao carregar objetos na mão ou nos ombros em posições que diminuam o espaço do desfiladeiro cervicotorácico. Do mesmo modo, o alívio dos sintomas aparece quando o retorno à posição ergonômica aumenta este espaço.

Os principais diagnósticos diferenciais incluem as hérnias de disco cervical,[58] neurite cubital, síndrome do túnel do carpo, síndrome dolorosa regional complexa, tumor de Pancoast, arterite de Takayasu etc.[59]

Na compressão neurológica controversa, ou atípica, as queixas dolorosas e as alterações de sensibilidade são as mais diversas e inesperadas, dificultando sobremaneira o diagnóstico, devendo ser afastada a possibilidade de fibromialgia, síndrome miofascial ou outras alterações psicossomáticas, que devem sempre estar na mente do examinador. A hiperidrose palmar homolateral é relatada em associação à SDCT.[57]

Existem manobras que tentam reproduzir os sinais e sintomas da SDCT, das quais a mais conhecida é a manobra de Adson.[56] O paciente é solicitado a fazer uma inspiração profunda forçada com a face voltada para o lado acometido, queixo elevado e o ombro em rotação externa, posição em que o pulso radial diminui significativamente ou desaparece quando existe compressão da artéria subclávia, provavelmente pelo músculo escaleno anterior. É importante lembrar que o teste de Adson é positivo em 20% a 25% da população assintomática.

No teste de Wright, ou da hiperabdução,[24] o paciente é colocado com o braço em abdução de 90 graus, rotação externa máxima do ombro e cotovelo fletido em 90 graus, e o teste é positivo quando há diminuição ou desaparecimento do pulso radial. Na ausculta da artéria subclávia poderá ser ouvido sopro, evidenciando oclusão parcial. Esta posição é relativamente comum no repouso com o braço acima ou atrás da cabeça e o cotovelo fletido. Wright indica que a compressão vasculonervosa poderá ocorrer em dois locais: na região costoclavicular e/ou pelo tendão do peitoral menor.

No teste da claudicação, o paciente é mantido na mesma posição do teste de Wright e solicitado a exercitar contínua e vigorosamente a flexoextensão dos dedos. Dor e parestesia serão relatadas pelo paciente, em poucos segundos, na presença de compressão. O paciente pedirá para abaixar o braço rapidamente, relatando desconforto considerável. Nos casos sem compressão neurovascular, o paciente poderá exercitar-se por minutos com mínimo ou nenhum desconforto. No teste provocativo da compressão costoclavicular, o paciente é solicitado a estender os ombros e colocar os braços ao longo e ligeiramente atrás do corpo, estando em pé. Após palpar os pulsos radiais, o examinador faz tração para baixo com os braços do paciente, solicitando-lhe que faça inspiração profunda, mantendo a face e o pescoço em posição neutra. O pulso poderá diminuir ou desaparecer, e o paciente se queixará de dor e parestesia no membro afetado. As infiltrações com bloqueio anestésico do músculo escaleno como prova diagnóstica também são uma opção.[60] Os exames complementares são fundamentais para confirmação do diagnóstico, afastando outras patologias e auxiliando a definição do tratamento.

A radiografia simples da coluna cervical e do tórax é usada para verificar a presença de costela cervical, megaapófise transversa cervical, anomalias da primeira costela, tumores de ápice pulmonar (Pancoast), calcificações ectópicas etc. A presença de costela cervical não é causa de compressão nem de tratamento cirúrgico,[61] do mesmo modo que as discopatias degenerativas cervicais devem ser bem avaliadas, evitando-se diagnósticos errôneos e indicações cirúrgicas indevidas.

Os exames neurofisiológicos com eletroneuromiografia e potencial evocado, realizados em posição de repouso e em posições provocativas, têm evoluído muito e auxiliado o diagnóstico da SDCT.[62,63] A tomografia computadorizada com reconstruções em 3D também evoluiu, assim como a ressonância magnética, a angiorressonância e a angiografia digital, que são cada vez mais usadas, além de auxiliarem o diagnóstico e ajudarem na indicação e no tratamento cirúrgico[64-66] (Figura 10.6). A ecografia nas lesões vasculares bem definidas e nas manobras provocativas também poderá ajudar no diagnóstico e na indicação de cirurgias.[67]

Tratamento

Desde sua descrição, no século passado, o tratamento da SDCT é controverso.[10] O tratamento conservador, em geral, é recomendado como forma inicial de tratamento.[68] O uso de calor, analgésicos, relaxantes musculares, exercícios de fortalecimento da musculatura cervical e da cintura escapular, a modificação dos hábitos, com correção de posturas viciosas, inclusive na posição de dormir, proporcionam alívio dos sintomas na maioria dos pacientes.

A correção da queda e a anteriorização dos ombros são de fundamental importância para a melhora do quadro.[10,23,53] Isto se deve ao fato de que a maioria dos quadros com queixas é de pequena intensidade.

A falta de resposta a essas medidas, após um período de tratamento mínimo de 3 meses, nos levará a pensar na abordagem cirúrgica.[69] A indicação do tratamento cirúrgico é feita nos casos de dor persistente, falha no tratamento conservador, déficit neurológico significativo e alterações vasculares importantes.[22]

Nos casos de SDCT do tipo neurológico verdadeiro, e também no tipo vascular, o diagnóstico e as indicações são mais precisas e os resultados, mais previsíveis e geralmente melhores.[36]

As indicações cirúrgicas nos casos de SDCT do tipo neurológico controversa ou atípica e naqueles pacientes com evidências de compensações trabalhistas ou diagnóstico simultâneo de fibromialgia ou de-

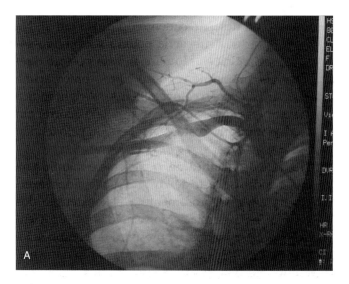
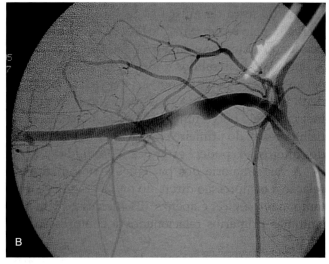

Figura 10.6A. Arteriografia digital mostrando compressão da artéria subclávia, vista melhor após supressão do gradil costal (**B**).

pressão deverão ser limitadas e muito bem pensadas, pois o resultado é sempre inferior.[10]

Tratamento cirúrgico

Na literatura, as controvérsias da SDCT estão presentes também no tratamento cirúrgico e envolvem desde a via de acesso até a cirurgia a ser realizada, assim como a reabilitação e os resultados cirúrgicos obtidos. Existem quatro abordagens cirúrgicas preconizadas para o tratamento cirúrgico da SDCT. Estes acessos são: supraclavicular, transaxilar, posterior e transcervical. Existem inúmeras publicações na literatura em defesa desta ou daquela via de acesso, inclusive trabalhos comparativos, mas, em geral, cada acesso tem suas indicações precisas.[70]

O acesso supraclavicular é o mais usado nos casos de ressecção da costela cervical, bandas fibrosas, avaliação de anomalias vasculares e escalenectomia.[71] A ressecção da primeira costela por esta via pode ser feita, mas apresenta dificuldades técnicas, as quais podem ser abrandadas pela associação de uma incisão infraclavicular.[72]

O acesso transaxilar, descrito por Roos[73] e muito popularizado entre os cirurgiões vasculares, é hoje o acesso mais utilizado para casos em que haja comprometimento das raízes baixas (C8-T1), também tornando mais fácil a ressecção da primeira costela.[55,74] Entretanto, as complicações podem ser sérias, e não deve ser feito por cirurgiões inexperientes. Este acesso, preferido por inúmeros autores, limita a exposição de várias anomalias congênitas ou variações anatômicas da região e apresenta maior número de complicações, além de dificultar o tratamento de possíveis incidentes peroperatórios, como hemorragia dos vasos subclávios, pneumotórax e lesão do plexo braquial.

Atualmente, o acesso posterior[75] é usado apenas em casos de reintervenção, quando se quer ressecar de forma mais ampla a primeira costela, na sua origem, e, às vezes, a segunda. Isto exige que se vá através de várias camadas musculares e a exposição torna-se difícil.

O acesso transcervical é utilizado para a simples escalenectomia, que se tem mostrado ineficaz independente do acesso escolhido, já que existe alta incidência de recidiva no pós-operatório imediato. Existem os que fazem acessos múltiplos, como transaxilar e transcervical,[76] transaxilar e supraclavicular,[77] ou ainda autores que fazem o tratamento cirúrgico com instrumentação endoscópica[78] (transaxilar), videotoracoscopia[79] para ressecção da primeira costela, endo-

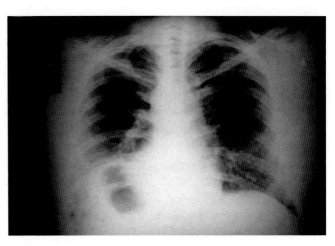

Figura 10.7 Raio-X de tórax mostrando elevação do diafragma na neuropraxia do frênico. Complicação cirúrgica na síndrome do desfiladeiro cervicotorácico.

vascular com *stent* associado à exploração supraclavicular,[80] substituição da artéria subclávia com prótese vascular de politetrafluoretileno,[81] enxerto de safena ou prótese para aneurisma da subclávia.[82]

As complicações descritas na literatura são: lesões do plexo braquial, lesão do nervo acessório, lesão do nervo frênico, lesões vasculares, pneumotórax e acidente vascular encefálico isquêmico no tratamento de aneurisma da artéria subclávia na SDTC (Figura 10.7).

Na reavaliação dos resultados dos pacientes operados de SCDT com longo seguimento, Hug e cols.[36] constataram que, apesar da melhora clínica, os achados neurofisiológicos não mudaram, e os melhores resultados são encontrados nos portadores de SCDT neurológica verdadeira, o que se é de esperar.[10] Altobelli e cols.,[83] na reavaliação a longo prazo de casos operados, constataram que os resultados tendem a piorar com o tempo. Na avaliação com até 12 meses de pós-operatório, os resultados são sempre superiores aos com mais de 18 meses. Esses autores concluem que a avaliação pós-operatória deverá ocorrer, no mínimo, 18 meses após a cirurgia.

Concordamos que o tratamento conservador deva ser o inicialmente preconizado. As indicações cirúrgicas primárias estariam reservadas à SDCT neurológica verdadeira, já com atrofia muscular e na vascular arterial com obstrução aguda.

Preferimos o acesso supraclavicular e, se necessário, associado ao infraclavicular SDCT neurológica ou vascular. Pelo acesso supraclavicular, podemos fazer uma avaliação completa de todo o desfiladeiro cervicotorácico, definindo as anomalias congênitas e as variações anatômicas, e tratando-as. Na retirada da primeira costela, o acesso infraclavicular poderá ser necessário, caso ocorra dificuldade na abordagem supraclavicular. Outra grande vantagem do acesso é poder tratar os possíveis incidentes peroperatórios, como sangramento de algum vaso ou do músculo escaleno seccionado, alguma lesão neurológica ou pneumotórax com sutura da pleura parietal, e identificar algum processo tumoral. O acesso transaxilar, preferido por inúmeros autores, limita a exposição de várias anomalias congênitas ou variações anatômicas da região e tem maior índice de complicações, além de dificultar o tratamento de possíveis incidentes peroperatórios. Nossa experiência com este acesso é pequena e pouca satisfatória.

A manutenção pós-operatória de boa musculatura do trapézio, rombóides, elevador da escápula, peitorais e paravertebrais é fundamental para evitar recidivas do quadro. Preconizam-se exercícios pós-operatórios no dia seguinte à cirurgia, mantidos por 6 meses a 1 ano, evitando aderências e possibilitando o perfeito deslizamento do plexo braquial e dos vasos subclávios.[84]

Finalizando, também há polêmica na literatura quanto a quem deve operar a SDCT.[85] Existem opiniões divergentes entre o neurocirurgião, o cirurgião vascular, o cirurgião torácico, o ortopedista e o cirurgião de mão. Em nossa opinião, deve operar a SDCT aquele cirurgião que também sabe tratá-la conservadoramente, conhece profundamente a anatomia da região, sabe como tratar as possíveis complicações peroperatórias e tem o interesse e a vontade de enfrentar desafios.

SÍNDROME DO ESPAÇO QUADRILÁTERO

O espaço quadrilátero está localizado na parte posterior da axila, sendo seus limites anatômicos constituídos lateralmente pela diáfise do úmero, medialmente pela cabeça longa do tríceps, superiormente pelo músculo redondo menor e inferiormente pelo redondo maior.

O nervo axilar e a artéria circunflexa posterior passam por esse espaço, e a compressão dessas estruturas é denominada síndrome do espaço quadrilátero (Figura 10.8).

Inicialmente, esta síndrome foi descrita por Cahill e Palmer,[86] em 1983, quando investigavam os resultados inadequados da descompressão cirúrgica da SDCT.

Desde o relato inicial de 18 casos, existem poucos artigos na literatura sobre o assunto. No *Medline*, nos

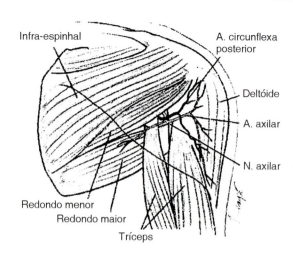

Figura 10.8 Diagrama do espaço quadrilátero por meio de uma perspectiva posterior.

últimos 20 anos, foram descritos apenas 26 novos casos. Por isso, esta patologia pode ser considerada rara ou seu diagnóstico de difícil execução.

A síndrome do espaço quadrilátero pode ser dividida em dois diferentes grupos: causas atraumáticas e causas traumáticas.

Os pacientes com causas atraumáticas podem ter o nervo axilar comprimido por bandas fibrosas contidas nesse espaço, por atrito entre as massas musculares dos redondos menor e maior, irritação do nervo pelo atrito na parte posterior da glenóide ou compressão pela hipertrofia da porção carnosa do músculo subescapular, que se insere no úmero, logo abaixo do tubérculo menor.

Como o espaço quadrilátero é uma área anatomicamente bem definida, qualquer estrutura anômala que venha ocupar este espaço pode causar compressão. Há relato em dois trabalhos na literatura de cistos paralabrais[87,88] levando à compressão do nervo axilar neste local. Recentemente, foi feito um relato de caso de veias dilatadas no mesmo espaço, também provocando compressão.[89] Microtraumatismo repetitivo pode, certamente, acentuar essas causas atraumáticas ou alterar a anatomia normal, levando à compressão.

As causas traumáticas descritas são: traumatismo direto na parte posterior do ombro, traumatismo de tração e fraturas da escápula.

A causa mais comum da compressão no espaço quadrilátero é a presença das bandas fibrosas locais.[86]

Diagnóstico

A história clínica é pobre, e o exame físico dos pacientes portadores dessa síndrome é vago e inespecífico, tornando difícil o diagnóstico, que é, geralmente, considerado de exclusão e, quase sempre, confirmado por exames complementares. Em geral, a queixa é de dor na parte lateral ou posterior do ombro, cujo início é insidioso, sendo freqüentemente exacerbada pela atividade, especialmente nas posições de abdução, rotação externa e extensão do ombro. O paciente pode queixar-se de fraqueza ao executar movimentos acima do nível da cabeça e, nos casos mais avançados, pode haver queixa de parestesia, sendo, muitas vezes, observada atrofia do deltóide.

O exame físico também é bastante inespecífico, e alguns pacientes se queixam de dor na parte posterior do ombro ao nível do espaço quadrilátero. A manobra descrita de abdução com rotação externa forçada, que deve ser mantida por mais de 1 minuto, reproduzindo a sintomatologia dolorosa, parece não ser reproduzida na prática clínica.[89] Nos casos mais avançados, pode-se observar hipotrofia do deltóide e perda de força, em comparação ao lado contralateral.

O diagnóstico diferencial é feito com todas as patologias que provocam dor na face posterior do ombro, como discopatias cervicais, lesões do fascículo posterior do plexo braquial, síndrome de Parsonage-Turner, lesão do manguito rotador, capsulite adesiva, lesão labral posterior, artrose inicial da glenoumeral, instabilidade do ombro, SDCT e lesão do nervo supra-escapular.

Assim como o quadro clínico e o exame físico, também os exames complementares apresentam dificuldades na confirmação do diagnóstico. Um dos testes descritos para confirmar o diagnóstico é a arteriografia, a qual é usada para visualizar a artéria circunflexa posterior, que passa pelo espaço quadrilátero, juntamente com o nervo axilar. Com o braço aduzido, a artéria circunflexa posterior tem fluxo normal, mas quando o braço é colocado na posição de abdução-rotação externa, a arteriografia mostra perda do fluxo distal ao espaço quadrilátero. Apesar de alguns autores terem este sinal como patognomônico, a oclusão da artéria circunflexa posterior pode ser vista em 80% dos pacientes assintomáticos na angiorressonância[90] (Figura 10.9).

A eletroneuromiografia e a velocidade de condução, geralmente, têm pouca utilidade na fase inicial, já que a compressão é de caráter intermitente e, por esta razão, o exame tende a ser negativo, mas, nas compressões de longa duração, a eletromiografia (EMG) pode mostrar alterações, principalmente quando já há hipotrofia muscular.[91]

A ressonância magnética pode ser útil, na fase inicial, para demonstrar alguma compressão extrín-

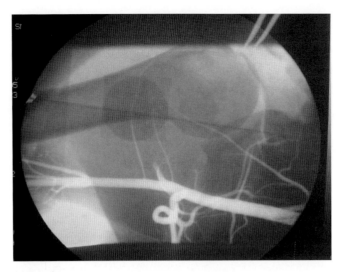

Figura 10.9 Arteriografia digital evidenciando o *stop* da artéria circunflexa posterior no espaço quadrilátero.

seca no espaço quadrilátero. Na fase mais avançada, é freqüente observar degeneração gordurosa da massa muscular do redondo menor, o que é considerado por alguns autores um sinal patognomônico da síndrome[92] (Figura 10.10).

Tratamento

Com base nos dados da literatura, o tratamento inicial é sempre conservador. Sabe-se que há uma tendência de resolução espontânea na maioria dos casos.[89] O tratamento inicial é o conservador, o qual é baseado em medidas empíricas, como medicação sintomática, repouso inicial, seguido de alongamentos, e, finalmente, o fortalecimento assistido, após a

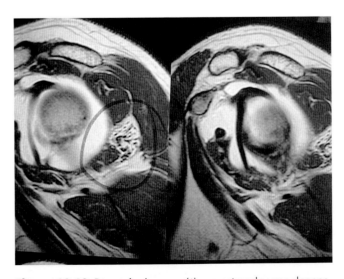

Figura 10.10 Ressonância magnética mostrando uma degeneração gordurosa avançada do redondo menor.

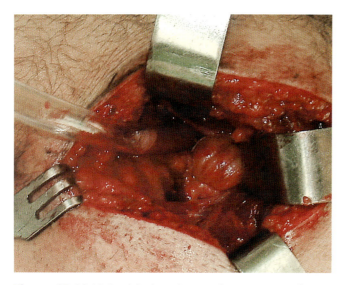

Figura 10.11 Visão cirúrgica, observando-se o nervo axilar entrando no espaço quadrilátero e uma grande degeneração gordurosa do redondo menor.

melhora do quadro de dor. Como a maioria dos casos é autolimitada, esses cuidados levam a resultados satisfatórios, observando-se, com freqüência, a recuperação espontânea.

Cirurgia está indicada naqueles casos com sintomas persistentes por mais de 6 meses e confirmação diagnóstica por um dos três métodos complementares descritos anteriormente.[86,89]

A abordagem cirúrgica por acesso posterior é considerada a mais apropriada, pois é capaz de expor a área onde se encontram as bandas fibrosas, assim como um ventre muscular anômalo do tríceps, que são as causas mais freqüentes da compressão do nervo axilar no local.[91]

Nos casos de compressão extrínseca por bandas fibrosas, cistos ou outras massas, a indicação cirúrgica é imediata.

O alívio da dor parece ser uma constante naqueles casos abordados cirurgicamente[86,89,91] (Figura 10.11).

COMPRESSÃO DO NERVO SUPRA-ESCAPULAR

O nervo supra-escapular origina-se diretamente do tronco superior do plexo braquial, mas, às vezes, pode originar-se diretamente da parte distal da raiz de C5. Ele é um nervo misto, com sua parte motora inervando os músculos supra-espinhal e infra-espinhal e sua parte sensitiva, a cápsula posterior do ombro e a articulação acromioclavicular.

Em seu trajeto anatômico, ao emergir do tronco superior, o nervo supra-escapular cruza o triângulo posterior do pescoço, abaixo do músculo omo-hióideo e do trapézio, indo na direção do sulco supra-escapular. Neste ponto, a veia e a artéria, que acompanham o nervo, passam sobre o ligamento supra-escapular transverso, através do orifício formado pelo sulco e o ligamento.

Renganchary e cols.[93] demonstraram as variações anatômicas do sulco supra-escapular e descreveram seis configurações diferentes, levantando a hipótese de que aqueles com forma de "V" ou pequeno "U" poderiam ser mais propensos a desenvolver compressão do nervo neste local. Descreveram, também, a ossificação do ligamento transverso.

Ao passar pelo sulco supra-escapular, o nervo projeta-se oblíqua e lateralmente para dentro da fossa supra-espinhal, ao longo da superfície inferior do músculo supra-espinhal, até a base da espinha da escápula. Dois ramos originam-se nesta região, sendo um para o músculo supra-espinhal e o outro, mais longo, vai na direção da cúpula coracoacromial.

Ao entrar na fossa infra-espinhal, o tronco principal do nervo acompanha os vasos supra-escapulares, curvando-se em torno da base da espinha da escápula. Neste local, já com características de nervo motor puro, ele passa pelo sulco espinoglenoidal e emite ramos para o músculo infra-espinhal.

A presença do ligamento espinoglenoidal é controversa e em 1993, De Maio e cols.,[94] em dissecção anatômica, encontraram o ligamento em apenas 3% dos casos e uma densa aponeurose em 13%. Concluíram que a presença do ligamento é tão infreqüente, que não deveria ser considerada causa de compressão do nervo neste local (Figura 10.12).

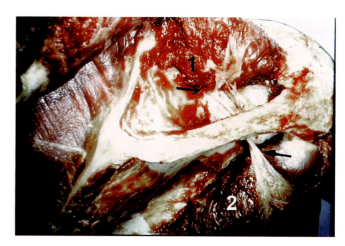

Figura 10.12 Peça anatômica mostrando os dois pontos onde o nervo supra-escapular pode ser comprimido: (**1**) sulco supra-escapular e (**2**) sulco espinoglenoidal.

A primeira descrição da compressão do nervo supra-escapular na literatura data de 1959, quando Koepell e cols.[95] fizeram um relato detalhado desta síndrome e classificaram-na como uma das causas de "ombro congelado". O mecanismo da lesão foi descrito primeiramente por Renganchary e cols., em 1979,[93] que relataram o efeito tipóia que o nervo sofre no sulco supra-escapular, indo de encontro ao ligamento supra-escapular. Aiello e cols., em 1982,[96] e Ferretti e cols., em 1987,[97] descreveram outro local de compressão do nervo supra-escapular, no sulco espinoglenoidal, onde ele se torna ramo motor puro, e a partir daí, inerva o músculo infra-espinhal e relacionaram a compressão com as atividades atléticas de arremesso, principalmente no voleibol.[97]

A compressão do nervo supra-escapular pode apresentar-se em duas localizações diferentes e, do ponto de vista fisiopatológico, comporta-se de maneiras diferentes.

A primeira delas, que chamaremos de compressão alta, faz-se ao nível do sulco supra-escapular, onde o nervo é misto e ainda não emitiu os ramos para os músculos supra e infra-espinhal (Figura 10.13). O segundo ponto, que chamaremos de compressão baixa, está localizado no sulco espinoglenoidal, onde o nervo é motor puro e já emitiu os ramos que inervam o músculo supra-espinhal (Figura 10.14).

Existem múltiplas causas de neuropatia do supra-escapular, que incluem compressão, tração, microtraumatismo repetitivo, traumatismo direto, assim como um distúrbio generalizado do plexo braquial. Ele pode também ser comprimido por cistos, lipomas e pelos ligamentos transverso e espinoglenoidal, especialmente devido à pouca mobilidade que apresenta sob o manguito rotador e esses ligamentos. Os cistos geralmente se desenvolvem devido à presença de anormalidades intra-articulares, como lesões labrais, sendo muito similares a cistos de meniscos[98], estendem-se em direção ao colo da glenóide e, quando geram compressão, geralmente é apenas do ramo motor do músculo infra-espinhal[99] (Figura 10.15).

Inicialmente, imaginava-se que as compressões no sulco supra-escapular fossem mais freqüentes mas, após as observações de Ferretti e cols.,[97] sabe-se que a compressão no sulco espinoglenoidal é mais prevalente.

Dados epidemiológicos, comprovados por exame clínico e neurofisiológico, têm mostrado que a prevalência de neuropatia do nervo supra-escapular, comprometendo o músculo infra-espinhal em atletas de voleibol, é maior que 45%.[100] Sua maior prevalência nos atletas de voleibol que em outros atletas de arremesso é explicada pelo fato de, nos primeiros, a última fase do arremesso (desaceleração) ser, em certas circunstâncias, diferente dos demais, devido a uma desaceleração súbita.[97,100] No voleibol, devido à necessidade de precisão, exige-se uma estabilização maior do ombro, que é fornecida pelos rotadores externos. Durante o saque, o músculo infra-espinhal é muito mais ativado que em outras modalidades de arremesso, nas quais a desaceleração é mais progressiva, e, ao ser submetido a um processo de desaceleração súbita, principalmente no saque e na cortada de meio de rede, o nervo é estirado na margem la-

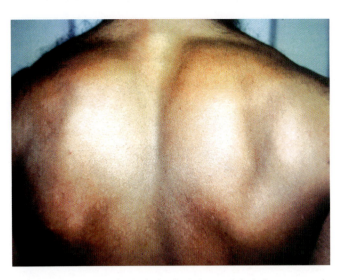

Figura 10.14 Atrofia isolada do infra-espinhal decorrente de compressão do nervo supra-escapular no sulco espinoglenoidal, local onde os ramos para o músculo supra-espinhal não são comprometidos.

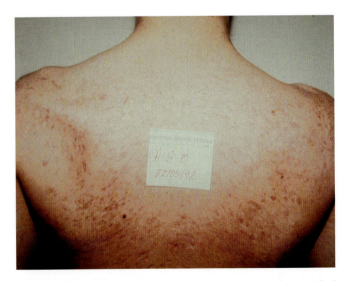

Figura 10.13 Evidente atrofia da fossa supra e infra-espinhal conseqüente à compressão do nervo supra-escapular no sulco do mesmo nome.

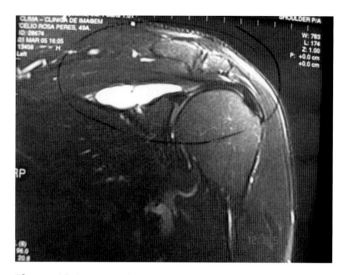 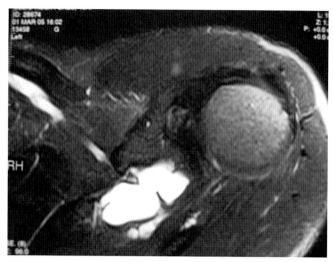

Figura 10.15 Ressonância magnética mostrando um cisto paralabral, que é causa de compressão do nervo supra-escapular, em dois cortes diferentes (**A** e **B**).

teral da espinha da escápula, causando a neuropatia.[97,100]

Lesões no sulco supra-escapular podem ocorrer em conseqüência de compressão sob o ligamento escapular transverso. O formato do sulco, seu estreitamento, anomalia ligamentar, como também sua ossificação, são associados ao risco aumentado de lesão do nervo neste local.

O nervo supra-escapular pode também ser iatrogenicamente lesado durante procedimentos cirúrgicos artroscópicos do ombro, ressecção da clavícula distal, cirurgias abertas do manguito rotador, abordagens posteriores do ombro e no posicionamento durante cirurgias da coluna vertebral.

Diagnóstico

Os sintomas são inicialmente vagos e, muitas vezes, confundidos com outras patologias do ombro, principalmente em atletas. A dor é de início insidioso, a não ser que haja história de traumatismo agudo, localizada na face posterior do ombro e, geralmente, exacerbada com atividade física. Com freqüência, ela é descrita como moderada e em queimação. Quando a compressão ocorre no sulco espinoglenoidal, a sintomatologia dolorosa é sempre menos intensa.[97] Com o passar do tempo, a dor torna-se constante, podendo haver queixa de diminuição da força de rotação externa e elevação anterior do braço, principalmente em atividades que exijam o posicionamento da mão acima da cabeça.

Os achados do exame físico dependem da fase da doença e são, na fase inicial, bastante inespecíficos. Nas fases mais avançadas, há dor à compressão no local da lesão, seja no sulco supra-escapular, ou seja no espinoglenoidal. Observa-se, também, hipotrofia dos músculos supra e infra-espinhal, quando o comprometimento ocorre no sulco supra-escapular, e apenas do infra-espinhal, quando no sulco espinoglenoidal. A atrofia do infra-espinhal é mais facilmente percebida que a do supra-espinhal, que é coberto pelo trapézio, o que dificulta sua visualização, e decorre da longa duração da compressão do nervo ou, ainda, da intensidade do comprometimento (Figuras 10.13 e 10.14).

Os diagnósticos diferenciais são com as compressões de raízes cervicais, síndrome de Parsonage-Turner, lesões do manguito rotador, capsulite adesiva, instabilidade glenoumeral, síndrome do espaço quadrilátero e SDCT.

O diagnóstico da compressão do nervo supra-escapular é feito mediante uma história clínica detalhada, um exame físico que inclui as alterações funcionais dos músculos supra e infra-espinhal e a presença de dor à pressão na região dos sulcos supra-escapular e espinoglenoidal. Na ausência de atrofia dos músculos supra e infra-espinhal, o diagnóstico clínico é difícil de ser feito, mas deve ser sempre considerado como diagnóstico diferencial das doenças do manguito rotador, articulação acromioclavicular e radiculopatia cervical.

Um teste considerado diagnóstico é o bloqueio do nervo, que pode produzir um alívio da dor após injeção de lidocaína na região do sulco supra-escapular.[101] A eletroneuromiografia e a velocidade de condução podem confirmar o diagnóstico, apesar de, nas fases iniciais da neuropatia, os estudos neurofuncionais serem freqüentemente negativos.[89,102] A ressonância magnética pode ser útil, evidenciando a presença de cistos paralabrais no trajeto do nervo, assim como a presença de grandes lesões dos tendões do manguito rotador com retração ao nível do colo da glenóide, hoje também considerado uma causa de compressão do nervo supra-escapular[89,103] (Figura 10.15).

Tratamento

Pelo fato de a maioria das neuropatias do supra-escapular estar relacionada com microtraumatismo repetitivo, o tratamento inicial é sempre conservador, exceto nos casos em que há presença de lesões expansivas (cistos paralabrais).[104] A maioria dos autores acredita que a resolução dos sintomas geralmente ocorra em 6 a 12 meses após o diagnóstico. Portanto, na ausência de lesão ou presença de cistos, a maioria dos casos resolve-se espontaneamente, apesar de curso clínico longo.

O tratamento conservador consiste em repouso relativo, antiinflamatório e, após melhora do quadro de dor, fisioterapia, que é baseada na manutenção da amplitude de movimentos do ombro, fortalecimento muscular e atividade proprioceptiva, apesar de não haver evidências científicas que comprovem sua eficácia.

Na presença de cistos, geralmente causados por lesões labrais superiores da articulação glenoumeral, pelo fato de gerarem uma compressão crônica no nervo, o tratamento deve ser cirúrgico. A descompressão artroscópica, através da articulação, e a reconstrução labral são o tratamento de escolha nessas situações.[105]

Se a causa da compressão não é um cisto, há alguma controvérsia a respeito do período ideal para a intervenção. A literatura mostra que, nos casos em que há perda de força, apesar de 6 meses de tratamento conservador e ausência de melhora dos achados da EMG, a abordagem cirúrgica deva ser proposta antes que uma perda muscular irreversível possa acontecer.[106]

Quando a lesão ocorre na incisura supra-escapular, o ligamento supra-escapular deve ser abordado, preferencialmente, por acesso posterior, desinserindo o trapézio da espinha da escápula e afastando superiormente o músculo supra-espinhal, para visualizar o ligamento, que deve ser seccionado na sua borda medial, já que o nervo e os vasos se encontram mais lateralmente, evitando-se, desta forma, a lesão das estruturas[89] (Figura 10.16). Por outro lado, há relatos recentes de descompressão do nervo supra-escapular por visão artroscópica, com boa margem de segurança.[107]

Se a compressão é na região espinoglenoidal, a mesma abordagem cirúrgica posterior é usada, o sulco espinoglenoidal é visualizado mediante o afastamento do deltóide e do infra-espinhal, e o ligamento espinoglenoidal, caso esteja presente, é ressecado. Apesar de controverso, alguns autores recomendam a sulcoplastia, mediante o aprofundamento deste sulco, usando-se uma broca de abrasão.[89,108] Alguns autores recomendam a descompressão do nervo em ambos os sulcos, para aumentar sua mobilidade.[106]

Apesar da difícil avaliação dos resultados, devido à pequena série de casos e à ausência de grupo de con-

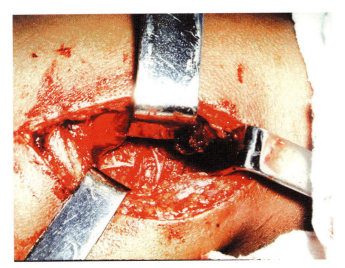
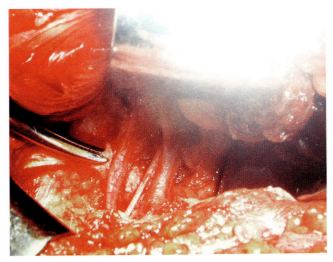

Figura 10.16 Visão cirúrgica. **A.** Artéria supra-escapular sobre o ligamento supra-escapular transverso. **B.** Liberação do nervo supra-escapular após abertura do ligamento.

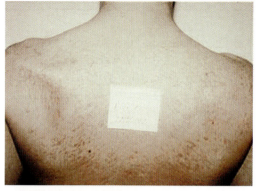
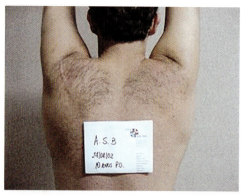
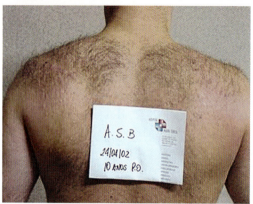
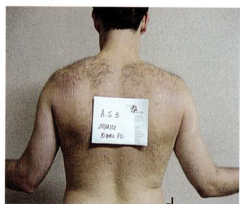

Figura 10.17 Caso clínico de compressão do nervo supra-escapular. **A.** Pré-operatório. **B** a **D.** Resultado 10 anos após a cirurgia.

trole, a literatura mostra que os pacientes submetidos à descompressão cirúrgica do nervo, em sua maioria, apresentam um alívio importante da dor, mas não recuperam a atrofia muscular do pré-operatório.

Zehetgruber e cols.[109] realizaram um estudo de metanálise sobre a compressão do nervo supra-escapular e concluíram que esta compressão é rara, ocorre em pacientes jovens e é mais comum no sexo masculino. Notaram, também, que os cistos labrais geralmente causam lesão isolada do músculo infra-espinhal e observaram que, em 49% dos casos de descompressão cirúrgica, a atrofia muscular persiste, apesar de haver alívio completo da dor na maioria dos casos (Figura 10.17).

SÍNDROMES COMPRESSIVAS DO NERVO MEDIANO

O nervo mediano pode estar comprimido na região do cotovelo, do antebraço e do punho, levando a sintomas que variam de suaves parestesias à perda da sensibilidade ou a leve fraqueza motora, até paralisia total da musculatura inervada no antebraço e na mão.

Na região do cotovelo, o nervo mediano é susceptível à compressão no processo supracondilar, pelo ligamento de Struthers, no *lacertus fibrosus*, na cabeça profunda do músculo pronador redondo ou na arcada dos flexores. Ele pode ainda ser comprimido por músculos anômalos, malformações vasculares ou distensão sinovial ou de bursas. O nervo pode ser comprimido na parte sensitiva e motora ou no ramo puramente motor (nervo interósseo anterior), levando a alterações motoras características da síndrome compressiva do nervo interósseo anterior. No punho, o nervo mediano poderá ser comprimido na região do túnel do carpo, levando à mais freqüente e popular síndrome compressiva: a síndrome do túnel do carpo.

Descreveremos, a seguir, possíveis compressões de proximal para distal.

O nervo mediano penetra a região do cotovelo em íntima relação com o músculo braquial, a artéria braquial e o tendão do bíceps. Passa ao longo da origem umeral do músculo pronador redondo e, na maioria das vezes, entre a cabeça umeral e a cabeça ulnar do pronador, porém pode passar profundamente às duas origens, ou a cabeça ulnar pode estar ausente. Nesta região, variações anatômicas podem levar à compressão do mediano. As mais importantes variações são o processo supracondilar e o ligamento de Struthers,[110] o músculo de Gantzer, o músculo palmar profundo, o músculo curto flexor radial do carpo, uma terceira cabeça do bíceps com duplicação do *lacertus fibrosus*.[1] Fraturas do úmero distal ou luxações do cotovelo são, também, conhecidas causas de lesão do nervo mediano.[111]

Síndrome do pronador

É a síndrome compressiva do nervo mediano na região do cotovelo e proximal do antebraço, e sua importância se deve ao fato de ser, freqüentemente, confundida com a síndrome do túnel do carpo e, às vezes, ser incluída como complicações ou como erro diagnóstico e mesmo de tratamento desta última. Os sintomas são sempre vagos, consistindo em desconforto no antebraço com ocasional irradiação proximal para o braço. Dor tipo cansaço ou fadiga é a queixa principal, sendo a alteração da sensibilidade na área do mediano, na mão, geralmente secundária. Movimentos musculares forçados em treinamentos com exercícios físicos e atividades, especialmente laborais, com pronossupinação podem provocar os sintomas. Ao contrário da síndrome do túnel do carpo, as queixas noturnas são infreqüentes, e a dormência pode ser referida em parte da área do mediano ou em todo o seu território na mão, sendo menos precisa que na síndrome do túnel do carpo.

Em geral, os sintomas têm início insidioso, porém, ocasionalmente, poderão ser agudos, como em pacientes submetidos a diálise renal com fístula arteriovenosa, pacientes que tenham sofrido contusão local ou em pacientes espásticos, após uso de tutores na paralisia cerebral.[3] As mulheres, quando submetidas a atividades repetitivas de pronossupinação do antebraço, são mais propensas ao desenvolvimento dos sintomas.

Diagnóstico

O diagnóstico da síndrome do pronador, assim como de outras entidades patológicas, quando realizado em trabalhadores preocupados com compensações financeiras, deve ser olhado com cuidado, pois o tratamento desses casos, de modo geral, é fadado ao fracasso.

Ao exame físico, alguns sinais e manobras provocativas, sempre comparando os dois lados, podem sugerir o diagnóstico:

- A pronação ativa ou passiva do antebraço poderá produzir ou aumentar uma depressão na face medial do antebraço proximal, sugerindo a força constritiva exercida pelo *lacertus fibrosus*.

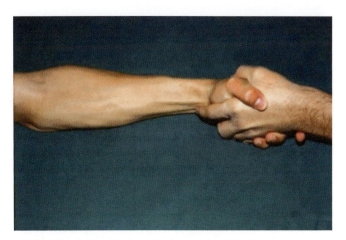

Figura 10.18 Manobra de pronação contra resistência com o cotovelo em extensão, usada na avaliação física do paciente após síndrome do pronador.

- Maior tensão ou endurecimento do músculo pronador em comparação com o outro lado, na pronação resistida, devido à hipertrofia da musculatura pronadora.
- Pronação contra resistência com o cotovelo em extensão, por 1 minuto, pode reproduzir os sintomas que melhoram com a flexão do cotovelo ao relaxar a cabeça umeral do pronador (Figura 10.18).
- Flexão do cotovelo contra resistência, com o antebraço supinado também pode desencadear sintomas, devido à tensão a que é submetido o *lacertus fibrosus*, principalmente se o paciente for portador da aponeurose acessória com a terceira cabeça do bíceps descrita por Spinner.[1]
- Flexão contra resistência do dedo médio pelo tensionamento do arco fibroso na origem dos músculos flexores superficiais dos dedos (Figura 10.19).

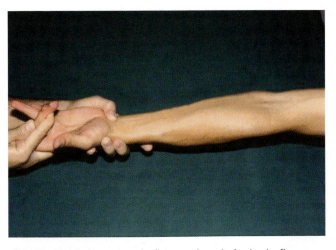

Figura 10.19 Manobra de flexão sob resistência do flexor superficial do dedo médio, utilizada no diagnóstico da síndrome do pronador.

- Pressão direta na porção proximal do pronador redondo, com reprodução dos sintomas.
- Teste de Phalen negativo.
- Ausência do sinal de Tinel no punho.
- Alteração de sensibilidade na área de triângulo palmar.

Como a síndrome do pronador redondo pode ocorrer simultaneamente com a síndrome do túnel do carpo, caracterizando uma síndrome de dupla compressão, é importante um exame bem-feito para que possa ser dado o diagnóstico correto, nunca deixando de considerar a possibilidade da concomitância das lesões.

Por ser geralmente uma compressão dinâmica, a síndrome do pronador não mostra alterações na eletroneuromiografia, sendo os achados neurofisiológicos desapontadores, com apenas 10% dos pacientes portadores de síndrome do pronador apresentando alteração neste exame. Um recurso que pode ser utilizado para auxiliar o diagnóstico é a infiltração com lidocaína na região do pronador e, se houver alívio dos sintomas, o diagnóstico deve ser considerado.

Tratamento

O tratamento inicial é sempre conservador, com repouso do membro, evitando as atividades que comprometem o nervo, uso eventual de imobilização gessada axilopalmar, mantendo o cotovelo fletido a 90 graus, antebraço em pronação e flexão parcial do punho por um período de 2 a 3 semanas. Pode ser tentado o uso de antiinflamatórios, miorrelaxantes e medidas fisioterápicas analgésicas.

A indicação cirúrgica dependerá da intensidade dos sintomas e da falha do tratamento conservador. A exploração cirúrgica é, geralmente, feita sob anestesia tipo bloqueio do plexo braquial e uso de torniquete pneumático na raiz do membro. Uma boa incisão é a anterior oblíqua no terço proximal do antebraço, com extremidade proximal ulnar, no trajeto do músculo pronador redondo. Em geral, esta incisão é suficiente, porém, se necessário, poderá ser prolongada em ziguezague tanto proximal como distal. Faz-se a liberação do nervo mediano desde o processo supracondilar e ligamento de Struthers, passando pelo *lacertus fibrosus*, possíveis bandas fibrosas e arcos fibrosos musculares, bursas e variações anatômicas até a cabeça umeral do músculo pronador redondo, devendo-se seccionar todas as estruturas, deixando o nervo inteiramente livre. Nos casos de dúvida em relação à dupla compressão, ou na presença da mesma, procedemos à dupla liberação, quais sejam, no cotovelo e no punho.

O pós-operatório é feito com uso de calha gessada axilopalmar, cotovelo fletido em 90 graus, antebraço em posição neutra ou pronado e punho em posição neutra por 2 semanas, quando os pontos também são retirados. O uso de analgésicos e antiinflamatórios também é recomendado no pós-operatório.

As complicações mais freqüentes se devem a lesões de pele. Na realização da incisão devem ser respeitadas as linhas de força da pele, evitando retração cicatricial. O descolamento dos retalhos de pele deve ser limitado com o objetivo de profilaxia do sofrimento vascular da pele.

Síndrome do interósseo anterior

Esta síndrome compressiva do nervo interósseo anterior ao nível do terço proximal do antebraço foi inicialmente descrita por Tinel,[112] em 1918, como paralisia seletiva do nervo mediano, porém Kilch e Nevin,[113] em 1952, foram os que designaram esta patologia, bem definida, como síndrome do nervo interósseo anterior.

O nervo interósseo anterior é ramo do nervo mediano que se origina 4 a 6cm distais ao cotovelo. É um nervo puramente motor, que geralmente inerva os músculos flexor longo do polegar, flexor profundo dos dedos indicador e médio e pronador quadrado. As anomalias ou variações da inervação não são freqüentes, porém não podem ser esquecidas. Em raras ocasiões, o nervo interósseo anterior pode inervar todos os flexores profundos e superficiais dos dedos, a chamada mão mediana, e também, ocasionalmente, os flexores profundos dos dedos indicador e médio podem ser inervados simultaneamente pelos nervos interósseo anterior e ulnar.[9] A anastomose de Martin-Gruber, que ocorre entre os nervos mediano e ulnar, está presente em 15% das pessoas, em 50% das quais entre o nervo interósseo anterior e o nervo ulnar.

O nervo interósseo anterior pode ser comprimido por:

- Músculos acessórios, como o músculo de Gantzer (uma cabeça acessória do flexor longo do polegar presente em torno de dois terços da população), ou que ligam os flexores superficiais aos profundos.
- Alterações vasculares, como trombose dos vasos colaterais ulnares que cruzam o nervo, ou artéria radial hipertrófica.
- Bandas tendinosas da cabeça profunda do pronador redondo e da origem do flexor superficial do dedo médio.

- Músculos anômalos, como o palmar profundo ou o flexor curto radial do carpo.
- Bursa bicipital hipertrófica, cistos, tumores, hematomas, abscessos etc.
- Iatrogenias em redução de fraturas ou com o uso de drogas injetáveis no antebraço.
- Traumatismo com fratura supracondiliana do úmero, fraturas no terço proximal dos ossos do antebraço etc.

Diagnóstico

A dor incaracterística e temporária no antebraço, com alteração da força de pinça entre o polegar e o indicador e sem alteração sensitiva, é a queixa típica da síndrome do interósseo anterior.

O polegar apresenta fraqueza ou paralisia dos músculos flexor longo do polegar e flexores profundos do indicador e do médio, dificultando a pinça fina, além do aparecimento de contato unha-unha, pela incapacidade de fletir as articulações interfalângicas distais (IFD) do indicador e médio e interfalângica (IF) do polegar. Por isso, a dificuldade de segurar uma caneta é uma queixa freqüente. A paralisia do pronador quadrado também está presente, porém, geralmente, o paciente não a percebe devido à integridade do músculo pronador redondo, que executa sozinho a função de pronação do antebraço.

Ao exame físico, o paciente é solicitado a fazer a pinça fina entre o polegar e o indicador, quando se constata a dificuldade, e freqüentemente o paciente a faz polpa-a-polpa (Figura 10.20). Na avaliação muscular, constatamos fraqueza ou paralisia do flexor longo do polegar (fraqueza ou ausência da flexão ativa da IF do polegar), dos músculos flexores profundos dos dedos indicador e médio (fraqueza ou ausência da flexão ativa da IFD) e do músculo pronador quadrado (pronação contra resistência com o cotovelo fletido, comparada com o lado oposto).

No diagnóstico diferencial, devem ser consideradas lesões dos tendões flexores longo do polegar e profundos do indicador e do médio, que podem ocorrer por causa traumática ou por degeneração no atrito na artrite reumatóide, Kienböck, seqüela de fratura etc. Deve ser feito diagnóstico diferencial, também, com neurite parcial do nervo mediano na axila[1] e necrose isquêmica de Volkmann. No caso da neurite parcial do nervo mediano, ela ocorre na axila, devido à perfuração do nervo por ramos anômalos de vasos axilares, que, com a abdução repetida do ombro, pode levar à irritação mecânica do nervo pelos vasos que o perfuram, com conseqüente necrose parcial. A necrose isquêmica de Volkmann também poderá ser confundida com a síndrome do interósseo anterior, quando há lesão muscular do flexor profundo do indicador e do dedo médio, acarretando incapacidade para a pinça de ponta do polegar com o indicador e o dedo médio.

O diagnóstico poderá ser confirmado por estudos eletrodiagnósticos que, nesse caso, diferente da síndrome do pronador, são bastante úteis para confirmação da hipótese clínica de síndrome do interósseo anterior.

Tratamento

Após firmado o diagnóstico, o tratamento é cirúrgico. A incisão cirúrgica é igual à descrita para a síndrome do pronador, apenas prolongando-a proximal e distalmente. Uma completa exploração e liberação do nervo mediano é recomendada, iniciando-se proximalmente ao cotovelo e estendendo-se até o antebraço. Todas as estruturas que possam comprimir o nervo devem ser exploradas e seccionadas tomando-se cuidado com o nervo cutâneo medial do antebraço, enquanto as veias calibrosas são afastadas e as comunicantes são ligadas ou cauterizadas com termocautério bipolar para maior segurança do nervo (Figura 10.21).

O pós-operatório é semelhante ao da síndrome do pronador, com calha gessada axilopalmar por 2 semanas. O retorno da função muscular ocorre após meses de tratamento fisioterápico, porém o alívio da dor é relatado já no pós-operatório imediato.

Nos casos de lesão irreversível do nervo interósseo anterior, as transposições tendinosas são indicadas. O flexor superficial do dedo anular é um excelente mo-

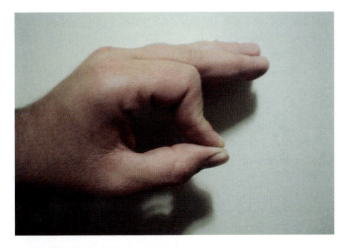

Figura 10.20 Ausência da pinça de ponta na síndrome do interósseo anterior, devido à paralisia do flexor longo do polegar e do flexor profundo do indicador.

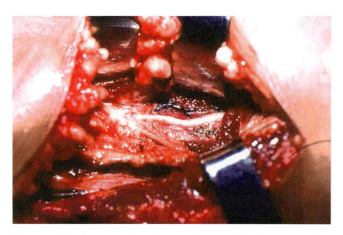

Figura 10.21 Liberação cirúrgica do nervo interósseo anterior, que deve ser realizada amplamente, começando próximo ao cotovelo e estendendo-se até o antebraço.

tor para o flexor longo do polegar, que pode também ser substituído pelo braquiorradial, apesar da sua pequena excursão, o que limita a força e a amplitude da flexão obtida.

Para ativação motora, os flexores profundos do indicador e médio, pode ser utilizado o extensor radial do carpo ou ser feita uma solidarização dos flexores profundos paralisados com os flexores profundos do anular e do mínimo na altura do punho, o que fará retornar a função e a flexão ativa da IFD dos dedos comprometidos.

As complicações mais freqüentes do tratamento cirúrgico na síndrome do nervo interósseo anterior, assim como na síndrome do pronador, são, geralmente, relativas à incisão da pele, já que nesta região a cicatriz cutânea costuma ser hipertrófica.

Síndrome do túnel do carpo

A síndrome do túnel do carpo (STC) consiste na compressão do nervo mediano em um túnel inelástico existente na face volar do punho. É a síndrome compressiva de nervo periférico mais freqüente e a mais conhecida. Foi descrita inicialmente por Sir James Paget, em 1865. Moersch nomeou-a em 1938 e Cannon e Love, em 1946, descreveram a primeira série de pacientes com a compressão do nervo mediano.[114] Em 1947, Brain, Wright e Wilkerson[114] relataram o tratamento cirúrgico para a síndrome do túnel do carpo bilateral, com a liberação cirúrgica do ligamento transverso do carpo, em uma série de seis pacientes. Phalen, em 1950,[115] iniciou a publicação de vários artigos sobre a síndrome do túnel do carpo, os quais contribuíram significativamente para o reconhecimento e o tratamento desta patologia.

Os ligamentos volares radiocarpais e os intercarpais com os ossos do carpo formam o assoalho do túnel do carpo. O ligamento carpal transverso é uma banda fibrosa espessa, inelástica, que cruza sobre a superfície côncava volar do carpo, ligando radialmente a tuberosidade do escafóide e parte do trapézio ao pisiforme e ao hámulo, ou gancho, do hamato. Ulnarmente pelo túnel do carpo passam os tendões flexores superficiais e profundos dos dedos, o flexor longo do polegar e o nervo mediano. O nervo mediano originalmente passa superficial e diretamente sob o ligamento transverso carpal. Inúmeras variações anatômicas podem estar associadas à STC e o próprio nervo, segundo Spinner,[1] apresenta 15 variações anatômicas do ramo motor tenar do mediano, todas elas de curso radial, levando à necessidade de grande atenção durante a liberação cirúrgica do nervo.

No ato cirúrgico, a abordagem ao nervo mediano é feita através de uma incisão na borda ulnar do túnel do carpo, com o objetivo de prevenir possível lesão do ramo motor. Algumas variações anatômicas podem ser encontradas durante a cirurgia, entre as quais: persistência da artéria mediana, músculos anômalos, como o *palmaris profundus*, ventres musculares dos flexores superficiais dos dedos que se prolongam até o interior do túnel do carpo, músculos lumbricais com origem pronal que penetram o túnel, duplicação do nervo mediano etc.[1]

Os tendões flexores estão envoltos por tecido sinovial que os nutre e permite um perfeito deslizamento. Este tecido sinovial pode estar inflamado devido a várias patologias, aumentando o volume dentro do túnel inelástico e levando à compressão do nervo, como pode ser visto na artrite reumatóide, por exemplo. Além disso, outras patologias sistêmicas podem estar associadas à STC, como o diabetes melito, alterações hormonais relacionadas à menopausa, gravidez, gota, amiloidose, mieloma múltiplo, acromegalia, alterações da tireóide, insuficiência renal, tumores (lipomas, cistos, neurofibromas), abscessos etc.[116-118] Alguns autores acreditam que 60% dos pacientes com fratura do rádio distal têm, em algum momento durante o tratamento, sintomas da compressão do nervo mediano no túnel do carpo, fato confirmado em 20% dos pacientes submetidos a estudos neurofisiológicos, em série publicada por Bienek T e cols.[119]

A STC é mais freqüente nas mulheres (em aproximadamente 70%) entre a quarta e sexta décadas de vida, embora possa ser encontrada em homens e em todas as faixas etárias, inclusive tendo sido descrita em crianças e em jovens.[120]

Diagnóstico

A queixa mais freqüente é dormência ou parestesia na mão, acompanhada ou não de dor, inicialmente de caráter noturno ou ao amanhecer, e que melhora ao agitar ou massagear as mãos e os punhos.[121] Com o tempo, pode evoluir para hipoestesia ou anestesia na área sensitiva do nervo mediano na mão, fraqueza na pinça, piora com o uso da mão ou, ocasionalmente, a dor e a parestesia poderão irradiar-se proximalmente até o braço, o ombro e a região peitoral. O comprometimento unilateral é mais freqüente e a mão dominante a mais afetada, na seguinte proporão: segundo Bora Júnior,[122] 51% dos casos afetam a mão dominante, 15%, a mão não-dominante, e 34%, ambas as mãos.

No exame físico, pode-se constatar alteração sensitiva na área inervada pelo mediano e fraqueza de abdução do polegar, com ou sem hipotrofia ou mesmo atrofia do músculo abdutor curto do polegar. É interessante notar que o paciente geralmente se queixa de alteração sensitiva em toda a mão, mas quando solicitamos melhor observação dos dedos e da área afetada, os pacientes nos confirmam a área do mediano.[123] No entanto, é preciso estar atento à possibilidade de anastomose entre o nervo mediano e o ulnar, o que pode levar à manifestação dos sintomas em todos os dedos.

O teste de Phalen, que consiste na flexão volar do punho durante 1 a 2 minutos, se positivo, leva à reprodução dos sintomas; o teste de Phalen invertido, com flexão dorsal do punho, e também o teste de Phalen modificado, com flexão forçada do polegar, do indicador e do dedo médio com punho fletido, são de grande importância no diagnóstico (Figura 10.22); quando positivos; também reproduzem as queixas do paciente.

O sinal de Tinel é, também, de grande valia para o diagnóstico da STC, assim como o teste do torniquete (torniquete inflado no braço acima da pressão venosa por 1 minuto), os testes sensitivos com toque leve, toque com agulha, discriminação entre dois pontos, monofilamentos e o teste vibratório.[124]

Dellon[125] relata que a aplicação de 256CPS de sintonia do diapasão diretamente na polpa digital ajuda no diagnóstico de lesões compressivas recentes. O teste do abdutor curto do polegar com abdução forçada dos polegares, um de encontro ao outro, com a mão espalmada sobre uma mesa, poderá ser assimétrico, demonstrando fraqueza muscular.

A pesquisa da alteração sensitiva na área do triângulo palmar é de fundamental importância para o diagnóstico diferencial com a compressão mais proximal do mediano, geralmente ao nível do pronador redondo (Quadro 10.1). A área do triângulo palmar (palma da mão entre a região tenar e a hipotenar) é inervada pelo ramo cutâneo palmar do nervo mediano, que geralmente se origina em torno de 6cm proximal ao túnel do carpo, atravessa externamente este túnel entre o palmar longo e o flexor radial do carpo, cruza a base da região tenar e divide-se em numerosos ramos, conferindo sensibilidade cutânea a esta região.

Inúmeros trabalhos, publicados recentemente, evidenciam a importância da ecografia no diagnóstico da STC como método não-invasivo.[126-129]

Iannicelli e cols.,[129] na avaliação de 294 punhos, com 186 sintomáticos para a STC, obtiveram 96,3% de confirmação diagnóstica, enquanto Yesildag,[130] em 148 punhos estudados, encontrou especificidade de 94,7% e sensibilidade de 89% com uso do ultra-som para diagnóstico da STC, resultado semelhante ao de Nakamichi e Tachibawa,[126] que encontraram 94% de especificidade e 84% de sensibilidade em 414 punhos examinados. A literatura está repleta de artigos sobre a eletroneuromiografia[132-137] e STC. Bayrak e cols.,[128] comparando ultra-som com ENMG, concluíram que existe uma grande semelhança dos resultados, inclusive na definição da gravidade do quadro. Kele

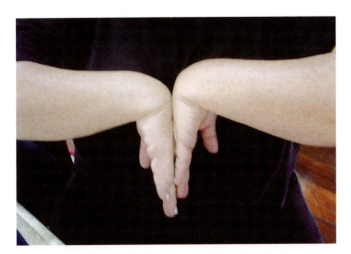

Figura 10.22 Teste de Phalen: o paciente mantém os punhos fletidos por 1 a 2 minutos e, caso haja reprodução dos sintomas, o teste é positivo.

Quadro 10.1 Comparação entre síndrome do pronador e síndrome do túnel do carpo (STC)

Sintomas	STC	Síndrome do pronador
Noturnos	+	−
Fadiga muscular	−	+
Irradiação proximal	±	+
Parestesia do polegar	+	+
Atrofia tenar	±	−
Teste de Phalen	+	−
ENMG	+	−

e cols.[131] enfatizam a importância do ultra-som para diagnóstico da STC, tendo em vista a possibilidade de variação anatômica.

A eletroneuromiografia (ENMG) é o exame complementar padrão-ouro para STC e poderá confirmar o diagnóstico clínico. A latência motora distal acima de 4ms e a latência sensitiva distal no estudo da velocidade sensitiva acima de 3,4ms confirmarão a compressão do nervo mediano.[5,138] Quando o estudo das latências sensoriais e motoras não é suficiente para o diagnóstico, empregam-se técnicas complementares, como o estudo da neurocondução sensorial do mediano no segmento transcarpiano, entre o punho e a região palmar, que não deve ser maior que 40ms, assim como a diferença sensorial entre as respostas do mediano e do ulnar na mesma mão, captadas no quarto dedo, não deve ser maior que 0,5ms. O sinal de Bactrian também é de grande valia na confirmação da STC. Na avaliação muscular, as alterações são encontradas nos casos mais crônicos e intensos. A ENMG possibilita o diagnóstico precoce e diagnóstico diferencial com radiculopatias cervicais, polineuropatias, mielopatias e neuropatias compressivas de outros nervos, além de poder quantificar a intensidade da compressão. Este exame não é um bom parâmetro de avaliação nos casos pós-cirúrgicos, pois as alterações observadas antes da cirurgia podem persistir por algum tempo, mesmo após a liberação cirúrgica do nervo e a melhora clínica.[139,140]

O estudo radiológico do punho poderá detectar possíveis alterações ósseas do túnel do carpo e, para tanto, a incidência *tunnel view* (Figura 10.23) do carpo é a mais indicada, além das incidências convencionais em anteroposterior, perfil e oblíqua, que também podem revelar alterações que causem compressão do nervo. Exames como ressonância magnética[141] e termografia[142] (Figura 10.24) também são citados como auxiliares no diagnóstico da STC, mas não fazem parte da rotina.

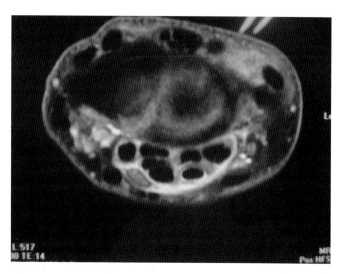

Figura 10.24 RM em corte transversal do carpo mostrando o nervo mediano achatado e com edema, além do abaulamento do retináculo flexor.

Exames laboratoriais como velocidade de hemossedimentação, curva glicêmica, dosagem do ácido úrico, T3, T4, TSH etc. não colaboram com o diagnóstico de STC, mas podem revelar doenças sistêmicas relacionadas com o aparecimento da compressão do mediano no túnel do carpo.

Tratamento

O tratamento da STC pode ser conservador ou cirúrgico. O tratamento conservador é preconizado para os pacientes com quadro clínico pouco exuberante e com pouco tempo de evolução, sem paresia ou atrofias musculares e nos casos de patologias ou alterações sistêmicas. Nas gestantes, a STC costuma regredir espontaneamente após o nascimento da criança. Quanto às patologias sistêmicas, o controle ou tratamento geralmente leva à melhora completa ou parcial dos sintomas. Como tratamento conservador, estão indicados repouso relativo, uso de imobilização para o punho, mantendo-o em posição neutra ou em ligeira extensão (nestas posições, a luz do túnel é maior), uso de antiinflamatórios sistêmicos e fisioterapia.

A infiltração com corticosteróide pode produzir alívio total ou parcial dos sintomas; porém, na nossa opinião, este alívio é geralmente temporário. É uma boa indicação para os pacientes com prováveis sin-

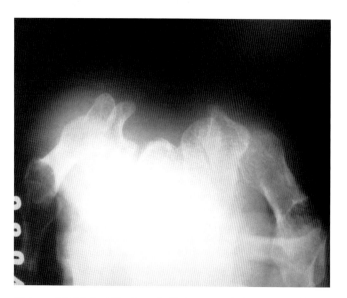

Figura 10.23 Incidência radiológica *tunnel view* para avaliação do túnel do carpo.

tomas temporários, como nas gestantes, mas alguns autores[143] indicam a infiltração nos casos leves ou iniciais e apresentam resultados gratificantes. A fisioterapia é outra modalidade terapêutica que também pode dar bons resultados, quando utilizada em casos recentes e com sintomas leves.

O tratamento cirúrgico está indicado quando não há resposta ao tratamento conservador, ou naqueles casos de longa duração, ou quando já há comprometimento evidente da musculatura tenar.

O procedimento básico no tratamento cirúrgico do STC é a abertura do ligamento transverso do carpo ou retináculo flexor, o que poderá ser feito através de diferentes acessos, com a escolha dependendo da preferência e do domínio da técnica pelo cirurgião, como:

- Acesso amplo, em ziguezague do terço distal do antebraço até o meio da palma da mão.
- Pequeno acesso transverso na base da palma da mão ou no punho, na porção proximal do retináculo flexor.
- Acesso limitado longitudinal na base da palma, entre a região tenar e a hipotenar.
- Liberação endoscópica do retináculo flexor com um ou dois portais com o uso de equipamento endoscópico (técnicas de Agee e Chow).
- Liberação com acesso mínimo do retináculo flexor com o uso de retinaculótomo.

O acesso amplo em ziguezague tem a vantagem da exploração de toda a região, além da liberação do retináculo flexor. Permite ainda a sinovectomia, quando necessária, além do diagnóstico de anomalias congênitas e de variações anatômicas, corrigindo-as, quando necessário.

Alguns argumentos contra o uso desta incisão enfatizam a maior morbidade, o maior tempo cirúrgico, a anestesia de maior porte e uma cicatriz maior e antiestética.

O pequeno acesso transverso apresenta um risco maior de lesões iatrogênicas do ramo motor tenar, do ramo cutâneo palmar e até do nervo ulnar, além da maior dificuldade na abertura completa do retináculo flexor, tendo a favor apenas a cicatriz estética e a menor morbidade. A liberação endoscópica, seja com uma ou duas vias de acesso, com uso de equipamentos endoscópicos, exige maior curva de aprendizado, anestesia de maior porte (geral ou bloqueio do membro superior com sedação) e o uso de material e equipamento de alto custo. O número de complicações iatrogênicas com a técnica endoscópica é maior[144-146]

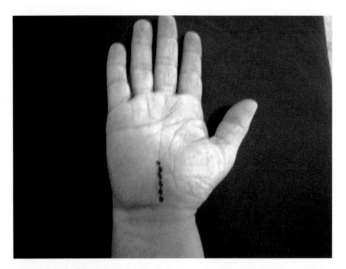

Figura 10.25 Miniincisão para acesso ao túnel do carpo, método preferido pelo autor para descompressão do mediano.

que com as cirurgias abertas, porém há relatos de recuperação mais rápida sem perda temporária da força de preensão, mas com resultado funcional final sem diferença entre as técnicas. As cirurgias com acesso mínimo e uso de retinaculótomos têm o inconveniente da ausência de exploração da região e a maior possibilidade de lesão neurológica, porém praticamente sem custo adicional e com as vantagens do método endoscópico (Figura 10.25).

Realizamos a cirurgia com anestesia local e sedação, e com o uso de torniquete penumático na raiz do membro, geralmente a 250mmHg. O nosso acesso é longitudinal de ± 3cm no prolongamento da linha que tangencia a borda radial do dedo anular, iniciando imediatamente distal à prega volar distal de punho entre a eminência tenar e a hipotenar. É feita a abertura do ligamento transverso do carpo com visualização direta e o uso de bisturi. A flexão do punho e o uso de afastadores facilitam a abertura proximal do retináculo. O ligamento entre a musculatura tenar e a hipotenar é mantido, preservando a força de preensão praticamente inalterada, e diminuindo a morbidade. O ramo cutaneopalmar do mediano é sempre poupado neste acesso, o que oferece uma boa visualização do nervo mediano, dos tendões flexores e de todo o túnel do carpo. A simples sutura da pele com curativo e enfaixamento, sem imobilização, é mantida por 1 semana, seguida de estimulação à flexoextensão dos dedos e do punho, com uso da mão no pós-operatório imediato. Em geral, os pontos são retirados após 2 semanas, e raramente está indicado o tratamento fisioterápico. O uso de analgésicos e antiinflamatórios é freqüente no pós-operatório imediato.

A epineurotomia e a microneurólise interna ou endoneurólise geralmente não são realizadas, exceto nos casos em que exista neuroma em continuidade ou fibrose neural comprovada. Estes procedimentos lesam a vascularização intrínseca do nervo, levando a neurites e à dor residual.

As complicações não são freqüentes, porém podem ocorrer em 2% a 15% dos pacientes. As mais freqüentes são o alívio incompleto dos sintomas devido à abertura incompleta do retináculo flexor, a não-realização da endoneurólise, quando indicada, ou o diagnóstico incompleto ou equivocado (síndrome do pronador). Lesão do ramo cutaneopalmar sensitivo ou ramo motor e mesmo ramos sensitivos do mediano, dor e alterações sensitivas persistentes na cicatriz, distrofia simpático-reflexa e rigidez dos dedos também são possíveis complicações. A persistência das alterações sensitivas no dedo médio, assim como o desconforto na cicatriz cirúrgica, tende a desaparecer espontaneamente em 3 a 6 meses. Nos casos de neurite, geralmente adesiva, o uso do retalho pediculado hipotenar de tecido subcutâneo apresenta bons resultados.[147]

Stellbrink[148] descreve uma possível compressão do ramo cutaneopalmar do ramo mediano na região do ligamento carpal transverso, porém sua incidência é rara.

SÍNDROMES COMPRESSIVAS DO NERVO ULNAR

O nervo ulnar pode ser comprimido em dois locais no membro superior: na região do cotovelo (túnel cubital) e no punho (no canal de Guyon). O diagnóstico diferencial da lesão compressiva do nervo ulnar no membro superior deverá ser sempre feito com a SDCT neurológica verdadeira, que comprime o tronco inferior.

Síndrome compressiva do nervo ulnar no cotovelo (síndrome do túnel cubital)

A síndrome do túnel cubital é a segunda síndrome compressiva mais freqüente no membro superior, perdendo apenas para a síndrome do túnel do carpo. É também conhecida como neurite ulnar no cotovelo. O nervo ulnar localiza-se medialmente à artéria braquial no terço superior do compartimento anterior do braço, até que sua porção média passa através do sep-

to intermuscular para o compartimento posterior. No cotovelo, o nervo é acompanhado pela artéria ulnar colateral e passa ao longo da parte posterior do sulco condilar, entre o epicôndilo medial do úmero e o olécrano, e então entra no túnel cubital onde, se comprimido, dará origem à síndrome do túnel cubital. O nervo pode, também, ser comprimido pelo ligamento de Struthers, quando este está presente.

A vascularização sangüínea do nervo ulnar no cotovelo é abundante e feita pelos vasos colaterais superiores e inferiores, que se originam da artéria ulnar recorrente posterior, além dos vasos longitudinais, que cursam na intimidade do nervo.

No túnel cubital, o nervo está permanentemente sujeito a efeitos compressivos. Estudos experimentais,[149] usando cadáveres frescos, revelaram que tanto a pressão extraneural como a intraneural aumentavam significativamente quando o cotovelo era progressivamente fletido e o ombro abduzido. A pressão aumenta mais rapidamente no sulco condilar que no túnel cubital durante os primeiros 90 graus de flexão do cotovelo e, em seguida, as pressões a que o nervo é submetido nas duas localizações não são significativamente diferentes. Odriscoll e cols.[150] demonstraram que, a cada 45 graus de flexão, o retináculo do túnel cubital estreita 5mm e, a 90 graus de flexão, a porção proximal do retináculo está tensa.[150,151]

Por outro lado, Apfelberg e Larson[152] observaram que o túnel cubital estreita durante a flexão do cotovelo em 55% e o nervo, em conseqüência, achata-se e alonga 4,7mm enquanto a cabeça medial do tríceps pode deslocar o nervo 7mm medialmente. O nervo ulnar não é uma estrutura fixa e necessita mover-se livremente tanto longitudinal como medialmente durante os movimentos do cotovelo, e a falta de moovimentação do nervo no local da compressão poderá causar lesão perineural.[153]

O nervo ulnar pode, também, estar sujeito a constrição proximal ao sulco condilar, quando de sua passagem pelo septo intermuscular ou pela arcada de Struthers.[154]

Etiologia

Qualquer fator que venha a aumentar excessivamente a pressão sobre o nervo poderá provocar um quadro de síndrome do túnel cubital.

O vício postural com flexão acentuada do cotovelo para dormir, por exemplo, poderá causar uma neurite cubital. A hipermobilidade do nervo no túnel cubital, promovendo subluxação no epicôndilo medial na flexoextensão, também poderá produzir uma neurite, embora Childress[155] relate que 16,2% da população apresenta subluxação habitual, a qual é mais freqüente em homens que em mulheres.[156] Outros fatores etiológicos da compressão do nervo ulnar no cotovelo são anomalia muscular, como o ancôneo epitroclear, que cruza o nervo ulnar na região do epicôndilo medial, tumores, gânglios,[157] deformidade em *cubitus valgus*, seqüelas de fraturas e luxações do cotovelo,[158] artrite reumatóide, osteoartrite,[159] espessamento da arcada de Struthers e anomalia congênita,[160] além de determinadas atividades, como em arremessadores de peso e nadadores.[161]

Diagnóstico

O quadro clínico é bastante característico, com queixas de dormência e formigamento, que aparecem de forma intermitente na área do nervo ulnar, nos estágios mais precoces. Estas queixas, em geral, estão relacionadas com a posição do ombro e do cotovelo, o que faz aumentar a pressão dentro do canal cubital. Os sintomas podem aparecer à noite quando o paciente está dormindo, embora, caracteristicamente, não seja de caráter noturno. A dor não é uma queixa habitual, mas pode existir um desconforto na parte medial do cotovelo, às vezes com irradiação para a parte medial do antebraço. Em geral, não há alteração de sensibilidade no antebraço, mas esta se manifesta na região dorsoulnar e volar da mão, quarto e quinto dedos, áreas inervadas pelo nervo ulnar.

Sunderland, em 1945,[162] e Adelaar e cols., em 1984,[163] demonstraram que na topografia intraneural do nervo ulnar, dentro do canal cubital, os axônios sensitivos estão localizados mais lateralmente e, por isso, são mais susceptíveis à compressão, da mesma forma que os fascículos que inervam os músculos intrínsecos estão na parte posterolateral e, por isso, são também mais vulneráveis à compressão mecânica. Já os fascículos que vão dar ramos musculares para o flexor profundo do quarto e quinto dedos e para o flexor ulnar do carpo estão situados medialmente e são menos sujeitos à compressão.[164]

Portanto, o comprometimento sensitivo é precoce, evoluindo em seguida com comprometimento da musculatura intrínseca e, finalmente, em casos extremos, a musculatura extrínseca é também comprometida.

Além da alteração da sensibilidade, ao exame físico também pode ser notada hipotrofia ou atrofia da musculatura intrínseca, inclusive com garra ulnar, fraqueza dos músculos extrínsecos inervados

pelo nervo ulnar. O sinal de Tinel pode ser positivo e, em alguns casos, é percebida a subluxação do nervo durante a flexoextensão do cotovelo. O teste da flexão do cotovelo, com ou sem elevação do braço, também pode ser positivo ao reproduzir as queixas do paciente.

O exame radiológico poderá evidenciar a presença de osteófito ou outra lesão óssea no canal cubital e demonstrar algum grau de *cubitus valgus*. A incidência em *cubital tunnel view* deverá ser realizada, além de AP e do perfil do cotovelo.

A ENMG com o estudo da velocidade de condução sensitiva e motora do nervo é de grande valor na propedêutica da síndrome compressiva do nervo ulnar no cotovelo, mas nem sempre está alterada, principalmente nos casos de compressão dinâmica ou leve.[165,166]

Outro exame complementar, também citado para a propedêutica da síndrome compressiva do nervo ulnar no cotovelo, é o ultra-som, que pode ser útil no diagnóstico,[167] mas não é em exame solicitado de rotina, e ainda não tem a mesma aplicação da ENMG.

McGowan classifica a neurite ulnar em três tipos:

- Grau I – Parestesia na área do nervo ulnar.
- Grau II – Fraqueza dos músculos interósseos.
- Grau III – Atrofia dos interósseos.

Outra classificação, proposta por Dellon em 1989, divide a compressão do nervo ulnar no cotovelo em três tipos:

1. **Leve:**
   - **Sensitivo:** parestesia intermitente, aumento da sensibilidade vibratória.
   - **Motor:** fraqueza subjetiva com perda da coordenação.
   - **Testes:** Tinel ou outros testes provocativos podem ou não estar positivos.
2. **Moderada:**
   - **Sensitivo:** parestesia intermitente, sensibilidade vibratória normal ou diminuída.
   - **Motor:** fraqueza da pinça ou preensão mensurável.
   - **Testes:** teste de flexão do cotovelo e/ou Tinel positivos. Dificuldade de cruzar os dedos.
3. **Grave:**
   - **Sensitivo:** parestesia persistente, sensibilidade vibratória diminuída, discriminação de dois pontos anormal.
   - **Motor:** atrofia muscular dos intrínsecos e fraqueza mensurável da pinça e da preensão (Figura 10.26).

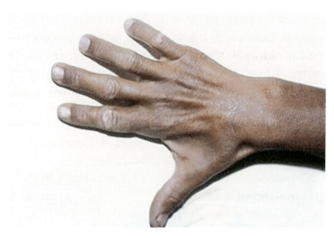

Figura 10.26 Atrofia da musculatura intrínseca da mão em um caso de síndrome compressiva do nervo ulnar no cotovelo.

O diagnóstico diferencial deverá ser feito com:

- Radiculopatia.
- Síndrome do desfiladeiro cervicotorácico.
- Tumor de Pancoast.
- Síndrome do canal de Guyon.

Tratamento

Nos casos grau I de McGowan ou leve de Dellon, o tratamento conservador deverá ser sempre tentado. Orienta-se para a correção postural, evitando a flexão prolongada do cotovelo, principalmente ao dormir, e apoio do cotovelo na mesa ou em outro lugar, podendo-se associar o uso de antiinflamatórios, o que geralmente melhora o quadro.

Quando já existe fraqueza ou atrofia muscular (McGowan II e III ou Dellon moderado ou grave), o tratamento é cirúrgico, e o objetivo é a descompressão do nervo, que poderá ser obtido de várias formas, como com descompressão simples do túnel ou transposição anterior do nervo, seja subcutânea, submuscular ou intramuscular, até epicondilectomia.

A literatura é controversa quanto ao tipo de cirurgia a ser indicada. Hicks e Toby,[168] com base nos resultados de estudos em cadáver, preconizam a epicondilectomia após a descompressão do nervo; Huang e cols.[169] relatam que a simples descompressão oferece bons resultados. Dellon,[170] em 161 tratamentos cirúrgicos para síndrome do túnel cubital, apresentou 88% de bons e excelentes resultados com a transposição anterior submuscular do nervo ulnar, associada a alongamento muscular facial em "Z". Por outro lado, Nabhan e cols.[171] e Gervasio[175] fizeram estudos comparativos entre simples descompressão e descompressão com transposição anterior subcutânea e concluíram que não há diferença significativa nos resultados, indicando a simples descompressão, da mesma forma que Bartels e cols.,[173,174] indicaram também a simples descompressão, após estudo comparativo com a transposição anterior subcutânea, em que verificaram menor índice de complicação e menor custo financeiro com retorno mais precoce ao trabalho. Baek e cols.,[175] em estudo comparativo entre a epicondilectomia medial e a transposição anterior subcutânea, não encontraram diferenças significativas nos resultados. Dagregorio e cols.[176] indicam a simples neurólise, pois encontraram densa fibrose envolvendo o nervo em nove pacientes reoperados, após falha da transposição anterior submuscular. Tan[177] preconiza a transposição anterior subcutânea com uso de septo intramuscular medial para evitar o retorno do nervo ao túnel. Hashiguchi e cols.[178] indicam a transposição subcutânea com estabilização simples do nervo.

Descompressão simples

A incisão é feita posteromedial, curva, centrada no epicôndilo medial. Deve-se dar atenção ao nervo cutâneo medial do braço e do antebraço (que está aproximadamente 3,1cm distal ao epicôndilo medial), para não lesá-lo. O nervo é exposto e mantido em seu leito; inspeção e identificação das possíveis compressões são feitas desde o terço distal do braço até o terço proximal do antebraço. A abundante vascularização do nervo ulnar nesta região deverá ser mantida juntamente com o nervo em seu leito. Se constatado edema ou aumento de volume no nervo, proximal à compressão, a epineurotomia poderá ser feita, mas a neurólise interna deverá ser evitada, preservando-se a vascularização neural. Após a liberação do nervo, a flexão e a extensão passivas deverão ser realizadas para se comprovar a descompressão completa e verificar se não há subluxação do nervo que, se presente, exige a transposição anterior ou epicondilectomia. No pós-operatório, a mobilização precoce é estimulada.

Transposição anterior

A transposição anterior do nervo ulnar foi descrita em 1898, por Curtis,[179] e está indicada em inúmeras situações de compressão do nervo ulnar no cotovelo. São indicações para a transposição anterior: subluxação habitual do nervo ulnar sobre o epicôndilo medial durante a flexão do cotovelo, deformidade em valgo persistente ou progressiva pós-traumática, em caso de falha da descompressão simples ou na osteoartrite do cotovelo.

A literatura é mais favorável a esse tipo de tratamento, já que os resultados são mais previsíveis. O princípio básico da técnica cirúrgica inclui a exploração de todos os possíveis pontos de compressão do nervo ulnar no cotovelo, associada à sua transposição anterior. Como desvantagem da transposição, pode-se citar o dano à vascularização que, neste procedimento, pode ser dissociada do nervo, levando à diminuição do fluxo sangüíneo para o mesmo; além disso, a transposição anterior pode criar um novo local de compressão do nervo ulnar na arcada de Struthers, no septo intermuscular medial e na massa muscular flexora.

Na transposição subcutânea, além do cuidado com o nervo e os vasos que devem acompanhá-lo, deve-se verificar se o septo intermuscular medial, a arcada de Struthers e a fáscia da massa muscular flexora não estão criando um novo sítio de compressão; se assim for, devem ser seccionadas. O uso de parte do septo intermuscular ou de parte da fáscia da musculatura flexora, ou simplesmente a sutura com fio inabsorvível no subcutâneo, pode evitar o retorno do nervo ao túnel cubital durante a extensão do cotovelo, devendo-se verificar se o nervo está deslizando livremente na nova posição (Figura 10.27). A aproximação do subcutâneo, a sutura da pele e a colocação de calha gessada axilopalmar completam o procedimento. A imobilização deve ser mantida por 1 a 2 semanas, quando os pontos serão retirados, e a flexoextensão ativa estimulada.

A transposição anterior submuscular (Figura 10.28)[180] poderá ser parcial ou total. Na total, procede-se à elevação de toda a massa flexora do epicôndilo medial, compreendendo o flexor radial do carpo, o palmar longo, o flexor superficial dos dedos e o pronador redondo. Na parcial ou intermuscular, apenas o músculo pronador redondo é mantido em sua origem. O nervo é então transposto anteriormente, ocupando um novo leito e os músculos desinseridos são reinseridos em suas origens. Levy e Apfelberg[181] fazem a osteotomia do epicôndilo medial levando junto a origem muscular e, após a transposição do nervo, o epicôndilo é fixado com parafuso em sua posição original. Froimson e Zahrawi[182] relatam constrição fibrosa neste tipo de transposição.

No pós-operatório, usa-se uma calha gessada axilopalmar por 3 a 4 semanas e, em seguida, a reabilitação é indicada para ganho de movimentos do cotovelo e do ombro.

A epicondilectomia medial foi publicada por King e Morgan, em 1950,[183] para o tratamento da neurite cubital, e é adotada nos casos de neurite secundárias sem subluxação do nervo.[182] O método deve ser acompanhado da liberação do septo intermuscular e da aponeurose do flexor ulnar do carpo. É essencial que, na área cruenta da epicondilectomia, se interponha um retalho de periósteo ou aponeurose para evitar atrito do nervo com o osso esponjoso. A vantagem do método é que o nervo não é mobilizado, permanecendo em seu leito com a sua rica vascularização. Suas desvantagens são a possibilidade da subluxação do nervo, a desinserção da musculatura flexora, que necessita ser descolada para realização da epicondilectomia, e a possibilidade de lesão do ligamento colateral medial. No pós-operatório, a mobilização precoce é estimulada.

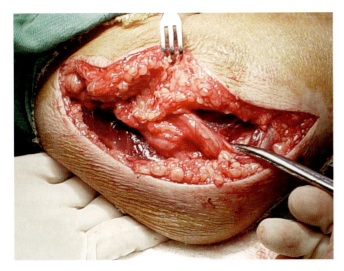

Figura 10.27 Transposição anterior subcutânea do nervo ulnar no cotovelo.

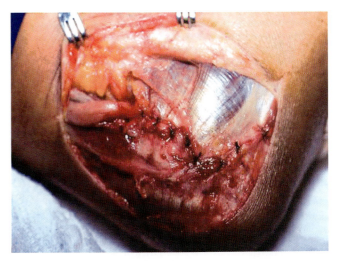

Figura 10.28 Transposição anterior do nervo ulnar, submuscular.

Síndrome compressiva do nervo ulnar no punho (síndrome do canal de Guyon)

O nervo ulnar penetra a palma da mão através do canal de Guyon, descrito por Felix Guyon, em 1861,[114] e localizado na base hipotenar da mão. Este canal é formado medialmente pelo pisiforme e lateralmente pelo hámulo do hamato, sendo seu teto coberto pelo ligamento piso-hamato e pela parte superficial do ligamento carpal transverso ou retináculo flexor. O nervo ulnar passa neste canal juntamente com a artéria ulnar e suas veias satélites.

Dentro ou após a passagem pelo canal, o nervo ulnar divide-se em dois ramos, superficial e profundo. O superficial é sensitivo e divide-se em mais dois ramos, o sensitivo ulnar, que inerva a borda ulnar do quinto dedo, e o digital comum, que se bifurca mais distalmente, inervando a borda radial do quinto dedo e a ulnar do quarto. O ramo profundo é puramente motor e, logo após a bifurcação, passa entre o músculo abdutor e o flexor curto do quinto dedo, inervando-os. Nesta área, ele também emite um ramo para o músculo oponente do quinto dedo e então se aprofunda na palma, juntamente com o ramo profundo da artéria ulnar. Na palma proximal, o nervo curva-se lateralmente, e nesta região originam-se os pequenos ramos que inervam o terceiro e quarto músculos lumbricais e também todos os músculos interósseos. A parte terminal inerva o músculo adutor do polegar e a cabeça profunda do flexor curto do polegar. Muitas variações anatômicas podem ser encontradas nesta região.[184-186]

A compressão do nervo ulnar no canal de Guyon é cinco vezes menos comum que no cotovelo. Isto se deve à estrutura protetora do canal, à grande mobilidade das estruturas dentro dele, ao fato de passarem dentro dele apenas o nervo e a artéria ulnar com suas veias satélites e à ausência de tecido sinovial na área.

A compressão está relacionada a traumatismo direto, uso repetitivo ou por estiramento[161] da borda ulnar do punho em traumatismo ocupacional ou esportivo e fraturas do hamato, do piramidal e também da base do quarto e quinto metacarpianos.[187]

Outras causas comuns são a variação anatômica, como *palmaris brevis* anômalo, duplicação dos músculos hipotenares e espessamento do ligamento piso-hamato, cisto sinovial, trombose ou aneurisma da artéria ulnar (síndrome do martelo hipotenar) e tumores do próprio nervo.

Capitani e Beer,[188] em 2002, publicaram e demonstraram a compressão do ramo motor profundo do nervo ulnar na cada vez mais freqüente prática do ciclismo, denominando-a síndrome compressiva do ramo terminal (motor) do nervo ulnar. No mesmo artigo, os autores forneceram orientações quanto à prevenção da lesão.

Diagnóstico

O quadro clínico da compressão está naturalmente relacionado com as estruturas citadas anteriormente, podendo haver comprometimentos sensitivo e motor associados ou apenas motor (que é o quadro mais comum).[189]

No comprometimento completo do nervo, o paciente apresenta tanto alteração de sensibilidade na borda ulnar volar da mão como também alterações motoras, inicialmente com garra e posteriormente com enfraquecimento da pinça do polegar, quando já existem alterações do músculo adutor do polegar, do flexor curto e do primeiro interósseo dorsal.

A sensibilidade do dorso ulnar da mão servirá para o diagnóstico diferencial das compressões mais altas, já que o ramo cutâneo dorsal emerge próximo ao canal de Guyon e, por não passar através dele, fica preservado nas compressões baixas.

Devido à íntima relação com a artéria ulnar e às possibilidades de aneurisma e trambose desta, o teste de Allen deve ser feito em todos os casos em que há suspeita clínica desta compressão.

O quadro clínico é evidente, cabendo sempre uma preocupação com o diagnóstico diferencial das compressões mais altas: quanto mais avançado estiver o comprometimento do nervo, mais evidente será.

Como exames complementares a ENMG, o mais utilizado, confirma o diagnóstico, evidenciando uma diminuição da velocidade de condução,[190] enquanto o ultra-som, a ressonância magnética e a arteriografia digital são úteis na confirmação e na definição do diagnóstico.

Tratamento

O tratamento é conservador apenas nos casos leves, iniciais, de alterações intermitentes da sensibilidade, de comprovada etiologia ocupacional ou postural com a correção do apoio da mão.

A presença de alterações motoras determina a indicação de tratamento cirúrgico. A cirurgia é realizada com acesso volar na borda anteroulnar do punho, em ziguezague, evitando-se retração cicatricial, cruzando as pregas volares do punho em ângulo agudo. Faz-se a abertura do teto do canal com ressecção do ligamento piso-hamato, do músculo palmar curto e da porção superficial do retináculo dos flexores. É feita uma exploração do nervo e da artéria no canal e realizada a liberação do nervo nas possíveis compressões.

Na presença de trombose ou aneurisma da artéria ulnar (síndrome do martelo hipotenar), está indicada a ressecção da lesão, com interposição de enxerto de veia.

No pós-operatório, usa-se calha gessada para imobilização do punho em posição funcional por um período de 1 a 2 semanas.

SÍNDROMES COMPRESSIVAS DO NERVO RADIAL

O septo intermuscular lateral, onde o nervo radial passa do comportamento posterior para o anterior no braço, é o local mais comum de lesão compressiva do nervo radial no braço, geralmente associada a traumatismos com fratura de úmero ou luxações. Nesta região, o nervo radial pode ser submetido a compressão por força extrínseca, levando a paralisia temporária. A chamada "paralisia do sábado à noite" é um exemplo, quando o nervo é comprimido contra o úmero por um período relativamente prolongado em alcoolistas ou dependentes de drogas. O uso indevido de muletas também poderá levar a uma compressão alta do nervo radial.

A síndrome do túnel radial – compressão do nervo na cabeça radial do músculo supinador na região do cotovelo e no terço proximal do antebraço – é a mais freqüente lesão compressiva do nervo radial. No terço distal do antebraço, o ramo sensitivo radial também pode estar comprimido, levando à síndrome de Wartenberg.

O nervo radial é a continuação do cordão posterior do plexo braquial após a saída do nervo axilar na borda inferior da articulação glenoumeral. Inicialmente, passa posterior ao úmero, acompanhado da artéria braquial profunda, passando a lateral até cruzar o úmero do compartimento posterior para o compartimento anterior do braço no terço proximal com o médio, no septo intermuscular. No compartimento anterior, o nervo radial percorre o braço entre o músculo braquial e o braquiorradial. Acima do cotovelo, inerva o braquiorradial e o extensor longo radial do carpo, ao passo que o ramo motor para o músculo extensor curto radial do carpo sai do ramo superficial do nervo radial em 58% da população.[191]

Ao nível da cabeça do rádio, o nervo entra no túnel radial e divide-se em ramos superficial e profundo. O ramo superficial percorre o antebraço sob o tendão e o músculo braquiorradial até o terço distal, levando sensibilidade dorsorradial à mão. Esta região dorsolateral da mão também poderá ter a sensibilidade sobreposta pelo cutâneo lateral do antebraço (ramo do nervo musculocutâneo) ou do nervo ulnar. O ramo profundo do nervo radial (nervo interósseo posterior) dentro do túnel radial passa para o lado dorsolateral do antebraço lateralmente ao rádio, entre as cabeças superficial e profunda do músculo supinador, emitindo inúmeros ramos musculares para os músculos extensor ulnar do carpo, extensor comum dos dedos e extensor e abdutor longo do polegar. A cabeça superficial do músculo supinador forma um arco, por onde o nervo interósseo posterior penetra (ramo profundo do radial) a arcada de Frohse, enquanto o nervo radial superficial (ramo superficial do radial) passa superficialmente à arcada. Nesta região, vasos recorrentes da artéria radial cruzam os ramos superficial e profundo do nervo radial, podendo também ser causa de compressão.

Síndrome do túnel radial

Capener,[192] Somerville,[193] Roles e Maudsley[194] publicaram artigos sobre a compressão do nervo radial ao nível da extremidade proximal do antebraço, a qual pode ser confundida com epicondilite lateral do úmero. Este sintoma acomete, principalmente, o membro dominante, entre a quarta e a sexta década de vida. Existem quatro locais potenciais de compressão do nervo no túnel radial. O primeiro é constituído pelas bandas fibrosas que mantêm o nervo radial junto à articulação radioumeral. O segundo é o plexo vascular de Henry, composto por vasos recorrentes radiais. O terceiro local de compressão é a margem tendinosa do músculo extensor curto radial do carpo. O quarto, e mais freqüente local de compressão, é a arcada de Frohse, que forma uma banda fibrosa arqueada sobre o ramo profundo do nervo radial em sua entrada no músculo supinador. Anomalias congênitas também podem comprimir o nervo.

Diagnóstico

A queixa inicial do paciente é dor incaracterística nas regiões posterior e proximal do antebraço, na musculatura extensora e nas proximidades do epicôndilo lateral do úmero, que melhora com o repouso e piora com os movimentos de extensão do punho e dos dedos e supinação do antebraço. Com freqüência, o paciente é diagnosticado como portador de epicondilite lateral do úmero, ou *tennis elbow*, e submetido a tratamento fisioterápico, uso de antiinflamatório e infiltrações, sem melhora.

A extensão do punho e a supinação do antebraço contra resistência reproduzem ou intensificam a dor. A extensão contraresistência dos dedos, separadamente e, em particular, do dedo médio com a extensão completa do cotovelo, também reproduz o quadro doloroso. Isto se deve, segundo Lister,[189] ao fato de a inserção do tendão extensor curto radial do carpo estar localizada na base do terceiro metacarpiano.

A dor à compressão da musculatura extensora ligeiramente distal e lateral à cabeça do rádio (ao nível do túnel radial) é muito dolorosa, porém deve ser comparada com o lado assintomático, devido à maior sensibilidade normalmente presente neste local.

Em geral, não existe alteração motora, mas pode haver alteração sensitiva no primeiro espaço intermetacarpiano dorsal da mão (área sensitiva do nervo radial) em relação ao membro normal.

Por ser uma compressão dinâmica, a ENMG, na maioria dos casos, é normal, o que não afasta o diagnóstico.[195] No entanto, nos casos mais avançados, em que já existem sinais de denervação na eletromiografia, o exame tem valor para confirmação diagnóstica. O ultra-som poderá auxiliar o diagnóstico. No diagnóstico diferencial com a epicondilite lateral do úmero, a dor à compressão é bem definida no epicôndilo ou na cabeça do rádio. A infiltração com lidocaína a 1%, 0,5 a 1cc na região do túnel radial, alivia os sintomas, além de bloquear o nervo, simulando a paralisia do radial. Contudo, se a infiltração é feita no epicôndilo lateral, não há alívio completo dos sintomas. É importante ter em mente que o paciente poderá apresentar as duas patologias simultaneamente.

Tratamento

Inicialmente, o tratamento é sempre conservador, e consiste em repouso do membro, uso ou não de imobilização gessada axilopalmar com cotovelo em flexão de 90 graus, antebraço e punho em posição neutra e dedos livres para movimentação, antiinflamatórios, fisioterapia etc.

O tratamento cirúrgico deverá ser indicado em casos de fracasso e recidiva da dor após tratamento conservador.[196] O acesso anterolateral é o que proporciona melhor exposição dos possíveis locais de compressão do nervo. Para um amplo acesso, a incisão em curva começa 5cm proximais à prega flexora do cotovelo e prolonga-se distalmente em ziguezague, evitando-se cruzar o cotovelo transversalmente. Identifica-se o nervo radial proximalmente entre os músculos braquial e braquiorradial. O nervo radial superficial com os ramos para o músculo extensor curto radial do carpo é visto próximo à arcada de Frohse, onde o nervo penetra como nervo interósseo posterior.

Nesta região, deve-se explorar as possíveis compressões do nervo radial, como bandas fibrosas, plexo vascular de Henry, margem tendinosa do músculo extensor radial curto do carpo e a arcada de Frohse, liberando

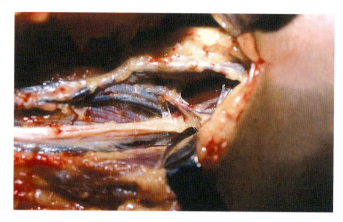

Figura 10.29 Liberação do nervo radial, observando-se o plexo vascular de Henry na região anterior do cotovelo.

totalmente o nervo, ligando vasos, abrindo a arcada e ressecando bandas fibrosas e tendinosas (Figura 10.29). Apesar do aspecto às vezes antiestético da cicatriz, este acesso proporciona ampla exposição com a completa liberação do nervo, solucionando o problema. O acesso posterolateral é o preferido por alguns. No entanto, embora a cicatriz seja mais estética e possibilite também o tratamento da epicondilite lateral do úmero, existe maior dificuldade na dissecção do nervo. A incisão inicia-se no epicôndilo lateral, na cabeça do rádio e prolonga-se distalmente 3 a 4cm dorsalmente no antebraço.

No pós-operatório, o uso de calha gessada axilopalmar com cotovelo em 90 graus de flexão, e antebraço e punho em posição neutra, deverá ser mantido por 1 a 2 semanas, quando os pontos deverão ser retirados. Reabilitação é prescrita, e a prática esportiva é liberada após 2 a 4 semanas.

Síndrome do nervo interósseo posterior

A síndrome do nervo interósseo posterior é descrita, classicamente, como paralisia da musculatura extensora dos dedos com o punho estendido em desvio radial.

Na fase inicial, a dor na região lateral do cotovelo pode simular uma epicondilite lateral do úmero.

O nervo interósseo posterior é o ramo profundo do nervo radial, após a bifurcação deste na região proximal do antebraço, próximo à cabeça do rádio. Possui três ramos: o curto, o longo, ou lateral, e o medial.

O nervo interósseo posterior inerva os músculos extensor longo do polegar e extensor próprio do indicador, através do ramo medial, o extensor curto do polegar e o abdutor longo do polegar, através do ramo longo ou lateral, e o extensor comum dos dedos, o extensor próprio do quinto dedo e o extensor ulnar do carpo, através do ramo curto.

Síndromes Compressivas no Membro Superior

O nervo interósseo posterior fornece, também, ramos sensitivos para o punho e as articulações radiocarpal, intercarpal e carpometacarpal.

Vários fatores são descritos como causa de compressão do nervo interósseo posterior, entre os quais podemos citar:

- **Traumáticos:** fratura-luxação do cotovelo ou, mais especificamente, fratura-luxação da cabeça do rádio, traumatismo direto com edema ou hematoma comprimindo o nervo etc.[197,198]
- **Inflamatórios:** sinovite na articulação radioumeral na artrite reumatóide, levando ao aumento desta e/ou à subluxação da cabeça do rádio, comprimindo o nervo, edema inflamatório da bursa bicipital existente entre o tendão do bíceps e o rádio.[199]
- **Tumorais ou pseudotumorais:** gânglio, lipoma etc.[200]
- **Anatômicos:** compressão na arcada de Frohse, vasos da artéria recorrente radial, bandas fibrosas etc.
- **Iatrogênicos:** na osteossíntese do terço proximal do rádio, na ressecção da cabeça do rádio etc.

Existem patologias sistêmicas que podem levar à paralisia do nervo interósseo posterior e que, portanto, estão relacionadas ao diagnóstico diferencial dessa síndrome. Entre elas, podemos citar periarterite nodosa, diabetes, envenenamento com chumbo, intoxicação com metal pesado, como arsênico, tálio ou antimônio, herpes zoster, sarcoidose, hanseníase etc.[1,154,201]

A artrite reumatóide, com ruptura de tendões extensores dos dedos, pode levar a erro de diagnóstico, pois há perda da extensão ativa das articulações MF dos dedos afetados.

O diagnóstico diferencial também deverá ser feito com síndromes compressivas musculares, como a síndrome do extensor do indicador,[189] a síndrome do extensor próprio do quinto dedo e a presença de músculo anômalo, como o extensor curto das dedos, levando a dor, edema e limitação da extensão dos dedos.

Diagnóstico

A queixa inicial do paciente é dor vaga no dorso do antebraço, na musculatura extensora. A diminuição da força muscular e, posteriormente, a paralisia da musculatura extensora inervada pelo nervo interósseo posterior têm evolução lenta, levando meses para se instalar. Não há alteração sensitiva associada, porém, se presente, o diagnóstico deverá ser de compressão mais alta ou proximal do nervo radial.

A compressão do nervo interósseo posterior pode ser parcial, comprimindo apenas ramos do nervo. Se a compressão ocorrer no ramo curto, por exemplo, teremos paralisia do extensor dos dedos, do extensor ulnar do carpo e do extensor próprio do quinto dedo. Clinicamente, o paciente terá ausência da extensão MF do terceiro, quarto e quinto dedos, na chamada pseudo ou falsa garra ulnar da mão. Neste caso, deverá ser feito o diagnóstico diferencial com a síndrome de Vaughan-Jackson[202] (ruptura de tendões extensores no dorso do punho por atrito na articulação radioulnar distal na artrite reumatóide). As possíveis causas sistêmicas de paralisia deste nervo deverão ser afastadas.

Tratamento

O tratamento da síndrome do nervo interósseo posterior confirmada, já com paralisia instalada, é cirúrgico. Para isso, o acesso é o mesmo utilizado para exploração do nervo no túnel radial, podendo ser anterorradial ou posterolateral. O nervo deverá ser explorado e as possíveis causas de compressão, liberadas. Em geral, o prognóstico é bom, desde que os pacientes sejam operados com menos de 18 meses de paralisia. Apesar disso, a melhora é lenta, já que a recuperação da paralisia se inicia com 3 meses, aproximadamente, e pode levar vários meses.

Nos casos de paralisia antiga (mais de 18 meses), as transposições musculares estão indicadas, e são descritas em capítulo à parte.

Síndrome compressiva no nervo radial superficial (síndrome de Wartenberg)

O nervo superficial sensitivo radial poderá ser comprimido no terço distal com o médio do antebraço, radialmente, entre os tendões do braquiorradial e do extensor longo radial do carpo, causando dor e alterações de sensibilidade na área radial do punho e da mão.

Wartenberg foi o primeiro a descrever esta compressão, que tem importância no diagnóstico diferencial com a tenossinovite de De Quervain, tão freqüente na prática diária. O ramo superficial do nervo radial é o ramo sensitivo radial, que começa aproximadamente 4cm distal ao epicôndilo lateral do úmero. Percorre o antebraço na borda lateral do músculo braquiorradial, acompanhado da artéria radial. No terço médio com o distal do antebraço, o nervo passa dorsalmente ao tendão do braquiorradial. Nesta região, o nervo divide-se em vários ramos para dar sensibilidade à região dorsolateral do punho e da mão, ao dorso do polegar e até à articulação IFP dos dedos indicador e médio e da borda dorsorradial do anular. Um importante ramo volar inerva uma pequena área da base do polegar.

A compressão poderá ser intrínseca ou extrínseca. O uso de jóias, braceletes, relógios ou elásticos, que comprimam esta região, poderá levar à compressão do nervo radial superficial no terço distal do antebraço, causando os sintomas relacionados a este nervo.

O uso repetitivo com desvio ulnar do punho,[203] tumores intrínsecos ou extrínsecos,[204] traumatismo direto, músculos anômalos, bandas fibrosas, lesões iatrogênicas no acesso ao terço distal dorsorradial do antebraço etc., são também possíveis causas de lesão do nervo radial superficial.

O paciente queixa-se de dor no terço distal do antebraço, dorsorradial com irradiação para a borda radial da mão em toda a área de inervação do nervo superficial radial. A percussão no trajeto do nervo, iniciando no estilóide radial, proporcionará irradiação para a área sensitiva do nervo radial na mão. O teste de Filkenstein, considerado como patognomônico da tenossinovite de De Quervain, estará positivo.

Inicialmente, o tratamento consistirá em imobilização, englobando o polegar e evitando desvio ulnar do punho, e compressões externas, associadas ao uso de antiinflamatórios, fisioterapia etc.

Na persistência dos sintomas, o tratamento cirúrgico está indicado. A incisão é longitudinal, radial, no terço distal com o médio do antebraço. A identificação do nervo e a liberação deste sob o tendão do braquiorradial e o tendão do extensor longo radial do carpo resultam em melhora dos sintomas.

Síndrome compressiva do nervo cutâneo lateral do antebraço

O nervo musculocutâneo, após inervar o músculo coracobraquial, o bíceps e o braquial, continua como nervo sensitivo, suprindo a pele na região anterolateral do antebraço, até a eminência tenar, e é denominado nervo cutâneo lateral do antebraço (Figura 10.30).

O nervo cutâneo lateral do antebraço pode ser comprimido no terço distal do braço, entre o tendão do bíceps e a fáscia do músculo braquial, causando dor e alterações de sensibilidade na face lateral do cotovelo e no antebraço. O nervo cutâneo lateral do antebraço e o tendão do bíceps são tensionados com o cotovelo em hiperextensão e pronação. Portanto, atividades físicas ou ocupacionais em pronossupinação com o cotovelo em extensão poderão desencadear o quadro clínico.

A síndrome compressiva cutâneo lateral do antebraço não é freqüente[205] e o quadro clínico é pobre. O paciente queixa-se de dor em queimação na área anterolateral do cotovelo e antebraço, o que pode levar à perda da extensão do cotovelo e à pronação do antebraço em atitude antálgica.

O diagnóstico diferencial deverá ser feito com epicondilite lateral do úmero e síndrome do túnel radial, e o diagnóstico de confirmação é feito com a injeção de lidocaína a 1% no terço distal, lateral, do braço, no trajeto do nervo, o que leva à melhora dos sintomas.

O eletrodiagnóstico, com estudo da velocidade de condução sensitiva, também é de grande valia para a confirmação do diagnóstico.

O tratamento inicial é sempre conservador,[205,206] com uso de medicação antiinflamatória, repouso relativo, evitando extensão e pronação, e tratamento fisioterápico com técnica de mobilização nervosa,[207] além da infiltração. Em caso de falha do tratamento não-cirúrgico e nas formas crônicas, o tratamento cirúrgico está indicado. O acesso é lateral, com identificação e exploração cirúrgica do nervo, descomprimindo-o na região anterolateral do terço distal do braço e do cotovelo, entre o tendão distal do bíceps e a fáscia do músculo braquial (Figura 10.31).

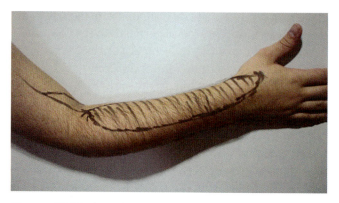

Figura 10.30 Área de sensibilidade do nervo cutâneo lateral do antebraço.

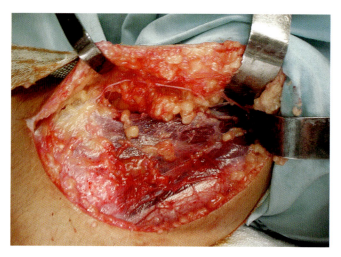

Figura 10.31 Nervo cutâneo lateral do antebraço (ramo do musculocutâneo).

Naam e Massoud publicaram, em 2004,[205] 2 relatos sobre 23 pacientes diagnosticados e tratados, com bons resultados, em seguimento de 45 meses.

REFERÊNCIAS

1. Spiner M (ed.) *Injuries to the major branches of pheripheral nerves of the forearm*. Philadelphia: W. B. Saunders Co., 1978.
2. Eversmann WW Jr, Ritsick JA. Intraoperative changes in motor nerve conduction latency in carpal tunnel syndrome. *J Hand Surg* 1978; *3*:77-81.
3. Seddon HJ (ed.) *Surgical disorders of the peripheral nerves*. Edimburgh: Churchill Livingstone, 1975.
4. Smith JW. Factors influencing nerve repair II. Collateral circulation of the peripheral nerves. *Arch Surg* 1966; *93*:433-6.
5. Sunderland S. The nerve in the carpal tunnel syndrome. *J Neuro Neurosurg Psych* 1976; *39*:615-26.
6. Azze RJ. Lesões dos nervos. *In*: Pardini Jr AG (ed.) *Traumatismo da mão*. Rio de Janeiro: Medsi, 1985:189-97.
7. Lundborg G. The intrinsic vascularization of human peripheral nerves: structural and functional aspects. *J Hand Surg* 1979; *4*:34.
8. Lundborg G. Ischemic nerve injury experimental studies on intraneural microvascular pathophysiology and nerve function in a limb subjected to tempory circulatory arrest. *Scand J Plast Reconstr Surg* 1970; *6*:1-113.
9. Sunderland S. *Nerve and nerve injury*. Baltimore: Wiliam e Wilkins, 1968.
10. Pires PR, Andrade RP, Pereira JAR. Tratamento cirúrgico da síndrome do desfiladeiro cervicotorácico. *Rev Bras Ortop* 1997; *32*(3):201-6.
11. Anderson JE. "The neck". In: Anderson JE (ed.) *Grant's atlas of anatomy*. Baltimore: Williams e Wilkins, 1983:9-44.
12. Nichols HM. Anatomic structures of the toracic outlet. *Clin Orthop* 1986; *207*:13-20.
13. Poitevin LA. Thoracic outlet syndrome research on anatomic variations: clinical relevance. *In*: Vastamaki M (ed.) *Current trends in hand surgery*. Finland, 1995:315-8.
14. Melloni G, Giovanardi M, De Gasparini A, Zanini P. Transient thoracic duct obstruction in a patient with thoracic outlet syndrome. *Eur J Cardiothorac Surg* 2006; *30*:674.
15. Omer GE. Evaluation and reconstruction of the forearm and hand after acute traumatic peripheral nerve injuries. *J Bone Joint Surg* 1968; *50*:1454-78.
16. Prescher A, Schuster D. Anatomy of the lateral cervical region with emphasis on thoracic outlet syndrome. *Handchir Mikrochir Plast Chir* 2006; *38*:6-13.
17. Adson AW, Coffey JR. Cervical rib, a method of anterior approach for relief of symptoms by division of the scalenus anticus. *Ann Surg* 1927; *85*:839-57.
18. Juvonen T, Satta J, Laitala P *et al*. Anomalies at the thoracic outlet are frequent in the general population. *Am J Surg* 1995; *170*:33-7.
19. Luoma A, Nelems B. Thoracic outlet syndrome. Thoracic surgery perspective. *Neurosurgery* 1991; *2*:187-226.
20. Raaf J. Surgery for cervical rib and scalenus anticus syndrome. *JAMA*. 1955; *157*:219-23.

21. Roos DB. Congenital anomalies associated with thoracic outlet syndrome: anatomy, symptoms, diagnosis and treatment. *Am J Surg* 1976; *132*:771-8.
22. Sallstrom J, Gjores JE. Surgical treatment of the thoracic outlet syndrome. *Acta Chir Scand* 1983; *149*:550-60.
23. Swift TR, Nichols FT. The droopy shoulder syndrome. *Neurology* 1984; *34*:212-5.
24. Wright IS. The neurovascular syndrome produced by hyperabduction of the arms. *Am Heart J* 1945; *29*:1-29.
25. Young MC, Richards RR, Hudson AR. Thoracic outlet syndrome with congenital pseudoarthrosis of clavicule: treatment by brachial plexus decompression and plate fixation and bone grafting. *Canj Surg* 1988; *31*:131-3.
26. Hugl B, Oldenburg WA, Hakaim AG, Persellin ST. Unusual etiology of upper extremity ischemia in a scleroderma patient: thoracic outlet syndrome with arteria embolization. *J Vasc Surg* 2007; *45*:1259-61.
27. Malliet C, Forneau I, Daenens K *et al*. Endovascular stent-graft and first rib resection for thoracic outlet syndrome complicated by an aneurysm of the subclavian artery. *Acta Chir Belg* 2005; *105*:194-7.
28. Duane TM, O'Connor JV, Scalea TM. Thoracic outlet syndrome resulting from first rib fracture. *J Trauma* 2007; *1*:231-3.
29. Wiesler ER, Chloros GD, Xu NM, Li Z. A rare cause of thoracic outlet syndrome. *Arch Orthop Trauma Surg* 2007; *24* (epub ahead of print).
30. Konstantinou DT, Chroni E, Constantoyiannis C, Dougenis D. Klippel-Feil syndrome presenting with bilateral thoracic outlet syndrome. *Spine* 2005; *12*:1473-4.
31. Cassada DC, Lipscomb AL, Stevens SL *et al*. The importance of thrombophilia in the treatment of Paget-Schroetter syndrome. *Ann Vasc Surg* 2006; *5*:596-601.
32. Cagli K, Özçakar L, Beyazit M, Sirmali M. Thoracic outlet syndrome in an adolescent with bilateral bifid ribs. *Clin Anat* 2006; *6*:558-60.
33. Simovitch RW, Bal GK, Basamania CJ. Thoracic outlet syndrome in a competitive baseball player secondary to anomalous insertion of an atrophic pectoralis minor muscle: a case report. *Am J Sports* 2006; *6*:1016-9.
34. Smith RA, Cummings JP. The axillary arch: anatomy and suggested clinical manifestations. *J Orthop Sports Phys Ther* 2006; *36*(6):425-9.
35. Natsis K, Totlis T, Tsikaras P *et al*. Variations of the course of the upper trunk of the braquial plexus and their clinical significance for the thoracic outlet syndrome: a study on 93 cadavers. *Am Surg* 2006; *72*(2):188-92.
36. Hug V, Jung FJ, Guggenheim M et al. "True neurologic thoracic outlet syndrome" anatomical features and eletrophysiological long-term follow-up of lateral atrophy. *Handchir Mikrochir Plast Chir* 2006; *38*(1):42-5.
37. Corcia P, Guennoc AM, Barthez MA *et al*. Thoracic outlet syndrome: an unusual postoperative complication. *Rev Neurol* 2006; *162*(2):240-2.
38. Feugier P, Chevalier JM. The Paget-Schroetter syndrome. *Acta Chir Belg* 2005; *105*(3):256-64.
39. Nakazawa H, Terada S, Nozaki M *et al*. Unusual case of thoracic outlet syndrome caused by a neurilemmoma in the pectoralis minor space. *Acta Orthop Belg* 2005; *71*(3):357-60.
40. Lee AD, Shyamkumar NK, Nayak S *et al*. Collateral artery aneurysm: a unique presentation of thoracic outlet syndrome. *Eur J Vasc Endovasc Surg* 2005; *29*(6):611-2.

41. Garnier D, Chevalier J, Ducasse E *et al*. Arterial complications of thoracic outlet syndrome and pseudarthrosis of the clavicule: three patients. *J MalVasc* 2003; *28*(2):79-84.

42. Sanders RJ, Hammond SL. Subclavian vein obstruction without thrombosis. *J Vasc Surg* 2005; *41*(2):285-90.

43. Chon SH, Lee CB, Oh YH. Calcifying fibrous pseudotumor causing thoracic outlet syndrome. *Eur J Cardiothorac Surg* 2005; 27(2):353-5.

44. Alexandre A, Coro L, Azuelos A, Pellone M. Thoracic outlet syndrome due to hyperextension-hyperflexion cervical injury. *Acta Neurochir Suppl* 2005; *92*:21-4.

45. Safran MR. Nerve injury about the shoulder in athletes, part 2: long thoracic nerve, spinal accessory nerve, burners/stingers, thoracic outlet syndrome. *Am J Sports Med* 2004; *32*(4):1063-76.

46. Lederman RJ. Neuromuscular and musculoskeletal problems in instrumental musicians. *Muscle Nerve* 2003; *27*(5):549-61.

47. Collins JD, Sexton Eh, MillerTQ *et al*. Scheuermann's disease as a model displaying the mechanism of venous obstruction in thoracic outlet syndrome and migraine patients: MRI and MRA. *J Natl Med Assoc* 2003; *95*(4):298-306.

48. Mader R. Clinical manifestations of diffuse idiopathic skeletal hyperostosis of the cervical spine. *Semin Arthritis Rheum* 2002; *32*(2):130-5.

49. Difiore JW, Reid JR, Drummond-Webb J. Thoracic outlet syndrome in a child-transaxillary resection of anomalous first rib. *J Pediatr Surg* 2002; *37*(8):1220-2.

50. Adson AW. Surgical treatment for symptoms produced by cervical ribs and the scalene anticus muscle. *Sur Gynecol Obstet* 1947; *85*:687.

51. Roos OB. The place for scalenectomy and first rib resection in thoracic outlet syndrome. *Surgery* 1982; *92*:1077.

52. Roos OB. Thoracic outlet and carpal tunnel syndromes. *In*: Rutheford JB (ed.) *Vascular surgery*. Philadelphia: WB Saunders, 1984:708-24.

53. Wilbourn AJ. Thoracic outlet syndromes: a plea for conservatism. *Neurosurgery* 1991; *2*:235-44.

54. Dale WA, Servis MR. Management of thoracic outlet syndrome. *Ann Surg* 1945; *187*:575.

55. Caparrelli DJ, Freischlag J. A unified approach to axillosubclavian venous thrombosis in a single hospital admission. *Semin Vasc Surg* 2005; *18*(3):153-7.

56. Riddell OH, Smith BM. Thoracic and vascular aspects of thoracic outlet syndrome. *Clin Orthop* 1986; *207*:31-6.

57. Ozdemir O, Ozçakar L. Thoracic outlet syndrome: another cause for unilateral palmar hiperhidrosis. *Clin Rheumatol* 2007; *26*(8):1375-6.

58. Muizelaar JP, Zwienenberg-Lee M. When it is not cervical radiculopathy: thoracic outlet syndrome – a prospective study on diagnosis and treatment. *Clin Neurosurg* 2005; *52*:243-9.

59. Kim TJ, Uhm WS, Song SY, Jun JB. Unilateral weak radial pulse in a patient with systemic sclerosis: Takayasu's arterite or thoracic outlet syndrome? *Rheumatol Int* 2007; *27*(8):789-90.

60. Braun RM, Sahadevan DC, Feinstein J. Confirmatory needle placement technique for scalene muscle block in the diagnosis of thoracic outlet syndrome. *Tech Hand Up Extrem Surg* 2006; *10*(3):173-6.

61. Tilki HE, Stalberg E, Incesu L, Basoglu A. Bilateral neurogenic thoracic outlet syndrome. *Muscle Nerve* 2004; *29*(1):147-50.

62. Howard M, Lee C, Dellon AL. Documentation of brachial plexus compression (in the thoracic inlet) utilizing provocative neurosensory and muscular testing. *J Reconstr Microsurg* 2003; *19*(5):303-12.

63. Rousseff R, Tzvetanov P, Valkov I. Utility (or futility?) of electrodiagnosis in thoracic outlet syndrome. *Electromyogr Clin Neurophysiol* 2005; *45*(3):131-3.

64. Brantigan CO, Roos DB. Etiology of neurogenic thoracic outlet syndrome. *Hand Clin* 2004; *20*(1):17-22.

65. Charon JP, Milne W, Sheppard DG, Houston JG. Evaluation of MR angiografic technique in the assessment of thoracic outlet syndrome. *Clin Radial* 2004; *59*(7):588-95.

66. Demondion X, Balqueville E, Paul C *et al*. Thoracic outlet: assessment with MR imaging in asymptomatic and symptomatic populations. *Radiology* 2003; *227*(2):461-8.

67. Demondion X, Vidal C, Herbinet P *et al*. Ultrasonographic assessment of arterial cross-sectional area in the thoracic outlet on postural maneuvers measured with power Doppler ultrasonography in both asymptomatic and symptomatic populations. *J Ultrasound Med* 2006; *25*(2):217-24.

68. Ghoussoub K, Tabet G, Zoghby Z, Jebara V. Rehabilitation of thoracic outlet syndrome: about 60 patients. *J Med Liban* 2002; *50*(5-6):192-6.

69. Novak CB. Thoracic outlet syndrome. *Clin Plast Surg* 2003; *30*(2):175-88.

70. Degeorges R, Reynaud C, Belquemin JP. Thoracic outlet syndrome surgery: long-term functional results. *Ann Vasc Surg* 2004; *18*(5):558-65.

71. Stober R. The thoracic outlet syndrome – diagnostic tips, operative technique and results. *Handchir Mikrochir Plast Chir* 2006; *3*(1):46-50.

72. Davidovic LB, Kostic DM, Jakouljevic NS *et al*. Vascular thoracic outlet syndrome. *World J Surg* 2003; *27*(5):545-50.

73. Roos OB. Transaxillary approach for first rib resection to relieve thoracic outlet syndrome. *Ann Surg* 1966; *163*:354.

74. Sheth RN, Campbell JN. Surgical treatment of thoracic outlet syndrome: a randomized trial comparing two operations. *J Neurosurg Spine* 2005; *3*(5):355-63.

75. Tender GC, Kline DG. Posterior subscapular approach to the brachial plexus. *Neurosurgery* 2005; *57*(4):377-81.

76. Atasoy E. Combined surgical treatment of thoracic outlet syndrome: transaxillary first rib resection and transcervical scalenectomy. *Hand Clin* 2004; *20*(1):71-82.

77. Samarasam I, Sadhu D, Agarwal S, Nayak S. Surgical management of thoracic outlet syndrome: a 10-years experience. *Anz J Surg* 2004; *74*(6):4540-4.

78. Martinez BD, Wiegand CS, Evans P *et al*. Computer-assisted instrumentation during endoscopic transaxillary first rib resection for thoracic outlet syndrome: a safe alternative approach. *Vascular* 2005; *13*(6):327-35.

79. Al-Sayyad MJ, Crawford AH, Wolf RK. Video-assisted thoracoscopic surgery: the Cincinnati experience. *Clin Orthop Relat Res* 2005; *434*:61-70.

80. Divi V, Proctor MC, Axelrod DA, Greenfield LJ. Thoracic outlet decompression for subclavian vein thrombosis: experience im 71 patients. *Arch Surg* 2005; *140*(1):54-7.

81. Pupka A, Rucinski A, Skora J *et al*. The treatment of subclavian artery compression with the use of ringed polytetrafluoroethylene vascular prostheses. *Polim Med* 2004; *34*(4):53-61.

82. Davidovic LB, Markovic DM, Pejkic SD *et al*. Subclavian artery aneurysms. *Asian J Surg* 2003; *26*(1):7-11.

83. Altobelli CG, Kudo T, Haas BT *et al*. Thoracic outlet syndrome: pattern of clinical success after operative decompression. *J Vas Surg* 2005; *42*(1):122-8.

84. Atasoy E. Recurrent thoracic outlet syndrome. *Hand Clin* 2004; *20*(1):99-105.

85. Busetto A, Fontana P, Zaccaria A *et al*. Vascular thoracic outlet syndrome staging ant treatment. *Acta Neurochir Suppl* 2005; *92*:29-31.

86. Cahill BR, Palmer RE. Quadrilateral space syndrome. *J Hand Surg Am* 1983; *8*:65-9.

87. Sanders TG, Tirman PFJ. Paralabral cyst: un unusual cause of quadrilateral space syndrome. *Arthroscopy* 1999; *15*:632-7.

88. Robinson P, White LM, Lax M *et al*. Quadrilateral space syndrome caused by glenoid labral cyst. *AJR* 2000; *175*:1103-5.

89. Safran MR. Nerve injury about the shoulder in athletes, part 1: Suprascapular nerve and axillary nerve. *Am J Sport Med* 2004; *32*:803-19.

90. Mochizuki T, Isoda H, Masul T *et al*. Occlusion of the posterior circumflex humeral artery: detection with MR angiography in healthy volunteers and in a patient with quadrilateral space. *Am J Roentgenol* 1994; *163*:625-7.

91. Francel TJ, Dellon AL, Campbell JS. Quadrilateral space syndrome: diagnosis and operative technique. *Plast Reconstr Surg* 1991; *87*:911-6.

92. Linker CS, Helms CA, Fritz RC. Quadrilateral space syndrome: findings at MRI imaging. *Radiology* 1993; *188*:675-6.

93. Renganchary SS, Burr D, Lucas S *et al*. Suprascapular entrapment neuropathy; a clinical anatomical and comparative study. Part 2: Anatomical study. *J Neurosurg* 1979; *5*:447-51.

94. De Maio M, Drez D, Mullins R. The inferior transverse scapular ligament as a possible cause of entrapment neuropathy of the nerve to the infraspinatus. *J Bone Joint Surg* 1991; *73*:1061-3.

95. Koepell HP, Thompson WAL. Pain and the frozen shoulder. *Surg Gynecol Obstet* 1959; *109*:92-6.

96. Aiello L, Serra G, Traina GC, Tugnoli HW. Entrapment of the suprascapular nerve at the spinoglenoid notch. *Ann Neurol* 1982; *12*:314-6.

97. Ferretti A, Cerullo G, Russo G. Suprascapular neuropathy in volleyball players. *J Bone Joint Surg Am* 1987; *69*:260-3.

98. Tirman PFJ, Feller JF, Janzen DL *et al*. Association of glenoid labral cysts with labral tears and gleno-humeral instability: radigrafic findings and clinical significance. *Radiology* 1994; *190*:653-8.

99. Ticker JB, Djurasovic M, Strauch RJ *et al*. The incidence of ganglion cysts and other variation in anatomy along the course of the suprascapular nerve. *J Shoulder Elbow Surg* 1998; *7*:472-6.

100. Holzgraef M, Kukowski B, Eggert S. Prevalence of latent and manifest suprascapular neuropathy in high level volleyball players. *Br J Sports Med* 1994; *28*:177-9.

101. Garcia G, McQueen D. Bilateral suprascapular nerve entrapment syndrome: case report and review of the literature. *J Bone Joint Surg Am* 1981; *63*:491-2.

102. Vastamaki M, Goransson H. Suprascapular nerve entrapment. *Clin Orthop* 1993; *297*:135-44.

103. Mallon WJ, Wilson RJ, Basamania MD. The association of suprascapular neuropathy with massive rotator cuff tears: a preliminary report. *J Shoulder Elbow Surg* 2006; *15*:395-8.

104. Chochole MH, Senker W, Meznik C, Breitenseher MJ. Glenoidlabral cyst entrapping the suprascapular nerve: dissolution after arthroscopic debridement of an extended SLAP lesion. *Arthroscopy* 1997; *13*:753-5.

105. Iannotti, JP, Ramsey ML. Arthroscopic decompression of a glanglion cyst causing suprascapular nerve compression. *Arthroscopy* 1996; *12*:739-5.

106. Sandow MJ, Ilic J. Suprascapular nerve compression syndrome in volleyball players. *J Shoulder Elbow Surg* 1998; *7*:516-21.

107. Lafosse L, Tomasi A. Technique for endoscopic release of the suprascapular nerve entrapment at suprascapular notch. *Tech Shoulder Elbow Surg* 2006; *7*:1-6

108. Hma H, Ueba Y, Morinaga T *et al*. A new strategy for treatment of suprascapular nerve entrapment neuropathy in athletes: shaving of the basis of the scapular spine. *J Shoulder Elbow Surg* 1992; *1*:253-60.

109. Zehetgruber H, Noske H, Lang T, Wurnig C. Suprascapular entrapment: a meta-analisys. *In Orthop* 2002; *26*:339-43.

110. Braw R, Spinner RJ. Spontaneus bilateral median nerve compressions in the distal arm. *J Hand Surg* 1991; *16*:244.

111. Lipscomb PR, Burelson RJ. Vascular and neural complications in supracondylar fractures in children. *J Bone Joint Surg* 1955; *37*:487.

112. Tinel J. *Nerve wounds*. New York: Willian Wood, 1918:183-5.

113. Kilch LG, Nevin S. Isolated neuritis of the anterior interosseous nerve. *Brit Med J* 1952; *1*:850-4.

114. Evermann Jr WW. Entrapment and compression neuropathies. In: Green D. *Operative hand surgery*. 3ed., Vol. 2, New York: Churchill Livingstone, 1993.

115. Phalen GS. The carpal tunnel syndrome: 17 years experience in diagnosis and treatment. *J Bone Joint Surg* 1966; *48*:211.

116. Phillips RS. Carpal tunnel syndrome as manifestation of systemic disease. *Ann Rheum Dis* 1967; *26*:59.

117. Leach RE, Odom JA. Systemic causes of the carpal tunnel syndrome. *Postgrad Med* 1968; *44*:127-31.

118. Gould JZ, Wissinger HA. Carpal tunnel syndrome in pregnancy. *South Med J* 1978; *71*:144-5.

119. Bienek T, Kusz D, Cielinski L. Peripheral nerve compression neuropathy after fractures of the distal radius. *J Hand Surg* 2006; *31*(3):256-60.

120. Lettin AWF. Carpal tunnel syndrome in childhood. *J Bone Joint Surg* 1965; *47*:556-9.

121. Pardini AG, Maciel DF, Rodrigues VG. Síndrome do túnel do carpo. *Rev Bras Ortop* 1974; *9*:227-31.

122. Bora WF, Osterman AL. Compression neuropathy. *Clin Orthop* 1982; *163*:20-31.

123. Moberg E. Objetive methods for determining the functional value of sensibility in the hand. *J Bone Joint Surg* 1958; *40*:454-76.

124. Mackinnon SE, Dellon A. Two point discrimination tests. *J Hand Surg* 1985; *10*: 906-7.

125. Dellon AL. Clinical use of vibratory stimuli to evaluate peripheral nerve injury and compression neuropathy. *Plast Reconstr Surg* 1980; *65*:456.

126. Nakamichi K, Tachibana S. Ultrasonographic measurement of median nerve cross-sectional area in idiopathic carpal tunnel syndrome: diagnostic accuracy. *Muscle Nerve* 2002; *26*(6):798-803.

127. El Miedany YM, Aty SA, Ashour S. Ultrasonography versus nerve conduction study in patients with carpal tunnel syndro-

128. me: substantive or complementary tests? *Rheumatology*. 2004; *43*(7):887-95.

128. Bayrak IK, Bayrak AO, Tilki HE *et al*. Ultrasonography in carpal tunnel syndrome: comparison with eletrophysiological stage and motor unit number estimate. *Muscle Nerve* 2007; *35*(3):344-8.

129. Iannicelli E, Almberger M, Chianta GA *et al*. High resolution ultrasonography in the diagnosis of the carpal tunnel syndrome. *Radial Med* (Torino) 2005; *110*(5-6):623-9.

130. Yesildag A, Kutluhan S, Sengul N *et al*. The role of ultrasonographic measurements of the median nerve in the diagnosis of carpal tunnel syndrome. *Clin Radiol* 2004; *59*(10):909.

131. Kele H, Verheggen R, Reimers CD. Carpal tunnel syndrome cause by thrombosis of the median artery: the importance of high-resolution ultrasonography for diagnosis. *Case report*. *J Neurosure* 2002; *97*(2):471-3.

132. Havton LA, Hotson JR, Kellerth JO. Correlation of median forearm conduction velocity with carpal tunnel syndrome severity. *Clin Neurophysiol* 2007; *118*(4):781-5.

133. Wilder Smith EP, Chan YH, Kannan TA. Medial thenar recording in normal subjects and carpal tunnel syndrome. *Clin Neurophysiol* 2007; *118*(4):757-61.

134. Prakash KM, Fook-Chong S, Leoh TH *et al*. *J Clin Neurophysiol* 2006; *23*(6):565-7.

135. Koc F, Yerdelen D, Sarica Y, Sertdemir Y. Motor unit number estimation in cases with carpal tunnel syndrome. *Int J Neurosci* 2006; *116*(11):1263-70.

136. Mahmud MA, Merlo AR, Gomes I, Becker J, Nora DB. Relationship between adverse neural tension and nerve conduction studies im patients with symptoms of the carpal tunnel syndrome. *Arq Neuropsiquiatr* 2006; *64*(2):277-82.

137. Bodofsky EB, Wu KD, Campellone JV *et al*. A sensitive new median-ulnar technique for diagnosing mild carpal tunnel syndrome. *Electromyogr Clin Neurophysiol* 2005; *45*(3):139-44.

138. Bianchi W. Estudo clínico da síndrome do túnel do carpo. Tese para a Academia Nacional de Medicina, Rio de Janeiro, 1982:68-73.

139. Tatagiba M, Mazzer N (eds.) *Nervos periféricos:diagnóstico e tratamento clínico e cirúrgico*. Rio de Janeiro: Revinter, 2003.

140. Naidu SH, Fisher J, Heistand M, Kothari MJ. Median nerve function in patients undergoing carpal tunnel release: pre and post-op nerve conductions. *Electromyogr Clin Neurophysiol* 2003; *43*(7):393-7.

141. Shafer-Crane GA, Meyer RA, Schlinger MC *et al*. Effect of occupational keyboard typing on magnetic resonance imaging of the median nerve in subjects with and without symptoms of carpal tunnel syndrome. *Am J Phys Med Rehabil* 2005; *84*(4):258-66.

142. Orlin JR, Stranden E, Slagsvold CE. Effects of mechanical irritation on the autonomic part of the median nerve. *Eur J Neurol* 2005; *12*(2):144-9.

143. Wood MR. Hydrocortisone injections for carpal tunnel syndrome. *Hand* 1980; *12*:62-4.

144. Subasi M, Ay S, Tuzuner T. Transection of the ulnar nerve as a complication of two-portal endoscopic carpal tunnel release. *Isr Med Assoc J* 2004; *6*(7):443-4.

145. Uchiyama S, Yasutomi T, Fukuzawa T *et al*. Median nerve damage during two-portal endoscopic carpal tunnel release. *Clin Neurophysiol* 2004; *115*(1):59-63.

146. Jeon IH, Kim PT, Park BC, Ihn JC. High bifurcation of median nerve at the wrist causing common digital nerve injury in endoscopic carpal tunnel release. *J Hand Surg* 2002; *27*(6):580-2.

147. De Smet L, Vandeputte G. Pedicled fat flap coverage of the median after failed carpal tunnel decompression. *J Hand Surg* 2002; *27*(4):350-3.

148. Stellbrink G. Compression of the palmar branch of the median nerve by atypical palmaris longus muscle. *Handchirurgie* 1972; *4*:155-7.

149. Macnicol MF. Extraneural pressures affecting the ulnar nerve at the elbow. *The Hand* 1982; *14*(1):5-11.

150. O'Driscoll SW, Horil E, Carmichael SW, Morrey BF. The cubital tunnel and ulnar neuropathy. *J Bone Joint Surg* 1991; *75*:613.

151. Wadsworth TG. The external compression syndrome of the ulnar nerve at the cubital tunnel. *Clin Orthop* 1977; *124*:189.

152. Apfelberg OB, Larson SJ. Dinamic anatomy of the ulnar nerve at the elbow. *Plast Reconstr Surg* 1973; *51*:76.

153. Mclellan DL, Swash M. Longitudinal sliding of the median nerve during movements of the upper limb. *J Neurol Neurosurg Psychiatry* 1976; *39*:566.

154. Spinner M. Management of nerve compression lesions of upper extremity. *In*: Omer Jr GE, Spinner M (eds.) *Management of peripheral nerve problems*. Philadelphia: WB Saunders Co, 1980.

155. Childress HM. Recurrent ulnar nerve dislocations at the elbow. *Clin Orthop* 1975; *108*:168.

156. Matev B. Cubital tunnel syndrome. *Hand Surg* 2003; *8*(1):127-31.

157. Ming Chan K, Thompson S, Amirjani N *et al*. Compression of the ulnar nerve at the elbow by an intraneural ganglion. *J Clin Neurosci* 2003; *10*(2):245-8.

158. Jorgensen B, Stolle LB. Post-traumatic dislocation of the ulnar nerve in the cubital tunnel. *Ugeskr Laeger* 2002; *164*(44): 5147-8.

159. Chao EK, Chen AC, Lee MS, Ueng SW. Surgical approaches for nonneurogenic elbow heterotopic ossification with ulnar neuropathy. *J Trauma* 2002; *53*(5):928-33.

160. Chow JC, Papachristos AA, Ojeda A. An aberrant anatomic variation along the course of the ulnar nerve above the elbow with coexistent cubital tunnel syndrome. *Clin Anat* 2006; *19*(7):661-4.

161. Aoki M, Takasaki H, Muraki T *et al*. Strain on the ulnar nerve at the elbow and wrist during throwing motion. *J Bone Joint Surg* 2005; *87*(11):2508-14.

162. Sunderland S. The intraneural topography of the radial, median and ulnar nerves. *Brain* 1945; *68*:243.

163. Adelaar *et al*. Treatment of cubital tunnel syndrome. *J Hand Surg* 1984; *9*:90-5.

164. Jabaley ME, Wallace WH, Heckler FR. Internal topography of major nerves of the forearm and hand: a current view. *J Hand Surg* 1980; *5*:1-18.

165. Clarke EC, McNulty PA, Macefield VG, Bilston LE. Mechanically evoked sensory and motor responses to dynamic compression of the ulnar nerve. *Muscle Nerve* 2007; *35*(3):303-11.

166. Lo YL, Leoh TH, Xu LQ *et al*. Short-segment nerve conduction studies in the localization of ulnar neuropathy of the elbow: use of flexor carpi ulnaris recordings. *Muscle Nerve* 2005; *31*(5):633-6.

167. Wiesler GR, Chloros GD, Cartwright MS *et al.* Ultrasound in the diagnosis of ulnar neuropathy at the cubital tunnel. *J Hand Surg* 2006; *31*(7):1088-93.

168. Hicks D, Toby EB. Ulnar nerve strains at the elbow: the effect of in situ decompression and medial epicondylectomy. *J Hand Surg* 2002; *27*(6):1026-31.

169. Huang JH, Samadani U, Zager EL. Ulnar nerve entrapment neuropathy at the elbow: simple decompression. *Neurosurgery* 2004; *55*(5):1150-3.

170. Dellon AL, Coert JH. Results of the musculofascial lengthening technique for submuscular transposition of the ulnar nerve at the elbow. *J Bone Joint Surg* 2003; *85*:1314-20.

171. Nabhan A, Ahlhelm F, Kelm J *et al.* Simple decompression or subcutaneous anterior transposition of the ulnar nerve for cubital tunnel syndrome. *J Hand Surg* 2005; *30*(5):521-4.

172. Gervasio O, Gambardella G, Zaccane C, Branca D. Simple decompression versus anterior submuscular transposition of the ulnar nerve in severe cubital tunnel syndrome: a prospective randomized study. *Neurosurgery* 2005; *56*(1):108-17. Erratum in: Neurosurgery 2005; 56(2):409.

173. Bartels RH, Verhagen WI, Van Der Wilt GJ *et al.* Prospective randomized controlled study comparing simple decompression versus anterior subcutaneous transposition for idiopathic neuropathy of the ulnar nerve at the elbow. Part 1. *Neurosurgery* 2005; *56*(3):522-30.

174. Bartels RH, Termeer EH, Van Der Wilt GJ *et al.* Simple decompression or anterior subcutaneous transposition for ulnar neuropathy at the elbow: a cost-minimization analysis – part 2. *Neurosurgery* 2005; *56*(3):531-6.

175. Baek GH, Kwon BC, Chung MS. Comparative study between minimal medial epicondylectomy and anterior subcutaneous transposition of the ulnar nerve for cubital tunnel syndrome. *J Shoulder Elbow Surg* 2006; *15*(5):609-13.

176. Dagregorio G, Saint-Cast Y. Simple neurolysis for failed anterior submuscular transposition of the ulnar nerve at the elbow. Int Orthop 2004; 28(6):342-6.

177. Tan V, Pope J, Daluiski A *et al.* The y-sling a modified medial intermuscular septal sling for anterior transposition of the ulnar nerve. *J Hand Surg* 2004; *29*(2):325-7.

178. Hashiguchi H, Ito H, Sawaizumi T. Stabilized subcutaneous transposition of the ulnar nerve. *Int Orthop* 2003; *27*(4):232-4.

179. Eaton RG *et al.* Anterior transposition of ulnar nerve using a non compressing fasciodermal sling. *J Bone Joint Surg* 1980; *62*:820.

180. Learmonth Jr. A technique for transplanting the ulnar nerve. *Surg Gynecol Obstet* 1943; *75*:792.

181. Levy OM, Apfelberg OB. Results of anterior transposition for ulnar neuropathy at the elbow. *Am J Surg* 1972:*123*:304.

182. Froimson AJ, Zahrawi F. Treatment of compression neuropathy of the ulner nerve at elbow by epicondilectomy and neurolysis. *J Hand Surg* 1980; 5:391.

183. King T, Morgan FP. The treatment of traumatic ulnar neuritis. Mobilization of the ulnar nerve at the elbow by removal of the, medial epicondyle and adjacent bone. *Aust NZ J Surg* 1950; *30*:33-45.

184. Bonnel F, Vila RM. Anatomical study of the ulnar nerve in the forearm. *J Hand Surg* 1985; *10*:165-8.

185. José RM, Brag T, Srivastava S. Ulnar nerve compression in Guyon's canal in the presence of a tortuous ulnar artery. *J Hand Surg* 2006; *31*(2):200-2.

186. Madhvi C, Holla SJ. Anomalous flexor digiti minimi brevis in Guyon's canal. *Clin Anat* 2003; *16*(4):340-3.

187. Pantascaldi P, Rossie B, Lartucci F, De Rosa C. Compression of the deep palmar branch of the ulnar nerve. *The Hand* 1983; *15*:106-9.

188. Capitani D, Beer S. Handlebar palsy a compression syndrome of the deep terminal (motor) branch of the ulnar nerve in biking. *J Neurol* 2002; *249*(10): 1441-5.

189. Lister G. *The hand: diagnosis and indications.* Edinburgh: Churchill Livingstone, 1977.

190. Wee AS. Ulnar nerve stimulation at the palm in diagnosing distal ulnar nerve entrapment. *Electromyogr Clin Neurophysiol* 2005; *45*(1): 47-51.

191. Rydevik B, Lundborg G. Permeability of intraneural microvessels and perineurium following acute, graded experimental nerve compression. *Scand J Plast Reconstr Surg* 1977; *11*:179.

192. Capener N. The vulnerability of the posterior interosseous nerve of the forearm. *J Bone Joint Surg* 1966; *48*:770-3.

193. Somerville EW. Pain in the upper limb. Proceeding of the British Orthopaedic Association. *J Bone Joint Surg* 1963; *45*:621.

194. Roles NC, Maudsley RN. Radial tunnel syndrome resistant tennis elbow as nerve entrapment. *J Bone Joint Surg* 1972; *54*:499-508.

195. Date ES, Teraoka JK, Chan J, Kingery WS. Effects of elbow flexion on radial nerve motor conduction velocity. *Electromyogr Clin Neurophysical* 2002; *42*(1):51-6.

196. Rinker B, Effron CR, Beasley RW. Proximal radial compression neuropathy. *Ann Plast Surg* 2004; *52*(2):174-80.

197. Bateman JE. *Trauma to nerves in limbs.* Philadelphia: WB Saunders Co., 1962.

198. Lichter R, Jacobsen T. Tardy palsy of the posterior interosseos nerve with Monteggia fractures. *J Bone Joint Surg* 1975; *57*:124-5.

199. Millender LH, Nalebuff EA, Holdsworth DE. Posterior interosseous nerve syndrome secondary to rheumatoid synovitis. *J Bone Joint Surg* 1973; *55*:753-7.

200. Bowen TL, Stone KN. Posterior interosseous nerve paralysis caused by a ganglion at the elbow. *J Bone Joint Surg* 1996; *48*:774-6.

201. Woltman HW, Kernohan JW. Disease of peripheral nerves. *In:* Baker AD (ed.) *Clinical neurology.* New York: Hoeber-Harper, 1955.

202. Vaughan-Jackson OJ. Rupture of the extensor tendons by atriction at the inferior radio-ulnar joint. *J Bone Joint Surg* 1948; *30*:528-30.

203. Lee YK, Kim YI, Choy WS. Radial nerve compression between the brachialis and brachioradialis muscles in a manual worker: a case report. *J Hand Surg* 2006; *31*(5):177-6.

204. Tzeng CY, Lee TS, Chen IC. Superficial radial nerce compression caused by a parosteal lipoma of proximal radius: a case report. *Hand Surg* 2005; *10*(2-3):293-6.

205. Belzile E, Cloutier D. Entrapment of the lateral antebrachial cutaneous nerve exiting through the forearm fascia. *J Hand Surg* 2001; *26*(1):64-7.

206. Naam NH, Massoud HA. Painful entrapment of the lateral antebrachial cutaneous nerve at the elbow. *J Hand Surg* 2004; *29*(6):1148-53.

207. Ekstrom RA, Holden K. Examination of and intervention for a patient with chronic lateral elbow pain with signs of nerve entrapment. *Phys Ther* 2002; *82*(11):1077-86.

CAPÍTULO 11

PARALISIA BRAQUIAL OBSTÉTRICA

Luiz Carlos Sobania
Luiz Koiti Kimura

A paralisia braquial obstétrica (PBO) deve-se à lesão dos nervos periféricos que compõem o plexo braquial, por um mecanismo de estiramento durante as manobras de parto. O quadro clínico desenvolvido pelas crianças que tiveram este tipo de lesão durante o nascimento não se restringe à simples perda dos movimentos ocasionada pelo acometimento dos nervos. Uma série de alterações ocorre tanto no sistema nervoso periférico como no sistema musculoesquelético. Essas alterações são respostas compensatórias que os organismos dessas crianças desenvolvem na tentativa de adaptar-se à falta dos movimentos em decorrência das lesões nervosas, resultando em uma série de incapacidades e deformidades características desta enfermidade.

PREVALÊNCIA

Não encontramos estudos específicos sobre a prevalência da PBO em nosso meio. Muito se discute sobre a alta incidência de partos do tipo cesárea no nosso país e, conseqüentemente, uma proporcional diminuição no número de casos de lesões traumáticas do plexo braquial. Entretanto, não existem, em nosso país, evidências que confirmem um número menor de crianças com PBO em relação aos nascidos vivos, em comparação a países nos quais os índices de partos do tipo cesárea sejam menores.

Koenigsberger descreveu que alterações nas posições do feto e do cordão umbilical podem comprimir e lesionar os nervos periféricos durante a gestação, comprovando que as alterações eletromiográficas encontradas em recém-nascidos com paralisia do plexo braquial sem partos complicados são similares a lesões de aproximadamente 10 dias encontradas em adultos.[6] Isso explica alguns casos em que não houve dificuldade durante o parto e, mesmo assim, desenvolveram-se paralisias dos membros superiores.

PREVENÇÃO

Em termos de saúde pública, a preocupação dos sanitaristas deve estar voltada para a assistência prénatal. A simples identificação de uma mãe com diabetes gestacional poderá indicar um procedimento cirúrgico que evite as lesões dos nervos periféricos. Devemos lembrar que uma criança com esse tipo de lesão se tornará um paciente cujo tratamento é de alto custo, com a necessidade de exames caros, tratamentos e terapias especializadas, onerando todo e qualquer sistema de atendimento médico, tanto público como privado.

Além da prevenção geral, temos que destacar a possibilidade de o obstetra já estar com o parto em andamento e encontrar algum tipo de dificuldade ou distocia. Nas apresentações cefálicas, uma manobra que pode ser considerada para controle do dano é a fratura intencional da clavícula para diminuição do volume da cintura escapular e facilitação do parto. Para muitos pais, esta manobra intempestiva pode parecer um erro, mas carreia o benefício de não ocorrer lesão dos nervos periféricos, com toda a possibilidade do desenvolvimento de deformidades e a necessidade de intervenções cirúrgicas e tratamentos de longo prazo.

ETIOLOGIA E MECANISMO DE TRAUMA

Os vetores das forças que agem sobre o plexo braquial atuam, basicamente, sobre a cabeça e a coluna cervical no sentido proximal ou cranial, enquanto outra força atua, no sentido distal ou caudal, sobre o ombro e o braço.

A quantidade de energia envolvida nesse mecanismo é capaz de romper os nervos que compõem o plexo braquial. A localização dessa lesão é importante para a determinação do prognóstico evolutivo desses pacientes.

Tanto em partos de apresentação cefálica como pélvica, a lesão dos nervos pode ocorrer. Nos partos de apresentação cefálica, a distocia ocorre durante o desprendimento da cintura escapular. Já nos partos de apresentação pélvica, o desprendimento da cabeça, também conhecido como cabeça derradeira, dificulta o parto, levando à aplicação de uma força maior com a conseqüente lesão dos nervos periféricos. Em várias séries clínicas, a maior parte dos casos de PBO é de apresentação cefálica, uma minoria de casos tem apresentação pélvica e, alguns, parto do tipo cesárea.[3,12,13] Conforme já salientado, foi relatada a ocorrência de paralisia do membro superior por má posição do feto na vida intra-uterina.

Outro fator que deve ser considerado na etiologia da paralisia obstétrica é o tônus muscular que a criança apresenta ao nascimento. Partos demorados podem levar à anoxia prolongada do feto. Há perda do tônus muscular normal, facilitando a ocorrência de lesões dos nervos periféricos.

Em alguns casos, ocorre uma paralisia espástica, na maior parte das vezes temporária, concomitantemente ao quadro de lesão do plexo braquial. Embora de ocorrência rara, algumas explicações podem ser formuladas para esses quadros:

1. Um quadro concomitante de lesão cerebral, levando ao quadro de paralisia cerebral espástica. Nesta situação, a paralisia espástica vai permanecer, não desaparecendo após determinado período.
2. A lesão leva à ocorrência de um sangramento com irritação local, principalmente nos quadros mais graves, quando ocorrem avulsões das raízes do plexo braquial.

QUADRO CLÍNICO

A criança com PBO apresenta um quadro clínico muito variável. Com o decorrer do tempo, ocorre a recuperação dos movimentos de diversos grupos musculares, além da adaptação de outros grupos, determinando uma evolução característica.

As classificações existentes levam em consideração o local das lesões dos nervos periféricos. Entretanto, essas crianças evoluem com recuperação dos movimentos de diversos grupos musculares, com um padrão relativamente regular, e que deve nortear as ações daqueles que vão tratar esses pacientes.

Classificação por região acometida

Esta classificação é a mais utilizada, mas já na descrição dos seus tipos, como veremos adiante, o fator tempo não é considerado:

A. **Tipo Erb-Duchene:** paralisia que acomete a parte proximal do membro superior, com perda de movimentação do ombro e do cotovelo. O quadro clínico característico desse tipo é de uma criança que apresenta:
   - Membro superior junto ao tronco, pela ausência de abdução do ombro. Na maioria das vezes, o extensor do cotovelo está preservado.
   - Atitude em rotação interna, pela ausência de rotadores externos, inervados pelo supra-escapular e com os rotadores internos íntegros, pela preservação do nervo subescapular e do nervo peitoral.
   - Mão e punho com movimentação preservada.
B. **Tipo Klumpke:** paralisia da mão com preservação dos movimentos do ombro e do cotovelo. De ocorrência rara, esse tipo clínico tem, em muitas casuísticas, porcentagem muito pequena (cerca de 1%). De fato, quando analisamos as séries com crianças recém-nascidas, não conseguimos encontrar esse perfil clínico. Al Qatan e cols. descreveram que esse tipo clínico é o de uma criança que teve uma paralisia do tipo total, com comprometimento de todas as raízes e paralisia de toda a musculatura do membro superior.[1] Com o decorrer do tempo, esses pacientes conseguiram recuperar parcialmente a movimentação do ombro e do cotovelo, porém não conseguiram a recuperação de movimentação de punho e dedos. Os fatores principais para que a recuperação não ocorra devem ser:
   1. Uma avulsão das raízes inferiores (C8 e T1), impossibilitando a recuperação dos músculos distais.
   2. Uma manutenção inadequada da musculatura do antebraço, por falta de movimentação passiva e conseqüente fibrose dos músculos.

A combinação desses dois fatores também pode ocorrer.

C. **Tipo paralisia total:** consiste em crianças que apresentam perda da movimentação de todo o membro superior. Alguns fatores de mau prognóstico podem estar presentes nesse tipo clínico, pois é o que tem, em geral, maior quantidade de energia no traumatismo que desencadeou a lesão.

Classificação de Gilbert/Sloof

Esta classificação também não considera a evolução dos pacientes, porém relaciona o quadro clínico com as raízes acometidas:[4]

- **Tipo I – comprometimento das raízes de C5 e C6:** a criança apresenta paralisia dos abdutores e rotadores externos do ombro, além de paralisia dos flexores do cotovelo. A postura típica é de adução do membro com rotação interna.
- **Tipo II – comprometimento das raízes de C5, C6 e C7:** além das paralisias descritas no tipo anterior, há perda de extensão do punho, configurando uma posição característica de *waiter's tip*, como um garçom ou porteiro pedindo gorjeta (Figura 11.1).
- **Tipo III** – lesão de todos os nervos do plexo braquial, com paralisia de todo o membro superior da criança.
- **Tipo IV – paralisia total, porém com a presença da tríade de Claude-Bernard-Horner:** indicativo de mau prognóstico. Em seguida, veremos todos os indicativos clínicos relacionados à avulsão irreversível das raízes do plexo braquial.

Sinais de mau prognóstico

Antes de continuarmos a caracterizar o quadro clínico das crianças com PBO, devemos recapitular alguns termos e fenômenos:

- **Degeneração walleriana:** fenômeno degenerativo da parte distal do nervo lesado. O nervo sofre uma série de alterações que culminam com o esvaziamento axonal do nervo distal, preparando-o para receber o conteúdo dos axônios em crescimento.
- **Regeneração do nervo periférico:** ocorre a partir da produção de proteína na região do corpo celular do neurônio, na medula, fenômeno também conhecido como cromatólise, quando há aumento do número de organelas e do conteúdo citoplasmático. O núcleo do neurônio desloca-se para a periferia da célula. Toda a proteína produzida é transportada para os axônios, quando ocorre a formação dos brotos que migrarão por dentro do nervo que sofreu a degeneração walleriana.
- **Neuroma em continuidade:** quando um nervo sofre uma lesão parcial, sem perda da continuidade das camadas periféricas, os axônios, ao se regenerarem, muitas vezes não conseguem encontrar o seu correspondente distal imediatamente. Ocorre um crescimento aleatório dos brotos, formando um neuroma que se mostra, durante a inspeção cirúrgica, na continuidade do nervo periférico.
- **Apoptose:** colapso do corpo celular do neurônio, o que causa sua morte e inviabiliza sua recuperação. Acredita-se que seja um fenômeno físico-químico relacionado, principalmente, a lesões que ocorrem muito próximas à saída do neurônio da medula espinhal, no caso dos neurônios motores, ou no gânglio sensitivo, no caso de neurônios de sensibilidade.
- **Neurônio motor:** com o corpo celular localizado no corno anterior da medula, forma a raiz anterior de cada nervo formador do plexo braquial.
- **Neurônio sensitivo:** com o corpo celular localizado no gânglio sensitivo formado logo após a saída da raiz dorsal de cada nervo formador do plexo braquial.
- **Avulsão da raiz nervosa:** está relacionada ao mecanismo de trauma dos nervos do plexo braquial. É uma força cuja resultante distende os nervos formadores do plexo braquial. Essa força varia de in-

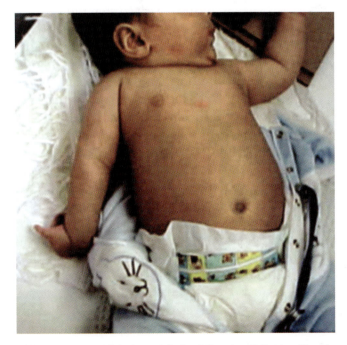

Figura 11.1 Paralisia braquial obstétrica tipo II da classificação de Gilbert/Sloof. Observar a atitude de adução e rotação interna do braço, extensão do cotovelo e flexão do punho.

tensidade, ocasionando desde simples estiramentos, com pouca repercussão clinicopatológica, até rupturas dos nervos. A pior lesão que pode ocorrer é uma avulsão da raiz nervosa, pois haverá o arrancamento do corpo celular dos nervos sensitivos e lesões muito próximas do corpo celular dos nervos motores, ocorrendo a apoptose.

- **Lesão pré-ganglionar:** termo que é usado, também, para caracterizar a avulsão da raiz nervosa. Retrata o fato de que um neurônio sensitivo que é lesado antes da formação de seu gânglio sensitivo não poderá recuperar-se por ocorrência da apoptose e perda da capacidade de brotamento.

O tratamento microcirúrgico da lesão do plexo braquial consiste na identificação do local da lesão do nervo periférico e em sua substituição por um enxerto de nervo. Na PBO, o achado mais comum é um neuroma em continuidade na altura dos troncos superiores.

Algumas vezes, entretanto, a distocia que dificulta o nascimento das crianças leva os obstetras a utilizarem mais força nas manobras de parto. Este aumento na quantidade de energia causa lesões com avulsão de raízes nervosas, cuja recuperação é improvável pela ocorrência da apoptose e perda da capacidade de recuperação.

Os sinais clínicos de mau prognóstico são achados que indicam que ocorreu avulsão da raiz nervosa, indicando que a lesão do plexo braquial é grave, com prognóstico de recuperação reservado. Lembramos, porém, que o fato de uma determinada raiz não se prestar à reconstrução cirúrgica indica que outra tática cirúrgica deve ser adotada. O fato de perdermos uma raiz não significa que o destino desse plexo esteja selado. Existem técnicas reconstrutivas que devem ser adotadas conforme critérios que iremos abordar neste texto.

São sinais de mau prognóstico

- **Tríade de Claude-Bernard-Horner:** situação clínica na qual o paciente apresenta miose, ptose palpebral e enoftalmia. Esses achados revelam o comprometimento de músculos perioftálmicos que são controlados pelo gânglio estrelado, estrutura que pertence ao sistema nervoso autônomo. O comprometimento do gânglio estrelado revela que a lesão ocorreu próximo à saída das raízes que formam o plexo braquial, ou seja, ocorreu uma avulsão das raízes, determinando mau prognóstico dessa lesão.
- **Alterações vasculares da mão:** de maneira semelhante, o controle da perfusão da mão é feito pelo sistema nervoso autônomo, cuja localização topográfica está próxima à saída das raízes nervosas na coluna cervical. A perda de controle de vasodilatação da mão revela comprometimento do sistema nervoso autônomo e provável avulsão das raízes do plexo braquial, também determinando mau prognóstico dessa lesão.
- **Paralisia da musculatura periescapular (escápula alada):** os estabilizadores da escápula, que são os músculos serrátil, rombóides e elevador da escápula, são inervados pelo torácico longo e pelo dorsal da escápula, nervos que saem das raízes do plexo muito próximos às emergências da coluna cervical. O comprometimento desses músculos infere que a lesão dos nervos ocorreu muito próxima às raízes, determinando mau prognóstico de recuperação.
- **Dor neuropática:** pacientes que sofreram avulsão da raiz nervosa de dentro da medula têm dor causada pela lesão do sistema nervoso central. A dor é referida como em queimação, não tem fatores de melhora e, geralmente, é constante.
- **Teste da histamina:** a injeção de uma pequena quantidade de histamina na derme ocasiona uma tríplice reação, que é mediada pelo sistema nervoso autônomo. Se este teste, realizado em uma área em que o paciente relata ausência de sensibilidade, for positivo, é provável que tenha ocorrido avulsão da raiz que inerva aquela área específica. Na PBO, esse teste tem pouca utilidade, pois não há informação precisa sobre áreas sem sensibilidade. A criança não informa o local anestesiado.
- **Paralisia total:** este é um sinal de mau prognóstico relativo. O fato de comprometer todo o plexo significa que a energia envolvida na produção da lesão do plexo foi maior, aumentando a probabilidade de ocorrência de uma avulsão das raízes dos nervos.
- **Pseudomielomeningocele:** é mais um achado de exames de imagem. Pode ser encontrada na mielografia cervical convencional, na mielotomografia e na ressonância magnética. Trata-se do abaulamento do estojo raquidiano, ou seja, da dura-máter, quando ocorre a avulsão da raiz nervosa. Nesses exames, aparece um abaulamento no local correspondente à raiz nervosa. No nosso meio, a utilização da ressonância magnética é mais difundida, e os cirurgiões que preferem este tipo de exame justificam sua preferência por ser um método menos invasivo, sem a utilização de contraste intramedular. Já em diversos serviços norte-americanos, a mielotomografia de múltiplos cortes e reconstrução tridimensional é considerada o exame padrão-ouro para esse diagnóstico.

- **Exames eletrofisiológicos:** considerados por muitos como exames de utilização restrita em crianças, têm no potencial evocado uma maior chance de diagnosticar a avulsão de raízes e, portanto, determinar o mau prognóstico das lesões.

Até o momento, listamos apenas uma série de achados clínicos e organizamos um esboço de protocolo que tenta correlacionar os sinais de mau prognóstico com ações mais invasivas na tentativa de recuperar a criança com PBO. A crítica que se faz às classificações existentes é que elas retratam apenas um momento da criança com PBO.

O tratamento da criança com essa patologia deve considerar o quadro evolutivo para que ações preventivas e curativas possam ser realizadas, visando à menor limitação funcional possível e à menor deformidade visível.

É muito difícil ordenarmos didaticamente todas as mudanças e tratamentos possíveis na PBO. Adotamos o critério cronológico de eventos, com as alterações que ocorrem e eventuais intervenções possíveis. Acreditamos que a compreensão dos eventos será melhor assim do que se listarmos separadamente todas as alterações e falarmos depois sobre os tratamentos possíveis.

PRIMEIRO ANO DE VIDA

Logo após o nascimento da criança, podemos quantificar o grau de lesão conforme as classificações já listadas.

Tratamento conservador

Durante muito tempo, a imobilização do membro afetado em posição de abdução e rotação externa do ombro, cotovelo em flexão de 90 graus e antebraço em supinação foi utilizada para evitar a contratura em rotação interna do ombro e a pronação do antebraço. Esta posição, chamada de estátua da liberdade, hoje está abandonada devido às complicações que provocava, como rigidez, luxação e deformidades.

Atualmente, recomenda-se, nos 7 a 10 primeiros dias de vida, o enfaixamento do membro superior tipo Velpeau, para prover repouso para a região traumatizada. A seguir, inicia-se a mobilização ativa e passiva de todas as articulações, estimulando os movimentos que correspondem aos músculos que estão afetados. Com isto, mantém-se a distensão necessária dos músculos presentes, para manter seu comprimento e suas retrações. Como a maior freqüência é de lesão ao nível de C5 e C6, as quais provocam mais facilmente as retrações, os pais são orientados a começar com dois exercícios fundamentais para o ombro, de maneira a sincronizar bem o movimento. Os pais devem segurar os dois membros superiores e fazer movimentos de abdução em rotação externa simultaneamente, começando com a adução e rotação interna até a abdução de 90 graus, completando a rotação externa até 90 graus. O segundo movimento é de flexoextensão completa do cotovelo, que deve ser efetuado 15 vezes a cada 3 horas durante o dia, intervalo que corresponde à troca de fraldas e à alimentação do bebê. Isto é feito nas 3 primeiras semanas, e depois continua sob a supervisão de uma fisioterapeuta, que poderá ensinar outros movimentos. Um exercício importante a partir do segundo mês consiste em colocar a mão na boca, pois é ao redor do terceiro mês que a criança toma conhecimento de sua mão, através do gosto. Se isto não for feito, poderá apagar da memória parte de sua mão, dificultando sua utilização quando, no futuro, voltar a funcionar.

Nos 3 primeiros meses de vida, seguimos a criança de 15 em 15 dias para avaliarmos o cumprimento dos exercícios. O indicativo positivo é estarem as articulações móveis e sem retrações. Ao mesmo tempo, avaliamos a recuperação músculo a músculo, o que é um parâmetro para eventual exploração cirúrgica do plexo braquial.

Tratamento cirúrgico precoce

A exploração microcirúrgica representou um avanço, principalmente nas crianças com lesões graves. A dúvida que se apresenta é: quando operar?

Gilbert e Tassin, pioneiros na sistematização do tratamento cirúrgico, relatam que se deve aguardar até os 3 meses de idade. Se não houver recuperação da flexão do cotovelo, a exploração estará indicada.[4] A justificativa para que se aguardem 3 meses são duas: em primeiro lugar, pela dificuldade de avaliação. Nos recém-nascidos, é muito difícil avaliar a recuperação motora do ombro, portanto, a avaliação clínica de recuperação da flexão do cotovelo é mais fácil de ser realizada. Aos 3 meses, embora ainda sejam imaturas, há melhores condições clínicas de se operar essas crianças. Este é o segundo motivo da determinação do prazo de 3 meses para a operação de crianças.

Crianças com lesão total do plexo braquial

Em crianças com lesões totais do plexo braquial, com ou sem sinais de mau prognóstico, existe uma concordância de todos os cirurgiões quanto ao seguinte critério: aguardar os 3 meses e, se não houver recuperação aceitável, o tratamento cirúrgico é indicado.

Nessa situação, a conduta padrão consiste na exploração microcirúrgica do plexo braquial, com inventário das lesões e planejamento da reconstrução.

A maioria dessas crianças tem um neuroma em continuidade, que é substituído por enxerto de nervos convencional. Não existe evidência que indique que a ressecção do neuroma trará maior benefício que fazer uma ponte de nervos periféricos sem a ressecção. Neste caso, optamos pelo mais fácil, que é preservar o neuroma e fazer uma ponte.

Outra controvérsia existente na abordagem desse neuroma diz respeito a seu estímulo intra-operatório. Alguns autores defendem que nervos que respondem a estímulos elétricos modulados, seja por aparelhos como eletromiógrafo, seja por estimuladores elétricos simples, devem ser preservados com a realização de microneurólises. Já outros autores, como Clarke, mais radicais, defendem a simples ressecção quando se encontra o neuroma.[3] A justificativa desses autores é que a estimulação se propaga em várias direções, sempre havendo desvio por nervos que estão bons, enganando o cirurgião.

Os casos de avulsão de raízes dos nervos periféricos são raros nas crianças com PBO. Quando ocorrem, a cirurgia indicada é a neurotização intra e extraplexual.

A neurotização é a transferência de nervo. A neurotização intraplexual é a neurorrafia de uma extremidade proximal do plexo viável, ou seja, não ter havido uma avulsão, com a extremidade distal que não é a sua correspondente. Por exemplo, temos a raiz de C5 lesada, porém viável para a reconstrução. Originalmente, essa raiz é responsável pela inervação motora do ombro, entretanto, por ser uma lesão grave, fazemos a união dessa raiz com o musculocutâneo, na tentativa de priorizar a flexão do cotovelo, ou seja, realizamos uma neurotização de C5 com o nervo musculocutâneo.

Crianças com lesão parcial do plexo braquial

Crianças que têm paralisia parcial persistente até o terceiro mês de vida, segundo os critérios de Gilbert e Tassin, deverão ser operadas. Este é um conceito aceito, porém diversos autores contestam o prazo de 3 meses.

A maioria das crianças com paralisia parcial do plexo braquial recupera o movimento de flexão do cotovelo. Waters descreve que o prazo para se observar a flexão deve ser de 5 meses.[14] Já Zancolli defende 6 meses como idade ideal para exploração do plexo braquial.[17] Ambos concordam que as crianças têm mais maturidade do seu sistema cardiorrespiratório, permitindo maior segurança para a realização do procedimento cirúrgico.

Clarke estabelece um prazo ainda maior para indicar cirurgia, embora haja uma diferença substancial na indicação cirúrgica, como veremos adiante. Esse autor defende a exploração cirúrgica até os 9 meses de idade.[3]

Como afirmamos anteriormente, a maioria das crianças recupera o movimento de flexão do cotovelo. A evolução delas, entretanto, mostra que ocorre uma série de adaptações para compensar a perda de alguns grupos musculares perdidos. A rotação externa do ombro, na maioria das crianças, não se recupera ou recupera parcialmente, com diminuição de força desses músculos. Os músculos que fazem a rotação interna, entretanto, continuam fortes, pois são inervados por nervos derivados de tronco inferior, que está preservado nas paralisias parciais, ou do fascículo posterior, que tem menor acometimento que o tronco superior.

A paralisia dos rotadores externos do ombro se deve à lesão do nervo supra-escapular, que controla os músculos supra e infra-espinhais; o redondo menor é inervado pelo nervo axilar. Clinicamente, a criança apresenta-se com o membro em rotação interna, pois os rotadores internos estão funcionando e são mais fortes que a soma dos rotadores externos.

Sinal do tocador de trombeta (ou sinal do corneteiro)

Nesta condição clínica característica, a criança que tem paralisia dos rotadores internos, para colocar a mão na boca, realiza um movimento de abdução do ombro e, em seguida, flexão do cotovelo. Pode ser observado tanto na criança com paralisia parcial como na paralisia total. Mostra uma adaptação da criança: como não consegue estabilizar o ombro em rotação externa, pela paralisia, abduz o ombro (nesse caso, o nervo axilar recuperou-se) e então faz a flexão do cotovelo (o nervo musculocutâneo recuperou-se) (Figura 11.2).

Etiologia da lesão do nervo supra-escapular

O nervo supra-escapular, principal responsável pela inervação dos músculos que fazem a rotação ex-

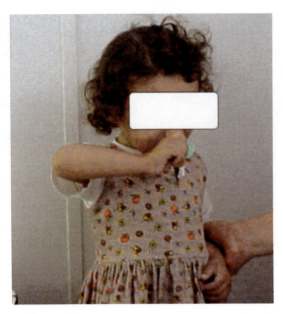

Figura 11.2 Sinal do corneteiro. Para levar a mão à face, a criança fez abdução do membro e flexão do cotovelo.

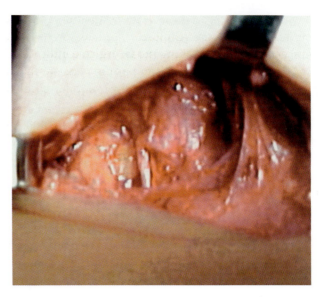

Figura 11.3 Fotografia mostrando um plexo braquial lesado. Observar a inversão de ângulo entre o tronco superior e o nervo supra-escapular.

terna do ombro, parece não conseguir regenerar-se. Topograficamente, o nervo supra-escapular está situado proximalmente em relação ao nervo musculocutâneo e, em tese, deveria recuperar-se antes. Entretanto, isso não ocorre.

Estudos anatômicos de Ozer e cols. descrevem que o nervo supra-escapular é o primeiro nervo que se separa logo após a formação do tronco superior pelas raízes de C5 e C6.[8] O nervo forma um ângulo de 120 graus em relação ao tronco superior. Já a sua parte distal é presa por ligamentos quando passa pela incisura da escápula.

Na lesão do plexo da PBO, a energia que traciona o plexo braquial estira todos os nervos, e todas as estruturas sofrem um deslocamento de alguns milímetros. Este deslocamento é suficiente para inverter o ângulo entre o nervo supra-escapular e o tronco superior. Muitas vezes, encontra-se um neuroma no ângulo formado pelo deslocamento, explicando o fato de esse nervo não regenerar, mesmo com a recuperação de nervos mais distais (Figura 11.3).

A reconstrução desse nervo, com a microneurorrafia da sua parte distal com o correspondente, às vezes, não é possível. Nesta situação, a transferência parcial do nervo acessório (XI par craniano), na técnica denominada neurotização, está indicada.

A lesão do nervo supra-escapular explica uma série de alterações que as crianças sofrem no decorrer do desenvolvimento da PBO. A falta dos rotadores externos, principalmente do músculo infra-espinhal, gera:

1. Predomínio dos rotadores internos com deformidade em rotação interna.
2. Falta da estabilização do ombro, resultando no sinal do tocador de trombeta.
3. A rotação interna permanente da cabeça do úmero desequilibra as forças que atuam sobre a superfície glenóide da escápula, originando uma depressão posterior. Se esse desequilíbrio persistir além da alteração da superfície articular, haverá uma instabilidade posterior, que poderá chegar ao ponto de deslocar integralmente a cabeça umeral.

Conforme citamos anteriormente, Clarke relata que até os 9 meses de idade a criança deve recuperar a estabilidade e a movimentação do ombro; caso contrário, há indicação de exploração microcirúrgica do plexo braquial.[3]

Teste da bolacha

A maior parte das crianças recupera a flexão do cotovelo. Clarke, entretanto, afirma que só esse movimento é insuficiente para determinar a recuperação das crianças com PBO. Esse autor descreveu um teste clínico feito com crianças ao redor de 9 meses de idade.[3] Neste teste, as crianças são estimuladas a comer uma bolacha. O médico deve restringir o movimento de abdução do ombro, pois, de outra forma, a criança faria como no sinal do tocador de trombeta. Crianças que recuperaram a rotação externa são capazes de colocar a bolacha na boca. O autor defende a exploração do plexo braquial das crianças que não conseguem realizar o teste.

Uma modificação desse teste foi descrita por Bertelli e cols. Crianças pequenas que, eventualmente, tenham dificuldade em obedecer a ordens podem ser submetidas a teste semelhante. Neste teste, a criança é coberta com uma pequena toalha, com restrição do membro superior normal. Nesse caso, a criança deverá realizar a rotação externa para tirar a toalha que cobre a sua cabeça.[2]

A PARTIR DO SEGUNDO ANO DE VIDA

Waters descreveu uma classificação que se baseia nas alterações que o ombro sofre devido ao desequilíbrio de forças de rotação do úmero.[15] Partindo de uma analogia entre as alterações que o quadril sofre na displasia congênita, a descrição desse autor toma como referência as imagens feitas por tomografia computadorizada. Pessoalmente, o autor prefere a utilização de ressonância magnética, mas seu protocolo original foi feito com tomografia, método de maior disponibilidade quando da realização do trabalho:

- **Estágio I – Normal:** apesar do desequilíbrio de forças, ainda não ocorreram alterações na superfície articular.
- **Estágio II – Alteração na superfície da glenóide com retroversão de 5 graus:** a pressão maior sobre a parte posterior da glenóide leva ao achatamento e, conseqüentemente, à retroversão da superfície glenoidal. A diferença existente entre o lado normal e o lado acometido deve ser de, no máximo, 5 graus (Figura 11.4).

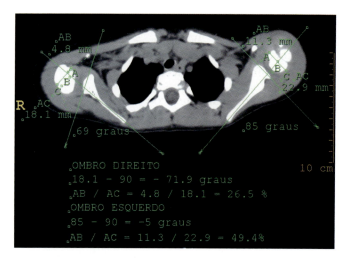

Figura 11.5 Estágio IV da classificação de Waters.

- **Estágio III – Subluxação posterior do úmero:** o aumento da retroversão causa uma instabilidade posterior do úmero com deslocamento parcial da cabeça. Nesse estágio, considera-se que o máximo de deslocamento é de 35% da superfície da cabeça, em relação ao lado contralateral.
- **Estágio IV – Falsa glenóide:** o deslocamento da cabeça umeral aumenta e sua pressão sobre a glenóide forma uma falsa articulação posterior (Figura 11.5).
- **Estágio V – Achatamento da glenóide:** a pressão aumenta e ocorre achatamento da glenóide com desaparecimento do ângulo formado entre a espinha da escápula e a superfície glenoidal. Há, ainda, contato do úmero com o que restou da superfície glenoidal (Figura 11.6).
- **Estágio VI – Luxação posterior do úmero:** já não há mais contato entre a cabeça umeral e a superfície glenoidal.

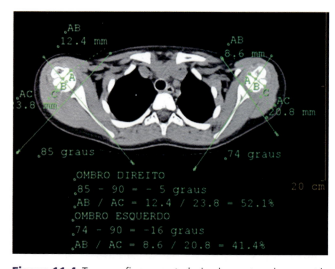

Figura 11.4 Tomografia computadorizada mostrando um estágio II da classificação de Waters das PBO.

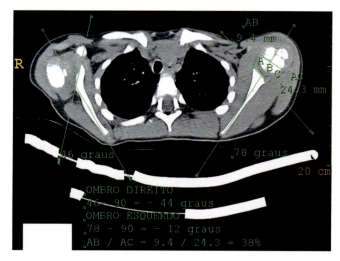

Figura 11.6 Estágio V da classificação de Waters.

- **Estágio VII – Distúrbio do crescimento:** no desenvolvimento da criança com luxação posterior do úmero, ocorre deformidade da cabeça umeral com perda do formato esférico.

Esta seqüência de alterações se inicia no final do primeiro ano de vida da criança, mas a acompanha por toda a infância, com os últimos estágios ocorrendo por volta de 10 a 12 anos de idade. No primeiro ano, o tratamento consiste na tentativa de recuperação do nervo supra-escapular, restabelecendo o equilíbrio entre os rotadores.

O acompanhamento clínico das crianças no final do primeiro ano de vida consiste na avaliação da recuperação dos músculos que promovem a rotação externa.

Mesmo nas crianças que tiveram alguma recuperação espontânea da rotação externa, pelo fortalecimento do redondo menor, ou pela regeneração pós-microcirurgia, ainda pode ocorrer um desequilíbrio entre a rotação externa e a interna, pois os rotadores internos são mais fortes, e os antagonistas não tiveram tempo de se fortalecer o suficiente. O fato de a criança com PBO ser muito estimulada determina uma adaptação da mesma para pegar objetos. Tipicamente, a criança inclina lateralmente o tronco, aduz o braço e pega os objetos, fortalecendo os rotadores internos e adutores do braço. Tanto o subescapular como o peitoral maior estão fortes nesse período.

O sinal de Putti, que consiste no deslocamento simultâneo da escápula quando se realiza a abdução passiva do braço, reflete essa situação na qual o músculo subescapular, mais forte que o infra-espinhal, mantém a escápula junto ao ombro (Figura 11.7).

O tratamento, nessa fase, procura restabelecer o equilíbrio entre esses dois grupos musculares, promovendo o alongamento passivo dos rotadores internos e abdutores, enquanto os rotadores externos são fortalecidos.

No caso de insucesso das tentativas de alongamento passivo da musculatura rotadora interna e adutora do braço, uma forma de tratamento é a paralisia temporária desses músculos por meio do uso de toxina botulínica (Figura 11.8). As crianças submetidas a essa paralisia devem ser engajadas em intenso programa de fortalecimento dos rotadores externos, pois, quando o efeito da toxina desaparecer e os músculos rotadores internos recuperarem sua força, os rotadores externos, agora fortalecidos, vão equilibrar o ombro.

Em caso de falha dessa terapêutica, os músculos continuarão com o desequilíbrio entre rotadores internos e externos. Para impedirmos que ocorram al-

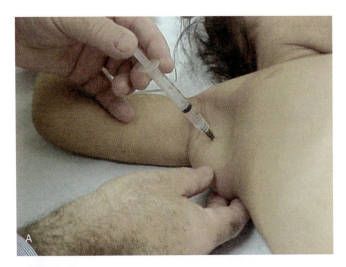

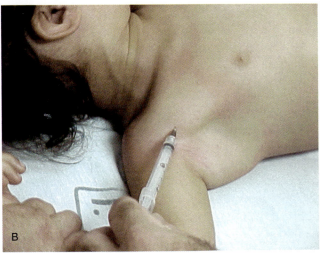

Figura 11.7 Sinal de Putti. Verificar o deslocamento da escápula com abdução passiva do braço.

Figura 11.8 A e B. Seqüência de fotos mostrando a utilização da toxina botulínica nos músculos subescapular e peitoral maior.

terações articulares no ombro, está indicado o alongamento cirúrgico dos músculos subescapular e peitoral maior. Este procedimento pode ser realizado de diversas formas:

- **Alongamento do músculo subescapular por via convencional:** o procedimento, descrito por Sever, é realizado através de uma via de acesso anterior, pelo sulco deltopeitoral. Atinge-se o músculo subescapular, e o alongamento é feito por meio da separação do músculo da cápsula articular para que se possa alongar a mesma. A vantagem dessa via de acesso é a possibilidade de abordagem do processo coracóide e da origem do coracobíceps, com alongamento da musculatura flexora do cotovelo.
- **Alongamento do músculo subescapular por via axilar:** técnica descrita por Pichon e Carlioz. Nessa abordagem cirúrgica, a origem do músculo subescapular é separada do corpo da escápula para se obter a amplitude necessária da rotação externa.[11] A vantagem dessa via de acesso está na possibilidade do acesso aos músculos que eventualmente possam ser transferidos, como redondo menor e grande dorsal.
- **Alongamento do músculo subescapular por via artroscópica:** realizado com o uso de radiofreqüência, o alongamento é feito através da face interna do músculo, em contato com a parte anterior da articulação do ombro. Pedowits e cols. descreveram a possibilidade de alongamento em crianças menores, com pouca agressividade e possibilidade de aumentar a amplitude de movimentos do ombro. A vantagem desse método consiste no fato de ser minimamente invasivo, com pouca agressão às outras estruturas articulares. Está mais bem indicado em casos de menor gravidade. Pearl e cols., em estudo retrospectivo de 19 casos de liberação artroscópica de crianças com até 3 anos de idade, tiveram bons resultados.[9]

O procedimento de alongamento do subescapular isolado, isto é, sem outra técnica associada, deve ser realizado apenas naqueles casos em que não ocorreram modificações na superfície glenoidal ou que não sejam significativos. Em outras palavras, é a situação que ocorre no tipo I da classificação de Waters.

A recuperação da rotação externa nem sempre é obtida. Duas possibilidades para que a rotação externa não seja recuperada são:

1. Lesão do supra-escapular: o nervo pode não ter sido reconstruído ou pode ter ocorrido uma falha na neurotização.

2. Músculos antagonistas muito potentes não permitem que os rotadores externos se reforcem. Tanto o subescapular como o peitoral maior estão fortes, por serem mais utilizados, e não permitem o fortalecimento dos rotadores externos.

Com os rotadores externos fracos, há necessidade de transferência de músculos com a finalidade de recuperar esse movimento, importante para o funcionamento do braço. Na maioria dos casos, o músculo grande dorsal e o redondo maior estão preservados. Várias técnicas podem ser utilizadas nessa situação. L'Episcopo descreveu a desinserção do tendão conjunto desses dois músculos passando para posterior, de maneira a proporcionar a rotação externa.[7] Uma variação técnica, descrita por Zancolli, prevê um alongamento em z da inserção do grande dorsal para que possa dar a volta em torno do úmero e proporcionar a rotação externa.[17] Já Hoffer propôs uma modificação técnica, que é a transposição do tendão para o músculo infra-espinhal, estabilizando a parte posterior da articulação do ombro e promovendo uma movimentação de rotação externa.[5]

Considerando as alterações do ombro descritas pela classificação de Waters, essa última técnica parece ser mais interessante pois, mesmo que não consiga reabilitar a rotação externa do braço, trará um reforço à parte posterior da articulação glenoumeral, prevenindo a ocorrência de achatamento glenoidal e deslocamento posterior do úmero.

Os procedimentos de transferência muscular para restabelecimento da rotação externa estão indicados na ausência desse movimento de forma ativa. Deve-se apenas observar um período para que ocorra a reinervação realizada após a reconstrução microcirúrgica do nervo supra-escapular, antes de indicar o procedimento. Nos casos em que não foi possível tal reconstrução e que, ao mesmo tempo, se detecta ausência do movimento ativo, a cirurgia está indicada.

Diferentemente dos procedimentos de alongamento do subescapular, não correlacionamos o estágio evolutivo da articulação com a realização da transferência muscular.

A deformidade da superfície glenoidal é resultado do desequilíbrio de forças entre os rotadores internos e externos, como já vimos anteriormente. A pressão exercida pela cabeça do úmero sobre a parte posterior da superfície ocasiona um achatamento, alterando a posição de retroversão (Figura 11.9). O alongamento do subescapular e a transferência para os rotadores externos corrigem o posicionamento da cabeça umeral e a glenóide não sofre o achatamento. Este achata-

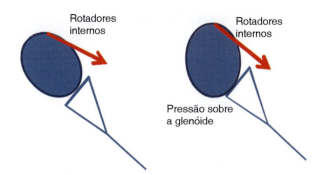

Figura 11.9 Desenho esquemático mostrando que a rotação interna da cabeça umeral exerce pressão sobre a parte posterior da glenóide, levando à deformação de sua superfície articular.

mento da superfície da glenóide leva à instabilidade da articulação e ao deslocamento posterior da cabeça umeral, desde uma pequena subluxação até a completa incongruência glenoumeral.

As cirurgias de alongamento do músculo subescapular, associadas ou não à transferência do músculo grande dorsal, terão uma melhor indicação quando não houver deformidade na superfície glenoidal. A mudança no ângulo da glenóide, associada à fraqueza da parte posterior do manguito, isto é, do músculo infra-espinhal, ocasiona uma tendência de deslocamento posterior da cabeça umeral.

Nos casos em que a subluxação é pequena (tipos II e III de Waters) e já há uma deformidade da cabeça umeral, pode-se realizar uma osteotomia do úmero para reduzir a articulação e rodar o braço internamente. Dessa forma a criança, quando for utilizar o membro superior, manterá a articulação reduzida, aliviando a pressão sobre a parte posterior da glenóide, que deverá regenerar-se de maneira adequada.[16]

Osteotomia derrotativa para redução da cabeça do úmero

- **Parte 1 – Redução cruenta da articulação glenoumeral:** posiciona-se a criança com o membro superior em rotação externa, reduzindo a articulação do ombro. Nessa posição, a cabeça do úmero não exerce pressão sobre a superfície posterior da glenóide (Figura 11.10).
- **Parte 2 – Osteotomia e fixação provisória da articulação:** mantendo-se a criança nessa posição, procede-se à fixação provisória da cabeça do úmero na glenóide com um fio metálico de 2mm de diâmetro, o que manterá a redução da articulação, enquanto realizamos o restante do procedimento. A

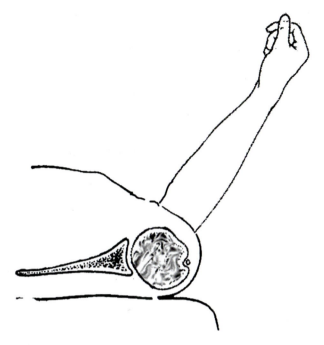

Figura 11.10 Desenho esquemático da primeira parte da cirurgia de osteotomia derrotativa do úmero.

osteotomia transversa é realizada abaixo do colo cirúrgico do úmero (Figura 11.11).
- **Parte 3 – Fixação da osteotomia:** após a realização da osteotomia, colocamos o membro superior em rotação interna e fixamos a osteotomia com uma placa de 2,7 ou 2,4mm, para manter o conjunto com fixação rígida. Retiramos o fio metálico e, nessa nova posição, o úmero não exerce pressão sobre a parede posterior da glenóide, evitando deformidade e a subluxação (Figura 11.12).

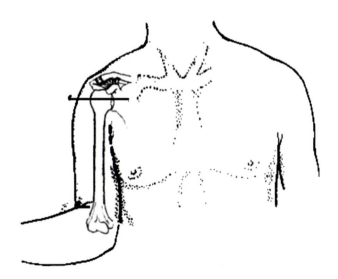

Figura 11.11 Segunda parte da cirurgia de osteotomia derrotativa do úmero.

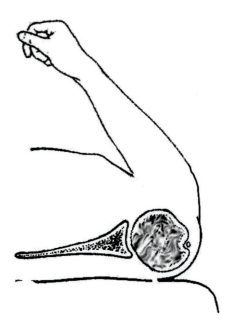

Figura 11.12 Terceira e última parte da osteotomia de derrotação do úmero.

Alterações no cotovelo

A criança com PBO apresenta fortalecimento progressivo dos músculos flexores do cotovelo. A paralisia nas crianças recém-nascidas evolui para um fortalecimento aumentado. As situações em que não se recupera o músculo tríceps braquial, pela falta de antagonista, levam a um déficit de extensão do cotovelo. Isso pode ser observado inclusive com o alongamento da origem da porção curta no processo coracóide. As crianças desenvolvem uma incapacidade para supinação relacionada com a deformidade da inserção do bíceps braquial no rádio. Em outras situações, pode-se observar luxação da cabeça do rádio.

Nos casos em que o problema é um déficit da extensão do cotovelo, o alongamento do bíceps pode ser obtido com a abordagem da sua origem no processo coracóide. Zancolli descreveu o alongamento do tendão bicipital na sua parte distal, prevenindo a luxação da cabeça do rádio. Não encontramos evidências que traduzam um tratamento adequado para os casos de deformidade instalada do rádio associada a déficit de pronossupinação.

REFERÊNCIAS

1. Al Qattan MM, Clarke HM, Curtis CG. Klumpke's birth palsy: does it really exist? *J Hand Surg* (BR) 1995; *20*:19.
2. Bertelli JÁ, Ghizoni MF. The towel test a useful technique for the clinical and eletromyographic evaluation of obstetric brachial plexus palsy. *J Hand Surg* (Br) 2004; *29*:155.
3. Clarke HM, Curtis CG. An aproach to obstetrical brachial plexus injuries. *Hand Clin* 1995; *11*(4):563.
4. Gilbert A, Tassin JL. Obstetrical palsy: a clinical, pathologic and surgical review. *In*: Terzis JK (ed.). *Microreconstruction of nerve injuries*. Philadelphia: WB Saunders, 1987.
5. Hoffer M, Wickenden R, Roper B. Brachial plexus brith play: results of tendon transfers to rotator cuff. *J Bone Joint Surg* (Am) 1978; *60*:691-5.
6. Koenigsberger MR. Brachial plexus palsy at birth: intrauterine or due to delivery trauma? *Ann Neurol* 1980; *8*:228.
7. L'Episcopo JB. Tendon transplantantion in obstetrical paralysis. *Am J Surg* 1934; *25*:122-5.
8. Ozer Y, Grossman JA, Gilbert A. Anatomic observations on suprascapular nerve. *Hand Clin* 1995; *11*:539-44.
9. Pearl ML, Edgerton BW, Kazimiroff PA *et al*. Arthroscopic release and latissimus dorsi transfer for shoulder internal rolation contractures and glenoumeral deformity secondary to brachial plexus birth palsy. *J Bone Joint Surg* (Am) 2006; *88*(3):564-74.
10. Pedowitz DI, Gibson B, Williams GR, Kozin SH. Arthroscopic treatment of posterior glenohumeral joint subluxation resulting from brachial plexus birth palsy. *J Shoulder Elbow Surg* 2007; *16*(1):6-13.
11. Pichon F, Carlioz H. Disinsertion of the subscapularis muscle in the treatment of obstetric paralysis of the upper limb. *Chir Pediatr* 1979; *20*(2):135-41.
12. Ubachs JM, Sloof AC, Pheeters LL. Obstetric antecedents of surgically treated obstetric brachial plexus injuries. *Br J Obstet Gynecol* 1995; *102*:813-7.
13. Ubachs JM, Sloof AC. Obstetrical Paralysis – Aetiology. *In*: Gilbert A (ed.). *Brachial plexus injuries*. UK: Martin Dunitz, 2001.
14. Waters PM. Comparison of the natural history, the outcome of microsurgical repair, and the outcome of operative reconstruction in brachial plexus birth palsy. *J Bone Joint Surg* (Am) 1999; *81*:649-59.
15. Waters PM, Smith GR, Jaramillo D. Glenohumeral deformity secondary to brachial plexus palsy. *J Bone Joint Surg* (Am) 1998; *80*:668.
16. Vieira LAG, Poderoso MA, Krause-Gonçalves MC *et al*. A osteotomia de centralização da cabeça umeral, na luxação posterior do ombro, seqüela de paralisia obstétrica. *Ver Bras Ortop* 2004; *39*:661-9.
17. Zancolli EA, Zancolli ER. Palliative surgical procesures in sequelae of obstetrical palsy. *Hand Clin* 1988; *4*:643-69.

CAPÍTULO 12

PARALISIA CEREBRAL

Afrânio Donato de Freitas
Arlindo G. Pardini Jr.

Paralisia cerebral é uma condição clínica representada por distúrbios motores do tônus e da postura, em decorrência de um desequilíbrio entre músculos espásticos e normais, paréticos ou paralisados. A alteração se deve a uma encefalopatia crônica não-progressiva, que ocorre em um encéfalo em desenvolvimento, e que apresenta etiologias diversas.[1-4] As anormalidades motoras são freqüentemente acompanhadas de outras alterações neurológicas, incluindo déficit do desenvolvimento cognitivo e comprometimento da visão, da audição ou da fala, entre outros.[2] Embora o quadro não seja progressivo do ponto de vista neurológico, olhando pelo prisma ortopédico, é uma situação em que as alterações musculoesqueléticas podem ser progressivas em decorrência de encurtamentos musculares que repercutem com contraturas miotendinosas e conseqüentes deformidades articulares ou ósseas.[5-7] A intensidade ou grau do déficit funcional relaciona-se com a extensão e a localização da área de acometimento cerebral, que pode ocorrer tanto na área cortical como subcortical, ou em outras. No caso específico da espasticidade, acredita-se que esta seja decorrente de lesões das vias motoras descendentes.[8] A paralisia cerebral tem apresentação variada, podendo ser espástica ou piramidal, extrapiramidal ou mista. Destas, a paralisia espástica, que representa 70% a 80% dos casos, é a que apresenta melhor perspectiva com tratamento cirúrgico.[6,7] Mesmo assim, apenas 20% desses pacientes apresentam condições para cirurgia dos membros superiores, tendo-se em mente procedimentos com fins funcionais.[9] No entanto, mesmo os pacientes com espasticidade associada a outros déficits podem obter benefícios com cirurgias de finalidade higiênica.

ETIOLOGIA

Paralisia cerebral é decorrente de múltiplas etiologias e, diferente do que se pensava antes, quando a anóxia no período do parto era tida como responsável pela lesão cerebral, sabe-se, hoje, que existem razões pré-concepção, pré-parto, intraparto e pós-parto.[1,2,7,10,11]

Fatores de risco pré-concepcionais, como desordens neurológicas, tratamento da infertilidade e doenças da tireóide, têm sido citados na literatura.[2,12] Com relação ao tratamento da infertilidade, acredita-se que a maior incidência de paralisia cerebral nos pacientes frutos desse tipo de concepção seja devida a uma maior freqüência de gestação gemelar, fetos de baixo peso e prematuridade, verificada com esta modalidade de tratamento.[2]

No período pré-parto ou pré-natal, situações patológicas como infecções (toxoplasmose, rubéola, citomegalovírus, listeriose e até infecção urinária) e inflamação (lúpus eritematoso sistêmico) podem estar implicadas na paralisia cerebral. Além disso, pré-eclâmpsia e problemas relativos à placenta, como placenta prévia, malformação vascular placentária, sangramento retroplacentário, entre outros, são também imputados como possíveis desencadeantes da paralisia cerebral.[2,12]

Outros fatores, como idade gestacional e gestação gemelar, estão relacionados à paralisia cerebral. Acredita-se que os fetos pós-termo tenham maior dificuldade de recuperação de um transtorno da oxigenação,[2] enquanto fetos menores, como os de gestações multifetais, também apresentam maior incidência de paralisia cerebral.[2,4,12,13]

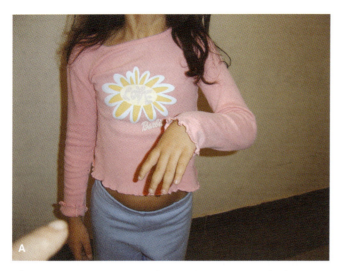
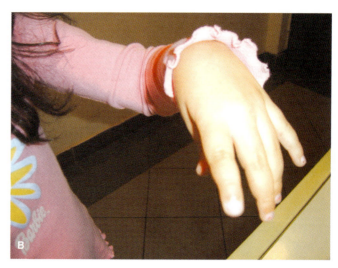

Figura 12.1 Apresentação clássica da paralisia cerebral espástica do membro superior. **A.** Rotação interna do ombro, flexão do cotovelo, pronação do antebraço e flexão do punho. **B.** Adução do polegar.

Algum grau de hipoxia fetal está sempre presente durante o parto normal e, ainda assim, a maioria das crianças não desenvolve paralisia cerebral.[2] Sabe-se que o feto tem muitos mecanismos de autoproteção nas circunstâncias normais do parto, como a capacidade de extrair oxigênio do sangue materno, redirecionamento do fluxo sangüíneo para o cérebro etc.[2,12] No entanto, alguns fatores no período intraparto têm sido associados à paralisia cerebral, como febre, má posição fetal, apresentação do feto, aspiração de mecônio, descolamento placentário, hipotonia e mesmo ruptura uterina e complicações com o cordão umbilical.[2]

Causas pós-natais relacionadas à paralisia cerebral são meningoencefalites, traumatismos cerebrais e acidentes vasculares encefálicos, entre outros.[2]

APRESENTAÇÃO CLÍNICA

A paralisia cerebral tem apresentação variada, podendo ser espástica ou piramidal, extrapiramidal (atetose, tremor ou rigidez) ou mista.[7,14]

Na forma piramidal, mais freqüente e com melhor prognóstico, o paciente apresenta tanto espasticidade como paralisia ou paresia. Na forma clássica da paralisia cerebral piramidal, a deformidade se apresenta com espasticidade dos músculos flexores-pronadores, o que leva, de modo geral, à flexão do cotovelo, à pronação do antebraço com flexão de punho e dedos e à deformidade do polegar, que pode ser aduzido ou aduzido e fletido[1,7,10] (Figura 12.1A e B).

Associadas a essas deformidades, também podem estar presentes alterações na cintura escapular, onde se nota espasticidade em rotação interna do ombro com abdução ou adução.[15]

Ocasionalmente, podem ocorrer variações da apresentação clínica da espasticidade, verificando-se predomínio dos extensores do ombro, cotovelo ou punho (Figura 12.2), assim como flexão do braço, abdução e rotação externa do ombro (Figura 12.3). Do mesmo modo, o polegar pode também apresentar deformidade diversa do clássico e, nesta ocasião, o que se tem é uma extensão da falange distal por ação do primeiro interósseo dorsal.

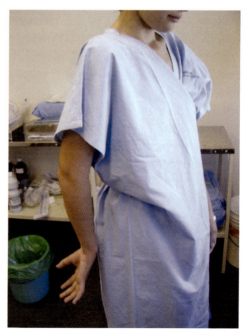

Figura 12.2 O cotovelo apresenta-se estendido, ao contrário do encontrado classicamente na paralisia cerebral espástica.

Paralisia Cerebral

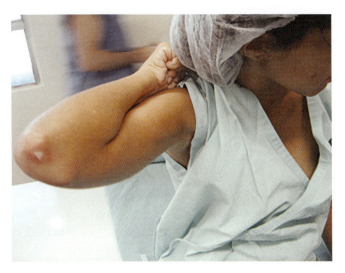

Figura 12.3 Paciente com paralisia cerebral espástica, notando-se abdução e rotação externa do ombro, diferente da apresentação mais comum em rotação interna e adução do ombro.

A hipertonicidade está presente durante a vigília, aumentando com estímulos de estiramento ou emocionais e desaparecendo durante o período do sono ou sob efeito anestésico. O uso de aparelhos rígidos limita a função da mão, enquanto os macios, como as polainas, podem ser utilizados para minorar o efeito da hipertonicidade, mas esta não diminui com o uso nem das polainas nem das órteses ou manipulações.[16]

Diferente da hipertonicidade, a contratura miostática é uma deformidade secundária, decorrente da retração fibrótica muscular, que pode ser encontrada em músculos submetidos a um tônus aumentado por longo tempo. A contratura é persistente durante o sono ou com o paciente anestesiado e pode ser reduzida com o uso de aparelho ortopédico, como gesso ou órteses.[7,10]

Ambas as situações, hipertonicidade e contratura miostática, podem ser melhoradas por procedimentos cirúrgicos.[7]

Já na forma extrapiramidal, o paciente apresenta movimentos descoordenados e involuntários, com várias deformidades dinâmicas que desaparecem em repouso ou quando o paciente está distraído (Figura 12.4A e B).

A atetose é a forma clínica mais comum entre as lesões extrapiramidais e, diferente das paralisias cerebrais piramidais e mistas, os procedimentos cirúrgicos em partes moles não apresentam bons resultados, podendo inclusive desencadear novas deformidades e posturas antifuncionais. Não existe, de modo geral, contratura muscular na paralisia cerebral extrapiramidal.[7]

CLASSIFICAÇÃO

A paralisia cerebral é dividida em espástica (hemiplégica, diplégica, quadriplégica), discinética, atáxica, hipotônica e mista, apesar de muitas vezes ser difícil fazer a diferenciação entre estas formas clínicas. A paralisia cerebral espástica quadriplégica é aquela com acometimento dos quatro membros, mas com predomínio nos membros superiores, e as diplégicas caracterizam-se pelo maior comprometimento dos membros inferiores, enquanto na hemiplégica o comprometimento é unilateral.

A paralisia cerebral discinética é caracterizada pela presença de movimentos e posturas anormais que são decorrentes da ativação involuntária concomitante de músculos agonistas e antagonistas. Neste grupo, encontram-se os pacientes que apresentam atetose (movimentos lentos e suaves, acometendo o segmento

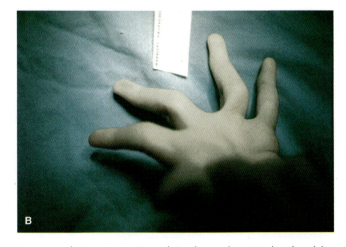

Figura 12.4A e **B.** Na paralisia cerebral com componente de atetose, o paciente apresenta padrão de movimentos involuntários variados.

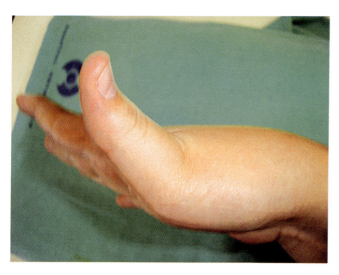

Figura 12.5 Criança com paralisia cerebral espástica grau I de Zancolli, situação em que estende os dedos com flexão do punho inferior a 30 graus.

distal do membro), coréia (movimentos rápidos e amplos), balismo (movimentos abruptos e violentos, que afetam o membro proximalmente). A forma distônica, também discinética, apresenta posturas incomuns, acompanhadas de movimentos involuntários.

A forma atáxica é rara, e a hipotônica é ainda controversa, não sendo aceita por alguns autores.[14] A apresentação mista consiste na associação das alterações piramidais e extrapiramidais.

Com base na capacidade de o paciente realizar flexão e extensão dos dedos, Zancolli classificou a paralisia cerebral espástica no membro superior em três tipos ou grupos:[9]

- **Tipo I:** neste grupo são enquadrados os pacientes que apresentam capacidade de extensão dos dedos quando o punho se encontra em posição neutra ou leve extensão. Existe espasticidade do flexor ulnar do carpo, que pode ser acompanhada de deformidade do polegar e espasticidade também do grupo pronador (Figura 12.5).
- **Tipo II:** este grupo é subdividido em IIA e IIB. Na primeira subdivisão, IIA, encontram-se os pacientes que só estendem os dedos com o punho em flexão superior a 30 graus, mas apresentam extensores do punho ativos e, portanto, conseguem estender o punho quando os dedos estão fletidos. No subgrupo IIB estão os pacientes que também só estendem os dedos quando o punho está fletido em mais de 30 graus, mas que não têm extensão ativa do punho, independente da posição dos dedos (Figuras 12.6A e B e 12.7).
- **Tipo III:** encontram-se neste grupo os pacientes que não são capazes de realizar a extensão do punho ou dos dedos; o sinergismo entre punho e dedos está perdido devido à paralisia de todos os extensores (Figura 12.8).

Em todos os grupos, podem ser encontradas deformidades do polegar, pronação do antebraço, flexão do cotovelo, deformidades dos dedos por contratura ou espasticidade da musculatura intrínseca e, ainda, rotação interna do ombro com adução ou abdução.[9,15]

A deformidade do polegar é dependente do equilíbrio existente entre a musculatura intrínseca e a extrínseca que age sobre este raio. Uma modificação da classificação, proposta por Hauser, é a recomendada pelo Comitê Científico de Paralisia Cerebral da Federação Internacional das Sociedades de Cirurgia da Mão.[16]

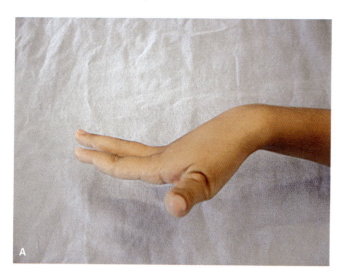
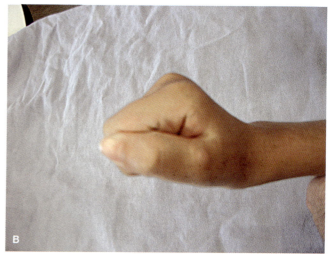

Figura 12.6A. Paciente com paralisia cerebral espástica estendendo os dedos com flexão do punho superior a 30 graus. **B.** O mesmo paciente fazendo extensão ativa do punho, mas com flexão dos dedos, quadro que caracteriza o grau IIA de Zancolli.

Paralisia Cerebral

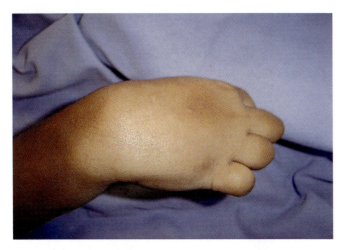

Figura 12.7 Paciente com paralisia cerebral espástica, que não consegue extensão ativa do punho, independente da posição dos dedos; caso classificado como grau IIB de Zancolli.

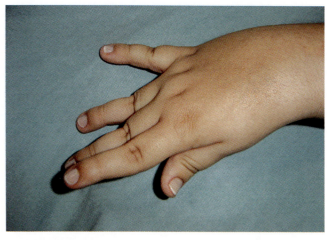

Figura 12.9 Polegar espástico grau I, em que se notam adução do dedo e extensão da falange distal.

Nesta referida classificação, o polegar espástico é dividido em três tipos: o tipo I é aquele com deformidade intrínseca que adota posição de adução, flexão da articulação metacarpofalângica (MF) e extensão da falange distal, em conseqüência da ação espástica do adutor, do flexor curto do polegar e do primeiro interósseo dorsal (Figura 12.9). No tipo II, muito raro, o músculo predominante é o flexor longo do polegar, que leva o dedo para uma deformidade em flexão nas articulações MF e interfalângica (IF), enquanto o extensor longo do polegar é parético e a adução é menos acentuada (Figura 12.10). O tipo III é uma combinação dos tipos precedentes, e o polegar adota uma postura em adução e flexão das articulações MF e IF, o que configura um verdadeiro polegar na palma (Figura 12.11), onde o abdutor longo do polegar e os extensores curto e longo são paréticos.

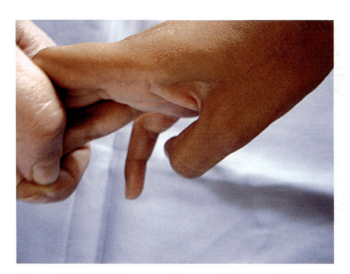

Figura 12.10 Paciente com polegar espástico grau II, em que se verificam adução e flexão da falange distal.

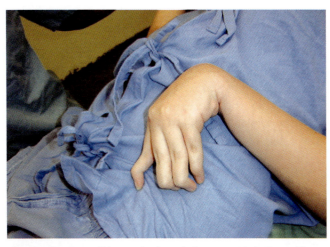

Figura 12.8 Paralisia cerebral espástica grau III de Zancolli, em que o paciente não estende os dedos ou só o faz com mais de 70 graus de flexão do punho.

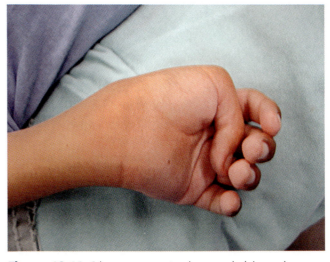

Figura 12.11 Criança apresentando o verdadeiro polegar na palma, caracterizando o grau III do polegar espástico.

Diante da variedade da extensão e da intensidade da lesão, com repercussão variável na funcionalidade da mão, Acém, citado por Tomkin,[11] propôs uma classificação que ajuda o cirurgião a explicar o potencial de recuperação da função do membro afetado pela paralisia cerebral. Esta, além de proporcionar melhor entendimento das metas do tratamento, o qual nunca deve ser proposto com o objetivo de cura, chama a atenção, e deixa bem claro, que a doença é incurável e que o tratamento busca apenas uma melhora funcional da mão acometida.[17-20]

Do ponto de vista cirúrgico, a classificação de Zancolli é a que mais auxilia a indicação do procedimento e a determinação do prognóstico do tratamento. Assim, os pacientes dos grupos I e II apresentam bom prognóstico e podem obter melhora da função do punho e dos dedos, diminuindo a deformidade em flexão do cotovelo, do punho e dos dedos, a pronação do antebraço e a correção, também, das deformidades do polegar e do ombro, quando estiverem presentes.

No grupo III, o prognóstico é pobre, sendo importante considerar que a tentativa de modificar radicalmente os padrões estabelecidos da atividade da mão pode conduzir a resultados indesejáveis.

AVALIAÇÃO DO PACIENTE

A avaliação do paciente com paralisia cerebral não é fácil, devendo ser cuidadosa, completa e repetida, de modo a determinar os déficits e o potencial de tratamento.

Deve ser analisado o aspecto motor, determinando-se as espasticidades, as paresias e as paralisias, a contratura miostática e a qualidade sensorial do membro afetado. Além disso, é necessária uma avaliação neurológica global, a fim de determinar desordens neurológicas situadas fora do membro superior e associar as indicações e contra-indicações cirúrgicas[21] (Figura 12.12).

É fundamental a avaliação da compreensão, colaboração, capacidade de preensão e liberação voluntária dos objetos, além do interesse do paciente e da família pela terapêutica adotada.

Nem sempre é possível determinar o quadro clínico completo do paciente com paralisia cerebral em uma primeira consulta, sendo necessário repetir a avaliação antes de se decidir por algum tratamento, especialmente o cirúrgico.

O ambiente de avaliação deve ser calmo, com temperatura agradável, e o paciente deve estar à vontade, sentindo-se em um ambiente seguro.

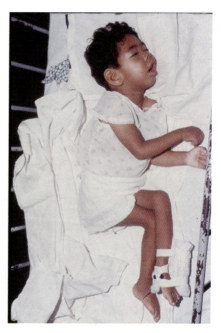

Figura 12.12 Criança portadora de paralisia cerebral com comprometimento visual, auditivo e intelectual, sem potencial para tratamento cirúrgico com finalidade funcional da mão.

TRATAMENTO

O tratamento do paciente com paralisia cerebral deve ser realizado em equipe, procurando abordar os diversos aspectos da doença. Neste capítulo, serão discutidas apenas as intervenções médico-cirúrgicas, devendo a conduta adequada de outros profissionais ser pesquisada em textos relativos a cada uma delas.

Toxina botulínica

O tratamento da paralisia cerebral espástica com toxina botulínica tem-se tornado cada vez mais popular. Esta é uma neurotoxina produzida pelo *Clostridium botulinum* em condições anaeróbicas, a qual atua nas vesículas de acetilcolina da junção mioneural, impedindo a neurotransmissão, que é restabelecida, em média, após 3 meses.[22]

Dos sete tipos de neurotoxinas derivadas da produzida pelo *Clostridium botulinum*, apenas os tipos A e B são encontrados comercialmente, embora sua comercialização e aplicação clínica apresentem variação de país para país, assim como de acordo com o segmento do corpo a ser infiltrado. Nos EUA, a droga ainda não foi liberada pelo FDA (Food and Drug Administration) para determinadas patologias; por outro lado, em alguns países da Europa e na Austrália, o produto já foi liberado para aplicação em pacientes portadores de paralisia cerebral, tanto nos membros superiores como nos inferiores. No que se refere aos membros superiores, todos os centros que utilizam o produto com fins terapêuticos ainda o fazem por pouco tempo, mas as conclusões de alguns estudos revelam bons resultados quando o produto é utilizado adequadamente.[22]

O mecanismo de ação da toxina botulínica ainda não é completamente conhecido, mas sabe-se que ela atua na liberação da acetilcolina na terminação pré-sináptica, de modo que a despolarização do terminal pós-sináptico não ocorre e não é possível a contração muscular. A ação ocorre durante 3 a 6 meses e tem início alguns dias após a aplicação. A injeção repetida pode levar à formação de anticorpos e ter resposta diferente em injeções seriadas, pois, ainda que o mecanismo de ação não sofra alteração, a resposta é dose-dependente.[22]

A conseqüência da aplicação da toxina tipo A é a redução da espasticidade do músculo ou grupamento muscular espástico, enquanto se trabalha a musculatura antagônica, sendo, portanto, contra-indicada para correção de deformidades fixas. Os pacientes candidatos ao uso de toxina botulínica são os mais jovens e sem deformidades estabelecidas, nos quais os antagonistas não estejam paralisados e que tenham capacidade de entendimento e motivação.[22,23] Ocasionalmente, o medicamento pode ser utilizado, também, com a finalidade de melhora das condições de higiene e cuidados gerais.

A dose a ser utilizada varia de 4 a 10 unidades/kg e a dosagem sugerida para cada músculo é mostrada no Quadro 12.1,[22] conforme cada apresentação encontrada no mercado.

Deve-se ficar atento após aplicação da toxina botulínica, pois, não raramente, podem ocorrer dor e, por vezes, hematoma no local da aplicação, ou até mesmo infecção. A toxina não deve ser utilizada em pacientes grávidas ou com infecção cutânea, assim como naqueles em uso de aminoglicosídeos, o qual potencializa a ação da toxina.[22]

Quadro 12.1 Dosagens para utilização da toxina botulínica

Músculo	Botox®	Dysport®
Peitoral maior	25-100U	100-400U
Deltóide	25-100U	100-400U
Bíceps braquial	50-100U	200-400U
Braquiorradial	25-75U	100-300U
Braquial	25-50U	100-200U
Flexores do carpo	10-50U	40-200U
Flexor longo do polegar	8-15U	32-60U
Flexores dos dedos	10-30U	10-120U
Adutor do polegar	5-15U	20-60U
Músculos tenares	3-8U	12-32U

Órteses

A indicação e o uso de orteses têm-se tornado muito freqüentes, mas é necessário prestar bastante atenção na avaliação do paciente, pois determinadas deformidades não respondem ao uso desses aparelhos, sendo, pois, contra-indicados nestes casos. Segundo Zancolli e Goldner, os pacientes com hipertonicidade não apresentam melhora com uso de órteses e manipulações.[7,9,17] O músculo espástico, ao contrário do músculo sadio, permanece ativo eletricamente, tanto quando age como agonista quanto como antagonista, levando a uma co-contração. Por outro lado, o músculo espástico também apresenta um reflexo de estiramento aumentado e contrai a cada momento que uma manobra passiva de estiramento é realizada, pois espasticidade é um componente neural que aumenta com o reflexo de estiramento.[22]

O uso da órtese deve ser de instalação gradual e ter como objetivo o alongamento do tecido muscular como um todo, pois o decréscimo no número de sarcômeros é maior que o decréscimo no tecido muscular conectivo, com potencial de quebra da fibra muscular ao alongamento rápido ou forçado.[7]

Isto explica, então, por que as órteses têm ação sobre as contraturas, que são deformidades mecânicas e, portanto, respondem ao estiramento com melhora ou correção, ao contrário da espasticidade, que é um problema neural, e não do tecido muscular. O uso das órteses deve ser noturno, quando o paciente apresenta desaparecimento da hipertonicidade, enquanto na contratura tecidual a deformidade é persistente na vigília ou durante o sono e, portanto, sem indicação para uso desses aparelhos.

Tratamento cirúrgico

Procedimentos cirúrgicos nos pacientes com paralisia cerebral devem ser realizados, preferencialmente, em um só tempo, procurando intervir em todo o membro, corrigindo as deformidades que exijam tratamento no ombro, no cotovelo, no antebraço, no punho e na mão.[9]

O tratamento cirúrgico é um procedimento já estabelecido e está indicado nas crianças por volta de 6 anos de idade, quando o grau de compreensão e colaboração é maior. No entanto, alguns cirurgiões defendem que procedimentos de alongamento não necessitam de colaboração do paciente e podem ser realizados em idade mais precoce, por volta dos 3 anos ou menos.

O objetivo do tratamento cirúrgico é melhorar a função, a aparência e o estado psicológico do paciente, enquanto os familiares se sentem também reconfortados. Para tanto, o nível de inteligência do paciente e a forma de apresentação da paralisia cerebral são fundamentais. Sendo assim, os melhores candidatos para cirurgia são os portadores de paralisia espástica ou mista, com adequado nível mental, baixa influência emocional, sensibilidade básica presente, controle voluntário para abrir e fechar a mão, jovens e com boa motivação e padrão de comportamento adequado. Aqueles que apresentam comprometimento de outros sistemas, como déficits de audição, visão e fala e baixo padrão de comunicação e entendimento, não devem ser submetidos a tratamento cirúrgico com objetivo de melhora funcional (Figura 12.12).

A sensibilidade deve ser sempre testada, pois, de modo geral, os pacientes têm a esterognosia comprometida e, dessa maneira, não reconhecem a forma e o tamanho dos objetos, sendo pior o prognóstico nestes pacientes.[21]

Cirurgia do ombro espástico

Pouco tem sido descrito a respeito do ombro e do cotovelo no paciente com paralisia cerebral espástica. No entanto, os princípios cirúrgicos a serem adotados são semelhantes àqueles utilizados no tratamento dos espásticos conseqüentes a acidente vascular encefálico e traumatismo craniano.

A postura normalmente adotada pelo ombro na paralisia cerebral espástica é a rotação interna com adução (Figura 12.13A e B) ou leve abdução, podendo, ocasionalmente, apresentar também uma leve extensão.[15] A posição de rotação interna e abdução é decorrente da espasticidade do trapézio e do supra-espinhoso, associada à espasticidade das três porções do deltóide, além do peitoral maior, podendo, quando intensa a espasticidade, ocorrer subluxação escapuloumeral.

O procedimento recomendado é a liberação da musculatura espástica ou contraturada, seja com alongamento, seja com tenotomia, a depender do grau de deformidade[15] (Figura 12.13B).

Cirurgia do antebraço espástico

A contratura em pronação do antebraço se dá por ação espástica associada ou não à contratura do pronador redondo ou, ainda, por efeito da espasticidade do grupo pronador-flexor. Quando a postura em pronação não é muito acentuada, Zancolli recomenda uma liberação dos músculos com origem no epicôndilo medial, enquanto para os casos com contratura do pronador redondo o procedimento indicado é a tenotomia deste músculo com reorientação da ação muscular, que passa para supinador (Figura 12.14).

A partir de 1992, Gschwind e Tonkin[25] passaram a fazer a indicação cirúrgica para contratura em pronação na paralisia espástica, com base na classificação por eles proposta. Assim, o grupo I, em que o paciente consegue uma supinação ativa acima do neutro, não tem indicação para tratamento cirúrgico; no grupo II, em que a supinação ativa é menor ou igual ao neutro, a liberação do grupo muscular espástico está indicada. Já nos grupos III e IV, em que nenhuma supinação ativa está presente, faz-se necessário um motor ativo

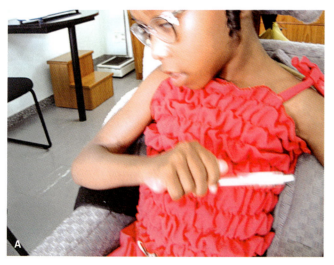
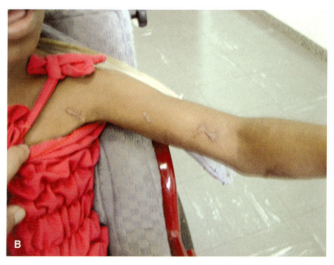

Figura 12.13A. Postura clássica do ombro espástico, com rotação interna e discreta abdução, além de flexão do cotovelo. **B.** Resultado funcional após tenotomia do peitoral maior e do bíceps, apresentando capacidade para rotação externa e abdução do ombro e extensão do cotovelo.

Paralisia Cerebral

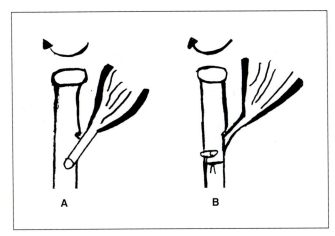

Figura 12.14A. Desenho esquemático da tenotomia do pronador redondo. **B.** Reorientação do tendão que passa para supinador.

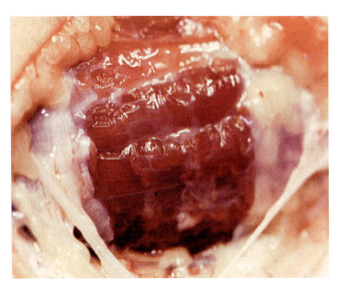

Figura 12.15 Aspecto cirúrgico do alongamento intramural da musculatura flexora do punho e dos dedos em paciente com paralisia cerebral espástica.

e, portanto, tem lugar a transposição tendinosa; no grupo IV, que está associado a contratura, é preciso acrescentar uma liberação do músculo contraturado, o que não é necessário no grupo III, pois, neste, a supinação passiva está presente.

Gschwind recomenda ainda, nos casos em que há luxação da cabeça do rádio associada à pronação espástica, reorientação do pronador, que passa a ser supinador, concomitante à ressecção da cabeça do rádio. A reorientação do pronador redondo é um princípio semelhante ao da reorientação do bíceps proposta por Zancolli para paralisia flácida em supinação, e é por ele também indicada para ativar a supinação na pronação espástica, utilizando, neste caso, o músculo pronador redondo.

Cirurgia para mão e punho na paralisia cerebral espástica

A classificação proposta por Zancolli é muito útil para a decisão quanto ao procedimento cirúrgico a ser adotado e, segundo o referido autor, no grupo I, no qual o principal problema é a espasticidade do flexor ulnar do carpo, recomenda-se a tenotomia, preservando-se as fibras musculares.[9] Caso haja espasticidade também dos flexores dos dedos e do pronador, pode-se acrescentar liberação aponeurótica dos músculos com origem no epicôndilo medial.

Para os pacientes do grupo IIA, que apresentam espasticidade dos flexores dos dedos e do punho, a indicação é alongamento dos flexores do punho e dos dedos (Figura 12.15), enquanto no grupo IIB acrescenta-se a transferência do flexor ulnar do carpo para o extensor radial do carpo, que pode ser o longo ou o curto, mas preferencialmente o último (Figura 12.16).

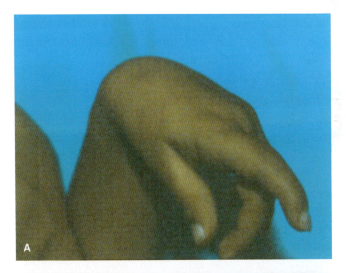

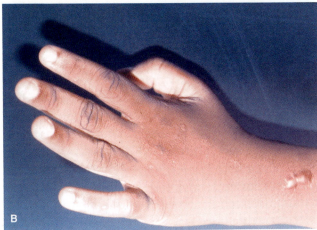

Figura 12.16A. Paralisia cerebral espástica grau IIB de Zancolli. **B.** Resultado funcional após alongamento dos flexores e transposição do flexor ulnar do carpo para extensor radial curto do carpo.

Na eventualidade de existir espasticidade do pronador redondo, pode ser realizada a tenotomia do músculo, liberação aponeurótica no cotovelo ou reorientação do tendão, conforme já comentado anteriormente.

No grupo III, a cirurgia é indicada com o objetivo de melhorar a aparência, a higiene e o conforto do paciente, e isto pode ser conseguido com liberação da musculatura flexora e pronadora, mas outros procedimentos, como alongamento tendinoso e ressecção da fileira proximal dos ossos do carpo, são propostos e podem ser realizados em associação ou separadamente.[25-27]

Quando há envolvimento da musculatura intrínseca e os pacientes apresentam deformidade em pescoço de cisne (uma deformidade rara), e caso esteja interferindo na função, a deformidade pode ser corrigida de três formas: liberação da musculatura intrínseca, neurotomia do ramo motor ulnar[26] e tenodese de uma das bandeletas do flexor superficial, que é fixada na polia A2 e suturada sobre si mesma, assim como é feito na cirurgia do laço, mas bloqueando a extensão da IFP. Para tanto, a bandeleta a ser utilizada é deixada inserida na falange média e seccionada proximal à polia A2[7,20,28] (Figura 12.17A a C).

Cirurgia do polegar espástico

Na deformidade do polegar, conforme já explicado, pode estar presente uma hiperação da musculatura intrínseca, extrínseca, ou de ambas.

Para Zancolli, a deformidade em adução é corrigida com a tenotomia do adutor associada a uma tenodese de uma fita do abdutor longo (Figura 12.18). Se estiver presente uma hiperextensão da MF, o mesmo autor recomenda uma fusão do sesamóide ao metacarpiano, ou mesmo uma condrodese da articulação MF do primeiro raio.[7,9] Tonkin e cols.[16] propõem para o tipo I de polegar espástico a liberação do adutor e do primeiro interósseo, devendo o flexor curto ser avaliado quanto à possibilidade de também ser fator de deformidade e, se assim for, deve ser também tenotomizado. Aliado a isto, realiza-se uma tenodese de uma fita do abdutor e transferência do extensor longo do polegar para o extensor curto, melhorando a deformidade da articulação MF e fortalecendo a abdução (Figura 12.19). A transposição tendinosa pode ser feita com outro motor, devendo ser observado se o músculo escolhido tem de fato alguma função. Este procedimento é também adotado para o grupo III de polegar espástico.

No grupo II de polegar espástico, Tonkin e cols.[16] recomendam o alongamento do flexor longo do po-

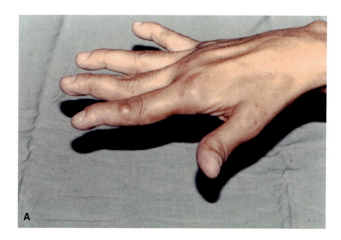

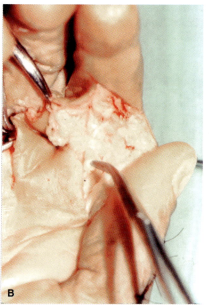

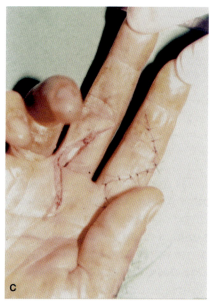

Figura 12.17A. Paciente com paralisia cerebral apresentando espasticidade da musculatura intrínseca. **B.** Cirurgia de tenodese de uma bandeleta do flexor superficial, fixada na polia A2. **C.** Resultado no peroperatório.

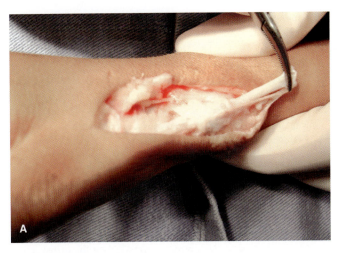 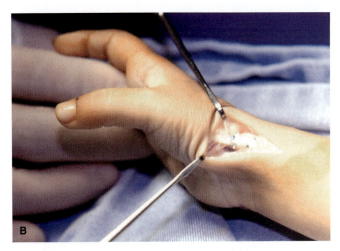

Figura 12.18A. Isolada uma fita do abdutor longo do polegar que será utilizada para tenodese no primeiro túnel osteofibroso. **B.** Sutura do tendão abdutor em si mesmo, após passar pelo primeiro túnel osteofibroso.

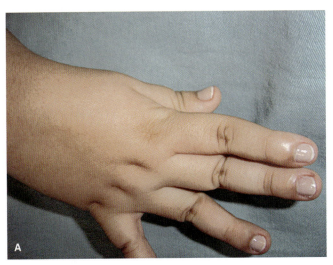 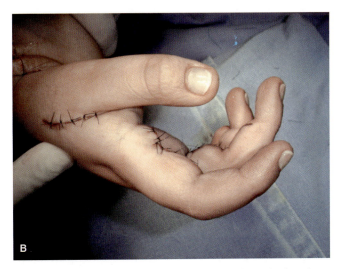

Figura 12.19A. Paciente com polegar aduzido e deformidade em pescoço de cisne dos dedos longos. **B.** Após miotomia do adutor e tenodese do abdutor, além de tenodese de uma bandeleta do flexor superficial para correção do pescoço de cisne.

legar, o que também é realizado em alguns pacientes com deformidade tipo III. Com relação à estabilização da articulação MF, o procedimento é semelhante ao recomendado por Zancolli.

Rizotomia

A rizotomia dorsal seletiva é um procedimento cirúrgico mais empregado nas lesões dos membros inferiores, mas com relatos de bons resultados também nos membros superiores.[29] Sua indicação é feita com o objetivo de diminuir a espasticidade, evitar as contraturas e as deformidades esqueléticas e, com isso, melhorar a função do membro comprometido. O procedimento é baseado na diminuição dos impulsos excitatórios mediante rizotomia sensorial, que é realizada fazendo-se uma secção de 30% da raiz sensitiva dorsal,[30] apesar de Berteli referir-se apenas a um esmagamento da raiz ou secção completa, o que teoricamente não leva a perdas motoras ou sensitivas.

REFERÊNCIAS

1. Fonseca LF: Abordagem neurológica da criança com paralisia cerebral. Causas e exames complementares. *In*: Lima CLA, Fonseca LF (eds.). *Paralisia cerebral*. Rio de Janeiro: Guanabara Koogan, 2004; 45-66.
2. Lawson RD, Badani N. Etiology of cerebral palsy. *Hand Clin* 2003; 19(4):542-56.
3. Lima CLA. Abordagem ortopédica da criança com paralisia cerebral. *In*: Lima CLA, Fonseca LF (eds.). *Paralisia Cerebral*. Rio de Janeiro: Guanabara Koogan, 2004: 145-50.

4. Xavier CC, Noce TR, Melo RP. Paralisia cerebral – Diagnóstico diferencial. *In*: Lima CLA, Fonseca LF (eds.). *Paralisia cerebral*. Rio de Janeiro: Guanabara Koogan, 2004; 135-42.

5. Cury VCR. Uso de órtese para os membros inferiores da criança portadora de paralisia cerebral. *In*: Lima CLA, Fonseca LF (eds.). *Paralisia cerebral*. Rio de Janeiro: Guanabara Koogan, 2004: 355-60.

6. O'Flaherry S, Waugh MC. Pharmacologic management of the spastic and dystonic upper limb in children with cerebral palsy. *Hand Clin* 2003; *19*:585-90.

7. Zancolli EA. Surgical management of the hand in infantile spastic hemiplegic. *Hand Clinics* 2003; *19*:609-29.

8. Cunha Filho JM. Paralisia cerebral: aspectos neurológicos e fisiopatológicos. *In*: Lima CLA, Fonseca LF (eds.). *Paralisia cerebral*. Rio de Janeiro: Guanabara Koogan, 2004: 21-4.

9. Zancolli EA, Zancolli Jr ER. Surgical management of the hemiplegic spastic hand in cerebral palsy. *Surg Clinics North Am* 1981; *61*:395-406.

10. Freitas AD. Membro superior na paralisia cerebral. *In*: Lima CLA, Fonseca LF (eds.). *Paralisia cerebral*. Rio de Janeiro: Guanabara Koogan, 2004: 163-8.

11. Tonkin MA. Cerebral palsy: Introduction. *Hand Clin* 2003; *19*.

12. Silva MRV, Lemos LM. Aspectos pré-natais determinantes da paralisia cerebral. *In*: Lima CLA, Fonseca LF (eds.). *Paralisia cerebral*. Rio de Janeiro: Guanabara Koogan, 2004; 3-14.

13. Grether JK, Nelson KB, Cummins SK. Twinning and cerebral: experience in four northern California Countries births 1983 through 1985. *Pediatrics* 1993; *92*(6):854-8.

14. Gauzzi LDV, Fonseca LF. Classificação da paralisia cerebral. *In*: Lima CLA, Fonseca LF (eds.). *Paralisia cerebral*. Rio de Janeiro: Guanabara Koogan, 2004: 37-44.

15. Landi A, Cavazza S, Caserta G *et al.* The upper limb in cerebral palsy: surgical management of shoulder and elbow deformities. *Hand Clin* 2003; *19*:631-48.

16. Tonkin M, Freitas A, Koman A *et al.* Surgical management of thumb deformity in cerebral palsy. IFSSH Scientific Committee-Cerebral Palsy. Austrália, 2007.

17. Goldner JL. Surgical reconstruction of the upper extremity in cerebral palsy. *Instr Course Lect* 1987; *36*:207-35.

18. Skoof H, Woodbury DF. Management of the upper extremity in cerebral palsy. *J Bone Joint Surg* 1985; *67*: 500-3.

19. Swanson AB: Surgery of the Hand in cerebral palsy. *Surg Clin North Am* 1964; *44*:1061-70.

20. Zancolli EA, Goldner JL, Swanson AB. Surgery of the spastic hand in cerebral palsy. Report of the Committee on Spastic Hand Evaluation. *J Hand Surg* 1983; *8*:766-72.

21. Leclercq C: General assessment of the upper limb. *Hand Clin* 2003; *19*:557-64.

22. Lima CLA, Fonseca LF, Teixeira MLG, Fonseca MA. Uso da toxina botulínica no tratamento da criança com paralisia cerebral. *In*: Lima CLA, Fonseca LF (eds.). *Paralisia cerebral*. Rio de Janeiro: Guanabara Koogan, 2004: 109-18.

23. Chin TYP, Graham HK. Botulinum toxin A in the management of upper limb spascity in cerebral palsy. *Hand Clin* 2003; *19*:591-600.

24. Gschwind C, Tonkin M. Surgery for cerebral palsy: part I. Classification and operative procedures for pronation deformity. *J Hand Surg* (Br) 1992; *17*:391-5.

25. Braum RM, Vise GT, Roper B. Preliminary experience with superficialis to profundus tendon transfer in the hemiplegic upper extremity. *J Bone Joint Surg* 1974; *56*:466-72.

26. Gerwin M. Cerebral palsy. *In*: *Green's operative hand surgery*. Churchill Livingstone, 1999: 259-86.

27. Omer GE, Capen DA. Proximal row carpectomy with muscle transfer for spastic paralysis *J Hand Surg* 1976; *1*:197-204.

28. Swanson AB. Surgery of the hand in cerebral palsy and the swanneck deformity. *J Bone Joint Surg* 1960; *42*:951-64.

29. Bertelli JA *et al.* Brachial plexus dorsal rhizotomy in hemiplegic cerebral palsy. *Hand Clin* 2003; *19*:687-99.

30. Costa Val Filho JA. Manejo da espasticidade na paralisia cerebral – Rizotomia dorsal seletiva. *In*: Lima CLA, Fonseca LF (eds.). *Paralisia Cerebral*. Rio de Janeiro: Guanabara Koogan, 2004: 119-28.

CAPÍTULO 13

TRANSFERÊNCIAS MUSCULOTENDINOSAS NAS PARALISIAS DO MEMBRO SUPERIOR

Parte A

Transferências Musculotendinosas na Tetraplegia*

Jan Fridén

Além do cérebro, os membros superiores dos indivíduos tetraplégicos são seus recursos funcionais mais importantes, e o maior desejo deve ser a recuperação de sua capacidade depois de uma lesão medular de coluna cervical.[1] O maior conhecimento de médicos e pacientes acerca das técnicas cirúrgicas disponíveis para aumentar a função motora tem ajudado a aumentar o interesse e os esforços científicos nesta área. Durante os últimos 30 anos, houve um desenvolvimento bem-sucedido na reabilitação cirúrgica dos membros superiores na tetraplegia. A melhor compreensão das interações complexas entre músculos, tendões e articulações nos indivíduos normais, assim como nos paralisados, foi um pré-requisito para este desenvolvimento.

Devido à associação de várias disciplinas médicas em unidades especializadas em lesados medulares e à melhor coordenação dos múltiplos níveis de cuidados necessários após lesões da medula cervical, pode-se vislumbrar um maior número de pacientes com expectativa normal de vida no futuro. Isto, associado ao fato de que indivíduos tetraplégicos encontram-se agora mais bem informados acerca dos benefícios da cirurgia devido ao fácil acesso aos *sites* da Internet, provavelmente aumentará a procura pelas reconstruções cirúrgicas no futuro. O número de tetraplégicos incompletos tem aumentado nos últimos anos. Independente das razões deste progresso, ele tem aumentado e alterado o espectro das cirurgias neste grupo de pacientes e também enfatizado a necessidade de uma revisão e de maior desenvolvimento das diferentes estratégias para reconstrução das funções da mão. Os pacientes com lesões incompletas demonstram consistentemente uma espasticidade mais ou menos debilitante ou uma rigidez espástico-induzida das unidades musculotendinosas.

No recente congresso mundial de cirurgia reconstrutiva de mão e reabilitação em tetraplegia, uma resolução relacionada aos cuidados com indivíduos tetraplégicos foi apresentada e aceita. Brevemente, esta resolução estabeleceu que toda pessoa que apresenta lesão medular cervical com tetraplegia deve ser examinada, avaliada e informada com relação às opções de reconstrução de função motora das mãos e dos braços. É claro que há um longo caminho a percorrer, antes que esta ambiciosa meta possa ser alcançada, mas a resolução impulsionada pelos mais proeminentes *experts* nesta área certamente reforça a necessidade de aumen-

---

*Tradução feita pelo editor. O original encontra-se à disposição dos interessados na editora.

tar os cuidados e melhorar a infra-estrutura para satisfazer a demanda de pacientes sobre informações quanto às opções da melhora da função da mão.

A meta mais importante do tratamento é melhorar as funções motoras a fim de obter o mais alto grau de independência para o indivíduo com tetraplegia. Para aproveitar melhor a função remanescente do ombro, do braço e das mãos, várias filosofias têm surgido. A reconstrução das funções motoras do membro superior na tetraplegia envolve um grande número de cirurgias (Quadro 13.1).

Já foi reconhecido há muito tempo que o punho é a articulação-chave da mão tetraplégica, e foi sugerida a criação de uma pinça entre a ponta do polegar e as pontas dos dedos indicador e médio.[2,3] Para tetraplégicos[4] com nível C6C7 funcionando, com habilidade para estender o ombro ativamente, foi recomendada a tenodese dos tendões flexores dos dedos e do polegar no rádio. Para aqueles com nível C7C8 funcionante, Bunnell recomendou transferências musculotendinosas múltiplas. Bunnell e outros obtiveram resultados úteis em curto prazo, mas os resultados a longo prazo não foram reportados.

Nas décadas de 1940 e 1950, Henry indicou a preensão automática da mão.[4] Em 1956, Wilson descreveu o dedo indicador acionado pela transferência do *pronator teres* como um dedo com boa força.[5] Em 1959, Street reviu os vários métodos de restauração da função do membro superior e, após 17 operações em 12 tetraplégicos, ele usou a transferência do *brachioradialis* (BR) para muitas finalidades:[6]

- Flexor do polegar distal à tenodese.
- Mecanismo extensor para abertura dos dedos.
- Flexor do polegar para dar pinça voluntária de chave ou lateral.
- Extensor do polegar para manter o polegar fora da preensão dos dedos.

Durante os anos 1960 e 1970, poucos cirurgiões continuaram a fazer reconstrução cirúrgica para função do

---

Quadro 13.1 Lista de procedimentos que, isolados ou combinados, são usados para reconstruir várias funções necessárias para melhorar a habilidade motora do indivíduo tetraplégico

Procedimentos cirúrgicos na cirurgia reconstrutiva da mão na tetraplegia
- Transferências musculotendinosas - Tenodeses - Artrodeses (só do polegar) - Miotenotomias - Alongamentos tendinosos - Capsulodeses

---

membro superior. Somente aqueles cirurgiões afortunados por trabalharem em centros especializados, com acesso aos pacientes apropriados, se tornaram aptos a ter um número suficiente de casos para avaliação científica e orientações baseadas em evidência. Baseando-se em uma série de 72 transferências tendinosas, Lamb defendeu como preferencial a restauração de uma pinça lateral ou de chave maior em vez da pinça de oposição.[7] Zancolli publicou uma análise de 76 pacientes tetraplégicos que foram operados entre 1947 e 1974.[8] Ele recomendou um acesso em dois estágios para cada mão.[8] O estágio inicial provia extensão ou abertura da mão e o segundo, o fechamento da mão. Ele recomendou a procura por músculos extras na primeira cirurgia, de modo que eles pudessem ser usados no segundo procedimento. O primeiro procedimento envolvia artrodese da articulação carpometacarpiana (CM) do polegar e transferência do músculo BR para extensores do polegar e dos dedos. O segundo procedimento envolvia transferência do *extensor carpi radialis longus* para os tendões flexores dos dedos e transferência do músculo supranumerário para o flexor do polegar. Zancolli não informou sobre os resultados funcionais destes procedimentos.

No campo da reabilitação cirúrgica de tetraplégicos, Moberg contribuiu enormemente, introduzindo em 1975 a filosofia de restauração de uma função primária para a mão,[9] uma pinça de chave entre a polpa do polegar e o lado do dedo indicador simplesmente obtida, mais do que a pinça de oposição mais complexa, preferida pelos cirurgiões que o precederam. Ele seguiu a sugestão de Merle d'Aubigné e cols., que usavam parte do deltóide para retomar outra função crítica nesta população, a extensão ativa do cotovelo pela transferência da metade posterior do deltóide para o tríceps. Sua filosofia básica tornou-se o fundamento das decisões cirúrgicas atuais.

TENDÊNCIAS ATUAIS DA CIRURGIA RECONSTRUTORA DA MÃO NA TETRAPLEGIA

A tendência geral é dirigir o tratamento no sentido de restaurar as habilidades, mais do que somente as funções. Em outras palavras, a comunicação com o paciente e seus cuidadores e parentes é crítica, a fim de acertar o alvo com relação às necessidades de melhora das atividades da vida diária. Não é a melhora funcional vista pela perspectiva de cirurgião ou do terapeuta que é importante, mas sim as demandas do paciente para estar apto a controlar, tanto quanto possível, as rotinas da vida diária. Somente quando esta atitude estiver totalmente implementada na avaliação pré-operatória e na discussão das metas, poderemos realmente prestar o serviço solicitado.

Com base na experiência de mais de 600 reconstruções feitas no Centro Nacional Sueco para Cirurgia Reconstrutora da Mão em Tetraplegia, nós preferimos reconstruir inicialmente a função de preensão, antes das reconstruções dos extensores do polegar e dos dedos. Segundo nossa experiência, alguns indivíduos decidem fazer somente uma reconstrução, e nós ficamos felizes com isto. Se eles optarem por parar após uma reconstrução, nenhuma outra reconstrução, logo após se ter restaurado a função extensora, os beneficiará muito quanto à função. Por outro lado, se eles têm seu quadro estabilizado após uma reconstrução de preensão, eles adquiriram muitas novas habilidades para a vida diária. Deve-se também ter em mente que regularmente reconstruímos os intrínsecos na mesma operação de reconstrução da preensão, conseguindo assim uma abertura razoável da mão.

O padrão de incapacidade na tetraplegia póstraumática tem aumentado com o passar dos anos. Um maior número de tetraplégicos incompletos, com uma configuração um tanto nova de perda funcional, tem sido detectado. Estes indivíduos demonstram perda funcional mais complexa, comumente com vários graus de espasticidade. Portanto, a abordagem geral precisa consistir em uma avaliação ainda mais cuidadosa das funções úteis remanescentes, mas também entender e utilizar as possibilidades de correção das rigidezes, das deformidades e da hipertonicidade, realizando mais ativamente alongamentos e liberações tendinosas e incorporar estes procedimentos de alongamento como partes naturais das transferências tendinosas. Outra tendência corrente consiste em fortalecer as novas funções com doadores ativos em vez de tenodeses ativas ou passivas. Um exemplo típico é o uso correntemente padronizado do BR para acionar o flexor do polegar, ao contrário da tenodese do flexor *polliccis longus* no rádio, mais usada no passado. Além disso, músculos doadores menos potentes têm sido usados, ultimamente, em procedimentos que têm por finalidade a melhora de posição, mais que um movimento articular que demande força. Um exemplo típico de restauração de habilidade de posicionamento é o uso de um extensor *digiti minimi* relativamente fraco (grau 2-4) para dirigir o abdutor *pollicis brevis*. Esta transferência não exige muita força, pois a finalidade é proporcionar a capacidade de aumentar a abertura da mão, assim como posicionar o lado ulnar do po-

legar ao longo do lado radial do indicador. Nenhuma destas duas funções exige muita força, mas sim o reposicionamento para controle de posição, o que certamente fará uma grande diferença na habilidade de manipulação final da mão de um tetraplégico.

PLANEJAMENTO DA RECONSTRUÇÃO

Antes da avaliação da reabilitação cirúrgica do membro superior, deve-se tomar o cuidado de preservar a integridade e o bom estado dos membros superiores na fase aguda da lesão. A terapia principal inclui: prevenção e tratamento do edema da mão, manutenção do movimento articular e controle da dor e da espasticidade.

A avaliação pré-operatória do membro superior inclui testes da força muscular, testes da amplitude do movimento articular e testes de sensibilidade. O teste muscular é realizado conforme o sistema do Conselho Britânico de Pesquisa (British Research Council) e a avaliação dos grupos de função na tetraplegia, que foi modificada no 6º Congresso Internacional de Tetraplegia, realizado em 1998, em Cleveland, Ohio (Quadro 13.2). O músculo doador deve ter uma força adequada, de preferência não lesado nem reinervado. Em certas situações, com músculos doadores disponíveis em número limitado, um músculo fraco pode ser considerado para transferência. Quando vários músculos doadores estão disponíveis para transferência, fatores adicionais devem ser considerados. Estes incluem as condições das partes moles que uma transferência deve cruzar, a rota e a direção das transferências, a morbidade do local doador, a arquitetura do músculo doador e a função desejada, o sinergismo do tendão a ser transferido, a experiência e a preferência do cirurgião e o consentimento e a preferência de um paciente

Quadro 13.2 Classificação internacional da função muscular em tetraplegia

Grupo	Grau muscular mais baixo > 4
0	Nenhum músculo abaixo do cotovelo
1	*Brachioradialis* (BR)
2	*Extensor carpi radialis longus* (ECRL)
3	*Extensor carpi radialis brevis* (ECRB)
4	*Pronator* (PT)
5	*Flexor carpi radialis* (FCR)
6	Extensores dos dedos
7	Extensores do polegar
8	Flexores parciais dos dedos
9	Somente ausência de intrínsecas
10	Exceções

bem-informado. Idealmente, o músculo doador deve ser sadio, sinergista, semelhante em arquitetura e ter um leito de partes moles adequado ao longo do seu trajeto na transferência.

Os procedimentos básicos para reconstrução em tetraplegia incluem reconstrução da extensão do cotovelo e da função de preensão e a abertura da mão. A restauração da extensão ativa do cotovelo para o paciente com lesão medular em termos de locomoção, transferência e posicionamento adequado do braço no espaço, é crítica e melhora o efeito das transferências tendinosas mais distais para restaurar a função da mão (Quadro 13.3).

RECONSTRUÇÃO DA EXTENSÃO DO COTOVELO

A fim de otimizar os resultados de uma subseqüente reconstrução da preensão, é altamente recomendado reconstruir a extensão do cotovelo antes da cirurgia

na mão. As razões para esta recomendação são múltiplas. Em primeiro lugar, uma mão que não se pode posicionar no espaço realmente não é útil, não importa quão bem-sucedida seja a reconstrução da preensão. Em segundo lugar, a extensão do cotovelo ajuda a estabilizar o tronco do paciente na cadeira de rodas e a estabilidade é em si mesma um fator para o uso mais controlado da mão. Em terceiro, desde que o membro doador mais importante para reconstrução da função é o BR, e como este músculo é primariamente um flexor do cotovelo, sua futura função em nova posição exige uma ação que contrabalance e estabilize seu antagonista, isto é, o extensor do cotovelo.

Atualmente, dois procedimentos cirúrgicos são recomendados para restaurar a extensão ativa do cotovelo. Um deles é a transferência do deltóide posterior para o tríceps e o outro, a transferência do músculo bíceps para o tríceps. A transferência do deltóide posterior para o tríceps está potencialmente indicada em pacientes com tetraplegia no nível de C5C6 para substituir a extensão do cotovelo perdida.[10-20] Pacientes candidatos à transferência do bíceps para o tríceps geralmente apre-

Quadro 13.3 Resumo dos procedimentos cirúrgicos possíveis para alcançar as metas funcionais dos pacientes

Meta de habilidade	Meta funcional	Procedimento	Reabilitação
Estabilizar o cotovelo no espaço, alcançar objetos acima da cabeça, empurrar cadeira de rodas, estabilizar o tronco	**Extensão do cotovelo**	**Reconstrução do tríceps** Deltóide posterior para o tríceps Bíceps para tríceps	4 semanas com cilindro de gesso com cotovelo totalmente estendido 4 semanas de órtese
Uso de utensílios, escrever à mão, empurrar cadeira de roda	**Preensão**	**Reconstrução da preensão** **Reconstrução da pinça de chave passiva** BR para ECRB FPL para rádio Artrodese CMC 1	4 semanas de gesso longo com polegar e punho fletidos 4-10 semanas de exercícios ativos
		Reconstrução de pinça de chave ativa: BR para FPL Artrodese CMC 1 Tenodese FPL fendido no EPL	4 semanas com órtese com pinça de chave ativa, mas com restrição da extensão do punho
Alcançar objetos, como um copo, posicionando polegar e dedos para melhorar o controle da preensão	**Abertura de mão**	**Reconstrução dos extensores do polegar e dos dedos** **Abertura passiva:** Artrodese CM 1 EPL com inserção na retinácula dos extensores	4 semanas de gesso no punho e no polegar
		Abertura ativa: PT para EDC e EPL/APL **Reconstrução de intrínsecos:** Tenodese de Zancolli (laço) Tenodese de House EDM para APB	4 semanas de imobilização na posição intrinseca-*plus* Exercitar o polegar ativamente no 1º dia pós-operatório

sentam músculos *brachialis* e *supinator* intactos e funcionais, espasticidade do bíceps e contratura em flexão de cotovelo de aproximadamente 20 graus.

Técnica cirúrgica

Na transferência do deltóide posterior para o tríceps, uma incisão em "S" é feita na região posterior do deltóide, e sua porção posterior é mobilizada e destacada do úmero junto com o periósteo associado. Obtém-se um enxerto tendinoso no membro inferior: o tendão *tibialis* anterior é destacado de sua inserção e trazido proximalmente e, através de uma incisão anterior na porção proximal da perna, ele é removido na junção miotendinosa. Voltando ao braço, um túnel subcutâneo é criado da inserção do deltóide até a parte distal do tendão do tríceps, através de uma incisão curva dorsal ao nível do olécrano. A aponeurose distal do músculo deltóide e o enxerto do tendão são ajustados com uma sobreposição de 5cm e suturados um no outro usando técnica meticulosa com sutura contínua para cima e para baixo em ambos os lados do enxerto tendinoso[19,20] (Figura 13.1).

A transferência do bíceps para o tríceps é feita através de uma incisão em "S" ao longo da porção medial do braço, horizontal à prega anterior do cotovelo, e daí de proximal para distal da parte proximal do antebraço, sobre a porção carnosa do músculo BR. A via de acesso lateral deve ser evitada por causa do risco de lesar ou comprimir o nervo radial. O tendão do bíceps é liberado na sua inserção no rádio e seccionado o mais rente possível ao osso. A seguir, procede-se à dissecção proximal do ventre muscular do bíceps e à elevação do pedículo vascular. A fim de expor o músculo tríceps e sua aponeurose, uma incisão posterior em "S" é feita na parte dorsal do terço distal do braço. Através de um largo túnel sob a fáscia profunda da parte distal do braço, o tendão do bíceps é suturado no tendão de tríceps com sutura contínua com fio 2-0 não-absorvível ao longo dos tendões (o transferido e o receptor), com um mínimo de 5cm de superposição. A tensão de transferência é ajustada ao máximo, com o cotovelo mantido em extensão total, de modo que ele não possa ser fletido passivamente além de 30 graus quando o braço for abduzido em 30 graus. Uma tala longa é aplicada com o cotovelo em 10 graus de flexão e o punho em 30 graus de extensão.

Em ambos os procedimentos, o membro é imobilizado por 4 semanas, para se obter uma cicatrização adequada da tenorrafia. Após 4 semanas, e com a remoção da tala e dos pontos, uma órtese para o cotovelo é aplicada por mais 8 semanas, com aumento gradual da flexão de 10 graus a cada semana, começando com 30 graus. A extensão total do cotovelo é esperada após a cirurgia e a reabilitação (Figura 13.2).

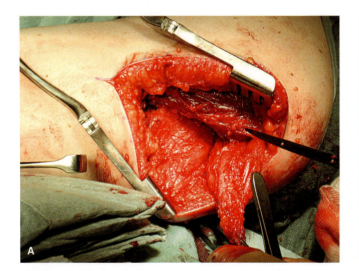 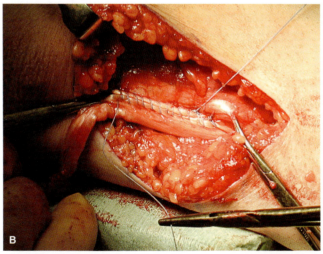

Figura 13.1 Reconstrução cirúrgica da extensão do cotovelo usando o deltóide posterior para o tríceps com interposição de enxerto do tendão tibial anterior. **A.** O bordo posterior do deltóide é mobilizado e o intervalo entre o deltóide médio e o posterior é identificado. Tomar cuidado para identificar a inserção do deltóide posterior, que é subseqüentemente destacado, juntamente com o periósteo associado. Um túnel subcutâneo é feito ao nível da inserção do deltóide até a parte distal do tendão do tríceps através de uma incisão dorsal ao nível do olécrano. A parte distal do tendão do deltóide e o enxerto tendinoso são colocados com uma superposição de 5cm e suturados um no outro usando fio 2-0 não-absorvível, em sutura contínua ao longo dos lados do enxerto e do tendão receptor. **B.** A inserção distal do enxerto é criada, entrelaçando-se o enxerto tendinoso através de vários orifícios feitos no tendão achatado do tríceps, e também suturado com superposição de 5cm usando fio 2-0 não-absorvível, em sutura contínua (*up and down*) ao longo dos lados do enxerto e do tendão receptor.

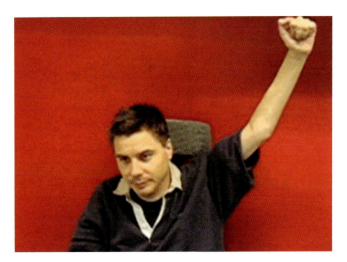

Figura 13.2 Extensão completa do cotovelo de um paciente reconstruído com o deltóide posterior para o tríceps, 6 meses após a cirurgia.

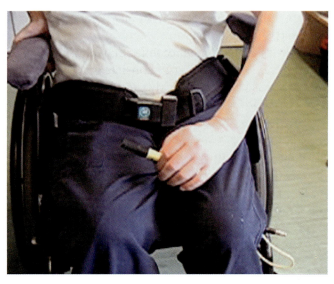

Figura 13.3 Uso funcional de pinça de chave passiva reconstruída em um paciente operado com reforço de extensão do punho pela transferência do BR para o ECRB e sutura do FPL no rádio. Com a flexão passiva do punho, a mão se abrirá, e com a extensão ativa do punho (usando o BR), o polegar fletirá e fará a preensão de objeto (caneta para quadro branco) entre o polegar e o indicador. Com a extensão maior do punho, a força de pinça aumentará.

RECONSTRUÇÃO DA FUNÇÃO DE PREENSÃO

O próximo procedimento básico para reconstrução em tetraplegia é a reconstrução da preensão. Pacientes tetraplégicos têm, geralmente, uma pinça de preensão espontânea entre o polegar e o indicador fraca, dependente da extensão do punho – uma pinça de tenodese. A fim de obter uma preensão útil da mão, o planejamento pré-operatório deve ser baseado nas metas e nos desejos dos pacientes e em testes musculares e de sensibilidade e espasticidade da mão completos.

Para uma função de preensão útil, a extensão de punho é fundamental. Se houver falta desta função, a reconstrução deverá ser feita pela transferência do BR para os extensores do punho.[21] O tendão do músculo doador deve ser inserido no ECRB, a fim de se obter uma verdadeira extensão do punho sem desvio radial (é o caso se o ECRL for erroneamente usado como um tendão receptor). Por causa do uso do BR como um flexor de cotovelo, um antagonista é necessário em termos de um extensor do cotovelo. Portanto, esta transferência deve ser precedida da reconstrução de um extensor do cotovelo. Este procedimento inclui liberação do BR do estilóide radial e conexão com o ECRB no terço médio do antebraço. A tensão deve ser suficiente para manter o punho na posição neutra de flexoextensão, mas ainda permitir flexão passiva completa.

No pós-operatório, o membro é imobilizado com gesso, desde acima do cotovelo até as articulações metacarpofalângicas (MF).

O gesso deve ser mantido por 4 semanas. Nas 4 semanas seguintes, é feito treinamento ativo sem carga. Uma órtese de uso noturno é usada para evitar flexão passiva forçada não-intencional do punho. Após 2 meses, o paciente realiza aumento gradual da carga e é liberado para as atividades da vida diária (Figura 13.3). Após obter a extensão do punho (espontaneamente ou mediante uma transferência do BR), é possível dar ao paciente uma pinça de chave ou lateral. Esta pinça é baseada no fato de que a mão se abre por flexão ativa ou passiva do punho e se fecha com a extensão do punho, com o que a polpa do polegar deve idealmente encontrar o lado radial da falange média do dedo indicador. A pinça de chave pode ser passiva ou ativa. Os pré-requisitos para a pinça de chave passiva são: extensão do punho, força mínima de grau 3, pronação do antebraço e uma relação aceitável entre o polegar e os dedos indicador/longo.

Técnica cirúrgica

A reconstrução cirúrgica da pinça de chave consiste em:

- Tenodese distal do FPL fendido (parte radial)[22,23] ao tendão do EPL sobre a articulação IF. A tensão é ajustada de modo que a articulação IF fletirá 30

graus quando o FPL for tracionado ao nível do punho (Figura 13.4).
- Tenodese do FPL na face volar do rádio. O método original de Erik Moberg[24] consiste em criar um canal no osso cortical do rádio, fazendo dois orifícios volarmente e conectando-os. A seguir, o FPL é tracionado para dentro e para fora (*in and out*) deste canal por meio de uma alça de fio de aço e finalmente suturado nele mesmo. A tensão deve ser tal que o polegar fique posicionado contra o lado radial do indicador com o punho em posição neutra.
- Artrodese da articulação CM do polegar. Se a articulação for muito móvel, o polegar poderá não encontrar o indicador adequadamente. A estabilização é feita por meio de uma incisão longitudinal dorsal, usando dois fios de Kirschner invertidos de distal para proximal no trapézio com ângulo de 60 a 70 graus. Controle radiográfico assegura que os fios não penetraram a articulação escafotrapeziana. A fixação é completada usando-se dois pequenos grampos.

No pós-operatório, a mão e o antebraço devem ser imobilizados com gesso por 3 a 4 semanas. A seguir, o uso ativo da pinça conseguida é iniciado com aumento gradual da carga. Para evitar contraturas das articulações IFP, uma órtese noturna é usada. Após artrodese da articulação CM, o paciente é equipado com uma órtese bem ajustada, estabilizando o primeiro metacarpiano em relação aos outros quatro metacarpianos, o que possibilita amplitude completa de movimentos do punho e das articulações MF. Esta órtese é usada por cerca de 8 semanas no pós-opera-

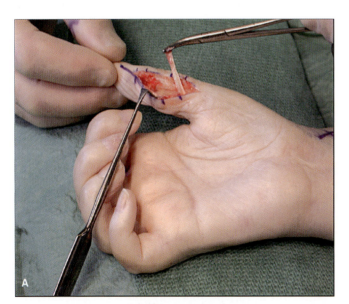
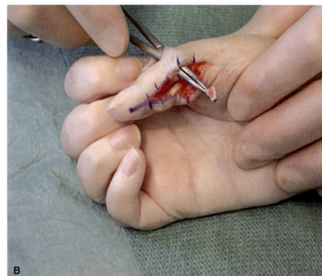
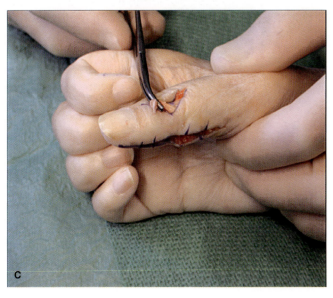

Figura 13.4 Fotografias mostrando, passo a passo, o procedimento de tenodese do FPL fendido ao EPL. **A.** Através de uma incisão mediolateral, a inserção do tendão FPL na falange distal é identificada e a porção radial do tendão é destacada e retraída através de polia A3. **B.** A fita radial do tendão FPL é transposta oblíqua e subcutaneamente para o tendão EPL ao nível da IF. **C.** A fita do tendão FPL é suturada ao tendão EPL com controle da tensão de modo que, quando tracionar o FPL proximalmente, a articulação IF fletirá 30 graus a partir de 0 grau.

tório e o paciente é instruído a não sobrecarregar a base do polegar.

Uma pinça de chave ativa pode ser obtida por:

- Transferência do BR para o FPL, passando o BR através do FPL uma vez e então por uma anastomose lado a lado de 5cm de extensão (Figura 13.5). A tensão deve ser avaliada com o cotovelo fletido a 90 graus e ajustada de modo que o polegar repouse contra o indicador com leve tensão, com o punho em posição neutra.
- Tenodese com tendão fendido.
- Artrodese da articulação CM do polegar.

Para reconstrução da flexão ativa do polegar, o BR é exposto através de uma incisão longa e dissecado; o FPL é identificado através da mesma incisão na face volar do antebraço e então seccionado na sua porção miotendinosa. Os tendões doador e receptor são dirigidos em uma linha mais reta possível na direção um do outro. A extremidade do tendão BR é passada uma vez através do tendão FPL, e os tendões são unidos lado a lado com cerca de 5cm de sobreposição e suturados um no outro, usando sutura contínua em ambos os lados. O treinamento ativo é indicado no primeiro dia após a cirurgia sob cuidadosa supervisão e guia. O treinamento é funcional e alcança a finalidade tanto de evitar aderência como também de reeducar o paciente a ativar o novo músculo doador. Durante as sessões de treinamento, o paciente é instruído a fletir o cotovelo ativando o

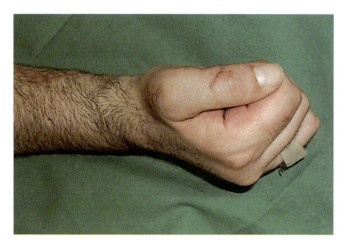

Figura 13.6 Uma posição típica de pinça de chave e flexão dos dedos após a reconstrução de flexão do polegar e dos dedos. Notar que a tenodese com tendão fendido distal do polegar assegura o grau de flexão da articulação IF quando o flexor reconstruído do polegar é ativado.

BR e ver e sentir que a força de flexão do cotovelo é transmitida ao novo flexor do polegar. Entre as sessões de treinamento, o antebraço, o punho e a mão são repousados em uma órtese volar com o punho em posição neutra, articulações MF em 30 graus de flexão e o polegar em 30 graus de abdução volar e radial. Após 4 semanas, a órtese é removida para treinamento nas atividades da vida diária e recolocada à noite ou quando o indivíduo impulsionar a cadeira de rodas. A carga é então gradualmente aumentada até 3 meses de pós-operatório.

A reconstrução da flexão dos dedos é possível, principalmente, em pacientes com membros classificados como no mínimo grupo 4 da classificação internacional. Esta recomendação é, geralmente, cumprida com a transferência do ECRL para os flexores profundos dos dedos. A posição típica de mão após a reconstrução de preensão é demonstrada na Figura 13.6.

RECONSTRUÇÃO DA ABERTURA DA MÃO

A reconstrução da abertura da mão é necessária para facilitar a habilidade de alcançar o contorno de um objeto a fim de apreendê-lo. Muitos pacientes tetraplégicos não têm esta habilidade devido à "preensão de tenodese" com aderências dos flexores dos dedos e estiramento insuficiente dos dedos, mesmo com boa flexão passiva do punho. A melhora da abertura da mão é particularmente necessária em

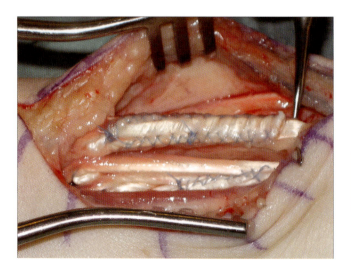

Figura 13.5 Close dos locais de anastomose dos tendões doador e receptor. Acima está o tendão BR suturado ao FPL e abaixo, o tendão ECRL inserido nos tendões FDP II-IV para acionar a flexão do polegar e dos dedos, respectivamente. Notar a meticulosa técnica de sutura com pontos corridos em ambas as direções e em ambos os lados.

pacientes com espasticidade dos flexores dos dedos, nos quais a gravidade ou a força dos extensores dos dedos não pode vencer a espasticidade de flexão dos dedos.

Técnica cirúrgica

A abertura da mão pode ser obtida por meio de cirurgia de tenodese. Uma tenodese do EPL na retináculo extensora ou na fáscia de antebraço é feita, e a tenodese é então reforçada fletindo-se o punho ativa ou passivamente. Uma abertura ativa da mão pode, em casos selecionados, ser obtida mediante transferência do PT para o EPL, APL e EDC (Figura 13.7). É também importante lembrar que a reconstrução dos intrínsecos melhora a extensão das articulações IFP, assim como a abertura da mão. Isto é usualmente feito usando-se um enxerto de tensão inserido no capuz extensor no lado radial da falange proximal do indicador, trazido proximal e volarmente ao ligamento intermetacarpiano, dorsalmente ao nível do dedo médio e profundo ao tendão extensor, através do canal lumbrical e inserido no lado radial do capuz extensor do dedo médio. A inserção radial garante uma tração dos dedos em direção radial devido à tenodese ou, se ativamente acionado, por exemplo, pelo ECRL, é tensionada durante a flexão da MF e a extensão simultânea da IFP. Esta técnica irá facilitar a aproximação do lado radial do indicador em direção ao polegar durante a pinça de chave. O mesmo tipo de laçada com um enxerto de tendão adicional é usado para dar extensão às articulações IFP dos dedos anular e mínimo.

PRONAÇÃO DO ANTEBRAÇO

Além dos procedimentos anteriormente descritos, devemos reconhecer que a reabilitação cirúrgica pode também ser realizada em pacientes com lesões altas (grupo IC O). Por exemplo, a postura de um antebraço supinado, mas não contraturado, é um estado incapacitante porque o paciente, mesmo com o uso de órtese, não pode levar qualquer utensílio até a boca e, então, é dependente de outros para vários aspectos de cuidados pessoais.

Técnica cirúrgica

Se o antebraço supinado pode ser passivamente pronado, é possível o equilíbrio muscular pelo redirecionamento do bíceps. O tendão do bíceps é destacado da tuberosidade do rádio e redirecionado ao redor do rádio, de modo que a contração do bíceps pode agora fazer a pronação do antebraço. Um procedimento alternativo consiste no uso do BR, que é trazido dorsalmente através da membrana interóssea e tunelizada para o compartimento volar ao nível do punho, onde é suturado ao FPL (Figura 13.8). Este procedimento permite não somente a flexão do polegar, mas também a pronação do antebraço, aumentando o braço de alavanca de pronação.[25]

Para o paciente do grupo IC 2 mais forte com boa extensão pré-operatória do punho (MRC 4), uma pinça de chave ativa pode ser possível pela transferência do BR para o FPL.[26] O paciente pode então tornar-se

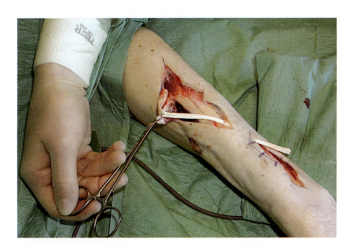

Figura 13.7 Reconstrução da extensão ativa dos dedos e da extensão do polegar usando o *pronator teres* como músculo doador. Um enxerto do tendão é usado para o *pronator teres* (incisão proximal) antes de ser inserido nos tendões receptores dos extensores do polegar e dos dedos (incisão distal).

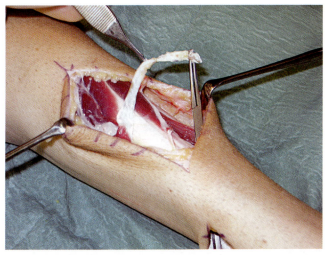

Figura 13.8 O tendão BR é transferido dorsalmente e através da membrana interóssea (do compartimento muscular dorsal para volar) antes de ser inserido no tendão FPL (não visível). Usando esta via, a ativação do BR acionará tanto a flexão do polegar como a pronação do antebraço.

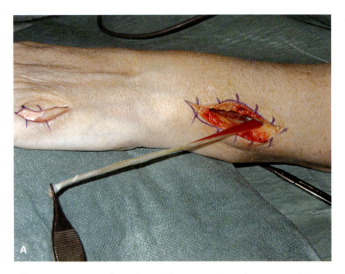 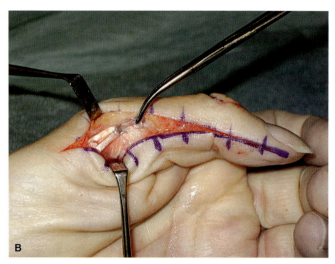

Figura 13.9A. Coleta do tendão EDM do quinto compartimento extensor. As bandas de interconexão tendinosas com o EDCV são cortadas, e o tendão EDM é tracionado no antebraço distal. **B.** Tunelizando o EDM através da membrana interóssea, uma direção reta é assegurada. O tendão EDM é inserido no músculo APB. Abdução volar máxima do polegar em paciente reconstruído com EDM transferido para APB. A seta indica o contorno do tendão EDM transferido.

apto a efetuar uma pinça com o punho em várias posições, mas estenderá automaticamente o punho para aumentar a força de pinça.

Alguns pacientes do grupo 5 ou 6 podem ter a função intrínseca do polegar restaurada (abdução volar). Até o momento, reconstruímos com sucesso esta função em 22 casos, transferindo o extensor *digiti minimi* (*quinti*) (EDM) para a inserção do *obductor pollicis brevis* (APB). É importante notar que para esta reconstrução não é necessário ter uma força total do EDM, pois a principal finalidade da reconstrução é aumentar a abertura da mão e posicionar o polegar ao longo do lado radial do indicador. Nenhum destes movimentos exige qualquer força substancial para sua mera ativação. Esta reconstrução cirúrgica é detalhada na Figura 13.9.

TRABALHO EM EQUIPE

Os procedimentos de transferências tendinosas são otimamente realizados com um trabalho em equipe, contando com a assistência do terapeuta ocupacional e do fisioterapeuta de mão. A(o) terapeuta de mão realiza a "outra metade" do procedimento cirúrgico reabilitador e o retreinamento dos tendões transferidos. A(o) terapeuta de mão promove a restauração funcional e ajuda a tratar o edema da mão e a fazer a prevenção de contraturas e o reforço muscular. A enfermeira cirúrgica ajuda com o planejamento e a escala pré-operatórias, com as medicações e com o tratamento das feridas e contribui no tratamento geral no pós-operatório.

Muitos pacientes que se submetem a procedimentos de transferência tendinosa sofrem lesões devastadoras que mudam suas vidas. O apoio de psicólogos e assistentes sociais deve estar disponível quando necessário.

Os pacientes também devem ser considerados membros da equipe de reabilitação. Sua presença ativa é necessária para o planejamento pré-operatório, de modo que ele compreenda as opções cirúrgicas e suas alternativas e participe com o envolvimento necessário para o sucesso da reabilitação. O paciente também tem um papel ativo em um programa de terapia em casa com a orientação do terapeuta de mão. A submissão, a motivação e o esforço pós-operatório dos pacientes são vitais para o sucesso da reabilitação.

REFERÊNCIAS

1. Anderson K. Targeting recovery. Priorities of the spinal cord-injured population. *J Neurotrauma* 2004; *21*:1371-83.
2. Bunnell S. *Surgery of the hand*. Philadelphia: JB Lippincott, 1944.
3. Bunnell S. Tendon transfers in the hand and forearm. American Academy of Orthopaedic Surgery –Instructional Course Lectures. St Louis: CV Mosby, 1949:102-12.
4. Henry A. The treatment of residual paralysis after brachial plexus injury. *J Bone Joint Surg* 1949; *31B*:42-9.
5. Wilson J. Providing automatic grasp by flexor tenodesis. *J Bone Joint Surg* 1956; *38A*:1019-24.

Transferências Musculotendinosas nas Paralisias do Membro Superior

6. Street D, Stambaugh H. Finger flexor tenodesis. *Clin Orthop* 1959; *13*:155-63.

7. Lamb DW, Landry R. The hand in quadriplegia. *The Hand* 1971; *3*(1):31-7.

8. Zancolli E. Surgery for the quadriplegic hand with active, strong wrist extension preserved. *Clin Orthop Rel Res* 1975; *112*:101-13.

9. Zancolli EA. Paralytic supination contracture of the forearm. *J Bone Joint Surg* 1967; *49A*:1275-84.

10. Moberg E. Surgical treatment for absent single-hand grip and elbow extension in quadriplegia. *J Bone Joint Surg* 1975; *57A*(2):196-206.

11. Merle D'Aubigné, Seddon H, Hendry A *et al*. Tendon transfers. *Proc Royal Soc Med* 1949; *48*:831.

12. Freehafer A. Tendon transfers in patients with cervical spinal cord injury. *J Hand Surg* 1991; *16A*:804-9.

13. Lamb DW, Chan KM. Surgical reconstruction of the upper limb in traumatic tetraplegia. A review of 41 patients. *J Bone Joint Surg* 1983; *65B*:291-8.

14. Moberg E. *The upper limb in tetraplegia.a new approach to surgical rehabilitation*. Stuttgart, Germany: Thieme, 1978.

15. Moberg E. Surgical rehabilitation of the upper limb in tetraplegia. *Paraplegia* 1990; *28*:330-4.

16. Moberg E, Lamb D. Surgical rehabilitation of the upper limb in tetraplegia. *Hand* 1980; *12*:209-13.

17. Lacey SH, Wilber RG, Peckham PH *et al*. The posterior deltoid to triceps transfer: a clinical and biomechanical assessment. *J Hand Surg* 1986; *11A*:542-7.

18. Fridén J, Ejeskar A, Dahlgren A *et al*. Protection of the deltoid-to-triceps tendon transfer repair sites. *J Hand Surg* 2000; *25A*:144-9.

19. Fridén J. Reconstruction of elbow extension in tetraplegia. *In:* Fridén J (ed.). *Tendon transfers in reconstructive hand surgery*. Oxford: Taylor & Francis, 2005.

20. DeBenedetti M. Restoration of elbow extension power in the tetraplegic patient using the Moberg technique. *Hand Surg* 1979; *4A*:86-9.

21. Freehafer AA, Mast WA. Transfer of the brachioradialis to improve wrist extension in high spinal-cord injury. *J Bone Joint Surg* 1967; *49A*:648-52.

22. Mohammed KD, Rothwell AG, Sinclair SW *et al*. Upper-limb surgery for tetraplegia. *J Bone Joint Surg* 1992; *74B*:873-9.

23. Ejeskar A, Dahlgren A, Fridén J. Split distal flexor pollicis longus tenodesis: long-term results. *Scand J Plast Reconstr Surg Hand Surg* 2002; *36*:96-9.

24. Moberg E. Current treatment program using tendon surgery in tetraplegia. *In:* Hunter J, Schneider L, Mackin E (eds.). *Tendon surgery in the hand*. St Louis: Mosby, 1987:496-505.

25. Ward SR, Peace WJ, Fridén J, Lieber RL. Dorsal transfer of the brachioradialis to the flexor pollicis longus enables simultaneous powering of key pinch and forearm pronation. *J Hand Surg* 2006; *31A*:993-7.

26. Hentz VR, Leclerq C. *Surgical rehabilitation of the upper limb in tetraplegia*. London: WB Saunders, 2002:257.

Parte B

Transferências Musculotendinosas nas Paralisias de Nervos Periféricos

Roberto Luiz Sobania • Luiz Carlos Sobania

PRINCÍPIOS DAS TRANSFERÊNCIAS TENDINOSAS

Os princípios fundamentais para uma transferência tendinosa foram descritos há décadas por vários autores, como Bunnell, Mayer, Steindler, Boyes, Littler e outros, e permanecem válidos até hoje. Devemos segui-los para a obtenção de um bom resultado pós-operatório.

Força

A escolha de um tendão doador deve seguir o princípio de Omer,[1] que notou que o músculo nor-

malmente perde um grau de força muscular após uma transferência tendinosa, isto é, segundo a classificação de Plastridge, o músculo deve ter no mínimo grau quatro, o qual, além de vencer a gravidade, vence também um pouco de resistência. Ao perder um grau de força, este músculo permanece com grau três, que é o mínimo para se obter alguma função na mão. O ideal é que a força seja normal (grau cinco), para um resultado mais satisfatório.

Contraturas

A rigidez ou contratura de uma articulação é contra-indicação para a realização da transferência tendinosa. Devemos ter como pré-requisito uma mobilidade passiva ampla das articulações, pois um tendão transferido não consegue mobilizar uma articulação rígida. Quando ocorre esta rigidez, deve ser realizada uma liberação prévia articular ou de partes moles.

Linha de ação

O melhor resultado ocorre quando a força se faz através de uma linha direta da sua origem até a inserção do tendão a ser substituído. Este princípio, muitas vezes, não é conseguido, mas deve ser buscado em cada cirurgia.

Sinergismo

Littler[2] sempre salientou que o uso de músculos sinérgicos em uma transferência propicia uma melhor função. O sinergismo ocorre entre os extensores do punho e os flexores dos dedos e entre os flexores do punho e os extensores dos dedos. Isto quer dizer, por exemplo, que um flexor do punho, como o flexor ulnar do carpo (FUC), é sinérgico com os extensores comuns dos dedos (ECD), e esta transferência obtém um bom resultado.

PARALISIAS DO NERVO RADIAL

A paralisia do nervo radial é mais comum abaixo da inervação do tríceps, e são estas lesões que iremos comentar neste capítulo.

Elas acometem, principalmente, a função de extensão do punho e dos dedos, o que dificulta a preensão de objetos. Talvez a perda de extensão do punho seja a mais importante, pois a sua ausência, que tem sinergismo com a flexão dos dedos, causará maior perda de força de preensão.

A paralisia do nervo radial pode ser dividida em alta e baixa. A alta é uma lesão acima do cotovelo, causando alterações na extensão do punho e dos dedos. A baixa, na realidade, é a paralisia do nervo interósseo posterior, que irá poupar a extensão do punho, causando déficit, principalmente, nos dedos e no polegar. Esta extensão do punho é realizada pelo extensor radial longo do carpo (ERLC), que é inervado pelo nervo radial, antes de sua divisão, tendo a característica de ser em desvio radial, pois o extensor ulnar do carpo (EUC) é inervado pelo nervo interósseo posterior. A inervação do músculo extensor radial curto do carpo (ERCC) é variável e, na maioria das vezes, é ramo do

nervo interósseo posterior, estando, portanto, ausente nas lesões baixas; porém, mesmo quando presente, é difícil determinar sua integridade quando há um ERLC intacto. Nas lesões baixas, quando o EUC e o ERCC estão paralisados, a extensão em desvio radial é muito mais proeminente devido à ação solitária do ERLC. Na paralisia alta, além da perda de extensão do punho e dos dedos, o maior déficit é a falta de força de preensão. Labosky e cols.[3] bloquearam o nervo radial de voluntários, e a perda de força de preensão chegou a 77% do lado contralateral.

Anatomia

O nervo radial origina-se do fascículo posterior do plexo braquial, que é formado pelos três troncos. Isto significa que todas as raízes contribuem para a inervação dos músculos do território do nervo radial.

No terço médio do úmero, o nervo radial dá ramos para o tríceps. Mais distalmente, entra no intervalo entre o braquiorradial e o braquial, onde dá ramo para este último. O músculo braquial normalmente recebe inervação motora de dois nervos, o musculocutâneo e o radial[4,5]. Próximo ao epicôndilo lateral, dá ramos para o braquiorradial e o ERLC. Nesta mesma região, o nervo radial divide-se em ramos superficial (sensitivo) e profundo (motor). O ramo superficial acompanha o músculo braquiorradial e dá inervação sensitiva para o bordo dorsorradial da mão e o dorso do segundo, terceiro e quarto dedos. O ramo profundo, ou nervo interósseo posterior, penetra no músculo supinador, por baixo da arcada de Frohse, onde dá ramos para este músculo. A origem do ramo para o ERCC, como salientamos, é variável, podendo ser do próprio nervo radial, do seu ramo superficial ou, mais comumente, do nervo interósseo posterior[6,7]. Em seguida dá ramos, em ordem, para o extensor comum dos dedos (ECD), extensor ulnar do carpo (EUC), extensor próprio do mínimo (EPM), abdutor longo do polegar (ALP), extensor longo do polegar (ELP), extensor curto do polegar (ECP) e extensor próprio do indicador (EPI). É importante conhecermos esta ordem de inervação, pois nos ajuda na avaliação da recuperação de uma lesão aguda.

Objetivo

Nas paralisias tardias isoladas do nervo radial, o objetivo principal é restaurar a extensão do punho, do polegar e dos dedos. A melhor maneira de recuperarmos esta função é mediante transferências tendinosas, utilizando como motor músculos extrínsecos inervados pelos nervos ulnar e mediano, associadas ou não a procedimentos ósseos, quando necessário.

Momento da transferência tendinosa

Uma pergunta que sempre se faz é: qual é o melhor momento para realizar uma transferência tendinosa?" Na lesão do nervo radial, ocorrem duas situações: a primeira, quando se acabou de realizar a reparação nervosa do radial, alguns autores advogam a realização de uma transferência que funciona como uma órtese interna, que é a do pronador redondo (PR) para o ERCC,[8-12] e a segunda, quando já se tem uma lesão crônica do nervo radial, sem possibilidade de reparação, e há necessidade de realizar a transferência habitual para ganho de extensores do punho e dedos, como será descrito a seguir. Pacientes com lesão do nervo radial com mais de 8 meses de evolução não obtêm um bom resultado com a reparação nervosa, sendo, nestes casos, indicação direta de transferência tendinosa.

Transferência precoce do PR para ERCC

Este conceito da transferência precoce, logo após reconstrução do nervo radial, foi orientado por Burkhalter.[10] É designado como se fosse uma órtese interna. Tem como princípio não alterar a função que o paciente já tem e não criar uma deformidade, se e quando a musculatura reinervada recuperar-se. No período de recuperação do nervo, a transferência melhora a função da mão, fornecendo extensão do punho durante a preensão. A sutura do PR no ERCC é feita terminolateralmente, pois este não é desinserido de seu ventre muscular e tende a recuperar-se com o tempo.

Este procedimento está indicado para os pacientes cujo prognóstico de recuperação não é favorável, principalmente para aqueles com perda de substância extensa, que necessitam enxertos longos. A recuperação da extensão do punho já com 3 para 4 semanas de pós-operatório tem auxiliado psicologicamente a recuperação do paciente.

Transferências tendinosas para lesões crônicas do nervo radial

Na paralisia do nervo radial, várias técnicas foram descritas para recuperação da função de extensão do punho e dos dedos. Segundo Green,[13] três delas são

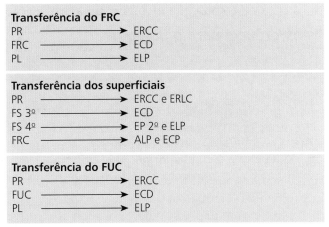

Quadro 13.4 Melhores combinações de transferências tendinosas para paralisia do nervo radial

ALP: abdutor longo do polegar; ERCC: extensor radial curto do carpo; ERLC: extensor radial longo do carpo; ECD: extensor comum dos dedos; EP 2º: extensor próprio do indicador; ECP: extensor curto do polegar; ELP: extensor longo do polegar; FRC: flexor radial do carpo; FUC: flexor ulnar do carpo; FS 3º: flexor superficial do terceiro dedo; FS 4º: flexor superficial do quarto dedo; PL: palmar longo; PR: pronador redondo.

consideradas as mais funcionais; a que usa o flexor radial do carpo (FRC), a que usa os flexores superficiais dos dedos e a que usa o FUC (Quadro 13.4).

Transferência para extensão do punho

A transferência para ganho de extensão do punho deve ser realizada na paralisia alta do nervo radial, pois na paralisia baixa a extensão do punho é conseguida através do ERLC.

Atualmente, o pronador redondo (PR) é o músculo mais aceito para a realização desse procedimento. Existem duas possibilidades de inserção: somente no ERCC[14-19] ou em ambos os extensores do punho[20-23] (ERCC e ERLC). Os trabalhos que preferem a inserção somente no ERCC referem que a sua localização mediana na base do terceiro metacarpiano diminui o desvio radial do punho.

Uma forma de corrigir este desvio radial foi proposta por Brand.[24] Uma opção seria fixar o PR no ERCC e no ERLC, mas desinserir o ERLC do segundo metacarpiano e inseri-lo na base do quarto metacarpiano. A outra maneira seria inserir o PR no ERCC e criar um equilíbrio entre o FUC e o EUC. Isto é feito desinserindo o EUC na sua porção musculotendinosa e reinserindo no FUC, que será o motor para os dois tendões.

Vale a pena lembrar que a reconstrução da extensão do punho ou a estabilização do punho em extensão pode, preferencialmente, ser acompanhada de transferência tendinosa, mas pode também ser conse-

Transferência para o polegar

O tendão do palmar longo é, hoje, o mais aceito para realização da cirurgia para ganho de extensão do polegar.[25-29] Se este tendão estiver ausente, pode-se usar o flexor superficial do quarto dedo. Outra maneira utilizada na ausência do PL, e mesmo muitas vezes com ele presente, e concordando com alguns autores,[12,27,30,31] é incluir o ELP junto com o FUC, que já está sendo transferido para os ECD. Esse procedimento tem mostrado uma desvantagem, que é a perda da individualidade do polegar. Em alguns casos, com o decorrer do tempo, muitos pacientes conseguem reordenar seus movimentos e ter uma extensão individual no polegar. Apesar desses resultados, a preferência tem sido pelo PL.

Alguns autores, como Brand[24] e Smith,[32] lembram da importância do abdutor longo do polegar (ALP), que é um verdadeiro extensor do polegar, e que necessita ser reconstruído para melhorar a função de pinça da mão. Smith tem preferido fazer a tenodese do ALP no braquiorradial, que é tensionado, mantendo o primeiro metacarpiano em extensão, o que previne a deformidade em colo de cisne no polegar. Brand recomenda a transferência do FRC para o ALP, referindo que este tendão tem um vetor flexor na sua ação e que isto preservaria a flexão do punho junto com o FRC. Esses mesmos autores advogam o uso do FRC para a extensão dos dedos. Quando utilizam este tendão para o polegar, recomendam o uso do FS do terceiro dedo para a extensão dos dedos.

O autores que utilizam o PL referem que a reorientação do tendão através da face radial do punho, pelo subcutâneo, possibilite, ao mesmo tempo, a extensão e a abdução do polegar.

Transferência para os dedos

Para a reconstrução da extensão dos dedos, os tendões recomendados são o FUC, o FRC e o flexor superficial do terceiro e quarto dedos.[19,20,22,26,33-35] Alguns autores, como Jones e Bunnell, recomendam o uso do FRC e do FUC para a reconstrução da extensão dos dedos. A crítica que se faz é que pode haver perda do efeito tenodese da flexão do punho, progredindo para uma deformidade em hiperextensão, o que pode levar as metacarpofalângicas (MF) a adquirirem deformidade em flexão.

A maioria dos autores utiliza apenas um dos três tendões para a transferência. O FUC faz parte do gru-

Quadro 13.5 Técnicas de transferências

Transferências do FSD
Brand e Hollister[24] e Chotigavanich[38]
FSD do 3º para ECD
PR para ERCC
PL (ou FSD do 4º) para ELP
FRC para ALP
Chuinard e cols.[39]
FSD do 4º para ELP e EP 2º
FSD do 3º para ECD
PR para ERCC e ERLC
FRC para ALP e ECP
Transferências do FUC
Riordan,[18,19] Skoll,[35] Schneider, Green[13] e Chotigavanich[38]
FUC para ECD
PL para ELP
PT para ERCC (e ERLC)
Kruft e cols.[40] e Dunnet e cols.[41]
FUC para ECD e ELP; PL para ECP (e ALP)
PR para ERCC (e ERLC)
Transferências do FRC
Skoll,[35] Brand e Hollister,[24] e Green[13]
FRC para ECD
PL para ELP
PR para ERCC
Dunnet e cols.[41]
FRC para ECD e ELP
PL para ECP
PR para ERCC

ALP: abdutor longo do polegar; ERCC: extensor radial curto do carpo; ERLC: extensor radial longo do carpo; ECD: extensor comum dos dedos; EP 2º: extensor próprio do indicador; ECP: extensor curto do polegar; ELP: extensor longo do polegar; FRC: flexor radial do carpo; FUC: flexor ulnar do carpo; FSD: flexor superficial dos dedos; PL: palmar longo; PR: pronador redondo.

po de transferências *standard* para a paralisia do nervo radial, apesar de ainda haver controvérsias sobre qual seria o melhor flexor a se utilizar.

Os autores que depõem contra o FUC relatam que, principalmente em paralisias baixas do nervo radial, quando os extensores do punho estão funcionando, pode ocorrer uma deformidade radial mais acentuada, e a força de preensão que necessita de um desvio ulnar pode ser prejudicada.[36,37] Esses autores preferem o uso do FRC.

No Quadro 13.5 listamos algumas das técnicas mais utilizadas para transferências tendinosas na paralisia do nervo radial.

Preferência dos autores

Na paralisia alta do nervo radial, utilizamos a transferência clássica do PR para ERCC e ERLC, FUC para ECD e PL para ELP. Na ausência do PL, preferimos o FS do quarto dedo ou, muitas vezes, procedemos à transferência do FUC para todos os extensores dos dedos e ELP, vendo, na maioria das vezes, que o paciente consegue, com o tempo, a individualização da extensão do polegar, que é uma crítica feita por vários autores à técnica.

Técnicas cirúrgicas

Transferência do FUC

1. Acesso longitudinal sobre o FUC, no terço distal do antebraço. Na parte distal da incisão, encurvar para a região anterior em direção ao tendão do palmar longo (Figura 13.10).
2. Dissecar o tendão do FUC até seu ventre muscular, o mais proximal possível, para facilitar a liberação para o dorso do antebraço e melhorar o vetor de força para extensão dos dedos. Pode-se fazer um acesso proximal, logo abaixo do epicôndilo medial, para incisar o fáscia que cobre o FUC, tentando individualizá-lo para facilitar sua liberação e excursão. O tendão do FUC é liberado distalmente, desinserindo-o do pisiforme (Figura 13.11).
3. Outro acesso é iniciado na face volar e radial do terço médio do antebraço, em direção distal e dorsal, pela face radial do antebraço, na região do PR e dos extensores do punho. Angula-se distalmente, voltando para a face radial em direção ao tubérculo de Lister. O tendão do PR é identificado e desinserido do rádio com um prolongamento do periósteo, para facilitar sua sutura nos tendões extensores. Procura-se liberá-lo o mais proximal possível, para melhorar sua excursão (Figura 13.12).
4. O PR é passado por túnel subcutâneo pelo bordo radial do antebraço, superficialmente ao braquiorradial e ao ERLC, para ser inserido no ERCC, um pouco distal à sua junção musculotendinosa. A sutura é terminolateral, com tensão máxima, pois há tendência à perda parcial da mesma no pós-operatório. O punho deve ser mantido em 45 graus de extensão (Figura 13.13).
5. Passar o FUC para a incisão dorsal, pelo bordo ulnar do antebraço, procurando deixá-lo em linha de função com o epicôndilo medial. Se necessário, liberar mais sua porção muscular.
6. Inserir o FUC no ECD, um pouco proximal ao retináculo dos extensores. A técnica mais usada é a de Omer,[42] que passa o FUC através dos ECD em linha de 45 graus, de ulnar para radial, e dando tensões separadas para cada tendão, progressivamente maior do extensor do quinto para o extensor do segundo dedo. A tensão é dada, conseguindo-se extensão completa das MF com o punho estando em 25 graus de extensão. Pode-se incluir o EPI e o EDM junto com a sutura, cuidando-se para não dar

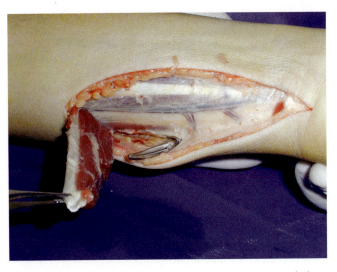

Figura 13.11 Dissecção do FUC e rotação subcutânea pelo bordo ulnar do antebraço.

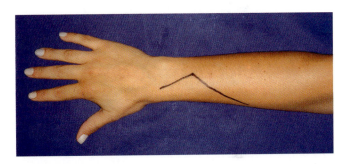

Figura 13.12 Acesso dorsal no antebraço para dissecção do PR e passagem do FUC para ECD.

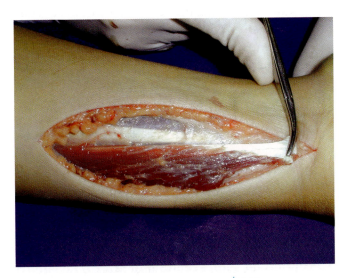

Figura 13.10 Acesso para o FUC.

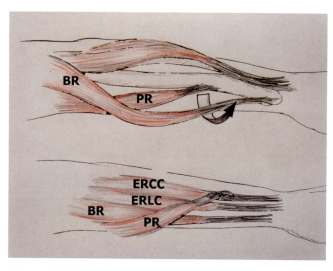

Figura 13.13 O PR é desinserido do rádio com prolongamento do periósteo, passado superficialmente ao BR, e inserido no ERCC.

uma tensão muito exagerada nestes tendões (Figura 13.14). Na Figura 13.15, observa-se um caso de transferência do FUC pra ECD.
7. Identificar o FLP na incisão dorsal, reorientá-lo pela região da tabaqueira anatômica, para a face volar do antebraço, removendo-o do tubérculo de Lister.
8. Desinserir o PL da fáscia palmar, liberar sua musculatura proximalmente e reorientá-lo em direção à sutura direta com o ELP, superficialmente ao retináculo dos extensores. Tensão é dada com o polegar em extensão máxima.
    - Pode-se testar a tensão após as suturas: com o punho em extensão, deve ser possível flexionar os dedos completamente na palma da mão. Com o punho em flexão, as MF devem ficar em extensão completa, mas não em hiperextensão.
    - Após a cirurgia, colocar uma tala tipo luva, com o punho em 15 a 30 graus de extensão, os dedos completamente estendidos e o polegar em abdução e extensão completas. Deixar a tala por 4 semanas e iniciar a reeducação tendinosa.
    - Reeducação: a ativação da pronação pode dar início à extensão do punho. A flexão do punho, devido a seu sinergismo, faz com que o PL e o FUC iniciem os movimentos de extensão do polegar e dos dedos. Esta extensão dos dedos e do polegar geralmente tem um aprendizado mais rápido.

Problemas

- **Desvio radial excessivo do punho:** esta complicação pode acontecer se retirarmos o FUC para a transferência, pois é o único tendão ativo que realiza o desvio ulnar, o que pode se agravar, se o FUC for suturado no ERLC. Mesmo no ERCC, pode haver algum desvio radial, apesar de ele estar com sua inserção mais centralizada.[43] Em pacientes com ERLC normal, a chance disto acontecer é bem maior (paralisia do interósseo posterior). Como resolver?
    - Contra-indicar a transferência do FUC se, no pré-operatório, já houver um desvio radial do punho excessivo; alterar a inserção dos extensores do punho no momento da transferência do PR. Há várias técnicas descritas:
        - Desinserir o ERLC do segundo metacarpiano e reinseri-lo mais proximalmente no ERCC.
        - Suturar o PR no ERLC e no ERCC proximalmente e, então, desinserir o ERLC e reinseri-lo na base do quarto metacarpiano.[44]
        - Centralizar a inserção do ERLC. Tubiana[45] transfere o PR para ERCC, desinsere o ERLC, traciona o mesmo para proximal ao retináculo dos extensores e o reorienta para o quarto túnel dos extensores, reinserindo-o na base do terceiro e quarto metacarpianos.
        - Incluir o EUC na transferência, suturando-o junto com o PR.[46]
- **Ausência do palmar longo:** incluir o ELP na transferência do FUC para ECD, o que tem a desvantagem de o polegar limitar seu componente de abdução. Em alguns pacientes, mesmo com a presença do palmar longo, com a reeducação tendinosa, os pacientes conseguem individualizar a extensão do polegar em relação aos outros dedos.

Complicações

- **Ruptura da sutura tendinosa:** fazer a revisão da sutura.

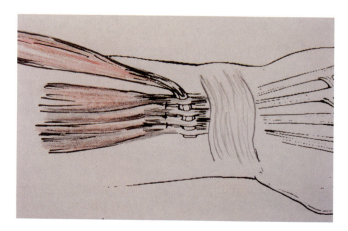

Figura 13.14 Sutura do FUC no ECD.

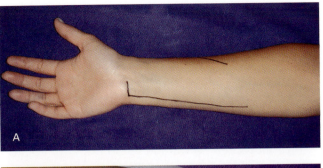
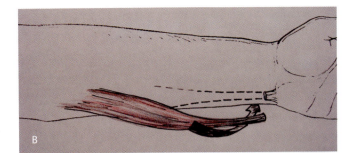
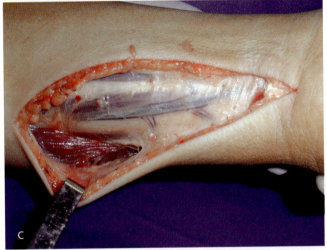
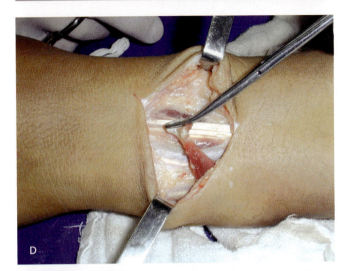
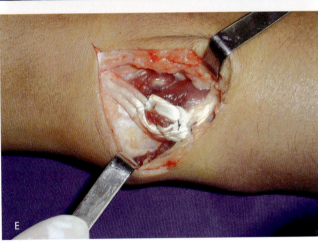
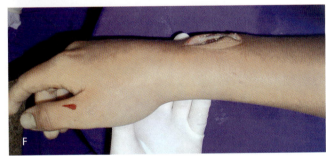

Figura 13.15A. Acesso para o FUC. **B.** Dissecção do FUC proximalmente. **C.** Passagem do FUC pelo bordo ulnar do antebraço, pelo subcutâneo. **D.** Passagem do FUC para o dorso do punho. **E.** Sutura do FUC no ECD. **F.** Tensão obtida após a sutura.

- **Tensão inapropriada:** se for muito tenso, revisar a sutura e liberar mais o tendão. Se for por falta de tensão, pode ser reajustada. Se o PR, por exemplo, estiver com sinais de pouca força muscular, fazer uma nova transferência com os flexores superficiais. Outras opções são tenodese ou artrodese do punho.
- **Aderência da transferência tendinosa:** realizar a tenólise.
- **Contratura em extensão do punho ou das MF:** liberação das contraturas ou, se necessário, alongamentos tendinosos.

Transferência do FRC

1. Incisão nas faces volar e radial do terço médio do antebraço, sobre o FRC, indo distalmente até 2cm proximal ao estilóide do rádio, onde se curva para dorsal, distal e ulnar até a região mediodorsal do punho, na margem proximal do retináculo dos extensores. Deve-se ter cuidado com o ramo sensitivo do nervo radial.
2. O PR é desinserido do rádio, com prolongamento do periósteo, e liberado proximalmente para aumentar sua excursão.
3. Dissecção do FRC e do PL pelo primeiro acesso.

4. Pequena incisão de 2cm na prega volar do punho para desinserção do PL.

5. O FRC é desinserido e, junto com o PL, é passado pelo subcutâneo para a face dorsal da incisão.

6. O PR é passado superficialmente à artéria radial, ao braquiorradial e ao ERLC e reinserido no ERCC, mediante sutura tipo Pulvertaft. A tensão é dada com o punho em posição neutra ou em leve extensão. Não deixar muito tenso, pois a posição de extensão exagerada leva as MF em flexão.

7. Suturar o FRC no ECD individualmente, mantendo a tensão em cascata, ficando mais tenso no quinto dedo e menos no segundo dedo. Antes da sutura, fazer um teste e avaliar se, tracionando o ECD, o quinto dedo se estende satisfatoriamente. Se não se estender, incluir o EDM na transferência. Alguns autores preferem liberar o ECD na junção musculotendinosa e fazer uma sutura terminoterminal, deixando a transferência em uma linha de ação mais próxima do normal.[43] Tsuge[47] modificou a técnica, passando do FRC pela membrana interóssea, para melhorar ainda mais a linha de tração.

- **Tensão:** com o punho em posição neutra, as MF estabilizam em extensão completa e, com o punho em extensão, é possível fazer a flexão passiva dos dedos. Outros tensionam com o punho em 30 graus de extensão, permitindo uma queda de 20 graus das MF.[48,49]

8. Liberar o ELP na junção musculotendinosa e suturá-lo ao PL. A tensão é dada com o punho em posição neutra e o polegar a 0 grau de extensão com a gravidade e, com a extensão do punho, permitir que o polegar passivamente toque o quinto dedo.

Transferência dos flexores superficiais dos dedos

Chuinard, Boyes e Stark recomendam o uso do terceiro FS para todos os ECD e o uso do quarto FS para o EPI e o ELP.[50] Outros costumam combinar o terceiro FS para ECD e o PL para ELP.[44]

Técnica

1. Incisão transversa na prega volar das MF do terceiro e quarto dedos e liberação dos flexores superficiais.

2. Incisão mediovolar no antebraço distal, proximal ao pronador quadrado, por onde são tracionados os flexores superficiais do terceiro e quarto dedos.

3. Abrir um túnel na membrana interóssea de 4cm de comprimento, tomando cuidado com o nervo mediano e os feixes interósseos anterior e posterior.

4. Incisão dorsal para expor o ECD, o EPI e o ELP, proximal ao retináculo dos extensores. O terceiro FS é reorientado através da membrana interóssea, radialmente aos flexores profundos. Se for usado o quarto FS, este deve ser passado ulnarmente aos profundos.[49,50]

5. Suturar o terceiro FS no ECD, do indicador ao mínimo, ou terminolateral; ou ainda terminoterminal, se os tendões foram separados na junção musculotendinosa. Se for utilizado o quarto FS, suturá-lo no EPI e no ELP. Outra opção consiste no uso do terceiro ou quarto FS diretamente no ECD, deixando o PL para o ELP.

6. A tensão é dada com o punho em 20 graus de extensão, dedos e polegar posicionados com o punho cerrado, por um auxiliar, e FS em tensão máxima.

Avaliação

Para avaliação dos casos de transferências tendinosas, utiliza-se a classificação de excelente, bom, fraco e pobre. Zachary[51] propôs uma avaliação mais objetiva, relacionando a diminuição de pontos percentuais com a perda de função de extensão de dedos, extensão de polegar, extensão de punho, flexão de punho e flexão de dedos.

Chuinard[50] revisou 22 pacientes de transferência do terceiro FS para o ECD e do quarto FS para EPI e ELP, PR para ERLC e ERCC e FRC para ALP. Obteve 73% de bons e excelentes resultados. Em outro trabalho, com 14 pacientes, no qual o FUC foi utilizado para extensão dos dedos, 50% dos pacientes conseguiram 100% pelos critérios de Zachary, e o restante, mais de 80%.[52] Em um estudo que comparou o FUC com flexores superficiais, não houve diferença no resultado, com uma média de, aproximadamente, 85%.[53]

Em uma série de 22 pacientes tratados com transferência de FUC ou FRC para ECD, PR para ERCC e PL para ELP,[54] foram obtidos bons e excelentes resultados em 78% de extensão de punho, 57% de extensão de dedos, 50% de extensão do polegar e 87% de abdução do polegar.

Chotigavanich[55] reviu 50 pacientes com transferência de FUC ou terceiro FS para ECD, PR para ERLC e ERCC e PL para ELP. Obteve grau 4 ou 5 de força muscular em 82% de extensão do punho, 90% de extensão dos dedos e 92% de extensão do polegar.

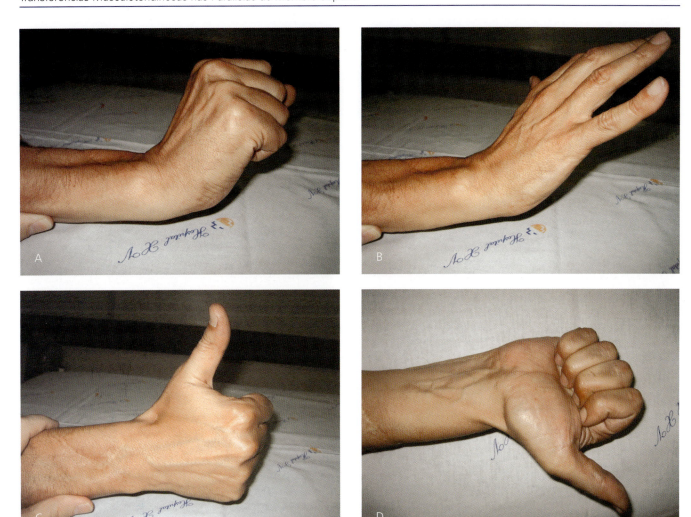

Figura 13.16A. Resultado de transferência de PR para ERCC. **B.** Resultado de transferência de FUC para ECD. **C.** Resultado de transferência de PL para ELP. **D.** Resultado de transferência de PL para ELP.

Considerações finais

Observamos que, na paralisia do nervo radial, as cirurgias de transferências tendinosas têm levado a bons resultados (Figura 13.16), com satisfação dos pacientes e boa recuperação. Mesmo nos casos em que obtivemos grau 3 de força muscular, ela é suficiente para uma função aceitável, desde que seguidos os parâmetros mencionados no início deste capítulo. Em paralisia radial com mais de 8 meses de evolução, não são obtidos bons resultados com a exploração e reconstrução do nervo, o que pode levar à indicação primária das transferências tendinosas.

PARALISIAS DO NERVO ULNAR

A paralisia do nervo ulnar resulta em uma combinação de perdas sensitivas e motoras. A função pode estar muito alterada como resultado de perda de força e das atividades finas da mão. Por isso, o nervo ulnar é considerado o nervo da expressão. Além de cada lesão, cada combinação de lesões e ainda suas variações anatômicas, todo paciente tem necessidades próprias e deve ser avaliado individualmente.

Mais uma vez, conhecer a anatomia normal e suas funções é essencial para a descoberta do local da lesão e da real necessidade da cirurgia.

Quadro clínico

Corresponde à perda sensitiva e motora, de acordo com a localização da lesão, seja ela proximal, distal ou nos ramos superficial e profundo do nervo ulnar:

- **Sinal de Duchenne:**[1] atitude em hiperextensão das MF e flexão das IFP dos dedos anular e mínimo, denominada "dedos em garra". Pode tam-

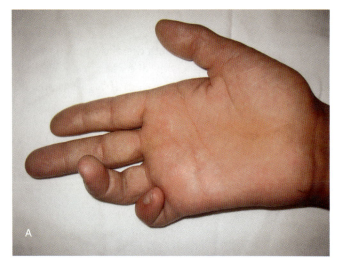
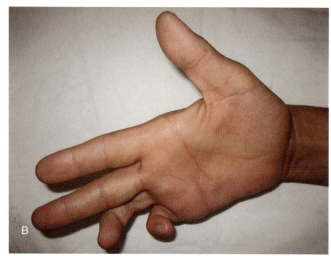
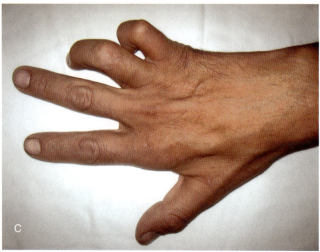

Figura 13.17 Quadro clínico de lesão do nervo ulnar. **A** e **B**. Atrofia hipotenar e garra ulnar. **C**. Atrofia de intrínsecos, primeira comissura e garra ulnar.

bém haver uma leve deformidade dos dedos indicador e médio. É denominada posição "intrínseco *minus*", devido à paralisia dos interósseos e dos dois lumbricais ulnares. Se a lesão for mais distal, com a musculatura extrínseca íntegra, a deformidade em garra será mais pronunciada (Figura 13.17).

- **Manobra de Bouvier:**[2] pressão dorsal sobre a falange proximal para fletir passivamente a MF resulta em correção da garra distalmente. A manobra positiva indica deformidade em garra causada por paralisia da musculatura intrínseca.
- **Sinal de André-Thomas:**[3] extensão dos dedos com flexão do punho aumenta a deformidade em garra. Deve-se ao efeito tenodese do extensor dos dedos, causando aumento da deformidade em hiperextensão da MF.
- **Incapacidade para cruzar o dedo médio sobre o indicador, ou vice-versa, com a palma e os dedos em superfície plana:** esta manobra testa o primeiro interósseo volar e o segundo interósseo dorsal.[4,5]
- **Sinal de Pires-Testut:**[3,4] incapacidade de desvio ulnar e radial do dedo médio com a mão em superfície plana. Testa o segundo e terceiro interósseos dorsais.
- **Perda da integração da flexão das MF e IFP do anular e do mínimo pela paralisia dos lumbricais ulnares, fazendo com que a MF não flexione até que as IFP estejam fletidas completamente.**[6] O normal da flexão do dedo é iniciá-la na MF, seguida pela flexão das IFP.
- **Sinal de Masse:**[4] aplanamento do arco palmar e elevação hipotenar devido à paralisia do oponente do quinto dedo e à diminuição da flexão da MF do quinto dedo.
- **Sinal de Jeanne:**[7,8] hiperextensão da MF do polegar durante a pinça lateral. Deve-se à paralisia do adutor do polegar, que funciona como adutor do primeiro metacarpiano, flexor da MF do polegar e extensor da IF do polegar.

- **Sinal de Pollock:**[4] ausência de flexão das IFD do anular e do mínimo por perda de força dos extrínsecos inervados pelo ulnar (flexores profundos do quarto e quinto dedos).
- **Sinal de Wartemberg:**[3,9] incapacidade de aduzir o mínimo estendido contra o anular, também em extensão. Deve-se à paralisia do terceiro interósseo palmar contra atividade normal do abdutor do quinto dedo, nas lesões isoladas do ramo motor profundo do nervo ulnar.
- **Sinal de Fromment:**[7,8] flexão da IF do polegar durante a pinça lateral. A IF do polegar pode fletir 80 a 90 graus, enquanto o FLP tenta pegar o objeto.
- **Sinal do "O" de Bunnel:**[3,10,11] hiperextensão da MF e hiperflexão da IF quando o paciente tenta fazer a pinça polpa-polpa do polegar com o indicador.

Padrões anômalos de inervação

As anomalias devem ser reconhecidas para que sejam evitados diagnósticos errados e indicados os procedimentos corretos.

O nervo ulnar normalmente recebe axônios da divisão anterior de C8 e T1, mas pode conter também de C7 e T2. Em 5% a 10% dos membros superiores, os axônios motores do FUC vêm somente de C7; portanto, é possível ter FUC funcionante em uma lesão completa de C8 e T1.

Os flexores profundos dos dedos podem ter variações de inervação: ou somente do ulnar ou somente do mediano, ou de ambos.

A **conexão anômala de Martin-Gruber**[3,9,12] ocorre adjacente à arteria ulnar no antebraço proximal, entre o nervo mediano (ou ramo interósseo anterior) e o nervo ulnar. Sua incidência é de 17%.

Há quatro tipos de conexão de Martin-Gruber:

- **Tipo I** (60%): ramos motores do mediano se unem com o nervo ulnar e inervam músculos do território do mediano.
- **Tipo II** (35%): ramos motores do nervo mediano inervam músculos do território do ulnar.
- **Tipo III** (3%): ramos motores do ulnar se unem ao mediano e inervam músculos do território do mediano.
- **Tipo IV** (1%): fibras motoras do ulnar se unem com o nervo mediano e inervam músculos do território do ulnar.

A **conexão anômala de Riche e Cannieu**[9] ocorre entre o ramo motor do nervo ulnar e o ramo recorrente do mediano na mão.

O terceiro lumbrical tem inervação dupla em 50% dos casos, portanto, pode haver garra somente do quinto dedo em lesão completa distal do nervo ulnar.

O primeiro interósseo dorsal é inervado completa ou parcialmente pelo mediano, em 10% dos casos, ou pelo radial, em 1%.

O ramo sensitivo cutâneo dorsal do ulnar perfura a fáscia 6 a 8cm proximal ao punho, suprindo a face dorso ulnar da mão e do quinto dedo. Esta área pode ser inervada pelo ramo superficial do radial, podendo causar confusão quanto ao nível da lesão.

Planejamento cirúrgico

Deve-se avaliar o potencial de recuperação do nervo ulnar. A idade é um dos fatores mais importantes. Neurorrafias em lesões agudas em crianças, por lesões baixas do nervo ulnar, têm um bom prognóstico, podendo-se aguardar tempo suficiente para sua recuperação. Adultos com lesões crônicas, atrofias e deformidades têm prognóstico mais reservado. São candidatos a transferências mais precoces.

As lesões altas têm prognóstico pior, principalmente se forem por tração, em traumatismos de alta energia. Deve-se avaliar se o paciente apresenta lesões associadas, como fraturas ou lesões tendinosas, que possam alterar os planos de transferência.

O paciente deverá ser informado do procedimento proposto e sobre as funções que podem ser melhoradas ou perdidas com a transferência.

Classificação da garra ulnar paralítica

Baseia-se em hipermobilidade, cronicidade e etiologia da deformidade.[13,14]

- **Tipo I:** garra ulnar flexível, sem hipermobilidade e sem contratura das IF.
- **Tipo II:** articulações hipermóveis. Apresenta 20 graus ou mais de hiperextensão passiva indolor da IFP.
- **Tipo III:** articulações móveis com encurtamento dos flexores superficiais, sem contratura articular.
- **Tipo IV:** garra ulnar com contratura em flexão da IFP de 15 graus ou mais, com contratura de pele, cápsula e placa volar, com ou sem encurtamento adaptativo dos flexores.
- **Tipo V:** com presença de atrito do capuz extensor na IFP, causando anquilose óssea ou fibrosa da articulação e contratura em extensão da MF.

Técnicas cirúrgicas

Técnicas para melhorar a adução do polegar

Têm como objetivo melhorar a força da pinça lateral e da ponta dos dedos.

A pinça lateral envolve a força aplicada pela polpa do polegar na borda radial do indicador. É primeiramente realizada pelo adutor do polegar e primeiro interósseo dorsal. O flexor curto do polegar dá estabilidade à MF.

Muitas transferências foram descritas para melhorar a função de pinça.[2,7,15-30] Algumas restauram apenas a adução do polegar, enquanto outras também restauram a função do primeiro interósseo dorsal.

Como doadores motores existem os extensores do punho, braquiorradial (BR), extensor comum dos dedos, extensores próprios do segundo e quinto dedos e flexores dos dedos. Independente do doador, a força de pinça recupera apenas 25% a 50% de sua normalidade.[15]

A indicação da cirurgia depende da necessidade do paciente, pois mesmo pacientes com paralisia do ulnar podem estar adaptados.

Transferência do ERCC (Smith)[31] (Figura 13.18)

1. O ERCC é desinserido, tracionado para uma incisão mais proximal e alongado com um enxerto do PL.

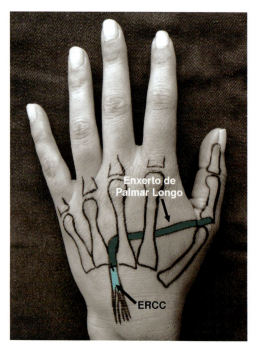

Figura 13.18 Técnica de Smith de transferência do ERCC para adução do polegar.

2. Passar o tendão, na primeira incisão, pelo terceiro espaço intermetacarpiano (entre o terceiro e quarto metacarpianos), para a face volar. Tunelizar o tendão, dorsal ao adutor do polegar, tendões flexores, feixes neurovasculares e volar aos interósseos até a face ulnar da MF do polegar.
3. Incisão na linha média ulnar da MF do polegar. Suturar o tendão transferido na inserção do adutor do polegar:
    - Tensão: com punho neutro, o polegar se posiciona palmar ao indicador.
    - Com o punho em flexão, o polegar abduz e, com extensão, o polegar aduz contra a palma – efeito tenodese.
    - Omer[32] modificou a inserção para a fáscia do tubérculo abdutor do primeiro metacarpiano para melhorar a pronação para a pinça.
    - Vantagens do ERCC:
        - É um doador forte e que não causa perda de função, pois há outros extensores do punho.
        - O vetor da transferência recria a cabeça transversa do adutor do polegar, que é mais funcional.
        - Não sacrifica um flexor de dedo, que já tem perda de força de preensão.

Transferência do braquiorradial (Boyes)[29]

1. Incisão do primeiro compartimento dorsal até o terço médio do antebraço, para proporcionar boa liberação do ventre muscular do BR.
2. O BR é liberado na estilóide do rádio, conseguindo-se uma excursão de cerca de 30mm.
3. Alongar o BR com enxerto de PL e passá-lo da mesma maneira pelo terceiro espaço intermetacarpiano, como com o ERCC.
4. Inserir no tubérculo adutor da falange proximal do polegar:
    - **Observação:** a cirurgia pode ser feita de maneira inversa, iniciando primeiro com a inserção do enxerto de PL no adutor, passando este enxerto pelo terceiro espaço intermetacarpiano e, por túnel subcutâneo, chegar até a face radial do rádio e inserir no BR.

Transferência do flexor superficial dos dedos (Littler)[26,33] (Figura 13.19)

Os FS dos dedos são utilizados em lesões baixas do nervo ulnar, pois são fortes, têm excelente excursão e não causam perda de função. Na paralisia baixa, o quarto FS pode ser sacrificado. Na paralisia alta, o terceiro FS pode ser usado:

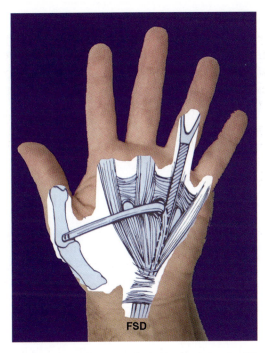

Figura 13.19 Técnica de transferência de Littler do FSD (flexor superficial dos dedos) para adução do polegar, em que a fáscia palmar é utilizada como polia para o flexor superficial do quarto dedo.

1. Após incisão oblíqua na base volar do dedo, seccionar o FS entre as polias A1 e A2. Deixar a inserção das bandeletas para evitar a hiperextensão da IFP.
2. Fazer um túnel subcutâneo até uma segunda incisão na MF do polegar, na inserção do adutor do polegar. O tendão é passado dorsal aos flexores dos dedos e aos feixes neurovasculares, paralelo à cabeça transversa do adutor do polegar. O septo vertical da fáscia palmar serve como polia.
3. Inserir no adutor do polegar, ou com ponto ósseo na falange proximal:
   - Tensão com o punho em 30 graus de flexão, o polegar se posiciona em flexão e adução leve.
   - Imobilizar por 4 semanas.
   - Littler[28] relatou aumento de 70% da força de pinça.

Transferência do extensor dos dedos[7]

Pode-se usar o EPI quando os flexores dos dedos não estão disponíveis, em uma paralisia combinada dos nervos:

1. O tendão é liberado logo proximal ao capuz extensor.
2. Pela mesma incisão, passar o tendão entre o terceiro e quarto metacarpianos para a face volar e tunelizar, dorsal ao adutor, até sua inserção, onde é suturado:[31]
   - Bunnell descreveu a técnica utilizando o extensor comum do segundo dedo, que acredita ser mais potente do que o EPI.[34,35] O tendão é alongado com um enxerto e passado pelo bordo ulnar da mão, indo em direção à inserção do adutor do polegar.

Técnicas para restaurar o primeiro interósseo dorsal

Muitas cirurgias foram descritas para melhorar a função do primeiro interósseo dorsal[22,29,30,36-38] as quais, associadas a transferências para o adutor, conseguem melhorar a pinça do polegar. Para melhorar a pinça, o indicador deve estar em abdução e leve desvio radial.

Transferência do abdutor longo do polegar (Neviaser)[22] (Figura 13.20)

1. Acesso distal ao primeiro túnel dorsal até a base do primeiro metacarpiano, identificando o ALP, que geralmente apresenta vários tendões acessórios. Utilizar um dos tendões acessórios, de preferência o mais radial.
2. O tendão é alongado com um enxerto.
3. Acesso dorsal e radial sobre o primeiro interósseo dorsal.
4. Criar um túnel subcutâneo dorsal, por onde é passado o tendão do ALP.
5. Suturar na inserção do primeiro interósseo dorsal.
   - Não é uma transferência que dá força ao interósseo, mas o estabiliza durante a pinça.

Transferência do EPI (Bunnell)

Bunnell descreveu a técnica e, posteriormente, Omer a modificou:[16,29,36]

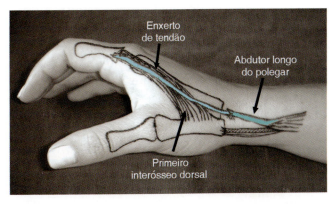

Figura 13.20 Técnica de Neviaser para restaurar o primeiro interósseo dorsal, utilizando o abdutor longo do polegar.

1. Desinserir o EPI do dorso da MF do segundo dedo.
2. Incisão transversa no punho, por onde o EPI é tracionado.
3. Passar então o EPI, reorientado pelo bordo radial do segundo metacarpiano.
4. Inserir no primeiro interósseo dorsal, volar ao eixo de movimento da MF:
   - Omer modificou a inserção do EPI, dividindo-o distalmente em duas bandas, inseriu uma banda no primeiro interósseo dorsal e a outra, no adutor do polegar.
   - Outra possibilidade é usar o extensor do dedo mínimo (EDM),[24] que é tracionado até o retináculo e passado pelo subcutâneo até a inserção do primeiro interósseo dorsal.

Transferência do PL (Hirayama)[38]

O PL é retirado na palma da mão com um prolongamento da fáscia palmar, dirigido dorsal, radial e distalmente pelo subcutâneo da mão, até a inserção do primeiro interósseo dorsal.

Transferência do ECP (Bruner)[37]

O ECP é desinserido da base da falange proximal do polegar, tracionado até distal ao primeiro túnel dorsal. É passado pelo subcutâneo até a inserção do primeiro interósseo dorsal.

Técnicas para estabilizar a MF e a IF do polegar

Para melhorar a pinça, é necessário corrigir a hiperflexão da IF e estabilizar a MF do polegar.

Banda do FLP para ELP – Tenodese

Incisão em ziguezague volar no polegar e identificação do FLP. A parte radial do FLP é desinserida da FD e tracionada proximal à polia oblíqua. Incisão longitudinal dorsal sobre a IF do polegar para expor o ELP. A metade radial do FLP é passada radialmente para o dorso do polegar e inserida no ELP, proximal à IF. A tensão é dada com a MF em 15 graus de flexão e a IF em extensão neutra. Pode-se fixar a IF com um fio de Kirschner, para manter a posição, por 4 semanas.

Artrodese das articulações do polegar

A estabilização com órtese de um polegar com paralisia do nervo ulnar melhora a força de pinça em 1 a 2kg. Portanto, artrodeses do polegar foram descritas como meios de estabilização da pinça.

Está indicada em grandes contraturas em hiperextensão da MF ou sinal de Jeanne com dor e instabilidade. O objetivo é estabilizar a MF e fazer o controle do polegar por musculaturas extrínsecas:

- Artrodese da MF:
  - Omer[39] indica em 10 a 15 graus de flexão com leve pronação.
  - Brand estabiliza em 15 graus de flexão, 5 graus de abdução e 15 graus de pronação.
- Artrodese da IF:
  - Indicada em deformidade em flexão de mais de 30 graus, artrose da IF ou instabilidade.
  - Posição: 20 a 30 graus de flexão.[40] Dependendo da profissão do paciente, artrodesar em extensão de 10 a 15 graus.

Técnicas de reconstrução da garra ulnar

A deformidade em garra na paralisia do nervo ulnar é causada pela perda de função da musculatura intrínseca (interósseos e lumbricais). Ocasiona hiperextensão da MF e flexão da IFP.

Deve-se avaliar o teste de Bouvier: se for positivo, não há necessidade de realizar procedimento na IFP; se for negativo, uma transferência deve corrigir tanto a flexão da MF como a extensão da IFP.

A correção pode ser agrupada em procedimentos estáticos e dinâmicos. Os estáticos têm o objetivo de manter a MF com algum grau de flexão ou limitar a hiperextensão. A flexão da MF fica irrestrita. Os dinâmicos corrigem a deformidade mediante transferências de músculos com boa função, procurando recuperar a função perdida.

Correção da hiperextensão da MF

Técnicas estáticas

- **Avanço da polia flexora:** Bunnell[41] descreveu um procedimento que cria uma "corda de arco" que aumenta a flexão da MF. As polias A1 e A2 são liberadas em cada lado, por 1,5 a 2,5cm, até a região média da FP. Não incisar as polias na região mediana. O tendão flexor movimenta-se em um eixo mais volar à MF, fazendo a "corda de arco" e melhorando a flexão da articulação, pois aumenta o momento dos flexores extrínsecos.
- **Fasciodermodese:** Zancolli[2] descreveu a técnica que consiste na ressecção de 2cm de pele volar na MF, associada a encurtamento da banda pré-tendinosa da aponeurose palmar, o que, segundo ele, tem um bom efeito em pacientes com extensores fracos. Suas desvantagens são a perda da pele volar e uma cicatriz que pode alargar e recidivar o problema.

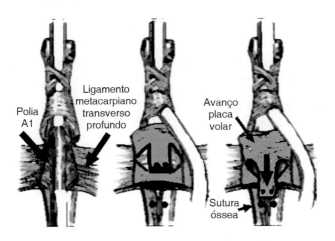

Figura 13.21 Capsulodese volar de Zancolli, com avanço proximal da placa volar através de um retalho retangular e sutura óssea, como recomenda Leddy.

- **Capsulodese volar:** Zancolli[42] descreveu o procedimento que consiste em liberação da polia A1 e avanço proximal da placa volar. Mediante uma incisão longitudinal para cada dedo, a polia A1 é aberta, e um retalho retangular de base distal é criado na placa volar. Este retalho é avançado proximalmente e suturado com o dedo em 20 graus de flexão. Omer[52] sutura o retalho da placa volar no ligamento metacarpiano transverso profundo, e Leddy[43] recomenda a inserção óssea no colo do metacarpiano através de dois orifícios. No pós-operatório, imobiliza com tala gessada em flexão de 30 a 40 graus de MF por 4 semanas (Figura 13.21).
- **Bloqueios dorsais:** o bloqueio ósseo dorsal na MF permite que os extensores extrínsecos estendam a IFP, corrigindo a deformidade. O bloqueio ósseo com enxerto, no dorso da cabeça do metacarpiano (Mikhail[44]), consiste na elevação de uma cunha óssea da face dorsal da cabeça do metacarpiano, bloqueando a FP (Howard[11]). São mais indicados em mãos paralíticas com extrínsecos fracos, sendo, muitas vezes, necessário a associação de liberações capsulares de contraturas articulares.

Tenodeses estáticas

- **Tenodese estática de Parkes:**[45] incisão na face radial do dedo, com exposição da banda radial do aparelho extensor, encurvando a incisão mais para o dorso na IFP. Faz-se outra incisão na região palmar, acompanhando a prega palmar distal e a prega mediana (forma de "7"). Expor os lumbricais e passar os enxertos de tendão (do plantar delgado, palmar longo ou extensores dos dedos) em direção à primeira incisão. Suturar primeiro o enxerto na banda radial do aparelho extensor, até a IFP. Fechar a pele antes da sutura proximal. A parte proximal do enxerto é suturada no retináculo flexor, com tensão dada com a IFP em extensão completa e a MF em leve flexão (30 a 40 graus). A mão é imobilizada em posição intrínseco *plus*. Omer fez uma modificação da técnica, levando o enxerto da bandeleta lateral do aparelho extensor ao ligamento metacarpiano transverso profundo, na MF. Esta inserção diminuiu o tamanho do enxerto.
- **Tenodese estática de Riordan:**[46-48] utiliza metade do ERLC e metade do EUC, deixando a outra metade inserida nos metacarpianos e com função normal de extensão do punho. Os tendões são liberados até o terço mediodistal do antebraço. São passados volarmente ao ligamento metacarpiano transverso profundo e suturados na banda lateral radial de cada dedo. Punho em 30 graus de extensão e MF em 80 graus de flexão.
- **Tenodese do punho (Fowler):**[46,49] utiliza enxerto de tendão, que é inserido no retináculo extensor do punho e vai de dorsal para volar através do espaço intermetacarpiano. É passado volar ao ligamento metacarpiano transverso profundo e inserido na face radial da banda lateral dos quatro dedos. A tensão é dada com o punho em 30 graus de extensão, MF em 80 graus de flexão e IFP em extensão completa. A mobilidade ativa do punho tensiona os enxertos estáticos. Portanto, é efetiva quando o punho é fletido, produzindo a flexão das MF. Sua desvantagem é a tensão ir cedendo com o tempo.

Transferências tendinosas dinâmicas

- **Transferências dos flexores superficiais dos dedos:** o princípio básico é manter o tendão transferido volar ao ligamento metacarpiano transverso profundo, reproduzindo a linha de ação do lumbrical. Há várias técnicas descritas. Na técnica do laço de Zancolli, a transferência é suturada sobre ela mesma.[42] Nas transferências tipo Stiles,[50] o tendão é suturado à bainha flexora, à falange proximal ou à banda lateral, se o teste de Bouvier for positivo.

Estas transferências podem causar deformidade em colo de cisne, não causam aumento da força de preensão, apenas estabilizam as MF, e devem ser realizadas para os quatro dedos, pois tanto o indicador como o dedo médio podem apresentar, também, a deformidade em garra:

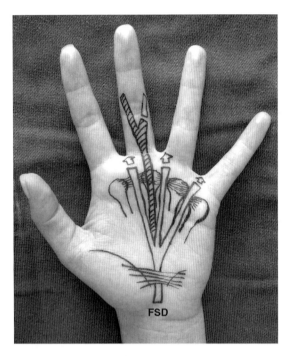

Figura 13.22 Técnica de Littler para correção da garra, utilizando o flexor superficial do terceiro dedo, dividido em três partes e passado volar ao ligamento metacarpiano transverso profundo até o capuz extensor de cada dedo.

- Stiles:[50] foi o primeiro a descrever a transferência de metade de cada flexor superficial para seu correspondente extensor, na banda lateral.
- Bunnell:[51] popularizou a técnica de Stiles, fazendo a transferência de todo o flexor superficial, com suas duas inserções, para cada lado das bandas laterais de cada dedo correspondente. Nomeou o procedimento de transferência de Stiles-Bunnell.
- Littler[26] (Figura 13.22) modificou a técnica de Stiles-Bunnell, utilizando somente o tendão do flexor superficial do terceiro dedo. O tendão é liberado da FM por uma incisão lateral na IFP e tracionado até a região palmar logo distal ao ligamento transverso do carpo. Deixar uma das bandeletas inserida na FM, para evitar a hiperextensão da IFP. É dividido em três ou quatro partes, de acordo com a necessidade, e cada uma delas é passada e reorientada distalmente através do canal dos lumbricais, volarmente ao ligamento metacarpiano transverso profundo, sendo inserido na face radial do capuz extensor de cada dedo. Pode também ser inserido com ponto ósseo na FP, ou passado pela polia A2 e suturado sobre ele mesmo (Figura 13.23). Punho com 30 graus de flexão, MF em flexão de 80 graus e IFP em extensão completa. O tendão

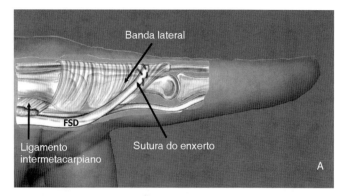

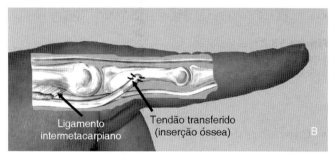

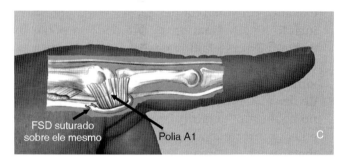

Figura 13.23 Transferência do flexor superficial dos dedos para correção da garra, com seus três tipos de inserção: face radial do capuz extensor (**A**); óssea (**B**) e suturado sobre ele mesmo (técnica do laço de Zancolli) (**C**).

superficial do quarto dedo pode ser utilizado, exceto na paralisia alta do nervo ulnar, na qual o flexor profundo está paralisado, e na presença de um tendão com pouca força.

- Anderson[52] avaliou 20 pacientes com doença de Hansen associada a garra ulnar e transferência de um único tendão superficial, com excelentes e bons resultados em 95% dos casos, após 2 anos de seguimento.
- Brand[13,53] sugeriu que a cirurgia fosse feita sempre para os quatro dedos,[54] pois acreditava que a garra na paralisia ulnar acometeria todos os dedos, sendo menos aparente no indicador e no médio.
- Zancolli[42] descreveu uma transferência utilizando os flexores superficiais, cuja inserção é realizada como um laço ao redor da polia A1,

sendo denominada também "cirurgia do laço". Riordan[55] foi, provavelmente, o primeiro a sugerir a inserção do flexor superficial ao redor da polia anular, desde que a IFP apresentasse extensão passiva normal. A inserção de Zancolli promove, além de uma flexão estática, uma flexão dinâmica na MF.

Através de uma incisão em ziguezague, expor a bainha tendinosa e incisar transversalmente entre a polia A1 e a A2. O tendão do flexor superficial é passado por baixo da polia A1 e retornado volar e proximalmente, como um laço, sendo suturado nele mesmo. A tensão é dada com a MF em 40 a 60 graus de flexão e o punho em posição neutra, podendo-se fazer a extensão passiva da MF a 0 grau. A tensão é maior no quinto dedo e vai diminuindo sucessivamente. Tala gessada por 6 semanas. Zancolli descreveu a cirurgia do laço, com cada tendão flexor superficial, do quarto e quinto dedos, sendo usados para seu próprio dedo. Na presença de tendões fracos ou na paralisia alta do ulnar, pode ser usado o tendão do terceiro dedo dividido em duas partes.[15]

– Autores como Omer[16] descreveram o laço como sendo feito na polia A2, referindo que melhora a força de flexão da MF. Anderson[52] descreveu o laço como sendo feito por baixo das duas polias, A1 e A2, referindo ter uma segurança maior na flexão da falange proximal.

Tipos de inserções na transferência dos flexores superficiais

a. **Inserção na banda lateral:** Stiles e Forrester-Brown, Bunnell, Littler, Brand, Riordan, Lennox-Fritschi.
b. **Inserção na falange:** Burkhalter.
c. **Inserção na polia:** Riordan, Zancolli, Brooks e Jones e Anderson.
d. **Inserção no interósseo:** Zancolli, Palande, Anderson.

Transferências do extensor próprio do indicador e mínimo

- Fowler:[48,49] foi o primeiro a descrever a técnica. Os tendões do EPI e do EPM são liberados dorsalmente e trazidos para uma segunda incisão, logo distal ao retináculo dos extensores. Cada um dos tendões é dividido em duas partes, passados pelo subcutâneo e inseridos no capuz dorsal do extensor, na sua face radial. Como esta cirurgia podia causar tensão

excessiva e deformidades em intrínseco *plus*, foi abandonada por alguns.

- Riordan:[44,56] modificou a técnica de Fowler. Dividiu o EPI em duas partes e o transferiu através do espaço intermetacarpiano entre o quarto e quinto dedos, volarmente ao ligamento metacarpiano transverso, até a banda lateral radial do quarto e quinto dedos. Na presença de garra do segundo e terceiro dedos, utiliza enxerto de tendão, fazendo dois cabos que se juntam ao EPI e vão em direção a estes dedos.
- Anderson:[57] usou a mesma técnica de Riordan mas, na retirada do EPI e EPM, faz a incisão no capuz extensor, mais distal, alongando este tendão, facilitando a sutura no bordo radial de cada dedo.

Estas técnicas são usadas, principalmente, na impossibilidade de se utilizarem os tendões flexores, por causa de cicatrizes volares ou pela ausências destes tendões.

Transferências dos extensores do punho

Quando é necessário recuperar o poder de força de preensão, juntamente com a correção da garra, tendões do punho devem ser usados, para não sacrificar os flexores dos dedos. Pode-se usar o ERLC, o ERCC, o FRC e o BR. Todos estes tendões necessitam de enxerto para a realização da sutura, podendo-se utilizar o palmar longo, o plantar delgado ou os extensores dos dedos do pé:

- **Transferência do ERCC (Brand[58])** (Figura 13.24): incisão dorsal com liberação do ERCC da base do terceiro metacarpiano. A técnica original usa o enxerto do plantar delgado, mas o palmar longo também pode ser utilizado. O enxerto é dividido em quatro cabos, que são passados superficialmente ao ligamento carpal dorsal, pelos espaços intermetacarpianos, através do canal dos lumbricais, volares ao ligamento transverso intermetacarpiano profundo, e suturados na banda lateral radial dos dedos médio, anular e mínimo e na banda ulnar do indicador.
- **Transferência do ERLC (Brand[13]):** Brand também descreveu a transferência do ERLC, que é liberado do segundo metacarpiano, passado para a face volar por baixo do braquiorradial, pelo bordo radial do antebraço, alongado com enxerto, passado através do túnel do carpo, dividido em quatro cabos e suturado no bordo radial dorsal da banda lateral dos quatro dedos. A tensão é dada com o punho em 30 graus de flexão, MF com 60 graus de flexão e

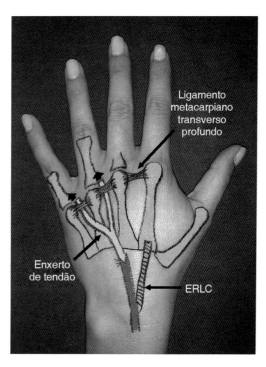

Figura 13.24 Técnica de Brand de transferência dos extensores do punho para correção da garra, utilizando o ERCC ou o ERLC.

IFP em extensão. Tala gessada por 3 semanas com punho neutro, MF em 80 graus de flexão e IFP em extensão.

- **Transferência do FRC:** a técnica de Riordan[46] utilizava o FRC como motor. O tendão é passado para a face dorsal do antebraço e, como na técnica do ERCC de Brand, era suturado na base dos quatro dedos. O FRC pode também ser usado volarmente, como na técnica de Brand para o ERLC.[59]
  – Desvantagem: a utilização de enxertos para estas transferências pode aumentar a chance de aderências, e sua passagem através do túnel do carpo deve ser feita com muito cuidado, para evitar uma lesão do nervo mediano.
- **Transferência do ERLC com inserção na falange proximal (Burkhalter e Strait):**[60] utiliza enxerto livre dividido em dois cabos, prolongando o tendão do ERLC, passados no terceiro e quarto espaços intermetacarpianos, volar ao ligamento transverso intermetacarpiano profundo, e inseridos na face radial da falange proximal dos dedos anular e mínimo. A inserção é feita através de um orifício transverso, e o tendão é fixado pela técnica de *pull-out*. Imobilização por 4 semanas com punho em 45 graus de extensão, MF em 60 graus de flexão e IFP em 0 grau. As complicações são a deformidade em flexão do punho e a síndrome do túnel do carpo.
  – Brooks e Jones,[61] utilizando FRC ou ERLC, modificaram a inserção, fazendo-a na polia A2 de cada dedo.
- **Transferência do palmar longo com quatro cabos**[14] **(Lennox-Fritschi):** o tendão do PL é liberado de sua inserção na fáscia palmar e tracionado 4 a 6cm proximalmente à prega do punho. Com um enxerto, o PL é alongado e passado pelo subcutâneo, para a região mediopalmar, e dividido em quatro cabos, que são inseridos na banda lateral do capuz extensor.
- **Transferência para abdutor do mínimo:** a falta de adução do dedo mínimo devido à paralisia do terceiro interósseo, que resulta no sinal de Wartenberg, ocorre por falta de oposição ao EDM. A maioria das técnicas descritas para correção desta deformidade utiliza o EDM para a face radial do quinto dedo,[62-64] seja metade dele, quando o extensor comum do quinto dedo está ausente, seja total, quando presente.[49,65] Fowler[49] descreveu sua inserção de acordo com a presença ou não da garra. Se a deformidade em garra do quinto dedo não está presente, a metade ulnar do EDM é transferida para o ligamento colateral radial da MF. Se a garra está presente, a metade ulnar do tendão é tracionada proximalmente até o retináculo dorsal, passada volarmente no quarto espaço intermetacarpiano, volar ao ligamento intermetacarpiano, e inserida mais distalmente na face radial da falange proximal do quinto dedo. A tensão é dada com o punho em posição neutra e a MF em 20 graus de flexão.

Considerações finais

A solução da paralisia crônica do ulnar, que não foi corrigida pela reparação nervosa, está longe de ser obtida pelas técnicas citadas. No caso da garra ulnar na lesão baixa do nervo, em que a deformidade é mais acentuada devido à permanência da função dos flexores profundos, a melhor solução é a transposição de um flexor superficial dividido em três e a sua inserção intra-óssea na base da falange proximal, tipo Burkhalter. Com garra menos acentuada, a cirurgia do laço de Zancolli é uma solução razoável.

Quanto à recuperação da adução do polegar, não temos uma opinião formada, mas preferimos a utilização do flexor superficial do quarto dedo pela técnica de Littler.

Na recuperação do primeiro interósseo, preferimos transferir o EPI, como descrito anteriormente, pela técnica de Bunnell.

PARALISIAS DO NERVO MEDIANO

A lesão do nervo mediano ocorre, mais freqüentemente, por feridas penetrantes no antebraço ou no punho, associadas a lesão dos tendões flexores ou da artéria braquial nas lesões mais proximais. O objetivo principal do tratamento na lesão crônica do nervo mediano, em que não é mais possível a reconstrução nervosa, é a recuperação da oponência, do flexor longo do polegar e do flexor profundo do indicador.

A lesão é classificada em alta e baixa de acordo com a origem do ramo interósseo anterior. Nas lesões baixas, parte da musculatura intrínseca está paralisada: abdutor curto do polegar, oponente do polegar, porção superficial do flexor curto do polegar e lumbricais do segundo e terceiro dedos (Figura 13.25). Nas lesões altas, além dos músculos citados, ocorre paralisia do pronador redondo, do flexor radial do carpo, do flexor superficial dos dedos e profundo do segundo e terceiro, do flexor longo do polegar e do pronador quadrado.

A oponentoplastia é o nome dado à cirurgia que recupera a oponência do polegar (pronação do polegar + abdução palmar + flexão). A oponência do polegar tem como músculo primário o abdutor curto do polegar, embora o oponente e o flexor curto produzam alguma oponência.[1] Devido à variação anatômica da inervação da musculatura tenar, 30% a 40% das lesões do mediano não necessitam da oponentoplastia.[2-6]

Em 1917, Steindler foi o primeiro a descrever a oponentoplastia, transferindo a metade radial do flexor longo do polegar para o dorso da base da falange proximal do polegar.[7] Cook usou o extensor do quinto dedo[8] e Ney, o palmar longo ou flexor radial do carpo reorientados através do túnel do carpo.[9] Huber[10] e Nicolaysen[11] usaram o abdutor do quinto dedo. Bunnell[12] e Camitz[13] usaram o palmar longo com prolongamento da aponeurose palmar para oponentoplastia, enquanto Bunnelll sugeriu que para melhorar a oponência devia-se realizar uma polia no bordo ulnar do punho e, através de túnel subcutâneo, fazer a inserção no polegar.[12,14] Thompson[15] usou o bordo ulnar da aponeurose como polia para transferência dos flexores superficiais de Royle[16]. Aguirre e Caplan descreveram a transferência do extensor próprio do indicador.[17]

Alguns princípios devem ser seguidos para a realização da oponentoplastia:

1. Cuidados com a pele no local da transferência, tanto para a área doadora como para o polegar; evitar cruzar áreas de cicatrizes ou de retalhos de pele.
2. A sensibilidade da mão deverá estar normal, ou ser restaurada antes da transferência.
3. A mobilidade passiva da trapeziometacarpiana deve estar normal. Evitar contraturas articulares, principalmente de adução do polegar (primeira comissura).
4. Utilizar um tendão com força e amplitude suficientes para transferência. Evitar o uso de músculos reinervados.
5. Preferência por músculos sinérgicos, para facilitar a recuperação.
6. Se necessário, utilizar apenas uma polia para reorientar o tendão, e evitar ângulos muito agudos.

São cinco os principais tipos de oponentoplastias existentes, as quais contam com indicações específicas (Figura 13.26):

1. Oponentoplastia utilizando-se o flexor superficial dos dedos pelas técnicas de Royle-Thompson e Bunnell.
2. Oponentoplastia com extensor próprio do indicador.
3. Transferência de Huber.
4. Transferência de Phallen e Miller.
5. Transferência de Camitz.

Tipos de inserção na oponentoplastia

A inserção do tendão transferido no polegar pode ser simples ou dupla. A inserção dupla tem como objetivo a tentativa de realizar duas funções, como, por

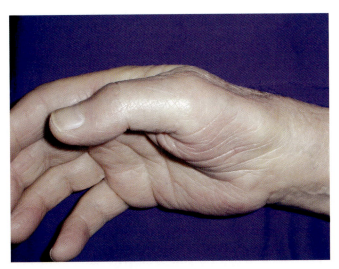

Figura 13.25 Atrofia da região tenar.

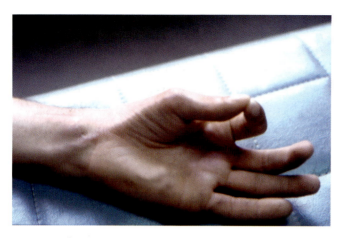

Figura 13.26 Exemplo de oponentoplastia.

exemplo, oponência e estabilização da MF do polegar, o que nem sempre é possível, ocorrendo a ação, principalmente, na inserção mais tensa. O ideal para uma transferência é somente uma inserção. Um tipo de inserção com fixação óssea através de perfuração na face dorsoulnar da falange proximal foi descrito por Bunnell.[14] Outra possibilidade é realizar a sutura do tendão na inserção do abdutor curto do polegar (ACP), na face radial da MF do polegar[18] (Figura 13.27). O extensor curto do polegar (ECP) pode ser usado quando decidimos utilizar como motor um tendão mais curto, que necessita complementação em comprimento para a inserção no polegar, como o palmar longo, um flexor do punho ou um extensor.[19]

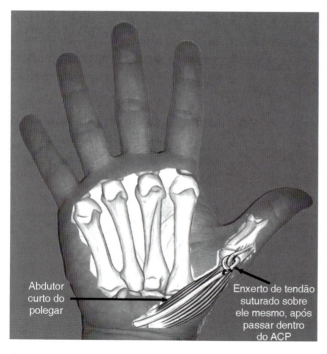

Figura 13.27 Método de inserção do tendão transferido na inserção do abdutor curto do polegar, na sua face radial.

Polias

As polias usadas para oponentoplastia podem ser, na região do pisiforme, através do ligamento carpal, do canal de Guyon, da fáscia palmar, ao redor do palmar longo ou do FUC.

Oponentoplastia de Royle-Thompson

É a oponentoplastia mais usada. A transferência não produz grande abdução do polegar, pois é realizada na linha de ação da cabeça superficial do flexor curto do polegar, mas muitos autores têm relatado ótimos resultados com esta técnica.[15,20]

Técnica

1. Incisão longitudinal na borda ulnar do anular. Afastar a fáscia. Identificação do flexor superficial do quarto dedo.
2. Liberação do quarto FS na base do dedo, por uma incisão transversa. Retirar o tendão entre a polia A1 e a A2, deixando pelo menos 1cm, para evitar hiperextensão da IFP. O tendão é tracionado para a incisão anterior.
3. Incisão no dorso da MF polegar.
4. Criação de túnel no tecido celular subcutâneo (TCSC).
5. Passagem do quarto FS por uma polia na porção distal do ligamento carpal e borda ulnar da fáscia palmar (Thompson) ou pela bainha do FLP (Royle) através do TCSC até a base da MF.
6. Inserção no ACP (a mais usada):
   - Ajuste da tensão: oposição total do polegar com o punho na posição neutra.
   - Pós-operatório: imobilização com tala gessada por 4 a 6 semanas (Thompson).

Oponentoplastia de Bunnell

Utiliza o FS do quarto dedo com polia no FUC. Transferência na linha do ACP.[21]

Técnica (Figura 13.28)

1. Liberação do FS do quarto dedo.
2. Acesso longitudinal sobre o FUC logo proximal à prega do punho. Identificar o feixe neurovascular do ulnar. Identificar o FS do quarto dedo e tracioná-lo.
3. Dividir na metade a extremidade distal do FUC (3 a 4cm) e deixar como base o pisiforme. Suturar a extremidade proximal livre no próprio pisiforme

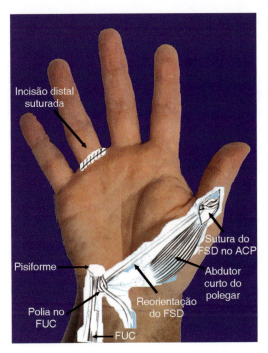

Figura 13.28 Técnica de oponentoplastia de Bunnell. Ver texto.

e fazer uma polia fixa, por onde ira passar o FS do quarto dedo.
- Comentário dos autores: verificamos que, com esta forma de polia, aumentava a possibilidade de aderência e diminuição da função. Após liberarmos o tendão do FS do quarto dedo no punho, modificamos a polia, passando o tendão por baixo e ao redor do FUC. O deslizamento e o direcionamento do tendão permaneciam, melhorando assim os nossos resultados.

4. Passar o FS do quarto dedo pela polia e através do TCSC até a MF do polegar, inserindo no bordo dorsoulnar da base da falange proximal, através de perfuração óssea (*pull-out*; suturar sobre ele mesmo ou na borda radial da falange) ou no ACP.
5. Tensão: oponência completa com punho neutro.

A transferência de Thompson tem boa força, mas não oferece boa abdução do polegar. A transferência de Bunnell tem potencial para muito mais abdução e rotação, simulando, portanto, uma melhor oponência. As transferências para oposição são consideradas excelentes se o paciente pode opor o polegar com o quarto e quinto dedos. A oponência com o segundo e terceiro dedos é considerada boa. O procedimento de Thompson tem conseguido bons e excelentes resultados em 70% a 85% dos casos.[22-24] A de Bunnell mostra resultados similares em 81% dos pacientes.[25]

Oponentoplastia do extensor próprio do indicador (EPI)

Primeiramente descrita por Aguirre e Caplan,[17] é usada em paralisias altas do mediano, quando não temos os flexores superficiais para usarmos como motor. Alguns autores a utilizam mesmo nas paralisias baixas, por não causar perda de força de preensão.[26]

Técnica

1. Incisão no dorso da MF do indicador e identificação do tendão do EPI, do lado ulnar. Ressecar o tendão com um prolongamento do capuz extensor para prolongar o comprimento. Reparar o capuz.
2. Incisão no bordo dorsoulnar do antebraço distal. Retrair o EPI até a incisão, proximal ao retináculo dos extensores, o que, muitas vezes, só é conseguido após pequeno acesso no dorso da mão, para liberar as conexões entre o EPI e o ECD.
3. É feita uma terceira incisão sobre o pisiforme. Fazer um túnel subcutâneo entre a segunda e terceira incisões. O EPI é passado pela borda ulnar do antebraço.
4. Incisão no bordo radial da MF do polegar. Criação de túnel no TCSC do pisiforme até a MF do polegar. Passar o EPI pelo túnel e certificar-se de que ele passe superficial ao FUC. A passagem mais profunda pode comprimir o feixe neurovascular do ulnar.
5. Inserir o EPI no ACP:
   - Posição: punho com 30 graus de flexão e polegar em oponência completa.
   - Imobilização: 3 a 4 semanas.

Burkhalter utiliza esta transferência como opção e obteve 88% de bons resultados.[26] Anderson obteve, em 50 transferências, 89% de bons e excelentes resultados.[24]

Oponentoplastia do abdutor do dedo mínimo (ADM) (Huber)

Descrito isoladamente por Huber[10] e Nicolaysen,[11] foi popularizada por Littler e Cooley,[27] que a consideram o substituto mais próximo do abdutor curto do polegar (ACP). Esta transferência melhora a aparência da região tenar e, além de ser usada nas lesões nervosas, pode ser utilizada quando há ausência dos dedos ou como complementação para oponência em uma policização do indicador.[28]

Técnica

1. Incisão longitudinal no bordo ulnar da mão, da base da falange proximal do quinto dedo até o pisiforme mais radialmente, voltando em ziguezague para cruzar a prega do punho.
2. Liberação das duas inserções distais do ADM (base da FP e capuz extensor).
3. Dissecção do ADM, tendo cuidado com seu pedículo neurovascular, que se localiza proximalmente e na face dorsorradial.
4. Realizar liberação parcial da inserção proximal no pisiforme, mantendo sua união tendinosa no FUC, para proteção do feixe neurovascular.
5. Incisão na face radial da MF do polegar.
6. Confecção de um túnel subcutâneo entre a origem do ADM e o polegar, procurando alargá-lo bem para a passagem da musculatura, sem compressão. Uma nova incisão na prega tenar pode facilitar esta tunelização.
7. Passagem do ADM pelo túnel subcutâneo e inserção no ACP:
   - Imobilização: em oponência completa por 4 semanas.

Esta transferência produz, também, boas flexão e pronação do polegar. É sinérgica, e normalmente não necessita de treinamento. Outras vantagens são linha direta de ação, ajuste automático de tensão e, por não cruzar o punho, não apresenta o efeito tenodese. Uma desvantagem é a perda parcial da força de preensão e da abdução do quinto dedo, que é, no entanto, funcionalmente insignificante.

Foi descrito caso de fibrose da musculatura, provavelmente por sofrimento vascular, em um dos quatro procedimentos realizados por Littler e Cooley,[27] devendo-se, portanto, ter cuidado na dissecção proximal do pisiforme. Wissinger e Singsen realizaram 15 transferências de Huber e relataram bons 14 resultados, preservando a origem do pisiforme.[29]

Oponentoplastia do palmar longo (Camitz)

Bunnell, em 1924, já havia descrito a possibilidade de usar o palmar longo (PL) com expansão da aponeurose palmar para transferência para oponência sem a necessidade de enxerto.[12] Em 1929, Camitz[13] descreveu a técnica que leva seu nome e que, na verdade, não é uma oponentoplastia, e sim uma abdutoplastia.[28] A sua primeira indicação é por perda de abdução por seqüela de síndrome do túnel do carpo.

Normalmente, não é utilizada em seqüelas de lesão do mediano, pois o PL pode estar incluído na cicatriz ou estar lesado.

Técnica

1. Aproximadamente 13% das mãos não têm PL, portanto sua presença deve ser confirmada pré-operatoriamente.
2. Incisão longitudinal na linha da terceira comissura, iniciando na prega palmar distal para proximal, cruzando a prega do punho em ziguezague até 2cm no antebraço distal.
3. Identificar o PL e ressecar juntamente a continuidade distal da aponeurose com 1cm de largura até o final da incisão.
4. Liberar o túnel do carpo com a abertura do ligamento transverso do carpo.
5. Incisão no bordo radial da MF do polegar. Fazer um túnel subcutâneo entre esta incisão e a do punho.
6. O tendão do PL, junto com sua extensão da aponeurose, é passado pelo túnel. É preferível fechar a incisão do punho antes de suturar o PL.
7. Suturar o PL no ACP. Pode-se melhorar a pronação suturando-se no dorso da MF ou no extensor curto do polegar (ECP).[30]
8. Alternativa: reorientar o PL pelo FUC e suturar no ECP reorientado para a linha de força de oponência. O ECP é retirado na região logo proximal ao retináculo dos extensores:
   - Imobilização: punho neutro e oponência completa.

Terrono e cols. relataram 94% de bons resultados após síndrome do túnel do carpo com atrofia tenar.[31] Foucher e cols. relataram bons resultados em 93% das transferências do PL suturadas no ACP e em 87% das inseridas no dorso da MF ou no ECP.[30] Uma desvantagem é a perda da extensão da MF do polegar. Com inserção no ACP, há perda 10 a 15 graus em 8% dos casos, e no dorso da MF ou no ECP, aproximadamente 20% dos pacientes perdem 15 a 25 graus de extensão.

Oponentoplastia de Phalen e Miller (EUC)

Descrita em 1947, por Phalen e Miller,[19] seu pré-requisito é uma força normal do FUC, para preservar o equilíbrio do punho com a retirada do extensor ulnar do carpo (EUC). É utilizada sem a necessidade de enxerto (Figura 13.29).

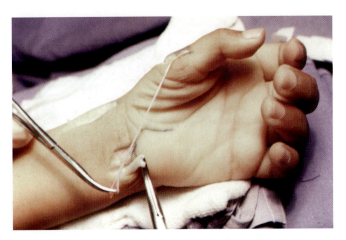

Figura 13.29 Técnica de oponentoplastia de Phalen e Miller, utilizando o EUC com o ECP.

Técnica

1. Incisão na face dorsorradial do antebraço distal, identificando-se o ECP logo proximal ao retináculo dos extensores.
2. Uma segunda incisão é feita no dorso da MF do polegar, por onde o tendão do ECP é tracionado e solto de sua junção musculotendinosa, deixando-o inserido na FP do polegar.
3. A terceira incisão é feita no bordo ulnar do antebraço distal longitudinal, curvando em "L" na prega do punho, até o PL.
4. Criar um túnel subcutâneo do pisiforme até a MF do polegar.
5. Passar o ECP por este túnel até a região do pisiforme.
6. O EUC é desinserido distalmente da base do quinto metacarpiano e tracionado proximalmente ao retináculo dos extensores. É então reorientado pelo bordo ulnar do terço distal do antebraço para a região do pisiforme.
7. Com o polegar em oponência, o EUC é suturado no ECP.
   - Imobilização: polegar em oponência e punho neutro por 3 a 4 semanas.

Kessler utilizou a transferência do EUC em 17 pacientes, alcançando excelentes resultados em nove pacientes e bons em oito.[32]

As principais desvantagens desta transferência são três:

- Possibilidade de ausência do ECP.
- Deformidade em flexão da MF, se o ECP for dissecado muito distal e próximo à sua inserção, ou, se ele é dissecado pouco, deformidade em hiperextensão da MF.
- Pode haver conexões entre o ECP e o ELP que, se não forem liberadas, podem causar extensão da IF do polegar.

Outras oponentoplastias

Oponentoplastia com o extensor radial longo do carpo (ERLC)

É uma opção de transferência quando há ausência ou fraqueza dos flexores e extensores dos dedos e dos flexores do punho. Henderson[33] reorientava o tendão pelo bordo ulnar do punho e, com um enxerto, prolongava até o ACP ou ELP. Kaplan[34] modificou a técnica, suturando o ERLC no ELP reorientado pelo bordo ulnar do punho, não utilizando enxerto. A tensão deve ser dada com o punho em 30 graus de flexão, e a imobilização é feita com o punho em neutro e o polegar em oponência total.

Oponentoplastia do extensor próprio do dedo mínimo (EDM)

Descrita primeiramente por Cook,[35] pode ser usada quando o EPI esta sendo ou será usado para outra transferência.

A técnica é semelhante à transferência do EPI: liberar o EDM na MF dorsal do quinto dedo e tracioná-lo até proximal ao retináculo dos extensores. Não se esquecer de ressecá-lo com um prolongamento do capuz extensor, para evitar a necessidade de enxerto. Reorientar o tendão pelo bordo ulnar do punho e, por túnel subcutâneo, levá-lo até o polegar, suturando-o no ACP.

Transferência do adutor do polegar para a cabeça superficial do flexor curto do polegar (De Vecchi)[36]

Necessita de uma incisão da região palmar, na origem do adutor do polegar, no terceiro metacarpiano até a base do polegar. O túnel do carpo é aberto e o nervo mediano, protegido. O adutor é liberado de sua inserção e do FCP. É passado superficialmente aos flexores do segundo dedo, aos feixes neurovasculares e ao FLP e inserido na cabeça superficial do FCP. Produz restauração da função do FCP e alguma pronação, mas não uma oponência adequada.

Oponentoplastia com o flexor longo do polegar

Primeiramente, foi descrita por Steindler,[7] que transferia a metade radial do FLP para o dorso da base do FP do polegar. Outros autores preferem a transferência de todo o tendão.[37-41] Em casos de paralisia de mediano e ulnar, ocorre hiperatividade do FLP e do ELP, causando hiperflexão da IF do polegar e extensão da MF. A IF hiperfletida impede a polpa do polegar de encontrar o indicador em pinça de polpa, tendendo ao contato com a unha ou o dorso do polegar. A transferência do FLP é indicada principalmente nesses casos.

Técnica

1. Incisão sobre a face volar da IF para desinserir o FLP da base da FD do polegar.
2. Incisão sobre o dorso da MF do polegar, que é artrodesada em extensão.
3. Incisão na face radial e volar do punho e tracionar o FLP para aquela posição.
4. Fazer uma reorientação do tendão através de uma polia no bordo ulnar da mão. Pode-se fazer uma incisão no bordo radial da eminência hipotenar, localizar a face ulnar da aponeurose e afastá-la radialmente. Passar o FLP pelo túnel do carpo até esta incisão e reorientá-lo pela face ulnar da aponeurose por um túnel subcutâneo até a MF do polegar e inseri-lo na porção superficial do FCP com o dedo em oponência:
   - Imobilização: com punho em 30 a 40 graus de flexão e polegar em oponência completa por 3 semanas.

Alternativas para oponentoplastia do FLP

Mangus[40] recomenda uma cirurgia similar, com duas diferenças: o FLP é reorientado ao redor do FUC e, pelo subcutâneo, levado à MF do polegar, e a porção distal do FLP é usada para tenodese da IF do polegar, em vez da artrodese.

Makin,[39] sem desinserir o FLP, passa o próprio, através de uma osteotomia oblíqua da falange proximal, para o dorso da MF. Fixa a osteotomia com fios de Kirschner, estabilizando também a IF em extensão. Utilizou a técnica em 14 pacientes, com bons resultados de oponência. Makin teve quatro casos com pseudo-artrose da osteotomia, nos quais foi realizada osteotomia transversa.

Oberlin e Alnot[41] também utilizaram o FLP sem desinseri-lo, mas o passaram para o dorso do polegar através da IF ou da MF, que era então artrodesada.

Oponentoplastia com o extensor longo do polegar

Também utilizada em lesões de mediano e ulnar, em que não há o controle dos músculos intrínsecos sobre o polegar, ficando o mesmo sob a atuação do FLP e do ELP, o que causa deformidade em flexão da IF e em extensão da MF, pode ser usada ainda em lesões neurológicas progressivas.

Técnica

1. Incisão sobre o dorso da MF e a falange proximal do polegar. Desinserir o ELP, mantendo o capuz extensor.
2. Incisão na face mediodorsal do antebraço distal e do punho. Tracionar o ELP para a região proximal do retináculo dos extensores. Liberar o tendão proximalmente, para melhorar sua excursão.
3. Incisão sobre o pisiforme. Passar o ELP pelo dorso do antebraço até a região do pisiforme, passando distal a ele e através de outro túnel subcutâneo até o polegar.
4. Artrodesar a MF do polegar em posição de pronação e extensão. Realizar uma fixação rígida, pois há a necessidade de mobilização precoce com 4 semanas.
5. As duas expansões que sobraram do tendão extensor são suturadas e o ELP é passado ao redor deles e suturado sobre ele mesmo.
6. A IF do polegar é fixada em extensão com fios de Kirschner por 4 semanas:
   - Imobilização: punho em 30 graus de flexão e polegar em oponência completa, por 4 semanas.

Riley[42] relatou 11 casos de resultados satisfatórios, referindo ainda que os pacientes conseguiam boa extensão do primeiro metacarpiano através do ALP e do ECP, o que propiciava uma boa abertura da mão.

Altenativas para oponentoplastia com ELP

Segundo Moutet[43] e cols. e Mennen,[44] a polia para o ELP não deveria ser pela face ulnar do antebraço, e sim através da membrana interóssea, preferindo não artrodesar a MF do polegar. Mennen traciona o ELP para o dorso do antebraço distal, proximal ao retináculo dos extensores, e faz uma incisão volar 3cm proximal à prega do punho e radialmente à artéria ulnar. O ELP é passado pela membrana interóssea e volarmente entre o feixe neurovascular ulnar e o FUC ulnarmente, e os flexores dos dedos radialmente e por túnel subcutâneo até o dorso do polegar, passando ao redor do ECP e suturado sobre ele mesmo. Em seu trabalho, conseguiu bons e excelentes resultados em 26 dos 35 casos.

Preferência dos autores

Nossa primeira opção é pela técnica de Bunnell, que utiliza o flexor superficial do quarto dedo. Fazemos uma modificação no momento de proceder à polia, realizando somente ao redor do FUC, sem o laço preconizado por Bunnell, pois o atrito é diminuído e a direção da transposição é mais anatômica. Em caso de impossibilidade de utilização do flexor superficial, preferimos a técnica de Phallen e Miller, que utiliza o EUC prolongado pelo ECP. A terceira opção é o EPI e a quarta, a técnica do abdutor curto do dedo mínimo.

Paralisia alta do nervo mediano

Na lesão alta do nervo mediano, há perda da função do grupo flexopronador do punho (todos os flexores superficiais dos dedos, os flexores profundos do segundo e terceiro dedos, o FLP e o FRC), exceto do FUC. Apesar de a metade radial do flexor profundo estar classicamente desnervada, a flexão do terceiro dedo pode ser completa, mas normalmente fraca. No segundo dedo, há apenas flexão intrínseca, assim como no polegar.

Objetivos e necessidades

- Sensibilidade dos dedos radiais (reconstrução do nervo mediano).
- Abdução ou oponência do polegar.
- Flexão da IF do polegar.
- Flexão do segundo dedo (e possivelmente do terceiro dedo).

Alternativas para motores

- Para utilização nas transferências para os extrínsecos da mão, nas lesões altas do mediano, temos somente o braquiorradial (BR), o ERLC e, talvez, o EUC, se não estiver sendo usado para oponentoplastia.
- Deve-se observar a necessidade de uma mobilidade preservada do punho, pois estes tendões não têm uma excursão tão generosa quanto os demais já utilizados para as transferências para oponência do polegar, e o punho pode ajudar esta deficiência com seu efeito tenodese.
- O BR normalmente é utilizado para restaurar a flexão do polegar e o ERLC, para o indicador. Fornecem flexão independente das IF do polegar e do indicador.
- Preferir a sutura terminolateral, pois pode haver a recuperação motora dos músculos extrínsecos do

mediano após sua reconstrução. Utilizar a sutura terminoterminal excepcionalmente, se o prognóstico de recuperação for muito ruim.

- Não há necessidade de aguardar a recuperação da sensibilidade para realizar a transferência. Pode-se fazê-la precocemente, inclusive com objetivo de manter a musculatura funcionando como uma órtese interna, evitando contraturas articulares, assim como o uso de órteses internas, que podem limitar a utilização da mão.

Oponência do polegar nas lesões altas do mediano

Como descrito anteriormente, nas lesões do nervo mediano, muitas vezes não é necessário realizar a transferência para oponência do polegar, pois o paciente permanece com esta função. Se houver perda, a transferência deve ser precoce, pois a chance de recuperação da musculatura intrínseca nestas lesões é muito baixa.

Os músculos normalmente utilizados são o ELP, o EPI e o EDM. O FUC também pode ser utilizado, mas é preferível deixá-lo como único flexor do punho, e não eliminá-lo desta função. As técnicas foram descritas anteriormente.

Transferência do ERLC para flexor profundo do indicador (FP 2º)

Técnica

1. Incisão na face dorsorradial do punho. Identificação do ERLC e desinserção da base do segundo metacarpiano.
2. Por uma incisão mais proximal, tracionar o ERLC proximal ao retináculo dos extensores e liberar junto sua porção musculotendinosa.
3. Terceira incisão na face mediana e volar do antebraço distal. O FP do segundo dedo é identificado, mas deixado intacto.
4. O ERLC é passado por túnel subcutâneo sobre o BR e inserido no FP do segundo dedo. A tensão é dada com o indicador podendo fazer praticamente extensão completa com o punho em 30 graus de flexão e flexão completa com o punho colocado em 45 graus de extensão.
5. Pode ser feita a tenodese do flexor profundo do terceiro, quarto e quinto dedos, mas normalmente ocorre perda da força de flexão:
   - Imobilização: punho em 30 graus de flexão e MF em 70 graus de flexão. Estimular mobilização ativa de extensão – Kleinert (4 a 5 semanas).

- Contratura em flexão pode ocorrer, se a tensão for muito grande.

Transferência do braquiorradial (BR) para FLP

Técnica

1. Incisão nas faces radial e volar dos dois terços distais do antebraço. Identificação do FLP.
2. O BR é desinserido da estilóide do rádio e liberado junto com sua porção muscular, o mais proximal possível, para se conseguir uma maior excursão do tendão. Com esta liberação, trabalhos mostram um ganho de 5 cm de excursão do tendão.[19,45,46]
3. O BR é suturado no FLP, e a tensão é ajustada com a MF e a IF do polegar em 30 graus de flexão e o punho em neutro. Deve ser conseguida extensão completa do polegar com o punho em 20 graus de flexão. O objetivo não é uma flexão completa, mas potente e funcional, evitando uma retração em flexão:
   - Imobilização: punho em 30 graus de flexão e MF do polegar em 20 graus de flexão (4 a 5 semanas). Estimular mobilização ativa de extensão – Kleinert.
   - A força de flexão depende da posição do cotovelo. Se em flexão do cotovelo, a força de flexão do polegar é menor, pois a excursão do BR está sendo utilizada. Em extensão do cotovelo, a força de flexão é bem maior.

Complicações

Após lesões altas do mediano, em pacientes com hipermobilidade articular, podem ocorrer hiperextensão da IFP e deformidade em pescoço de cisne, secundária à perda dos flexores superficiais. Há perda do equilíbrio, e a bandeleta central do extensor causa gradualmente a deformidade em extensão, que pode tornar-se fixa com o tempo.

Com o objetivo de evitar estas complicações, foram propostas algumas técnicas:

- **Transferência do ERLC para FS do segundo e terceiro dedos:** os flexores profundos destes dedos são utilizados para tenodese da IFD em 30 graus de flexão. Órtese de Kleinert por 4 semanas. Bloquear a extensão da IFD por 6 semanas.
- **Transferência do ERLC para FP do segundo e terceiro dedos:** suturar estes dois flexores profundos na polia A4 de cada dedo, fazendo assim uma teno-

dese da IFD em 30 graus de flexão e atuando como flexores primários da IFP. Pós-operatório igual ao do item anterior.
- **Transferência do ERLC para FP do segundo e terceiro dedos com artrodese das IFD:** concentra a força na IFP. Imobilização tipo Kleinert por 4 semanas.
- **Transferência do ERLC para FP do segundo e terceiro dedos e tenodese superficial da IFP em 30 graus de flexão:** a tenodese é feita com uma das bandeletas do flexor superficial, que é liberada entre as polias A1 e A2 e deixada inserida na FM. Ela é passada através da polia A2, por um acesso transversal e suturada nela mesmo.

Considerações finais

Nas lesões altas do nervo mediano, além de tentarmos restaurar a sensibilidade dos dedos radiais, que é de suma importância para uma boa função, utilizamos a transferência do BR para FLP e ERLC para o FP do segundo dedo, como descrito anteriormente. Para a oponência, preferimos a transferência do EPI. Não utilizamos a técnica de Phallen e Miller com o EUC, que seria a nossa preferência, pois já estamos utilizando um extensor do punho para o FP do segundo dedo, o que pode causar algum desequilíbrio na extensão.

REFERÊNCIAS

Paralisias do nervo radial

1. Omer Jr. GE Evaluation and reconstruction of the forearm and hand after acute traumatic peripheral nerve injuries. *J Bone Joint Surg* (Am) 1968; *50*:1454-78.
2. Littler JW. Restoration of power and stability in the partially paralyzed hand. *In:* Converse JM (ed.). *Reconstructive plastic surgery* 2ed., Philadelphia: WB Saunders, 1977:3266-80.
3. Labosky DA, Waggy CA. Apparent weakness of median and ulnar motors in radial nerve palsy. *J Hand Surg* (Am) 1986; *11*:528-33.
4. Abrams RA, Zeits RJ, Leiber RL *et al.* Anatomy of the radial nerve motor branches in the forearm. *J Hand Surg* 1997; *22*:232-7.
5. Steindler A. Operative treatment of paralytic conditions of the upper extremity. *J Orthop Surg* 1919; *1*:608-24.
6. Fuss FK, Wurzl GH. Radial nerve entrapment at the elbow surgical anatomy. *J Hand Surg* 1991; *16*:742-7.
7. Prasartritha T, Liupolvanish P, Rojanakit A. A study of the posterior interosseous nerve (PIN) and the radial tunnel in 30 Thai cadavers. *J Hand Surg* 1993; *18*:107-12.
8. Brand PW. Tendon transfers in the forearm. *In:* Flynn JE (ed.). *Hand surgery.* 2ed., Baltimore: Williams & Wilkins, 1975:189-200.

9. Brand PW. Biomechanics of tendon transfer. *In:* Lamb DW (ed.). *The hand and upper limb.* Vol. 2. Edinburgh: Churchill Livingstone, 1987:190-213.

10. Burkhalter WE. Early tendon transfer in upper extremity peripheral nerve injury. *Clin Orthop* 1974; *104*:68-79.

11. Omer Jr. GE tendon transfers for reconstruction of the forearm and hand following peripheral nerve injuries. *In:* Omer Jr. GE, Spinner M (eds.) *Management of peripheral nerve problems.* Philadelphia: WB Saunders, 1980:817-46.

12. Reid RL. Radial nerve palsy. *Hand Clin* 1988; *4*:179-85.

13. Green DP. *Green's operative hand surgery.* Vol. 1, 5ed., 2005:1117-9.

14. Jones R. Tendon transplantation in cases of musculospiral injuries not amenable to suture. *Am J Surg* 1921; *35*:333-5.

15. Lieber RL, Ponten E, Burkholder TJ, Friden J. Sarcomere length changes after flexor carpi ulnaris to extensor digitorum communis tendon transfer. *J Hand Surg* (Am) 1996; *21*:612-8.

16. Penner DA. Dorsal splint for radial palsy. *Am J Occup Ther* 1972; *26*:46-7.

17. Riordan DC. Tendon transfers for median, ulnar or radial nerve palsy (abstract). *J Bone Joint Surg* (Br) 1968; *50*:441.

18. Riordan DC. Radial nerve paralysis. *Orthop Clin North Am* 1974; *5*:283-7

19. Riordan DC. Tendon transfers in band surgery. *J Hand Surg* (Am) 1983; *8*:748-53.

20. Raskin KB, Wilgis EFS. Flexor carpi ulnaris transfer for radial nerve palsy: function testing of long-term results. *J Hand Surg* (Am) 1995; *20*:737-42.

21. Reid RL. Radial nerve palsy. *Hand Clin* 1988; *4*:179-85.

22. Riordan DC. Surgery of the paralytic hand. *In:* AAOS Instructional Course Lectures. Vol. 16, St. Louis: CV Mosby 1959:79-90.

23. Riordan DC. Tendon transfers for nerve paralysis of the hand and wrist. *Curr Pract Orthop Surg* 1964; *2*:17-40.

24. Brand PW, Hollister A. Operations to restore muscle of the hand and. *In:* Brand PW, Hollister A (eds.). *Clinical mechanics of the hand* 2 ed., St. Louis: Mosby-Year Book, 1993:180-9.

25. Boyes JH. Selection of a donor muscle for tendon transfer. *Bull Hosp Jt Dis* 1962; *23*:1-4.

26. Penner DA. Dorsal splint for radial palsy. *Am J Occup Ther* 1972; *26*:46-7.

27. Riordan DC. Surgery of the paralytic hand. *In:* AAOS Instructional Course lectures. Vol. 16, St. Louis: CV Mosby, 1959:79-90.

28. Riordan DC. Tendon transfers in hand surgery. *J Hand Surg* (Am) 1983; *8*:748-53.

29. Saikku LA. Tendon transplantation for radial paralysis; factors influencing the results of tendon transplantation. *Acta Chir Scand* 1947 (supp. 132) *96*:7-100.

30. Scuderi C. Tendon transplants for irreparable radial nerve paralysis. *Surg Gynecol Obstet* 1949; *88*:643-51.

31. Seddon H. Factors influencing indications for operation. *In:* Seddon HJ (ed.). *Surgical disorders of the peripheral nerves.* Baltimore: Williams & Wilkins, 1972:240-5.

32. Smith RJ. Tendon transfers to restore wrist and digit extension. *In:* Smith RJ (ed.). *Tendon transfers of the hand and forearm.* Boston: Little, Brown and Company, 1987:35-56.

33. Lieber RL, Ponten E, Burkholder TJ, Friden J. Sarcomere length changes after flexor carpi ulnaris to extensor digitorum communis tendon transfer. *J Hand Surg* (Am) 1996; *21*:612-8.

34. Seddon H. *Surgical disorders of the peripheral nerves.* 2 ed., Edinburgh: Churchill Livingstone, 1975.

35. Skoll PJ, Hudson DA, de Jager W, Singer M. Long-term results of tendon transfers for radial nerve palsy in patients with limited rehabilitation. *Ann Plast Surg* 2000; *45*:122-6.

36. Steindler A. Operative treatment of paralytic conditions of the upper extremity. *J Orthop Surg* 1919; *1*:608-24.

37. Stiles HJ. Operative treatment of nerve injuries. *Am J Orthop Surg* 1918; *16*:351-63.

38. Chotigavanich C. Tendon transfer for radial nerve palsy. *Bull Hosp Joint Dis Orthop Inst* 1990; *50*:1-10.

39. Chuinard RG, Boyes JH, Stark HH *et al.* Tendon transfers for radial nerve palsy: use of superficialis tendons for digital extension. *J Hand Surg* 1978; *3*:560-70.

40. White WL. Restoration of function and balance of the wrist and hand by tendon transfers. *Surg Clin North Am* 1960; *40*:427-59.

41. Dunnet WJ, Housden PL, Birch R. Flexor to extensor tendon transfers in the hand. *J Hand Surg* (Br) 1995; *20*:26-8.

42. Omer Jr. GE Evaluation and reconstruction of the forearm and hand after acute traumatic peripheral nerve injuries. *J Bone Joint Syrg Am* (Am) 1968; *50*:1454-78.

43. Brand PW. Tendon transfers in the forearm. *In:* Flynn JE (ed.). *Hand surgery.* 2 ed., Baltimore: Williams & Wilkins, 1975:189-200.

44. Brand PW. Operations to restore muscle balance to the hand. *In:* *Clinical mechanics of the hand.* St. louis: CV Mosby, 1985:127-65.

45. Tubiana R, Miller HW IV, Reed S. Restoration of wrist extension after paralysis. *Hand Clin* 1989; *5*:53-67.

46. Said GZ. A modified tendon transference for radial nerve paralysis. *J Bone Joint Surg* (Br) 1974; *56*:320-2.

47. Tsuge K, Adachi N. Tendon transfer for extensor palsy of forearm. *Hiroshima J Med Sci* 1969; *18*:219-32.

48. Wheeler DR. Reconstruction for radial nerve palsy. *In:* Peimer CA (ed.). *Surgery of the hand and upper extremity.* New York: Mc-Graw-Hill, 1996:1363-79.

49. Smith RJ. Tendon transfers to restore wrist and digit extension. *In:* Smith RJ (ed.). *Tendon transfers of the hand and forearm.* Boston: Little, Brown and Company, 1987:35-56.

50. Chuinard RG, Boyes JH, Stark HH, Ashworth CR. Tendon transfers for radial nerve palsy: use of superficials tendons for digital extension. *J Hand Surg* (Am) 1978; *3*:560-70.

51. Zachary RB. Tendon transplantation for radial paralysis. *Br J Surg* 1946; *23*:358-64.

52. Moberg E, Nachemson A. Tendon transfers for defective long extensors of the wrist and fingers. *Acta Chir Scand* 1967; *133*:31-4.

53. Thomsen M, Rasmussen KB. Tendon transfers for defective long extensors of the wrist and fingers. *Scand J Plast Reconstr Surg* 1969; *3*:71-8.

54. Dunnet WJ, Housden PL, Birch R. Flexor to extensor tendon transfers in the hand. *J Hand Surg* (Br) 1995; *20*:26-8.

55. Chotigavanich C. Tendon transfers for radial nerve palsy. *Bull Hosp Jt Dis* 1990; *50*:1-10.

Paralisias do nervo ulnar

1. Duchenne GB. Physiology of motion demonstrated by electrical stimulation and clinical observation. Kaplan EB (trans and ed). Philadelphia: WB Saunders, 1959:141.

2. Zancolli EA. Structural and dynamic bases of hand surgery. 2 ed., Philadelphia: JB Lippincott, 1979:168, 174, 183.

3. Mannerfelt L. Studies on the hand in ulnar nerve paralysis: a clinical-experimental investigation in normal and anomalous innervation. *Acta Orthop Scand Suppl* 1966; *87*:89-97.

4. Earle AS, Vlastou C. Crossed fingers and other tests of ulnar nerve motor function. *J Hand Surg* 1980; *5*:560-5.

5. Omer Jr. GE Acute management of peripheral nerve injuries. *Hand Clin* 1986; *2*:193-206.

6. Flatt AE. Kinesiology of the hand. *Instr Course Lect* 1961; *18*:266-81.

7. Brown PW. Reconstruction for pinch in ulnar intrinsic palsy. *Orthop Clin North Am* 1974; *5*:323-42.

8. Roullet J. Froment's sign. *In:* Michon J, Moberg E (eds.). *Traumatic nerve lesions of the upper limb.* Group d'Ètude de la Main monograph #2. New Yok: Churchill Livingstone, 1975:37-43.

9. Kaplan EB, Spinner M. Normal and anomalous innervation patterns in the upper extremity. *In:* Omer Jr. GE, Spinner M (eds.). *Management of peripheral nerve problems.* Philadelphia: WB Saunders, 1980:75-99.

10. Bowden REM, Napier JR. The assessment of hand functions after peripheral nerve injuries. *J Bone Joint Surg* (Br) 1961; *43*:481-92.

11. Bunnell S. *Surgery of the hand.* Philadelphia: JB Lippincott, 1944.

12. Leibovic SJ, Hastings H. Martin-Gruber revisited. *J Hand Surg* (Am) 1992; *7*:47-53.

13. Brand PW. Tendon grafting: illustrated by a new operation for intrinsic paralysis of the fingers. *J Bone Joint Surg* (Br) 1961; *43*:444-53.

14. Fritschi EP. Nerve involvement in leprosy; the examination of the hand; the restoration of finger function. *In: Reconstructive surgery in leprosy.* Bristol: John Wright & Sons, 1971:11-65.

15. Hastings H II, Davidson S. Tendon transfers for ulnar nerve palsy: evaluation of results and practical treatment considerations. *Hand Clin* 1988; *4*:167-78.

16. Omer GE. Ulnar nerve palsy. *In:* Green DP, Hotchkiss WC, Pederson WC (eds.). *Green's operative hand surgery,* 4 ed., New York: Churchill Livingstone, 1999:1526-41.

17. Thompson TC. A modified operation for opponens paralysis. *J Bone Joint Surg* 1942; *24*:632.

18. Bruser P. Motor replacement operation in chronic ulnar nerve paralysis. *Orthopade* 1997; *26*:690-5.

19. Alnot JY, Masquelet A. Restoration of thumb-index pinch by a double tendon transfer following ulnar nerve paralysis. *Ann Chir Main* 1983; *2*:202-10.

20. Robinson D, Aghasi MK, Halperin N. Restoration of pinch in ulnar nerve palsy by transfer of split extensor digiti minimi and extensor indicis. *J Hand Surg* (Br) 1992; *17*:622-4.

21. DeAbreu LB. Early restoration of pinch grip after ulnar nerve repair and tendon transfer. *J Hand Surg* (Br) 1989; *14*:309-14.

22. Neviaser RJ, Wilson JN, Gardner MM. Abductor pollicis longus transfer for replacement of first dorsal interosseous. *J Hand Surg* 1980; *5*:53-7.

23. Omer Jr. GE reconstruction of a balanced thumb through tendon transfers. *Clin Orthop* 1985; *195*:104-16.

24. Zweig J, Rosenthal S, Burns H. Transfer of the extensor digiti quinti to restore pinch in ulnar palsy of the hand. *J Bone Joint Surg* (Am) 1972; *54*:51-9.

25. Edgerton MT, Brand PW. Restoration of abduction and adduction to the unstable thumb in median and ulnar paralysis. *Plast Reconstr Surg* 1965; *36*:150-64.

26. Littler JW. Tendon transfers and arthrodesis in combined median and ulnar nerve palsies. *J Bone Joint Surg* (Am) 1949; *31*:225-34.

27. North ER, Littler JW. Transferring the flexor superficialis tendon: technical considerations in the prevention of proximal interphalangeal joint disability. *J Hand Surg* (Am) 1980; *5*:498-501.

28. Hamlin C, Littler JW. Restoration of power pinch. *Orthop Trans* 1979; *3*:319-20.

29. Boyes JH. Bunnel's surgery of the hand. 5 ed., Philadelphia: JB Lippincott, 1970:366.

30. Goldner JL. Replacement of the function of the paralyzed adductor pollicis wich the flexor digitorum sublimes – a ten-review. Proceeding of the American Society for Surgery of the Hand. *J Bone Joint Surg* (Am) 1967; *49*:583-4.

31. Smith RJ. Tendon transfers to restore power pinch. *In:* Tendon transfers of the hand and forearm. Boston: Little, Brown, 1987:85-102.

32. Omer Jr. GE Assessment of peripheral nerve injuries. *In:* Cramer LM, Chase RA (eds.). *Symposium on the Hand.* Foundation of the American Society of Plastic and Reconstructive Surgeons, Inc. Vol. 3, St. Louis: CV Mosby, 1973.

33. Littler JW. Restoration of power and stability in the partially paralyzed hand. *In:* Converse JM. *Reconstructive plastic surgery.* Vol. IV, Philadelphia: WB Saunders, 1964:1674-95.

34. Citron N, Taylor J. Tendon transfer in partially anaesthetic hands. *J Hand Surg* (Br) 1987; *2*:14-8.

35. Clippinger FW, Goldner JL. Tendon transfers as substitutes for paralyzed first dorsal and volar interosseous muscles. Proceedings of the American Society for Surgery of the Hand. *J Bone Joint Surg* (Am) 1965; *47*:633.

36. Bunned S. *Surgery of the hand.* Philadelphia: JB Lippincott Co, 1944.

37. Bruner JM. Tendon transfer to restore abduction of the index finger using the extensor pollicis brecis. *Plast Reconstr Surg* 1948; *3*:197-201.

38. Hirayama T, Atsuta Y, Takemitsu Y. Palmaris longus transfer for replacement of the first dorsal interosseous. *J Hand Surg* (Br) 1986; *11*:31-4.

39. Omer Jr. GE Evaluation and reconstruction of the forearm and hand after acute traumatic peripheral nerve injuries. *J Bone Joint Surg* (Am) 1968; *50*:1454-78.

40. Landsmeer JMF. The coordination of finger-joint motions. *J Bone Joint Surg* (Am) 1963; *45*:1652-62.

41. Bunnel S. Surgery of the intrinsic muscles of the hand other than those producing opposition of the thumb. *J Bone Joint Surg* 1942; *24*:1-3.

42. Zancolli EA. Claw-hand caused by paralysis of the intrinsic muscles: a simple surgical procedure for its correction. *J Bone Joint Surg* (Am) 1957; *39*:1076-80.

43. Leddy JP, Stark HH, Ashworth CR *et al.* Capsulodesis and pulley advancement for the correction of claw-finger deformity. *J Bone Joint Surg* (Am) 1972; *54*:1465-71.

44. Mikhail IK. Bone block operation for chawhand. *Surg Gynecol Obstet* 1964; *118*:1077-9.

45. Parkes A. Paralytic claw fingers – a graft tenodesis operation. *Hand* 1973; *5*:192-9.

46. Riordan DC. Tendon transplantation in median-nerve and ulnar-nerve paralysis. *J Bone Joint Surg* (Am) 1953; *35*:312-20.

47. Riordan DC. Surgery of the paralytic hand. *Instr Course Lect* 1959; *16*:79-90.

48. Riordan DC. Tendon transfers for nerve paralysis of the hand and wrist. *Curr Pract Orthop Surg* 1964; *2*:17-40.

49. Fowler SB. Extensor apparatus of the digits (abstract). *J Bone Joint Surg* (Br) 1949; *31*:477.

50. Stiles HJ, Forrester-Brown MF. *Treatment of injuries of peripheral spinal nerves*. London: H Frowde & Hodder & Stoughton, 1922:166.

51. Brand PW. Paralytic claw hand: with special reference to paralysis in leprosy and treatment by the sublimes transfer of Stiles and Bunnell. *J Bone Joint Surg* (Br) 1958; *40*:618-32.

52. Anderson GA. Analysis of paralytic claw finger correction using flexor motors into different insertion sites. Master's thesis, University of Liverpool, 1988.

53. Brand PW. Tendon transfers for median and ulnar nerve paralysis. *Orthop Clin North* (Am) 1970; *1*:447-54.

54. Burkhalter WE. Complications of tendon transfer for nerve paralysis of the hand. *In:* Boswick Jr. JA (ed.). *Complications in hand surgery*. Philadelphia: WB Saunders, 1986:50-69.

55. Riordan DC. Tendon transfers for median, ulnar or radial nerve palsy. *Hand* 1969; *1*:42-6.

56. Manske PR, Lesker PA. Strength of human pulleys. *Hand* 1977; *9*:147-52.

57. Green DP. *Green's operative hand surgery*. Vol. 2, 2005:1176.

58. Brand PW. Hand reconstruction in leprosy. *In: British surgical practice: surgical progress*. London: Butterworth, 1954:117.

59. Riordan DC. Intrinsic paralysis of the hand. *Bull Hosp Jt Dis Orthop Inst* 1984; *44*:435-41.

60. Burkhalter WE, Strait JL. Metacarpophalangeal flexor replacement for intrinsicmuscle paralysis. *J Bone Joint Surg* (Am) 1965; *47*:633.

61. Brooks AL. Tendon transfer for intrinsic minus fingers. American Society for Surgery of the Hand. Correspondence Club Newsletter, November 24, 1969.

62. Burge P. Abducted little finger in low ulnar nerve palsy. *J Hand Surg* (Br) 1986; *11*:234-6.

63. Bellan N, Belkhiria F, Touam C *et al*. Extensor digiti minimi tendon "rerouting" transfer in permanent abduction of the little finger. *Chir Main* 1998; *17*:325-33.

64. Voche P, Merle M, Wartenberg's sign – a new method of surgical correction. *J Hand Surg* (Br) 1995; *20*:49-52.

65. Gonzalez MH, Gray T, Ortinau E *et al*. The extensor tendons to the little finger: an anatomic study. *J Hand Surg* (Am) 1995; *20*:844-7.

Paralisias do nervo mediano

1. Cooney WP, Linscheid RL, An KN. Opposition of the thumb: An anatomic and biomechanical study of tendon transfers. *J Hand Surg* (Am) 1984; *9*:777-86.

2. Boswick JA, Stromberg WB. Isolated injury to the median nerve above the elbow. *J Bone Joint Surg* (Am) 1967; *49*:653-8.

3. Littler JW, Li CS. Primary restoration of thumb opposition with median nerve decompression. *Plast Reconstr Surg* 1967; *39*:74-5.

4. Olave E, Prates JC, Del Sol M *et al*. Distribution patterns of the muscular branch of the median nerve in the thenar region. *J Anat* 1995; *186*:441-6.

5. Rowntree T. Anomalous innervation of the hand muscles. *J Bone Joint Surg* (Br) 1949; *31*:505-10.

6. Zancolli EA, Cozzi EP. *Atlas of surgical anatomy of the hand*. New York: Churchill Livingstone, 1992.

7. Steindler A. Flexor plasty of the thumb in thenar palsy. *Surg Gynecol Obstet* 1930; *50*:1005-7.

8. Irwin CE. Transplants to the thumb to restore function of oppositions: end results. *South Med J* 1942; *35*:257-62.

9. Ney KW. A tendon transplant for intrinsic hand muscle paralysis. *Surg Gynecol Obstet* 1921; *33*:342-8.

10. Huber E. Hilfsoperation bei median Uhlahmung. *Dtsch Arch Klin Med* 1921; *136*:271.

11. Nicolaysen J. Transplantation des m. Abducto dig V. Die Fenlander Oppositions Fehigkeit des Daumens. *Dtsch Z Chir* 1992; *168*:133.

12. Bunnel S. Reconstructive surgery of the hand. *Surg Gynecol Obstet* 1924; *39*:259-74.

13. Camitz H. Uber die Behandlung der Oppositionslahmung. *Acta Chir Scand* 1929; *65*:77-81.

14. Bunnell S. Opposition of the thumb. *J Bone Joint Surg* 1938; *20*:269-84.

15. Thompson TC. A modified operation for opponens paralysis. *J Bone Joint Surg* 1942; *26*:632-40.

16. Royle ND. An operation for paralysis of the thumb intrinsic muscles of the thumb. *JAMA* 1938; *111*:612-3.

17. Aguirre SC, Caplan S. Sobre secuelas de lesion alta e irreparable de nervios mediano y cubital, y su tratamiento. *Prensa Med Arg* 1956; *43*:2341-6.

18. Cooney WP, Linscheid RL, Na KN. Opposition of the thumb: na anatomic and biomechical study of tendon transfers. *J Hand Surg* (Am) 1984; *9*:777-86.

19. Phalen GS, Miller RC. The transfer of wrist extensor muscles to restore or reinforce flexion power of the fingers and opposition of the thumb. *J Bone Joint Surg* 1947; *29*:993-7.

20. Jacobs B, Thompson TC. Opposition of the thumb and its restoration. *J Bone Joint Surg* 1947; *29*:993-7.

21. Jacobs B, Thompson TC. Opposition of the thumb and its restoration. *J Bone Joint Surg* (Am) 1960; *42*:1015-26.

22. Bohr HH. Tendon transposition in paralysis of the opposition of the thumb. *Acta Chir Scand* 1953; *105*:45-54.

23. Jacobs B, Thompson TC. Opposition of the thumb and its restoration. *J Bone Joint Surg* (Am) 1960; *42*:1015-26.

24. Anderson GA, Lee V, Sundararaj GD. Opponensplasty by extensor indicis and flexor digitorum superficialis tendon transfer. *J Hand Surg* (Br) 1992; *17*:611-4.

25. Jensen EG. Restoration of opposition of the thumb. *Hand* 1978; *10*:161-7.

26. Burkhalte W, Christensen RC, Borwn P. Extensor indicis proprius opponensplasty. *J Bone Joint Surg* (Am) 1973; *55*:725-32.

27. Littler JW, Cooley SGE. Opposition of the thumb and its restoration by abductor digiti quinti transfer. *J Bone Joint Surg* (Am) 1963; *45*:1389-484.

28. Smith RJ. *Tendon transfers of the hand and forearm*. Boston: Little, Brown and Company, 1987.

29. Wissinger HA, Singsen EG. Abductor digiti quinti opponensplasty. *J Bone Joint Surg* (Am) 1977; *59*:895-8.

30. Foucher G, Malizos C, Sammut D *et al*. Primary palmaris longus transfer as an opponensplasty in carpal tunnel release: a series of 73 cases. *J Hand Surg* (Br) 1991; *16*:56-60.

31. Terrono AL, Rose JH, Mulroy J, Millender LH. Camitz palmaris longus abductoraplasty for severe thenar atrophy secondary to carpal tunnel syndrome. *J Hand Surg* (Am) 1993; *18*:204-6.

32. Kessler I. Transfer of extensor carpi ulnaris to tendon of extensor pollicis brevis for opponensplasty. *J Bone Joint Surg* (Am) 1969; *51*:1303-8.

33. Henderson ED. Transfer of wrist extensors and brachioradialis to restore opposition of the thumb. *J Bone Joint Surg* (Am) 1962; *44*:513-22.

34. Kaplan I, Dinner M, Chait L. Use of extensor pollicis longus tendon as a distal extension for an opposition transfer. *Plast Reconstr Surg* 1976; *57*:186-90.

35. Taylor RT. Reconstruction of the hand. *Surg Gynecol Obstet* 1921; *32*:237-48.

36. DeVecchi J. Opposision del pulgar fisiopatologia uma nerva operaction transplante del aductor. *Bol Soc Cir Uruguay* 1961; *32*:423.

37. Davis TRC, Barton NJ. Median nerve palsy. *In:* Green DP, Hotchkiss RN, Pederson WC (eds.). *Green's operative hand surgery.* 4 ed., New York: Churchill Livingstone 1999:1497-525.

38. Burkhalter WE. Median nerve palsy. *In:* Green DP (ed.). *Operative hand surgery.* 3 ed., New York: Churchill Livingstone, 1993:1419-48.

39. Makin M. Translocation of the flexor pollicis longus tendon to restore opposition. *J Bone Joint Surg* (Br) 1967; *49*:458-61.

40. Mangus DJ. Flexor pollicis longus tendon transfer for restoration of thumb opposition. *Plast Reconstr Surg* 1973; *52*:155-9.

41. Oberlin C, Alnot JY. Opponensplasty through translocation of the flexor pollicis longus: technique and indications. *Ann Chir Main* 1988; *7*:25-31.

42. Riley WB, Mann RJ, Burkhalter WE. Extensor pollicis longus opponensplasty. *J Hand Surg* 1980; *5*:217-20.

43. Moutet F, Frere G, Massart P. Reanimation of thumb opposition by the extensor pollicis longus: report of sixteen cases. *Ann Chir Main* 1986; *5*:36-41.

44. Mennen U. Extensor pollicis longus opposition transfer. *J Hand Surg* (Am) 1992; *17*:809-11.

45. White WL. Restoration of function and balance of the wrist and hand by tendon transfers. *Surg Clin North* (Am) 1960; *40*:427-59.

46. Omer Jr. GE reconstruction of the forearm and hand after peripheral nerve injuries. *In:* Omer Jr. GE, Spinner M, Van Beek AL (eds.). *Management of peripheral nerve problems.* 2 ed., Philadelphia: WB Saunders, 1998:675-705.

CAPÍTULO 14

Lesões Dermatológicas das Mãos

Antônio Carlos Martins Guedes

INFECÇÕES POR FUNGOS

Micoses superficiais

A **tinha das mãos** é pouco freqüente, se comparada com a dos pés. É causada, principalmente, pelos dermatófitos *Trichophyton rubrum*, *Trichophyton mentagrophytes* e *Epidermophyton floccosum*. Nas mãos, é mais comum a ocorrência de processos de hipersensibilidade a foco situado em outro local, as dermatofítides, ou mícides. Manifesta-se por lesões eritematodescamativas, bem-circunscritas e de configuração anular ou circinada (Figura 14.1). Pode apresentar-se como uma forma intertriginosa com ou sem maceração, podendo associar-se a lesões vesicobolhosas, que freqüentemente se complicam com infecção bacteriana. O tipo escamoso tem evolução mais crônica, pruriginosa, e associa-se a onicomicose. Por vezes, ocorrem lesões liquenificadas, em especial quando o agente é o *T. rubrum*. As áreas palmar e interdigital são mais afetadas.

O diagnóstico diferencial é feito com eczemas, como a dermatite de contato, e com psoríase, sífilis, ceratodermias palmares, pitiríase rubra etc.

A **onicomicose**, embora mais comum nas unhas dos pés, acomete as lâminas ungueais e dobras periungueais. A lâmina ungueal perde o brilho, torna-se opaca ou pardo-enegrecida, frágil e quebradiça, descolando do leito ungueal. Tende a ocorrer destruição da lâmina a partir da borda livre, e há acúmulo de material córneo subungueal (Figura 14.2). Várias unhas po-

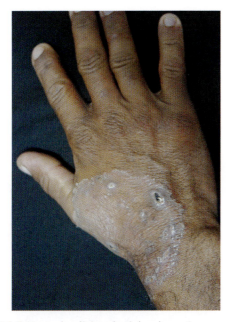

Figura 14.1 Exemplo clínico de tinha das mãos, caracterizada por lesões eritematodescamativas, bem-circunscritas e de configuração anular ou circinada.

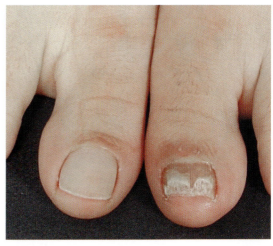

Figura 14.2 Na onicomicose, de modo geral, ocorre destruição da lâmina a partir da borda livre e há acúmulo do material córneo subungueal.

dem ser lesadas de modo concomitante, especialmente em imunossuprimidos, provocando deformações inestéticas e desconforto. A leuconíquia tricofítica é uma forma de acometimento que se caracteriza por lesões esbranquiçadas das lâminas ungueais, erosivas e bem-circunscritas, distantes da borda livre.

A paroníquia por dermatófitos mostra borda ungueal tumefeita, tensa e dolorida. A lâmina ungueal apresenta-se dura, espessa, sulcada, retém o brilho e não é quebradiça, bem como não acumula detritos córneos.

O diagnóstico diferencial é feito com psoríase, que pode ser exclusiva das unhas, líquen plano, oníquias e paroníquias piogênicas, candidíase e alterações ungueais observadas em eczemas, dermatites exfoliativas, paquioníquia congênita e leuconíquia traumática.

O diagnóstico laboratorial é estabelecido pelo exame direto de material obtido da pele ou das unhas que, após ser clarificado com KOH 20% a 30%, revelará hifas septadas com 2 a 6µ de diâmetro. A distinção entre as diversas espécies se faz por cultura, mas o tratamento é idêntico em todas.

O tratamento para as formas não-inflamatórias é feito com os derivados imidazólicos tópicos, como isoconazol, tioconazol, econazol ou bifonazol, por 6 a 8 semanas. Outras drogas disponíveis são ciclopiroxolamina, terbinafina e amorolfina, em solução, creme ou *spray*, duas vezes ao dia, também por 6 a 8 semanas. A tinha ungueal, após confirmação de exame positivo, deve ser, se possível, tratada com medicação sistêmica e tópica. As drogas de uso sistêmico incluem itraconazol, terbinafina e fluconazol. O itraconazol pode ser dado como pulsoterapia na dose de 200mg duas vezes ao dia por 7 dias, interrompido por 3 semanas e repetido por quatro a seis vezes. Deve ser evitado o tratamento sistêmico em idosos, cardiopatas, hipertensos e portadores doenças renais e hepáticas. Pode-se associar o tratamento tópico com a amorolfina a 5% ou ciclopiroxolamina a 8% em esmalte, uma a duas vezes por semana, como complemento da terapia sistêmica.

A **tinha negra** caracteriza-se por manchas castanhas ou pretas nas palmas (Figura 14.3) ou bordas dos dedos, tendo como agente um fungo filamentoso preto, o *Phaeoannellomyces werneckii*. É observada em áreas tropicais e semitropicais, em doentes com hiperidrose, e as lesões são assintomáticas. O diagnóstico é confirmado por exame direto, que mostra hifas escuras septadas. É importante considerar como diagnóstico diferencial o melanoma, o nevo juncional e a pigmentação por nitrato de prata. A infecção responde a antifúngicos tópicos.

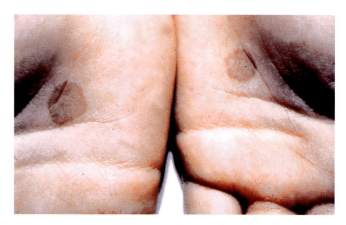

Figura 14.3 A tinha negra caracteriza-se por manchas castanhas ou pretas nas bordas dos dedos ou nas palmas, como se vê na figura.

A **candidíase** ou **monilíase**, que acomete freqüentemente as dobras cutâneas (candidíase intertriginosa), é infecção cutânea ou cutaneossistêmica por leveduras do gênero *Candida*. A *C. albicans* é a mais comum, e localiza-se nas mãos, no espaço digital entre os dedos médio e anular, embora outros espaços possam ser afetados (*erosio interdigitalis blastomycetica*). Há eritema e uma margem de descamação bem definida, formando pequenos retalhos. Entre as causas predisponentes incluem-se diabetes, umidade e higiene inadequada. Nas mãos, a hipótese de doença ocupacional deve ser aventada pelo uso excessivo de água e sabão. A paroníquia da candidíase é muito freqüente e caracteriza-se por eritema, edema e sensibilidade da dobra em torno da matriz ungueal, com retração da cutícula (Figura 14.4). A expressão da lesão pode levar à eliminação de gotículas de secreção seropurulenta. O número de dedos acometidos é variável, e o processo inflamatório

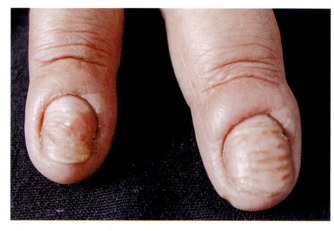

Figura 14.4 Caso de paroníquia por candidíase, onde se observam eritema, edema e retração da cutícula.

lesa a matriz, resultando em distrofia ungueal. Podem associar-se outros agentes, como dermatófitos e bactérias. É uma afecção ocupacional pelo contato continuado com água, sabão e detergente; nas mulheres, o hábito de remoção das cutículas favorece a infecção. A candidíase mucocutânea crônica é rara e grave, sendo causada pela C. *albicans* ou C. *tropicalis*, caracterizando-se por susceptibilidade para infecções. Apresenta uma forma congênita autossômica recessiva e uma forma adquirida por imunossupressão. Inicia-se por estomatite ou paroníquia, surgindo posteriormente lesões papulosas ou nodulares disseminadas, que se cornificam. Podem-se observar intertrigo, paroníquia e onicodistrofia.

O diagnóstico da candidíase é confirmado pelo exame micológico, e deve ser diferenciado dos eczemas e tinhas.

O tratamento pode ser realizado com violeta genciana a 1% em solução aquosa, por 3 a 4 dias, ou cremes à base de imidazólicos ou nistatina. Nas formas extensas, a terapia sistêmica deve ser associada, sendo fluconazol a primeira escolha, mas também se pode usar itraconazol ou cetoconazol.

As **dermatofítides** são reações inflamatórias cutâneas secundárias, localizadas em áreas distantes da infecção dermatofítica concomitante. A incidência na população acometida por dermatofitoses é em torno de 5%. O mecanismo da *ide* parece envolver uma resposta imunológica local ao antígeno fúngico por via sistêmica. As lesões ocorrem no auge da infecção ou logo após o seu início. Apresenta-se como erupção disidrosiforme das mãos, podendo assumir aspectos diversos e localizar-se em outras regiões. É comum iniciar com microvesículas nas bordas laterais dos dedos das mãos. A confirmação diagnóstica se faz pela ausência de fungos nas lesões, demonstração de foco primitivo pelo exame micológico, reação intradérmica positiva à tricofitina e regressão da *ide* com o tratamento da infecção primária.

Micoses profundas

Cromomicose é uma dermatite verrucosa crônica da pele e do subcutâneo causada por diferentes dematiáceos, gênero e espécie de fungos pigmentados. Divide-se por septação celular e mostra-se nos tecidos como formações arredondadas castanho-escuras. Tem sede preferencial nos pés e nas pernas, podendo estender-se às coxas e, raramente, às mãos. A infecção evolui cronicamente, é localizada e não afeta o estado geral. Inicia-se como pápulas e nódulos que evoluem para lesões verrucosas (Figura 14.5*A*) e, geralmente, unilaterais. Verdadeiras placas verrucosas surgem por confluência das lesões que tendem à progressão periférica, enquanto a parte central torna-se cicatricial e pode ulcerar-se. As lesões infectam facilmente, e a associação fusoespirilar pode levar a mau odor (Figura 13.5*B*).

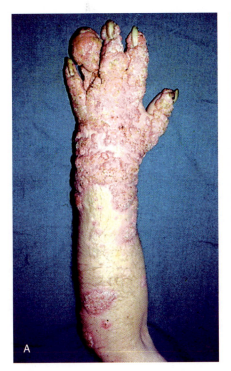
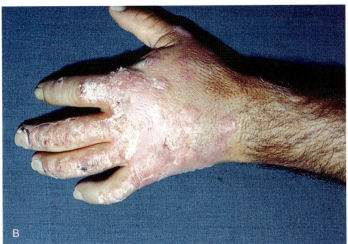

Figura 14.5 A cromomicose inicia com pápulas e nódulos que evoluem para lesões verrucosas, como visto em **A**; estas lesões infectam-se facilmente, como em **B**.

O quadro clínico pode simular leishmaniose, esporotricose, tuberculose verrucosa e, mais raramente, paracoccidioidomicose e carcinoma escamoso.

O diagnóstico laboratorial é feito com o exame direto do pus ou secreção da lesão, ou pelo exame histopatológico. O cultivo permite a identificação da espécie.

O tratamento das formas localizadas é feito por meio de criocirurgia com nitrogênio líquido, eletrocoagulação ou *laser* de CO_2, exérese cirúrgica ou termoterapia. Nas formas extensas, pode ser empregado o itraconazol (400mg/dia, por meses) ou a flucitosina (150mg/dia, por meses). Eventualmente, indicam-se a anfotericina B, o tiabendazol e a terbinafina.

Esporotricose causada pelo *Sporothrix schenckii*, que é introduzido no organismo humano por inoculação direta na pele ou na mucosa, é freqüente em nosso meio e mostra evolução subaguda ou crônica. Além do homem, o *S. schenckii* infecta animais, como gatos, cães, eqüídeos e roedores. Vive saprofiticamente na natureza, e a inoculação ocorre por ferimento com material contaminado, palhas e espinhos, ou por mordeduras e arranhaduras de animais. Inicia-se como lesão papulosa ou nodular que se ulcera e, localizando-se no dorso da mão, mostra extensão posterior para o antebraço e o braço, dando aspecto linear ao longo dos linfáticos de forma característica (Figura 14.6). Pode ter formas cutâneas (cutaneolinfática, cutânea localizada e disseminada) e extracutâneas. A forma cutânea pura pode ter aspecto papulonodular, ulcerado ou verrucoso (Figura 14.7).

O diagnóstico diferencial é feito com as mesmas patologias da cromomicose, e o diagnóstico laboratorial é realizado, principalmente, pela cultura em ágar-Sabouraud, semeando pus ou raspado da lesão

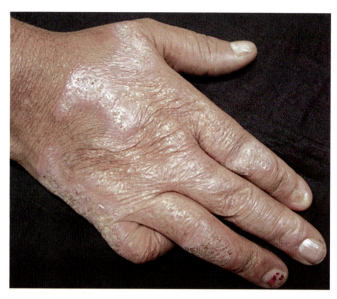

Figura 14.7 Na forma cutânea pura, a esporotricose pode ter aspecto papulonodular ulcerado ou verrucoso.

que, na temperatura ambiente, cresce em 3 a 5 dias. O exame direto e a análise histopatológica podem ser conclusivos.

O tratamento de escolha é com iodeto de potássio por via oral, iniciando-se com 10 gotas de solução saturada (0,5g de iodeto) na dose de 0,5 a 1,0g/dia no adulto, aumentando-se até 4 a 6g/dia. A criança usará a metade ou um terço da dose do adulto. Caso haja intolerância gástrica ao iodo, pode ser empregado o iodeto de sódio por via endovenosa. Em caso de intolerância ou resistência ao iodo, está indicado o itraconazol (100 a 200mg/dia).

INFECÇÕES POR BACTÉRIAS

Foliculite

Foliculites são manifestações foliculares das piodermites. Ocorrem em qualquer idade e têm distribuição universal. O agente mais freqüente é o estafilococo plasmocoagulase-positivo, mas, em condições de debilidade do hospedeiro, outros microorganismos podem ser encontrados, como bacilos coliformes e estafilococos plasmocoagulase-negativos. Subdividem-se em superficial e profunda. A foliculite superficial (ostiofoliculite ou impetigo de Bockhart) mostra-se como pequena pústula folicular que, ao se romper, desseca e forma crosta. O pêlo não tem o seu crescimento prejudicado. Localiza-se no couro cabeludo e nas extremidades. As lesões são em grande número e, ganhando profundidade, podem cronificar-se.

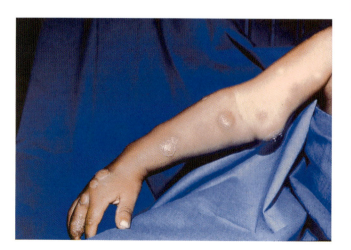

Figura 14.6 Imagem característica de esporotricose, mostrando distribuição de aspecto lesivo ao longo dos vasos linfáticos, típica da forma cutânea linfática.

A foliculite profunda mostra duas variedades, a sicose da barba e o hordéolo ou terçol, exigindo tratamento mais enérgico que a forma superficial.

No tratamento da forma superficial, é necessária a limpeza criteriosa e remoção das crostas com água e sabão ou água d'Alibour forte, diluída a 10% a 20%. A limpeza deve ser feita duas a três vezes ao dia, seguida da aplicação tópica de pomada ou creme de antibiótico, como mupirocina ou ácido fusídico. Nos casos disseminados, está indicado o uso de antibiótico sistêmico, como as penicilinas ou eritromicina.

Impetigo

Impetigo é uma infecção bacteriana de pele que ocorre com freqüência em crianças, como dermatose primária ou complicação secundária de dermatoses prévias. O agente mais comum é o estafilococo plasmocoagulase-positivo e, ocasionalmente, estreptococos hemolíticos. Existem duas formas, uma com bolhas (impetigo bolhoso), tendo o estafilococo como agente, e uma forma com vesicocrostas (impetigo não-bolhoso), das quais se isola uma mistura de estafilococos e estreptococos. Caracteriza-se por mácula eritematosa, sobre a qual se instala uma vesicopústula que, rompendo e secando, forma crosta melicérica (Figura 14.8). É comum o aparecimento de lesões satélites, que podem permanecer isoladas ou coalescer. As lesões são mais comuns nas áreas expostas, como face e extremidades, mas qualquer área pode ser atingida. Linfadenopatia regional pode ocorrer.

A dactilite bolhosa distal é uma infecção do coxim da gordura anterior das extremidades dos dedos das mãos. Tem como agentes os estreptococos beta-hemolíticos do grupo A e, raramente, *S. aureus*. Surgem bolhas ou bolha purulenta na face dorsal do dedo, especialmente em crianças e adolescentes e, ocasionalmente, em adultos. Confirma-se o diagnóstico por exame bacteriológico e cultura. No tratamento, a drenagem da bolha é seguida pelo uso de antibióticos tópicos e por via sistêmica.

O tratamento é idêntico ao da foliculite. Por ser fácil o contágio, é obrigatório o tratamento de conviventes contaminados.

Furúnculo

Furúnculo caracteriza-se por nódulo eritematodoloroso e quente, geralmente surgindo de uma foliculite superficial. A infecção estafilocócica estende-se ao folículo piloso e à glândula sebácea, destruindo-os com conseqüente cicatriz. Em 2 a 4 dias, o nódulo torna-se flutuante e, ao romper-se, elimina tecido necrosado, o carnicão. Embora não seja necessária a presença de fatores predisponentes, pode-se associar a subnutrição, doenças hematológicas, diabetes e imunodepressão, especialmente a furunculose. É necessário o exame bacteriológico e de cultura com antibiograma.

O tratamento baseia-se em cuidados higiênicos locais e no emprego de antibióticos tópicos e sistêmicos. Os fatores predisponentes externos, como exposição a agentes químicos, pressão de roupas, hiperidrose, obesidade etc., devem ser avaliados e controlados.

Hanseníase

Hanseníase é moléstia crônica, causada pelo *Mycobacterium leprae*, cuja transmissão se faz por meio de bacilos eliminados pela mucosa nasal, em especial, e perdigoto, observada apenas no ser humano. Em sua evolução crônica arrastada, apresentando sintomas dermatológicos e neurológicos, provoca deformidades e mutilações, que são responsáveis pela estigmatização da doença (ver Capítulo 18).

Os bacilos penetram através de solução de continuidade da pele ou da mucosa nasal. A possibilidade de adquirir a infecção é diretamente relacionada ao tempo e à intimidade do contato. Assim, a convivência familiar com indivíduo bacilífero é de maior risco, na proporção de um contágio para três contatos. Nos contatos eventuais, estima-se que 2% a 5% adquiram a doença, enquanto na população geral a incidência é variável e depende da prevalência de doentes bacilíferos. O bacilo reproduz-se, em média, a cada 20 dias, sobrevivendo 9 dias fora do organismo humano. O tempo

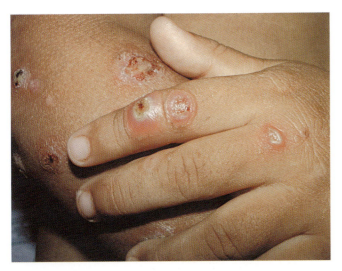

Figura 14.8 Imagem do impetigo, lesão bacteriana que pode ser única ou apresentar lesões satélites.

de incubação depende da intensidade da exposição e da resistência individual, em geral, 2 a 5 anos.

A maioria da população tem resistência à infecção pelo bacilo de Hansen, indicada pela reação intradérmica de Mitsuda, que é positiva em mais de 80% da população adulta. O grau de resistência imunológica é responsável pelas formas clínicas da infecção. Há uma resistência natural, que poderá abortar a infecção, mas que também poderá evoluir para uma manifestação subclínica que regredirá espontaneamente, ou evoluir para uma forma indeterminada (MHI), que também poderá regredir espontaneamente por estimulação contínua da imunidade constitucional com destruição dos bacilos, ou para formas polares tuberculóide e virchowiana, ou ainda para um grau de resistência intermediário, que consiste no grupo dimorfo ou *borderline*.

A hanseníase tuberculóide é uma forma polar paucibacilar que ocorre em doentes com alto grau de resistência, tendo reação de Mitsuda positiva e uma resposta imunocelular com grande número de linfócitos CD4 associados a macrófagos na região central e células CD8 na periferia. Não ocorre multiplicação bacilar, e surgirão granulomas tuberculóides. As lesões predominam na face, nas extremidades, no dorso ou nas nádegas. São em pequeno número e bem delimitadas, de tamanhos variáveis, eritematosas ou acastanhadas, e levemente elevadas. Há extensão periférica com presença de anestesia e observam-se neurites, espessamento fusiforme de nervos (cubitais, ciáticos, poplíteos externos, retroauriculares, tibiais posteriores, medianos e faciais), atrofia dos interósseos (garra cubital ou medianocubital), mal perfurante plantar e alterações tróficas nos ossos das extremidades com reabsorções ósseas progressivas das falanges. Convém notar que as lesões são quase sempre assimétricas.

A hanseníase virchowiana ou lepromatosa é uma forma polar multibacilar em que os doentes não têm resistência, a reação de Mitsuda é negativa e os bacilos se multiplicam livremente nos macrófagos, formando granulomas macrofágicos em que um pequeno número de células CD4 se dispõe junto com células CD8 de maneira difusa. Os bacilos se disseminam pela maior parte dos tecidos, caracterizando a forma grave e contagiante da doença. É fácil o achado de bacilos álcool-acidorresistentes nas lesões, tanto na pesquisa direta como no exame histopatológico. Apresenta lesões predominantes na face, nas orelhas e nas extremidades, que se apresentam como máculas mal definidas, vermelhas, castanhas ou pálidas, de tamanho variável. Tardiamente, podem surgir nódulos com superfície brilhante (Figura 14.9). As lesões podem

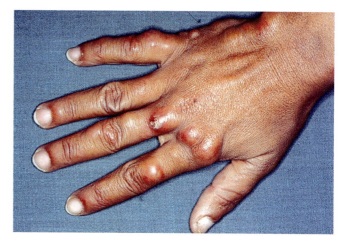

Figura 14.9 Imagem da hanseníase virchowiana, em que se observam nódulos com superfícies brilhantes.

ou não ser anestésicas, ulcerar ou involuir, deixando cicatrizes atróficas castanhas. Nos estados reacionais podem surgir febre e, por vezes, bolhas. Infiltração difusa da pele e das membranas mucosas, face leonina, alopecia caudal dos supercílios (madarose) e distrofias ungueais são freqüentes. As regiões axilares, inguinais, perineais e a coluna vertebral são poupadas pelas lesões isoladas, agrupadas e/ou confluentes, simetricamente distribuídas. A rinite é comum, bem como o achado de ulcerações, nódulos e cicatrizes nas mucosas oral e nasal. Alterações oculares e ganglionares são freqüentes.

Os doentes do grupo dimorfo apresentam grau de resistência imunocelular intermediário entre as formas polares tuberculóide e virchowiana, podendo apresentar manifestações muito próximas da forma tuberculóide (DT), ou a virchowiana (DV) ou eqüidistante entre ambos os pólos (DD). A reação de Mitsuda pode ser fracamente positiva ou negativa. É característico o achado de lesões eritematoedematosas em torno de área de pele oval, aparentemente sã, mostrando o limite interno preciso e o externo difuso, configurando o aspecto geográfico ou em queijo suíço, esburacado ou foveolar. O comprometimento neural é importante, e a baciloscopia é positiva, enquanto a histopatologia mostra granulomas que não tocam a epiderme.

O tipo indeterminado mostra lesões maculares hipocrômicas, eritematoipocrômicas ou eritematosas, diestésicas, anidróticas e alopécicas. São isoladas ou agrupadas em pequeno número. A reação de Mitsuda pode ser positiva ou negativa. A progressão para as formas clínicas anteriores ocorre, em média, em 5 anos.

Na evolução da hanseníase, ocorrem estados reacionais com neurites que podem determinar lesões irreversíveis nos filetes e troncos nervosos.

As lesões neurais se devem ao tropismo que o *Mycobacterium leprae* tem pelos nervos periféricos. Há comprometimento neural em todas as formas clínicas da hanseníase. Podem ocorrer por acometimentos ramusculares e, além dos filetes nervosos, podem ser lesados os nervos superficiais e troncos nervosos mais profundos. No acometimento ramuscular, as alterações são essencialmente sensitivas, e a primeira sensibilidade a ser alterada é a térmica, seguida pela dolorosa e, finalmente, a tátil. A doença progride em sentido proximal, afetando ramos secundários e, posteriormente, troncos neurais periféricos. Estes podem espessar-se e tornar-se dolorosos à palpação ou à percussão. A lesão de troncos neurais implica alterações sensitivas, motoras e autonômicas. As lesões motoras levam a paresias ou paralisias e deformidades. Nos membros superiores, são comprometidos, comumente, importantes nervos, como o ulnar e o mediano e, raramente, o radial. As lesões do nervo ulnar produzem paresias ou paralisias de quase toda a musculatura intrínseca das mãos com conseqüente garra ulnar, além de hipo ou anestesia do território ulnar das mãos, associada a anidrose ou hipoidrose e distúrbios circulatórios cutâneos. O comprometimento do nervo mediano leva a alterações que são, na maioria das vezes, secundárias às lesões do ulnar e manifestam-se como paresias ou paralisias dos músculos intrínsecos não inervados pelo ulnar, hipo ou anestesia no território do nervo mediano, das mãos, com alterações de sudorese e vascularização cutânea. As lesões associadas dos nervos ulnar e mediano levam a uma deformidade da mão denominada mão "simiesca", ou tipo Aran Duchène. O nervo radial é responsável pela inervação de toda a musculatura extensora da mão e, se lesado, produz um tipo de paralisia conhecida como mão caída.

As alterações ósseas mostram rarefação, atrofia e absorção, especialmente nas mãos e nos pés. Há osteíte rarefaciente por trauma repetido, déficit de irrigação sangüínea e endarterite, especialmente após reação tipo eritema nodoso. Os bacilos podem ser encontrados nos ossos, entre as trabéculas e a medula óssea. A osteoporose generalizada pode ocorrer por atrofia testicular e déficit de testosterona, ou por desuso. A osteomielite pode ser observada como complicação de úlceras crônicas.

O diagnóstico clínico pode ser complementado por provas clínicas, como a pesquisa de sensibilidade, teste da histamina, teste da pilocarpina e reação de Mitsuda, ou por exames laboratoriais, como bacterioscopia, exames histopatológicos, exame citológico, reação em cadeia da polimerase (PCR) e exames sorológicos.

O tratamento tem como drogas de primeira linha a dapsona (di-amino-difenil-sulfona – DDS), a clofazimina e a rifampicina. No tratamento dos estados reacionais são de grande utilidade a talidomida e os corticosteróides. Os esquemas terapêuticos preconizados pela OMS (WHO) levam em consideração se os doentes são paucibacilares ou multibacilares. Os paucibacilares (indeterminados e tuberculóides) receberão 100mg/dia de DDS e rifampicina (supervisionada) 600mg/mês, por um período de 6 meses. Os multibacilares farão 12 meses de tratamento com 100mg/dia de DDS e clofazimina 50mg/dia em doses auto-administradas e 600mg/mês de rifampicina em dose supervisionada (para maiores detalhes, consultar o Capítulo 18).

Sífilis

A **sífilis** adquirida ocorre na pele nos estágios precoce e tardio. A sífilis precoce, tanto a primária como a secundária, pode acometer as mãos. A forma primária, protossifiloma (cancro duro), é de localização comum na genitália e, por vezes, acomete lábios, amígdalas e dedos das mãos. Manifesta-se como erosão ou úlcera de bordas enduradas e base limpa. Pode ser atípica ou, com mais freqüência, superficial, única, firme e não sensível. O linfonodo regional aumenta de volume em 1 semana. Na sífilis secundária, há história da exposição prévia à infecção de 2 a 6 meses. Acomete todo o tegumento, especialmente o tronco, as palmas, as plantas, a genitália e o couro cabeludo e se caracteriza por erupção mais ou menos generalizada de máculas ou pápulas eritematoacastanhadas (Figura 14.10). Por vezes, são lesões papuloescamosas semelhantes à psoríase gotada, pápulas anulares, papulopústulas, lesões tipo condiloma plano anoge-

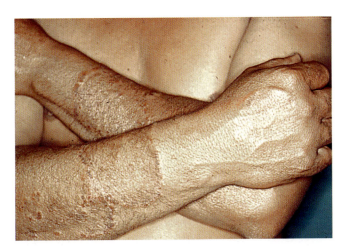

Figura 14.10 Lesão sifílica caracterizada por máculas ou pápulas eritematoacastanhadas.

nitais que, raramente, ocorrem nos interdígitos das mãos. Nas palmas e nas plantas, podem ocorrer lesões papuloceratóticas com pontos centrais, caracterizando a chamada sífilis córnea. Alterações outras de secundarismo, como hepatite, nefrose, glomerulonefrite, artralgia, periostite de ossos largos etc., podem ou não se associar ao quadro clínico.

O diagnóstico na fase primária se faz pela pesquisa direta do agente, o *Treponema pallidum*, nas lesões e, na fase de secundarismo, as reações sorológicas para sífilis, como o VDRL e o FTA-abs, ganham importância para se obter o diagnóstico.

No tratamento, a penicilina G benzatina é o antibiótico de escolha. Na sífilis recente, ou seja, nas fases primária, secundária e latente recente (com menos de 1 ano de duração), utilizam-se 2,4 milhões de unidades em dose única intramuscular profunda. Nos indivíduos alérgicos à penicilina, pode ser usada tetraciclina ou eritromicina, na dose de 500mg a cada 6 horas, por um período de 20 dias.

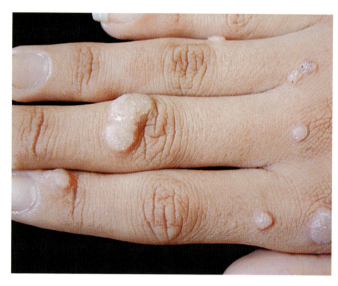

Figura 14.11 Apresentação de verruga vulgar, em que se observam nódulos firmes, densos e hiperceratóticos. Podem ser únicos ou múltiplos.

INFECÇÕES POR VÍRUS

Verruga vulgar (plantar, palmar e periungueal)

São proliferações epiteliais benignas, contagiosas, causadas pelos *human papilloma virus*, responsáveis por verrugas na pele (HPV-1, 2 e 4) e na genitália, e papilomas nas mucosas, como na laringe e na cérvice, epidermodisplasia verruciforme, e têm a capacidade oncogênica de induzir cânceres na pele e nas mucosas.

Apresenta-se como nódulo ou pápula, firme, superfície dura, hiperceratótica, por vezes fissurada ou com pontos enegrecidos, que correspondem a alças capilares trombosadas junto à superfície cutânea (Figura 14.11). São ubíquitárias e ocorrem em qualquer idade, mas são mais comuns em crianças e adolescentes. O contágio é direto ou indireto e é auto-inoculável. Têm tempo de incubação em torno de 3 meses e, dependendo do estado imunitário, podem regredir espontaneamente ou aumentar em número e tamanho (Figura 14.12). Podem ocorrer em qualquer área da pele, sendo mais encontradas no dorso das mãos e dedos. Nos dedos, podem localizar-se no leito ungueal ou nas dobras periungueais. As verrugas periungueais podem envolver o hiponíquio e o leito ungueal, levando a distrofias ungueais.

O carcinoma verrucoso pode ser observado nas mãos como lesão tumoral hiperceratótica e fissurada que, na análise histopatológica, mostra-se como car-

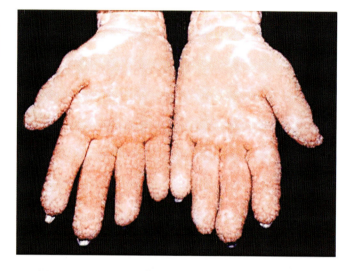

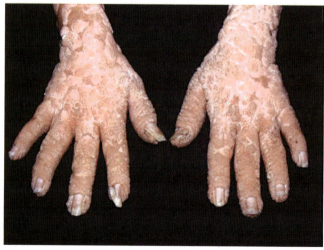

Figura 14.12 Quadro clínico de verruga vulgar em número e tamanho variados das lesões, caracterizando uma verrucose.

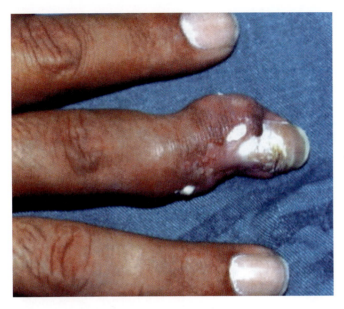

Figura 14.13 Acometimento do dedo por carcinoma periungueal, que pode ser atrófico ou ceratótico, onde se nota material semelhante a pasta dental.

cinoma escamoso bem diferenciado. É possível demonstrar a presença de HPV-11 ou de alto risco. O carcinoma periungueal apresenta-se com lesão atrófica ou ceratótica que, à expressão, elimina material característico semelhante à pasta dental. É comum o achado do HPV-16 (94%), e a doença genital é concomitante em 10% dos casos (Figura 14.13).

No tratamento das verrugas vulgares, empregam-se eletrocoagulação, nitrogênio líquido, ácido nítrico, cantaridina a 0,7% etc.

Verruga plana

Caracteriza-se por pápulas planas levemente elevadas, de 1 a 5mm de diâmetro, da cor da pele, amareladas ou brancacentas. Ocorre, principalmente, em crianças e adolescentes. Em geral, são numerosas, sendo encontradas, de preferência, na face, no dorso das mãos e nos antebraços. O HPV-3 e o 10 são os agentes etiológicos responsáveis. No tratamento, empregam-se tretinoína tópica, nitrogênio líquido, eletrocoagulação superficial ou 5-fluoracil (5-FU).

ERUPÇÕES ECZEMATOSAS

O termo eczema, do grego *ekzein*, significa ebulição (*ek* – fora, *zein* – ferver) e induz a idéia do quadro clínico. As erupções eczematozas caracterizam-se pela associação ou sucessão de lesões que dão ao quadro clínico aspecto polimorfo, mostrando predomínio de uma ou outra lesão, como eritema, edema, infiltração, vesiculação, secreção, crostas, escamas e liquenificação. Assim, os quadros clínicos podem ser classificados em agudos, subagudos e crônicos. Como sintoma subjetivo, o prurido sempre se associa, o qual é variável em intensidade. De acordo com a clínica e a etiopatogenia, as dermatites eczematosas agrupam-se em:

- Eczema ou dermatite eczematosa atópica.
- Eczema ou dermatite eczematosa de contato.
- Eczema ou dermatite numular.
- Eczema ou dermatite de estase.
- Eczema disidrósico ou disidrose.
- Eczema ou dermatite eczematosa decorrente de farmacodermia.

Eczema atópico

As manifestações clínicas do eczema atópico compreendem três períodos evolutivos, ou seja, na infância, no período pré-puberal e na idade adulta. Em qualquer das fases ocorrem manifestações que representam critérios absolutos para o diagnóstico da dermatite atópica, associados a critérios menores, que incluem manifestações cutâneas variadas e freqüentes nos atópicos. Como critérios maiores há: (1) prurido, que é manifestação constante em todas as fases da dermatite atópica; (2) localizações típicas da doença (na criança, o acometimento facial com lesões eczematosas agudas e subagudas na fronte e nas regiões malares, poupando o maciço centro facial; no adulto, é característica a liquenificação das dobras flexurais, como as antecubitais, poplíteas e região do pescoço); (3) tendência a cronicidade e recidivas freqüentes.

Além dessas manifestações constantes, associam-se critérios menores, como história familiar ou pessoal de manifestações atópicas, positividade aos testes cutâneos imediatos, dermografismo branco, xerose, exagero das linhas palmares, tendência a dermatoses crônicas recidivantes das mãos etc. O eczema infantil surge a partir do terceiro mês de idade com aspecto clínico característico e, em casos mais graves, pode generalizar-se, levando a eritrodermia, que se mostra como quadro eritematodescamativo, estendendo-se a todo o tegumento.

O eczema atópico pré-puberal manifesta-se como uma continuação do eczema infantil ou surge tardiamente, após o desaparecimento deste. Nas formas

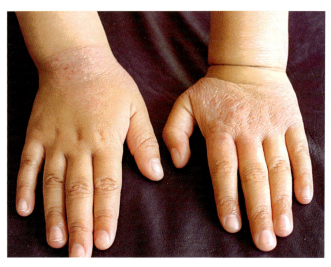

Figura 14.14 Eczema atópico acometendo o dorso da mão.

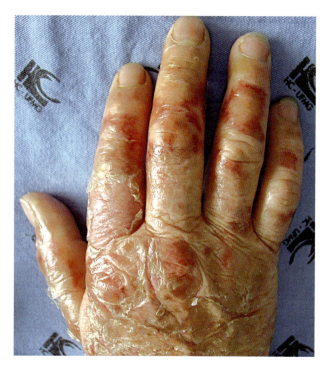

Figura 14.15 Dermatite de contato por irritação. Em geral são precisos vários episódios de contato para desencadear a lesão, embora possa haver lesão com o contato primário.

mais comuns, são comprometidas as regiões de dobras, como poplítea e pré-cubital, e regiões como a face, os punhos e o dorso das mãos e dos pés (Figura 14.14). O aspecto clínico é de áreas de liquenificação e escoriações, podendo ocorrer fases de acutização.

Existem manifestações menos típicas, como a dermatite crônica das mãos, que atinge especialmente o dorso das mãos, como lesões eritematosas, descamativas, levemente infiltradas e com fissuras; pode estar associada à forma clássica da dermatite atópica ou manifestar-se isoladamente. Outra forma atípica é a polpite descamativa crônica, que é uma manifestação característica isolada ou associada e se mostra como eritema e descamação fina, eventualmente fissuras, nas polpas digitais das mãos ou dos pés, ou em ambos. Nos casos mais intensos, pode lesar as dobras periungueais, facilitando processos inflamatórios na matriz ungueal e provocando distrofias ungueais.

Eczema de contato

A dermatite eczematosa de contato é exógena e, etiopatogenicamente, é classificada como: por irritação primária, por sensibilização ou alergia, fototóxica e fotoalérgica. O sistema imune participa de todos os tipos de dermatite de contato. Os mecanismos das dermatites alérgica e irritativa são similares, apresentando diferença no tempo de ação dos ceratinócitos e linfócitos. Ao serem ativadas, estas células liberam mediadores inflamatórios, que transmitem sinais às células da imunidade inata e adaptativa.

A dermatite de contato por irritação (Figura 14.15) primária é provocada pela exposição a agentes com propriedades de provocar dano tecidual, levando a alterações nos ceratinócitos epidérmicos por ação cáustica das substâncias irritantes. O dano à barreira de proteção da pele inicia um estresse imunológico. Sob a ação de substâncias irritantes, os ceratinócitos liberam interleucina 1-α, que induz a liberação de outras citocinas participantes da reação inflamatória, como TNF-α. Assim, a dermatite de contato por irritação primária é uma reação imunológica, e a ativação de células T não necessita de antígeno, além de não ser necessária a sensibilização prévia ou memória imunológica. O irritante primário pode ser absoluto, levando a lesão clínica imediata após contato único, de efeito retardado, por causar lesão clínica 12 a 24 horas após o contato. O mais comum é o irritante primário relativo, necessitando de vários contatos com a pele para agir como irritante.

A dermatite de contato alérgica é considerada uma ruptura da tolerância aos haptenos do meio ambiente. Corresponde a uma reação imunológica do tipo IV, ativada por uma substância (hapteno) com características que a transformam num antígeno. Divide-se em três fases, que são a de indução (via aferente), de elicitação (via eferente) e de resolução da dermatite alérgica de contato.

A dermatite de contato fototóxica tem o mesmo mecanismo etiopatogênico da dermatite de contato por irritante primário, sendo diferente pelo fato de a substância se tornar irritante quando sua estrutura química é modificada pelo sol. Exemplo típico é a fitofotodermatose provocada por furocumarínicos presentes no limão. A dermatite de contato fotoalérgica tem mecanismo etiopatogênico da dermatite de contato alérgica. O quadro clínico limita-se à área exposta.

A substância adquire propriedades antigênicas ao ter modificações estruturais desencadeadas pela luz solar. A formação da reação imunológica do tipo IV necessita da presença concomitante da radiação apropriada e do fotoalérgeno. É exemplo comum a dermatite de contato desencadeada pelo uso de anti-histamínicos de uso tópico. O quadro clínico pode comprometer áreas não expostas por tratar-se de sensibilização.

Clinicamente, apresenta-se com toda a variabilidade de lesões clínicas, dando aspecto agudo, subagudo (Figura 14.15) ou crônico. O prurido é sintoma constante, e a topografia da dermatite é de fundamental importância para o diagnóstico. São de localização regional, especialmente nas mãos, nos pés, na face e no pescoço. Assim, a dermatite das mãos relaciona-se mais a fatores ocupacionais. O aspecto clínico característico pode estar alterado por medicações intempestivas ou infecções secundárias. Nas mãos e nos pés, com a cronicidade do processo, ceratodermia e fissuras dolorosas podem surgir. A princípio, qualquer produto ou objeto que possa ser tocado ou usado pode causar eczema nas mãos. As mais diversas substâncias podem ser responsabilizadas, em especial as de uso profissional. Em cerca de 80% dos casos, os eczemas de contato das mãos são provocados por irritação primária (eczemas das mãos das donas de casa por sabões, detergentes etc.).

O diagnóstico clínico é altamente sugestivo, e os casos de dermatites de contato alérgicas podem ser confirmados por meio de testes de contato epicutâneos (*patch test*) e, quando a luz do sol faz parte da etiopatogenia, fototeste.

O tratamento nas fases agudas, exsudativas, utiliza banhos de permanganato 1:50 mil e cremes de corticosteróides. Na fase crônica, utilizam-se pomadas de corticosteróides em curativos oclusivos e, nos casos com liquenificação acentuada, a infiltração de corticosteróides é efetiva. Não se deve esquecer que a cura definitiva só é obtida com a descoberta do contactante responsável e sua eliminação. O tratamento sistêmico tem como principais medicamentos atuantes na inflamação da dermatite de contato os corticosteróides, o metotrexato, a fototerapia, a ciclosporina, o pimecrolimus e o tracolimus.

Eczema numular

É um quadro de causa desconhecida, possivelmente multifatorial, ao qual pode associar-se um componente de infecção bacteriana. Ocorre em qualquer idade, e é mais freqüente em adultos e pessoas idosas. Tende a piorar no inverno e melhorar no verão. Associa-se a pele seca e é agravado pelo uso excessivo de água e sabão. Manifesta-se, clinicamente, como placas papulovesiculosas, ovais ou redondas, de dimensões variadas que, com o dessecamento das secreções, formam crostas melicéricas. As lesões podem ser anulares por regressão central; são múltiplas e surgem em qualquer área, mas são mais comuns nas extremidades, principalmente nos antebraços, nas pernas e no dorso das mãos e dos pés. Os surtos duram de semanas a meses, havendo recidivas durante anos. As lesões desaparecem sem deixar cicatrizes e as recidivas podem surgir no mesmo local ou em outras regiões.

Eczema disidrósico

O eczema disidrósico, ou disidrose, manifesta-se pelo surgimento de lesões vesiculosas nas palmas e nas plantas. É recidivante e, entre os fatores etiológicos suspeitos, encontram-se: infecções micóticas nos pés, mícides nas mãos, infecções bacterianas, manifestação de atopia, endoctantes (medicamentos como penicilina; ingestão de níquel), contactantes, como os

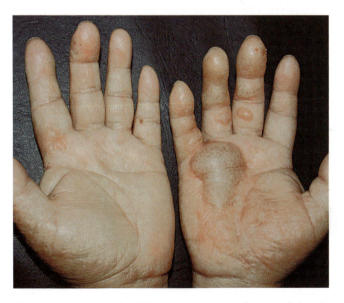

Figura 14.16 Caso de disidrose com acometimento clínico de ves´pículas ou vesico bolhas na região palmar.

eczemas de contato alérgicos ou por irritação primária e, nos atópicos, fatores emocionais podem ser a única causa, principalmente quando associado a hiperidrose.

Clinicamente, caracteriza-se pela erupção súbita de vesículas ou vesicobolhas limitadas às palmas (Figura 14.16) e às plantas. Não se observa eritema, e a infecção secundária pode ocorrer. A evolução é, em média, de 3 semanas. O tratamento é semelhante ao do eczema de contato.

DERMATOZOONOSES

Escabiose

A escabiose, ou sarna, é uma dermatose bem característica e freqüente, causada pelo *Sarcoptes scabiei*, var. *hominis*. É transmitida por contato pessoal, sem preferência por idade, sexo ou raça. O parasito tem o seu ciclo biológico no homem, morrendo em menos de 1 semana fora da pele. O prurido é o sinal fundamental por sua exacerbação à noite e pela manhã. É provocado pelo deslocamento das fêmeas nos túneis e, principalmente, pela sensibilização à escabina.

Clinicamente, observam-se o sulco (pequena elevação linear de 1cm), as lesões secundárias (escoriações, infecções etc.) e a distribuição característica, levando a acometimento inicial da linha mamária (axilas, mamas, abdome e genitais) e, posteriormente, ná-

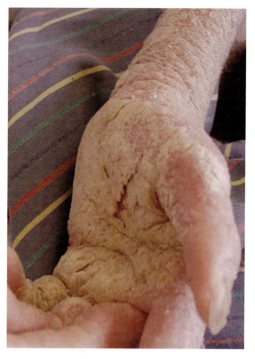

Figura 14.18 Sarna crostosa encontrada em imunodeprimidos, desnutridos, alcoolistas e pacientes com higiene precária.

degas, interdígitos das mãos (Figura 14.17), punhos e cotovelos. Devido à facilidade de contágio, sempre se observam conviventes com a mesma doença.

A sarna crostosa, ou norueguesa, é uma forma de hiperinfestação parasitária encontrada em imunodeprimidos, desnutridos, alcoolistas ou de higiene precária e que se caracteriza pela formação de crostas, especialmente nas áreas de eleição da parasitose, podendo alcançar vários milímetros de espessura (Figura 14.18).

O diagnóstico clínico é muito fácil, e pode ser confirmado pela pesquisa de ácaro ou de seus ovos no raspado das lesões suspeitas.

Em alguns doentes, pode ser indicada a prova terapêutica, mesmo com quadro clínico atípico e pesquisa laboratorial negativa. As drogas mais empregadas na terapêutica são a permetrina, em loção ou creme a 5%, e a ivermectina, por via oral, na dose de 200μg/kg para adultos e crianças maiores de 5 anos. Como drogas alternativas, encontram-se o lindano (hexaclorogamabenzeno), o enxofre precipitado, o monossulfiram, o benzoato de benzila e o tiabendazol, que foi a primeira droga que demonstrou ação sistêmica no tratamento da escabiose (50mg/kg/dia, máximo de 3g/dia), por 10 dias. O sucesso terapêutico depende do tratamento concomitante e adequado dos conviventes.

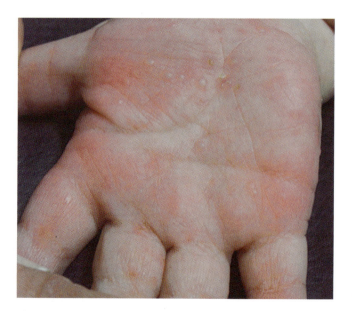

Figura 14.17 Quadro de escabiose na palma. Sítio secundário da distribuição da lesão, que inicialmente se manifesta na linha mamária e nos genitais.

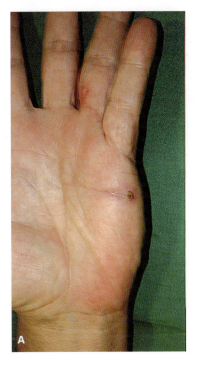
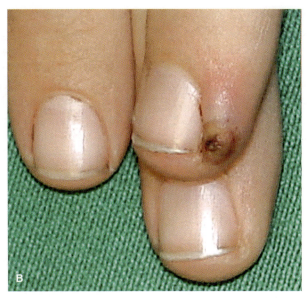

Figura 14.19 Apresentação característica de tungíase, onde se observa uma pápula amarelada com um ponto escuro central.

Tungíase

A tungíase é causada pela *Tunga penetrans*, pulga que habita lugares secos e arenosos e que é largamente encontrada nas zonas rurais, em chiqueiros e currais. Tem como hospedeiros habituais o homem e os suínos. As pulgas são hematófagas, e a fêmea fecundada penetra a pele, introduzindo a cabeça e o tórax na epiderme, deixando fora o estigma respiratório e o segmento anal para a postura dos ovos. Há discreto prurido na fase inicial que, acentuando-se, termina com aparecimento de sensação dolorosa. Apresenta-se como pápula amarelada com ponto escuro central (Figura 14.19). As lesões são encontradas ao redor das unhas, interdigitais e plantas ou palmas. Infecção secundária pode instalar-se.

DERMATOSES POR HELMINTOS

Larva migrans

Afecção freqüente, é conhecida como bicho geográfico ou bicho da praia. Ocorre por penetração na derme de larva do *Ancylostoma braziliensis*, parasito intestinal do cão e do gato e, eventualmente, do *Ancylostoma caninum*. Os ovos se desenvolvem bem em areia ou terreno arenoso e, em condições adequadas de umidade e calor, tornam-se larvas infectantes. Ao penetrar a pele, a larva desloca-se em trajeto linear e sinuoso, ligeiramente elevado e eritematoso, com prurido de leve a acentuado. Pode ocorrer infecção ou eczematização. O tratamento consiste na utilização de albendazol (400mg, VO, em dose única) ou ivermectina.

DERMATOSES POR TOXINAS E VENENOS ANIMAIS

Dermatoses por inoculação ou contato com toxinas e venenos de animais são freqüentes e, por vezes, graves, ocorrendo em qualquer ambiente, especialmente intradomiciliar. Um grande número de animais pode ser responsabilizado, até mesmo invertebrados aquáticos.

As aranhas dos gêneros *Phoneutria*, *Loxosceles* e *Latrodectus* podem levar a lesões com necrose cutânea e dor intensa, especialmente em crianças, devido à ação neurotóxica periférica do veneno (*P. nigriventer*/aranha-da-bananeira; *Lactrodectus*/viúva-negra), ou por ação protolítica e hemolítica (*Loxosceles*/aranha-marrom). O escorpionismo provoca lesões similares com dor intensa por ação neurotóxica de veneno.

São freqüentes os acidentes cutâneos provocados por picadas de abelhas, vespas, formigas e por ofidismo. Outros agentes provocam acidentes por contato, como os diplopodas (piolhos-de-cobra), os coleópteros (besouros; *Paederus*/potós; percevejo do mato), que causam a dermatite vesicante, os lepidópteros (borboletas e mariposas), que provocam prurido, e *Lonomia* (lagartas), que provocam quadros cutâneos hemorrágicos.

GENODERMATOSES

Epidermólise bolhosa

Epidermólise bolhosa (EB) é o termo empregado para caracterizar um grupo de dermatoses de caráter hereditário, quadros clínicos variados e modos diferentes de transmissão genética. Como denominador comum há a formação de bolhas por traumatismos mínimos devido à fragilidade cutânea, tornando este grupo de doenças o protótipo das dermatoses mecanobolhosas.

As epidermólises bolhosas ocorrem, na maioria dos casos, por mutações de proteínas envolvidas na aderência dermoepidérmica. Há mais de 20 variantes clínicas congênitas descritas, sendo classificadas em três grupos principais, de acordo com o nível de clivagem das bolhas. O subgrupo da EB simples, em que todas as variantes ocorrem por herança autossômica dominante, caracteriza-se por defeito intra-epidérmico, definindo este grupo como EB epidermolíticas. Não deixam cicatrizes.

O segundo grupo é o das EB juncionais, por herança autossômica recessiva, em que a clivagem ocorre na lâmina lúcida, tendo vários tipos clínicos. O terceiro grupo, o das EB distróficas, tem como característica principal a presença de cicatrizes, pois a clivagem acontece abaixo da lâmina densa.

Clinicamente, reconhecem-se várias formas da afecção, cujo substrato histopatológico se caracteriza pela clivagem, responsável pela formação de bolhas, situando-se em níveis diferentes do tegumento cutâneo.

A EB simples ou epidermolítica surge ao nascimento, ou logo após, e manifesta-se por bolhas tensas de conteúdo seroso ou hemorrágico, localizadas na epiderme. Defeitos genéticos distintos podem afetar a citoqueratina 5 ou a 14, levando à mesma alteração histológica. Não há comprometimento do estado geral. Localizam-se nas mãos, nos pés, nos joelhos, nos cotovelos e nas coxas. Formas mais graves podem apresentar cicatrizes discretas, lesões leves de mucosa e espessamento ungueal. Uma variante autossômica dessa forma clínica é a EB simples localizada de Weber-Cockayne, também denominada erupção bolhosa recorrente das mãos e dos pés. Caracteriza-se pela localização das lesões bolhosas exclusivamente nas mãos e nos pés e evolução recorrente. As lesões são detectadas nos 2 primeiros anos de vida, mas há casos de início tardio. Existem duas outras variantes, mais raras, que são a EB simples de Dowling-Meara,

ou herpetiforme, que pode acometer as extremidades, e a EB simples com distrofia muscular tardia.

A EB juncional compreende um espectro de doenças autossômicas recessivas que oscila de maneira espectral, desde formas anteriormente chamadas de letais, como a variante Herlitz, até formas benignas, chamadas não-Herlitz (EB atrófica generalizada benigna). Há formas intermediárias entre estes dois subtipos, como a EB juncional com atresia pilórica. A clivagem ocorre na lâmina lúcida, pois há alteração das proteínas envolvidas na aderência entre o ceratinócito basal e a lâmina densa. Desde o nascimento, aparecem bolhas disseminadas pelo tegumento, tensas ou flácidas, serosas ou hemorrágicas, bem como lesões erosivas e formação de placas com tecido de granulação. Outros sintomas são o envolvimento ungueal (distrofias ungueais), da mucosa oral, atresia pilórica, displasia dentária, anemia acentuada e retardo do crescimento. As mãos e os pés são quase sempre poupados. Os doentes raramente sobrevivem além dos 2 primeiros anos. O prognóstico da variante não-Herlitz é melhor, e os doentes podem ter vida adequada com medidas gerais de proteção ao lado de tratamento tópico habitual.

A EB dermolítica tem transmissão genética dominante ou recessiva, dando origem a quadros clínicos distintos. Clinicamente, encontram-se milia e cicatrizes resultantes das bolhas. Nesse subgrupo, somente uma proteína está mutada, o colágeno tipo VII. A EB distrófica dominante (ex-EB distrófica hiperplásica) inicia-se precocemente ou mais tarde, na infância, e se caracteriza por bolhas, geralmente localizadas nas extremidades, cicatrizes hipertróficas, lesões ceratósicas e distrofias ungueais. Em geral, não há lesões mucosas, e os dentes são normais. Existe uma forma rara em que as lesões se localizam na região pré-tibial, a denominada EB distrófica pré-tibial. Na EB distrófica recessiva (ex-EB distrófica displásica), surgem desde o nascimento, ou mais tarde na infância, lesões bolhosas hemorrágicas e erosivas generalizadas ou localizadas nas extremidades. São comuns a fusão dos dedos e as contraturas e a conseqüente deformidade com comprometimento funcional. As lesões orais e esofagianas são comuns, causando estenoses acentuadas e interferindo com a nutrição. As formas mais graves são chamadas de EB distrófica de Hallopeau-Siemens e as mais leves, não-Hallopeau-Siemens.

A EB adquirida assemelha-se à EB distrófica, localizando-se nas extremidades, mas não tendo caráter genético.

O diagnóstico diferencial é feito com penfigóide bolhoso, penfigóide cicatricial e porfirias. O tratamen-

Lesões Dermatológicas das Mãos

to consiste em medidas de suporte, visando à proteção contra traumatismos e ao controle das infecções secundárias. Os corticosteróides tópicos e sistêmicos podem ser de valia nas formas mais intensas. O aconselhamento genético e o diagnóstico pré-natal podem ser úteis.

Ceratodermias palmoplantares

A ceratodermia palmar e plantar compreende um grupo de dermatoses caracterizadas por placas hiperceratósicas simétricas das palmas e plantas, difusas ou localizadas, de cor geralmente amarelada, com fissuras. A pele nas palmas e nas plantas, responsável por resistência a forças mecânicas intensas, mostra-se com funções sensitivo-motoras refinadas, requerendo complexas interações entre diferentes genes para manutenção de suas funções. Mutações desses genes manifestam-se como ceratodermias palmoplantares. Distinguem-se as formas primitivas, decorrentes de herança dominante ou recessiva, e secundárias por causas diversas.

Nas formas primitivas hereditárias, difusas, com acometimento cutâneo exclusivo, incluem-se os seguintes tipos:

1. A ceratodermia hereditária difusa, ou mal de Meleda, ou ceratodermia palmoplantar de Siemens, freqüente nessa ilha do mar Adriático, caracteriza-se por espessas placas córneas amareladas nas plantas e nas palmas, com bordas bem definidas. Saliente-se o caráter transgressivo. As lesões atingem o dorso das mãos e dos pés, punhos e tendão-de-Aquiles. Podem acometer também os cotovelos, os joelhos e as pernas.
2. O tipo Unna-Thost, ou não-epidermolítico, distingue-se do anterior por não ser transgressivo, limitando-se às regiões palmoplantares. Raramente há o envolvimento da superfície volar dos punhos e do dorso dos dedos. Transmite-se por herança autossômica dominante e caracteriza-se por hiperceratose limitada às superfícies palmoplantares e circundada por halo eritematoso.
3. O tipo Greither, ou transgressivo e progressivo de Sybert, é difuso, transgressivo e acomete o dorso das mãos e dos pés, tornozelos, punhos, joelhos e cotovelos, sendo a transmissão autossômica dominante. O processo tem início nas primeiras semanas de vida com eritema palmoplantar, evoluindo progressivamente para ceratodermia intensa, em luva. As unhas mostram coiloníquia e hiperceratose subungueal, e há braquifalangia.

4. O tipo Vorner, ceratodermia epidermolítica difusa, é não-transgressivo e surge na terceira ou quarta semana de vida. Há hiperceratose acentuada palmoplantar com halo eritematoso e fissuração acentuada. A herança é autossômica dominante. Do ponto de vista clínico, é idêntica ao tipo Unna-Thost, distinguindo-se pela epidermólise suprabasal.

Nas formas hereditárias difusas com acometimentos extracutâneos, encontram-se:

1. O tipo Papillon-Lefèvre, ceratodermia difusa com periodontopatia, é de caráter autossômico recessivo e inicia-se nos primeiros 6 meses de vida, caracterizando-se por hiperceratose e eritema palmoplantar difusos e transgressivos, gengivite e periodontite, levando à perda precoce dos dentes decíduos e permanentes. Uma variante é a síndrome de Haim-Munk, que também tem origem na mutação da catepsina C, que se associa a ceratodermia palmoplantar, periodontite, onicogrifose, aracnodactilia e acroosteólise.
2. O tipo Vohwinkel, ceratodermia difusa mutilante, é doença autossômica dominante por mutação do gene codificador da conexina 26. Por volta do segundo ano de vida, surge ceratose palmoplantar em favo de mel e, mais tarde, faixas fibrosas de constrição nos dedos, que podem terminar por amputação (ainhum). É transgressiva e a ela se associam surdez, alopecia e distrofia ungueal.
3. O tipo Bureau (ceratodermia difusa com dedos em baqueta de tambor e alterações esqueléticas) não é transgressivo, e as unhas se mostram em vidro de relógio, e os ossos longos mostram alterações. Ocorre por herança autossômica recessiva.
4. O tipo Schopf (ceratodermia difusa com cistos sebáceos, hipodontia e hipotricose) é não-transgressivo e herdado por herança autossômica recessiva.
5. O tipo Olmsted (ceratodermia difusa com ceratose periorificial) é raro e se caracteriza pela associação com ceratodermia palmoplantar acentuada e placas hiperceratóticas periorificiais e flexurais, hipotricose, espessamento das unhas, leucoceratose na mucosa bucal, faringe e laringe, ceratose pilar intensa, lembrando paquioníquia congênita.
6. A doença de Naxos ocorre por mutação do gene codificador da placoglobina, componente dos desmossomos, levando a alterações cutâneas, dos cabelos e cardíacas. As crianças nascem com cabelos lanosos, ceratodermia palmoplantar não-transgressiva e doença cardíaca, como arritmias, falência cardíaca e, mesmo, morte súbita.

7. A síndrome de Huriez (ceratodermia palmoplantar com escleroatrofia), autossômica dominante, apresenta associação de ceratodermia palmoplantar, placas escleroatróficas do dorso das mãos, hipoplasia ungueal e esclerodactilia. Carcinomas escamosos podem instalar-se nas áreas de atrofia cutâneas e nos intestinos.
8. A síndrome de Stein-Lubinsky-Durrie ou córneo-dermato-óssea é doença autossômica dominante que apresenta ceratodermia palmoplantar e lesões nos joelhos e nos cotovelos, representadas por placas eritematosas, afilamento da medula dos ossos das mãos, onicólise distal e braquidactilia, associando-se baixa estatura, prematuridade, fotofobia e alterações no epitélio corneano.

As ceratodermias palmoplantares plurifocais apresentam lesões dispersas e individualizadas. Dividem-se nas que apresentam acometimento cutâneo exclusivo, que são do tipo Buschke-Fischer, com pápulas tipo *clavus* e depressão central ou tampões córneos ou do tipo Brunauer-Fuhs, ou ceratodermia palmoplantar estriada e a acroceratoelastoidose de O. Costa que, a partir da segunda década, mostra pápulas ceratósicas, amareladas, arredondadas ou ovaladas, isoladas ou agrupadas, na borda externa das mãos, dos pés ou dos dedos (Figura 14.20). O outro grupo compreende as ceratodermias palmoplantares plurifocais com acometimento extracutâneo, que são: o tipo Richner-Hanhart, ou ceratodermia plurifocal tirosinemia tipo II; a tilose com câncer do esôfago, ou síndrome de Howel-Evans; e a síndrome de Cavajal-Huerta, ou ceratodermia com cabelos lanosos e cardiomiopatia dilatada ventricular esquerda.

As formas secundárias distinguem-se por assimetria das lesões, caráter não-difuso e aparecimento tardio. Incluem as ceratodermias traumáticas e por irritantes físicos ou químicos. A influência hormonal na ceratodermia do climatério de Haxthausen não foi ainda comprovada de modo convincente. Lesões ceratodérmicas e ceratósicas palmoplantares podem ocorrer na psoríase, em eczemas, na pitiríase rubra, no líquen plano, na sífilis, na bouba, na doença de Reiter, na displasia ectodérmica hidrótica e na hiperceratose epidermolítica.

O tratamento tópico das ceratodermias palmares e plantares consiste no uso de agentes ceratolíticos, como o ácido salicílico. As drogas derivadas do ácido retinóico, isotretinoína e etretinato, têm mostrado alguma eficácia.

Pitiríase rubra pilar

Doença rara e crônica, caracteriza-se pela presença de pápulas foliculares sobre base avermelhada que, ao confluírem, formam placas eritematodescamativas semelhantes à psoríase. Há uma forma congênita da infância por anomalia da ceratinização, por provável herança autossômica dominante, e uma do adulto, sem qualquer antecedente familiar. A etiologia é desconhecida na forma do adulto, podendo não ter causa desencadeante ou ocorrer após uma doença grave, infecção, acidente ou uso terapêutico de alguma droga. Tem caráter eruptivo, iniciando-se pelo couro cabeludo e estendendo-se pela face, nuca, tronco e extremidades. A presença de pápulas eritematofoliculares com espículas córneas nas superfícies posteriores das primeiras e segundas falanges dos dedos das mãos é altamente sugestiva do diagnóstico. O processo pode generalizar-se, evoluindo para eritrodermia, bem como associar-se a ceratose palmoplantar com fissuras e eritema (Figura 14.21).

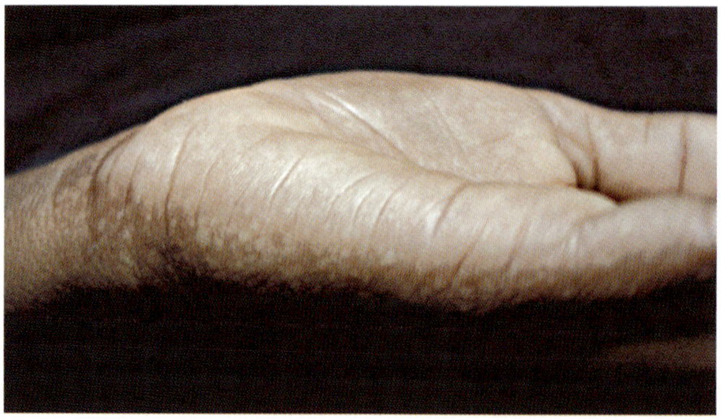

Figura 14.20 Acroceratoelastoidose que se localiza na borda externa das mãos, pés ou dedos.

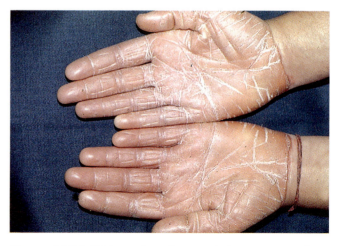

Figura 14.21 Pitiríase rubra pilar associada a ceratose palmoplantar.

O curso é crônico e assintomático. O tratamento tópico é pouco efetivo; a vitamina A, na dose de 150 a 300 mil unidades por dia, durante várias semanas, pode ter resultado adequado. O etretinato ou a isotretinoína, na dose de 0,5 a 1,0mg/kg/dia, são as drogas de escolha. A evolução é variável, sendo as formas familiares mais resistentes ao tratamento.

DERMATOSES RELACIONADAS AO SOL

Melanose solar

A melanose solar, ou actínica ou, ainda, lentigo senil, caracteriza-se por lesões múltiplas, que se desenvolvem gradualmente pela ação cumulativa da luz solar nas áreas expostas. Raramente ocorre antes da quarta ou quinta década de vida. Incide em cerca de 90% de caucasianos com mais de 70 anos, localizando-se mais freqüentemente no dorso das mãos.

Manifesta-se como máculas de cor castanho-clara ou escura, uniforme, de contornos irregulares, medindo até 1,5cm e tendendo à coalescência. Em geral, as máculas são lisas, e a superfície áspera indica associação com ceratose solar. Não há transformação em melanoma e, excepcionalmente, evolui para degeneração maligna, quando a base se torna infiltrada, fica mais extensa e surge cor castanho-escura.

No tratamento, recomenda-se o uso de fotoprotetores, mesmo em exposições curtas. A finalidade cosmética motiva o tratamento, que pode ser realizado por criocirurgia, eletrofulguração ou com tópicos à base de tretinoína (0,05% a 0,1%) ou ácido tricloroacético a 35%.

Ceratose solar

A ceratose solar, actínica ou senil, ocorre em adultos caucasianos de meia-idade ou idosos de pele clara, em áreas expostas à luz solar. O dorso das mãos é freqüentemente acometido.

Manifesta-se por pápulas achatadas, com 0,5 a 1,0cm de diâmetro, da cor da pele, amareladas ou castanho-escuras, recobertas de escamas aderentes, hiperceratóticas e ásperas. A superfície da lesão tem a textura de lixa à palpação (Figura 14.22). Com a remoção da escama, pode ocorrer pequena hemorragia.

A ceratose solar é uma lesão pré-maligna de evolução crônica. O aparecimento de infiltração da base e um halo eritematoso prenuncia a transformação car-

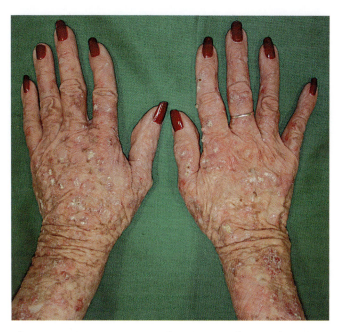

Figura 14.22 Mãos mostrando ceratose solar. A pele assume uma textura de lixa com pápulas de cores variadas e com escamas aderentes e espessas.

cinomatosa. Lesões do mesmo tipo da ceratose solar podem ser causadas por ingestão crônica de arsênico (ceratose arsenical), contato com alcatrão da hulha e por tratamento radioterápico.

A histopatologia revela atipias celulares, que justificam a classificação carcinoma escamoso *in situ*, ou grau meio. Quando há hiperceratose acentuada, pode configurar-se o aspecto denominado corno cutâneo, que é observado em outras dermatoses, como verrugas por HPV, carcinoma espinocelular, nevo verrucoso e ceratose seborréica. Assim, o corno cutâneo deve ser removido e solicitada a análise histopatológica.

O tratamento preventivo deve consistir no uso de protetores solares desde a infância. No tratamento curativo são utilizadas a curetagem com eletrocoagulação, a crioterapia (neve carbônica, nitrogênio líquido), cremes de 5-fluoracil a 2% a 5% e, recentemente, o imiquimod.

Porfiria cutânea tardia

Está é a forma mais comum de porfiria, predominando em homens, especialmente nos usuários de álcool. Existem duas formas principais, uma hereditária, autossômica dominante, que predomina em jovens, e outra adquirida, que predomina em adultos com mais de 40 anos. Na forma adulta, admite-se uma predisposição genética, mas é desencadeada por álcool e drogas, como barbitúricos, fenilidrazina,

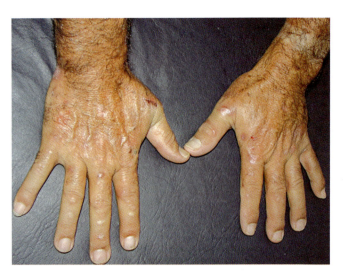

Figura 14.23 Quadro de porfiria cutânea tardia com lesões em fases variadas.

clima temperado, predomina na primavera e no verão, estações em que é mais intensa a radiação solar.

Há carência de niacina (vitamina B_3), bem como de outros elementos do complexo B e triptofano, aminoácido essencial que é convertido em niacina, bem como elementos protéicos, lipídios e minerais. O alcoolismo crônico está ligado à pelagra, assim como regimes para emagrecimento mal orientados. Manifestações pelagróides podem surgir em circunstâncias patológicas diferentes da desnutrição, como nos carcinóides funcionantes, na doença de Hartnup, ou no curso de terapêuticas com hidrazida, 6-mercaptopurina e 5-fluoracil.

As lesões dermatológicas são as manifestações iniciais, e podem ser precedidas por queixas vagas de mal-estar, desânimo e tristeza. Como lesão inicial, surge eritema vivo nas partes expostas (Figura 14.24).

esteróides, hexaclorobenzeno e derivados fenólicos. Observam-se casos em que o processo foi desencadeado por infecções virais, como a hepatite C ou a infecção pelo HIV.

As lesões cutâneas mostram-se na face, no pescoço e no dorso das mãos. Apresentam-se como áreas eritematosas, vesicobolhosas e erosões após a exposição ao sol e, na evolução, surgem fragilidades cutâneas, cicatrizes atróficas, formação de mília e hiperpigmentação cutânea (Figura 14.23). Podem associar-se hipertricose facial, lesões esclerodermiformes, urina avermelhada pelo aumento da excreção de uro e coproporfirinas.

O tratamento consiste na proibição da ingestão de álcool e substâncias hepatotóxicas. É fundamental a proteção contra a luz. Sangrias periódicas são úteis, especialmente quando se associa hemocromatose. Os antimaláricos (cloroquina 125mg ou hidroxicloroquina 200mg, duas vezes por semana) podem ser úteis, embora existam relatos de que possam desencadear porfiria.

Pelagra

A pelagra é doença metabólica que se desenvolve em doentes desnutridos e manifesta-se por dermatite, diarréia e demência, associando-se a outras manifestações de carência vitamínica. A luz solar é o fator desencadeador, revelando o predomínio das lesões nas áreas expostas ao sol. As lesões nas áreas não expostas são provocadas por pressão, atrito ou calor. Atinge todas as raças, sendo rara a forma típica na infância. No Brasil, ocorre durante todo o ano e, em países de

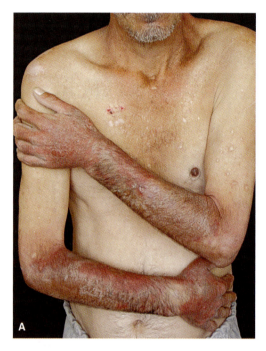

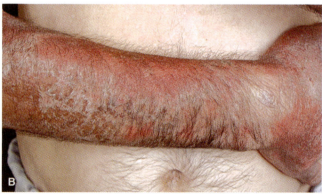

Figura 14.24A. Lesões eritematosas nas partes expostas ao sol, em portador de pelagra. **B.** Presença de bolhas que surgem nas fases mais adiantadas da doença.

Na sua evolução, torna-se mais escuro ou violáceo e, posteriormente, encontram-se edema, bolhas, sufusões hemorrágicas e, finalmente, hiperpigmentação e atrofia da pele. As lesões predominam nas áreas expostas, sendo característica a lesão no pescoço que se estende em "V" para a face anterior do tórax, o colar de Casal. As lesões de mucosas e as alterações anatômicas do encéfalo levam a quadros variáveis, surgindo desde quadros frustos até formas graves com comprometimento do sistema nervoso central.

O tratamento inclui repouso no leito e dieta adequada. A exposição à luz solar deve ser evitada, e a abstenção de álcool é fundamental.

Fitofotomelanose

Caracteriza-se pelo surgimento de máculas eritematosas de aspecto insólito, por vezes bolhosas, localizadas em áreas expostas à luz solar e que previamente estiveram em contato com psoralenos, presentes em vários tipos de plantas. Posteriormente, surge melanodermia, que desaparece em algumas semanas, mesmo sem tratamento. O processo origina-se da presença dos furucumarínicos, do grupo psoralênico, presentes em diversas plantas, como o bergapteno, presente no limão. São várias as plantas que contêm derivados psoralenos, como as rutáceas (limão Taiti, tangerina, limeira, mamica da cadela), as moráceas (figo), as umbelíferas (aipo, alcaravia, angélica, coentro, cenoura, erva-doce, pastinaca, salsa) e as crucíferas (mostardeira e nabo).

Fotodermatoses

As fotodermatoses são quadros cutâneos causados pela luz solar, levando a alterações inflamatórias (fotodermites) ou degenerativas. Compreendem dois grupos com comportamentos distintos: o primeiro corresponde à fotodermatose por irritação primária, em que as reações cutâneas são imediatas por superexposição à luz solar, ou tardia, pela exposição crônica ou prolongada. O outro grupo corresponde às fotodermatoses por sensibilização devido a reações cutâneas por interação da luz solar com agentes fotossensibilizantes, contactantes ou endoctantes, caracterizando reações de fototoxicidade ou de fotoalergia. Há ainda um grupo de dermatoses em que a luz solar pode agir como desencadeante ou agravante.

Entre as fotodermatoses por irritação imediata, encontram-se reações imediatas, como eritema ou queimadura solar, a miliária solar e a pigmentação

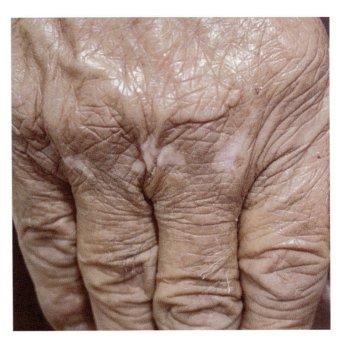

Figura 14.25 Mão com fotodermatose; neste caso, com elastose solar, evidenciando a cronicidade do problema.

imediata e tardia. As reações tardias ou crônicas, por exposição solar ao longo de anos, são também denominadas distrofias involutivas cutâneas e dependem do tipo e da cor da pele, bem como do tempo cumulativo de exposição. Neste último grupo, encontram-se a pele fotoenvelhecida ou fotolesada, a melanose solar, a ceratose solar, a elastose solar, a poiquilodermia solar, a leucodermia solar, o mílio colóide e a xerodermia solar (Figura 14.25).

As fotodermatoses por sensibilização se devem a substâncias químicas exógenas, contactantes ou endoctantes, principalmente drogas. Mostram dois quadros polares, a fototoxicidade por aumento da reatividade cutânea à luz ultravioleta sem base imunológica, e a fotoalergia por aumento da reatividade cutânea à luz ultravioleta com base imunológica. O quadro clínico é eczematoso, ocorrendo eritema, edema, infiltração, vesiculação e, nos casos mais graves, bolhas. As principais drogas fotossensibilizantes são os psoralênicos, os diuréticos, as sulfas, as sulfoniluréias, os fenotiazídicos, os anti-histamínicos (fenergan), as tetraciclinas, a griseofulvina, as salicilanilidas halogenadas e derivados, ciclamato, sacarina e ácido nalidíxico.

Durante o tratamento, além de evitar a droga responsável, é fundamental não expor-se ao sol ou a qualquer tipo de radiação luminosa. Corticosteróides por via sistêmica estão indicados.

TUMORES BENIGNOS

Granuloma piogênico

Esta lesão única, papulosa, nodular ou puntiforme, ou levemente pedunculada e vermelha, mede aproximadamente 1cm e desenvolve-se rapidamente. É uma lesão vascular adquirida, semelhante clínica e histologicamente ao hemangioma da infância, mas de dimensões menores. Caracteriza-se pelo sangramento fácil ao menor trauma. Assim, a superfície quase sempre se mostra ulcerada e recoberta por crostas hemáticas. As áreas de maior ocorrência são as mãos, os pés, os lábios, a face e a parte superior do tronco. Em crianças, é comum nas áreas periungueais, após traumatismos. Tem como diagnóstico diferencial o melanoma amelanótico e o carcinoma escamoso.

Histologicamente, mostra neoformação vascular associada a infiltrado inflamatório precoce por infecção secundária. O tratamento de escolha é a eletrocoagulação.

Tumor glômico

O tumor glômico, ou glômus, é uma neoplasia benigna originada de *shunts* arteriovenosos especializados, os canais de Suqyet-Hoyer. A localização na mão, especialmente subungueal, é predominante, e sua incidência é maior no sexo feminino. Os tumores de outras regiões costumam acometer o homem.

Clinicamente, manifesta-se por nódulo único, com menos de 1cm de diâmetro, azul ou vermelho, modificado pelo traumatismo, sempre acompanhado de dor, às vezes de caráter paroxístico, a qual pode ser espontânea ou desencadeada por traumatismo e mudança de temperatura. Por vezes, apresenta aumento da temperatura na região afetada (sinal de Horner) e hiperidrose na área do tumor.

Mílio

Caracteriza-se por tumorações amarelo-brancacentas, de 1 a 2 mm de diâmetro, que surgem espontaneamente nos dois terços superiores da face e na genitália, no dorso das mãos e em outras áreas secundariamente, como cicatrizes diversas. Neste último grupo, são comuns as lesões após queimaduras, na evolução de doenças bolhosas, como a epidermólise bolhosa, e como complicação de dermatoabrasão. O tratamento consiste na abertura e remoção de massa ceratinosa, pois são cistos epidermóides por obstrução de folículos pilossebáceos ou dutos sudoríparos.

Cisto mucoso digital

É uma pápula translúcida, localizada na falange distal, junto à base da unha que, quando puncionada, elimina material gelatinoso. A compressão da matriz ungueal leva a deformidades na lâmina ungueal, podendo provocar ranhuras e adelgaçamento da unha. Ocorre pela produção de ácido hialurônico e diminuição da formação de colágeno. O tratamento é cirúrgico. O cisto mucoso encontra-se freqüentemente associado a osteoartrose interfalângica distal.

Fibroma subungueal

É uma tumoração dura do leito ungueal, deformando a lâmina ungueal, que se eleva. Mais encontrada nos hálux, é comum na esclerose tuberosa (Figura 14.26). Ocorre com maior freqüência nas regiões periungueias e, por vezes, subungueais.

Fibroceratoma digital adquirido

Também conhecido como fibroceratoma acral, apresenta-se em adultos de meia-idade como lesão que lembra um dedo supranumerário, na face lateral dos dedos e, raramente, na região palmar. Apresenta, histologicamente, um eixo conjuntivo-vascular. O tratamento consiste em remoção cirúrgica.

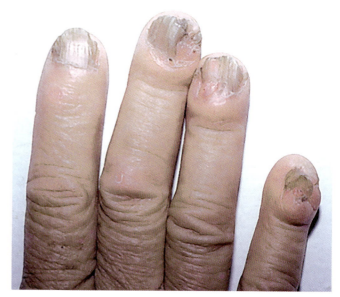

Figura 14.26 Fibroma subungueal em caso de esclerose tuberosa.

Lesões Dermatológicas das Mãos

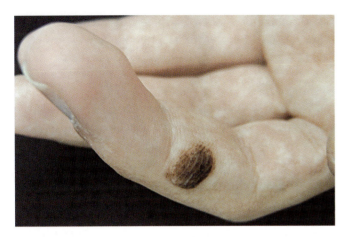

Figura 14.27 Nevo melanocítico localizado na borda ulnar do dedo mínimo.

Nevos melanocíticos

As lesões benignas compostas de células névicas são denominadas nevos melanocíticos. Podem ser juncionais, quando as células névicas estão na derme papilar, junto à camada basal, intradérmicos, na derme, ou compostos, quando presentes em ambos os locais.

Apresentam-se sob vários aspectos clínicos, desde lesões planas a levemente salientes ou verrucosas, pedunculadas ou cupuliformes. As lesões localizadas nas regiões palmoplantares, nos dedos, na genitália e nas mucosas, planas ou ligeiramente elevadas, são, na maioria das vezes, juncionais ou compostas (Figura 14.27). No passado, foram referidos como potencialmente malignos, devido à possibilidade de se transformarem em melanomas, o que não se confirmou com os recursos hoje disponíveis.

TUMORES MALIGNOS

Ceratoacantoma

O ceratoacantoma é estudado separadamente do carcinoma escamoso por suas características de crescimento rápido e regressão espontânea, o que lhe confere características de benignidade. Os casos descritos de evolução carcinomatosa eram, possivelmente, de carcinomas escamosos desde o início. A histogênese é questionada, mas há elementos favoráveis à sua origem a partir da proliferação do epitélio pilar. Fatores múltiplos contribuem para o seu aparecimento, como radiação ultravioleta, carcinógenos químicos (alcatrão, óleos minerais), traumatismos e influências genéticas.

Ocorre em qualquer idade, sendo mais freqüente após os 50 anos. Os sexos são igualmente afetados, e a raça negra é poupada. Quanto à freqüência, é de 1:40 carcinomas basocelulares e de 1:10 carcinomas escamosos.

Em geral, o tumor é único, localizando-se, de preferência, nas regiões descobertas do tegumento cutâneo, em especial a face e o dorso das mãos. Apresenta-se, usualmente, como uma tumoração hemisférica, medindo de 1 a 2cm de diâmetro, com aspecto de vulcão e cratera central ocupada por massa córnea. A borda é tensa e lisa, e a cor varia de branco-amarelada até rósea ou eritematoviolácea. São raras as formas atípicas de aspecto verruciforme, vegetante ou gigante (Figura 14.28).

Embora a configuração do tumor seja usualmente típica, o diagnóstico diferencial se faz com os carcinomas basocelulares e escamosos, cisto epidérmico e triquilemal, corno cutâneo, histiocitoma e verrugas. A biópsia está indicada rotineiramente.

A histopatologia simula um carcinoma escamoso bem diferenciado, mas o conjunto das alterações microscópicas possibilita a diferenciação.

O tratamento de escolha é a excisão cirúrgica. Apesar de, muitas vezes, o ceratoacantoma regredir espontaneamente, a atitude intervencionista é indicada porque, além de encurtar o curso da afecção,

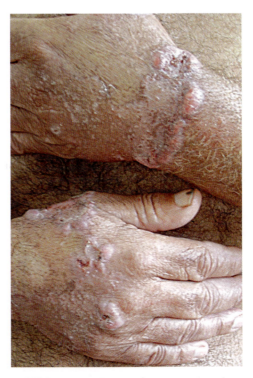

Figura 14.28 Ceratoacantoma em que se verificam lesões com aspecto de vulcão e cratera central ocupada por massa córnea.

produz resultado cosmético mais desejável, podendo ocorrer ainda benefício de ordem psicológica. Podem ser usadas, também, curetagem e eletrocoagulação, crioterapia e radioterapia.

Carcinoma espinocelular

O carcinoma espinocelular, epidermóide ou escamoso, representa cerca de 15% a 20% das neoplasias epiteliais malignas, acometendo, geralmente, indivíduos com mais de 50 anos de idade. É mais comum no sexo masculino, devido à maior exposição a agentes cancerígenos, como o sol e o fumo. É mais freqüente no lábio inferior, nas orelhas, na face, no dorso das mãos, na mucosa bucal e na genitália externa. Origina-se em pele aparentemente normal ou, mais freqüentemente, em lesões pré-malignas, como a ceratose solar, a radiodermite crônica, a ceratose arsenical, o xeroderma pigmentoso, a úlcera crônica, a cicatriz de queimaduras, bem como na papulose bowenóide e na eritroplasia de Queyrat, que são carcinomas intra-epidérmicos ou *in situ*.

Inicia-se, geralmente, por pequena área hiperceratósica, que aumenta de tamanho, tornando-se infiltrada ou nodular. Evolui para a ulceração, podendo assumir os aspectos vegetante, córneo e mamelonado (Figura 14.29).

A evolução é variável, podendo ocorrer metástases nos gânglios regionais e ossos, em meses ou anos, as quais são mais freqüentes e precoces nos carcinomas das mucosas, no dorso das mãos, radiodermites e cicatrizes de queimaduras.

A histopatologia revela proliferação atípica das células espinhosas, que mostram ceratinização precoce, tendendo a formar perolas córneas, perda da estratificação epidérmica e atipias celulares. De acordo com o grau de disceratose, a neoplasia é classificada nos graus de I a IV, na classificação de Broders, ou caracterizada como bem diferenciada, moderadamente diferenciada ou indiferenciada.

No tratamento, utilizam-se eletrocoagulação e criocirurgia com nitrogênio líquido nas lesões com menos de 1cm de diâmetro, radioterapia, cirurgia micrográfica e, como método de escolha, a excisão cirúrgica para posterior análise histopatológica nas lesões maiores.

Melanoma

O melanoma é uma neoplasia maligna originária dos melanócitos. Em cerca de 20% a 25% dos casos, ocorre em pele aparentemente normal. Incide, geralmente, após a puberdade, tendo distribuição eqüitativa dos 30 aos 60 anos, exceto pelo lentigo maligno melanoma, que predomina nos idosos. Acomete igualmente ambos os sexos. Quanto à gênese do melanoma, deve-se levar em consideração o fator genético, evidenciado pela presença de casos familiares em 5% a 10% de algumas séries, e o risco relativo duas a três vezes maior de um indivíduo com parente de primeiro grau com o tumor desenvolver melanoma; fatores físicos, representados pela radiação ultravioleta; fatores biológicos, especialmente com relação aos hormônios como MSH, porém ainda sem real influência comprovada; e o fator infeccioso, à procura de comprovação se o achado de DNA viral teria importância ou se seria apenas um agente contaminante.

Por meio da correlação clínico-patológica, e de acordo com o modo de progressão tumoral, distinguem-se três tipos de melanoma com particularidades epidemiológicas e prognósticos diferentes: melanoma extensivo superficial (70%), melanoma nodular (15% a 30%) e melanoma lentiginoso acral (2% a 8%). As lesões que mostram ausência de pigmento são referidas como melanoma amelanótico. O lentigo maligno melanoma (5%) origina-se do lentigo maligno ou da melanose maligna que ocorre na face e em outras áreas em pessoas idosas.

O melanoma lentiginoso acral desenvolve-se nas regiões palmares, plantares e falanges terminais, e pode ser periungueal e subungueal. É mais freqüente nos afro-descendentes e nos asiáticos (35% a 60%), mas ocorre também em caucasianos (2% a 8%). Acomete mais os idosos na sexta década da vida. O quadro clínico e microscópico assemelha-se ao lentigo maligno melanoma, apresentando, no entanto, com-

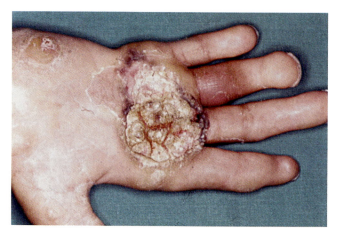

Figura 14.29 Carcinoma espinocelular volumoso de aspecto vegetante, córneo e ulcerado.

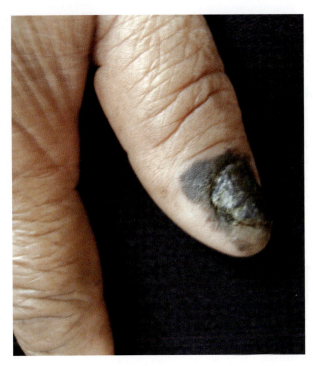

Figura 14.30 Melanoma peri e subungueal do polegar. Notar as bordas irregulares.

portamento biológico mais agressivo. Clinicamente, caracteriza-se por mácula pigmentada assimétrica, cor variegada, bordas irregulares e com mais de 6mm de diâmetro (Figura 14.30). Posteriormente, surgem sinais de infiltração dérmica pela presença de pápulas ou nódulos. Nas regiões subungueais, o tumor localiza-se, principalmente, nos dedos polegar e hálux e, por vezes, simula hematoma subungueal traumático (panarício melanótico).

O melanoma é a mais maligna das neoplasias cutâneas. A histopatologia define o prognóstico, na dependência do grau de invasão dérmica (classificação de I a V segundo os níveis de Clark), ou na espessura do tumor, segundo a classificação de Broders-Sober.

O tratamento consiste exclusivamente na exérese cirúrgica, e seu o êxito depende da precocidade do diagnóstico. A ação benéfica da quimioterapia (DTIC, nitrouréias) ocorre no melanoma metastático, e a radioterapia pode ser usada como tratamento adjuvante em casos de esvaziamento linfonodal incompleto.

Sarcoma de Kaposi

O sarcoma de Kaposi (sarcoma idiopático hemorrágico múltiplo) é uma neoplasia maligna de células endoteliais, cuja origem é controversa. Atualmente, existem evidências científicas da participação de vírus do grupo herpes (HHV-8), manifestando-se principalmente como nódulos vasculares múltiplos na pele, nas mucosas e nos órgãos internos. São reconhecidos quatro tipos de sarcoma de Kaposi, epidemiologicamente distintos: o sarcoma de Kaposi clássico, descrito em judeus Ashkenasi e em mediterrâneos, sugerindo influência genética, é mais freqüente em homens com mais de 50 anos (0,02 a 0,065 dos tumores malignos); o sarcoma de Kaposi endêmico ou africano representa 9% dos tumores malignos na África equatorial, sendo mais freqüente em homens e atingindo jovens e crianças; o sarcoma de Kaposi dos imunocomprometidos iatrogenicamente por terapias para doenças auto-imunes, malignidades e, principalmente, para evitar rejeição de órgãos transplantados, o qual é mais observado nos doentes que recebem ciclosporina e é dose-dependente; e o sarcoma de Kaposi relacionado à síndrome da imunodeficiência adquirida (AIDS), que teve freqüência elevada (40%) no início da pandemia nos doentes infectados, principalmente homo e bissexuais.

Na forma clássica, localiza-se com mais freqüência nos pés e nas pernas, seguindo-se as mãos e os antebraços, mas outras regiões podem ser atingidas. A neoplasia inicia-se por máculas purpúricas, que se tornam elevadas e formam nódulos duros ou macios e placas nodulares. As lesões podem sofrer ulceração e sangramento, recobrindo-se de crostas. Às vezes, produzem linfedema e verrucosidades.

Em torno de 10% dos casos, há acometimento extracutâneo, incluindo mucosa oral, amígdalas, cordas vocais, aparelho digestório, pulmões, supra-renais, baço, fígado, rins, pericárdio e ossos. A doença pode ser exclusivamente visceral. O curso da doença varia de 1 a 20 anos, com média de 4 a 8 anos. O êxito letal pode ocorrer por infecção secundária, como conseqüência da disseminação dos tumores com caquexia e hemorragias pulmonares e gastrointestinais.

O tratamento baseia-se na extensão e na localização da doença. Lesões isoladas ou planas superficiais podem ser tratadas por excisão ou crioterapia. A radioterapia pode ser usada em lesões localizadas em áreas determinadas. Quando há lesões viscerais ou de progressão rápida, indica-se a quimioterapia (vincristina, doxorrubicina ou bleomicina). O interferon-α por via endovenosa e drogas antivirais anti-HHV-8 são úteis. Nos doentes infectados pelo HIV, a introdução da terapêutica anti-retroviral (HAART) permitiu a reconstituição imunológica destes pacientes com reflexo no sarcoma de Kaposi.

Miscelânea

Psoríase

A psoríase é uma dermatose crônica, freqüente, quase sempre assintomática, que se inicia após a segunda década e se caracteriza por erupção eritematodescamativa. A etiologia é desconhecida, embora os fatores hereditário e imune devam ser considerados. As lesões são monomórficas, mas o quadro clínico é bastante variável. Assim, as mãos podem ser afetadas na forma mais comum e característica da psoríase, a psoríase em placas (90%). As unhas podem apresentar estrias ou pequenas depressões (unha em dedal), além das "manchas de óleo". Onicólise e hiperceratose subungueal também são achados freqüentes.

Cerca de 10% a 15% dos doentes psoriásicos podem apresentar psoríase artropática – em geral, aqueles com lesões disseminadas. A forma mais freqüente é a mono ou oligoartrite assimétrica, de fácil controle e bom prognóstico, que acomete especialmente as articulações interfalângicas distais ou proximais. A velocidade de hemossedimentação está aumentada, porém o fator reumatóide e os fatores antinucleares estão negativos.

A psoríase pustulosa localizada pode apresentar-se como lesão única ou, em algumas lesões, com pústulas (Figura 14.31) e não evolui para a forma generalizada; outra forma se apresenta com lesões nas extremidades dos dedos das mãos e/ou artelhos (acrodermatite contínua de Hallopeau) e uma terceira forma, como pustulose palmoplantar, que é abacteriana e manifesta-se como áreas de eritema, descamação e pústulas, geralmente bilaterais e simétricas nas palmas e/ou cavos plantares.

A ceratodermia palmoplantar que surge nos adultos, afetando a região palmar e/ou plantar, é uma forma de psoríase que acomete parcial ou totalmente as palmas e/ou plantas. Apresenta delimitação nítida; as unhas e, eventualmente, outras áreas podem estar comprometidas, facilitando o diagnóstico.

A psoríase ungueal (Figura 14.32) revela-se mais freqüentemente com a presença de depressões gotadas e cupuliformes (unhas em dedal). As depressões, com alargamento das bordas das unhas, são sugestivas de psoríase. Outras alterações nas unhas psoriásicas compreendem estriações transversas, onicorrexe e

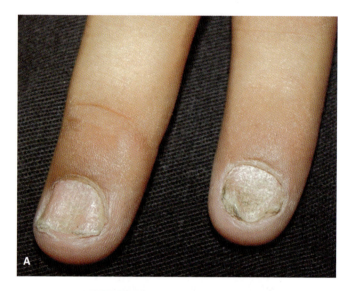

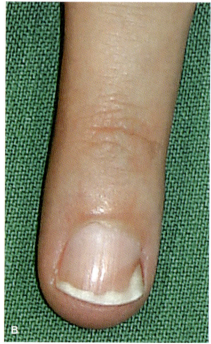

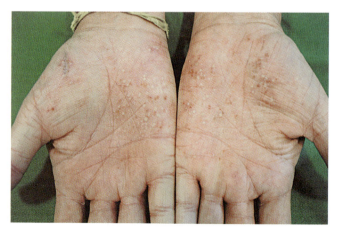

Figura 14.31 Lesões palmares em que se observam pústulas em paciente portador de psoríase pustulosa.

Figura 14.32A e **B**. Formas de psoríase ungueal. Elas podem preceder o acometimento cutâneo.

hiperceratose subungueal. O acometimento ungueal pode preceder o acometimento cutâneo em muitos anos. No diagnóstico diferencial, a onicomicose dermatofítica deve ser afastada, embora seja possível a concomitância das infecções.

O diagnóstico clínico é da maior importância, sendo auxiliado pela curetagem metódica de Brocq, que fornece os sinais da vela ou do orvalho sangrante (sinal de Auspitz). A histopatologia nem sempre é característica.

O tratamento da psoríase ainda é um problema médico, sendo necessária a colaboração entre médico e paciente para que se estabeleça o melhor tratamento. As drogas tópicas mais comumente usadas são os corticosteróides, coaltar e antralina; as de uso sistêmico incluem os retinóides (acitretina), ametopterina e ciclosporina, que devem ser indicados para casos mais extensos e graves, que são raros.

Esclerodermia

A esclerodermia é uma afecção crônica de etiologia desconhecida que pode restringir-se à pele (esclerodermia cutânea ou morféa) ou estender-se a outros órgãos (esclerodermia sistêmica). É mais comum em adultos do sexo feminino.

A esclerodermia cutânea circunscrita ou morféa não acomete os órgãos internos e compreende as formas em gota, em placas, linear (Figura 14.33) e generalizada. Uma variante é a esclerodactilia, ou acroesclerose, quase sempre simétrica e que sucede ao fenômeno de Raynaud. Pode preceder em muitos anos o surgimento da esclerodermia sistêmica. A pele das mãos é branca como marfim, fina, tensa, dura e aderente aos planos subjacentes. Os dedos tornam-se afilados e rígidos, fixando-se em semiflexão. Há alterações ungueais, anidrose e queda dos pêlos.

A esclerodactilia, ou acroesclerose, é a forma usual de início da esclerodermia sistêmica ou esclerose sistêmica progressiva, que se estende às articulações, ao intestino delgado, ao coração, ao pericárdio e aos rins. Pequenas erosões ulcerações tórpidas e às vezes gangrena surgem nas extremidades digitais. A reabsorção óssea pode resultar na destruição das falanges terminais. A calcificação cutânea é observada em alguns casos, particularmente nas pontas dos dedos e nas proeminências ósseas (síndrome de Thibierge-Weissenbach). Outra variante é a síndrome CREST: calcinose cutânea, fenômeno de Raynaud, disfunção esofagiana, esclerodactilia e telangiectasia (Figura 14.34).

A capilaroscopia das dobras ungueais com o auxílio de um dermatoscópio é útil para a confirmação diagnóstica de esclerodermia. A histopatologia revela espessamento e hialinização das fibras colágenas e hipotrofia ou atrofia dos anexos cutâneos.

Têm sido encontradas alterações imunológicas (anticorpos antinucleares, fator reumatóide etc.) na esclerodermia do mesmo tipo daquelas observadas nas colagenoses, como em casos de artrite reumatóide, lúpus eritematoso, dermatomiosite, tireoidite, doença de Hashimoto e síndrome de Sjöegren, bem como a associação com alguma destas doenças.

O tratamento da esclerodermia cutânea é frustrante. Os corticosteróides tópicos ou intralesionais são de pequena valia. O metotrexato tem dado alguns resultados satisfatórios. A fisioterapia ou a cirurgia podem ser úteis para prevenir contraturas. Na forma

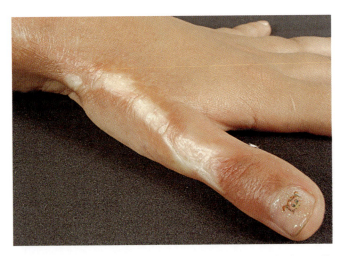

Figura 14.33 Esclerodermia cutânea circunscrita de forma linear.

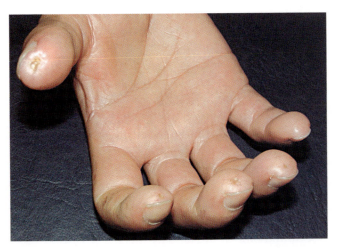

Figura 14.34 Calcinose cutânea com ulcerações nas falanges distais em paciente com síndrome CREST.

sistêmica, apesar dos resultados não muito convincentes, tem sido usados a prednisona, o 5-fluoracil, a ciclosporina e a colchicina. A penicilamina tem mostrado resultados encorajadores em alguns ensaios terapêuticos.

Eritema polimorfo

O eritema polimorfo é uma síndrome de hipersensibilidade que produz lesões na pele e nas mucosas. Freqüentemente recorrente, caracteriza-se pelo aparecimento súbito de lesões eritematovesicobolhosas na pele e/ou nas mucosas. Reconhecem-se uma forma benigna, mais freqüente, a forma *minor*, que tem sintomas gerais discretos e evolução benigna, e a forma grave, que pode assumir caráter sistêmico e evoluir para o êxito letal, a síndrome de Stevens-Johnson, ou forma *major*, que atinge as mucosas.

As causas predominantes são as drogas, como penicilina, sulfas, analgésicos, antitérmicos, anticonvulsivantes, barbitúricos e antiinflamatórios. Seguem-se as infecções viróticas (herpes simples, mononucleose, vacinas etc.), bacterianas e micóticas (histoplasmose, coccidioidomicose). A hanseníase virchowiana, em sua forma reacional, deve ser destacada entre nós como causa freqüente. Incluem-se, ainda, o contato direto com substâncias químicas, como níquel, cobalto e fenazonas, as neoplasias, particularmente os linfomas, e as colagenoses. O fator causal é desconhecido com relativa freqüência.

A erupção pode ser precedida por febre, mal-estar e cefaléia, simulando, às vezes, uma infecção de vias aéreas superiores. Ocorre, usualmente, dos 20 aos 40 anos, podendo acometer também as crianças. Não há predileção por sexo nem predisposição genética. As lesões instalam-se, geralmente, de modo abrupto e tendem a se dispor simetricamente, preferentemente no dorso das mãos e dos pés, antebraços e pernas, embora outras regiões possam ser atingidas.

Clinicamente, observam-se pápulas eritematosas pequenas que se estendem centrifugamente, com centro purpúrico, configurando a lesão em alvo ou formando anéis concêntricos (Figura 14.35). Às vezes, as lesões são urticariformes ou vesicobolhosas em placas eritematosas. Ocasionalmente, vêem-se bolhas e erosões na mucosa oral.

O diagnóstico diferencial é feito com exantemas viróticos, urticária, penfigóide bolhoso, dermatite herpetiforme, síndrome de Sweet, lúpus eritematoso e secundarismo sifilítico.

O tratamento implica, inicialmente, o afastamento da causa da erupção. Nas formas discretas usuais,

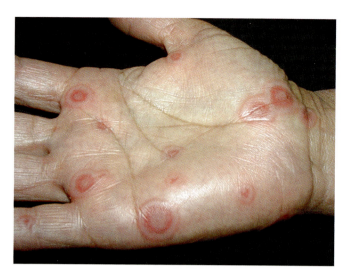

Figura 14.35 Eritema polimorfo na mão. Lesão típica mostrando lesão em alvo, com anéis concêntricos.

empregam-se corticosteróides tópicos e anti-histamínicos por via oral. Nas formas mais intensas, estão indicados corticosteróides sistêmicos, principalmente no início do processo.

Granuloma anular

Caracteriza-se por lesões nodulares ou anulares, róseas ou avermelhadas, castanhas ou da cor da pele. A borda é firme e elevada, e o centro tem a pele aparentemente normal (Figura 14.36). Ocorre em adultos jovens e crianças. As áreas mais acometidas são o dor-

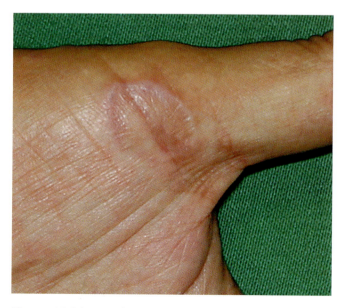

Figura 14.36 Granuloma anular no polegar. Notar a lesão anular rósea de bordas firmes e elevadas e a pele aparentemente normal no centro.

so dos dedos, as mãos, os pés, os punhos e os cotovelos. Às vezes, estes granulomas são generalizados, especialmente em crianças. Tem-se correlacionado a reação imune desencadeada por traumas causados pelo sol ou picadas de insetos, vírus, fibras colágenas ou elásticas alteradas. Histopatologicamente, observam-se áreas de necrobiose total ou parcial circundadas por infiltrado em paliçada com predomínio de histiócitos. O tratamento mais efetivo é a infiltração intralesional de corticosteróides.

Líquen plano

Apresenta-se clinicamente com pápulas elevadas, planas, poligonais, fixas, violáceas ou róseas e mostrando brilho peculiar à luz. Raramente, vesículas ou bolhas sobrepõem-se e, por vezes, mostram-se umbilicadas, anulares, lineares, ceratósicas ou hipertróficas. A superfície mostra estriações em rede (estrias de Wickhman). A mucosa oral pode mostrar linhas brancas de aspecto em folha. As lesões costumam surgir usualmente após os 20 anos de idade e são associadas a prurido de discreto a intenso. É característica a localização nas superfícies flexoras dos punhos, no terço inferior das pernas, nas coxas, nas região sacra, no abdome e, em 10% dos casos, acometem as unhas, que mostram coloração acastanhada, fragilidade da borda livre e, por vezes, onicoatrofia progressiva até a anoniquia (Figura 14.37). A erupção mantém uma certa simetria. O quadro histopatológico é típico na maioria dos casos. A etiopatogenia é desconhecida, e fatores emocionais podem influenciar a evolução da dermatose. Muitos casos mostram lesões em áreas de trauma, como lineares em escoriações cutâneas (fenômeno de Koebner). O curso é crônico, e há pigmentação residual.

O tratamento consiste em aliviar o prurido com anti-histamínicos orais e no uso tópico de pasta d'água. Os cortiscosteróides tópicos, oclusivos, por infiltração intralesional e por via sistêmica são usados de acordo com cada caso clínico, obtendo-se bons resultados.

Radiodermite

A radiodermite é uma afecção cutânea causada por superexposição às radiações ionizantes, como raios-X, rádio, cobalto, tório e estrôncio. Pode localizar-se em qualquer área do tegumento submetida a tratamento radioterápico. Nos profissionais que lidam com as substâncias radioativas, as regiões mais expostas são as mãos.

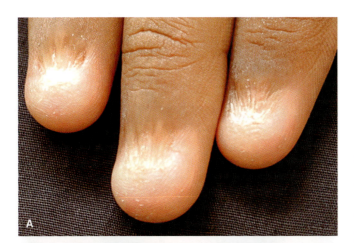
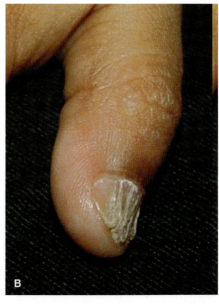
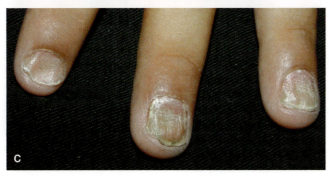

Figura 14.37A a **C.** Formas típicas de líquen plano ungueal.

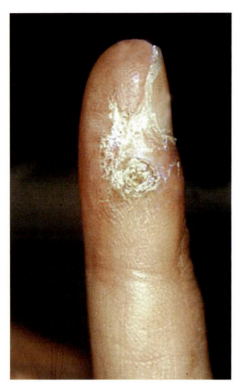

Figura 14.38 Radiodermite de segundo grau já com presença de crostas.

A radiodermite aguda de primeiro grau ocorre em conseqüência de exposições excessivas à radiação. As lesões se caracterizam por eritema e edema leve, seguidos de descamação e pigmentação acastanhada. Pode ocorrer alopecia temporária ou permanente. Atrofia discreta e telangiectasias surgem, às vezes, dentro de 1 ano. O eritema aparece em 5 a 7 dias, atinge o máximo em 10 a 14 dias e desaparece em 3 a 4 semanas. Há sensações de queimação, formigamento e prurido.

Na radiodermite do segundo grau, o eritema surge em 2 a 5 dias, e há também vesiculação, erosão e formação de crostas (Figura 14.38). A alopecia é permanente. Observa-se a diminuição da atividade das glândulas sudoríparas e sebáceas. A cicatrização ocorre no período de 2 a 3 meses.

Na radiodermite de terceiro grau, há dor por queimação acentuada. A cor é vermelho-azulada, o edema atinge o hipoderma, e desenvolvem-se ulceração, gangrena seca e escara. A úlcera é profunda, seca e indolor, podendo persistir por meses ou anos. As unhas, quando atingidas, podem cair. O eritema aparece em 1 a 2 dias, e o edema atinge o pico em 3 semanas.

A radiodermite crônica surge em alguns meses ou até mesmo anos após, por exposição a irradiações ionizantes. A pele apresenta telangiectasias, atrofia, hiperpigmentação e despigmentação, alopecia, hipoidrose ou anidrose. As unhas tornam-se quebradiças com sulcos longitudinais ou transversos e podem cair. As ceratoses e ulcerações comumente evoluem para carcinomas escamosos.

O tratamento da radiodermite aguda consiste no uso de corticosteróides tópicos e resina oleosa das folhas de *Aloe vera* (babosa). Na forma crônica, com sinais de degeneração carcinomatosa, recorre-se à exérese cirúrgica.

Vitiligo

O vitiligo é leucodermia de etiologia desconhecida que ocorre em qualquer idade e raça. A ocorrência familiar tem sido observada em 30% dos casos. É comum a associação com outras doenças, como doença de Addison, diabetes, doenças de tireóide, anemia perniciosa, psoríase, entre outras. Além disso, admite-se também uma possível gênese neural, devido à ocorrência de lesões que seguem trajetos nervosos, bem como à origem dos melanócitos na crista neural. Clinicamente, mostra máculas hipocrômicas que evoluem para acromia, de tamanho e forma variáveis, limites nítidos e, geralmente, bordas hiperpigmentadas, caracterizando uma leucomelanodermia (Figura 14.39). É assintomático. Apresenta uma forma ativa, quando se mostra em expansão, e uma estável. A distribuição tende à simetria, em disposição predominantemente periorificial e acral. O dor-

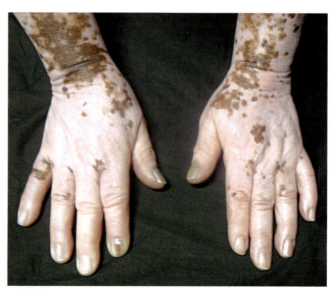

Figura 14.39 Quadro típico de vitiligo. Notar a simetria da leucomelanodermia.

so das mãos, as áreas periungueais e os punhos são freqüentemente afetados, enquanto as palmas são respeitadas. Lesões de despigmentação pós-traumáticas são freqüentes. Os cabelos podem ou não perder a coloração, e os pigmentos dos olhos nunca são afetados.

O tratamento ainda é insatisfatório. Alguns bons resultados são obtidos com o uso de furocumarínicos associados à exposição ao sol ou ultravioleta (PUVA). O método PUVA, embora eficaz, não representa a terapêutica definitiva. Nos casos em expansão rápida, estão indicados os corticosteróides por via oral. Nos casos extensos, pode-se tentar a despigmentação definitiva por meio do monobenzil éter de hidroquinona.

BIBLIOGRAFIA

1. Baran R, Dawber RPR. *Diseases of the nails and their management*. 2ed., Oxford London: Blackwell, 1994.
2. Costa OG. Acroceratoses (ceratodermias palmo-plantares), Imprensa da Universidade de Minas Gerais, Belo Horizonte, 1962.
3. Elder D, Elenitsas R, Jaworsky C, Johnson Jr B. *Lever's histopathology of the skin*. 8 ed., Philadelphia, USA: Lippincott-Raven, 1997.
4. Mckee PH, Calonge E, Granter SR. 3 ed., *Pathology of the skin — with clinical correlation*. Philadelphia, USA: Elsevier Mosby, 2005.
5. Sampaio SAP, Rivitti EA. *Dermatologia*. 3 ed., São Paulo: Artes Médicas, 2007.
6. Schor N, Rotta O. *Guia de dermatologia clínica, cirúrgica e cosmiátrica*. São Paulo: Manole, 2008.
7. Sterling JC. Human papillomavirus and skin cancer (review). *J Clin Virol* 2005; *325*:S67-S71.

CAPÍTULO 15

ARTRITE REUMATÓIDE

Arlindo G. Pardini Jr.
Afrânio Donato de Freitas

Artrite reumatóide é uma doença sistêmica crônica do tecido conjuntivo que afeta, principalmente, a sinovial das articulações e dos tendões. Além destas estruturas, outras manifestações sistêmicas podem ocorrer; portanto, a melhor denominação para esta enfermidade seria doença reumatóide. Sua etiologia é ainda muito controvertida, variando de fatores comportamentais e ambientais (vírus, bactérias etc.), patrimônio genético, desequilíbrio imunológico (em que a fonte de antígenos estaria na sinovial degenerada e a de anticorpos, principalmente, no fígado) e alterações neuroendócrinas.[1]

A artrite reumatóide ocorre mais freqüentemente em mulheres, com início dos primeiros sintomas, em geral, dos 30 aos 50 anos de idade.

A inflamação da membrana sinovial, que se torna dilatada e congesta, é o fator primário precipitante da doença dos tendões e das articulações. As vilosidades sinoviais se proliferam, formando um tecido de granulação, chamado *pannus*, que se infiltra pela articulação, destruindo-a. A sinovial degenerada libera enzimas proteolíticas que destroem a cartilagem, levando a alterações irreversíveis.

Em geral, a artrite reumatóide instala-se de forma lenta e progressiva, com dor e aumento do volume articular. Uma forma menos freqüente é a mono ou oligoarticular, de início brusco, acompanhada de calor local. Outra forma da doença não tão comum é a artrite reumatóide juvenil (ARJ). A ARJ é a doença reumática mais comum na infância, e seu diagnóstico é clínico e de exclusão.[2] A Academia Americana de Reumatologia estabeleceu cinco critérios para o diagnóstico de artrite reumatóide juvenil:[3]

1. Idade de início inferior a 16 anos.
2. Artrite em uma ou mais articulações definida por edema ou pela presença de dois ou mais dos seguintes sinais: limitação de movimentos, dor à palpação ou à movimentação e calor.
3. Duração mínima dos sintomas: 6 semanas.
4. Tipo de início definido pelo comportamento clínico predominante durante os primeiros 6 meses da doença: poliarticular: cinco ou mais articulações; pauciarticular: quatro ou menos articulações; sistêmico: febre intermitente e artrite poli ou pauciarticular.
5. Exclusão de outras doenças reumáticas.

A ARJ é uma entidade clínica diferente da artrite reumatóide do adulto, sendo, por isso essencial a participação do reumatologista e do pediatra no diagnóstico e no tratamento desses pacientes.

As articulações mais envolvidas no início da artrite reumatóide são, pela ordem, os punhos, as articulações metacarpofalângicas (MF) e interfalângicas proximais (IFP) e articulações do pé, dos ombros e dos joelhos. Com a evolução da doença, outras articulações são também envolvidas. Em geral, a dor é mais forte pela manhã, associada com rigidez articular. Com a progressão da enfermidade, várias deformidades vão se instalando, as quais serão analisadas mais adiante.

Manifestações clínicas extra-articulares podem ocorrer. Nódulos subcutâneos são as mais freqüentes, ocorrendo em 20% a 30% dos pacientes reumatóides. Eles variam em tamanho, de alguns milímetros a vários centímetros de diâmetro. Em geral, os nódulos são subcutâneos e localizam-se com mais freqüência no dorso dos dedos e na região do olécrano (Figura 15.1). Outras estruturas podem também ser afetadas

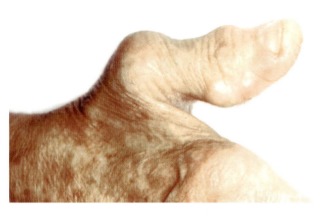

Figura 15.1 Nódulos reumatóides subcutâneos ao nível da articulação IF do polegar.

pela doença reumatóide, como vasos sangüíneos (arterites) e vísceras, como coração, pulmões, intestinos, rins, fígado, baço e pâncreas.[1]

Os achados laboratoriais carecem de especificidade, porém alguns exames, aliados à história clínica e a um exame físico apurado, permitem formular o diagnóstico. O hemograma, em geral, mostra uma anemia moderada, podendo também haver uma eosinofilia. As provas de atividade inflamatória são desprovidas de especificidade. O teste do látex é positivo em cerca de 70% a 80%, e a reação de Waaler-Rose, em aproximadamente 60% dos pacientes. O estudo dos anticorpos antinucleares tem importância limitada, podendo apresentar positividade com títulos baixos na artrite reumatóide.

O quadro radiográfico varia com o estágio da doença. Nas fases iniciais, caracteriza-se por uma osteopenia subcondral periarticular e aumento de volume de partes moles periarticulares. À medida que a doença avança observam-se, nas radiografias, diminuição do espaço articular, erosões ósseas e cistos subcondrais devido à invasão do *pannus* reumatóide e, em fase tardia, deformidades ou anquiloses.

O Colégio Americano de Reumatologia estabeleceu sete critérios diagnósticos para a artrite reumatóide:

1. Rigidez matinal, com duração de pelo menos 60 minutos.
2. Acometimento simultâneo de pelo menos três articulações diferentes.
3. Acometimento de pelo menos uma articulação no punho ou na mão.
4. Acometimento simultâneo bilateral.
5. Nódulos reumatóides subcutâneos.
6. Positividade no teste do fator reumatóide.
7. Alterações radiográficas típicas.

A doença reumatóide pode cursar com surtos de agudização e de remissão dos sintomas, o que, muitas vezes, torna difícil a real avaliação do resultado de qualquer tratamento.

TRATAMENTO CLÍNICO

O tratamento de pacientes com artrite reumatóide exige uma íntima cooperação entre vários especialistas. O reumatologista, pela sua formação clínica e farmacológica, deve ser o chefe da equipe. No entanto, ele deve ter noção das indicações para o tratamento cirúrgico, para não perder a oportunidade de operar no momento apropriado e evitar a instalação de deformidades. A cronicidade e a incapacidade provocadas pela doença abalam o equilíbrio emocional do paciente, sendo também, em grande número de casos, necessária a inclusão do psicólogo na equipe de tratamento, assim como fisioterapeutas ou terapeutas ocupacionais especializadas em terapia de mão.[4,5] Pelos mesmos motivos, é muito importante manter uma boa relação médico-paciente, de modo a proporcionar confiança mútua. Mesmo com o advento de novas drogas, não existe, até o momento, um tratamento específico que proporcione a cura da doença reumatóide.[6]

O combate à dor e à inflamação é a principal finalidade do tratamento, e deve incluir o repouso articular, assim como medidas fisioterapêuticas e medicamentosas. Este tratamento deve ser o mais precoce possível, a fim de evitar destruição articular e deformidades irreversíveis. As órteses apropriadas, mantendo as articulações em posição funcional, são extremamente úteis nas fases agudas da doença.

Apesar dos resultados promissores com o emprego de novos medicamentos, sua utilização tem sido limitada pelo alto custo.[6] Como salientado anteriormente, é da competência do reumatologista o esquema terapêutico para o paciente com artrite reumatóide. As drogas comumente empregadas são:

1. **Antiinflamatórios não-hormonais**, principalmente os inibidores da cicloxigenase 1 (Cox-1) e cicloxigenase 2 (Cox-2). Alguns preferem outros antiinflamatórios convencionais, como o diclofenaco, o naproxeno e o piroxican, porém devem ser aplicados com muito cuidado, devido aos efeitos colaterais freqüentes.

2. **Corticóides:** existem vários tipos, porém o preferido dos reumatologistas é a prednisona. Os corticóides também não são desprovidos de efeitos colaterais, que se manifestam com hipertensão, osteoporose, hiperglicemia e úlcera péptica.
3. **DMARD (*disease modifying antirheumatic drugs*):** são as chamadas drogas modificadoras da doença, que têm como objetivo reduzir os surtos de exacerbação e prolongar os períodos de remissão. É um grupo de várias drogas que podem ser utilizadas isoladamente ou em combinação, sendo as principais o metotrexato, os antimaláricos, a sulfassalazina, os sais de ouro, a D-penicilamina, a azatioprina, a ciclofosfamida e o leflunomide.
4. **Agentes biológicos:** são recursos terapêuticos mais recentes, ainda pouco utilizados e em fase de observação.

TRATAMENTO CIRÚRGICO

A cirurgia certamente não cura a doença. Ela deve ser considerada um dos métodos de tratamento. Flatt, em seu excelente livro *The care of the rheumatoid hand*, já dizia que: "embora a cirurgia possa aliviar os sintomas, corrigir deformidades e restaurar a função, ela não deve ser indicada apressadamente; as indicações devem ser claramente estabelecidas."[7]

Mitos fatores devem ser analisados antes de se operar um paciente com artrite reumatóide. Talvez o principal seja a atitude do paciente. Sua cooperação é essencial no pós-operatório, e uma atitude negativa e desanimada leva ao fracasso da cirurgia. Como são pacientes sujeitos a crises depressivas, operá-los nesses períodos é altamente desaconselhável. Daí a necessidade, muitas vezes, da interferência do psicólogo.[4]

Não se justifica retardar a cirurgia com base no tempo de hemossedimentação elevado, mostrando atividade da doença, porém ela é contra-indicada quando o paciente está em fase de exacerbação aguda e generalizada da artrite. O uso de corticóides também não contra-indica a cirurgia. Atualmente, com o desenvolvimento das técnicas anestésicas, o uso destes medicamentos não representa impedimento à cirurgia.

A indicação cirúrgica na mão reumatóide tem de ser cuidadosamente avaliada junto com o paciente. A cirurgia está longe de trazer uma mão normal e forte, e se não for muito bem explicada ao paciente, seu resultado será desapontador, trazendo-lhe mais frustração.[8]

A cirurgia da mão na artrite reumatóide não é para ser feita pelo cirurgião de mão ocasional. Ela exige um profundo conhecimento da fisiopatologia da doença, da anatomia funcional da mão e dos princípios básicos desta cirurgia. Uma das tarefas mais difíceis é a formulação de um plano cirúrgico que obedeça às prioridades das indicações. Estas são, pela ordem: (1) alívio da dor, (2) melhora da função, (3) retardamento da progressão da doença e (4) melhora da estética.[8]

Praticamente todos os procedimentos cirúrgicos utilizados em ortopedia têm indicação no tratamento da mão reumatóide, isto é: (1) sinovectomias (articulares ou tendinosas), (2) cirurgias tendinosas (transferências, enxertos, tenodeses ou transposições), (3) artrodeses e (4) artroplastias.

A sinovite reumatóide é o denominador comum de todas as deformidades. Se não for convenientemente debelada, ela resulta em: (1) distensão da cápsula articular, (2) invasão das bainhas tendinosas, (3) destruição da cartilagem hialina, (4) erosões subcondrais, (5) afrouxamento ligamentar ou (6) desarranjo articular (luxações e anquiloses). Portanto, a cirurgia que elimina a sinovial doente, antes que alterações irreversíveis ocorram na articulação ou nos tendões, deve ser considerada, ao mesmo tempo, ideal e uma cirurgia profilática, enquanto os procedimentos corretivos das deformidades são cirurgias reconstrutoras.

Cirurgias profiláticas (sinovectomias)

Se, após 6 meses de tratamento conservador bem-feito, ainda persistir a inflamação sinovial, a sinovectomia deverá ser indicada. O ideal é que ela seja realizada antes que ocorram alterações irreversíveis. De acordo com Swanson,[9] é difícil documentar os resultados da sinovectomia cirúrgica por causa da grande variação nos estágios da doença em um mesmo indivíduo. Além disso, a sinovite reumatóide pode recidivar após a sinovectomia em 20% a 50% dos casos, porém a sinovite recidivada é menos invasiva e os sintomas são mais brandos que o quadro clínico inicial.[10] A sinovectomia tem por finalidade: (1) aliviar a dor, (2) remover a sinovial patológica, que é uma fonte de antígenos, quebrando o círculo vicioso auto-imunológico antígeno-anticorpo; (3) prevenir a invasão sinovial e a conseqüente rotura de tendões e ligamentos, (4) preservar a cartilagem e o osso subcondral, (5) aliviar a obstrução mecânica aos movimentos e ao deslizamento articular ou tendinoso e (6) melhorar a estabilidade.

Mesmo em uma fase tardia, ou nos casos de recidiva da inflamação, a sinovectomia ainda traz benefícios ao paciente.[10]

A sinovectomia pode ser realizada em qualquer articulação ou bainha tendinosa, e a prioridade é para as estruturas mais afetadas e dolorosas. O maior número possível de articulações deve ser operado no mesmo ato cirúrgico, por questões óbvias.

De acordo com Flatt,[7] nenhuma sinovectomia é total, no entanto, quanto mais sinovial removida, melhores são os resultados a longo prazo. Não menos que 75% de todo o tecido sinovial articular ou tendinoso deve ser removido para se obter um resultado satisfatório e evitar recidiva. Quando 80% ou mais da sinovial inflamada são removidos, os resultados costumam ser excelentes.

Sinovectomia do dorso do punho

Esta é das cirurgias mais freqüentes na mão reumatóide. A bainha sinovial que reveste os tendões extensores no dorso do punho, nos vários compartimentos, encontra-se sob a retinácula dorsal. Como esta é inextensível, a sinovial inflamada salienta-se proximal e distal a ela, dando ao dorso do punho o aspecto de "dorso de camelo" (Figura 15.2). Embora as bainhas dos tendões extensores comuns dos dedos e do extensor ulnar do carpo sejam as mais freqüentemente afetadas, qualquer um dos seis compartimentos dorsais pode estar acometido; portanto, todos eles devem ser abordados ao se realizar a sinovectomia dorsal do punho.[10]

A via de acesso é através de uma longa incisão em "S", que vai do dorso da mão ao terço distal do antebraço (Figura 15.3). Em geral, a pele é muito fina, com panículo adiposo muito escasso, e todo o cuidado deve ser tomado no seu afastamento, para evitar macerá-la. Deve-se ter cuidado, também, para não lesar os ramos sensitivos dorsais dos nervos radial e ulnar. Evitar lesar as veias dorsais que correm longitudinalmente, para que o retorno venoso dos dedos não seja comprometido. A retinácula dorsal deve ser cuidadosamente preservada (Figura 15.4). Ela é aberta por meio de uma incisão longitudinal do lado radial ou ulnar e rebatida, expondo todos os compartimentos. Toda a sinovial inflamada deve ser removida, inclusive a que forra os compartimentos, evitando lesar os tecidos subjacentes, para evitar fibrose. Algumas vezes, ao se abrir a bainha sinovial, observa-se a presença de inúmeros corpúsculos de fibrina (*rice-bodies*). A tenossinovectomia é um procedimento tedioso e cansativo, pois todos os tendões devem ser abordados. Na maioria dos casos está presente, também, uma sinovite articular e, nestes casos, a cápsula da articulação é aberta transversalmente, e a sinovial inflamada deve ser removida com uma goiva pequena, não só na articulação radiocarpal, mas também nas intercarpais, ulnocarpal e radioulnar distal. Este tempo da cirurgia é muito facilitado ao se tracionar a mão para abrir os espaços articulares. Após a sinovectomia, a cápsula deve ser cuidadosamente suturada com fio inabsorvível.

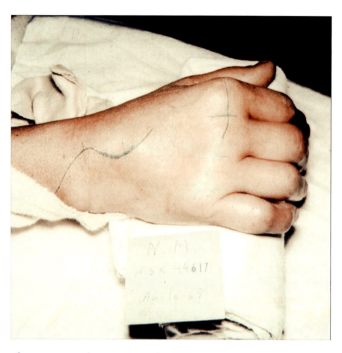

Figura 15.3 Planejamento da incisão no dorso do punho, longitudinal, e MF (transversal), para a sinovectomia destas articulações. O maior número possível de articulações deve ser operado em um mesmo tempo cirúrgico.

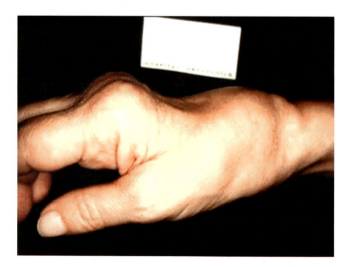

Figura 15.2 Sinovite reumatóide de articulações MF e dorso do punho. A retinácula dorsal inextensível dá um formato de dorso de camelo ao punho.

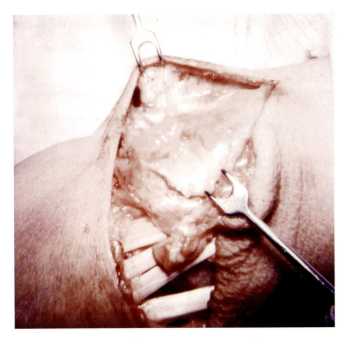

Figura 15.4 A retinácula dorsal dos extensores foi aberta do lado radial e rebatida para o lado ulnar na abordagem para a sinovectomia dorsal do punho.

O fechamento da retinácula tem dois pontos importantes. Para evitar o atrito dos tendões contra as superfícies ósseas subjacentes, uma parte da retinácula é passada por baixo dos tendões e suturada no periósteo, e outra parte é passada pelo dorso dos tendões, para evitar a corda de arco dos extensores. Esta hipótese é controversa, pois a maioria dos pacientes reumatóides não tem extensão suficiente de punhos e dedos para causar uma corda de arco.[7] Outro aspecto importante está relacionado com o tendão extensor ulnar do carpo. Devido à distensão do sexto compartimento dorsal, o tendão pode deslocar-se ulnar e volarmente, piorando a deformidade do punho. Neste caso, o tendão deve ser reposicionado e mantido no dorso com um retalho da retinácula (Figura 15.5).

A pele é suturada com náilon 5-0, e um curativo compressivo com gazes abertas ("gaze de queimado") traz conforto e previne edema e sangramento. Coloca-se uma tala gessada, mantendo o punho em cerca de 20 graus de extensão, e deixam-se os dedos livres para iniciarem os movimentos tão logo passe o efeito da anestesia. O membro é mantido elevado por 24 horas. A imobilização deve ser removida após 2 semanas, quando então se removem os pontos e o paciente é encaminhado para a terapia de mão. A sinovectomia do punho por técnica endoscópica não é uma boa indicação para o tratamento da sinovite nesta região, pois não é possível a ressecção cirúrgica da sinovial tendinosa dos compartimentos dorsais com este instrumental.[11]

A sinovectomia dorsal do punho, em geral, dá bons resultados a longo prazo mesmo nos estágios mais avançados da doença.[12-14]

Sinovectomia volar do punho

O diagnóstico de sinovite volar do punho nem sempre é fácil. Enquanto no dorso os tendões extensores se encontram mais superficiais e facilmente visíveis, na face ventral do punho o espesso ligamento volar do carpo mantém os tendões flexores dos dedos profundamente situados dentro do túnel carpiano. O diagnóstico da sinovite dos flexores dos dedos no punho é feito quando os primeiros sinais de compressão do nervo mediano se instalam, caracterizando uma típica síndrome do túnel do carpo.

É nossa conduta, em todos os pacientes com artrite reumatóide que apresentem sintomas de compressão do nervo mediano no punho, não protelar a cirurgia, evitando, assim, lesões irreversíveis e diminuindo o desconforto.

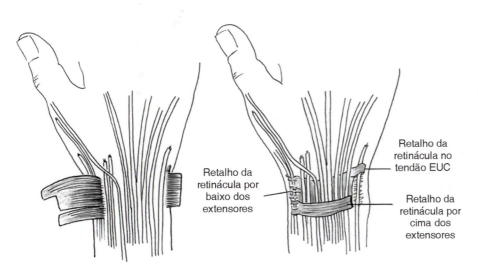

Figura 15.5 Desenho esquemático mostrando a passagem de parte da retinácula dorsal por baixo dos tendões extensores. Uma faixa dela é suturada dorsalmente para evitar o efeito de corda de arco dos extensores dos dedos e outra mostrando o tendão extensor ulnar do carpo (EUC) em posição mais dorsal. (Modificada de Swanson AB. *Flexible implant resection arthroplasty in the hand and extremities.* CV Mosby Company, 1973).

O acesso cirúrgico é feito através de uma longa incisão que se inicia no terço médio da prega tenar, segue proximalmente paralela a ela até a prega distal do punho, cruzando-a obliquamente e prolongando-se até a extremidade distal do antebraço. Na parte proximal da incisão, visualiza-se o nervo mediano entre os tendões flexor radial do carpo e palmar longo, logo abaixo da retinácula do antebraço. Deve-se ter cuidado ao dissecar na parte mais proximal, para evitar lesar o ramo cutâneo palmar do nervo mediano. Neste tempo cirúrgico, introduzimos uma tesoura de Metzenbaugh curva e de ponta romba sob o ligamento volar do carpo, para termos certeza de que o nervo mediano não está aderido ao ligamento. Sobre a tesoura, abrimos o ligamento longitudinalmente com bisturi. Esta abertura deve ser feita ligeiramente ulnar ao nervo, devido ao risco de lesão do ramo motor para o músculo curto abdutor do polegar que, na maioria das vezes, emerge do lado radial do mediano. O ligamento deve ser totalmente aberto, até o seu limite distal, que é o arco vascular palmar superficial, e toda sinovial inflamada visível deve ser ressecada. A seguir, o nervo mediano deve ser inspecionado e liberado de todas as aderências. Nota-se, em geral, uma área de compressão sob o ligamento. Não se deve abrir a bainha do nervo nesta área, para evitar maior agressão e complicações nervosas. Na maioria das vezes, é impressionante o volume de sinovial inflamada (Figura 15.6).

Alguns autores recomendam, também, a abertura do canal de Guyon, o que é possível pela mesma incisão cirúrgica. Aconselhamos este procedimento nos casos de suspeita de comprometimento do nervo ulnar, isto é, parestesias no lado ulnar da mão.[7]

A remoção da sinovial é feita de proximal para distal, iniciando-se pelos tendões flexores superficiais e, a seguir, flexores profundos. Em casos mais antigos, pode-se encontrar aderência entre estes dois tendões, a qual deve ser desfeita. Toda sinovial visível deve ser removida, inclusive aquela do assoalho do túnel. Se a inspeção da tuberosidade do escafóide mostrar alguma espícula óssea, esta deve ser ressecada com uma goiva, para evitar atrito e rotura tendinosa.

O conhecimento da anatomia é fundamental para a preservação das estruturas vasculares e das ramificações do nervo mediano para os ramos sensitivo e motor.

Após o fechamento da pele, aplicam-se um curativo compressivo e uma tala de gesso volar, imobilizando o punho em posição neutra. O membro superior deve permanecer elevado por 24 horas, e o movimento dos dedos deve ser iniciado tão logo passe o efeito da anestesia. Após 2 semanas, a tala e os pontos são removidos, e o paciente é encaminhado para a terapia de mão.

Sinovectomia das articulações MF

As articulações MF são, muitas vezes, as primeiras estruturas afetadas na artrite reumatóide. A sinovite pode afetar apenas uma ou duas destas articulações, porém o mais freqüente é o envolvimento das MF de todos os dedos (Figuras 15.2 e 15.7). A sinovial inflamada distende a cápsula e os ligamentos e, em fases mais tardias, invade a cartilagem, provocando insta-

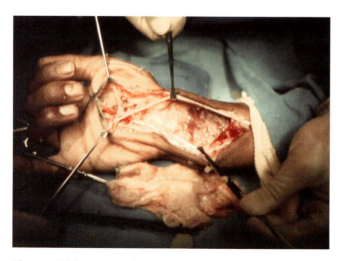

Figura 15.6 Imagem cirúrgica mostrando a quantidade de sinovial inflamada em caso de sinovectomia volar do punho.

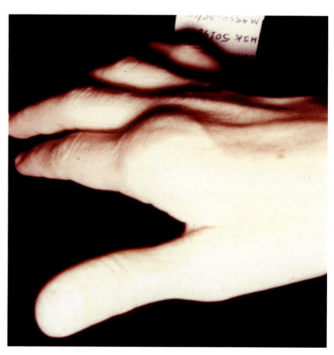

Figura 15.7 Sinovite reumatóide da articulação MF do indicador. Nas articulações MF, a sinovite pode ocorrer em um ou dois dedos, porém é mais freqüente em todos eles.

bilidades e deformidades, que serão descritas mais adiante neste capítulo. O ideal é que a sinovectomia seja realizada antes que estas alterações irreversíveis ocorram.

Quando apenas uma articulação é comprometida, a cirurgia é feita através de uma única via de acesso transversal ou longitudinal e curvilínea centrada no dorso da articulação (Figura 15.8). Quando todas as MF dos dedos são afetadas, como é mais comum, o melhor acesso é através de uma incisão transversal distal à articulação. Incisão longitudinal para abordar duas articulações deve ser evitada, pois o afastamento dos tecidos por esta via é mais agressivo e a visão das estruturas articulares não é completa. A incisão transversal deve iniciar-se no bordo radial do indicador e estender-se até o bordo ulnar da MF do dedo mínimo. Muito cuidado deve ser tomado no afastamento dos bordos da ferida pois, em geral, a pele é muito fina e o subcutâneo, atrofiado, o que pode causar problemas no pós-operatório. Os vasos que correm longitudinalmente, em especial entre as cabeças dos metacarpianos, devem ser cuidadosamente preservados, pois a lesão destes pode levar a dificuldade de retorno venoso e, conseqüentemente, a edema persistente nos dedos.

A sinovial é abordada através de incisão longitudinal do lado radial do tendão extensor. Com o bisturi, incisa-se a retinácula, deixando uma borda de cerca de 0,5cm inserida no tendão. A retinácula é facilmente

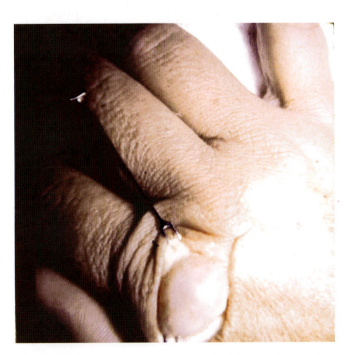

Figura 15.8 Sinovectomia da articulação MF do indicador. Preferimos a incisão transversal, principalmente, quando a cirurgia é realizada em todas as MF.

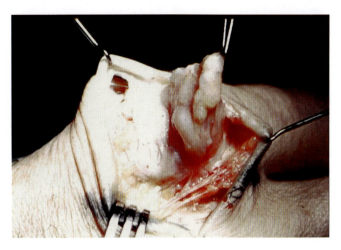

Figura 15.9 A ressecção da sinovial inflamada deve iniciar-se pelo fundo de saco proximal. Observar o pedículo vascular, que deve ser cuidadosamente preservado.

descolada da sinovial em toda a sua extensão. A sinovial forma um fundo de saco que se estende cerca de 1 a 1,5cm proximal ao dorso da articulação. Este fundo de saco é descolado e a sinovial é incisada na sua inserção no bordo dorsal da junção osteocartilaginosa, abrindo-se assim a articulação (Figura 15.9). Toda a sinovial visível deve ser ressecada, inclusive a que se localiza entre o ligamento colateral e a cabeça do metacarpiano. Para facilitar esta ressecção, o dedo deve ser fletido e tracionado, e o uso de uma pequena goiva é de grande utilidade. Após a sinovectomia, a articulação deve ser extensamente lavada com soro fisiológico.

O fechamento da articulação é realizado, suturando-se a retinácula extensora ao tendão. Este deve ser bem centralizado, isto é, posicionado na linha média bem no dorso da articulação. Para isso, pode ser necessário fazer uma plicatura ("jaquetão") do lado radial da retinácula, a fim de retensioná-la.

A pele deve ser suturada com pontos separados de náilon e um curativo compressivo aplicado. A mão deve ser mantida elevada por 24 horas, e o movimento dos dedos deve ser iniciado imediatamente após o efeito da anestesia. Duas semanas após, os pontos devem ser removidos e o paciente encaminhado para reabilitação da mão. Nas primeiras semanas, observa-se perda dos últimos graus de extensão que, com exercícios bem orientados, melhora.

Sinovectomia das articulações IFP

A sinovite da articulação IFP distende a articulação, dando ao dedo um aspecto globoso, em geral, homogêneo (Figura 15.10). Algumas vezes, a sinovial inflamada

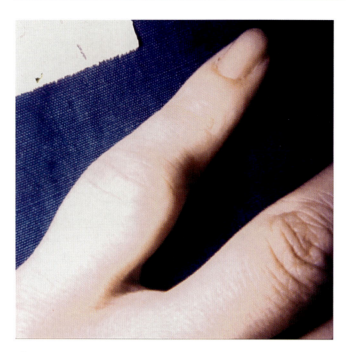

Figura 15.10 A sinovite reumatóide das articulações IFP dá um aspecto globoso ao dedo.

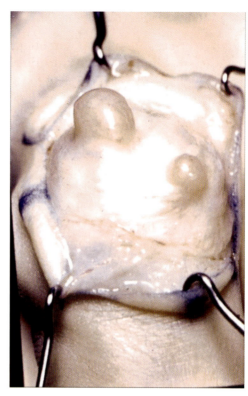

Figura 15.11 Nas articulações IFP, a sinovial inflamada pode perfurar a retinácula, formando verdadeiros quistos.

perfura a retinácula do extensor e salienta-se sob a pele, dando um aspecto nodular que pode ser confundido com nódulo reumatóide. Esta protrusão ou herniação sinovial pode ocorrer em qualquer lado da banda central do tendão extensor (Figura 15.11). A sinovial inflamada e hipertrófica distende as estruturas articulares, levando ao afrouxamento tendinoso, sendo o passo inicial para a deformidade em botoeira, que descreveremos adiante. Portanto, a sinovectomia deve ser realizada antes que estas alterações ocorram, pois é muito difícil a correção das deformidades após instaladas.

A articulação IFP é abordada através de uma incisão curvilínea longa de qualquer lado do dedo (Figura 15.12) Preferimos esta à incisão em baioneta, cujo ramo central pode lesar os vasos longitudinais que correm no dorso. Estes devem ser cuidadosamente preservados para não prejudicar a circulação de retorno venoso. A articulação é aberta por meio de uma incisão longitudinal entre a banda central e a banda lateral. Se a expansão sinovial é maior de um lado, prefere-se fazer a incisão deste lado. Descolada e afastada a banda lateral, inicia-se a sinovectomia pelo dorso e depois aos lados. Com a tração do dedo é possível ressecar, também, grande parte da sinovial na parte volar. A retinácula é fechada com fios finos inabsorvíveis de Ethibond 4-0 ou 5-0. As bandas laterais do mecanismo extensor devem ser bem posicionadas dorsalmente ao eixo de flexão da articulação, devido ao risco de desenvolvimento de deformidade em botoeira.

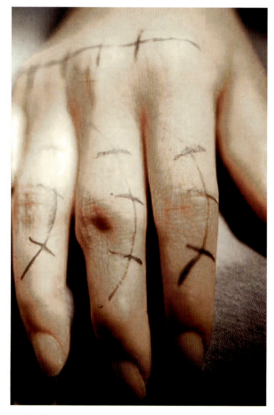

Figura 15.12 A via de acesso à articulação IFP é feita por meio de incisão oblíqua longa, como mostra a figura. As veias dorsais que correm longitudinalmente devem ser preservadas.

A pele é suturada com náilon 5-0, faz-se o curativo, e o dedo é enfaixado e imobilizado. Após 1 semana, o curativo é trocado e o dedo é imobilizado em extensão. Esta imobilização é retirada diariamente para exercícios e recolocada. Após 2 semanas, os pontos são removidos e o paciente é encaminhado para terapia da mão.

Sinovectomia das IFD

Raramente é indicada sinovectomia para estas articulações. No entanto, ela é possível, em geral associada com outras cirurgias na mesma mão.

Uma via de acesso em "H", com o ramo transverso centrado na articulação, possibilita uma boa exposição articular (Figura 15.13). A articulação é aberta dos dois lados do tendão extensor e a sinovial é removida aos pedaços, seja com bisturi, ou seja com uma pequena goiva. Não há necessidade de qualquer sutura, exceto da pele. O curativo é simples, e os movimentos são iniciados tão logo o desconforto pós-operatório passe.

Sinovectomia dos tendões flexores dos dedos

A sinovite dos tendões flexores dos dedos no túnel osteofibroso afeta significativamente a função da mão. A hipertrofia sinovial dentro de um canal inelástico comprime o tendão e provoca dor e limitação dos movimentos de flexoextensão.[15] Por isso, os mo-

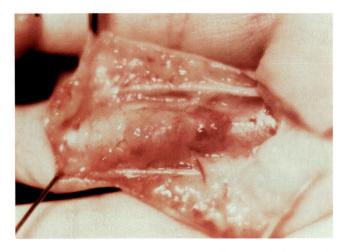

Figura 15.14 Sinovectomia de tendão flexor de dedo, através da via de acesso de Brunner. Observar o "embuchamento" do túnel osteofibroso e os pedículos neurovasculares isolados. A tenossinovectomia deve ser realizada com preservação das polias principais.

vimentos ativos são mais limitados que os passivos (Figura 15.14). Isto pode resultar em rigidez das articulações digitais e, como o paciente tende a fletir apenas as MF por ação da musculatura intrínseca, uma deformidade em pescoço de cisne dos dedos pode ocorrer.[9] Além da sinovite da bainha dos flexores, podem ocorrer, também, nódulos no interior dos tendões (Figura 15.15).

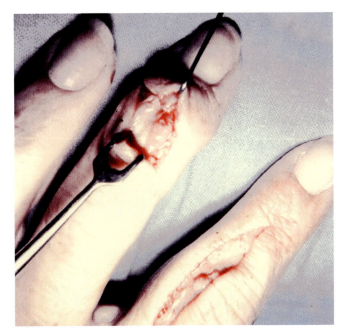

Figura 15.13 Sinovectomia da articulação IFD que foi realizada concomitantemente com sinovectomia da IFP.

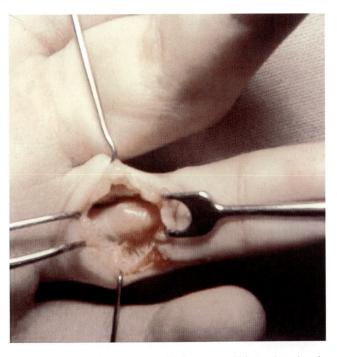

Figura 15.15 Observar um nódulo reumatóide no interior do tendão flexor superficial do dedo, que provocava dor e "gatilho" à flexoextensão.

O diagnóstico de sinovite da bainha dos tendões flexores nos dedos não é difícil. O paciente queixa-se de dor aos movimentos de flexão e extensão e diminuição da força de preensão. Ao exame, nota-se e apalpa-se espessamento do túnel osteofibroso, principalmente sobre a cabeça dos metacarpianos, e percebe-se uma crepitação grosseira à flexoextensão dos dedos. Pode-se sentir, também, a presença de nódulos no tendão.

Além disso, pode ocorrer um quadro de ressalto ou bloqueio à flexoextensão, semelhante ao dedo em gatilho, devido à presença de nódulos no interior do tendão. Dependendo da localização do nódulo, o ressalto pode ocorrer ou na palma, sobre a polia A1, ou no dedo, na região da polia A2, próximo à articulação IFP. O exame deve ser bem cuidadoso, para determinar a localização do nódulo.

A via de acesso para a tenossinovectomia dos flexores deve ser ampla, e isto é conseguido pela incisão em ziguezague de Bruner. A grande vantagem deste acesso, além da excelente visão, é a facilidade de prolongá-lo pela palma, se necessário. Toda a sinovial inflamada visível deve ser estirpada. As polias digitais devem ser preservadas ao máximo e, por isso, são realizadas janelas, de preferência nas polias cruciformes, para dar mais acesso aos tendões. Muitas vezes, as polias precisam ser ressecadas, preservando-se as essenciais, ou seja, a A2 e a A4. Nódulos no interior dos tendões devem ser ressecados, abrindo-se longitudinal e cuidadosamente o tendão, que deve ser fechado com pontos invertidos de náilon ou Ethibond 5-0 ou 6-0. Após a sinovectomia, o tendão é tracionado proximalmente para testar seu perfeito deslizamento, e é feita uma extensa irrigação com soro fisiológico. A pele é fechada com pontos separados de náilon 5-0, faz-se um curativo compressivo, e mantém-se a mão elevada 24 horas.

No dia seguinte à cirurgia, troca-se o curativo e o paciente deve iniciar movimentação ativa e passiva, dentro de sua tolerância, e ser encaminhado para a terapia da mão.

Esta é das cirurgias mais gratificantes em artrite reumatóide, com resultados invariavelmente bons quanto ao alívio da dor, à melhora dos movimentos e à quase ausência de recidiva, além da prevenção de deformidades.

Sinovectomia química

Sinovectomia química é a aplicação de substância medicamentosa numa articulação com a finalidade de destruir a membrana sinovial inflamada. O primeiro agente usado para esta finalidade foi a mostarda nitrogenada que, devido ao seu efeito irritante para a articulação, foi substituída pela trietilenotiofosforamida, conhecida como tiotepa.[16,17] Devido à retirada deste medicamento do mercado, outras drogas alquilantes têm sido utilizadas, como a ciclofosfamida,[18] cujos efeitos potenciais antiinflamatórios e auto-imunes ativos já foram estabelecidos, porém o mecanismo exato de sua ação intra-articular ainda é desconhecido.

A sinovectomia química, devido à grande irritação dos medicamentos sobre os tecidos moles, só deve ser realizada intra-articularmente, sendo, portanto, contra-indicada nas tenossinovites. É um método alternativo, como coadjuvante de outros procedimentos cirúrgicos, principalmente quando o tempo não permite a cirurgia em todas articulações envolvidas.[19]

A técnica recomendada é a seguinte: dilui-se o conteúdo da ampola de ciclofosfamida (pó contendo 200mg da droga) em 2mL de água bidestilada. Usa-se 1mL (100mg) desta solução, misturado a 1mL de dexametasona e 8mL de água bidestilada em uma seringa de 10mL, e injeta-se nas articulações digitais 0,5mL desta solução.[18]

Estudos mais aprofundados devem ser feitos antes que este procedimento se torne rotineiro.

Cirurgias reconstrutoras

Quando a artrite reumatóide já afetou a mão e deformidades se estabeleceram, ainda é possível um tratamento cirúrgico que melhore e recupere, mesmo que parcialmente, a função do paciente, alivie dores e impeça a piora destas deformidades.

Deformidades no punho

A sinovial inflamada no punho, se não ressecada a tempo, destrói a cartilagem, invade e rompe tendões, distende os ligamentos, desestabiliza a articulação, provoca um colabamento dos ossos do carpo e pode luxar ou subluxar as articulações.

Colapso carpal

A perda da estabilidade e da altura carpal leva a graus variáveis de translocação volar e ulnar e à supinação do carpo em relação ao rádio distal (Figura 15.16). Isto resulta em incapacidade funcional e dor. Outro tipo de evolução pode ocorrer, como anquilose óssea entre o rádio e o semilunar, ou, como pode ocorrer na artrite reumatóide juvenil, fusão entre ossos do carpo com preservação da radiocarpal.[20] A finalidade da cirurgia é o alívio da dor e a obtenção de estabi-

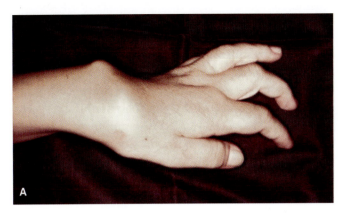
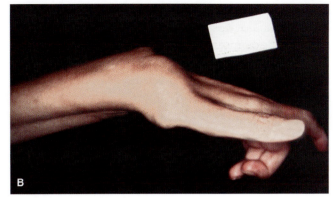

Figura 15.16 Exemplos de punhos deformados devido ao colapso carpal na artrite reumatóide.

lidade radiocarpal, o que é conseguido por meio de artrodese parcial ou total, ou artroplastia do punho.

A ressecção da fileira proximal dos ossos do carpo, indicada em outras patologias como seqüela de trauma, não é uma boa indicação para o punho reumatóide.[21]

Artrodese radiossemilunar

Na evolução natural da artrite reumatóide do punho, é comum encontrarmos anquilose espontânea entre o rádio e o semilunar em um esforço da natureza para estabilizar o punho. Quando isto não ocorre, esta cirurgia pode corrigir a translação ulnar do carpo.[22,23] Ela só pode ser indicada quando a articulação mediocárpica ainda está preservada (Figura 15.17).

Artrodese total do punho

Quando o colapso carpal está muito avançado, com destruição grave e deformidades, a artrodese do punho é uma das melhores indicações. Ela corrige as deformidades, alivia a dor e estabiliza o punho, melhorando a força e a função dos dedos. Além disso, a técnica é simples, e os resultados são mais previsíveis e duráveis.[24]

Devido à osteopenia presente nos pacientes reumatóides, evitamos o uso de placas e parafusos na artrodese do punho. O enxerto ósseo de crista ilíaca e a fixação com fios de Kirschner são mais biológicos e menos agressivos[25] (Figura 15.18).

A técnica e maiores detalhes sobre artrodese do punho estão descritos no Capítulo 24.

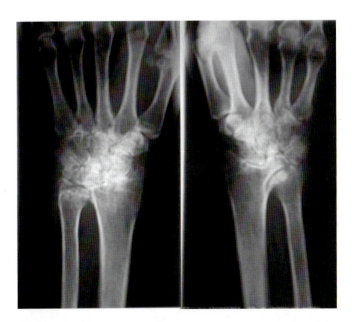

Figura 15.17 Radiografias dos punhos de paciente reumatóide. À direita, observar a fusão espontânea radiossemilunar e, à esquerda, alterações avançadas com destruição articular. O punho esquerdo era mais sintomático que o direito.

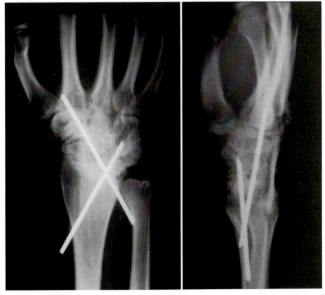

Figura 15.18 Radiografias de artrodese radiocarpal. Observar a tábua óssea do ilíaco no dorso e os dois fios de Kirschner fixando a articulação. Observar que a cabeça da ulna não foi ressecada, pois sua ressecção nem sempre é necessária.

Artroplastia do punho

Esta cirurgia não tem tido a preferência da maioria dos cirurgiões de mão, que ainda preferem a artrodese. A razão para isto inclui um maior índice de complicações, como quebra e soltura do implante, além de ser a artroplastia tecnicamente mais exigente, com um custo muito mais elevado que o da artrodese. Em excelente trabalho, em que fizeram um estudo comparativo entre artroplastia e artrodese para o punho reumatóide, Murphy e cols. mostraram não haver diferença quanto à satisfação pessoal nem quanto ao ganho funcional entre aqueles dois grupos de pacientes.[26]

Maiores detalhes sobre artroplastia do punho são fornecidos no Capítulo 25.

Articulação radioulnar distal

Esta articulação é freqüentemente afetada na artrite reumatóide, principalmente quando alterações carpais irreversíveis já ocorreram. Ela pode ser afetada pela erosão das superfícies articulares, geralmente evoluindo para subluxação ou luxação volar do rádio. Esta deformidade é uma das causas que contribuem para a rotura dos tendões extensores dos dedos.

A ressecção da extremidade distal da ulna, que, segundo Taleisnik, foi descrita pela primeira vez por Desault e popularizada por Darrach, de quem recebe o nome, é hoje cada vez menos usada.[27] Segundo aquele autor, as indicações para a cirurgia de Darrach no punho reumatóide seriam: dor incapacitante à pronossupinação, rotura de tendões extensores devido ao atrito com a ulna distal e para permitir melhor acesso para uma sinovectomia do lado ulnar do punho.

A técnica cirúrgica é relativamente simples. A via de acesso é uma incisão longitudinal de 4 a 5cm no dorso da extremidade distal da ulna, evitando-se o ramo sensitivo dorsal do nervo ulnar. Incisa-se a retinácula sobre o tendão do extensor ulnar do carpo, rebatendo-a ulnarmente. Afasta-se o tendão e abre-se a cápsula articular. A cabeça da ulna é ressecada por meio de uma osteotomia oblíqua de distal-lateral para proximal-medial. Faz-se a sinovectomia e confecciona-se um retalho capsular palmar de base distal, que é suturado na borda dorsal da ulna, a qual é mantida pressionada volarmente por um assistente.[26] A retinácula é fechada, mantendo-se o tendão extensor ulnar do carpo no dorso, conforme relatado anteriormente, na técnica de sinovectomia dorsal do punho. Após o fechamento da ferida, o antebraço é mantido em supinação por um gesso (ou tala) longo por 2 semanas.

Devido às complicações da cirurgia de Darrach, como luxação dorsal do coto distal da ulna e queixas referentes ao aspecto estético do punho, surgiram outras técnicas cirúrgicas de tratamento de dor na radioulnar distal, como a hemi-ressecção artroplástica da ulna distal, descrita por Bowers.[28] Esta técnica consiste em uma ressecção oblíqua do lado radial da ulna distal, preservando-se o processo estilóide da ulna com as inserções do complexo da fibrocartilagem triangular. O espaço vazio resultante da ressecção óssea é preenchido por tecido muscular ou tendinoso (hemitendão do extensor ulnar do carpo) da vizinhança. O pós-operatório é semelhante ao da cirurgia de Darrach.

Outra técnica cirúrgica engenhosa para os distúrbios da articulação radioulnar distal foi descrita por Sauvé e Kapandji, e leva seu nome.[29] Descrita há tanto tempo, apenas recentemente ganhou reconhecimento. Esta técnica consiste na artrodese radioulnar distal com pseudo-artrose da ulna distal. Esta técnica é abordada no Capítulo 19 do volume Traumatismos da Mão.

Roturas tendinosas

Roturas de tendões extensores ou flexores dos dedos é uma complicação freqüente na mão reumatóide e ocorre, geralmente, na região do punho. Em geral, estas roturas são devidas à invasão da sinovial inflamada, associada ao atrito dos tendões contra superfícies ósseas ou retinaculares, e dentro de um compartimento estreito. Vamos avaliar separadamente as roturas dos tendões extensores e dos tendões flexores.

Rotura de tendões extensores dos dedos

Os tendões extensores que se rompem com mais freqüência são os dos dedos mínimo, anular e médio. Os tendões próprio e comum do mínimo costumam romper-se primeiro, seguidos pelo do médio; no entanto, pode ocorrer rotura de todos os extensores dos dedos. O longo extensor do polegar também pode romper-se (Figura 15.19).

Existem vários fatores responsáveis pela rotura dos tendões extensores dos dedos: invasão da sinovial do tendão, proeminência dorsal da ulna, que comprime os tendões contra a retinácula e, às vezes, uma espícula óssea da cabeça da ulna. Nos movimentos de flexoextensão, os tendões sofrem atrito contra aquelas estruturas e acabam por se romper (Figura 15.20). O tendão longo extensor do polegar também pode romper-se devido ao atrito contra o tubérculo de Lister, dentro do terceiro compartimento dorsal.

O tratamento da rotura dos tendões extensores dos dedos é feito por abordagem cirúrgica ao foco

Artrite Reumatóide

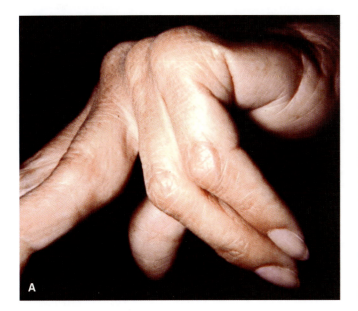
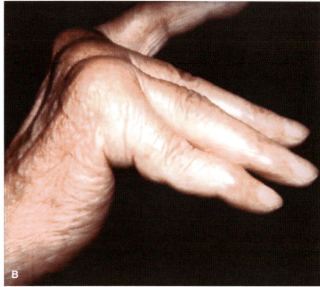

Figura 15.19 Fotografias das mãos de duas pacientes, mostrando rotura de tendões extensores de dois dedos em uma e de três dedos em outra.

da lesão, no dorso do punho. É imperativa uma sinovectomia mais completa possível da região, além da correção dos fatores que levaram à rotura, como a saliência da ulna distal e a ressecção de qualquer espícula óssea presente. Se necessário, faz-se a ressecção da ulna distal ou uma hemi-ressecção artroplástica deste segmento.[28] Há um consenso, entre a maioria dos autores, de que uma sutura terminoterminal, em geral, não é possível devido à extensão da área acometida.[7,8,30,31] A técnica mais usada é a transferência tendinosa, embora alguns autores recomendem o uso de enxerto livre de tendão.[32-34] Não nos parece lógico o uso de um enxerto livre de tendão em uma área tão afetada.[35]

O tratamento varia conforme o número de tendões rompidos. Se a rotura ocorreu em apenas um dedo, o reparo cirúrgico é feito pela sutura do coto distal do tendão rompido a um tendão extensor adjacente. É muito importante observar a tensão desta anastomose. Assim, no caso do dedo mínimo, faz-se uma tenorrafia terminolateral do seu coto distal ao tendão extensor do anular (Figura 15.21). Quando a rotura for do anular ou do médio, a anastomose poderá ser feita com qualquer extensor digital vizinho.

A rotura tendinosa mais comum é a dos extensores dos dedos mínimo e anular. Neste caso, a melhor indicação é a transferência do tendão extensor próprio do indicador para os cotos distais dos tendões rompidos

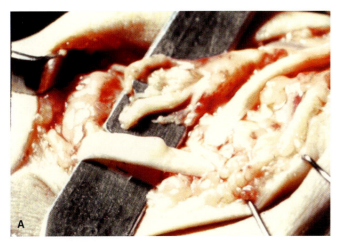
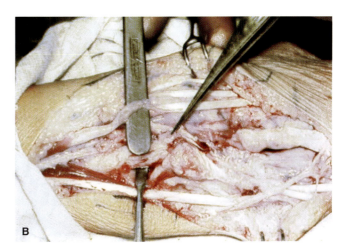

Figura 15.20 Aspecto cirúrgico de rotura de tendões extensores dos dedos no dorso do punho. **A.** Notar a rotura de um tendão e um nódulo intratendinoso em outro. **B.** A ponta da pinça mostra uma espícula óssea da extremidade distal da ulna.

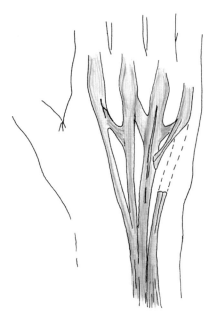

Figura 15.21 Quando há rotura de apenas um tendão extensor, seu coto distal pode ser suturado sob tensão apropriada ao tendão extensor de um dedo vizinho.

ou a transferência do extensor próprio do indicador para o extensor do dedo mínimo e a sutura do coto do anular ao extensor do médio (Figura 15.22).

No caso de rotura dos tendões extensores dos dedos mínimo, anular e médio, o tratamento pode consistir na transferência do extensor próprio do indicador para os extensores do anular e do mínimo e

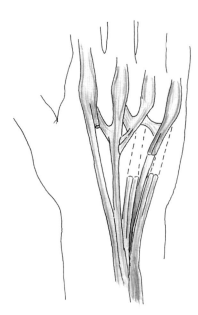

Figura 15.22 Em caso de rotura dos extensores do anular e do mínimo, o extensor próprio do indicador pode ser transferido para os cotos dos dois tendões rompidos. Outra opção, como mostra o desenho, é a transferência do extensor próprio do indicador para o extensor do mínimo e a sutura do coto distal do anular no tendão extensor do dedo médio.

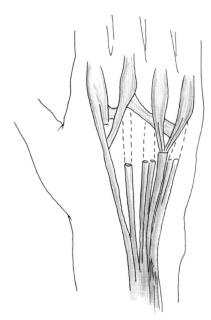

Figura 15.23 Na rotura de três tendões, o tendão do extensor próprio do indicador pode ser transferido para os cotos dos extensores do anular e do mínimo e o coto distal do extensor do dedo médio suturado ao extensor comum do indicador.

na sutura terminolateral do coto distal do extensor do dedo médio no extensor comum do indicador (Figura 15.23).

Quando existe comprometimento dos extensores dos quatro dedos, em geral as alterações carpais já são bem avançadas, com colapso carpal e subluxação volar.[30] Alguns autores usam um dos extensores do carpo para a reconstrução,[7,9] porém estes tendões têm uma excursão muito pequena, e por isso preferimos a transferência de flexores superficiais dos dedos. O flexor superficial do anular é transferido para os extensores dos dedos anular e mínimo e o flexor superficial do dedo médio para os extensores dos dedos médio e indicador. Neste caso, alguns autores recomendam a passagem dos tendões flexores pelo lado radial do antebraço, não só para evitar passá-los por uma área doente, mas também para usar a direção radial dos tendões transferidos a fim de evitar ou corrigir o desvio ulnar dos dedos.[36] Outros autores priorizam a passagem através da membrana interóssea, pois a direção de ação mais retilínea aproveita mais a excursão dos tendões.[8]

Uma contra-indicação a esta transferência é a presença de deformidade dos dedos em "pescoço de cisne" e tenossinovite significativa dos tendões flexores.[30] A transferência deve ser colocada em tensão adequada, de modo a permitir a flexão das articulações MF quando o punho estiver em extensão e funcionar como tenodese com o punho em flexão.

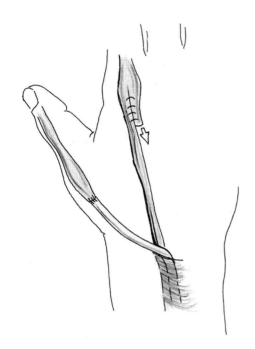

Figura 15.24 Quando há rotura do tendão longo extensor do polegar, a transferência do extensor próprio do indicador é a melhor opção, como mostrado neste desenho.

Rotura do tendão longo extensor do polegar

Conforme mencionado anteriormente, este tendão se rompe ao nível do tubérculo de Lister o que, em geral, ocorre isoladamente. Como na rotura de outros tendões, a melhor indicação para recuperar a extensão da falange distal do polegar é uma transferência tendinosa. O tendão comumente usado para esta transferência é o do extensor próprio do indicador. Esta é a preferência da maioria dos autores.[8,27,30,31] Quando este tendão não for adequado, o curto extensor do polegar poderá ser utilizado.[37]

Quando se usa o extensor próprio do indicador, ele é removido nas proximidades da cabeça do segundo metacarpiano, tracionado sobre o punho e suturado ao coto distal do extensor longo do polegar, na altura de sua articulação MF (Figura 15.24).

Rotura dos tendões flexores

O tendão flexor que mais se rompe é o flexor longo do polegar. Sua reconstrução é feita por uma abordagem semelhante à via de acesso ao túnel do carpo, com abertura do ligamento transverso. A principal causa de rotura é uma espícula óssea do escafoide no fundo do túnel, sobre a qual o tendão sofre o atrito. Na cirurgia, esta espícula deve ser ressecada, toda sinovial inflamada visível deve ser removida e o nervo mediano, liberado.

Alguns autores preferem usar um enxerto de tendão para corrigir a falha no local da rotura.[8,38] Como descrito anteriormente, um enxerto livre de tendão em uma área doente está mais sujeito a complicações; portanto, a melhor indicação é a transferência do flexor superficial do anular para o coto distal do longo flexor do polegar.[35] Nos casos de rotura do tendão flexor longo do polegar em que existe comprometimento da articulação IF, a melhor indicação é a artrodese desta articulação.

A rotura isolada do tendão flexor superficial do indicador, na maioria das vezes, é um achado ocasional no decorrer da cirurgia de reconstrução do flexor do polegar, e não necessita reparo.

A rotura isolada do flexor profundo do indicador é mais bem tratada com artrodese IFD deste dedo mas, se a rotura ocorrer em seus dois flexores, a melhor indicação é a transferência do flexor superficial do médio ou do anular. Em casos selecionados, pode ser realizada a sutura terminolateral do coto distal do flexor profundo do indicador ao flexor profundo do dedo médio.

Deformidades das articulações MF

As articulações MF são a chave para a boa função dos dedos. Elas diferem das articulações IF por se moverem em dois planos principais (flexoextensão e lateralidade) e, eventualmente, ligeira rotação, enquanto as IF se movem em apenas um plano. A falta de movimento e a deformidade nas MF comprometem seriamente a função da mão. Estas articulações estão entre as mais afetadas pela artrite reumatóide. Em geral, duas deformidades podem ocorrer: o desvio ulnar dos dedos e a luxação volar da falange proximal, associada ou não ao desvio ulnar.

Desvio ulnar dos dedos

O desvio dos dedos em direção ulnar tem início insidioso, com sinovite das articulações MF, que distende a cápsula e os ligamentos, tornando-as articulações instáveis.[39]

Vários fatores desencadeiam o desvio,[7,40,41] como:

1. Formato anatômico das cabeças dos metacarpianos.
2. Comprimento desigual dos ligamentos colaterais dos lados ulnar e radial.
3. Direção do uso da mão, como observado nas pinças digitais com o polegar quando se aplica uma força em sentido ulnar.
4. Ação da gravidade.
5. Contratura ou encurtamento dos músculos intrínsecos do lado ulnar, inclusive da musculatura hipotenar.

6. Direção de ação com progressiva luxação dos tendões flexores para o lado ulnar.
7. Luxação dos tendões extensores para o lado ulnar.
8. Desvio radial dos metacarpianos.
9. Queda em descenso dos dois metacarpianos ulnares (quarto e quinto) devido à distensão de suas articulações carpometacarpianas pela sinovite.

A deformidade evolui progressivamente, desde uma fase inicial, em que predomina a sinovite, até uma fase mais tardia, com luxação e destruição grave da superfície articular. Classificamos o desvio cubital dos dedos em artrite reumatóide em três fases:

Fase I do desvio ulnar dos dedos reumatóides

Esta fase é caracterizada por sinovite, que expande a cápsula articular e provoca subluxação ulnar dos tendões extensores e desvio moderado dos dedos. O desvio ocorre quando o paciente estende os dedos, mas a deformidade é facilmente corrigível passivamente e mantém-se corrigida enquanto os dedos estão estendidos. Ao fletir novamente e estendê-los, o desvio ocorre novamente. Nesta fase, não existem contratura nem subluxação volar da MF, e as alterações radiográficas são nulas ou mínimas. Com este quadro, a correção se faz por meio de uma incisão transversal sobre as articulações e uma sinovectomia completa, conforme descrito anteriormente. A retinácula do extensor é aberta do lado radial do tendão e, após a sinovectomia, ela é suturada em "jaquetão", a fim de manter o tendão em sua posição correta no dorso da cabeça do metacarpiano. Após o fechamento da ferida, coloca-se uma tala de gesso no lado ulnar da mão, indo da ponta do dedo mínimo até o terço proximal do antebraço, mantendo a correção dos dedos. Após 2 semanas, o paciente é encaminhado para fisioterapia especializada (Figura 15.25).

Fase II do desvio ulnar dos dedos reumatóides

Na segunda fase, os tendões extensores estão luxados ulnarmente e o desvio ulnar é mais acentuado, podendo chegar a 90 graus no dedo mínimo. A deformidade é corrigível passivamente, mas não se mantém, e o quadro radiográfico mostra alterações nulas ou mínimas nas articulações MF. Nesta fase, está indicada a transferência cruzada dos tendões intrínsecos, conforme a técnica descrita por Flatt[7,30] (Figura 15.26).

A cirurgia é realizada através de uma via de acesso transversal no dorso das articulações MF. Os tendões dos interósseos são abordados dos dois lados da base da primeira falange, na sua borda livre. Se necessário, faz-se uma sinovectomia articular. O tendão do interósseo é destacado distalmente do tendão extensor central somente do lado ulnar dos dedos, e o tendão do abdutor do dedo mínimo é tenotomizado.

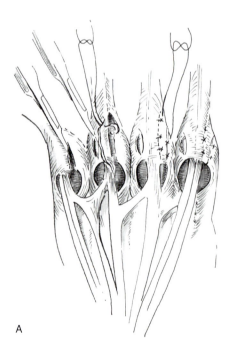
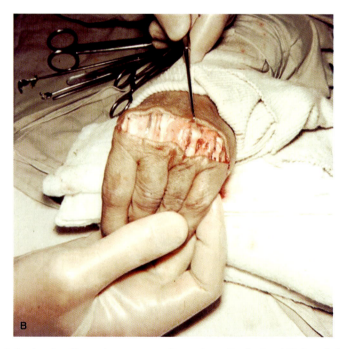

Figura 15.25A. Desenho esquemático mostrando a reposição dos tendões extensores no dorso das articulações MF. A retinácula é aberta do lado radial e suturada em "jaquetão". Se necessário, uma incisão pode ser feita do lado ulnar, para melhor mobilização do tendão. **B.** Aspecto final da cirurgia, mostrando os tendões reposicionados no dorso das MF. (Modificada de Flatt AE. *The care of the rheumatoid hand.* Saint Louis: C.V. Mosby Company, 1968.)

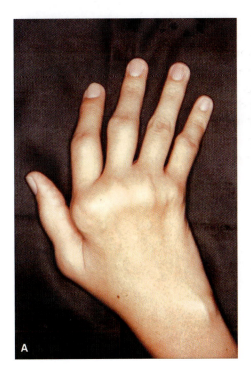
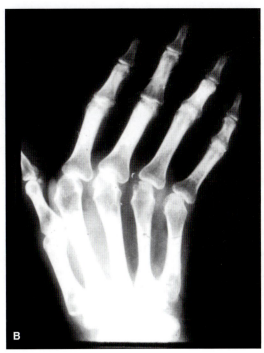

Figura 15.26A. Paciente reumatóide com desvio ulnar dos dedos na fase II. A deformidade é corrigível passivamente, mas não se mantém. **B.** Radiografia mostrando muito pouca alteração articular.

A seguir, transferem-se o tendão interósseo destacado do lado ulnar do indicador para o interósseo do lado radial do dedo médio, o interósseo do lado ulnar do médio para o do lado radial do anular e o interósseo ulnar do anular para o do lado radial do mínimo (Figuras 15.27 e 15.28).

No pós-operatório, usa-se uma tala gessada do lado ulnar, hipercorrigindo o desvio ulnar, por 3 semanas, e, a seguir, encaminha-se o paciente para terapia de mão.

Fase III do desvio ulnar dos dedos reumatóides

Nesta fase, já ocorreram alterações graves e irreversíveis na articulação MF, e o desvio ulnar se associa à luxação volar da base da primeira falange. Movimentos indolores já não são mais possíveis, e a indicação é a artroplastia, conforme descrito a seguir.

Luxação MF

As deformidades mais comuns nas formas tardias de artrite reumatóide na mão são desvio ulnar e subluxação palmar das articulações MF (Figura 15.29). Os fatores que desencadeiam o desvio ulnar foram descritos anteriormente e consistem na fase inicial da subluxação. A cápsula e os ligamentos destas articulações são distendidos e enfraquecidos pela doença reumatóide, e os músculos intrínsecos, tracionando a primeira falange no sentido palmar, subluxam a MF. Outros fatores que contribuem para

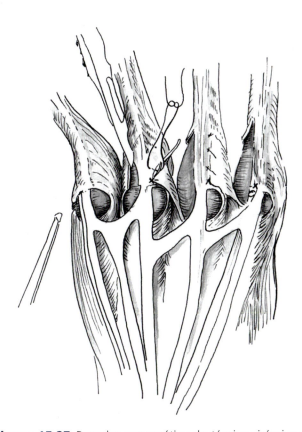

Figura 15.27 Desenho esquemático da técnica cirúrgica de transferência cruzada de intrínsecos; da esquerda para a direita, vê-se a transferência do intrínseco do lado ulnar dos dedos anular, médio e indicador para o intrínseco do lado radial dos dedos mínimo, anular e médio. O tendão abdutor do dedo mínimo é tenotomizado do lado ulnar da MF. (Modificada de Flatt AE. *The care of the rheumatoid hand.* Saint Louis: C.V. Mosby Company, 1968.)

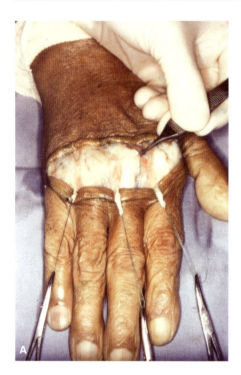 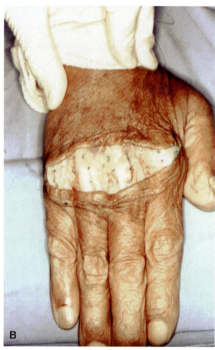

Figura 15.28A. Os tendões intrínsecos do lado ulnar dos dedos foram destacados e reparados. **B.** Após a transferência dos intrínsecos, os tendões extensores são reposicionados no dorso das MF.

esta deformidade são a "queda" do quarto e quinto metacarpianos, devido ao comprometimento do tendão extensor ulnar do carpo, que se insere na base do quinto metacarpiano, e o afrouxamento dos ligamentos das respectivas articulações carpometacarpianas.[42] Além destas forças deformantes, a invasão sinovial destrói a cartilagem articular, contribuindo ainda mais para a dor e o comprometimento funcional da mão.

Nesta fase avançada da doença, a artroplastia com implante de silicone é o procedimento de escolha. Desde o surgimento desta prótese, desenvolvida por Swanson, outros implantes foram descritos, porém sem vantagens apreciáveis.[43-48]

A artroplastia MF com as próteses de Swanson não resulta em uma amplitude de movimento articular normal. Em geral, obtém-se uma flexão em torno de 60 graus e um déficit de extensão de cerca de 10

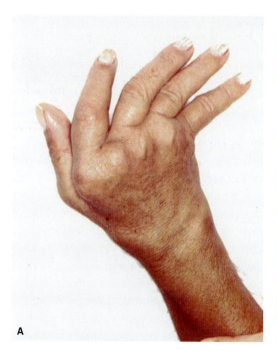 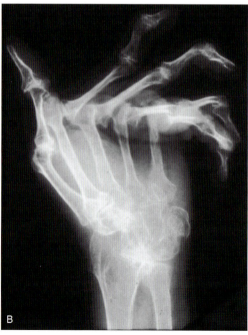

Figura 15.29A. Mão reumatóide mostrando desvio ulnar dos dedos associado a luxações MF. **B.** Radiografia mostrando as alterações irreversíveis e, portanto, com indicação para artroplastia.

a 20 graus, porém a grande vantagem é o alívio da dor, além da melhora estética e do posicionamento dos dedos em sentido mais funcional, tornando mais favorável a preensão de objetos.[49]

Fratura da prótese após um período de 4 a 5 anos é um problema reconhecido e relatado por vários autores, porém sem conseqüências funcionais de grande monta, devido às propriedades de "encapsulamento" da prótese que mantém o espaço articular.[42,43,50,51] Da mesma forma, a sinovite reacional por partículas de silicone, que era comum quando se usavam implantes para escafóide ou semilunar, não ocorre com freqüência na artroplastia das MF, pois o atrito sobre o implante é mínimo.[52]

A técnica cirúrgica é realizada pela mesma via de acesso que a sinovectomia destas articulações. A articulação também é abordada como nesta cirurgia, e toda a sinovial inflamada visível é ressecada. Os ligamentos colaterais são destacados da cabeça dos metacarpianos com o bisturi. A cabeça dos metacarpianos é removida com uma pequena serra, ao nível da tuberosidade onde se inserem os ligamentos colaterais. As bordas ósseas são cuidadosamente alisadas para evitar qualquer proeminência óssea que possa levar à fratura do implante. O canal medular do metacarpiano é raspado com o instrumento que acompanha o kit ou com uma pequena broca, a fim de alargá-lo um pouco, para conter mais justamente a prótese. A base da falange proximal é perfurada, e uma abertura retangular é feita para conter o cabo distal da prótese. A ferida é extensamente irrigada com soro fisiológico, e escolhe-se o implante do tamanho adequado num jogo de testes que acompanha o kit. O implante não deve ficar nem frouxo nem muito apertado entre a primeira falange e o metacarpiano (Figura 15.30). Swanson descreveu uma espécie de camisa para a base do implante e a denominou *grommet*, a fim de proteger o implante contra fratura,[53] mas não existem evidências de que o uso deste dispositivo diminua significativamente a tendência à fratura do implante.[48]

Após a colocação dos implantes, com cuidado, para evitar sua rotação, a retináculo dos extensores é fechada, se necessário em jaquetão, para centralizar os tendões sobre o dorso da nova articulação. A pele é suturada, um curativo compressivo é aplicado, e uma tala gessada é confeccionada, mantendo a correção das deformidades (Figura 15.31A a C).

Três semanas após a cirurgia, a tala gessada é removida, os pontos são retirados, e o paciente é encaminhado para fisioterapia especializada da mão. Este pós-operatório é especializado e inclui o uso de uma órtese dinâmica.[42-44,54]

Deformidades das articulações IFP

O comprometimento das articulações IF dos dedos afeta sobremaneira a função da mão, trazendo aos pacientes grande desconforto, como dor e deformidade estética.

Existem duas deformidades principais na artrite reumatóide dos dedos: as chamadas deformidades em pescoço de cisne (*swan-neck*) e em botoeira (*boutonnière*). Os fatores causadores destas deformidades são completamente diferentes, embora todos tenham como denominador comum a sinovial inflamada. Não obstante, as duas deformidades podem ocorrer concomitantemente na mesma mão de um paciente reumatóide (Figura 15.32).

Deformidade em pescoço de cisne (swan-neck)

Esta deformidade é caracterizada por hiperextensão da articulação IFP, com flexão da IFD e flexão da MF (Figura 15.33). Ela pode iniciar-se ao nível de qualquer uma das três articulações dos dedos,[55,56] e suas causas são múltiplas: (1) deformidade em flexão

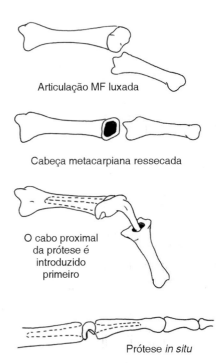

Figura 15.30 Desenho esquemático de artroplastia MF. Observar o nível de ressecção da cabeça do metacarpiano e a introdução de prótese: primeiro no metacarpiano e depois na primeira falange. (Modificada de Swanson AB. *Flexible implant resection arthroplasty in the hand and extremities.* C.V. Mosby Company, 1973.)

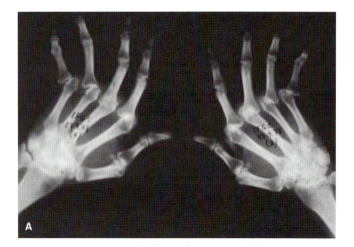
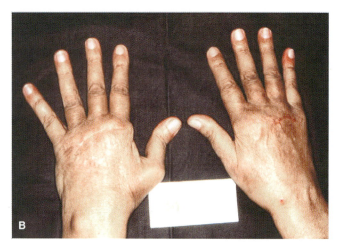
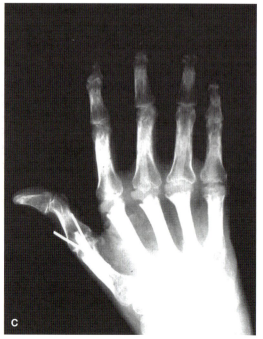

Figura 15.31A. Radiografia das duas mãos de uma paciente, mostrando desvio ulnar e luxações MF. **B.** Resultado pós-operatório de artroplastia das MF. **C.** Radiografia de outra paciente, mostrando as próteses de Swanson nas MF dos dedos. No polegar, a melhor opção é a artrodese.

da articulação IFD ("dedo em martelo") devido a sinovite e afrouxamento da inserção do tendão extensor terminal com predomínio do tendão flexor profundo; (2) sinovite da bainha dos tendões flexores, limitando a flexão da IFP; (3) afrouxamento da placa volar e da inserção do flexor superficial, levando à IFP em hiperextensão devido ao desequilíbrio tendinoso; (4) estiramento do ligamento retinacular transverso com

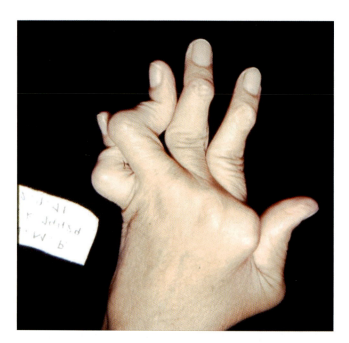

Figura 15.32 Diferentes deformidades podem ocorrer na mesma mão, como neste caso: luxações MF, deformidade em pescoço de cisne nos dedos indicador e médio e deformidade em botoeira nos dedos anular e mínimo.

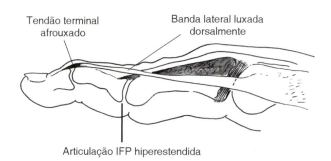

Figura 15.33 Desenho esquemático da deformidade em pescoço de cisne: hiperextensão da articulação IFP e flexão da IFD. (Modificada de Rizio L, Belsky MR. Finger deformities in rheumatoid arthritis. *Hand Clin* 1996; *12*:3.)

conseqüente migração dorsal das bandeletas laterais; (5) hiperação (tensionamento) da musculatura intrínseca, que traciona a articulação MF em flexão, acrescentando força à hiperextensão da IFP.

Com a evolução da doença, ocorrem alterações articulares mais avançadas com destruição cartilaginosa e subluxação ou luxação da IFP.

É muito importante o diagnóstico precoce da deformidade em pescoço de cisne. Nas fases iniciais, é possível fazer a flexão passiva das três articulações digitais. Se a doença reumatóide está afetando a musculatura intrínseca, o grau de resistência à flexão passiva é diretamente proporcional à gravidade da doença.[7] A contratura dos intrínsecos leva a uma incapacidade de fletir a articulação IFP quando a articulação MF é mantida em extensão. Este teste, extremamente simples, deve ser realizado no exame de todo paciente reumatóide.

O tratamento da deformidade em pescoço de cisne depende da fase da doença. Nas fases iniciais, em que existe pouca ou nenhuma contratura dos intrínsecos, observa-se um dedo em martelo (*mallet*) e, à extensão do dedo, as bandas laterais se saliem no dorso da articulação IFP; quando o paciente flete o dedo, ele sente um ressalto quando as bandeletas laterais deslizam lateralmente. Nesta fase, ainda não existe alteração cartilaginosa, e o tratamento é conservador, por meio de órteses que limitam a extensão e fisioterapia especializada com terapeuta de mão.[54] Se a deformidade em flexão da IFD é muito acentuada, uma artrodese corrige a deformidade e melhora a flexão da IFP.[55,57] Se o tratamento conservador, nesta fase inicial, não melhora a hiperextensão da IFP, uma boa opção é a tenodese do flexor superficial. Esta pode ser realizada pela técnica de Swanson,[58] que fixa o flexor superficial na primeira falange, mantendo a IFP em 20 ou 30 graus de flexão (Figura 15.34). Outra alternativa, tecnicamente mais simples, consiste no uso de uma das bandas do flexor superficial proximalmente à polia A1, refletindo-a distalmente e suturando-a em si mesma ou na polia, com tensão que mantenha a IFP em 20 ou 30 graus de flexão[7,58] (Figura 15.35).

Nesta fase, quando a flexão passiva da articulação IFP estiver próxima do normal, utiliza-se uma técnica engenhosa, descrita por Azze e cols.[59] Estes autores usam uma lingüeta do tendão extensor e, deixando-a inserida distalmente, transferem-na volarmente, passando sob o ligamento de Cleland e suturando-a na bainha dos tendões flexores, ao nível do quiasma de Camper. Esta tenodese deve ser realizada com a IFP mantida em 40 graus de flexão.

Numa segunda fase, quando o problema maior é a contratura dos interósseos, a flexão das três articula-

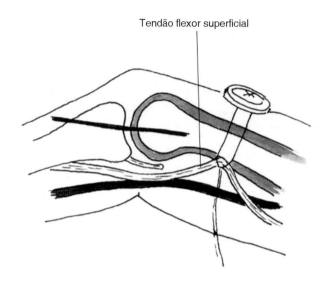

Figura 15.34 Se a articulação IFP tiver flexão ativa ou passiva, a tenodese do flexor superficial, conforme Swanson, corrige a deformidade, impedindo a hiperextensão. (Modificada de Swanson AB. *Flexible implant resection arthroplasty in the hand and extremities.* C.V. Mosby Company, 1973.)

ções digitais é normal, mas a extensão passiva da MF limita a flexão da IFP. Quando o problema maior é a contratura dos intrínsecos, a indicação deve ser sua liberação, conforme descrito por Littler.[7,60] Nesta cirurgia, feita através da mesma via de acesso mostrada para sinovectomia, o tendão dos intrínsecos é abordado dos lados da base da primeira falange e as fibras oblíquas do lado ulnar são seccionadas, removendo-se uma porção triangular que inclui a borda livre e as fibras oblíquas, preservando-se as fibras verticais para manter a flexão da MF.[61]

Quando a deformidade em pescoço de cisne estiver associada com luxação ou destruição da articulação MF, para a qual a artroplastia esteja indicada, esta poderá ser realizada concomitantemente com a tenodese do flexor superficial.

Numa terceira fase, quando a contratura em extensão da IFP não for corrigível passivamente e as

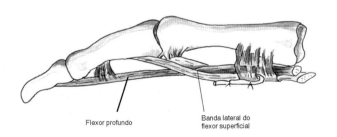

Figura 15.35 Uma das bandas do flexor superficial é destacada, e com ela se faz a tenodese através de uma abertura no túnel osteofibroso do tendão flexor, como mostra o desenho. (Modificada de Wright II PE. Mão artrósica. *In: Cirurgia ortopédica de Campbell.* Editora Manole, 2007.)

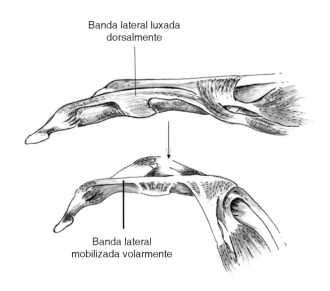

Figura 15.36A e B. Se a hiperextensão da IFP não é corrigível passivamente, e não existem alterações cartilaginosas, as duas bandeletas laterais são liberadas do tendão extensor central e podem deslizar volarmente com a flexão do dedo. Se necessário, a banda central é alongada em "Z". (Modificada de Wright II PE. Mão artrósica. In: Cirurgia ortopédica de Campbell. Editora Manole, 2007.)

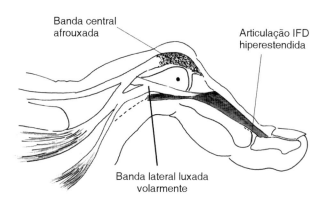

Figura 15.37 Desenho esquemático de deformidade em botoeira. A banda central do tendão extensor fica atenuada e as bandeletas laterais migram volarmente, passando a atuar como flexores. Devido à sua tensão, a articulação IFD se hiperestende. (Modificada de Rizio L, Belsky MR. Finger deformities in rheumatoid arthritis. *Hand Clin* 1996; *12*:3.)

radiografias não mostrarem alterações articulares, para restaurar o movimento articular, a rigidez deverá ser corrigida por meio da abordagem ao mecanismo extensor.[62] A via de acesso consiste numa incisão curvilínea centrada na articulação IFP. As duas bandeletas laterais são separadas do tendão extensor central e liberadas de qualquer aderência. A articulação é então fletida passivamente (Figura 15.36). Se necessário, o tendão central pode ser alongado em "Z". Um fio de Kirschner é usado para manter a IFP em 90 graus por 2 semanas. Após sua remoção, inicia-se a fisioterapia e recomenda-se uma órtese dorsal para bloquear a extensão.

Numa quarta fase, mais tardia, existe destruição cartilaginosa grave com ou sem luxação, e a preservação da articulação é impossível. Nesta fase, está indicada artrodese ou artroplastia. Artrodese é mais bem indicada para os dedos indicador e médio, que necessitam mais força para a pinça com o polegar, enquanto a artroplastia é a melhor opção para os dedos anular e mínimo. Se a artroplastia for indicada para as articulações MF, a artrodese será a melhor indicação para as IFP deformadas (ver Capítulos 24 e 25).

Deformidade em botoeira *(boutonnière)*

Esta deformidade, ao contrário da deformidade em pescoço de cisne, caracteriza-se por hiperextensão da MF, flexão da IFP e hiperextensão da IFD (Figura 15.37). Além disso, difere daquela por originar-se apenas na articulação IFP. Ela se inicia com a distensão provocada pela sinovite, que enfraquece a inserção do tendão extensor na base da falange média e as fibras transversas (ligamento retinacular transverso), que mantêm as bandas laterais na sua posição. Isto permite o deslocamento das bandas em direção palmar, as quais passam a ocupar uma posição anterior ao eixo de rotação da articulação e, em vez de serem extensoras, tornam-se flexoras da IFP. Esta tensão maior nas bandas laterais as leva a atuar mais fortemente na sua inserção na base da falange distal, produzindo uma hiperextensão da articulação IFD. O afastamento e a luxação volar das bandas laterais distendem o fino ligamento triangular que une estas bandas dorsalmente. Assim, as bandas laterais e o dorso da articulação assemelham-se a um botão na casa de uma camisa, daí a denominação "deformidade em botoeira".[7,41,56] Portanto, para que seja uma verdadeira deformidade em botoeira, é necessária a hiperextensão da IFD, o que não ocorre na contratura isolada em flexão da IFP. Devido à invasão sinovial e ao desequilíbrio das forças sobre a articulação, nas fases mais tardias ocorrem destruição cartilaginosa e subluxação.

O tratamento da deformidade em botoeira depende da fase da doença. Nas fases iniciais, há uma sinovite evidente e apenas ligeira limitação da extensão passiva. Mantendo-se a IFP estendida, há apenas discreta ou nenhuma flexão da IFD. Quando se flete a IFP, a distal se flete normalmente. Nesta fase, o tratamento conservador pode ser tentado por meio de órteses, fisioterapia especializada e combate à sinovite. Se esta é rebelde ao tratamento conservador, a cirurgia pode estar indicada, com sinovectomia e retensionamento

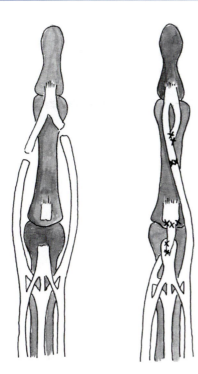

Figura 15.38 Esquema cirúrgico da cirurgia de Matev. Se a deformidade é corrigível passivamente, uma das bandeletas laterais é utilizada para estender a IFP. Se a IFD permanecer em hiperextensão, a bandeleta lateral remanescente poderá ser alongada, como mostra o desenho. (Modificada de Swanson AB. *Flexible implant resection arthroplasty in the hand and extremities.* C.V. Mosby Company, 1973.)

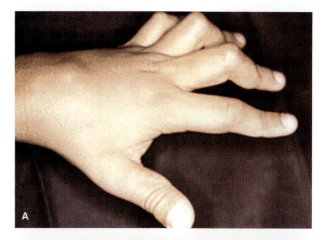

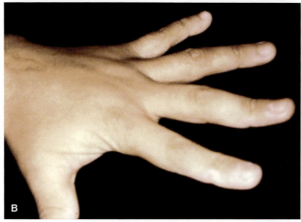

Figura 15.39A. Paciente portador de dedos em botoeira devido à artrite reumatóide. **B.** Notar a correção da deformidade após a cirurgia de Matev.

das estruturas e reposição das bandas laterais dorsalmente, as quais não podem ser posicionadas no dorso da articulação, senão impediriam a flexão. Devem ser posicionadas de modo a permitir um leve deslocamento lateral-volar. Alguns autores recomendam uma tenotomia do tendão extensor terminal imediatamente distal ao ligamento triangular.[7,57,61,63] Assim, a retração proximal do mecanismo extensor libera a tração das bandas laterais, melhorando a extensão da IFP. Na realidade, nenhuma destas cirurgias reconstitui a mobilidade normal da articulação.

Numa segunda fase, a deformidade é mais pronunciada com flexão acima de 40 graus, mas com a cartilagem ainda preservada. Se a deformidade não é corrigível passivamente, o uso de uma órtese dinâmica deve ser prescrito. Se se obtém passivamente extensão próxima a 0 grau, a cirurgia de reequilíbrio tendinoso está indicada. Das várias técnicas descritas, nenhuma é perfeita. Flatt é pessimista, relatando que "a correção da deformidade em botoeira causada pela doença reumatóide é virtualmente impossível".[7] Nossa preferência é pela cirurgia descrita por Matev,[64,65] em que uma das bandas laterais, geralmente a do lado radial, é transferida para a inserção do tendão extensor central na base da segunda falange, com a articulação em 0 grau. A outra banda lateral pode ser usada, para alongar a inserção das bandas laterais, como mostra a Figura 15.38. O dedo é imobilizado com a IFP a 0 grau, com uma tala metálica dorsal, por 2 semanas e, a seguir, com início dos movimentos supervisionados por mais 3 semanas (Figura 15.39*A* e *B*).

Nas fases tardias, em que já existem alterações articulares mais avançadas e destruição cartilaginosa, as indicações de correção cirúrgica são iguais às da fase tardia do dedo em pescoço de cisne, como visto anteriormente.

REFERÊNCIAS

1. Carvalho, MAP. Aspectos clínicos da artrite reumatóide. *In*: Pardini, G de Souza (eds.) *Clínica ortopédica: atualização em artrite reumatóide.* Rio de Janeiro: Medsi, 2004; 5(1):25-36.
2. Kiss MHB. Artrite reumatóide juvenil: diagnóstico e tratamento. *In*: Pardini, G de Souza (eds.) *Clínica ortopédica: atualização em artrite reumatóide.* Rio de Janeiro: Medsi, 2004; 5(1):201-12.

3. American College of Rheumatology Subcommittee on Rheumatoid Arthritis Guidelines. guidelines for the management of rheumatoid arthritis 2002 Update. *Arthritis Rheum* 2002; *46*:326-48.

4. Glaser RJP. Aspectos psicológicos e subjetivos no tratamento do paciente com artrite reumatóide. *In:* Pardini, G de Souza (eds.) *Clínica ortopédica: atualização em artrite reumatóide*. Rio de Janeiro: Medsi, 2004; *5*(1):59-63.

5. Hoffman K. Medical management of rheumatoid arthritis. *Clin Rev* 2003; *13*(3):48-53.

6. Moreira C. Estado atual do tratamento medicamentoso da artrite reumatóide. *In:* Pardini, G de Souza (eds.) *Clínica ortopédica: atualização em artrite reumatóide*. Rio de Janeiro: Medsi, 2004; *5*(1):37-58.

7. Flatt AE. *The care of the rheumatoid hand*. Saint Louis: C.V. Mosby Company, 1968.

8. Nalebuff EA, Feldon PG, Millender LH. Rheumatoid arthritis in the hand and wrist. *In:* Green DP (ed.) *Operative hand surgery*. Churchill Livingstone, 1988:1655-766.

9. Swanson AB. Synovial reactions of rheumatoid arthritis and synovectomy. *In:* Swanson AB (ed.) *Flexible implant resection arthroplasty in the hand and extremities*. C. V. Mosby Company, 1973:133-45.

10. Pardini Jr. AG. A sinovectomia na artrite reumatóide, Tese de Livre-Docência apresentada na Faculdade Federal de Medicina do Triângulo Mineiro, 1975.

11. Kim SJ, Jung KA, Kim JM *et al.* Arthroscopic synovectomy in wrist with advanced rheumatoid arthritis. *Clin Orthop* 2006; *449*:262-6.

12. Tubiana R. Technique of dorsal synovectomy on the rheumatoid wrist. *Ann Chir Main Memb Sup* 1990; *9*:138-45.

13. Pardini Jr. AG. Sinovectomia em artrite reumatóide. *Rev Bras Ortop* 1974; *9*:195-200.

14. Thirupathi RG, Ferlic DC, Clayton ML. Dorsal wrist synovectomy in rheumatoid arthritis – A long-term study. *J Hand Surg* 1983; *18*:848-56.

15. Ferlic DC, Clayton ML. Flexor tenosynovectomy in the rheumatoid finger. *J Hand Surg* 1978; *3*:364-7.

16. Scherbel AL, Schucter SL, Weymar JS. Intra-articular administration of nitrogen mustard alone and combined with corticosteroids in rheumatoid arthritis. *Cleve Clin* 1957; *27*:71.

17. Ellison MF, Flatt AE. Intra-articular tiotepa in rheumatoid arthritis. *Arthritis Rheum* 1971; *14*:212-22.

18. Pires PR. Cirurgias sobre partes moles na mão reumatóide. *In:* Pardini, G de Souza (eds.) *Clínica ortopédica: atualização em artrite reumatóide*. Rio de Janeiro: Medsi, 2004; *5*(1):115-29.

19. Pardini Jr. AG, Akel Jr. AN. Tratamento da artrite reumatóide dos dedos por injeção intra-articular de tiotepa. *Rev Bras Ortop* 1992; *27*:861-4.

20. Shapiro JS. The wrist in rheumatoid arthritis. *Hand Clin* 1996; *12*: 477-98.

21. Ferlic DC, Clayton ML, Mills MF. Proximal row carpectomy: review of rheumatoid and nonrheumatoid wrists. *J Hand Surg* 1991;*16*:420-5.

22. Linscheid RL, Dobyns JH. Radiolunate arthrodesis. *J Hand Surg* 1985;*10*:821-5.

23. Stanley JK, Boot DA. Radiolunate arthrodesis. *J Hand Surg* 1989; *14*:283-8.

24. Kobus RJ, Turner RH. Wrist arthrodesis for treatment of rheumatoid arthritis. *J Hand Surg* 1990; *15*:541-6.

25. Wright II PE. Transtornos do punho. *In: Cirurgia ortopédica de Campbell* 10ed. São Paulo: Ed. Manole, 2007:3543-606.

26. Murphy DM, Khoury JG, Imbriglia JE, Adams BD. Comparison of arthroplasty and arthrodesis for rheumatoid wrist. *J Hand Surg* 2003; *28*:570-6.

27. Taleisnik J (ed.) *The Wrist*. Churchill Livingstone, 1985.

28. Bowers WH. Distal radioulnar joint arthroplasty: the hemiresection-interposition technique. *J Hand Surg* 1985; *10*:169-72.

29. Sauvé L, Kapandji M. Nouvelle technique de traitment chirurgical des luxations recidivantes isolées de l'extremité inferieure du cubitus. *J Chir* 1936; *47*:589-91.

30. Richards RA, Wilson RL. Management of extensor tendon and the distal radioulnar joint in rheumatoid arthritis. *J Am Soc Surg Hand* 2003; *3*:132-44.

31. Wilson RL, Devito MC. Extensor tendon problems in rheumatoid arthritis. *Hand Clin* 1996; *12*:551-9.

32. Bora FW, Osterman AL, Thomas VJ *et al.* The treatment of ruptures of multiple extensor tendons at wrist level by a free tendon graft in the rheumatoid patient. *J Hand Surg* 1987; *12*:1038-40.

33. Nakamura S, Katasuki M. Tendon grafting for multiple extensor tendon ruptures of fingers in rheumatoid arthritis. *J Hand Surg* 2002; *27*:326-8.

34. Nalebuff EA. Surgical treatment of rheumatoid tenosynovitis in the hand. *Surg Clin North Am* 1969; *49*:799-809.

35. Pardini Jr AG. Roturas tendinosas na mão reumatóide. *In:* Pardini, G de Souza (eds.) *Clinica ortopédica: atualização em artrite reumatóide*. Rio de Janeiro: Medsi, 2004: *5*(1):107-14.

36. Nalebuff EA, Patel MR. Flexor digitorum sublimis transfer for multiple extensor tendon ruptures in rheumatoid arthritis. *Plast Reconst Surg* 1973; *52*:530-3.

37. Harrison S, Swannell AJ, Arisel BM. Repair of extensor pollicis longus using extensor pollicis brevis in rheumatoid arthritis. *Ann Rheum Dis* 1972; *31*:490-2.

38. Ferlic DC. Rheumatoid flexor tenosynovitis and rupture. *Hand Clin* 1996; *12*:561-72.

39. Pardini Jr. AG, Freitas AD, Tavares KE, Sotello OEO. Transferência cruzada dos tendões intrínsecos para correção de desvio ulnar dos dedos em artrite reumatóide. *Rev Bras Ortop* 1992; *27*:593-6.

40. Hakstian RW, Tubiana R. Ulnar deviation of the fingers. The role of joint structure and function. *J Bone Joint Surg* 1967; *49*:299-316.

41. Pardini Jr. AG. Etiopatogenia das deformidades da mão em artrite reumatóide. *Rev Ass Med Bras*1977; *23*:97-9.

42. Swanson AB. *Flexible implant resection arthroplasty in the hand and extremities*. St. Louis: C.V. Mosby, 1973.

43. Swanson AB. Flexible implant arthroplasty for arthritic finger joints. *J Bone Joint Surg* 1972; *54*:435-55.

44. Madden JW, De Vore G. Arem AJ. A rational postoperative management program for metacarpophalangeal joint implant arthroplasty. *J Hand Surg* 1977; *2*:358-66.

45. Nalebuff EA. Metacarpophalangeal surgery in rheumatoid arthritis. *Surg Clin North Am* 1969; *49*:823-32.

46. Delaney R, Trail IA, Nuttall D. A comparative study of outcome between the Neuflex and Swanson metacarpophalangeal joint replacements. *J Hand Surg* 2005; *30*:3-.

47. Möller K, Sollerman C, Geijer M *et al.* Avanta versus Swanson silicone implants in the MCP joint. A prospective randomized comparison of 30 patients followed for 2 years. *J Hand Surg* 2005; *30*:8-13.

48. Stirrat CR. Metacarpophalangeal joints in rheumatoid arthritis of the hand. *Hand Clin* 1996; *12*;515-29.

49. Kirschenbaun D, Schneider LH, Adams DC. Artrhroplasty of the metacarpophalangeal joints with use of silicone rubber implants in patients who have rheumatoid arthritis. *J Bone Joint Surg* 1993; *75*:3-12.

50. Nalebuff EA. The rheumatoid hand. Reflections on metacarpophalangeal arthroplasty. *Clin Orthop* 1984; *182*:150-9.

51. Foliart DE. Swanson silicone finger joint implants: A review of the literature regarding long-term complications. *J Hand Surg* 1995; *20*:445-9.

52. Pardini Jr. AG, Pires PR. Complicação da artroplastia do semilunar: sinovite reacional. *Rev Bras Ortop* 1986; *21*:139-43.

53. Swanson AB. Silicone implants and titanium grommets (letter). *J Hand Surg* 1995; *20*:515.

54. Freitas PP. Reabilitação pós-operatória da mão reumatóide: *In:* Freitas PP (ed.) *Reabilitação da mão*. Rio de Janeiro: Atheneu, 2005:406-13.

55. Nalebuff EA. The rheumatoid swan neck deformity. *Hand Clin* 1989; *5*:203-14.

56. Freitas AD. Fisiopatologia das deformidades do punho e da mão na artrite reumatóide. *In:* Pardini, G de Souza (eds.) *Clínica ortopédica: atualização em artrite reumatóide*. Rio de Janeiro: Medsi, 2004: *5*(1):97-106.

57. Rizio L, Belsky MR. Finger deformities in rheumatoid arthritis. *Hand Clin* 1996; *12*:531-40.

58. Wrigth II PE. Mão artrósica. *In: Cirurgia ortopédica de Campbell*. 10ed. São Paulo: Manole, 2007:3689-737.

59. Azze RJ, Zumiotti AV, Mattar Jr. R, Starck R. Correção cirúrgica da deformidade em pescoço de cisne. *Rev Bras Ortop* 1991; *27*:265-8.

60. Littler JW. Principles of reconstructive surgery of the hand. *In:* Littler JW, Converse JM (eds.) *Reconstructive plastic surgery*. Philadelphia: WB Saunders, 1977:3166-214.

61. Feldon P, Millender LH, Nalebuff EA. Rheumatoid arthritis in the hand and wrist. *In:* Green DP (ed.) *Operative hand surgery*. New York: Churchill Livingstone, 1993:1587-690.

62. Fowler SB. Extensor apparatus of the digits. *J Bone Joint Surg* 1949; *31*:477-82.

63. Dolphin JA. Extensor tenotomy for chronic boutonnière deformity of the finger. *J Bone Joint Surg* 1965; *47*:161-4.

64. Matev IB. Transposition of the lateral slips of the aponeurosis in the treatment of long standing boutonnière deformity. *Br J Plast Surg* 1964; *17*:281-6.

65. Pardini Jr. AG, Costa RD, Morais MS. Surgical repair of the boutonnière deformity of the fingers. *Hand* 1979; *1*:87-92.

CAPÍTULO 16

OSTEOARTROSE DO PUNHO E DA MÃO

Carlos Henrique Fernandes
João Batista Gomes dos Santos

As articulações na mão e no punho são, em sua maioria, do tipo sinovial. São compostas de membrana sinovial, que reveste toda a cavidade articular, de líquido sinovial, cuja função é nutrir, proteger a cartilagem e lubrificar a articulação, e de cartilagem articular hialina, que se caracteriza por um conteúdo relativamente baixo de células. A cartilagem é hiperidratada, o que é importante para o mecanismo de lubrificação da articulação e proteção contra desgaste. A parte sólida sintetizada pelos condrócitos é formada por colágeno (60%), proteoglicanos (25%) e, em menor quantidade, por lipídios e glicoproteínas. O colágeno tem papel importante na elasticidade da cartilagem. Os proteoglicanos dão à cartilagem poder de absorção de choques, sendo fundamentais também para sua lubrificação.[1]

A osteoartrose (ou osteoartrite, artrite degenerativa ou artritismo) é a forma mais comum de artrite. Com freqüência, provoca restrição da função e redução da qualidade de vida. Em 1990, aproximadamente 12,1% da população adulta dos EUA com mais de 25 anos (cerca de 21 milhões de pessoas) tinham sintomas clínicos de osteoartrose (OA), e 85% das pessoas na faixa etária entre 70 e 79 anos apresentam sinais radiológicos da doença.[2]

Os fatores mais importantes para o desenvolvimento da artrose nas mãos são a idade, o sexo e a hereditariedade. A artrose das articulações interfalângicas (IF) e trapeziometacarpiana são mais freqüentes nas mulheres. A presença de nódulos de Heberden nas interfalângicas distais (IFD) demonstra uma forte tendência hereditária.

Embora atualmente não exista cura para a OA, vários métodos de tratamento têm sido utilizados para alívio da dor e da rigidez articular, com objetivo de manter ou melhorar o padrão funcional dos pacientes. Dentre esses métodos, destacam-se medicamentos, fisioterapia, terapia ocupacional, perda ponderal e exercícios, agentes físicos, homeopatia, acupuntura, medicamentos fitoterápicos e cirurgia.

DEFINIÇÃO

A osteoartrose (OA) caracteriza-se por degeneração da cartilagem articular e proliferação simultânea de tecido ósseo, cartilagem e tecido conjuntivo.

Quanto à causa, podemos dividir a OA em duas categorias: OA secundária a estresse sobre tecido normal, como, por exemplo, traumatismo, necrose avascular, outras artrites, alterações metabólicas, displasias ósseas, hemocromatose, alterações mecânicas ou lesão articular preexistente, e a OA primária, que ocorre devido a uma falha na resposta condrocitária. Este último tipo é, sem dúvida, o mais freqüente.[1]

QUADRO CLÍNICO E DIAGNÓSTICO

O diagnóstico e o estadiamento da OA são importantes para documentação e avaliação da progressão da afecção. A artroscopia diagnóstica foi considerada o padrão-ouro das lesões da cartilagem articular, mas, por sua complexidade, não é utilizada de rotina. Entretanto, o método de imagem por ressonância magnética (RM) está se aproximando rapidamente da sensibilidade diagnóstica da artroscopia.[3] A técnica de RM com utilização de contraste GdDTPA2 tem o potencial de identificar a presença e a quantidade de GAG (glicosaminoglicano) na cartilagem, o que pode monitorar a progressão da lesão cartilaginosa.[4]

As articulações IFD e IFP são articulações tipo gínglimo, que permitem movimentos em um só plano. A estabilidade lateral é conseguida por fortes ligamentos colaterais e pelo formato da arquitetura óssea, uma superfície articular biconvexa distal com uma recíproca superfície condilar proximal. Esta combinação confere a estabilidade articular para as atividades de pinça.[3]

Articulação interfalângica distal (IFD)

O arco de amplitude normal da IFD é de 0 a 85 graus, mas o arco funcional é somente de 20 a 61 graus (média de 39 graus).[6]

A amplitude articular da articulação IFD do dedo é importante para preensão de pequenos objetos, mas a perda de movimento não é muito incapacitante, exceto nos casos de atividades especiais, como, por exemplo, nos músicos.

A maioria dos pacientes não valoriza a diminuição da amplitude articular. Eles se adaptam a esta diminuição, que progride lentamente. Na maioria das vezes, a consulta ao médico ocorre no momento em que o desarranjo articular torna a articulação instável ou dolorosa.

No exame físico, encontramos aumento do volume articular, provocado pelos nódulos de Heberden e/ou pela presença de cisto mucoso. Podemos observar, também, deformidade angular, diminuição da amplitude de movimento articular e, algumas vezes, limitação da extensão, provocando uma deformidade tipo martelo (Figura 16.1).

No exame radiográfico, observamos as alterações que poderão ser encontradas em todas as outras articulações: diminuição do espaço articular, esclerose subcondral, cistos subcondrais, presença de ossículos e osteófitos marginais, alterações da forma das proeminências ósseas e desvio angular (Figura 16.2).

A indicação do tratamento deve ser baseada na queixa e na expectativa do paciente. Com freqüência, as queixas dolorosas e funcionais são discretas, apesar de as aparências clínicas e radiográficas serem muito acentuadas.

O tratamento conservador, basicamente igual para todas as articulações comprometidas pela OA, consiste em medidas que visam ao alívio da dor e à prevenção de deformidades. Na fase aguda, indicamos o uso de antiinflamatórios não-hormonais (AINH), termoterapia e movimentação ativa. A indicação cirúrgica é reservada aos casos em que o tratamento conservador não foi suficiente para o paciente.

Muitas vezes, as queixas limitam-se à presença de cistos mucosos, geralmente pequenos e subdérmicos. Originam-se, provavelmente, da degeneração mucosa da pele ou do tecido celular subcutâneo. Contêm um líquido viscoso ou mucóide em seu interior. Segundo Kleinert e cols., o pedículo se localiza próximo ao osteófito dorsal existente, que será observado no exame de raios-X. Nos casos em que há compressão da matriz ungueal, observa-se alteração da forma da unha. Em nenhum momento se deve indicar a punção do cisto devido ao risco de infecção. O tratamento consiste na sua ressecção, associada à

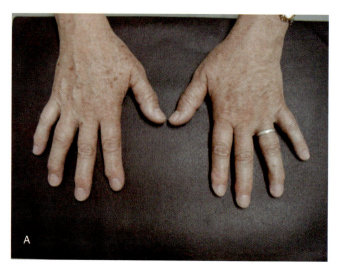
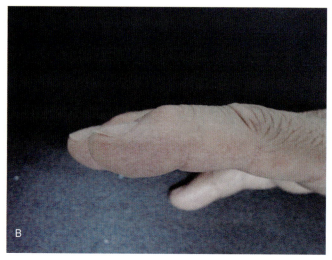

Figura 16.1A. Foto das mãos de uma paciente mostrando a presença de deformidades articulares e desvio angular. **B.** Deformidade da IFD tipo martelo devido à OA.

Osteoartrose do Punho e da Mão

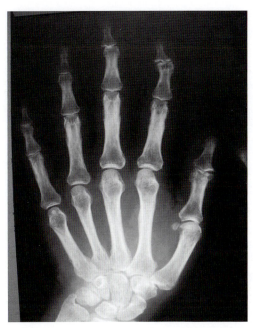

Figura 16.2 Raios-X da mão mostrando diminuição do espaço articular das IFP e IFD, esclerose subcondral nas IFD, osteófitos marginais, alterações da forma das proeminências ósseas e desvio angular da IFD do indicador.

limpeza da articulação com a retirada dos osteófitos. Nos casos em que o cisto é muito grande, ou a pele é muito fina, deve-se fazer um retalho de pele de vizinhança (Figura 16.3).

Entre os principais procedimentos cirúrgicos destacamos: artrodese, prótese de substituição, osteotomia, ressecção de cistos e desbridamento articular.[1]

A artrodese da IFD é a melhor indicação de tratamento cirúrgico da artrose desta articulação. Contrariamente ao que ocorre em outros níveis articulares, este procedimento na IFD apresenta, sistematicamente, bons resultados. Vários tipos de incisões são descritos para abordar a IFD. Embora utilizemos, algumas vezes, a incisão em "U", nossa preferência é pela incisão em baioneta, que permite uma boa exposição articular, suficiente para expor a parte distal da articulação. Deve-se ter cuidado para não lesar a circulação venosa, a matriz ungueal ou o tendão extensor terminal. A artrodese pode ser fixada com fio de Kirschner, fio de Kirschner associado a cerclagem com fio de aço ou parafusos de pequeno tamanho. Sempre que possível, damos preferência ao uso de parafusos. Uma contra-indicação a este procedimento é a limitação da amplitude articular na articulação IFP do mesmo dedo. O ângulo de fixação da IFD varia entre 10 e 25 graus, dependendo do dedo lesado.[7] Complicações podem ocorrer, como pseudo-artrose, consolidação viciosa, infecção, necrose da pele dorsal e rigidez da IFP.

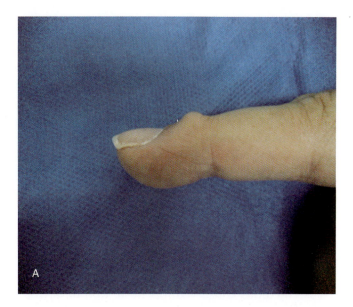

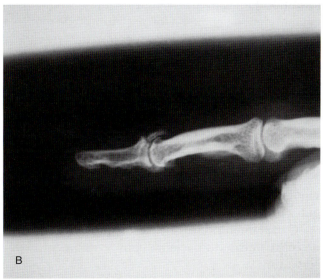

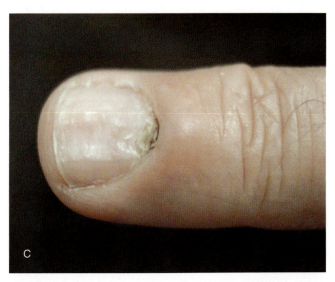

Figura 16.3A. Foto de perfil de um dedo mostrando o cisto mucoso na IFD. **B.** Raios-X do dedo em perfil mostrando osteófitos dorsais. **C.** Deformidade ungueal pela compressão da matriz pelo cisto.

Articulação interfalângica proximal (IFP)

O arco de movimento da IFP considerado normal varia de 0 a 105 graus. O arco funcional varia de 36 a 86 graus (média de 60 graus). O valor da IFP na função da mão é evidente, colaborando com 85% da flexão digital intrínseca e 30% da flexão combinada do dedo.[8] Nesta articulação, a artrose primária é a mais freqüente, ocorrendo, predominantemente, em mulheres na pós-menopausa, muitas vezes combinada à OA da IFD.

O tratamento dependerá do grau de envolvimento da articulação, da intensidade da dor, do comprometimento da função, do número de articulações envolvidas e da preocupação do paciente.

As medidas conservadoras neste tipo de artrose são importantes e objetivam a melhora da dor e do edema, além de manter a força e a função da mão. Na fase aguda, estão indicados repouso da articulação com talas removíveis, bandagem elástica nos dedos, para diminuir o edema, e administração de AINH.

Ocasionalmente, em pacientes refratários ao tratamento conservador, podemos indicar infiltrações de esteróides. Devido ao estreitamento do espaço articular e ao tamanho da articulação, este procedimento nem sempre é fácil.

Após a fase aguda, o paciente é estimulado a movimentar ativamente a articulação para prevenir a rigidez articular, que é precoce nesta doença.

O tratamento cirúrgico está indicado em caso de insatisfação do paciente com o tratamento conservador.

Os cistos mucosos na IFP não são tão comuns como na IFD. São dorsais, superficiais, de pequeno tamanho, entre 2 a 5mm de diâmetro, e geralmente assintomáticos. Quando o paciente refere que limita a movimentação, está indicada a cirurgia, tomando-se o cuidado de evitar a lesão do aparelho extensor e ressecar os osteófitos marginais, a exemplo do descrito na IFD.[9]

As próteses de silicone têm sido mais utilizadas nas IFP que nas IFD. Seu objetivo é preservar a mobilidade, mas promove pouca estabilidade, principalmente nos estresses em direção radial e ulnar. O uso nos dedos indicador e médio, principalmente em pacientes jovens ou idosos ativos, é contra-indicado, devido à possibilidade de falha do implante. Nos casos de artrose de ambas as articulações no mesmo dedo, pode-se realizar artrodese da IFD e artroplastia da IFP. Consideramos que a melhor indicação da artroplastia da IFP é para os casos de artrite reumatóide.

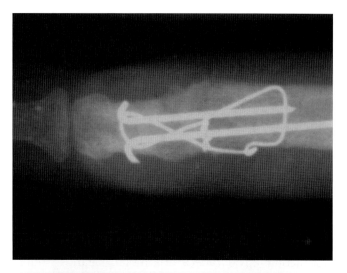

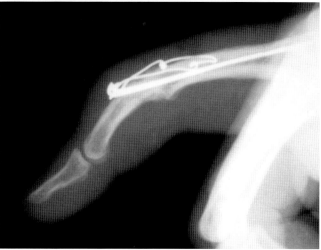

Figura 16.4 Raios-X de dedo em AP e perfil mostrando artrodese da IFP pela técnica de banda de tensão pela via dorsal.

Ao contrário da prótese, a artrodese promove estabilidade à custa de perda da mobilidade. A artrodese da IFP está indicada nos casos de OA do indicador, em pacientes jovens e ativos, em caso de perda óssea com ou sem desvio angular, amplitude articular menor que 30 graus no pré-operatório e quando há falha da artroplastia. A técnica preferida é a de banda de tensão pela via dorsal. Outras opções incluem a utilização de parafusos canulados ou placas e parafusos. A angulação desejável é de 40 a 50 graus para os dedos ulnares e de 15 a 30 graus para os dedos radiais (Figura 16.4).

Articulação metacarpofalângica (MF)

A osteoartrose primária da MF é rara, sendo mais comum a secundária. A secundária, sem história de traumatismo, ocorre mais freqüentemente devido a infecção articular e artrite reumatóide. As fraturas

Osteoartrose do Punho e da Mão

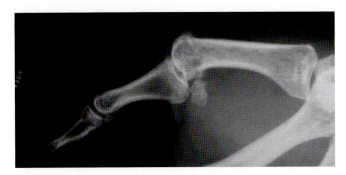

Figura 16.5 Raios-X mostrando subluxação, esclerose e osteófito da MF do polegar secundários a lesão ligamentar.

que acometem a cabeça dos metacarpianos podem afetar a circulação óssea e evoluir para necrose dos fragmentos e conseqüente OA (Figura 16.5).

As lesões dos ligamentos colaterais do polegar e dos dedos longos provocam instabilidade articular e, com o passar do tempo, evoluem para OA. Clinicamente, a articulação MF apresenta dor e limitação dos movimentos articulares.

A artrodese MF é extremamente antifuncional, exceto a do polegar, e deve ser realizada em casos extremos. Sua principal indicação é para os casos de infecção e, quando realizada, deve ser posicionada em 25 graus de flexão.

As próteses para MF mais utilizadas ainda são as feitas de silicone. Outros materiais também são utilizados, como pirocarbono e liga de cromo-cobalto. As próteses ainda têm sua maior indicação na AR e são pouco utilizadas na OA.

Articulação trapeziometacarpiana (TM)

A preensão digital é a principal função da mão e depende, principalmente, do polegar. Por meio do movimento de oponência, o polegar é colocado em contato com os demais dedos. Para a execução deste movimento, além da integridade e da harmonia da musculatura tenar, são necessários posicionamento adequado e congruência das articulações do polegar, em especial da articulação trapeziometacarpiana.

A articulação TM apresenta em sua anatomia dois tipos de superfície articular: uma em forma de dupla sela, responsável pelos movimentos simples do polegar (flexão-extensão, abdução-adução), e outra em forma esferoidal, formando uma enartrose,[10] responsável pelos movimentos complexos.

A artrose TM deve-se à sobrecarga na região da articulação esferoidal, que apresenta reduzida área de contato, nos movimentos de retroposição e de pinça lateral ou oposição.[6] Este processo degenerativo ainda poderá ser acelerado se houver associação com frouxidão ligamentar primária ou secundária a alterações hormonais ou traumáticas.

Em geral, o quadro clínico apresenta um caráter progressivo, com sintomatologia típica. O médico, ou até mesmo o paciente, pode observar aumento de volume na base do polegar, provocado pela subluxação da articulação. A dor na base do polegar é exacerbada pelos movimentos ativos e pela palpação e, em algumas ocasiões, é associada com crepitação. A manobra de pistonagem do polegar pode provocar piora da dor. A preensão de grandes objetos necessita da abertura completa da primeira comissura mas, em casos avançados, a limitação da abdução do polegar é compensada parcialmente pela hiperextensão compensatória da articulação MF, que inicialmente é redutível, mas pode tornar-se fixa com a evolução da doença[11] (Figura 16.6).

As alterações radiográficas nem sempre são compatíveis com a intensidade da queixa do paciente. Com freqüência, nos casos de sintomatologia unilateral, os achados radiográficos são semelhantes aos do lado assintomático.

Com o objetivo de orientar a escolha da melhor técnica terapêutica, Eaton e Littler[12] classificaram as alterações degenerativas na articulação trapeziometacarpiana em quatro estágios. Esta classificação é radiográfica, tomando como parâmetro a incidência de perfil absoluto da TM. Nesta posição, os sesamóides da articulação aparecem superpostos.

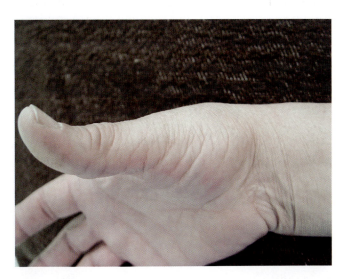

Figura 16.6 Foto de paciente com artrose da trapeziometacarpiana apresentando limitação da abdução do polegar e hiperextensão compensatória da articulação MF.

O estágio I apresenta contorno articular normal, podendo ocorrer discreta diminuição do espaço articular. O estágio II apresenta discreta diminuição do espaço articular com mínimas alterações escleróticas do osso subcondral. Aparecem osteófitos e corpos livres que não excedem 2mm de diâmetro. O estágio III caracteriza-se por acentuada diminuição do espaço com alterações císticas, esclerose óssea, variados graus de subluxação dorsal, osteófitos e corpos livres maiores que 2mm. O estágio IV caracteriza-se por alteração completa da TM e OA adicional da articulação escafóide-trapézio-trapezóide (Figura 16.7).

O tratamento da osteoartrite da articulação da base do polegar depende, fundamentalmente, do quadro clínico, pois muitas vezes, apesar de importantes sinais radiográficos de destruição articular, as queixas dolorosas são intermitentes e pouco intensas. Estes casos podem ser tratados conservadoramente.

O tratamento conservador consiste em imobilização temporária, com o polegar em posição de oponência por algumas semanas ou utilização de órtese, associada a AINH, visando aliviar a sinovite e a dor. Eventuais infiltrações de esteróides podem ser realizadas com bons resultados.

Os casos com quadros clínico e radiográfico bem definidos, rebeldes ao tratamento conservador e que apresentam incapacidade funcional, são tratados cirurgicamente. Nestes, incluímos, principalmente, os estágios III e IV. Alguns fatores, como grau de destruição e redução do volume anatômico do trapézio, além da idade e da atividade do paciente, devem ser considerados para a indicação da melhor técnica cirúrgica.

As várias técnicas cirúrgicas existentes podem ser divididas nos seguintes tipos: ligamentoplastia sem ressecção do trapézio,[13] ligamentoplastia com ressecção, sem interposição ou com interposição,[14,15] osteotomia da base do primeiro metacarpiano,[16] ressecção do trapézio,[17,18] ressecção total ou parcial do osso trapézio, com interposição muscular ou tendinosa,[19-21] artrodese trapeziometacarpiana,[22,23] prótese de silicone total ou parcial,[24-26] prótese total[27,28] e artroscopia.[29]

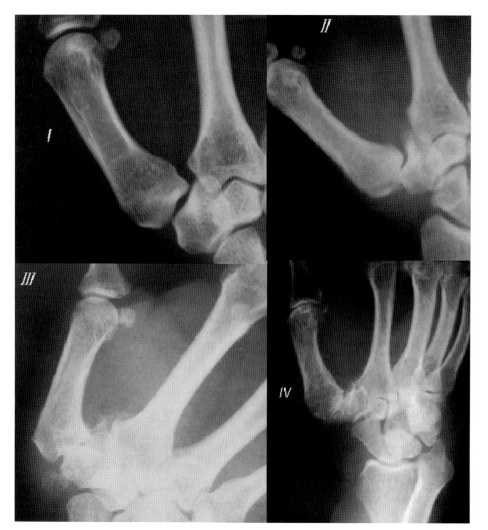

Figura 16.7 Classificação de Eaton e Littler. **I.** Contorno articular normal com discreta diminuição do espaço articular. **II.** Diminuição do espaço articular e esclerose do osso subcondral. **III.** Diminuição acentuada do espaço articular, alterações císticas, esclerose, luxação dorsal, osteófitos e corpo livre. **IV.** Todas as características do estágio III associadas à OA da articulação escafóide-trapézio-trapezóide.

Nos estágios I e II que apresentam recidiva das dores e hipermobilidade articular, está indicada a estabilização da articulação por meio de reconstrução do ligamento volar. Utilizamos uma fita com metade do diâmetro do tendão do flexor radial do carpo para reconstruir o ligamento.

A osteotomia da base do primeiro metacarpiano é indicada em fases iniciais e visa modificar a área de apoio durante a realização da pinça.

No estágio II, podem-se utilizar sinovectomia artroscópica, desbridamento, com ou sem capsulorrafia termal, e osteotomia de fechamento dorsorradial.[29]

A simples ressecção do trapézio, proposta por Gervis,[17] leva ao alívio do quadro doloroso, mantendo a mobilidade, mas não evita migração proximal do primeiro metacarpiano e a conseqüente diminuição do espaço entre o primeiro metacarpiano e o escafóide, com posterior recidiva da contratura em adução.[30] Esta técnica é a preferida de um dos autores (JBGS).

Froimson[31] propôs a associação da interposição de um novelo de tendão do flexor radial do carpo com a trapeziectomia. Dell e Muniz[32] não conseguiram demonstrar qualquer diferença entre os pacientes operados somente com a ressecção do trapézio e os que tiveram a associação com a interposição tendinosa.

As vantagens da suspensoplastia são a manutenção do comprimento, a mobilidade com amplitude próxima do normal e a estabilidade do primeiro raio. A dúvida com relação à técnica da suspensoplastia está na resistência, com o passar dos anos, do ligamento intermetacarpiano às forças de carga na base do polegar.

A suspensoplastia de Thompson[33,34] foi utilizada inicialmente, como técnica de salvamento, nas revisões de implante de silicone de Swanson. Com os bons resultados apresentados, passou-se a utilizar esta técnica para o tratamento primário da artrose do TM. Utiliza-se uma porção do tendão do abdutor longo do polegar, mantendo intacta sua inserção.

O ligamento intermetacarpiano reconstruído mantém estável a base do polegar, permitindo forças de pinça e de preensão adequadas para as atividades diárias por volta da 12ª semana. A força máxima de pinça tende a ser alcançada por volta de 12 meses.[35]

A técnica de artroplastia de ressecção e estabilização ativa, descrita por Zancolli,[36] consiste na trapeziectomia através da via dorsolateral e capsuloplastia, utilizando para a estabilização do primeiro metacarpiano uma fita ou um dos tendões acessórios do abdutor longo do polegar (APL), suturada ao tendão do flexor radial do carpo (FCR). O efeito da estabilização ativa consiste na tenodese ativada pelo FCR, que se tensiona quando o punho é estabilizado no ato da preensão e leva o primeiro metacarpiano a se apoiar no pólo distal do escafóide, permanecendo estável.[37]

A técnica cirúrgica proposta por Scheker[38] baseia-se na ressecção completa do trapézio, na estabilização da articulação com a metade lateral do flexor radial do carpo e em sua interposição.

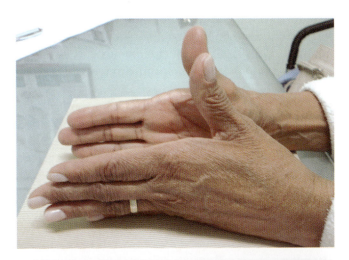

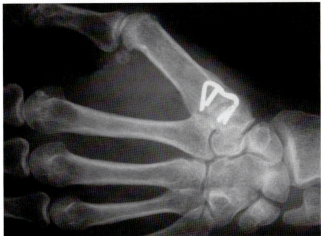

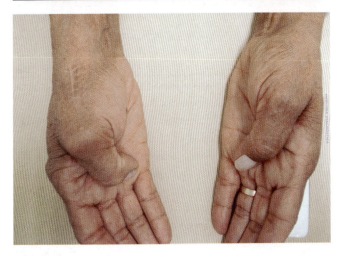

Figura 16.8 Artrodese da articulação trapeziometacarpiana e resultado funcional.

A artrodese da TM melhora o quadro doloroso e a força de pinça e permite o uso da mão para atividades mais pesadas, contudo, provoca sobrecarga mecânica das articulações vizinhas e tendência à hiperextensão MF[39] (Figura 16.8).

Swanson[40] popularizou o uso do implante de silicone, após apresentar excelentes resultados, com alívio do quadro doloroso em 100% dos casos e excelente recuperação de amplitude de movimento e força. Contudo, devido aos altos índices de luxação, quebra do implante e, principalmente, das sinovites reacionais ao silicone, diminuiu o interesse por sua utilização.[41]

Das artroplastias totais da TM, Albertoni[1] relatou resultados satisfatórios com a de La Caffinière, apresentando bons resultados, com eliminação da dor e manutenção do comprimento do raio, da força e da mobilidade do polegar, indicando-a, principalmente, para pacientes idosos que não realizem esforços excessivos.

Punho

As quatro articulações carpometacarpianas (CMC) são relativamente estáveis devido aos fortes ligamentos palmar, dorsal e intermetacarpais. A OA primária que ocorre na articulação CMC do indicador e do dedo longo é chamada gibosidade cárpica ou "bossa metacarpal". Há formação de osteófitos dorsais na base dos metacarpianos e do capitato ou trapezóide. Com freqüência, existe a presença de cisto sinovial.

A osteoartrite pós-traumática é mais comum na base do quinto metacarpiano e no hamato. É causada por luxações ou fraturas-luxações mal reduzidas.

Na gibosidade cárpica, o paciente apresenta queixas de dor e edema no dorso da mão sem traumatismo prévio. A dor é aumentada pelas atividades que exijam flexão e extensão do punho e é causada pela tendinite dos extensores radiais do punho que atritam sobre os osteófitos. Em 30% dos casos, há a presença de um cisto associado.

O diagnóstico radiográfico freqüentemente é difícil. Devem-se realizar incidências oblíquas com o antebraço em pronação e supinação de 30 graus. Na primeira, observamos as CMC do quarto e quinto raios; na segunda, é melhor a vizualização da CMC do segundo e terceiro raios.

Na gibosidade cárpica, o tratamento baseia-se na imobilização da articulação, associada à infiltração de corticóide. Não havendo melhora do quadro clínico, está indicado o tratamento cirúrgico, que consiste na remoção dos osteófitos e da parte dorsal das extremidades ósseas que formam a articulação.

Nos casos de seqüela de traumatismo da CMC do quinto raio, está indicada a artrodese da articulação com 20 a 30 graus de flexão, para manter o arco da mão.

A OA primária do punho é rara, sendo mais comum a OA secundária, em geral conseqüente a anormalidade mecânica nesta articulação.

A OA primária da articulação piramidal-pisiforme caracteriza-se por dor nos lados ulnar e volar do punho. O tratamento cirúrgico consiste na retirada do osso pisiforme.

O tipo mais comum de OA do punho é provocado pela lesão crônica do ligamento escafossemilunar. Esta lesão ligamentar provoca uma alteração mecânica que evolui com degeneração articular progressiva, que inicialmente ocorre entre a superfície articular do rádio e a do escafóide. Com a progressão, ocorre comprometimento da articulação entre o capitato e o semilunar, e a forma mais avançada ocorre quando há alteração nas articulações escafocapitato e hamatossemilunar. A radiossemilunar é sempre poupada.[42] Denominada *SLAC wrist* (*scapholunate advanced collapse*), é responsável por 55% dos casos (Figura 16.9).

Outras causas de OA incluem a doença de Kienböck, fratura do escafóide, doença de Preiser e fraturas articulares.

O segundo tipo mais comum é a OA da articulação entre o escafóide-trapézio-trapezóide, chamada triescafóide. Encontrada em pacientes da Europa e da América do Norte, é pouco freqüente em nosso meio. Em geral, responde bem ao tratamento conservador. Nos casos que exigem tratamento cirúrgico, podemos realizar a artrodese ou utilizar prótese de interposição de pirocarbono.[43] O tratamento clínico é sempre paliativo, e consiste em medidas para diminuição da dor, como imobilização, AINH e infiltração.

O tipo de tratamento cirúrgico depende do tipo de OA. Nos casos de acometimento da radioescafóide, a preferência é pela chamada técnica de artrodese dos quatro cantos, do inglês *four-corner*. Por meio de uma via de acesso dorsal ao punho, retira-se todo o escafóide e, se durante a manobra de desvio radial, verifica-se impacto do trapézio no processo estilóide radial, faz-se também a estiloidectomia. Nesse momento, deve-se tomar o cuidado de preservar os ligamentos radiais e palmares. Em seguida, remove-se a cartilagem articular entre todas as superfícies que envolvem o semilunar, o

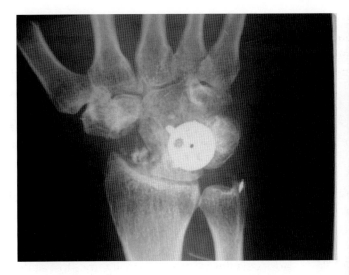
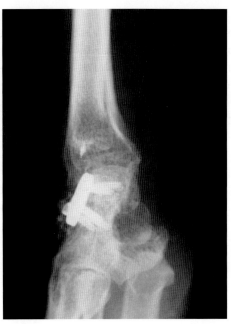

Figura 16.9 Ressecção do escafóide e dos quatro cantos fixada com placa e parafusos e utilização de enxerto, para tratamento da instabilidade carpal crônica.

capitato, o hamato e o piramidal. Antes da fixação óssea, deve-se colocar um fio de Kirschner na região dorsal do semilunar, o qual funcionará como alavanca, para corrigir o desvio dorsal do semilunar. Damos preferência à fixação com parafusos canulados, que permite a movimentação precoce, mas podem ser utilizados fios de Kirschner ou algumas placas especiais circulares que permitam a fixação dos ossos envolvidos. Enxerto ósseo do escafóide e do rádio distal deve ser colocado para preencher os espaços entre os ossos.[43,44]

Outra técnica utilizada é a ressecção da primeira fileira dos ossos do carpo.[45] Nos casos de comprometimento da superfície articular da cabeça do capitato, podemos fazer interposição da cápsula articular.[46] Apesar de descrito na literatura, não temos feito a transfixação transitória com fio de Kirschner da nova articulação e imobilizamos o punho o menor tempo possível, desde que o paciente suporte a movimentação precoce. Em outras séries,[47,48] observou-se que 20% dos casos, em 5 anos, desenvolveram artrose radiocapitato, o que não influenciou o resultado funcional. Silva e cols., em nosso meio, acreditam que a carpectomia proximal do carpo pode ser considerada uma boa alternativa para o tratamento da artrose radioescafolunar, obtendo melhora funcional comparativamente ao estado pré-operatório[49] (Figura 16.10).

A denervação do punho com a intenção de aliviar a dor e preservar a função foi proposta em 1966, por Wilhelm, que descreveu anatomicamente a inervação desta articulação (*apud* Freitas e cols.).[50] Buck-Gramcko[51] afirmou que existe indicação para o procedimento nas artroses primária e secundária às fraturas de escafóide, na doença de Kienböck, nas fraturas articulares do rádio distal e nas fraturas e luxações de outros ossos do carpo. Nada se pode afirmar quanto à durabilidade do alívio da dor, mas cerca de dois terços dos pacientes apresentam melhora total ou parcial da dor, com preservação da mobilidade e sem artropatia de Charcot.[51]

A artrodese do punho pode ser realizada como tratamento primário ou após falha de um dos procedimentos descritos anteriormente.[52] Damos preferência à técnica de artrodese intra e extra-articular utilizando as placas, desenvolvidas pela AO para este fim. Estas placas além de terem o perfil que acompanha o relevo do carpo, utilizam parafusos de diferentes tamanhos: 3,5mm para o rádio e 2,7mm para o metacarpiano. Enxerto ósseo deve ser sempre associado (Figura 16.11) (ver Capítulo 24).

A OA da articulação radioulnar distal pode ser tratada cirurgicamente pelas técnicas de Darrach, Sauvé-Kapandji e artroplastia de hemi-ressecção-interposição. Recomenda-se a cirurgia de Darrach somente para pacientes idosos ou se for impossível a realização de outro procedimento. A técnica de hemi-ressecção-interposição deve ser utilizada quando a fibrocartilagem triangular está íntegra ou pode ser reconstruída. A cirurgia de Sauvé-Kapandji está indicada quando a fibrocartilagem não pode ser reconstruída ou existe variação ulnar positiva maior que 5mm.[53] Preferimos utilizar a técnica de Sauvé-Kapandji.

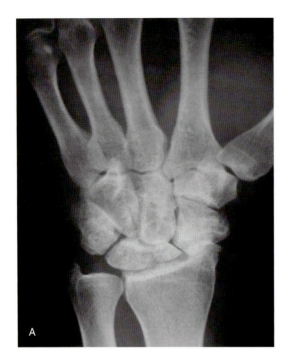
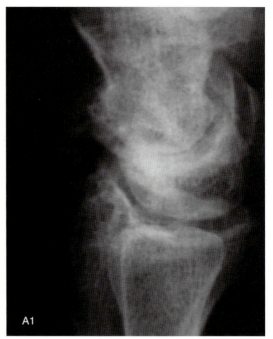
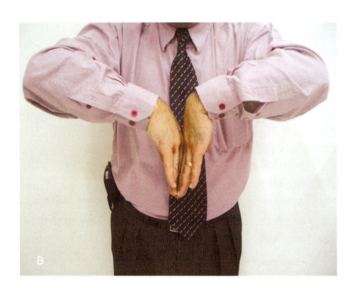
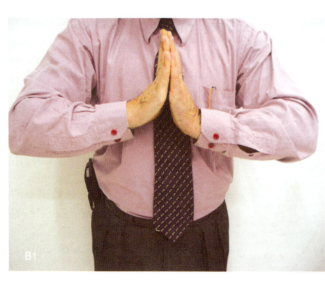
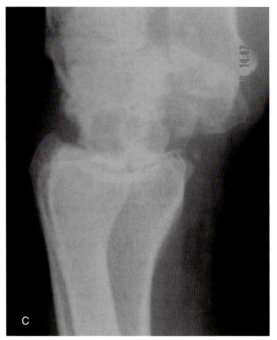

Figura 16.10A. Raios-X de frente e perfil do punho mostrando osteoartrite das articulações radiocárpica e mediocárpica conseqüente a pseudo-artrose do escafóide (SNAC). **B.** Resultado com 2 anos de evolução pós-carpectomia. **C.** Raios X de perfil do punho com 2 anos de evolução.

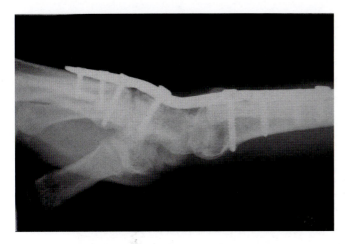 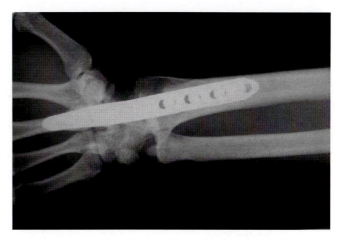

Figura 16.11 Raios-X de frente e perfil do punho mostrando artrodese total do punho realizada com placa e parafusos.

DIAGNÓSTICO DIFERENCIAL

O diagnóstico diferencial depende da localização. A IFP é freqüentemente acometida na artrite psoriática e na síndrome de Reiter. Não é rara na artrite reumatóide (AR). A IFP é mais afetada na AR. O diagnóstico diferencial com a OA da articulação trapeziometacarpiana deve ser realizada com a tenossinovite estenosante de De Quervain. Nos casos de destruição articular, pensar em artrite gotosa. Nestes casos, são importantes os testes laboratoriais, incluindo VHS, fator reumatóide, dosagem de ácido úrico e hemograma.[54]

CONDIÇÕES ASSOCIADAS

Três condições estão freqüentemente associadas à OA primária: as tenossinovites estenosantes dos flexores (dedos em gatilho) e do primeiro túnel extensor (De Quervain) e a síndrome do túnel do carpo. O tratamento destas condições deve ser realizado conjuntamente com o tratamento da OA.

REFERÊNCIAS

1. Albertoni WM, Leite VM, Faloppa F, Galbiatti JA. Prótese total de De la Caffinière no tratamento da rizartrose do polegar. *Rev Bras Ortop* 1992; *27*:581-6.
2. Lawrence RC, Helmick CG, Arnett FC *et al*. Estimates of the prevalence of arthritis and selected musculoskeletal disorders in the United States. *Arthritis Rheum* 1998; *41*(5):778-99.
3. Chung CB, Frank LR, Resnick D. Cartilage imaging techniques: current clinical applications and state of the art imaging. *Clin Orthop Relat Res* 2001;*391*(suppl):S370-8. Review.
4. Faloppa F, Belloti JC. Tratamento clínico da osteoartrose: evidências atuais. *Rev Bras Ort* 2006; *41*:47-53.
5. Kiefhaber TR, Stern PJ, Grood ES. Lateral stability of the proximal interphalangeal joint. *J Hand Surg* 1986; *11*:661-6.
6. Hume MC, Gellman H, McKellop H *et al*. Functional range of motion of the joints of the hand. *J Hand Surg* 1990; *15A*(2):240-3.
7. Culver JE, Fleegler. Osteoarthritis of the distal interphalangeal joint. *Hand Clin* 1987; *3*:385-402.
8. Littler JW, Herndon JH, Thompson JS. Examination of the hand. In: Converse JM (ed.) *Reconstructive plastic surgery*. Vol. 6, 2 ed., Philadelphia: WB Saunders, 1977:2971-4.
9. Stern PJ, Ho S. Osteoarthritis of the proximal interphalangeal joint. *Hand Clin* 1987; *3*:405-12.
10. Zancolli EC, Cozzi EP. Articulación trapeciometacarpiana (anatomia y mecánica). In: *Atlas de anatomia quirúrgica de la mano*. 1 ed., Buenos Aires, 1994:493-510.
11. Pardini JAG, Villela EA. Osteoartrite carpometacárpica do polegar: estudo comparativo entre artroplastia de interposição tendinosa, artrodese e ligamentoplastia. *Rev Bras Ortop* 1995; *30*:219-26.
12. Eaton RG, Littler JW. Ligament reconstruction for the painful thumb carpometacarpal joint. *J Bone Joint Surg* (Am) 1973; *55*:1655-65.
13. Eaton RG. Editorial – Surgical management of basal joint disease of the thumb. *J Hand Surg* (Br) 1991; *16*:368-9.
14. Kleinmann WB, Eckenrade JF. Tendon suspension sling arthroplasty for thumb trapeziometacarpal arthritis. *J Hand Surg* (Am) 1991; *16*:983-91.
15. Uriburu IJF, Olazábal AE, Ciaffi M. Trapeziometacarpal osteoarthritis: surgical technique and results of "stabilized resection-arthroplasty". *J Hand Surg* (Am) 1992; *17*:598-604.
16. Molitor PSA, Emery RJH, Meggitt BF. First metacarpal osteotomy for carpo-metacarpal osteoarthritis. *J Hand Surg* (Br) 1991; *16*:424-7.
17. Gervis WH. Excision of the trapezium for osteoarthritis of the trapeziometacarpal joint. *J Bone Joint Surg* (Br) 1949; *31*:537-9.
18. Murley AHG. Excision of the trapezium in osteoarthritis of the first carpo-metacarpal joint. *J Bone Joint Surg* (Br) 1960; *42*:502-7.
19. Froimson AI. Tendon arthroplasty of the trapeziometacarpal joint. *Clin Orthop* 1970; *70*:191-9.

20. Glickel SZ, Kornstein AN, Eaton RG. Long-term follow-up of trapeziometacarpal arthroplasty with coexisting scaphotrapezial disease. *J Hand Surg* (Am) 1992; *17*:612-20.

21. Ulson HJR, Dadalt Fº LG, Sabongi Neto JJ, Abdala LM. Tratamento da rizartrose do polegar com artroplastia de ressecção e interposição muscular. *Rev Bras Ortop* 1989; *24*:119-27.

22. Amadio PC, De Silva SP. Comparison of the results of trapezio metacarpal arthrodesis and arthroplasty in men with osteoarthritis of the trapeziometacarpal joint. *Ann Chir Main* 1990; *9*:358-63.

23. Pardini AG, Lazaroni AP, Tavares KE. Compression arthrodesis of the carpometacarpal joint of the thumb. *Hand* 1982; *14*:291-4.

24. Amadio PC, Millender LH, Smith RJ. Silicone spacer or tendon spacer for trapezium resection arthroplasty – Comparison of results. *J Hand Surg* (Am) 1982; *7*:237-44.

25. Lussiez B, Canovas F, Lenoble E *et al.* Les implants trapéziens de Swanson – Résultats de 1'étude multicentrique. *Ann Chir Main* 1990; *9*:198-202.

26. Swanson AB. "Afecciones de las articulaciones del pulgar y su tratamiento quirurgico incluyendo artroplastias con prótesis flexible. *In: Mano – Biblioteca de Ortopedia y Traumatologia.* Buenos Aires: Panamericana, 1974:11-30.

27. Albertoni WM, Leite VM, Faloppa F. Osteoartrite na mão. *In:* Pardini Jr. AG. *Cirurgia da mão – Lesões não-traumáticas.* Rio de Janeiro: MEDSI, 1990: *9*:226-35.

28. Moutet F, Lignon J, Oberlin C *et al.* Les prothèses totales trapézo-métacarpiennes – Résultats de 1'étude multicentrique. *Ann Chir Main* 1990; *9*:189-94.

29. Badia A, Khanchandani P. Treatment of early basal joint arthritis using a combined arthroscopic debridement and metacarpal osteotomy. *Tech Hand Up Extrem Surg* 2007; *11*(2):168-73.

30. Saffar PH, Goffin D, Galbiatti A. La dynamique de la première colonne dans la rhizarthrose. *Ann Chir Main* 1990; *9*: 212-8.

31. Froimson AJ. Tendon arthroplasty of the trapeziometacarpal joint. *Clin Orthop* 1970; *70*:191-9.

32. Dell PC, Muniz RB. Interposition arthroplasty of the trapeziometacarpal joint for osteoarthritis. *Clin Orthop* 1987; *220*:27-34.

33. Thompson JS. Surgical treatment of trapeziometacarpal arthrosis. *Adv Orthop Surg* 1986; *10*:105-20.

34. Thompson JS. Suspensioplasty. *J Orthop Surg Technol* 1989; *4*:1-13.

35. Martins FC, Angelini LC, Leal Jr. JG, Faria B. Tratamento da artrose da articulação do trapézio metacarpiano do polegar pela técnica da suspensoplastia de Thompson modificada. *Rev Bras Ortop* 1998; *33*:230-84.

36. Zancolli EA, Arrazola FD, Zancolli ER. Arthrosis trapecio metacarpiana. Capsuloplastia con estabilización metacarpica activa. *Rev Soc Arg Cir Mano* 1981; *1*:13-22.

37. Paula EJL, Mattar Jr. R, Okane S *et al.* Rizartrose do polegar: resultados da artroplastia de ressecção e estabilização ativa. *Rev Bras Ortop* 1996; *31*:237-9.

38. Rezende MR, Scheker L, Mattar Jr. R *et al.* Nova técnica cirúrgica para o tratamento da artrite trapezometacarpiana. *Rev Bras Ortop* 1998; *33*:982-6.

39. Muller GM. Arthrodesis of the trapezio-metacarpal joint for osteoarthritis. *J Bone Joint Surg* (Br) 1949; *31*:540-2.

40. Swanson AB. Disabling arthritis of the base of the thumb. *J Bone Joint Surg* 1969; *54*:456-71.

41. Peimer CA. Long-term complications of trapeziometacarpal silicone arthroplasty. *Clin Orthop* 1987; *220*:86-97.

42. Watson HK, Ballet FL. The "slac wrist": scapho lunate advanced collapse pattern of degenerative arthritis. *J Hand Surg* (Am) 1984; *9*:358-65.

43. Watson HK. Limited wrist arthrodesis. *Clin Orthop* 1980; *149*:126-36.

44. Watson HK, Goodman ML, Johnson TR. Limited wrist arthrodesis: Part 2. Intercarpal and radiocarpal combinations. *J Hand Surg* 1981; *6*:223-33.

45. Green DP. Proximal row carpectomy. *Hand Clin* 1987; *3*:163-8.

46. Salomon GD, Eaton RG. Proximal row carpectomy with partial capitate resection. *J Hand Surg* (Am) 1996; *21*:2-8.

47. Legré R. Etude multicentrique de 143 cas de résection de la première rangée des os du carpe. *Ann Chir Main* 1992; *4*:257-63.

48. Schernberg F. Intérêts et limites de la résection arthroplastique de la première rangée du carpe dans les formes évoluées, stade IIIb et IV, de pseudoarthrose du scaphoïde carpien. *Rev Chir Orthop Traumatol* 1988 ; *74*:735-7.

49. Silva JB, Del Rio JT, Fernandes HF *et al.* Carpectomia proximal do carpo na artrose radiescafolunar. *Rev Bras Ortop* 1999; *32*:894-8.

50. Freitas AD, Pardini Jr. AG, Tavares KE, Aguilar RM. Denervação do punho. *Rev Bras Ortop* 1993; *28*(4):176-8.

51. Buck-Gramcko D. Denervation of the wrist joint. *J Hand Surg* 1977; *2*:54-61.

52. Dap F. L'artrodèse du poignet: alternative à la résection de la première rangée des os du carpe? *Ann Chir Main* 1992; *4*: 285-91.

53. Minami A, Iwasaki N, Ishikawa J *et al.* Treatments of osteoartritis of the distal radioulnar joint: long-term results of three procedures. *Hand Surg* 2005; *10*(2-3):243-8.

54. Fernandes CH, Albertoni WM. Osteoartrite da mão e punho. *In:* Faloppa F, Albertoni WM (eds.). *Guias de medicina ambulatorial e hospitalar da UNIFESP-EPM. Ortopedia e Traumatologia.* São Paulo, 2007:125-34.

CAPÍTULO 17

Gota

Arlindo G. Pardini Jr.
Afrânio Donato de Freitas

Gota é uma alteração congênita do metabolismo da purina, provavelmente causada por uma formação excessiva de ácido úrico em forma de cristais de sódio que são depositados em vários tecidos mesenquimais e provocam uma reação inflamatória nos tecidos afetados.[1] Este depósito de urato é chamado de tofo. Os tofos são, geralmente, lobulares e contêm cristais de urato entremeados com fibroblastos, células polimorfonucleares, linfócitos, células plasmáticas e células gigantes tipo corpo estranho.

Tofos gotosos têm predominância em tecidos pouco vascularizados, como cartilagem, osso epifisário, membrana sinovial, bursas, ligamentos e tendões[2] (Figura 17.1). Por outro lado, os tofos estão caracteristicamente ausentes nos músculos e nervos e também em órgãos como fígado, pulmões e baço.

Na artrite gotosa, as lesões características são depósitos de urato nas estruturas articulares e periarticulares. Estes são mais freqüentes nas articulações periféricas das extremidades das mãos e dos pés. Nas articulações maiores, estas alterações são mais leves ou ausentes. É clássica a artrite gotosa do hálux, recebendo o nome de podagra,[3] porém um terço dos pacientes não apresenta comprometimento nas articulações dos pés.[4]

Tendões são freqüentemente envolvidos na gota, e as lesões podem ser apenas pequenos nódulos fusiformes ou representar comprometimento mais extenso com infiltração maciça do tendão (Figura 17.2).

A pele sobre as lesões pode ulcerar-se e levar à ocorrência de drenagem da substância caseosa dos tofos, podendo também haver infecção secundária, causando um problema difícil e crônico (Figura 17.3).

A gota ocorre mais freqüentemente em homens (90% a 95%% dos pacientes são do sexo masculino).

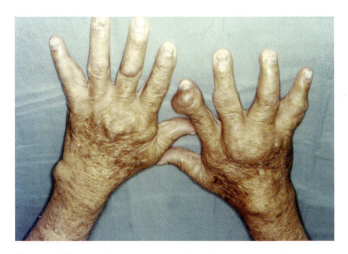

Figura 17.1 Artrite gotosa nas mãos. Observar os tofos no dorso dos punhos, MF, IFP e IFD.

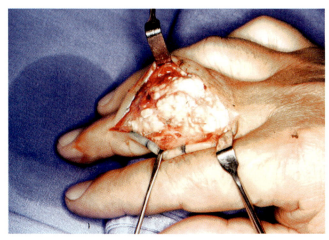

Figura 17.2 Notar a extensa infiltração de sais de urato no mecanismo extensor no dorso da articulação IFP.

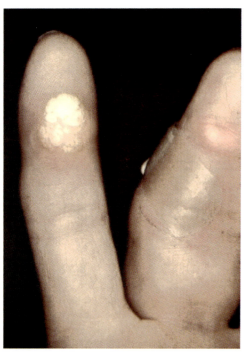

Figura 17.3 Extravasamento do conteúdo do tofo volarmente à articulação IFD do indicador.

Em mulheres, o acometimento ocorre, geralmente, após a menopausa; nos homens, é mais freqüente após a puberdade.[1]

Quanto à etiologia, acreditava-se que a gota estaria relacionada ao alto padrão de vida e à ingestão exagerada de álcool, porém, atualmente, sabe-se que a doença é o resultado de alteração congênita do metabolismo, que resulta em uma produção excessiva de ácido úrico. É alta a incidência familiar.

A gota pode apresentar-se em quatro estágios: aumento do conteúdo de ácido úrico no sangue (hiperuricemia) assintomático, artrite gotosa aguda, gota intercrítica e gota tofácea crônica.[3] O primeiro estágio não deveria ser considerado como gota, pois não existem artrite nem tofos. Dos pacientes neste estágio, apenas cerca de 20% evoluem para gota dentro de um período de até 20 anos de evolução.[4]

ARTRITE GOTOSA AGUDA

O quadro clínico típico desta fase caracteriza-se por início rápido de intensa dor articular associada a vermelhidão e aumento de temperatura na mão, no punho ou, com mais freqüência, na articulação metatarsofalângica (MF) do hálux, podendo estar presentes com febre e leucocitose.[5] O diagnóstico diferencial deve ser feito, principalmente, com artrite séptica e artrite reumatóide aguda.

Os fatores precipitantes da crise aguda podem ser a ingestão de alimentos ricos em purina (como fígado, rins, moela, carne de porco, enlatados etc.) ou bebidas alcoólicas (principalmente vinho tinto). Outros fatores responsáveis pelo ataque agudo de gota podem ser cirurgias, infecções, radioterapia, estresses físicos ou emocionais e uso de diuréticos, entre outros.

Em 85% a 90% dos casos, o primeiro ataque ocorre em uma única articulação, geralmente à noite.[3] Os sintomas no ataque agudo de gota podem durar de poucas horas até 5 a 10 dias; logo após, é característica uma descamação sobre o local da inflamação.

Na fase aguda da gota, os exames de laboratório podem mostrar leucocitose, aumento de hemossedimentação, albuminúria e, freqüentemente, elevação do ácido úrico sérico. A elevação apenas do ácido úrico pode não ser diagnóstica de gota, pois esta pode ser devida ao uso de certos medicamentos, como salicilatos, corticóides, fenilbutazona e alguns anticoagulantes. Por outro lado, um índice de ácido úrico normal no sangue não descarta o diagnóstico de gota. Em caso de derrame articular, o exame do líquido sinovial com presença de cristais de urato fornece um diagnóstico preciso de gota. O quadro radiográfico nesta fase não é específico, podendo mostrar apenas aumento de partes moles, que cede quando o ataque agudo regride (Figura 17.4).

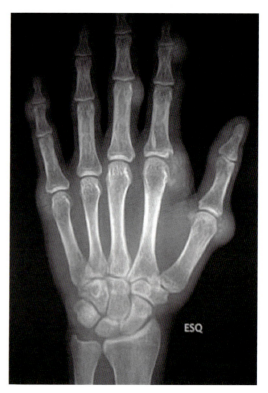

Figura 17.4 Radiografia da mão mostrando abaulamento de partes moles pelos tofos gotosos.

ARTRITE GOTOSA INTERCRÍTICA E CRÔNICA

Segundo Brody e cols., a gota intercrítica é aquela que corresponde ao período quiescente entre os ataques agudos.[3] Se não tratado, o paciente pode apresentar estes ataques com mais freqüência e as manifestações tornam-se poliarticulares e mais graves, passando à fase crônica da doença. Os cristais de urato são depositados nas porções superficiais da cartilagem articular, na cápsula, na sinovial e nos tecidos periarticulares, como tendões e osso subcondral, surgindo então os tofos gotosos (Figura 17.5). O tofo pode aumentar de volume e comprimir os tecidos moles adjacentes, ou até mesmo infiltrar-se na pele e ulcerá-la, liberando uma pasta esbranquiçada (Figura 17.6). Nos tendões, estas lesões podem caracterizar-se por um discreto nódulo fusiforme ou apresentar uma infiltração maciça e disforme, o que torna difícil a individualização das fibras tendinosas. Não há invasão de nervos ou vasos, porém estes podem ser comprimidos pelo volume do tofo, como na sua ocorrência no túnel do carpo, ocasionando compressão do nervo mediano.

O diagnóstico nesta fase é baseado na história e na evolução da doença, que apresenta ataques agudos intermitentes de artrite com períodos de remissão. O exame físico mostra os tofos periarticulares que, quando ulceram, confirmam o diagnóstico clínico. Os exames laboratoriais são muito úteis e semelhantes aos utilizados na fase aguda. Hiperuricemia ocorre freqüentemente, mas o nível sangüíneo do ácido úrico não é alterado pela fase da doença.[2]

O quadro radiográfico é típico. Podem surgir erosões nos ossos do carpo,[6] porém a alteração radiográfica típica é a lesão "em saca-bocado" periarticular (Figuras 17.7 e 17.8). O espaço articular é preservado até nos estágios mais avançados, quando ele se estreita e assemelha-se ao da artrite reumatóide.[3]

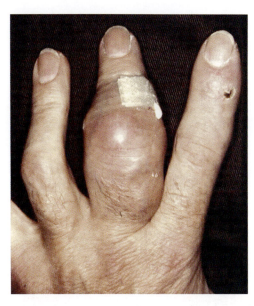

Figura 17.6 Tofo gotoso com infiltração subdérmica e fistulização com drenagem de material caseoso de urato.

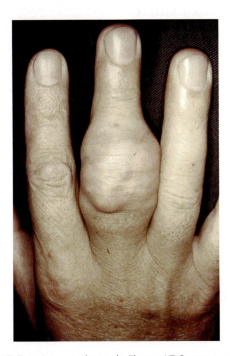

Figura 17.5 Mesmo paciente da Figura 17.2, mostrando grande abaulamento provocado pelo tofo na articulação IFP do dedo médio.

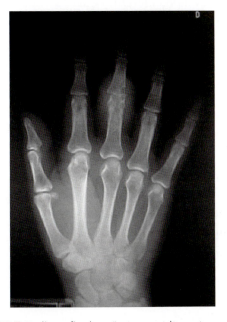

Figura 17.7 Radiografia da mão com artrite gotosa da articulação IFP. Notar a diminuição do espaço articular e as lesões tipo "saca-bocado" na região epifisária.

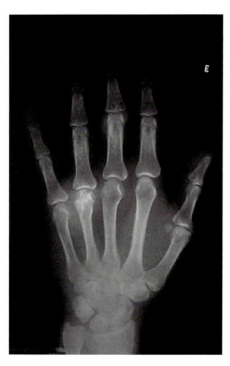

Figura 17.8 Radiografia da mão mostrando alterações articulares nas articulações MF do polegar e do anular e na IFP do dedo médio.

TRATAMENTO

O tratamento da gota na mão depende do estágio da doença, e deve ser orientado por reumatologista familiarizado com a patologia e com as drogas existentes. No estágio inicial de hiperuricemia assintomática, há controvérsia na literatura quanto à necessidade de tratamento destes pacientes.[3] É muito pouco provável que estes casos se apresentem no consultório do cirurgião de mão.

Na artrite gotosa aguda, a prioridade do tratamento é o alívio mais rápido possível da inflamação e da dor. Nesta fase, a preferência é pelo uso de antiinflamatórios não-hormonais. O fator determinante para um bom resultado terapêutico não é qual antiinflamatório usar, mas sim a precocidade com que a terapia é iniciada.[7,8] Outro medicamento também usado na fase aguda é a colchicina, mas cuidado deve ser tomado, pois ela pode provocar efeitos colaterais, como náusea, vômitos e diarréia. Corticóides são outras drogas descritas para uso sistêmico ou intra-articular nos ataques agudos de artrite gotosa. Além dos medicamentos, deve-se recomendar repouso para a articulação afetada, com imobilização por meio de talas gessadas e elevação do membro.

Uma vez debelado o ataque agudo, o que leva cerca de 4 semanas, deve-se iniciar o tratamento da hiperuricemia. Portanto, a estratégia do tratamento clínico de gota deve consistir em tratar a fase aguda inicial, evitar ataques futuros, diminuir a deposição de uratos nos tecidos e evitar a formação de cálculo renal.

Na fase crônica, para diminuir o nível de ácido úrico no sangue, várias drogas são utilizadas. A colchicina pode ser continuada por vários meses, lembrando-se sempre dos seus efeitos colaterais. Outros agentes uricosúricos ou inibidores da xantina oxidase (uma enzima que entra no metabolismo das purinas) também são recomendados. Alopurinol é o agente preferido por causa de sua segurança e facilidade de uso, porém existem casos relatados de reação alérgica grave e outros efeitos colaterais que exigem a descontinuidade do tratamento. Neste caso, outras drogas uricosúricas, como probenecide, podem ser utilizadas,[7,8] lembrando sempre que é importante o controle da função renal em pacientes que usam estas drogas.

Outro fator importante no tratamento da fase crônica de gota, além dos medicamentos, é a prevenção dos ataques agudos. Para isso, o controle da dieta é fundamental. A ingestão de álcool, principalmente vinhos, deve ser restringida, pois ele pode estimular o aumento da produção de purina, assim como devem ser evitados alimentos ricos em purinas, conforme relatado anteriormente.

Tratamento cirúrgico da gota na mão e no punho

A indicação cirúrgica na gota só é feita na fase crônica da doença, quando alterações irreversíveis já ocorreram e quando o tratamento clínico fracassou. Mesmo nas fases crônicas, os tofos podem diminuir de volume e as áreas císticas nos ossos podem recalcificar-se com tratamento apropriado; portanto, não se deve indicar cirurgia sem antes submeter o paciente a um tratamento clínico bem supervisionado. O ideal é aguardar de 6 a 12 meses após a terapia medicamentosa para se considerar o tratamento operatório. Apenas cerca de 5% destes pacientes evoluem para cirurgia.[2]

A cirurgia, em geral, está indicada para ressecar ou diminuir o volume do tofo, melhorar o deslizamento dos tendões, descomprimir nervos, melhorar o movimento, estabilizar articulações e aliviar a dor.[9] Em casos mais dramáticos, especialmente os complicados por infecção, cirurgia extrema, como amputação de um raio digital, pode ser necessária.[2,10]

Na mão, os tendões extensores próximos às articulações metacarpofalângicas (MF) e interfalângicas proximais (IFP) são as estruturas afetadas com mais freqüência. Às vezes, o depósito de urato é tão infiltrado na estrutura do tendão que torna impossível a identificação de suas fibras. No dorso da articulação MF, o tofo é mais bem abordado por meio de uma incisão transversa e, no dorso da IFP, uma incisão longitudinal oblíqua possibilita uma exposição satisfatória das estruturas. A infiltração tendinosa é tão grande que não é prático nem necessário remover todo o material tofáceo desta estrutura, o que, aliás, é impossível. Deve-se fazer uma curetagem suave e irrigar abundantemente os tecidos evitando lesão que possa prejudicar permanentemente a função do dedo. Quando houver lesão óssea associada, a curetagem cuidadosa desta lesão deverá ser feita no mesmo tempo da cirurgia sobre partes moles. Estas cavidades costumam ser posteriormente ossificadas, sem necessidade de enxerto ósseo.[2,3]

Na articulação interfalângica distal (IFD), o aparecimento de tofo gotoso pode ser o primeiro sinal de gota e, em pacientes idosos, está associado a alterações degenerativas.[11] Na fase aguda, a aspiração articular pode trazer grande alívio da dor. A punção deve ser realizada em área de pele não envolvida. Na fase crônica, e em presença de instabilidade articular, a artrodese é uma boa opção (Figura 17.9).

Na pele, quando a camada subdérmica é invadida, apresentando tofos que eventualmente se rompem para o exterior, é impossível remover todo o material infiltrado. Straub e cols. recomendam muita cautela no tratamento cirúrgico, para evitar necrose de pele. Orientam a remoção do tofo central maior e a compressão manual do tecido adjacente, devendo-se evitar o levantamento de qualquer retalho de pele nesta área infiltrada.[2,12]

O comprometimento dos tendões flexores é menos comum.[13] Quando ocorre um tofo volumoso em um ou mais tendões flexores superficiais, nota-se a tumefação na face anterior do punho (Figura 17.10). Esta massa de tendão pode limitar o movimento dos dedos devido ao bloqueio pelo ligamento transverso do carpo e ocasionar um efeito "gatilho", com ressalto à flexoextensão dos dedos. Além disso, uma síndrome do túnel do carpo pode ocorrer devido à compressão do nervo mediano pelo tofo do tendão flexor superficial. Nestes casos, impõem-se a abertura do ligamento transverso do carpo e a ressecção da massa tofácea. Todo o segmento do tendão flexor superficial deve ser removido e, se o flexor profundo estiver infiltrado, o que em geral só ocorre parcialmente, é possível a curetagem do material tofáceo e, conseqüentemente, a preservação da flexão dos dedos (Figura 17.11).

Nas articulações do carpo, não é muito freqüente o acometimento da gota. Lesões ósseas e ligamentares são raramente mencionadas na literatura. Poelzer e cols. relataram cinco pacientes com dor no punho associada a gota, três dos quais tinham lesões líticas múltiplas nos ossos do carpo e dois tinham rotura do ligamento escafossemilunar.[14] A indicação de cirurgia no carpo é dependente da resposta ao tratamento clínico e da sintomatologia específica da lesão.

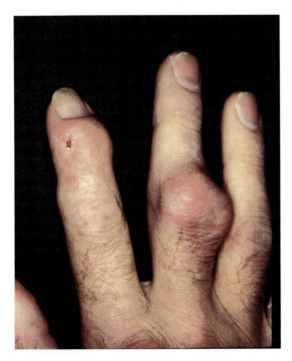

Figura 17.9 Além das articulações IFP, as distais também podem ser envolvidas na artrite gotosa.

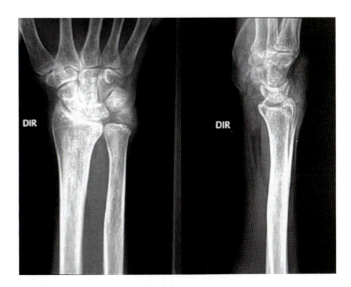

Figura 17.10 Radiografia posteroanterior e em perfil do punho em paciente portador de gota. Notar o abaulamento de partes moles provocado pelo tofo no dorso e na face volar. O paciente tinha um quadro clínico de dor e de síndrome do túnel do carpo.

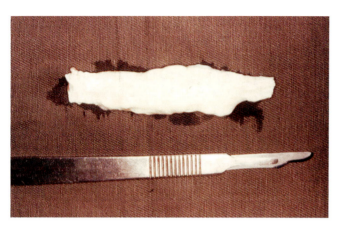

Figura 17.11 Tofo gotoso nos tendões flexores superficiais. O segmento afetado foi ressecado (os flexores profundos estavam íntegros). Foto da peça do mesmo paciente da Figura 17.10.

A cirurgia de gota deve ser cercada de muitos cuidados. Como a agressão cirúrgica pode desencadear um ataque agudo da doença, deve-se prescrever colchicina pelo menos 2 dias antes e depois da operação. É aconselhável o uso de antibióticos, principalmente nos casos em que já ocorreu drenagem espontânea do tofo, devido ao risco de infecção.

A cicatrização da ferida no pós-operatório é boa, porém demorada. É comum a drenagem de urato pela ferida, mas estas fístulas cicatrizam espontaneamente 1 a 2 meses após a cirurgia.

REFERÊNCIAS

1. Aegerter E, Kirkpatrick JA. *Orthopedic diseases.* W.B. Saunders Co., 1968:729-35.
2. Straub LR, Smith JW, Carpenter GK, Dietz GH. The Surgery of gout in the upper extremity. *J Bone Joint Surg* 1961; *43*:731-52.
3. Brody GA, Chase RA, Hentz VR. The upper extremity in gout. *In: Flynn's hand surgery.* 4ed., Williams and Wilkins, 1991:429-38.
4. Wortman RL. Management of hyperuricemia. *In:* Koopman WJ (ed.) *Arthritis and allied conditions. A textbook of rheumatology.* 13ed., Williams and Wilkins, 1977:2073-83.
5. Hollander JW, McCarthy DJ. *Arthritis and allied conditions* 8ed., Lea and Febiger, 1972.
6. Poznanski AK. *The hand in radiologic diagnosis.* W.B. Saunders Co., 1974:524-6.
7. Schlezinger N. Management of acute and chronic gout arthritis: present state-of-the-art. *Drugs* 2004; *64*:2399-416.
8. Hoskison TK, Wortman RL. Advances in the management of gout and hyperuricemia. *Scand J Rheumatol* 2006; *35*:251-60.
9. Moor JR, Weiland AJ. Gout tenosynovitis in the hand. *J Hand Surg* 1985; *10*:291-5.
10. Ertugrul SE, Guzel VB, Takka S. Surgical management of tophaceous gout in the hand. *Arch Orthop Trauma Surg* 2000; *120*:482-3.
11. Mudgal CS. Management of tophaceous gout of the distal interphalangeal joint. *J Hand Surg* 2006; *31*:101-3.
12. Fitzgerald BT, Setty A, Mudgal CS. Gout affecting the hand and wrist. *J Am Acad Orthop Surg.* 2007; *15*:625-35.
13. Weniger FG, Davison SP, Risin M *et al.* Gout flexor tenosynovitis of the digits: report of three cases. *J Hand Surg* 2003; *28*:669-72.
14. Poelzer C, Hildebrand KA. Gout of the wrist. *J Am Soc for Surg of the Hand.* 2004; *4*:256-65.

CAPÍTULO 18

HANSENÍASE

Parte A

Generalidades e Abordagem Clínica

Maria Aparecida de Faria Grossi

Hanseníase é uma doença infecciosa de evolução crônica, causada pelo bacilo de Hansen (*Mycobacterium leprae*), com predileção pela pele e nervos periféricos, e caracterizada por manifestações clínicas típicas, tornando o seu diagnóstico simples na maioria dos casos, embora ela possa ser confundida com outras neuropatias e outras dermatoses.

A hanseníase, embora não represente causa básica de óbito, destaca-se entre as morbidades que originam incapacidades, e milhões de pacientes ainda sofrem com as suas seqüelas.

Embora ocorra em todas as classes sociais, é conhecida a maior incidência nas classes socioeconômicas baixas, onde a multiexposição está ligada a baixos níveis de instrução, moradia e nutrição. O combate à miséria, às más condições de vida e ao baixo padrão sanitário é medida que deverá estar associada ao controle da hanseníase.

A hanseníase acomete pessoas de ambos os sexos, porém são citadas grandes diferenças na detecção de casos de hanseníase em homens e mulheres. Os homens são conhecidos por apresentarem as formas mais graves e sofrerem mais deformidades. Embora fatores biológicos pareçam desempenhar papel importante, protegendo a mulher da hanseníase, bem como de outras infecções, acredita-se que, além dos biológicos, os fatores socioculturais, econômicos e os referentes aos serviços de saúde são igualmente relevantes.

Embora a hanseníase ocorra em todas as idades, é doença de adulto jovem e do adulto, com maior número de casos na faixa etária que varia de 20 a 50 anos. O aparecimento da hanseníase em menores de 15 anos de idade indica a precocidade da exposição ao agente etiológico, determinada pelo maior nível de endemicidade.

A prevalência da hanseníase registrada pela Organização Mundial de Saúde (OMS) em 2006 foi de 224.717 casos, com 259.017 casos novos diagnosticados naquele ano, dos quais 6,8% foram detectados tardiamente, já com deformidades nos olhos, mãos e/ou pés. A hanseníase permanecia endêmica no Brasil, Congo, Moçambique e Nepal, particularmente nos segmentos mais pobres da sociedade.

Em 2006, o Brasil diagnosticou 44.436 casos novos, significando uma taxa de detecção de 2,4 novos casos para cada 10 mil habitantes, 7,9% dos quais foram diagnosticados com deformidades. O registro ativo de casos no Brasil, naquele ano, foi de 60.567 doentes, o que representou 3,2 doentes por 10 mil habitantes na prevalência.

Dados atualizados e outras informações encontram-se nos *websites* www.saude.gov.br e www.who.int/lep/, dentre outros.

Um caso de hanseníase é definido pela OMS como o de uma pessoa que apresenta uma ou mais das seguintes características e que requer quimioterapia: lesão(ões) de pele com alteração de sensibilidade, acometimento de nervo(s) com espessamento neural e baciloscopia positiva.

As lesões cutâneas podem apresentar-se como manchas hipocrômicas, eritemato-hipocrômicas, eritematosas, infiltrações, nódulos, tubérculos, lesões foveolares ou pré-foveolares, placas eritematovioláceas, com presença ou ausência de distúrbio de sensibilidade, perda de pêlos e alteração da sudorese.

As alterações neurológicas podem ocorrer tanto nos ramos superficiais da pele como nos nervos periféricos, levando a distúrbios de sensibilidade, inicialmente hiperestesia e, depois, hipoestesia e anestesia. O envolvimento de fibras motoras resulta em incapacidades e deformidades em mãos, pés e olhos. O acometimento das fibras autonômicas pode levar, ainda, à alopecia e à anidrose. Os nervos mais acometidos pelo bacilo de Hansen são: ramo oftálmico do trigêmeo, facial, auricular, radial, ulnar, mediano, radial cutâneo, fibular comum, sural e tibial. Na ausência de diagnóstico e tratamento oportunos, essas alterações podem agravar-se.

Nas formas multibacilares, outros órgãos e estruturas, além da pele e dos nervos periféricos, poderão estar comprometidos pela presença do bacilo ou por processos inflamatórios reacionais, como mucosa, linfonodos, olhos, testículos, fígado, rins, ossos e outros.

Cerca de 70% dos casos de hanseníase podem ser diagnosticados com base em lesões cutâneas com perda da sensibilidade, porém 30% dos pacientes, incluindo muitos multibacilares, não apresentam estes sinais clínicos. A demora na detecção desse grupo de pacientes pode ser a maior causa da continuidade da transmissão da doença.

O diagnóstico, a classificação correta e a interpretação das várias manifestações clínicas tornam-se indispensáveis para o tratamento e o controle da hanseníase. O diagnóstico tardio aumenta a chance de a doença disseminar-se para a comunidade, além de propiciar maior risco de deformidades.

A OMS adotou um método simplificado para a classificação da hanseníase, para fins de tratamento, baseado na contagem do número de lesões cutâneas. Os pacientes com até cinco lesões de pele são classificados como paucibacilares (PB) e aqueles com mais de cinco lesões cutâneas, como multibacilares (MB).

É fundamental que todos os profissionais de saúde, em todas as especialidades, reconheçam os sinais e sintomas iniciais da hanseníase, para propiciar diagnóstico e tratamento precoces e, quando necessário, o encaminhamento oportuno para a assistência de média e alta complexidades, incluindo a reabilitação cirúrgica.

TRANSMISSÃO

A hanseníase é transmitida, predominantemente, através da respiração, por um doente com a forma contagiosa, sem tratamento, para outra pessoa de seu convívio. A transmissão é tanto mais fácil quanto mais próximo e mais prolongado for o relacionamento, embora 90% a 95% da população tenha boa resistência imunológica contra o *M. leprae*. O período de incubação é, em média, de 2 a 7 anos.

A evolução da hanseníase depende da competência da imunidade celular do indivíduo infectado frente ao *M. leprae*. Aquele que apresenta resistência ao bacilo poderá evoluir para a cura espontânea ou para as formas PB, não contagiosas. Por outro lado, as pessoas infectadas que não possuam resistência poderão evoluir, se não tratadas, para as formas MB.

Os pacientes MB, sem tratamento, nem sempre com sinais clínicos aparentes, são considerados a fonte mais importante de infecção. Acredita-se que a principal porta de entrada e de saída do *M. leprae* seja a mucosa do trato respiratório, através de aerossóis e secreções nasais.

O homem é considerado o único reservatório natural do bacilo, embora haja relato de animais selvagens naturalmente infectados, como tatus e macacos. Contudo, sua importância na transmissão da doença ainda não foi definida.

O bacilo tem predileção pelas células de Schwann e pela pele, porém sua disseminação para outros tecidos pode ocorrer nas formas MB da doença, nas quais a imunidade celular não é eficiente, favorecendo a sua multiplicação. Assim, olhos, linfonodos, testículos, fígado e outros órgãos podem abrigar grande quantidade de bacilos. A resposta imunológica celular é capaz de destruir os bacilos no interior dos macrófagos. A produção de anticorpos específicos contra o *M. leprae* não participa na eliminação dos bacilos, pois os mesmos estão alojados dentro das células. Assim, as diferentes manifestações clínicas da hanseníase estão relacionadas com a resposta imune do hospedeiro.

Haseníase

DIAGNÓSTICO

O diagnóstico da hanseníase é clínico, e baseia-se na presença de um ou mais dos três sinais cardinais da doença: lesão(ões) de pele com alteração de sensibilidade, acometimento de nervo(s) com espessamento neural e baciloscopia positiva. Esta definição não inclui os casos curados com seqüelas. A baciloscopia negativa não afasta o diagnóstico de hanseníase.

O exame clínico dermatoneurológico deve ser realizado em local com boa iluminação, se possível natural, e atingir toda a superfície corpórea. Além da inspeção da pele, testam-se as sensibilidades térmica, dolorosa e tátil das lesões suspeitas, verificando-se, ainda, a presença de alopecia e anidrose. Devem ser examinados os nervos mais freqüentemente acometidos pelo *M. leprae*, verificando-se, por meio de palpação, a existência de dor, espessamento, forma, simetria, bem como alterações sensitivas, motoras e autonômicas na área inervada.

Embora 70% das lesões de pele dos pacientes com hanseníase apresentem diminuição da sensibilidade, as lesões cutâneas não-anestésicas (cerca de 30%) ocorrem em pacientes MB que são infectantes e têm maior risco de disseminar a hanseníase para a comunidade e de desenvolver incapacidades e recidivas que os PB.

Os critérios convencionais para confirmação laboratorial do diagnóstico são constituídos pelos exames baciloscópicos e histopatológicos que, além das restrições de aspecto operacional, só revelam a doença já polarizada e, em geral, já identificável por suas características clínicas.

A baciloscopia é o exame complementar mais útil no diagnóstico, sendo de execução simples e de custo relativamente baixo. A baciloscopia, quando positiva, demonstra diretamente a presença do *M. leprae* e indica o grupo de pacientes mais infectantes, entretanto, sua sensibilidade é baixa, pois raramente ocorre em mais de 50% dos casos novos diagnosticados e, algumas vezes, chega a 10%.

O raspado dérmico é coletado nas lesões suspeitas, nos lóbulos e nos cotovelos. A coloração é feita pelo método de Ziehl-Neelsen, e o resultado é expresso na forma de IB, numa escala que vai de 0 a 6+. A baciloscopia mostra-se negativa nos pacientes PB, indeterminados e tuberculóides, fortemente positiva

na forma virchowiana e de resultados variáveis nos dimorfos.

Vários testes sorológicos para detecção de anticorpos anti-*M. leprae* foram desenvolvidos, porém a sorologia não pode ser usada como teste diagnóstico para hanseníase, pois a grande maioria dos pacientes PB é soronegativa.

O diagnóstico dos casos de hanseníase **neural pura**, aqueles sem lesões cutâneas, raros em nosso meio, deve ser realizado em serviços de referência com grande experiência em hanseníase, sendo necessária anamnese atenciosa, incluindo a valorização da história epidemiológica, bem como cuidadoso exame dermatoneurológico, podendo ser úteis os estudos eletrofisiológicos e a biópsia do nervo. Para a biópsia de nervos são utilizados, principalmente, o cutâneo dorsal do ulnar, no dorso da mão, e o sural ou ramos do fibular superficial, no dorso do pé.

A hanseníase é uma doença de notificação compulsória em todo o território nacional. Ao diagnosticar um caso de hanseníase, o profissional deverá preencher a Ficha de Notificação, importante para estudos e análises epidemiológicas, por parte do próprio serviço local, distrito, município, região, estado, país e da OMS, para propiciar o planejamento e a avaliação das ações de controle.

CLASSIFICAÇÃO

Da interação entre o *M. leprae* e o ser humano resultam diferentes manifestações clínicas da hanseníase, com sinais e sintomas variados, decorrentes de diversos mecanismos fisiopatológicos, diferentes níveis de contagiosidade, variações na evolução e no prognóstico, originando inúmeras classificações ao longo de sua história. Serão mencionadas as mais freqüentes.

A classificação de Madri, de 1953, considera dois pólos estáveis e opostos: tuberculóide e virchowiano, e dois grupos instáveis: indeterminado e dimorfo, que, na evolução natural da doença, evoluiriam para um dos pólos. A hanseníase indeterminada é considerada a primeira manifestação clínica da doença, podendo curar ou evoluir para outra forma clínica, após período que varia de poucos meses até anos.

A OMS adota um método simplificado para a classificação da hanseníase, para fins de tratamento, baseado na contagem do número de lesões cutâneas. Os pacientes com até cinco lesões de pele são classificados como PB, e aqueles com mais de cinco lesões cutâneas, como MB.

Formas clínicas

Indeterminada

Manifestação inicial da doença, surge após período de incubação que varia, em média, de 2 a 5 anos, e pode passar despercebida por meses ou anos, podendo evoluir para a cura espontânea ou para outra forma clínica. Caracteriza-se por uma ou poucas manchas hipocrômicas, ou eritemato-hipocrômicas, com alteração de sensibilidade devido ao comprometimento dos ramos terminais da pele, sem acometimento dos nervos periféricos. A forma inicial pode manifestar-se apenas por áreas com distúrbios de sensibilidade, sem alteração da cor da pele. A baciloscopia é negativa.

Tuberculóide

Surge a partir da forma indeterminada não tratada, em indivíduos com boa resistência da imunidade celular. Apresenta tendência a não se disseminar, ficando limitada às áreas iniciais, podendo evoluir para a cura espontânea. Manifesta-se por uma ou poucas lesões eritemato-hipocrômicas, eritematosas, com bordas bem definidas ou discretamente elevadas ou micropapulosas, com marcada alteração da sensibilidade. O comprometimento dos anexos cutâneos pode levar à alopecia e à anidrose nas lesões e nas áreas acometidas, mesmo na ausência de manchas. Alguns nervos podem ser afetados. A baciloscopia é negativa.

Dimorfa

Trata-se da evolução de pacientes de hanseníase indeterminada, com resistência imunológica superior aos da forma virchowiana e inferior à forma tuberculóide. Manifesta-se por lesões eritematosas, eritematovioláceas, ferruginosas, infiltradas, edematosas, brilhantes, escamosas, com contornos internos bem delimitados e externos mal definidos (lesões foveolares), centro deprimido, aparentemente poupado, hipocrômicas ou de coloração normal da pele, hipoestésicas ou anestésicas.

O caráter instável da hanseníase dimorfa faz com que haja grande variedade em sua apresentação clínica, com pacientes com lesões semelhantes às bem delimitadas da hanseníase tuberculóide e/ou disseminadas da hanseníase virchowiana. Nódulos, infiltrações em face e pavilhões auriculares são comuns em dimorfos que se aproximam do pólo virchowiano, e lesões cutâneas menos numerosas e assimétricas são vistas naqueles que tendem para o pólo tuberculóide.

O acometimento de nervos periféricos e os estados reacionais são freqüentes. A baciloscopia pode ser negativa ou positiva com índice bacilar variável.

Casos de hanseníase, unicamente com comprometimento de nervo, sem lesões cutâneas, são chamados de hanseníase neural pura e podem ser encontrados nas formas tuberculóide e dimorfa. As manifestações neurais são, em geral, assimétricas, envolvendo um ou, algumas vezes, vários nervos periféricos. O nervo ulnar é o mais freqüentemente afetado. As alterações sensitivas, em geral, ocorrem mais precocemente que as motoras. Outras alterações incluem pele seca, anidrótica e a presença de fissuras e úlceras.

Virchowiana

Representa, em geral, a evolução de pacientes da forma indeterminada, não tratados, com pouca resistência da imunidade celular. As manchas, inicialmente hipocrômicas, tornam-se eritematosas, infiltradas e ferruginosas, disseminando-se simetricamente por todo o tegumento; surgem pápulas, nódulos, tubérculos, infiltrações em placas, acometendo com freqüência a face, as orelhas e as extremidades, levando à perda das sobrancelhas e dos cílios, a chamada madarose. Nos pacientes da forma virchowiana, ocorre o comprometimento dos nervos superficiais da pele, da inervação vascular e dos nervos periféricos, o que leva a deformidades de aparecimento mais tardio.

A hanseníase virchowiana é uma doença sistêmica com manifestações mucosas e viscerais importantes. Olhos, nariz, rins, fígado, baço, linfonodos, testículos, supra-renais e ossos podem ser envolvidos, determinando complicações na ausência de tratamento precoce e/ou adequado.

É freqüente e precoce o acometimento da mucosa nasal, dando sintomas semelhantes aos da gripe ou da rinite alérgica, entupimento nasal ou coriza e epistaxe; na ausência do tratamento específico e orientações adequadas, poderá evoluir para perfuração de septo e desabamento nasal. No diagnóstico tardio, outras mucosas podem ser acometidas pela presença do bacilo, levando à infiltração nos lábios, na língua, no palato, na faringe e na laringe.

As complicações oculares pela presença direta do bacilo ou indireta, por processo inflamatório nas reações, são freqüentes, como infiltração dos anexos, lagoftalmo (lesão do nervo facial), anestesia da córnea (lesão do nervo trigêmeo), entrópio, ectrópio, triquíase, conjuntivite, ceratite, irite, iridociclite, glaucoma, catarata, e podem ser evitadas com o tratamento precoce e orientações quanto aos autocuidados.

Hanseníase

A baciloscopia é fortemente positiva, e os casos sem tratamento constituem importante foco de disseminação da doença.

Episódios reacionais

A evolução crônica da hanseníase pode cursar, às vezes, com fenômenos agudos ou subagudos, devido à hipersensibilidade aos antígenos do *M. leprae*, chamados episódios reacionais, que guardam relação com a imunidade do indivíduo e, dependendo da intensidade e do órgão atingido, podem deixar seqüelas, se não precocemente diagnosticados e tratados adequadamente.

Cerca da metade dos pacientes com hanseníase desenvolve episódios reacionais durante o tratamento, enquanto 30% apresentam reações imunológicas após alta do tratamento específico, por período médio de até 5 anos.

Nos episódios reacionais são descritas as reações tipo I, ou reação reversa, e tipo II, ou eritema nodoso.

A reação tipo I ocorre nos pacientes da forma tuberculóide e do grupo dimorfo e tende a surgir mais precocemente, depois de iniciado o tratamento, entre o segundo e o sexto mês, especialmente nos doentes dimorfos. As lesões preexistentes ficam hiperestésicas, mais salientes, brilhantes e quentes, lembrando erisipela, e podem ocorrer necrose, ulceração e escamação ao involuírem. As neurites são freqüentes, e podem ser silenciosas, isto é, o dano neural ocorre sem dor ou espessamento do nervo. Os nervos mais freqüentemente acometidos são: ulnar, mediano, fibular e tibial. Os sintomas sistêmicos são poucos comuns.

A reação tipo II, ou eritema nodoso, aparece na forma virchowiana e em alguns dimorfos, em geral, associada a fatores precipitantes, como infecções intercorrentes, traumatismos, estresse físico ou psíquico, imunizações, gravidez, parto, diminuição da imunidade por exposição solar e uso de iodetos, dentre outros. Pode ser recidivante e ocorrer antes, durante e após o tratamento específico da hanseníase.

TRATAMENTO

O tratamento da hanseníase deverá ser feito em regime ambulatorial, independente da forma clínica, nos serviços de atenção primária à saúde, públicos ou privados, e, em caso de intercorrências clínicas e/ou cirúrgicas, decorrentes ou não da hanseníase, o paciente deverá ser internado em hospitais gerais.

A poliquimioterapia, recomendada pela OMS, padronizada e distribuída gratuitamente pelo Ministério da Saúde prevê a **alta por cura**, após seis doses mensais supervisionadas de rifampicina e doses diárias auto-administradas de dapsona em até 9 meses, para os pacientes PB, e 12 doses mensais supervisionadas de rifampicina, clofazimina e dapsona e doses diárias auto-administradas de clofazimina e dapsona em até 18 meses, para os MB.

A rifampicina é medicação com potente ação bactericida para o *M. leprae*, enquanto a dapsona e a clofazimina têm ação bacteriostática. Esta associação torna o esquema terapêutico eficaz com baixas taxas de recidiva. São medicamentos, em geral, bem tolerados pelos pacientes, e os efeitos adversos mais freqüentes não impedem a continuidade do tratamento.

Os pacientes deverão ser bem orientados sobre a possibilidade de ocorrência dos efeitos adversos dos medicamentos específicos e anti-reacionais e a procurar o serviço de saúde por ocasião de seu aparecimento.

Tratamento específico dos episódios reacionais

O diagnóstico oportuno e o tratamento adequado e precoce dos episódios reacionais constituem medidas importantes para a prevenção de incapacidades. Os episódios reacionais devem ser abordados como situações de urgência, para se evitar o dano neural permanente, responsável pela manutenção do estigma.

Reação tipo I ou reação reversa

Quando há comprometimento de nervos, recomenda-se o uso de prednisona, na dose diária de 1 a 2mg/kg/dia, até a melhora acentuada do quadro reacional; a partir daí, a dosagem deverá ser reduzida, gradual e lentamente. A dose de manutenção deve ser mantida por pelo menos 2 meses.

Pacientes com neurites resistentes à corticoterapia, em doses terapêuticas, poderão beneficiar-se do tratamento cirúrgico.

Para melhora dos demais sintomas, quando não há comprometimento neural, recomenda-se o uso de outros antiinflamatórios não-hormonais nos esquemas usuais.

Reação tipo II ou eritema nodoso

A apresentação clínica variada da reação tipo II, ou eritema nodoso, pode ocorrer de modo insidioso ou recidivante, podendo ter a duração de meses ou anos.

Recomenda-se o uso da talidomida, na dose de 100 a 400mg/dia, conforme avaliação clínica, mantendo a mesma dose até a remissão clínica do quadro reacional. Está formalmente proibido o uso da talidomida em mulheres gestantes e em idade fértil, devido a seus conhecidos efeitos teratogênicos.

Indica-se o uso de corticosteróides, na dosagem de 1 a 2mg/kg/dia, nas seguintes situações:

1. Comprometimento de nervos periféricos e lesões oculares.
2. Mãos e pés reacionais.
3. Lesões infiltradas em trajeto de nervos.
4. Orquiepididimite.
5. Outras situações em que a talidomida não possa ser usada.
6. Eritema nodoso ulcerado.

Em caso de eritema nodoso grave, crônico e subentrante, recomenda-se o uso da clofazimina, na dosagem de 300mg/dia, por no máximo 90 dias, associada a corticosteróides. Pentoxifilina e ciclosporina podem também ser utilizadas.

Recomendam-se, ainda, medidas gerais para o tratamento dos estados reacionais, importantes para a prevenção de incapacidades:

1. Dar atenção especial aos olhos e aos nervos acometidos.
2. Realizar atendimento freqüente do paciente e orientá-lo adequadamente.
3. Efetuar hospitalização do paciente sempre que houver comprometimento do seu estado geral e/ou complicação neural, não resolvida no nível ambulatorial.
4. Suspender a medicação específica somente naqueles casos em que o comprometimento geral do paciente assim o recomende.

Os casos que apresentarem, após a alta, episódios reacionais, alterações da função neural e/ou suas complicações deverão continuar a receber a atenção adequada, sem a reintrodução da medicação específica para a hanseníase.

AÇÕES DE CONTROLE

Além do diagnóstico e do tratamento, são muito importantes as demais ações de controle de hanseníase, como educação em saúde, vigilância de contatos, prevenção e reabilitação das incapacidades.

Educação em saúde

A educação em saúde deve ser inerente a todas as ações de controle desenvolvidas pela equipe de saúde e dirigidas aos usuários, pacientes, familiares, instituições e grupos da comunidade.

A educação em saúde deve contemplar:

1. Divulgação à população sobre os sinais e sintomas, a cura, o tratamento gratuito nos serviços de saúde de atenção primária e, quando necessário, acesso aos de média e alta complexidade, garantindo informações e esclarecimentos.
2. Incentivo às instituições de ensino formal para a inclusão da hanseníase nos currículos escolares em todos os níveis.
3. Promoção e estímulo às atividades educativas direcionadas ao combate do estigma social.

Vigilância de contatos

Ao se diagnosticar um caso de hanseníase, todos os contatos intradomiciliares do paciente devem ser examinados. Para fins operacionais, deve-se considerar **contato intradomiciliar** toda e qualquer pessoa que resida ou tenha residido nos últimos 5 anos com o doente.

A vigilância de contatos consiste em:

1. Exame dermatoneurológico.
2. Aplicação de BCG nos contatos que não apresentam sinais e sintomas da hanseníase.
3. Orientações sobre transmissão, período de incubação e sinais e sintomas da hanseníase.
4. Retorno ao serviço, se necessário.

Prevenção e tratamento de incapacidades

A prevenção e o tratamento das incapacidades são partes integrantes das ações de controle da hanseníase e devem ser realizados por todos os profissionais de saúde, abordando os aspectos biopsicossociais e, sempre que possível, envolvendo o paciente, a família e a comunidade.

O objetivo da prevenção de incapacidades é evitar ou minimizar a ocorrência de danos físicos, emocionais e sócio-econômicos, bem como proporcionar ao paciente, durante o tratamento e após a alta, a manutenção ou a melhora das condições observadas no momento do diagnóstico e por ocasião da alta.

A reabilitação de pessoas com hanseníase e/ou suas seqüelas, como em outras patologias, não é um processo simples. O seu objetivo é corrigir e/ou compensar danos físicos, emocionais, espirituais e sócio-econômicos, considerando a capacidade e a necessidade de cada indivíduo, adaptando-o à sua realidade.

O cirurgião de mão exerce importante papel na reabilitação de pessoas com hanseníase e/ou suas seqüelas, bem como na cirurgia preventiva, que tem por objetivo reduzir e/ou eliminar a compressão intra e extraneural, abordando de modo precoce e oportuno o paciente com neurite que não responde ao tratamento clínico. Quando deformidades já se instalaram, o papel do cirurgião de mão e do terapeuta de mão é fundamental no sentido de correção cirúrgica e/ou fisioterápica para a recuperação da função perdida.

BIBLIOGRAFIA

1. Andrade ARC, Gontijo B. Grandes Endemias – hanseníase. *In:* Lopez FA, Junior DC. *Tratado de pediatria.* São Paulo: Manole, 2007:1175-82.
2. Araújo MG. Hanseníase no Brasil. Artigo de atualização. *Rev Soc Bras Med Trop* 2003; *36(3)*:373-82.
3. Brasil. Ministério da Saúde. Área Técnica de Dermatologia Sanitária. *Hanseníase* – I. Brasília, 2001.
4. BRASIL. Ministério da Saúde. DATASUS / SINAN / MS / IBGE. Disponível em: <www.saude.gov.br>. Acesso em 15 de setembro de 2007.
5. Brasil. Ministério da Saúde. *Guia para o controle da hanseníase.* Brasília, 2002. (Cadernos de Atenção Básica, n. 10)
6. Brasil. Ministério da Saúde. Portaria n. 354 de 15/08/1997. Publicada no D.O.U. – p.17844-7. Seção I de 18/08/1997.
7. Britton WJ, Lockwood DNJ. Seminar leprosy. *Lancet* 2004; *363*:1209-19.
8. Bührer-Sékula S, Smits HI, Gussenhoven GC *et al.* Simple and fast lateral flow test for classification of leprosy patients and identification of contacts with high risk of developing leprosy. *J Clin Microb* 2003; *41(5)*:1991-5.
9. Bührer-Sékula S, Visschedijk J, Grossi MAF *et al.* The ML flow test as a point of care test for leprosy control programmes: potential effects on classification of leprosy patients. *Lepr Rev* 2007; *78*:70-9.
10. Bührer-Sékula S, Visschedijk J, Grossi MAF *et al.* Combining operational and anthropological studies; experience with a point of care test for leprosy in Brazil, Nepal and Nigeria. Unpublished data.
11. Castorina-Silva R. *Efeitos adversos mais freqüentes das drogas em uso para o tratamento da hanseníase e suas implicações no controle da endemia.* Dissertação (Mestrado em Medicina Tropical) – Faculdade de Medicina, UFMG, 2003.
12. Croft RP, Smith WC, Nicholls P, Richardus JH. Sensitivity and specificity of methods of classification of leprosy without use of skin-smear examination. *Int J Lepr Other Mycobact Dis* 1998; 66:445-50.
13. Foss NT. Hanseníase: aspectos clínicos, imunológicos e terapêuticos. *Anais Brasileiros de Dermatologia*, Rio de Janeiro 1999; *74*:113-9.

14. Gallo EM, Nery AC, Junior LANR *et al.* Alocação do paciente hanseniano na poliquimioterapia: correlação da classificação baseada no número de lesões cutâneas com os exames baciloscópicos. *Anais Brasileiros de Dermatologia*, Rio de Janeiro 2003; *78(4)*:415-24.
15. Grossi MAF. Estudo das possíveis mudanças na classificação da hanseníase com a utilização do teste ML Flow e suas implicações no tratamento e no controle da endemia. Tese (Doutorado em Medicina Tropical) – Faculdade de Medicina, UFMG, 2005.
16. Lehman lF, Orsini MBP, Grossi MAF, Villarroel MF. A mão na hanseníase. *In:* Freitas PP. *Reabilitação da mão.* São Paulo: Atheneu, 2005:301-18.
17. Lockwood DN, Suneetha S. Leprosy: too complex a disease for a simple elimination paradigm. *Bull World Health Org* 2005; *83*:230-5.
18. Lyon S. Estudo comparativo da carga bacilar em casos novos de hanseníase e o resultado do teste sorológico ML Flow. Tese (Doutorado em Medicina Tropical) – Faculdade de Medicina, UFMG, 2005.
19. Martelli CMT, Andrade ALSS, Grossi MAF *et al.* Changes in leprosy pattern after multidrug therapy implementation. *Int J Leprosy* 1995; 63(*1*):95-7.
20. Meima A. *The impact of leprosy control. Epidemiological and modelling studies.* Thesis Erasmus MC, University Medical Center Rotterdam, 2004.
21. Naafs B, Silva E, Vilani-Moreno F *et al.* Factors influencing the development of leprosy: an overview. *Int J Lepr Other Micobact Dis* Paris, France 2001; *69(1)*:26-33.
22. Norman G, Joseph G, Richard J. Validity of the WHO operational classification and value of other clinical signs in the classification of leprosy. *Int J Lepr Other Micobact Dis* Paris, France 2004; *72(3)*:278-83.
23. Opromolla DVA. *Noções de hansenologia.* Bauru: Centro de Estudos Dr. Reynaldo Quagliato, 2000.
24. Organização Mundial da Saúde. Disponível em: <www. who. int>. Acesso em: 15 de setembro de 2007.
25. Oskam L, Slim E, Bührer-Sékula S. Serology: recent developments, strengths, limitations and prospects: A state of the art overview. *Leprosy Review* 2003; *74*:196-205.
26. Ridley DS, Jopling WH. Classification of leprosy according to immunity: a five group system. *Int J Lepr Other Micobact Dis* Paris, France 1966; *34*:255-73.
27. Ustianowski AP, Lockwood DNJ. Leprosy: current diagnostic and treatment approaches. *Cur Opi Infect Dis* 2003; *16*:421-7.
28. Villarroel MF, Orsini MBP, Lima RC, Antunes CMF. Comparative study of the cutaneous sensation of leprosy-suspected lesions using Semmes-Weinstein monofilaments and quantitative thermal testing. *Lepr Rev* 2007; *78*:102-9.
29. Villarroel MF, Orsini MB, Grossi MAF, Antunes CM. Impaired warm and cold perception thresholds in leprosy skin lesions. *Lepr Rev* 2007; *78*:110-21.
30. Visschedijk J, Engelhard A, Lever P *et al.* Leprosy control strategies and the integration of health services: an international perspective. *Cadernos de Saúde Pública*, Rio de Janeiro, 2003; *19(6)*:1567-81.
31. Visschedijk J, Van de Broek J, Eggens H *et al.* Review: *mycobacterium leprae* – millennium resistant! Leprosy control on the threshold of a new era. *Trop Med Int Health* 2000; *5*:388-99.

32. World Health Organization. Current global situation of leprosy, 2007. Disponível em: <http://www.who.int/lep/>. Acesso em 15 de setembro de 2007.

33. World Health Organization. *A guide to leprosy control*. Geneve, 1997.

34. WHO. Expert Committee on Leprosy, Seventh Report. World Health Organization. Geneva, 1998 Report No. 874.

35. Report of the International Leprosy Association Technical Forum Paris FFF2. The Diagnosis and Classification of Leprosy. *Int J Lepr Other Mycobact Dis* 2002; *70*(suppl.):S23-S31.

Parte B

Fisiopatologia e Abordagem Cirúrgica

Frank Duerksen

Marcos Virmond

FISIOPATOLOGIA DA MÃO EM HANSENÍASE

As deformidades e incapacidades encontradas nas mãos de pacientes com hanseníase são devidas, basicamente, a três fatores:

- Alterações de sensibilidade.
- Alterações de motricidade.
- Estados imunoinflamatórios.

Os dois primeiros constituem uma característica básica da doença, que é o comprometimento do sistema nervoso periférico, e o último está relacionado com a atividade imunológica, outro elemento fundamental na patologia hansênica. Ainda que, neste capítulo, estes acontecimentos se limitem à mão, devemos ter sempre em mente que se trata de fenômenos que abrangem outras partes da economia humana, principalmente membros inferiores e face, sendo responsáveis por todo dano funcional e estético que transformou a hanseníase em uma das moléstias de maior carga estigmatizante através dos séculos.

Ainda que a presença do bacilo no nervo seja difusa, alguns apresentam-se especificamente mais acometidos; no membro superior, estes são o ulnar, o mediano e o radial, nesta ordem de prioridade. Com isto queremos dizer que teremos uma paralisia de nervo cubital precedendo uma de mediano e, por fim, uma paralisia tríplice. Podemos dizer que são raros os acometimentos isolados do nervo mediano ou do radial.

Esta seqüência ordenada de acometimento pode ser explicada por pelo menos três fatores:

- **Distância do nervo à superfície da pele:** aqueles nervos mais superficiais seriam mais acometidos que os mais profundamente situados, explicando-se isto pela menor temperatura que os primeiros apresentam. Sabe-se que o *M. leprae* tem predileção por zonas de menor temperatura corpórea para se instalar e se multiplicar. A maior proximidade com a superfície representaria, também, maior exposição a traumatismos, fator sabidamente prejudicial à fisiologia normal de um nervo.

- **Diâmetro do nervo:** os nervos de maior diâmetro seriam mais acometidos que os de menor diâmetro. Compreende-se que um maior número de fibras envoltas pelo perinervo e um maior número de fascículos envoltos pelo epinervo (representando um nervo de maior diâmetro) sofram mais os efeitos de um edema endoneural ou compressão extrínseca que um nervo de menor volume, com poucas fibras, que teriam melhores condições de se reagrupar espacialmente frente a um edema, fugindo aos efeitos nocivos da isquemia decorrente.

- **Estruturas anatômicas:** compreendem a presença de situações anatômicas normais que, face a uma condição de edema neural, passam a significar um elemento constritivo e traumático ao nervo com que se relacionam.

Relembrando que os principais nervos acometidos no membro superior são o ulnar, o mediano e o radial, e estudando sua anatomia, vamos encontrar uma relação muito estreita entre estes fatores e os pontos de maior acometimento destes nervos. Assim, o nervo ulnar está com maior freqüência comprometido na goteira epitrócleo-olecraniana e no canal de

Guyon. Nesta primeira situação, vemos que o nervo ulnar realmente está muito superficial, tem considerável diâmetro e está passando dentro de um canal estreito com leito ósseo e recoberto pelo ligamento de Osborne. No caso do canal de Guyon, temos uma estrutura de pequeno diâmetro que contém, além do nervo ulnar, a artéria de mesmo nome. Quanto ao nervo mediano, ele está mais acometido ao nível do punho, junto ao túnel do carpo, onde emerge da profundidade e segurança da massa dos flexores, tornando-se mais superficial entre os tendões do flexor *carpis radialis* e *palmaris longus* proximal ao túnel do carpo. O nervo radial acomete-se mais na goteira de torção do úmero, onde é calibroso e se encontra situado junto à rigidez do úmero e recoberto pelo arco fibroso, do qual se origina a cabeça lateral do músculo tríceps.

Além destes, podemos mencionar o acometimento do ramo superficial do nervo radial ao nível distal do antebraço, no momento em que ele emerge por debaixo do músculo braquiorradial, com repercussão meramente sensitiva de pouca monta, e o nervo mediano, no terço proximal do antebraço, quando falamos de uma paralisia alta deste nervo. Felizmente, este acometimento alto é bastante incomum, encontrando-se raramente em casos da forma *borderline* com grave acometimento neural.

Paralisia do nervo ulnar

Os principais achados relativos à paralisia do nervo ulnar são:

Mão em garra

A mão em garra, também chamada de "garra cubital", é a expressão morfológica mais característica da paralisia ulnar, correspondendo à hiperextensão das articulações metacarpofalângicas (MF) do quarto e quinto dedos, com flexão de suas interfalângicas (IF). Pela falta de musculatura intrínseca, estabilizando as articulações MF, temos o esgotamento do poder de tração dos tendões extensores ao nível destas articulações, impedindo que as articulações mais distais se estendam (Figura 18.1).

A preensão se faz normalmente em três fases, automaticamente:

- **Fase I:** extensão dos dedos.
- **Fase II:** flexão de MF com extensão das articulações distais.
- **Fase III:** flexão das articulações distais.

Esta seqüência permite à mão adaptar-se ao volume e ao contorno do objeto a ser apreendido. A principal incapacidade decorrente da mão em garra é a perda da fase II, tornando extremamente difícil a preensão de objetos, principalmente os cilíndricos. Outra decorrência disto, como podemos ver na Figura 18.2,

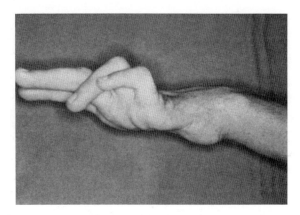

Figura 18.1 Garra ulnar.

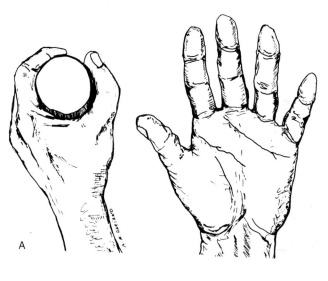

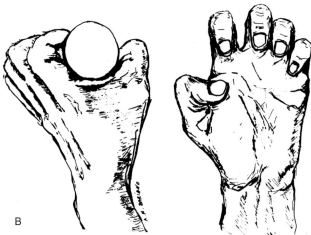

Figura 18.2 Comparada com a mão normal, a mão em garra apresenta acentuada diminuição da área disponível para a preensão de objetos.

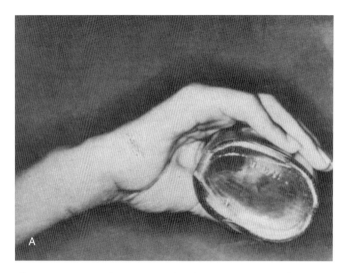 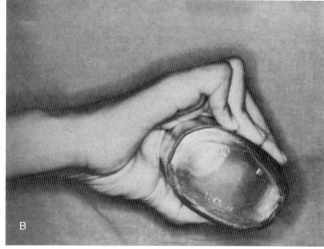

Figura 18.3 Devido à impossibilidade de extensão das falanges distais, torna-se difícil a preensão de objetos (**B**). Pressão normal em **A**.

é a acentuada diminuição da área de preensão, o que representa uma elevação da pressão exercida por cm². A incapacidade da extensão adequada das articulações mais distais induz o paciente a utilizar a ponta dos dedos nas preensões, em vez da porção volar da falange, a qual realmente tem estrutura anatômica adequada para suportar traumatismos. Estes fatores serão importantes quando considerarmos os problemas de ordem sensitiva (Figura 18.3).

Depressão dos espaços intermetacarpianos

Deve-se à atrofia da musculatura intrínseca, mormente do primeiro interósseo, cuja posição mais visível transforma a depressão de sua área num dos sinais de grande estigma para os pacientes (Figura 18.4).

Depressão da eminência hipotenar

Ocorre devido à atrofia da musculatura desta região da palma.

Perda do arco transverso distal

O arco transverso distal é responsável pela curvatura transversal da mão, permitindo seu posicionamento em concha, o que é de muita utilidade para diversas ações, como beber água e empunhar instrumentos com cabo cilíndrico, e para aquelas culturas em que predomina o hábito de comer com as mãos. Grande parte da formação do arco transverso distal é devida à mobilidade mais acentuada das articulações entre o quarto e quinto metacarpianos. Os ossos hamato e capitato são colocados em ação pela contração

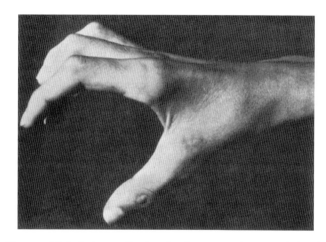

Figura 18.4 A depressão do primeiro espaço é característica de lesões do nervo ulnar.

da musculatura hipotenar e dos flexores superficial e profundo destes dedos. Assim, é fácil compreender por que esta atitude estará comprometida na paralisia da musculatura hipotenar.

Sinal de Froment

Também chamado de "teste do livro", corresponde à instabilidade da pinça entre o polegar e o indicador devido à paralisia dos músculos da região tenar inervados pelo nervo ulnar (metade do flexor curto e adutor do polegar). O teste é realizado pedindo-se ao paciente que sustente um livro de certo peso entre o polegar e o indicador. No caso da presença deste sinal, haverá acentuada flexão da falange distal do polegar por instabilidade da articulação MF do polegar, devido à ausência da força estabilizante dos dois músculos mencionados anteriormente.

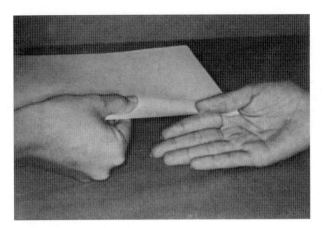

Figura 18.5 Pesquisa do sinal de Froment, utilizando-se uma folha de papel.

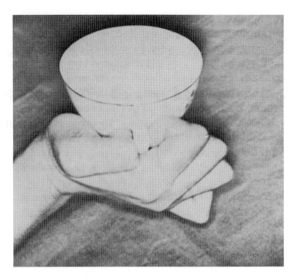

Figura 18.6 A perda da oposição do polegar traz sérios transtornos à funcionalidade da mão, mesmo nas atividades mais simples da vida diária.

Esse teste também pode ser feito com uma folha de papel, que o paciente deve segurar entre o polegar e o indicador, enquanto a pessoa que procede ao teste traciona em sentido contrário. Neste caso, é importante não permitir que o paciente utilize o flexor longo para segurar a folha de papel. O sinal revela-se presente quando o paciente não consegue manter a folha entre os dedos e flexiona fortemente a falange distal (Figura 18.5).

Incapacidade de adução e abdução dos dedos

É causada pela paralisia dos músculos interósseos palmares e dorsais.

Paralisia do nervo mediano

Devemos relembrar que, em hanseníase, a paralisia do mediano ocorre, muitas vezes, após a do ulnar. Assim, passamos a ter na realidade uma paralisia ulnomediana, e as deformidades e incapacidades causadas pela deficiência do nervo mediano se somam às já presentes em decorrência das alterações do nervo ulnar.

Perda da oponência do polegar

Trata-se de uma das mais graves incapacidades da mão, levando-se em conta que o polegar e sua capacidade de se opor aos demais dedos representam aproximadamente 50% da funcionalidade da mão (Figura 18.6).

Depressão da região tenar

Associada à atrofia dos músculos inervados pelo nervo ulnar, temos agora a atrofia dos músculos restantes da região tenar, inervados pelo mediano, o que se traduz por acentuada depressão desta região (Figura 18.7).

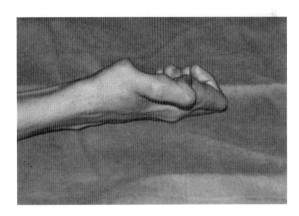

Figura 18.7 A depressão da região tenar é característica de lesões do nervo mediano.

Mão em garra completa

Até o momento, os segundo e terceiro dedos não apresentavam a posição em garra devido ao funcionamento dos músculos lumbricais para estes dedos, que normalmente são inervados pelo nervo mediano. Na paralisia ulnomediana, perde-se esta condição e, assim, temos uma situação de garra de todos os dedos da mão, o que agrava todos aqueles aspectos funcionais relatados anteriormente. Alguns autores referem-se a ela como "mão simiesca" (Figuras 18.8 e 18.9).

Paralisia do nervo radial

Trata-se de uma ocorrência pouco comum, provavelmente correspondendo a 1% dos casos de han-

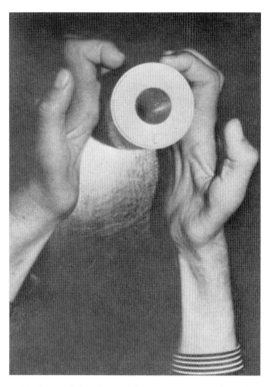

Figura 18.8 Paralisia ulnomediana, com garra de todos os dedos e perda da oposição do polegar.

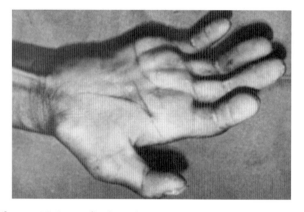

Figura 18.9 Atrofia da região tenar e garra dos quatro dedos.

seníase com comprometimento do membro superior. Concomitantemente, já teremos a presença de paralisia ulnomediana, o que nos remete a uma situação de paralisia tríplice (Figura 18.10).

Como o nervo radial é comumente acometido ao nível da goteira de torção do úmero, temos uma incapacidade total de extensão dos dedos e do punho, configurando uma deformidade conhecida como "mão caída".

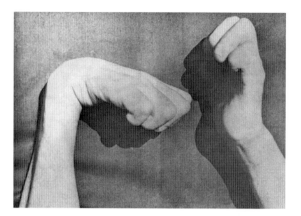

Figura 18.10 Paciente com paralisia tríplice à direita e ulnomediana à esquerda.

Comprometimento sensitivo

O comprometimento motor acompanha-se, normalmente, de alterações de sensibilidade nas áreas de distribuição dérmica de cada um destes nervos. Seria o que se costuma chamar de comprometimento troncular. Na hanseníase, sendo difusa a presença dos bacilos, encontraremos também acometimento de finas terminações de pele, a qual, por se tratar de diferente nível anatômico, sofrerá alterações de sensibilidade que não guardam relação com a distribuição dérmica troncular, o que eventualmente poderá causar confusão no momento de um exame de sensibilidade. Por isso, é importante ter em mente que, em hanseníase, temos dois tipos de acometimento, o troncular e o terminal, como foi explicado anteriormente.

A perda inicial da sensibilidade térmica, seguida da dolorosa e terminando pela tátil, constitui a pedra angular de toda a problemática da hanseníase como doença de interesse da saúde pública. A falta de sensibilidade protetora inicia um processo cíclico de destruição da mão, o qual é alimentado pela perda do reflexo natural de imobilização que se segue a um traumatismo.

Assim, o paciente sente-se em condições de continuar a usar seu segmento mesmo traumatizado, aumentando a extensão do dano, principalmente em profundidade. Permite-se, então, o acesso de organismos patogênicos a tecidos de baixa resistência à infecção, como é o caso do periósteo e da membrana sinovial, instalando-se processos de maior gravidade que resultam, entre outras situações, em osteomielites com formação de seqüestro ósseo e sua eliminação posterior, o que leva a um encurtamento do segmento por adaptação dos tecidos moles sobre o novo comprimento ósseo (Figura 18.11).

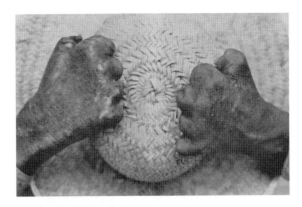

Figura 18.11 Encurtamento digital decorrente de traumatismos repetidos em mão com perda de sensibilidade.

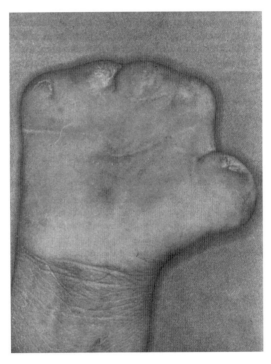

Figura 18.12 A presença de restos ungueais comprova que não houve perda dos dedos, e sim encurtamento progressivo por perda da sustentação óssea dada pelas falanges.

O processo de destruição da mão com insensibilidade em hanseníase conta com outros três componentes:

- Desequilíbrio muscular.
- Ausência de sudorese.
- Perda da corporalidade.

Como referimos anteriormente, o comprometimento motor leva a desequilíbrio muscular com profunda alteração da postura normal da mão e das pinças de preensão. A garra cubital diminui a área de preensão, aumentando por conseqüência as pressões exercidas por cm^2, pressões estas que já são anormalmente maiores devido à própria insensibilidade, já que o paciente, ao não sentir de imediato o objeto de encontro a sua mão, aplica uma força muito maior para segurá-lo. A impossibilidade de estender as falanges distais faz também com que o paciente utilize as pontas dos dedos para exercer estas pressões, as quais não apresentam os compartimentos com glóbulos de tecido adiposo presentes na face volar da falange e que são evolutivamente constituídos para melhor suportar as pressões durante os diferentes tipos de pinças (Figura 18.13).

Assim como a região plantar, a palma da mão é uma zona onde encontramos grande concentração de glândulas sudoríparas. Sua secreção é fundamental para manter a aplicabilidade da pele, lubrificá-la e melhorar a adesão. Na hanseníase, a inervação simpática de glândulas está interrompida, levando a uma mão seca, áspera e com maior predisposição a traumatismos, além de facilitar o rompimento da pele ao nível das pregas de flexão, onde freqüentemente ocorrem fissuras (Figura 18.14).

Por este processo, encontraremos as mãos mutiladas com dedos curtos, mesmo até o nível das MF. Importante salientar que não ocorre perda de segmentos inteiros como reza a crendice popular. Haja vista que, mesmo nos caso de extremas mutilações, vamos encontrar unhas intactas em mãos que aparentemente não possuem mais dedos, o que comprova que aqueles segmentos não foram amputados, e sim encurtados por progressivas adaptações dos tecidos moles sobre comprimentos ósseos subseqüentemente menores (Figura 18.12).

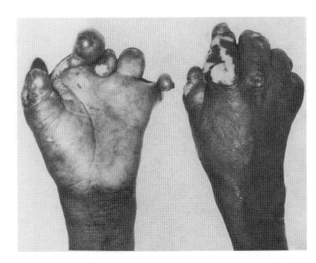

Figura 18.13 Mutilações graves em mão anestésica, incluindo discromias como seqüelas de queimaduras.

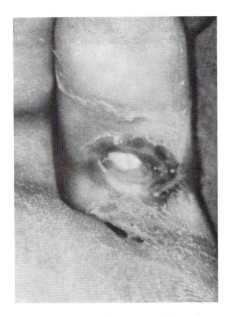

Figura 18.14 Da lesão das fibras simpáticas decorre ausência de secreção sudorípara, deixando a pele seca, o que facilita o aparecimento de fissuras que, se não tratadas, podem atingir o nível das bainhas tendinosas.

"Pescoço de cisne"

Trata-se de deformidade na qual encontramos flexão da interfalângica distal (IFD) e MF com hiperextensão da interfalângica proximal (IFP). Pode ser uma deformidade primária em casos virchowianos ou secundária a estados reacionais, por contratura do corpo muscular (miosite) ou do tendão dos interósseos ou lumbricais, ou por contratura resultante de infiltração inflamatória da expansão dorsal. Pode-se encontrar, também, como resultado de complicação em cirurgias de transferência por remoção do tendão do flexor superficial em mãos hipermóveis (*sublimis-minus*) (Figura 18.15).

Hooding

Trata-se de deformidade semelhante a *boutonniere* e, em hanseníase, pode ser causada, provavelmente, por envolvimento granulomatoso da expansão dorsal. O dedo apresenta-se com hiperextensão da MF e flexão da IFP (Figura 18.16). Mais tardiamente, com a migração das bandeletas laterais volarmente, ocorre hiperextensão da falange distal. A expansão dorsal e, mais particularmente, o ligamento retinacular oblíquo (Landsmeer) se adaptam à posição de flexão da IFP, ocorrendo relaxamento da bandeleta central e posterior luxação das bandeletas laterais para uma posição mais ventral, consolidando-se assim esta deformidade (Figuras 18.17).

Deformidades ósseas

Principalmente nos casos virchowianos e *borderline*, podem ocorrer pseudocistos na região subarticular, causados por granuloma específico. Há destruição de trabéculas ósseas com conseqüente enfraquecimento daquela região da falange que fica susceptível ao menor traumatismo. Quando isto ocorre, temos colapso do cisto com subseqüente irregularidade da face articular, ocasionando também desvios laterais, subluxação ou angulações articulares, assim como limitação da mobilidade da articulação comprometida.

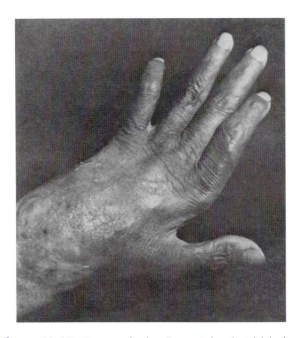

Figura 18.15 "Pescoço de cisne" e seqüelas cicatriciais de mão reacional.

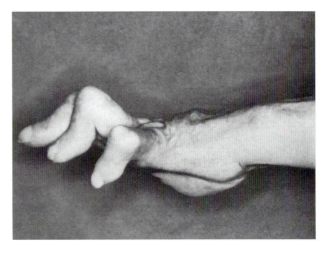

Figura 18.16 Acentuada lesão em botoeira.

Hanseníase

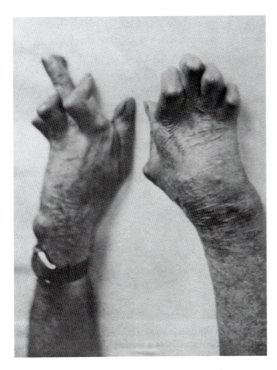

Figura 18.17 Grave seqüela de mão reacional com lesões em botoeira.

Guttering (desvio ulnar dos dedos)

O comprometimento das fibras que mantêm o tendão extensor sobre o dorso da articulação MF é responsável por esta deformidade, em que encontramos luxação dos tendões extensores para o lado ulnar. A flexão não se apresenta muito alterada, mas há perda da vantagem mecânica que a posição central à articulação fornece ao tendão, trazendo deficiência à extensão dos dedos. Este tipo de deformidade também ocorre na artrite reumatóide, recebendo o nome de mão em "ventania".

Cicatrizes e contraturas

Dependendo da intensidade do fenômeno reacional, podemos encontrar ulcerações de pele, com perda de substância e conseqüente cicatrização em posição viciosa. Os infiltrados inflamatórios podem evoluir, também, para contraturas interessando todos os envoltórios articulares.

CIRURGIA REPARADORA EM HANSENÍASE

Qualquer cirurgião de mão com boa formação pode resolver uma grande variedade de problemas em pacientes com hanseníase, e o esforço no momento é exatamente o de divulgar, entre os profissionais da área, a potencialidade da cirurgia de mão como elemento de reabilitação destes pacientes, para que eles passem a ter um tratamento em igualdade de condições com outros portadores de incapacidades.

Preparo do paciente

Devemos empregar a melhor semiotécnica para avaliar e definir a situação da mão do paciente e selecionar a técnica mais adequada a seu caso.

As condições elementares para a realização de qualquer procedimento cirúrgico devem incluir:

- Paciente com baciloscopia negativa há pelo menos 1 ano.
- Ausência de ferimentos ou lesões de pele, principalmente úlceras plantares.
- Ausência de contraturas articulares ou de pele.

A participação da fisioterapia no preparo pré-operatório é fundamental, seja corrigindo contraturas, seja isolando e fortalecendo o músculo cujo tendão será transferido (Figura 18.18A a D).

Técnica cirúrgica

Correção da mão em garra

A base da correção da mão em garra consiste na obtenção de flexão das articulações MF. Com esta finalidade, diversas técnicas foram descritas, das quais passaremos a discutir as principais (Figura 18.19).

Técnica de Stiles-Bunnell-Brand

Trata-se de técnica de fácil execução e bastante fisiológica, pois os tendões transferidos seguem o mesmo caminho dos tendões lumbricais. A inserção no aparelho extensor (tendão conjunto), inclusive, proporciona melhor capacidade de extensão das falanges distais.

- Liberação do flexor superficial ao nível da falange proximal, cuidando de seccionar a víncula longa e desfazer o quiasma de Camper.
- Retirada deste tendão por incisão na região mediopalmar e sua divisão em quatro fitas (Figura 18.20A).
- Incisões na porção dorsolateral dos dedos: no indicador, a incisão é feita no lado ulnar e nos demais, no lado radial. Expor o tendão conjunto (Figura 18.20B e C).

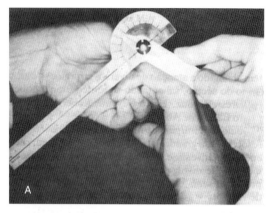
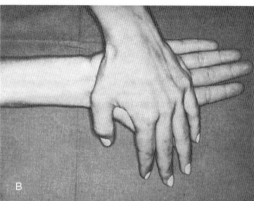
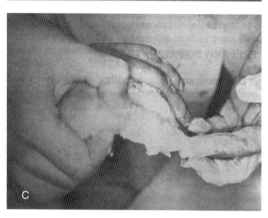
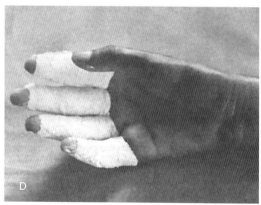

Figura 18.18A. A goniometria é fundamental para acompanhamento do pré e do pós-operatório. **B.** As massagens auxiliam a obtenção de amplitude articular máxima. **C** e **D.** Os gessos digitais produzem bons resultados na redução de contraturas articulares.

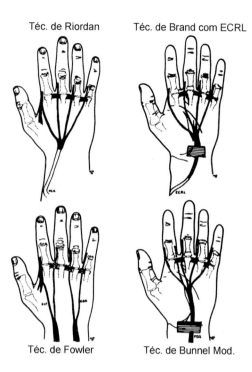

Figura 18.19 Esquema de algumas técnicas para a correção da garra ulnar.

- Tunelização das quatro fitas desde a palma até as incisões do dorso dos dedos, cuidando para que as fitas passem ventralmente ao ligamento intermetacarpiano transverso (Figuras 18.20D e 18.21).
- O punho é colocado em 20 graus de flexão e os dedos com 70 graus de flexão das MF com as demais articulações a 0 grau (Figura 18.22).
- Inicia-se a sutura das fitas com o tendão conjunto pelo segundo e quinto dedos, dando-lhes tensão adequada. Prossegue-se com a sutura dos dedos centrais, dando-lhes tensão necessária apenas para corrigir a flacidez destas fitas, já que a tensão básica do conjunto foi dada no momento da sutura do indicador e do mínimo (Figura 18.23).
- Aplica-se um aparelho gessado envolvendo o antebraço até a extremidade dos dedos, ficando as articulações IF em extensão total, as MF em 90 graus de flexão e o punho neutro (Figura 18.24).

O aparelho gessado permanece por 3 semanas, após as quais se inicia o período de fisioterapia pós-operatória, com reeducação da mão operada (Figura 18.25).

Esta técnica não deve ser utilizada em pacientes com acentuada mobilidade articular, pois fatalmente levará a uma situação de *sublimis-minus,* isto é, um pescoço de cisne por falta da força de flexão da IFP do dedo de onde foi retirado o tendão superficial. Além do mais, a própria inserção no aparelho extensor con-

Hanseníase

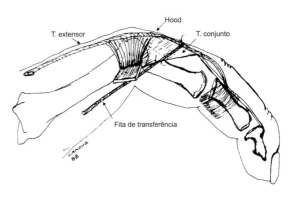

Figura 18.21 O esquema demonstra o trajeto correto da fita transferida.

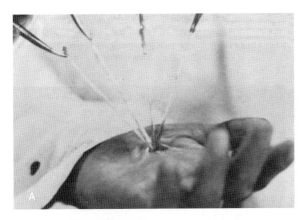
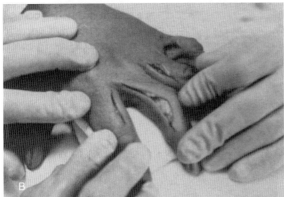
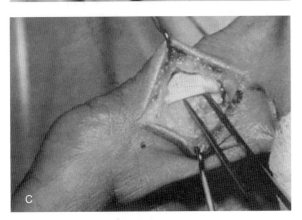
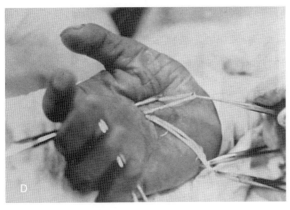

Figura 18.20A. O tendão é retirado na palma e dividido em quatro fitas. **B.** São feitas as incisões na porção dorsolateral dos dedos. **C.** O tendão conjunto do aparelho extensor é exposto. **D.** As fitas são tunelizadas a partir da palma até o dorso dos dedos.

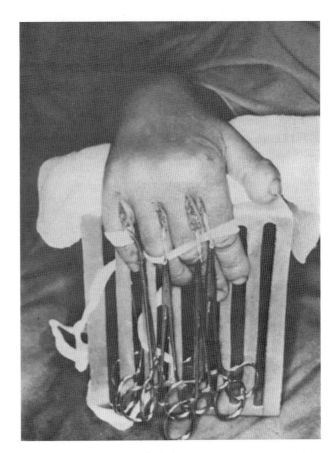

Figura 18.22 Um *splint* de metal é utilizado para posicionar corretamente a mão antes das suturas.

tribui para o surgimento deste tipo de deformidade (*intrinsic-plus*).

Técnica do laço de Zancolli

Como se trata de técnica muito conhecida, não discutiremos seu procedimento e faremos apenas alguns comentários em relação a sua utilização (Figuras 18.26*A* e *B*, 18.27 e 18.28).

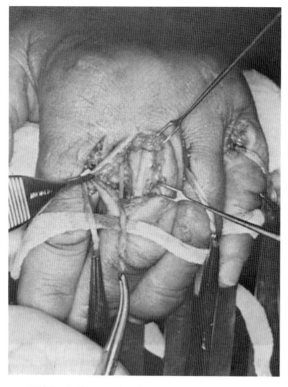

Figura 18.23 Cada uma das fitas é suturada ao tendão conjunto com tensão adequada.

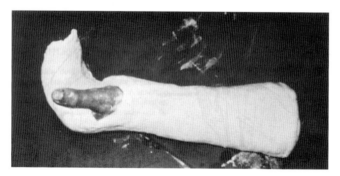

Figura 18.24 A mão é imobilizada num aparelho gessado, em posição funcional.

- Recomendamos esta técnica como alternativa para os casos de mãos com acentuada mobilidade articular, já que a inserção na polia A1 não acarreta tensão maior ao aparelho extensor, evitando o aparecimento de deformidade em pescoço de cisne.
- Indicamos a utilização de apenas um tendão flexor superficial dividido em quatro fitas, ao contrário do que está descrito na técnica original.
- Fazemos a sutura sob tensão máxima com os dedos em extensão completa, o que previne a restrição da extensão das MF, como é relatado por alguns autores.
- Recomendamos a colocação dos pontos de sutura entre os dois ramos do laço, evitando a possibilidade de granulomas, já que da maneira convencional os nós ficam próximos à superfície da palma da mão.

Técnica de Brand (EF4T)*

Trata-se da técnica de extensor para flexor com quatro fitas (EF4T), utilizando-se como motor o extensor *carpis radialis longus*. Inicialmente, Brand utilizava o extensor *carpis radialis brevis*, mas, como este músculo tem inserção mais central, sua retirada ocasionava déficit na extensão do punho. A utilização do ECRL tem demonstrado ser inócua neste aspecto.

O tendão do ECRL é passado para o lado flexor do antebraço, subcutaneamente, pelo bordo radial. No momento de sua exteriorização por uma incisão no terço distal do antebraço, ele sofre um alongamento utilizando-se fáscia *lata* ou *plantaris*. A melhor maneira de se fazer esta anastomose é utilizando-se a técnica de Brand (Figura 18.29), o que permite um contato excelente entre os dois cabos, sem deixar

---

*EF4T = Extensor-flexor *four tailed*.

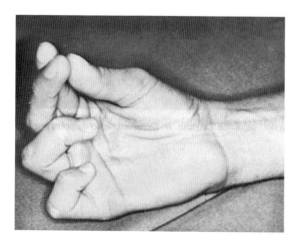 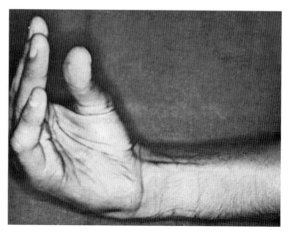

Figura 18.25 Correção de mão em garra. Pré e pós-operatório.

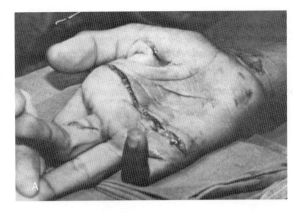

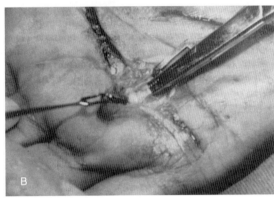

Figura 18.26A. Incisão palmar para abordagem das polias na técnica do "laço" de Zancolli. **B.** Demonstração da polia por onde passará a fita de transferência.

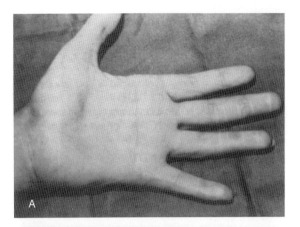

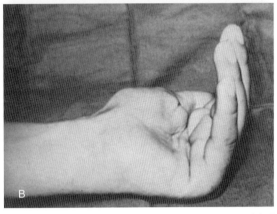

Figura 18.28 Pós-operatório de correção de garra cubital pela técnica do laço. Em **A**, nota-se a boa extensão dos dedos e, em **B**, a flexão das MF com extensão das IF.

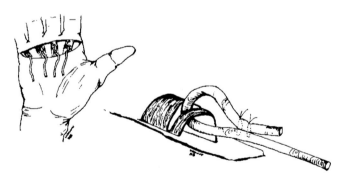

Fig. 18.27 Técnica do "laço" de Zancolli. Notar o tendão transferido passando pela polia e retornando sobre si mesmo, à maneira de um laço.

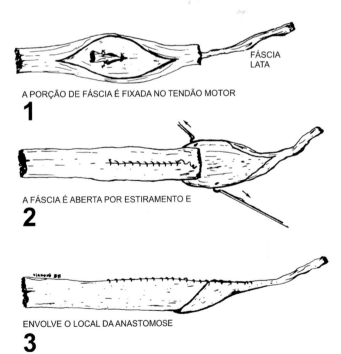

Figura 18.29 Anastomose de Brand. **1.** A porção de fáscia lata é suturada no interior do tendão motor. **2.** A fáscia é estirada lateralmente. **3.** Envolve o local da anastomose, prevenindo aderências.

pontos que possam causar aderências aos tecidos vizinhos. Após, o tendão com seu prolongamento de fáscia é tunelizado até a palma, onde é dividido em quatro fitas, seguindo a operação dos demais passos descritos na técnica de Stiles-Bunnell, com inserção no aparelho extensor. Indicamos esta técnica para os casos de hipermobilidade articular ou quando não dispomos de um flexor superficial (Figura 18.30A a D).

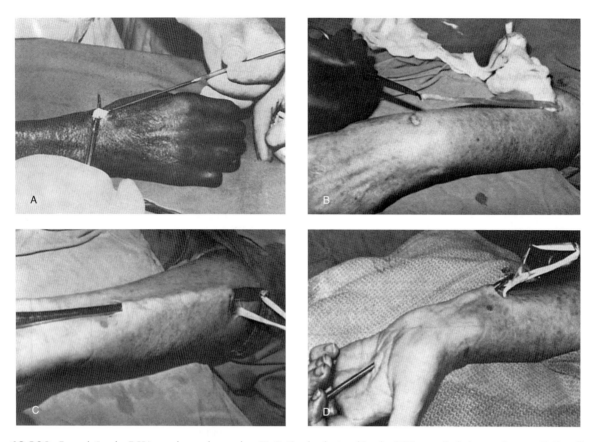

Figura 18.30A. Exposição do ECRL no dorso do punho. **B.** Retirada do tendão do ECRL ao nível do antebraço. **C.** Tunelização do tendão do ECRL para a porção anterior do antebraço. **D.** Após ser prolongado por enxerto de fáscia lata, o tendão é passado até a região palmar.

Técnica de Palande

Aqui, o autor procura uma técnica de base inteiramente anatômica, identificando os tendões dos interósseos ao nível da palma e inserindo a fita de transferência a cada grupo de dois tendões, além de uma fita para o tendão do primeiro interósseo dorsal.

Uma quinta fita é inserida no tendão do abdutor do quinto dedo com a finalidade de restaurar dinamicamente o arco transverso distal.

O motor utilizado, normalmente, é o ECRL prolongado por um enxerto de fáscia lata e colocado na palma da mesma foma que na técnica de Brand anteriormente descrita (EF4T).

Cada uma destas técnicas apresenta suas vantagens e desvantagens, sendo necessária seleção criteriosa para o uso da técnica que melhor se adapte ao caso em questão. Como comentário geral, podemos dizer que a principal divisão está entre as técnicas que têm ou não potencial de produzir deformidade em *sublimis-minus*, e a primeira análise a ser feita é se a mão a ser operada é hipermóvel ou não. As técnicas que não utilizam o flexor superficial são as mais indicadas para as mãos hipermóveis. O ponto de inserção também deve ser levado em consideração nesta decisão, já que as técnicas que levam o motor diretamente ao aparelho extensor, apesar de poderem produzir melhor resultado funcional, tendem a causar deformidade em pescoço de cisne.

A técnica de Palande parece ser a mais anatômica, mas certamente é de difícil execução. A de Fowler talvez seja a que apresenta maiores problemas, não só por ser uma técnica que não coloca o motor num ângulo de ataque apropriado, como também por causar reversão do arco transverso distal. A técnica de Brand (EF4T), ainda que largamente utilizada por diversos centros para reabilitação de hansenianos em todo o mundo, apresenta certa dificuldade de reeducação, o que a torna mais indicada para pacientes com QI mais elevado e de faixa etária mais baixa.

Quanto aos procedimentos estáticos (tenodeses), ficariam indicados para as situações em que poucos motores estão disponíveis, o que não é o mais usual em se tratando de pacientes com hanseníase. Nos casos de paralisia tríplice, poderemos lançar mão destes procedimentos (para a correção da garra ulnar), como é o caso da técnica de Parkes, na qual se fixa uma porção de fáscia lata no ligamento do carpo, que se divide em quatro fitas, as quais são levadas ao aparelho extensor via canal lumbrical e suturadas à maneira da técnica de Fowler.

Correção da perda de oponência do polegar

Existem diversas técnicas descritas para se obter a restauração da oposição do polegar, que podem ser divididas em três grupos:

1. Transferência de músculo ou tendão com recuperação ativa da oponência.
2. Tenodeses que utilizam movimentos do punho para obter oposição passivamente.
3. Artrodeses que posicionam as articulações em situação funcional.

Em hanseníase, usualmente, temos razoável número de músculos ativos disponíveis para transposição, o que nos faz optar pelas técnicas ativas em detrimento das passivas.

Das diversas transferências descritas, a mais difundida nos centros de reabilitação para hansenianos é a de Bunnell-Brand, que utiliza o flexor superficial como motor, já que uma paralisia baixa do mediano é o quadro mais frequente nesta patologia.

Como conceito geral, todas as técnicas devem levar em conta os seguintes aspectos:

1. **Motor:** deve ser escolhido aquele músculo cuja retirada não cause déficit funcional expressivo, cujo comprimento do tendão permita seu uso sem necessidade de suturas intermediárias e com força e excursão suficientes para obter o efeito desejado.
2. **Polia:** a maioria dos autores concorda que a polia para a transferência deve estar próxima ao osso pisiforme. As situadas mais distalmente a este ponto têm maior efeito de substituição do flexor curto do polegar, e as situadas mais proximalmente traduzem um efeito mais abdutor do polegar. Outro fator no qual a localização da polia tem importância é a direção do tendão – nas paralisias da parte medial dos músculos tenares, o tendão deve seguir a direção do adutor; nas paralisias da porção lateral, segue a direção do abdutor curto, e no caso de paralisia de ambas as porções, a melhor direção seria a do flexor curto do polegar.
3. **Inserção:** as principais formas de inserção do tendão transferido são:

    - **Riordan:** a transferência é inserida no abdutor *pollicis brevis* e na expansão do extensor *pollicis longus*.
    - **Bunnell:** insere-se a transferência na face dorso ulnar da base da falange proximal do polegar.
    - **Thompson:** a transferência é dividida em duas fitas, sendo uma fixada na base da falange proximal e a outra, no colo distal do metacarpiano.

Uma importante modificação baseada nestas inserções é a descrita por Brand, como será visto adiante.

Para alguns autores, a maneira de se fazer a inserção não é o ponto fundamental para um bom resultado, e sim que ela seja feita sob tensão adequada. Por outro lado, convém recordar que o ângulo de ataque também é importante, quanto menos agudo em relação ao eixo longitudinal do polegar, maior o efeito mecânico da transferência.

Técnica de Bunnell-Brand

Descrita por Bunnell em 1938, sofreu algumas modificações por diversos autores, e Brand a popularizou entre os serviços de tratamento de hanseníase. Exige um bom isolamento do flexor superficial do quarto dedo, uma abertura do primeiro espaço interósseo de aproximadamente 45 graus e ângulo passivo ou ativo-assistido de aproximadamente 0 grau da IF do polegar (Figura 18.31).

Eventual lassitude da cápsula articular e da articulação trapeziometacarpiana deve ser corrigida previamente por plicatura da cápsula ou reforço desta, utilizando-se fibras tendinosas do abdutor longo do polegar (ALP).

- Incisões:
    1. Na face volar da falange proximal do quarto dedo, para liberação do tendão flexor superficial.

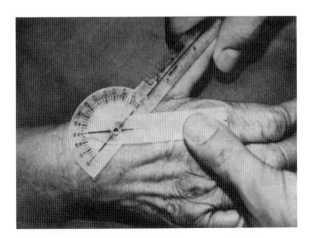

Figura 18.31 O ângulo de abertura do primeiro espaço deve estar próximo dos 45 graus para melhor resultado pós-operatório.

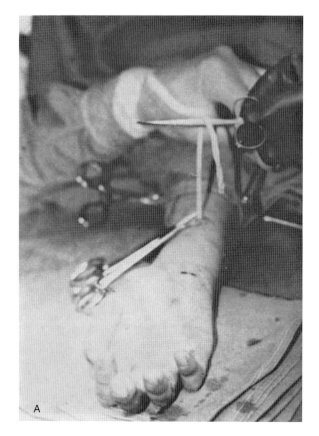

2. Quatro centímetros proximais à prega de flexão do punho, para exteriorização deste tendão.
3. Um centímetro distal e 1cm radialmente ao osso pisiforme, para abordagem do canal de Guyon.
4. No ponto médio da face palmar da eminência tenar, sobre o primeiro metacarpiano.
5. No dorso da falange proximal do polegar.
6. Na porção ulnar da base do polegar, para expor o tendão do adutor do polegar (AP).

- O tendão superficial é exteriorizado pela incisão no antebraço e tunelizado pelo canal de Guyon. Aqui é importante notar que, ao incisarmos a pele, teremos em primeiro plano os glóbulos de gordura da região hipotenar, e devemos divulsionar um pouco mais profundamente, até que surjam glóbulos maiores e de coloração esbranquiçada que indiquem que já estamos dentro do canal de Guyon (Figura 18.32*A*).
- Tuneliza-se o tendão pela palma até o ponto médio do primeiro metacarpiano, onde é exteriorizado e dividido em duas fitas. A tunelização deve ser subcutânea e não perfurar a fáscia tenar.
- A primeira fita é tunelizada para o dorso da falange proximal, tendo-se o extremo cuidado de fazer com que a fita passe ventralmente ao fulcro da articulação MF.
- A segunda fita é tunelizada em torno do colo do primeiro metacarpiano e colocada em torno do tendão do adutor do polegar e também junto à cápsula articular da MF do polegar. O tunelizador de Andersen (Figura 18.33) é de muita valia nestes procedimentos (Figura 18.34*A* e *B*).
- As duas fitas são suturadas com tensão média nos pontos referidos, mantendo-se o punho neutro, o

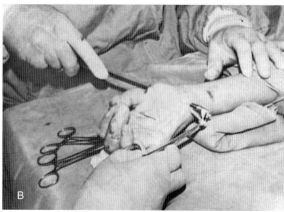

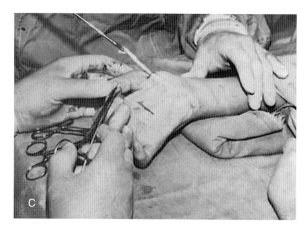

Figura 18.32A. Retirada do tendão flexor superficial ao nível do antebraço. **B.** e **C.** Depois de passar pelo canal de Guyon, o tendão é levado para a região tenar.

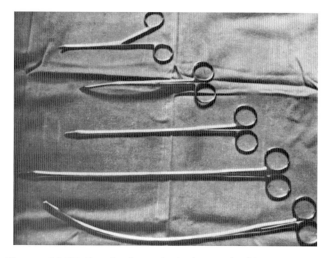

Figura 18.33 Tunelizadores de Anderson de diferentes tamanhos.

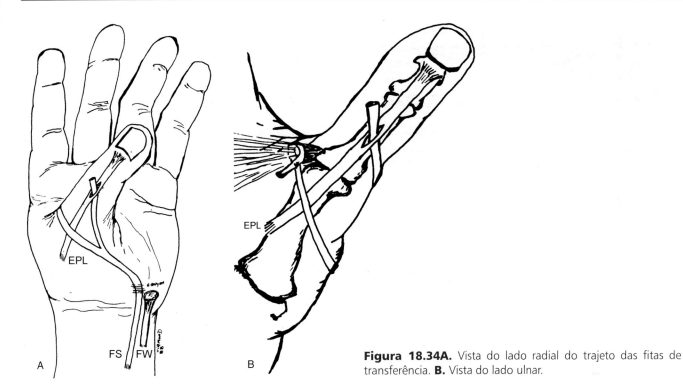

Figura 18.34A. Vista do lado radial do trajeto das fitas de transferência. **B.** Vista do lado ulnar.

polegar abduzido e rodado, com a IF em extensão (Figura 18.35).
- Aplica-se aparelho gessado, imobilizando o polegar e o punho nas posições referidas acima e incluindo os demais dedos, que devem ficar com as articulações MF a 90 graus e as IF em extensão.

O gesso permanece por 3 semanas, quando é retirado e se inicia o período de fisioterapia pós-operatória, com progressiva mobilização das articulações e reeducação dos movimentos, pois a terapia ocupacional é fundamental.

Em mão bem preparada, com boa mobilidade articular prévia, esta técnica tem demonstrado resultados muito satisfatórios. Um dos pontos de discussão é a efetiva participação da fita que se dirige ao dorso do polegar como estabilizadora da MF, revertendo o sinal de Froment. Alguns autores advogam que um tendão não pode realizar o efeito de dois e recomendam um segundo tendão (*sublimis* ou *palmaris longus*) para substituir o FPB paralisado.

Quanto ao uso do canal de Guyon com polia, convém recordar que ele é ideal em pacientes com hanseníase nos quais já temos, concomitantemente, uma lesão do nervo ulnar, e a passagem do tendão por dentro do canal não trará conseqüências maiores. Nos casos de reparação da oponência, decorrentes de lesão traumática do nervo mediano, devemos utili-

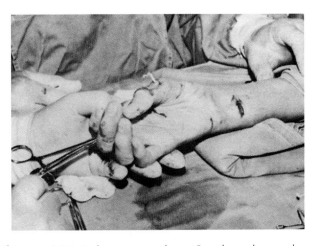

Figura 18.35 Após a sutura sob tensão adequada, o polegar apresenta-se abduzido e rodado.

zar outras polias (descritas adiante), já que o canal de Guyon é estreito e a presença de um tendão de certo volume poderá causar dano a um nervo ulnar íntegro (Figuras 18.36 e 18.37).

Técnica de Campbell-Thompson

Trata-se de técnica bastante popularizada, que utiliza o flexor superficial do quarto dedo como motor e a inserção, descrita pelo autor, em duas fitas, sendo uma na base da falange proximal do polegar e a outra no colo distal do metacarpiano. Utilizam-se como polia a porção distal do ligamento transverso do car-

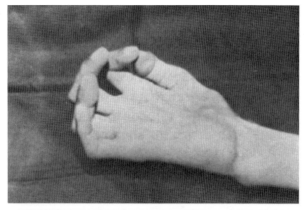

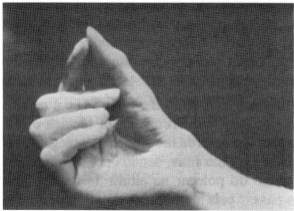

Figura 18.36 Correção da perda de oposição do polegar. Pré e pós-operatório.

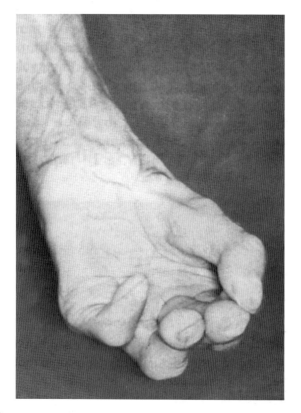

Figura 18.37 Pode-se notar, através da pele, o tendão transferido em atividade.

po e a parte cubital da aponeurose palmar, polia esta conhecida como polia de Thompson. Esta rota para o tendão transferido tende a dar uma forte pinça ao polegar, pois temos uma ação substitutiva maior para o flexor *pollicis brevis* que para o abdutor *pollicis brevis*; assim, esta técnica poderá proporcionar melhores resultados em pacientes que apresentem alguma ação residual de abdução.

Técnica de Phalen e Miller

Utiliza o extensor ulnar do carpo (EUC), o qual é desinserido e redirecionado subcutaneamente pela borda do cúbito até a face anterior do antebraço. O tendão do extensor curto do polegar é seccionado em sua junção musculotendínea e tunelizado através da palma, sendo anastomosado ao cabo do extensor ulnar do carpo.

Técnica de Riordan

O motor é o flexor superficial do quarto dedo, o qual é exteriorizado no antebraço. A polia é confeccionada a partir de uma porção do flexor ulnar do carpo. O tendão a ser transferido é passado por esta polia e dirigido ao polegar, onde é dividido em duas fitas. Uma delas passa na intimidade da aponeurose do abdutor curto do polegar e prossegue até a expansão do extensor longo do polegar. Ela é então tracionada para trás e vem a ser suturada sob tensão adequada à fita remanescente.

Técnica de Tsuge

Utilizando o mesmo motor (FS4) e a mesma polia (1/2 do FUC), a diferença desta técnica está na sua inserção. Ao nível da face radial do polegar, o tendão é dividido em duas fitas, sendo uma suturada ao extensor longo do polegar na altura da falange proximal, após passar pela aponeurose do abdutor curto do polegar, e a outra fita é suturada no mesmo tendão extensor em nível mais proximal, junto ao colo do metacarpiano (Figura 18.38).

Técnica de Huber e Nicolaysen (Littler)

Descrita por estes autores, foi popularizada por Littler. Trata-se de uma transposição muscular, na qual se utilizam o corpo e o tendão do abdutor *digiti minimi* redirecionado através da palma até o polegar, onde são inseridos no tendão do abdutor *pollicis brevis*. Certamente, é técnica de pouco uso em hanseníase, já que este músculo está paralisado na maioria dos casos.

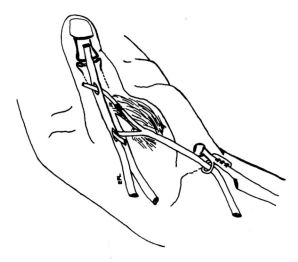

Figura 18.38 Técnica de Tsuge. (Redesenhada a partir de McDowell & Ema. *Surgical rehabilitation in leprosy*, p. 187.)

Técnica de Burkhalter-Finochietto

O tendão do extensor próprio do indicador é retirado por uma incisão em "S" sobre a MF do segundo dedo, tendo-se o cuidado de reparar o defeito criado no aparelho extensor. O tendão é retirado ao nível do dorso do punho e seu corpo muscular é liberado. Faz-se uma incisão pequena na porção anterior do punho, próxima ao osso pisiforme, e por aí o tendão é retirado novamente, após circundar o colo da ulna. Deste ponto, o tendão é tunelizado até o bordo radial da articulação MF do polegar, onde é suturado finalmente ao abdutor curto do polegar e ao extensor longo do polegar.

Trata-se de técnica que logra bons resultados, principalmente naqueles casos de paralisias restritas ao grupo lateral de músculos tenares, ou como complemento nas paralisias cúbito-medianas, quando já se utilizou o flexor superficial do quarto dedo para correção do polegar ulnar.

As técnicas de tenodese baseiam-se no movimento do punho. Um tendão ou enxerto é fixado entre o polegar e a parte distal da ulna de maneira que a extensão do punho promova uma oposição do polegar. É necessária a presença de bons dorsiflexores do punho.

As artrodeses e tenodeses estão reservadas, principalmente, para paralisias mais graves, nas quais não dispomos de músculos para transferências. No caso da hanseníase, pelo padrão de acometimento motor, existe razoável disponibilidade de motores para transferências, principalmente porque a maioria das paralisias do nervo mediano é baixa. Assim sendo, em hanseníase, a melhor escolha é a transferência tendinosa em detrimento das tenodeses ou artrodeses, ainda que estas últimas possam vir a completar algum procedimento dinâmico para melhorar a qualidade da pinça entre o polegar e os demais dedos, como é o caso das contraturas de longa duração da IF do polegar, em que a melhor solução é a artrodese desta articulação, o que, além de melhor posicionar a polpa do polegar para a pinça com o dedo indicador, transfere a força do flexor *pollicis longus* para a articulação MF, evitando o aparecimento do sinal de Froment (Figuras 18.39 a 18.41).

Polegar ulnar

Com este termo, queremos definir as incapacidades e deformidades que ocorrem no polegar e que são causadas pela paralisia dos músculos tenares, inervados usualmente pelo nervo ulnar. Assim, estes achados estarão presentes tanto em paralisias puras do nervo ulnar como nas paralisias ulnomedianas.

Como característica principal, temos instabilidade da pinça polegar-indicador, que se traduz pelo sinal de Froment, e quando há hiperextensão da articulação MF, pelo sinal de Jeanne (Figura 18.42). Esta instabili-

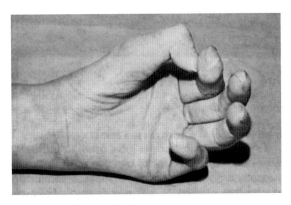

Figura 18.39 Persistência do sinal de Froment após reparação da perda de oposição do polegar.

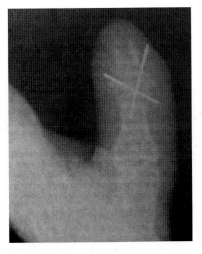

Figura 18.40 Artrodese IF do polegar.

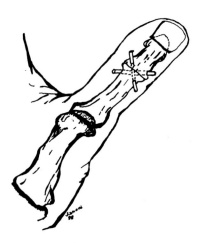

Figura 18.41 Esquema da artrodese de IF do polegar, utilizando-se dois fios de Kirschner cruzados.

dade é particularmente incômoda para pacientes com atividades mais elaboradas, sendo, inclusive, a queixa mais importante quando de uma lesão irreparável de nervo ulnar, ao contrário de pacientes com trabalho menos discriminativo, cujo principal problema é a impossibilidade de executar boa preensão cilíndrica. As técnicas descritas para a correção da mão em garra não têm, obviamente, qualquer efeito na correção do polegar ulnar e que, assim sendo, devemos analisar detidamente os casos de lesão ulnar para determinarmos a necessidade de cirurgia complementar para corrigir esta questão.

Em resumo, a maior deficiência na paralisia ulnar no polegar é a grave perda da força de flexão da articulação MF, a qual necessita ser corrigida.

A melhor solução consiste na transferência de um tendão para suprir esta deficiência. Novamente nos vemos envolvidos com diferentes motores, polias e inserções. O motor mais utilizado é o flexor *digitorum sublimis*, podendo-se usar, também, o *palmaris longus* (Figura 18.43). Na técnica descrita por Brand, a polia utilizada é uma abertura natural da fáscia palmar, na porção mais distal, seguindo depois o tendão subcutaneamente em direção ao polegar. A inserção se faz de acordo com o tipo de paralisia encontrada. Nos casos de paralisia ulnar pura, recomenda-se a inserção da transferência no tendão do *adductor pollicis*. Nos casos de lesões ulnomedianas, insere-se no tendão do *abductor pollicis brevis*, obtendo-se assim flexão da MF e também pronação do polegar, o que, em última análise, auxilia a oposição. Outra técnica utiliza os próprios tendões flexores como polia e insere o tendão transferido no tendão do flexor *pollicis brevis* (Figuras 18.44 e 18.45).

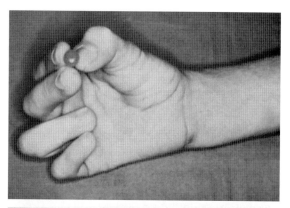

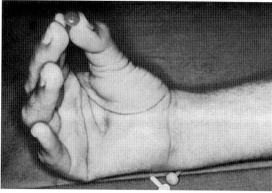

Figura 18.43 Ativação do FPB por meio de transferência do *palmaris longus*.

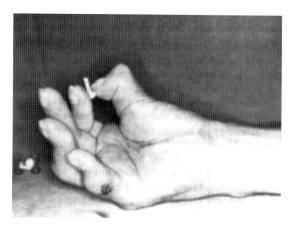

Figura 18.42 "Polegar ulnar", em que são perceptíveis tanto o sinal de Froment como o de Jeanne.

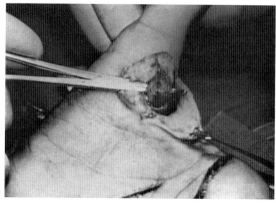

Figura 18.44 Exposição do FPB no transoperatório.

Hanseníase

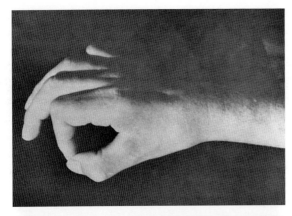

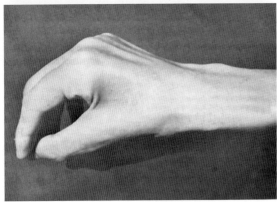

Figura 18.45 Ativação do FPB com transferência do flexor superficial do quarto dedo. Pré e pós-operatório.

Correção da paralisia tríplice

Como vimos anteriormente, trata-se de achado pouco freqüente em hanseníase. Quando presente, pode ser tratada pelas técnicas usadas, devendo-se escolher criteriosamente os motores a serem utilizados, desde que o pré-requisito para a preensão adequada seja a estabilidade do punho. Esta função requer flexores e extensores atuando devidamente, ou então estabilizada por uma artrodese. Esta decisão não é das mais fáceis, já que os pacientes usualmente queixam-se da imobilidade do punho. Por outro lado, no momento em que o punho está fixo, estamos liberando pelo menos dois motores para produzir outras ações também importantes em um membro com severas paralisias. Por outro lado, as paralisias tríplices de longa duração, ou as que não foram devidamente atendidas inicialmente, tendem a mostrar contratura acentuada ao nível do punho, a qual é de difícil solução por métodos fisioterápicos e, neste caso, torna-se mais fácil optar por uma artrodese do punho (Figura 18.46).

No caso da hanseníase, o membro com tríplice paralisia apresenta pelo menos alguns músculos inervados mais proximalmente pelo nervo mediano. Fi-

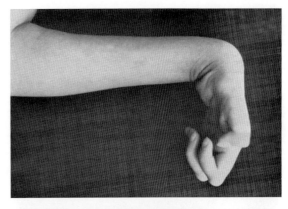

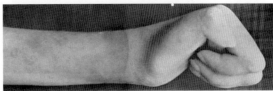

Figura 18.46 Artrodese de punho em paralisia radial. Pré e pós-operatório.

camos com a possibilidade de utilizar os tendões do flexor *digitorum sublimis*, *palmaris longus*, *pronator teres* e flexor *carpis radialis*.

Podemos sugerir a seguinte seqüência:

- **Para extensão do punho:** transferência do *pronator teres* para extensor *carpis radialis brevis*.
- **Para extensão dos dedos:** transferência do flexor *carpis radialis*.
- **Para corrigir a garra:** transferência do flexor *sublimis* do terceiro dedo segundo a técnica de Stilles-Bunnell.
- **Para corrigir a oponência:** transferência do flexor *sublimis* do quarto dedo segundo a técnica de Brand-Bunnell.

Pode-se utilizar o *palmaris longus* para extensão do polegar, já que a presença dos flexores dos dedos não torna aquele músculo necessário para cumprir esta função como ocorre nos casos de paralisia tríplice com componente mediano alto.

As cirurgias para punho e dedos podem ser realizadas num primeiro tempo, deixando-se as correções da oposição e da garra para um tempo ulterior.

Nos casos em que o comprometimento do mediano é mais proximal, podemos usar a porção lateral do tríceps para extensão dos dedos. Em um paciente com paralisia tríplice completa, utilizamos o bíceps como motor para os flexores profundos, além do tríceps para extensores dos dedos. O resultado não foi muito satisfatório, mas a função do membro foi sensivelmente melhorada. Nestes casos mais comple-

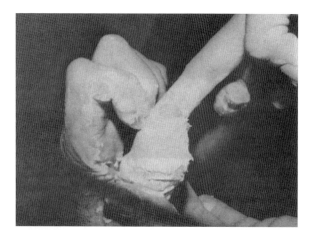

Figura 18.47 Os gessos digitais são efetivos na redução de contraturas. Se a amplitude obtida não for satisfatória, pode-se recorrer à cirurgia.

xos, podemos utilizar tenodeses para corrigir a garra ulnar dos dedos.

Correção de retrações de pele

O desequilíbrio muscular decorrente das paralisias e os fenômenos inflamatórios levam a mão hanseniana a apresentar, freqüentemente, retrações de pele. A síndrome do desuso e as posições anômalas são as responsáveis por estes achados, no primeiro caso, e os fenômenos cicatriciais, no segundo. Concomitantemente, pode haver retração das estruturas periarticulares.

A adequada educação sanitária e as atividades de prevenção de incapacidade por técnicas simples podem prevenir a contento estes acontecimentos. As técnicas fisioterápicas devem sempre ser utilizadas para correção das contraturas já estabelecidas, pois normalmente obtém-se resultados satisfatórios. No caso da persistência, devemos lançar mão das técnicas cirúrgicas (Figura 18.47).

Interfalângica distal (IFD)

Aqui são comuns as deformidades em flexão, com ou sem retração de pele. Como a falange distal é normalmente mais exposta a traumatismo, a quantidade de substância óssea muitas vezes é insuficiente para uma artrodese. No entanto, como o braço de alavanca desta articulação é muito pequeno, a colocação simples de um enxerto de pele muitas vezes resulta em recidiva do quadro. Assim, a artrodese ainda é a melhor escolha (Figura 18.48). No caso da IF do polegar, devemos sempre tentar algum procedimento inicial de liberação da retração de pele, com isto ganhando o

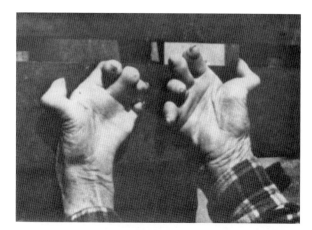

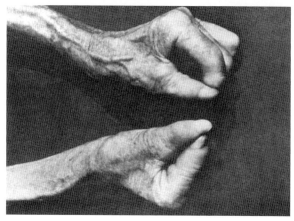

Figura 18.48 Pré e pós-operatório de artrodese de ambas as IF do polegar. Neste paciente, houve acentuada melhora da funcionalidade das mãos.

máximo de comprimento ósseo para a artrodese que se segue.

Interfalângica proximal (IFP)

Uma técnica bastante completa para resolver as questões de contraturas das IF é a de Fritsch (Figura 18.49):

- Desenha-se um duplo "Y", cujos ramos verticais se encontrem na parte volar da articulação e cujos ramos divergentes contenham o fulcro da articulação, tanto na face radial como na ulnar do dedo (Figura 18.50).
- Com um bisturi de lâmina 15, incisa-se a pele exclusivamente até o fim do derma. Neste momento, utiliza-se uma tesoura fina para descolar a pele tanto em sentido distal como proximal.
- Os dois retalhos correspondentes aos ramos divergentes do "Y" dão acesso, se necessário, aos ligamentos colaterais, os quais podem ser liberados.
- O defeito criado pela liberação é recoberto por um enxerto de pele (Figura 18.51).

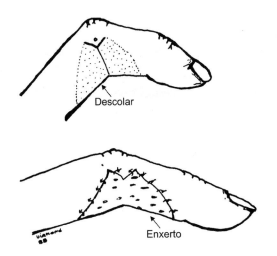

Figura 18.49 Esquema da técnica de Fritsch.

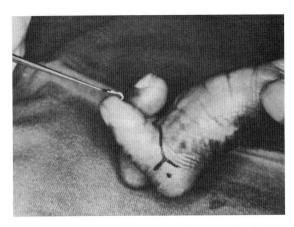

Figura 18.50 Marcação das incisões em duplo "Y".

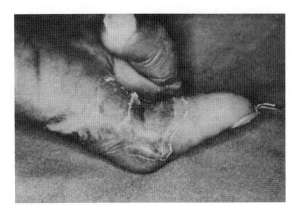

Figura 18.51 Resultado pós-operatório. Extensão passiva.

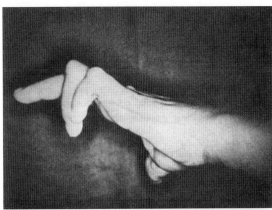
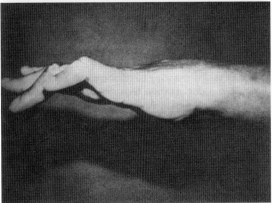

Figura 18.52 Pré e pós-operatório. Técnica de Fritsch.

Nestes casos, a bainha dos flexores está situada imediatamente sob a pele volar, com muito pouco tecido areolar. Assim, justificam-se os descolamentos distal e proximal para trazer à zona do defeito criado tecido adequado para receber o enxerto de pele; de outro modo, este ficaria imediatamente sobre o tendão flexor. A pele descolada não apresenta problemas de viabilidade, pois, mesmo na eventual possibilidade de ausência de irrigação, ela atuará também como um enxerto de pele.

O grau de extensão que pode ser obtido depende, primariamente, da situação dos vasos colaterais. Devemos testar progressivamente diferentes aberturas do ângulo da articulação IF, mantendo aquela onde não se verifica isquemia da margem distal da ferida operatória. Achada esta posição, podemos mantê-la por meio de um fio de Kirschner ou por um aparelho gessado. Neste último caso, como a imobilização é precária, podemos proceder a um aumento do ângulo a partir de 1 semana de pós-operatório (Figura 18.52).

Em casos de contraturas mais graves, em que a liberação pode levar à exposição da articulação, a melhor solução é recobrir o defeito com um retalho tipo *crossfinger* ou dorsolateral.

Primeiro espaço intermetacarpiano

A contratura deste primeiro espaço é bastante comum nos casos de paralisia ulnomediana, envolven-

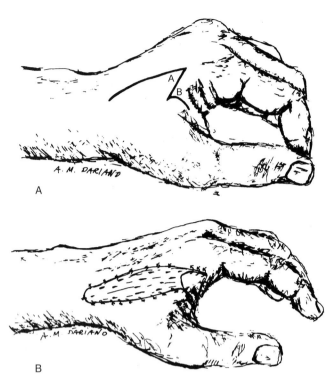

Figura 18.53 Esquema da técnica de Brand – Zetaplastia ampliada. **A.** Incisão. **B.** Retalhos transpostos e enxertos colocados sobre o defeito criado.

do retração da pele dorsal, da borda distal do espaço e das estruturas subjacentes, como fáscia e músculos, dependendo do grau de comprometimento.

Uma das técnicas mais utilizadas é a de Brand (zetaplastia ampliada) (Figura 18.53):

- Um "Z" é desenhado com o ramo médio acompanhando a borda distal do espaço intermetacarpiano.
- O ramo dorsal do "Z" é prolongado proximalmente, acompanhando a borda do segundo metacarpiano, até próximo à borda distal do rádio.
- Todos os tecidos limitantes são liberados.
- Os dois retalhos do "Z" são intercruzados.
- O defeito restante é fechado por enxerto de pele, podendo-se utilizar curativo tipo Brown para melhor fixação ao leito.

A finalidade do "Z" é solucionar a contratura da borda distal do espaço intermetacarpiano. Em casos menos graves, podemos proceder apenas à liberação ao longo da borda do segundo metacarpiano, eliminando-se a etapa da zetaplastia distal (Figura 18.54).

A imobilização é mantida por 3 semanas, findas as quais se iniciam exercícios para o polegar e a utilização de um *splint* que mantenha a abertura obtida no primeiro espaço (Figura 18.55).

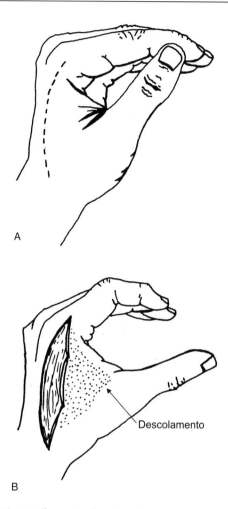

Figura 18.54 Liberação do primeiro espaço com enxerto de pele. (Redesenhada a partir de McDowell & Ena. *Surgical rehabilitation in leprosy*, p. 228.)

Este tipo de procedimento cirúrgico é fundamental como técnica prévia à reconstrução da oposição do polegar, na qual necessitamos um ângulo de aproximadamente 45 graus para que se logre um bom resultado pós-operatório.

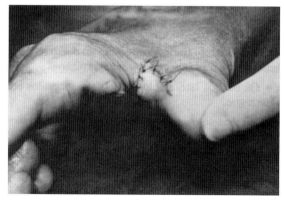

Figura 18.55 A zetaplastia também pode ser usada para aumento da profundidade do primeiro espaço.

Metacarpofalângicas (MF)

Ocorre mais freqüentemente a retração com hiperextensão das articulações MF, decorrente de densa infiltração em casos virchowianos ou por seqüela grave de estados reacionais. São situações muito incapacitantes, pois a hiperextensão destas articulações não permite o fechamento da mão nem a formação de qualquer tipo de pinça. Uma possível solução cirúrgica é a técnica de plastia dorsal (Figura 18.56):

- Uma incisão transversal é feita no dorso da mão, 5cm proximal às cabeças dos metacarpianos.
- Os bordos laterais do retalho são incisados em ziguezague.
- Disseca-se o retalho em sentido distal cuidadosamente, para prevenir dano às veias dorsais.
- Ao nível das articulações, a dissecção prossegue em sua direção, liberando os ligamentos colaterais, se necessário.
- Obtida flexão adequada das MF, um enxerto de pele é colocado sobre o defeito criado proximalmente.

A dissecção do retalho é problemática, já que existe abundante tecido cicatricial. Assim, devemos ter o cuidado de não lesar as veias dorsais e os tendões que se encontram fundidos na massa cicatricial. Como é difícil estabelecer um plano de clivagem, devemos cuidar para que o retalho não seja excessivamente espesso.

A imobilização deve ser rigorosamente correta, sem desvios ou rotação das articulações, o que poderia trazer instabilidades intensas com agravamento da incapacidade da mão.

Como se pode perceber, esta é uma técnica difícil, na qual devemos pesar o benefício que ela pode trazer para uma mão gravemente incapacitada com os riscos inerentes a se tratar com tecidos alterados em sua textura pelos fenômenos inflamatórios e a confecção de um retalho de pedículo distal. Por todos estes aspectos, nos parece mais indicado o uso de retalhos à distância (peitoral ou inguinal) para a solução destes casos.

Correção do Guttering (desvio ulnar dos dedos)

Para este problema, a técnica procura reposicionar o tendão extensor sobre o ápice da cabeça dos metacarpianos. Procede-se de maneira similar aos casos de artrite reumatóide:

- Uma incisão curva é feita do lado ulnar da cabeça do metacarpiano, expondo-se o tendão extensor.
- Seccionam-se as ligações do tendão do lado onde ele está luxado (cubital).
- Confecciona-se um pequeno retalho na aponeurose, do outro lado, o qual passa por baixo do tendão e depois é trazido para o mesmo lado, passando por cima do tendão. O retalho, atuando como polia, é suturado às estruturas fibrosas profundas.

O retalho de aponeurose procura trazer o tendão extensor para sua posição normal, sobre o dorso da cabeça dos metacarpianos. A mão é imobilizada por um aparelho gessado no qual as articulações MF são mantidas a 30 graus de flexão.

Correção da depressão do primeiro espaço interósseo

Ainda que esta deformidade não resulte em diminuição da funcionalidade da mão, ela acarreta graves dificuldades em termos psicossociais para os pacientes, principalmente em países endêmicos para a hanseníase, nos quais a presença desta deformidade está intimamente relacionada com a doença, estigmatizando seu portador (Figura 18.57).

Os enxertos gordurosos sofrem redução de um terço à metade de seu volume inicial, o que os tornam poucos úteis para o procedimento deste espaço. Talvez a melhor resposta em relação aos enxertos autógenos esteja no emprego de enxertos dérmicos ou dermogordurosos, ainda que a pequena quantidade disponível e as seqüelas cicatriciais na zona doadora sejam fatores restritivos a seu uso.

Dentre os materiais aloplásticos, o silicone médico tem demonstrado ser o substituto ideal. Quanto à textura, o mais indicado é a prótese encapsulada contendo silicone líquido, como nas próteses mamárias. Há um desenho específico de prótese encapsulada para primeiro espaço feito por Duerksen, porém, por ser obtida apenas sob encomenda, seu custo é muito elevado. No momento, temos utilizado os blocos tipo *super-soft*, que apresentam boa textura e economia em seu uso:

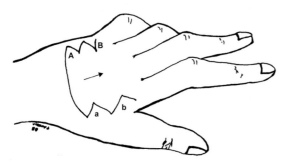

Figura 18.56 Esquema da técnica para liberação de contratura das MF.

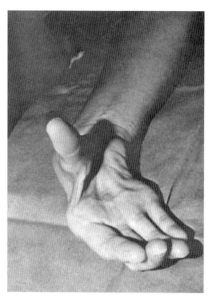

Figura 18.57 A depressão do primeiro espaço é altamente estigmatizante para os pacientes com hanseníase.

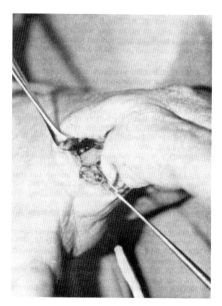

Figura 18.59 A peça introduzida dentro da bolsa.

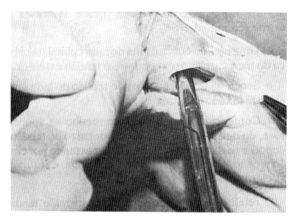

Figura 18.58 Detalhe (em preparação anatômica) da confecção da bolsa para a introdução da prótese.

- Incisa-se a pele da borda distal do primeiro espaço.
- Confecciona-se uma bolsa por dissecção romba no espaço virtual existente entre as fibras atrofiadas do primeiro interósseo dorsal e o adutor do polegar, tomando-se o cuidado de preservar a fáscia destes músculos (Figura 18.58).
- É feita cuidadosa hemostasia, podendo-se deixar uma gaze embebida em solução de adrenalina enquanto se procede à escultura da prótese.
- Retira-se uma porção adequada do bloco de silicone e, com uma tesoura ou bisturi com lâmina 15, procede-se à escultura da prótese, a qual deve ter o tamanho da bolsa criada e um formato fusiforme.
- Tanto a prótese como a bolsa são irrigadas com soro salino, e a primeira é introduzida no espaço (Figura 18.59).

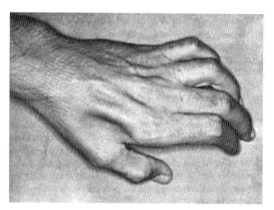
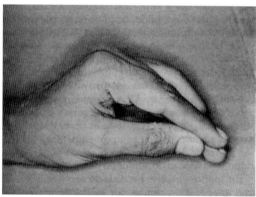

Figura 18.60 Correção da depressão do primeiro espaço com bloco de silicone. Pré e pós-operatório.

- Se o resultado externo é o desejado, fecha-se a abertura da bolsa com pontos isolados de náilon 6/0 ao nível da fáscia muscular e conclui-se com pontos separados do mesmo fio para fechamento da pele.

Aplica-se uma pequena tala gessada, envolvendo o primeiro espaço e a palma. A mão é mantida elevada e os pontos são retirados no final da primeira semana, deixando-se a tala por mais 1 semana (Figura 18.60).

Agradecimentos

Ao sr. José Ricardo Franchim, por muitas das fotos apresentadas, e ao Dr. Antonio Messias Dariano, por desenhos realizados.

BIBLIOGRAFIA

1. Abreu LB. Clinical aspects of muscle imbalance in the hand due to ulnar nerve lesion. *Anat Clin* 1984; *6*:177-82.
2. Araujo DG. Cirurgia geral em doentes de lepra. *Rev Bras Leprol* 1939; *7*:67-75.
3. Boyes JH. *Bunnell's surgery of the hand* 5ed., Philadelphia: J.B. Lippincott Co., 1970.
4. Brand PW. Paralytic claw hand. *J Bane Joint Surg* 1958; *40B*:618-32.
5. Brand PW. The reconstruction of the hand in leprosy. *Am R Col Surg Engl* 1952; *2*:350-61.
6. Brand PW. Tendon transfer of median and ulnar nerve paralysis. *Orthop Clin N Am* 1970; *1*:447.
7. Brand PW. *Clinical mechanics of the hand*. St. Louis: C.V. Mosby Co., 1975.
8. Brotto W. Aspectos neurológicos da lepra. *Rev Bras Leprol* 1954; *22*:135-44.
9. Burkhalter CW *et al*. Extensor indicis proprius opponensplasty. *J Bone Joint Surg* 1973; *55A*:725-32.
10. Campos MP *et al*. Incidência das deformidades da mão na hanseníase. *Hansen. Int* 1978; *3*(1):55-8.
11. Faggin JE. Cirurgia reparadora da mão na lepra. *Rev Bras Leprol* 1960; *28*:141-8.
12. Fritsch EP. *Reconstructive surgery in leprosy*. Bristol: John Wright & Sons, Ltd., 1971.
13. Froment J. Paralysies des muscles de la main et troubles de la préhension. *J Méd Lyon* 1920; *1*:553-62.
14. Goes AMD, Arraes TAA, Duerksen F. A reabilitação cirúrgica da garra cubital no hanseniano. *Rev Bras Ortop* 1985; *20*:60-2.
15. Gonçalves A. Incapacidades em hanseníase: um estudo da realidade em nosso meio. *Hansen Int* 1979; *4*(1):26-35.

16. Jacobs B, Thompson TC. Opposition of the thumb and its restoration. *J Bone Joint Surg* 1960; *42A*:1015-26.
17. Littler JW, Cooley SGE. Opposition of the thumb and its restoration by aductor digiti quinti transfer. *J Bone Joint Surg* 1963; *45A*:1938.
18. McOowell F, Ema C. Surgical rehabilitation in leprosy. Baltimore: Williams & Wilkins, 1974.
19. Martins Filho MG. Nossos ensaios com a inclusão de silicônio líquido em doentes de lepra no Instituto Educacional "Padre Bento Dias Pacheco". *Rev Bras Leprol* 1960; *32*:47-8.
20. Palande DD. Correction of intrinsic-muscle hands associated with reversal of the transverse metacarpal arch. *J Bone Joint Surg* 1983; *65A*:514-21.
21. Pardini Jr. AG, Gomes RC. Cirurgia do laço para correção da mão em garra paralítica. *Rev Bras Ortop* 1986; *21*:214-8.
22. Pardini Jr. AG, Dib JE, Peçanha Jr. ED. Restauração da oponência do polegar. *Rev Bras Ortop* 1983; *18*:103-6.
23. Reginato LE, Belda W. Correção das deformidades amiotróficas do dorso da mão pelo emprego de inclusões de silicones líquido e sólido. *Rev Bras Leprol* 1967; *35*:31-40.
24. Reginato LE, Belda W. Ensaio da correção das deformidades amiotróficas do dorso da mão por novos métodos: retalhos dermogordurosos, enxertos de fáscia e inclusões de silicone. *Rev Bras Leprol* 1964; *32*:4953.
25. Regina TOLE, Homen de Mello P. Ensaio de correção das deformidades amiotróficas do dorso da mão por um novo método: enxertos dérmicos. *Rev Bras Leprol* São Paulo, 1962; *30*:125-30.
26. Ribeiro EB. Aspectos cirúrgicos da caseose dos nervos na lepra. *Rev Bras Leprol* São Paulo, 1934; *1*:146-84.
27. Riordan DC. Tendon transplantation in median nerve and ulnar nerve paralysis. *J Bone Joint Surg* 1953; *35A*:312.
28. Rodrigues TRP. Estudo comparativo entre neuropatias hansenóticas e as neuropatias periféricas mais freqüentes do nosso meio. *Hans Int* 1976; *1*(2):167-71.
29. Sarmento VM. Tratamento das amiotrofias lepróticas pela vitamina E. *Rev Bras Leprol* 1959; *27*:103-7.
30. Silveira LM. A cirurgia da lepra. *In:* Conferência Panamericana de Leprologia 2. Rio de Janeiro, 1946.
31. Silveira LM. Tratamento cirúrgico das neurites. *Rev Bras Leprol* 1944; *12*:3-9.
32. Souza Campos N, Longo PW. Atrofia circunscrita aos músculos da eminência tenar como manifestação inicial e residual da lepra. *Rev Bras Leprol* 1937; *5*:1-29.
33. Zancolli E. *Structural and dynamic bases of hand surgery*. St. Louis: C.V. Mosby Co., 1974.

CAPÍTULO 19

DOENÇAS E LESÕES VASCULARES DAS MÃOS

Cláudio Henrique Barbieri
Nilton Mazzer

O universo das doenças vasculares é amplo e comporta alterações dos mais diversos tipos, anatômicas ou funcionais, podendo ser congênitas ou adquiridas, auto-imunes, inflamatórias, tumorais, degenerativas, compressivas e traumáticas, entre outras. De modo geral, as doenças vasculares são muito menos freqüentes no membro superior que no inferior, mas representam um sério problema médico e social, por produzirem seqüelas deformantes e incapacitantes, em geral em indivíduos em faixa etária produtiva.[14] Atualmente, as lesões arteriais traumáticas, decorrentes de ferimentos e lacerações do punho e da mão, e algumas doenças funcionais, como a distrofia simpático-reflexa, motivada quase sempre por uma fratura da extremidade distal do rádio, e a causalgia, desencadeada pela lesão de um nervo periférico, são da alçada quase exclusiva do cirurgião da mão, mas todo ortopedista deve conhecer as particularidades de cada situação, no mínimo para ter condição de referir o paciente corretamente. É o caso, por exemplo, dos ferimentos perfurantes e dos traumatismos repetitivos, responsáveis por cerca de 80% das lesões arteriais da mão, mas que freqüentemente passam sem diagnóstico.

Como em qualquer outra região anatômica, o fluxo sangüíneo na mão tem três funções específicas: (1) aportar nutrientes e oxigênio aos tecidos, (2) remover resíduos do metabolismo tissular e (3) manter a temperatura do segmento, esta última quase sempre independente das duas anteriores, mas fundamental para a manutenção das funções metabólicas normais. A diminuição do fluxo arterial, chamada de insuficiência ou incompetência, prejudica o metabolismo celular a tal ponto que pode produzir a morte tecidu-

al. Esta alteração leva à necrose nos casos mais graves, sendo este o último estágio de um problema que já vinha produzindo algum sintoma muito antes disso, às vezes podendo ser revertido ou controlado, o que carece de um diagnóstico oportuno e preciso.

As artérias normais têm uma capacidade natural de responderem às solicitações funcionais e metabólicas e de manterem um fluxo sangüíneo adequado, tanto em volume como em distribuição, qualquer que seja a demanda. Para isso, é necessário que toda a árvore arterial esteja íntegra, desde os troncos principais (macrocirculação) até os capilares (microcirculação). A incompetência arterial resulta, basicamente, da interrupção da árvore vascular por qualquer mecanismo, seja anatômico (secção por traumatismo, oclusão por trombose ou embolia), seja funcional, por descontrole fisiológico do fluxo (doença de Raynaud, vasospasmo secundário, como na distrofia simpático-reflexa e na causalgia). Qualquer que seja o mecanismo, a incompetência arterial acarreta uma insuficiência do fluxo sangüíneo, com redução da perfusão tecidual e sofrimentos celulares, responsáveis pelos sintomas e sinais, que variam conforme a fase da evolução da doença. O cirurgião dever estar atento para o reconhecimento dos sintomas e sinais iniciais, o que lhe permitirá a instituição precoce de tratamento adequado para restaurar o fluxo sangüíneo, evitando que se instale um quadro irreversível. Os sintomas e sinais usuais da incompetência arterial são: (1) dor, que de início pode estar ligada apenas à atividade muscular; (2) dormência e formigamento, pela isquemia dos nervos; (3) alterações da textura da pele e da musculatura, às vezes com formação de úlceras e com atrofia e fibrose muscular; e (4) necrose tecidual, que leva à gangrena do segmento corpóreo afetado, o que é irreversível.[11,14]

ANATOMIA VASCULAR DA MÃO

Ao mesmo tempo que é rica, a irrigação sangüínea da mão é complexa. A partir do tronco comum da artéria braquial, que se bifurca já no terço distal do braço, duas artérias principais, a radial e a ulnar, são responsáveis pelo suprimento sangüíneo da mão. Duas outras, a mediana, nem sempre presente, e a interóssea dorsal, podem contribuir, mas isoladamente não são suficientes para a manutenção das funções metabólicas da mão.

A artéria radial desce pela borda radial do antebraço, por baixo do músculo braquiorradial, e se divide em dois ramos principais, o dorsal e o palmar, na altura da apófise estilóide radial. O ramo dorsal cruza a tabaqueira anatômica de palmar para dorsal, por baixo dos tendões abdutor longo e extensores curto e longo do polegar, e mergulha entre o primeiro e o segundo metacarpianos para o espaço profundo da mão, onde forma o arco palmar profundo, pela anastomose com o ramo profundo da artéria ulnar. O ramo superficial da artéria radial atravessa a musculatura tenar, entre os músculos abdutor curto e o flexor curto do polegar, e dirige-se para o espaço pré-tendinoso, onde contribui para formar o arco palmar superficial, pela anastomose com o ramo superficial da artéria ulnar. O arco palmar superficial origina três artérias digitais comuns, que se dirigem às comissuras interdigitais segunda, terceira e quarta e se dividem em um ramo radial e um ulnar, e a artéria digital ulnar, que se dirige à borda ulnar do dedo mínimo. A primeira artéria digital comum irriga a borda ulnar do indicador e a borda radial do dedo médio; a segunda, a borda ulnar do dedo médio e a borda radial do anular; e a terceira, a borda ulnar do anular e a radial do mínimo.

A artéria ulnar desce pelo antebraço juntamente com o nervo ulnar, por baixo do músculo flexor ulnar do carpo, passando pelo canal de Guyon, entre o hâmulo do hamato e o pisiforme, e logo se dividindo nos ramos superficial e profundo. O ramo superficial é o principal formador do arco palmar superficial, situado no espaço pré-tendinoso, logo abaixo da fáscia palmar; o ramo profundo divide-se em dois menores, o superior e o inferior, que se dirigem ao espaço profundo da mão e contribuem para a formação do arco palmar profundo, juntamente com a artéria radial (Figura 19.1). O arco palmar profundo emite quatro ramos terminais, as artérias metacarpianas palmares, que irrigam os músculos interósseos e os

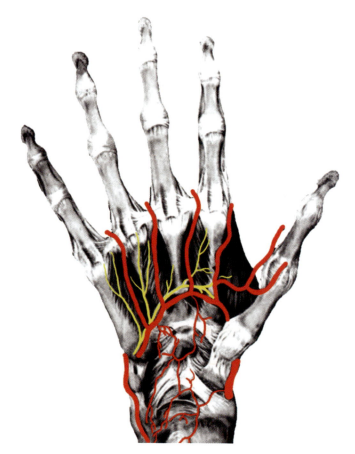

Figura 19.1 Porção terminal da artéria radial formando o arco palmar profundo em conexão com a artéria ulnar e dando origem às artérias digitais do polegar e do indicador e às artérias metacarpianas palmares.

metacarpianos. A artéria que irriga o polegar é a primeira metacarpiana palmar, que se origina do arco palmar profundo, mas pode haver um aporte secundário através de um ramo do arco palmar superficial. A artéria digital radial do indicador pode tanto ser um ramo autônomo do arco palmar profundo como originar-se da primeira artéria metacarpiana palmar (Figura 19.2). Tanto o arco palmar superficial como o profundo contribuem para a irrigação sangüínea dos dedos, dadas as várias conexões entre eles.[7,8] As artérias digitais radiais do polegar e do indicador e ulnar do mínimo são de menor diâmetro que suas paralelas opostas, o que resulta em menor fluxo sangüíneo.[6]

No que se refere ao fluxo sangüíneo global da mão, a artéria radial predomina em quase 60% dos casos, secundada pela artéria ulnar, em cerca de 20%; há um equilíbrio entre as duas em outros 20%. Os arcos palmares se comunicam entre si em quase 80% dos casos, quando são chamados de completos; nos restantes 20%, as conexões entre os arcos são pouco importantes do ponto de vista do fluxo sangüíneo.

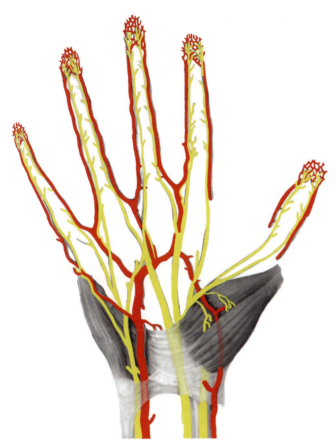

Figura 19.2 Artéria ulnar dando origem ao arco palmar superficial com a participação do ramo superficial da artéria radial. O arco palmar superficial emite as três artérias digitais comuns.

FISIOLOGIA MICROVASCULAR

O chamado leito microvascular é composto por arteríolas de diâmetro menor que 100μm, cujas funções básicas são carrear nutrientes e oxigênio, remover os produtos do metabolismo e efetuar a termorregulação. A termorregulação é realizada por meio de anastomoses arteriovenosas que se abrem ou se fecham, permitindo ou impedindo a passagem do sangue aquecido e, consequentemente, elevando ou diminuindo a temperatura de determinado segmento corpóreo. Na pele, todavia, há artérias específicas para essa finalidade, que constituem o leito termorregulador, ao lado de outras específicas para nutrição e oxigenação, que constituem o leito nutricional, com a proporção entre ambos os leitos variando por região; nos dedos, por exemplo, cerca de 80% do fluxo sangüíneo passa pelo leito termorregulador, e os restantes 20% passam pelo leito nutricional, o que explica a manutenção de níveis adequados de nutrição e oxigenação nas extremidades submetidas a baixa temperatura ambiente. Os sintomas decorrentes de lesões que impliquem diminuição do fluxo arterial variam, às vezes sutilmente, conforme o grau de acometimento dos dois leitos microvasculares.

O equilíbrio entre vasodilatação e vasoconstrição, reguladas pelo tônus simpático e por fatores locais e humorais, em resposta à demanda metabólica e de termorregulação, garante o fluxo sangüíneo na mão. Tanto uma como a outra são processos ativos e dinâmicos, desencadeados pelo sistema nervoso autônomo, por fatores humorais ou pela auto-regulação estimulada por produtos do metabolismo e outros, denominados miogênicos. A vasoconstrição é controlada, sobretudo, por mediadores α-adrenérgicos e a vasodilatação, por vários mediadores químicos, ambos os fenômenos atuando para fazer variar o fluxo microvascular na mão e nos dedos, em resposta a estímulos como a temperatura ambiente, a pressão arterial sistêmica e a auto-regulação, esta última com a participação do endotélio vascular, que produz tanto o óxido nítrico, vasodilatador, como a endotelina, vasoconstritora, de cujo desequilíbrio podem resultar alterações patológicas do fluxo.[7]

Na mão, os mediadores α-adrenérgicos são liberados pelas fibras nervosas simpáticas não-mielinizadas, provenientes, principalmente, dos nervos mediano e ulnar, e que trafegam pela camada adventícia das artérias e veias mais calibrosas, penetrando em suas paredes e estabelecendo terminações adrenérgicas, produtoras de noradrenalina. As fibras simpáticas chegam aos dedos através dos nervos digitais, que acompanham o pedículo vascular, e a artéria ulnar apresenta uma inervação simpática própria, através da alça de Henle, que passa a acompanhá-la a partir do punho e é responsável pelo seu tônus. A noradrenalina liga-se aos receptores α1, α2 ou β2, conforme o estímulo. Na parede vascular, os receptores pós-sinápticos α1 e α2 são vasoconstritores, e o receptor β2 é vasodilatador, ao passo que na terminação simpática o receptor pré-sináptico α2 é inibidor da liberação da noradrenalina, com ação vasodilatadora.

Alterações de natureza variada em qualquer dos níveis de regulação do fluxo arterial podem produzir um vasospasmo reflexo, localizado ou generalizado, que conduz à incompetência vascular. De início, a incompetência vascular pode não produzir sinais ou sintomas exuberantes, graças à existência de redes colaterais abundantes na mão, mas o vasospasmo tende a piorar com as lesões progressivas dos tecidos vizinhos, como nervos, músculos e ossos. Na ausência de rede colateral adequada, inclusive pela progressão do vasospasmo, instala-se a isquemia, que leva à morte tecidual e à gangrena, estágio final e irreversível da incompetência arterial (Figura 19.3).

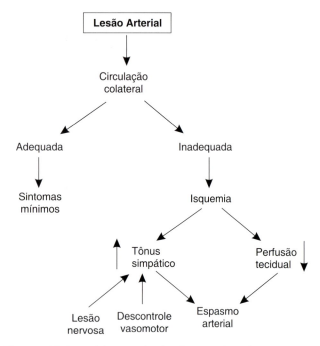

Figura 19.3 Participação da circulação colateral na incompetência arterial. Quando a circulação colateral é inadequada, é desencadeado um processo que leva ao sofrimento tecidual, seja pela diminuição direta da perfusão, seja por estimular o aumento do tônus simpático.

DIAGNÓSTICO GERAL

Diferentes distúrbios vasculares apresentam, às vezes, sintomas muito semelhantes, ao passo que um mesmo distúrbio pode apresentar sintomas variados de um paciente para outro. Todavia, em geral, os sintomas se repetem com alguma regularidade, começando quase sempre com dor, com diferentes características, mas usualmente em queimação ou em câimbras, de intensidade variável, contínua ou episódica, espontânea ou após atividades (claudicação intermitente), a qual constitui o sintoma mais comum da incompetência vascular. Alterações permanentes ou cíclicas da coloração da pele, que se torna pálida, azulada ou mesmo ruborizada, alternadamente ou não, também são comuns, podendo acompanhar-se do fenômeno de Raynaud e de intolerância ao frio, nos quadros iniciais. Na progressão do quadro, surgem os sintomas decorrentes da isquemia dos músculos, inicialmente com fraqueza (paresia), depois paralisia e, finalmente, atrofia; dos nervos, com formigamento (parestesia) e dormência (hipoestesia); e da pele, que sofre alterações da textura, como secura, descamação e ulcerações superficiais ou profundas, quase sempre de difícil cicatrização. Edema difuso ou localizado, decorrente do processo inflamatório secundário ou da diminuição do tônus venoso, pode ocorrer. Estes sintomas e sinais são causados pela isquemia dos tecidos e antecedem por um tempo variável, mas quase sempre longo, um eventual quadro de gangrena.

História pregressa de traumatismos, ferimentos penetrantes, tabagismo, uso de drogas ou medicamentos injetáveis, diabetes melito, tromboembolia em outros locais, antecedente pessoal ou familiar de doença arterial crônica (aterosclerose) e outros facilita a condução do exame clínico e a obtenção do diagnóstico. Por exemplo, não é infreqüente a lesão por traumatismos fechados repetitivos da artéria ulnar no canal de Guyon em trabalhadores que usam a mão para desferir golpes durante seu trabalho ou se utilizam de martelo pneumático ou britadeira; o traumatismo repetitivo promove o descolamento da camada íntima da artéria, com a conseqüente formação de trombos intra e extramurais e, finalmente, a oclusão arterial, a qual pode ser pouco sintomática, de início, devido à circulação colateral.

O exame clínico deve iniciar-se pela avaliação superficial da coloração e da temperatura da pele e das texturas cutânea e muscular, e prosseguir pela palpação dos pulsos arteriais, desde os principais troncos arteriais (artérias subclávia, axilar, braquial, radial e ulnar), sempre que possível acima da região de suspeição, até as artérias digitais, no nível das protuberâncias das cabeças dos metacarpianos e das falanges. O teste de Allen, baseado na compressão alternada das artérias radial e ulnar, e o exame do pulso capilar nas unhas fornecem dados importantes sobre a perfusão sangüínea da mão. A ausculta dos troncos arteriais mais calibrosos, em diferentes alturas do membro superior, pode demonstrar a presença de um sopro, apontando para uma oclusão arterial parcial, particularmente em local onde haja um frêmito palpável.

O exame clínico pode ser complementado com o Doppler, que é capaz de precisar o local de uma oclusão arterial e de demonstrar a presença de circulação colateral. Para isso, comprimem-se alternadamente as artérias radial e ulnar e examina-se o respectivo território distal de distribuição; a presença de pulso no território da artéria comprimida demonstra que há um fluxo sangüíneo vindo da artéria pérvia para o segmento distal da artéria oclusa. O local de uma oclusão arterial, particularmente de vasos de grande calibre, pode ser indicado pela medida da pressão arterial segmentar, na qual o manguito é sucessivamente instalado em vários segmentos do membro, e a detecção do pulso logo distal a ele é feita pelo Doppler.

Exames complementares mais sofisticados, em geral disponíveis somente em centros especializados, são:

1. **Termografia**, que permite mapear as áreas de temperaturas diferentes e inferir o estado de perfusão global da mão.
2. **Doppler de ultra-som**, que produz uma imagem dos vasos.
3. **Pletismografia digital**, que mede a variação de volume do membro com o enchimento arterial pulsado.
4. **Imagem dúplex colorida**, por combinação de ultra-som com Doppler com escala colorida, que distingue lesões arteriais, como estenose, oclusão, aneurisma, falso aneurisma e outras.
5. **Fluxometria com Doppler a *laser***, para avaliação do fluxo arterial cutâneo.
6. **Teste de tolerância ao frio**, por meio de termistores implantados em diferentes locais da pele e conectados a um computador devidamente programado, que avalia a resposta fisiológica cutânea a intervalos de poucos segundos.
7. **Cintilografia óssea** (tecnécio99m-pirofosfato, difosfonato ou outro) em três fases, sendo a primeira imediatamente após a injeção do isótopo, a segunda, 2 minutos mais tarde, e a terceira, 3 horas depois. A primeira imagem simula um angiograma com o isótopo circulante, a segunda desenha a perfusão das partes moles, e a terceira mostra o isótopo já fixado ao osso.
8. **Angiografia convencional contrastada seqüencial**, que consiste da injeção intra-arterial de contraste radiográfico e da obtenção de filmes seqüenciais que mostram a arvore vascular (Figura 19.4). Atualmente, é obtida com técnica digital e de subtração de imagem, mostrando imagens dinâmicas da direção do fluxo arterial, fluxo colateral, enchimento vascular retrógrado e fluxo venoso subseqüente, inclusive em três dimensões (Figura 19.5). É o exame mais demonstrativo do estado da árvore vascular, mostrando com exatidão o local e a extensão da lesão, como as secções e oclusões arteriais (trombose, embolia), aneurismas verdadeiros e falsos, sésseis e pediculados, fístulas arteriovenosas, tumores, lesões congênitas etc.
9. **Angiografia por ressonância nuclear magnética de alta resolução**, na qual o contraste é o gadolínio, que requer equipamentos e programas de computador especiais para a obtenção de cortes muito finos (1,5 a 2,5mm). Tem a vantagem de não envolver radiação ionizante nem contraste iodado e de permitir a montagem tridimensional das imagens, mas só está disponível em centros maiores.

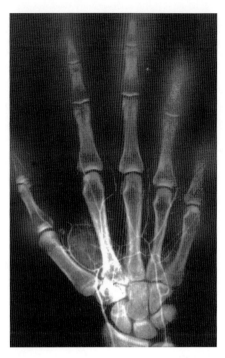

Figura 19.4 Arteriografia convencional num caso de tromboangiite obliterante. Notar o calibre dos arcos palmares profundo e superficial e das artérias digitais muito diminuído. (Cortesia dos Profs. Jesualdo Cherri e Carlos Eli Piccinato, da Disciplina de Cirurgia Vascular Periférica do Departamento de Cirurgia e Anatomia.)

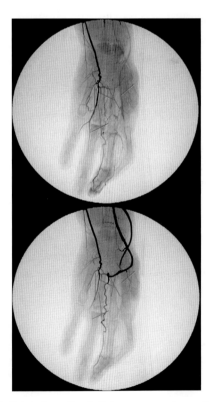

Figura 19.5 Arteriografia digital num caso de seqüela de traumatismo, em duas fases diferentes da injeção de contraste. Notar o comprometimento dos arcos palmares e das artérias digitais. (Cortesia do Prof. Jorge Elias Jr., da Disciplina de Radiologia do Departamento de Clínica Médica.)

LESÕES ARTERIAIS MAIS FREQÜENTES

As lesões arteriais podem ser agudas ou crônicas, passíveis de tratamento cirúrgico ou não. Além do diagnóstico preciso da lesão, é preciso estabelecer se a situação é crítica, ou seja, se já há morte celular e necrose, com risco de gangrena, ou não. Na maioria dos casos de lesões agudas ou crônicas, a situação não é crítica, dado que a rede vascular colateral garante um mínimo de nutrição e oxigenação tecidual. Por outro lado, sem um exame clínico rigoroso e o auxílio de exames complementares, não é possível antecipar a evolução, de modo que cabe ao cirurgião manter a vigilância sobre o caso para detectar eventos nefastos já na sua aparição.[2]

Lesões arteriais agudas

As lesões arteriais agudas são usualmente resultantes de traumatismos, como as lacerações, os ferimentos penetrantes e as lesões fechadas da camada íntima, mas também incluem as embolias por vizinhança e à distância, as injeções intra-arteriais inadvertidas de drogas e medicamentos, e outras, que causem uma incompetência vascular súbita e crítica. As lacerações, lesões penetrantes, lesões por cateterização e embolia são de tratamento cirúrgico urgente, ao passo que as lesões por injeção intra-arterial de drogas respondem bem ao tratamento não-cirúrgico, com base em medicamentos antiinflamatórios, anticoagulantes e vasodilatadores. Entretanto, podem chegar a um estado crítico e exigir tratamento cirúrgico. As lesões fechadas da íntima, que em geral resultam de traumatismos repetitivos, de esmagamento ou de compressão grave, podem evoluir para a oclusão súbita do vaso, caso em que o tratamento cirúrgico urgente se impõe.

Além das lesões arteriais estruturais aqui mencionadas, a circulação colateral porventura existente pode ser afetada por alterações funcionais do tônus arterial, como o vasospasmo, que comprometem ainda mais a vitalidade dos tecidos. Esta possibilidade deve ser sempre lembrada quando houver lesões associadas dos nervos mediano e ulnar, traumatismos graves da musculatura adjacente e fraturas. Aqui, a introdução de medicamentos vasodilatadores pode auxiliar a manutenção da vitalidade e evitar a necrose tecidual.

Lesões arteriais crônicas

Em geral, as lesões arteriais crônicas estão associadas com doenças sistêmicas, como aterosclerose, diabetes melito, doenças do colágeno, doenças autoimunes e distúrbios de coagulação do sangue, mas podem ser também resultantes de fenômenos locais, como os aneurismas, fístulas arteriovenosas e doenças funcionais caracterizadas por vasospasmo.

Nas lesões arteriais crônicas, a condição patológica básica está presente por meses ou anos, produzindo uma oclusão parcial do vaso e levando a uma incompetência arterial parcial, freqüentemente pouco sintomática. A incompetência arterial total pode ser precipitada por trombose (formação local de trombo) ou embolia (parada de um trombo desgarrado de um local a montante), que promove a oclusão total do vaso e desencadeia sintomas mais agudos; a situação torna-se crítica, demandando cuidados específicos imediatos, não raro tratamento cirúrgico.

O envolvimento dos membros superiores e das mãos é raro, mas, do mesmo modo que para outras regiões, a oclusão parcial das artérias radial e ulnar pela aterosclerose deve ser tratada com recursos não-cirúrgicos e estrita vigilância para detecção de eventual trombose ou embolia, quando os sintomas se agravam subitamente e o tratamento passa a ser cirúrgico. Nas doenças caracterizadas por vasospasmo (tromboangiite obliterante, poliarterite nodosa, doença vascular do colágeno etc.), o tratamento usual é medicamentoso, incluindo o uso de vasodilatadores; quando a resposta a esses medicamentos diminui, o tratamento passa a ser cirúrgico, pela simpatectomia local ou à distância. A simpatectomia local é feita pela ressecção do segmento obliterado da artéria e ligadura dos cotos arteriais (técnica de Lériche) ou pela ressecção da camada adventícia do segmento afetado da artéria;[9] a simpatectomia à distância é a ressecção de um segmento da cadeia ganglionar simpática cervicotorácica e do gânglio estrelado.[15]

Os aneurismas verdadeiros são dilatações arteriais resultantes do enfraquecimento das paredes arteriais, como ocorre na aterosclerose. Na mão, eles são mais freqüentes nos locais em que as artérias estão mais expostas a traumatismos, como é o caso da artéria ulnar no túnel de Guyon. Em geral, a evolução desses aneurismas é crônica, com isquemia e dor aos esforços por um período relativamente longo e, neste caso, o tratamento é meramente sintomático. Todavia, um quadro agudo pode ser precipitado pela oclusão súbita por trombose ou embolia, e o tratamento passa a ser cirúrgico. Evolução e abordagem semelhantes envolvem o tratamento dos falsos aneurismas e das fístulas arteriovenosas, que resultam, em geral, de ferimentos puntiformes penetrantes e também tendem a evoluir cronicamente, às vezes imperceptivelmente, podendo ocasionar, também, quadros agudos de oclusão, quando seu tratamento passa a ser de urgência.[10,13]

Fístulas arteriovenosas são produzidas cirurgicamente no antebraço para a realização de hemodiálise, pela anastomose laterolateral da artéria radial com a veia cefálica. A pressão arterial maior que a venosa promove o desvio do fluxo da artéria para a veia, não só diminuindo o fluxo no segmento distal da artéria, mas, às vezes, atraindo um fluxo retrógrado deste segmento para a fístula. Este fenômeno, denominado "roubo", resulta em diminuição de cerca de 40% do fluxo arterial para a região do polegar, produzindo sintomas de isquemia e neurológicos, o que pode ser evitado pela simples ligadura do segmento distal da artéria radial.[4] Além do "roubo", a fístula arteriovenosa pode sofrer trombose e produzir êmbolos, com conseqüente oclusão local ou à distância, respectivamente. Mesmo no caso de fístulas bem toleradas, a incidência de mononeuropatia do nervo mediano (síndrome do túnel do carpo) é significativamente maior nesses pacientes.

As alterações da função nervosa periférica, como as síndromes do túnel do carpo e do canal de Guyon, são comuns na incompetência arterial da mão. São causadas tanto pela deficiência da perfusão e isquemia tecidual, como pela compressão pela rede venosa dilatada, e o tratamento dessas condições deve envolver obrigatoriamente a descompressão dos nervos, que restaura, ao menos em parte, a perfusão arterial pela *vasa nervorum*.

Vasospasmo secundário pode ocorrer em qualquer das doenças crônicas mencionadas, piorando a perfusão tecidual da mão. Já na doença de Raynaud, caracterizada pelo fenômeno do mesmo nome, o vasospasmo é primário.[5]

TRATAMENTO

Indicações

O tratamento de uma lesão arterial da mão depende de se distinguir, primeiramente, se ela é cirúrgica ou não. As lesões caracterizadas pela distorção da anatomia vascular, seja por solução de continuidade do leito arterial, como no caso dos traumatismos penetrantes, seja pela oclusão arterial, são potencialmente de tratamento cirúrgico, para restabelecer o fluxo normal nos territórios de interesse. As lesões funcionais, caracterizadas por vasospasmo, como a doença de Raynaud, a distrofia simpático-reflexa, a trom-

boangiite obliterante e outras, são, a princípio, de tratamento medicamentoso.

Ainda no caso das lesões de tratamento cirúrgico preferencial, a intervenção do especialista vai depender do tipo e do nível da lesão arterial e da magnitude da incompetência arterial instalada. As lesões agudas de uma artéria calibrosa (radial, ulnar, arco palmar superficial), com secção ou oclusão, devem ser reparadas segundo os cânones da cirurgia vascular periférica, seja a situação crítica (risco de perda da vitalidade) ou não, e mesmo que a circulação colateral aparente seja adequada pelo teste de Allen com Doppler, por exemplo. É obrigatório o reparo da artéria braquial, que é um tronco arterial único, das lesões combinadas das artérias radial e ulnar, e das lesões isoladas de uma dessas artérias, quando houver indícios de circulação colateral insuficiente. Lesões dos arcos palmares, que quase sempre ocorrem no contexto de um traumatismo mais abrangente, devem ser reparadas quando houver evidência de que há insuficiência de fluxo distal para os dedos ou para a musculatura intrínseca. De um ponto de vista de precaução, o cirurgião da mão deve **sempre** realizar o reparo das artérias radial e ulnar e dos arcos palmares, não apenas para manter o volume de fluxo, mas, principalmente, para restaurar a plena capacidade de resposta às demandas metabólicas e térmicas. Embora terminais, as artérias digitais apresentam uma rede de conexões que pode dispensar o reparo de lesões isoladas; já em lesões duplas, pelo menos uma delas deve ser reparada.

Outra questão que se apresenta é a de quem deve fazer o reparo. O cirurgião da mão estaria, teoricamente, mais bem preparado para essa tarefa quando a lesão estivesse localizada no nível do antebraço e da mão, mas ele deve adquirir competência no trato com a rede vascular local, o que inclui a habilidade para dissecar cuidadosamente vasos afetados por trombose, embolia, tumor ou aneurisma; realizar a ressecção de segmentos arteriais lesados e substituí-los com um enxerto de veia; e operar sob magnificação com lupa ou microscópio cirúrgico e com instrumentos e fios de sutura muito delicados (calibre 8/0 ou menor). As lesões da artéria braquial estão mais no campo de atuação dos cirurgiões vasculares, cujo treinamento é específico para vasos deste calibre ou maior, embora os cirurgiões da mão também possam, eventualmente, repará-la.

Técnicas de reparo arterial

O reparo arterial deve ser realizado com o campo operatório exangue por garroteamento e sob magnificação com lupa cirúrgica ou microscópio, o que facilita tanto a dissecção dos vasos como a realização e a precisão do reparo. Ao final do reparo, recomenda-se liberar o garrote e, conseqüentemente, o fluxo sangüíneo, para verificar se não há vazamentos na(s) anastomose(s) e se o fluxo através dela(s) é contínuo. É fundamental que o fluxo arterial seja restabelecido, qualquer que seja a lesão, seja pela anastomose direta, seja com a interposição de enxertos de veia ou artéria. Isso exige, já de início, uma acurada regularização dos cotos arteriais, até o ponto em que a parede arterial seja uniforme e a camada íntima esteja regular, sem franjas ou solta da camada muscular. O próximo passo é avaliar os diâmetros das duas bocas da anastomose, que muito freqüentemente são diferentes; em caso positivo, os diâmetros podem ser ajustados de várias maneiras: pela secção oblíqua (no máximo 30 graus) da boca menor, alargando-a; pela adição de uma incisão longitudinal em uma das bordas da boca menor, de comprimento no máximo igual ao seu diâmetro, o que também a alarga; pela ressecção de um segmento em "V" longitudinal da boca maior, reduzindo o seu diâmetro; ou pela introdução da boca menor dentro da maior, quando o fluxo se dá da primeira para a segunda. A sutura arterial é feita com pontos simples isolados, começando pela introdução de três (um a cada 120 graus da circunferência da artéria) ou quatro (um a cada 90 graus) pontos de referência, depois preenchendo o intervalo entre eles com mais dois a quatro pontos, na dependência do calibre da artéria, o que permite ajustar adequadamente uma boca à outra. O fio de sutura deve ser do tipo monofilamento, de material inabsorvível (náilon, poliéster, polipropileno), de calibre adequado ao calibre da artéria: 4/0 a 6/0 para a artéria braquial, 6/0 a 8/0 para a radial e a ulnar, e 9/0 a 11/0 para os arcos palmares e as digitais. Quanto menor o calibre do fio, menor o dano produzido por ele na parede arterial e menor sua saliência na luz do vaso, mas maior o número de pontos necessários para fechar toda a circunferência da artéria reparada.

Os enxertos de veia são úteis para transpor defeitos resultantes da ressecção de um segmento arterial, sem que haja tensão nas suturas das anastomoses; este é um procedimento de dificuldade moderada, mas alguns cuidados devem ser tomados: o calibre do enxerto deve ser o mais próximo possível da artéria, nunca menor; o enxerto deve ser invertido (a boca distal deve passar a ser proximal), para que as válvulas não impeçam o fluxo sangüíneo; e todos os seus ramos devem ser ligados, para impedir vazamentos e formação de hematomas. Às vezes, em vez de ressecar um segmento arterial, é preferível deixá-lo intocado e utilizar o enxerto de veia como uma ponte (*bypass*) sobre a lesão, fazendo suturas terminolaterais das duas anastomoses. É o que ocorre,

por exemplo, quando a lesão se encontra em região de difícil acesso. Uma vez expostos o segmento arterial proximal e o distal à lesão, e obtido o enxerto de veia de comprimento e diâmetro adequados, é feita uma incisão longitudinal na parede arterial de cada segmento, ressecando uma elipse longitudinal que interesse cerca de um terço da sua circunferência; o enxerto é suturado, então, diretamente nas bocas assim confeccionadas, passando ao largo da lesão. As principais fontes de enxerto de veia são o segmento antebraquial da veia cefálica ou o segmento distal da veia safena interna, que são adequados para artérias de calibre médio, como a radial e a ulnar. Para vasos de pequeno calibre, como as artérias digitais comuns ou paralelas, pode-se utilizar um enxerto de veia do dorso da mão; para a artéria braquial, o segmento proximal da safena interna. De preferência, esses enxertos devem ser removidos sob visão direta, por meio de uma incisão longitudinal que acompanhe o seu trajeto; isso permite a dissecção mais cuidadosa do enxerto, com ligadura prévia de seus ramos, e evita a lesão de ramos nervosos cutâneos.

O melhor material para o reparo de uma lesão arterial são os enxertos arteriais, por várias razões: constituem-se do mesmo tipo de tecido e estrutura histológica; têm diâmetro e espessura de parede semelhantes entre si; não contêm válvulas; e sua consistência torna mais fácil o trabalho do cirurgião. O seu uso, todavia, esbarra nas poucas fontes doadoras, além de ser sempre temerário remover uma artéria sem certeza absoluta de que ela não vai fazer falta. Em alguns casos, pode ser utilizada a artéria dorsal do pé, cujo comprimento é, todavia, pequeno. Nas situações em que a lesão envolve duas artérias e o reparo de apenas uma delas seja suficiente ou factível, pode-se empregar um segmento daquela que não vai ser reparada como enxerto para a outra.

A embolectomia pode ser realizada como um procedimento primário ou secundário à ressecção e à reconstrução de um segmento arterial lesado. Todavia, fica reservada para segmentos arteriais mais calibrosos, como as artérias radial e ulnar, sendo tecnicamente difícil para artérias de menor calibre, como os arcos palmares e as artérias digitais, pois há grande risco de causar lesões adicionais (ruptura do vaso). O local da obstrução deve estar perfeitamente documentado pela arteriografia, e o procedimento é feito com cateteres de Fogarty, com diâmetros de 1 a 3mm a intervalos de 0,5mm, dotados de um balão inflável na ponta, introduzido através de uma arteriotomia longitudinal proximal à lesão ou da boca do coto resultante da ressecção de um segmento arterial trombosado ou de um aneurisma. O cateter é introduzido até um ponto além da oclusão, o balão é inflado e o cateter é recolhido, trazendo consigo o êmbolo e eventuais coágulos. A permeabilidade da artéria deve ser checada com uma arteriografia intra-operatória, e a arteriotomia é fechada com pontos de sutura isolados. Terapia anticoagulante é obrigatória antes e depois do procedimento, para prevenir novas embolias e tromboses.

O tratamento com medicações trombolíticas é uma opção à embolectomia, e para isso utiliza-se a uroquinase. Um cateter é introduzido percutaneamente pela artéria braquial e avançado até o local da oclusão (trombose e/ou embolia), e a uroquinase passa a ser infundida (50 mil a 100 mil unidades/hora). O tratamento é mantido por até 4 dias e são obtidos controles periódicos da dissolução do êmbolo, por meio da angiografia (a cada 6 a 12 horas).

Tratamento medicamentoso

O tratamento medicamentoso é indicado para as lesões de tratamento não-cirúrgico e como terapia coadjuvante nas de tratamento cirúrgico. É aconselhável a imediata suspensão do uso de tabaco (cigarro e outros), visto que a nicotina é um poderoso vasoconstritor periférico, com efeitos desastrosos em algumas doenças, como é o caso da tromboangiite obliterante. Drogas vasodilatadoras são necessárias para melhorar o estado nutricional e de oxigenação dos tecidos, antes que a incompetência arterial se torne crítica. O fluxo arterial global pode ser melhorado com vasodilatadores, como a clorpromazina, e o fluxo nutricional, com os bloqueadores dos canais de cálcio (nefedipina) e os alfa e betabloqueadores, estes últimos nos casos em que haja hiperatividade simpática. Medicação anticoagulante, como a heparina, só é utilizada no período intra e pós-operatório, com controle rigoroso do tempo de coagulação e de sangramento.

PRINCIPAIS DISTÚRBIOS VASCULARES CARACTERIZADOS POR VASOSPASMO

São considerados distúrbios funcionais do fluxo arterial aqueles que ocorrem na ausência de uma lesão oclusiva demonstrável e cujo sinal clínico comum são as alterações da cor da pele, produzidas por vasospasmo. As alterações da cor vão desde o azulado da cianose, nos casos mais brandos, até a palidez acentuada, referida como cerúlea (levemente azulada) e de aspecto morto, nos casos mais graves, e são em geral desencadeadas pela exposição ao frio ou por tensão emocional, mas também por uma série de condições envolvendo doenças orgânicas dos vasos, dos nervos periféricos e da pele. A perpetuação do vasospasmo pode levar a isquemia profunda e comprometimento da vitalidade da extremidade afetada, podendo chegar até a gangrena, em geral acometendo simetricamente os dedos. Os distúrbios vasculares funcionais mais comuns são o fenômeno ou doença de Raynaud, a acrocianose e o *livedo* (do latim, mancha, nódoa) reticular.

Fenômeno/doença de Raynaud

Referido na literatura como fenômeno, doença e, às vezes, síndrome de Raynaud, este distúrbio se caracteriza, particularmente, pela ausência de doença arterial oclusiva ou de qualquer outra causa orgânica para a alteração funcional. O fenômeno de Raynaud pode ser definido como um episódio de constrição de pequenas artérias e arteríolas das mãos e dos pés, que resulta na alteração temporária e de padrão variável da cor da pele. A pele torna-se, em geral, cianótica, uniformemente ou em manchas, e a esta alteração sobrevém uma hiperemia reacional, com o característico aspecto de rubor, após o relaxamento das pequenas artérias e arteríolas (Figura 19.6). Com essa definição,

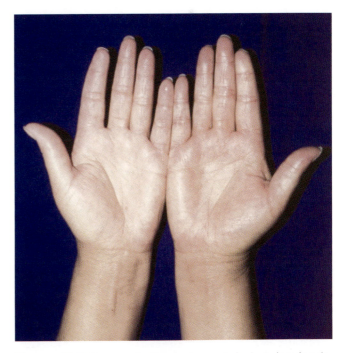

Figura 19.6 Doença de Raynaud associada à esclerodermia. Notar a coloração vermelha levemente cianótica da ponta dos dedos médio e anular da mão direita e o padrão em pequenas manchas, proximalmente. (Cortesia dos Profs. Jesualdo Cherri e Carlos Eli Piccinato, da Disciplina de Cirurgia Vascular Periférica do Departamento de Cirurgia e Anatomia.)

o fenômeno de Raynaud pode ocorrer em conjunção com várias doenças arteriais ou cutâneas locais; na ausência de doenças arteriais ou cutâneas locais que pudessem produzir as mesmas alterações, estas ocorrendo, portanto, isoladamente, o distúrbio costuma ser denominado doença de Raynaud. Possíveis agentes desencadeantes são os traumatismos, as lesões dos nervos periféricos desde o desfiladeiro torácico, a doença arterial oclusiva proximal, intoxicações e doenças do colágeno ou auto-imunes (Quadro 19.1). Embora o próprio Raynaud tivesse atribuído a causa do fenômeno a um distúrbio do sistema nervoso central, ou especificamente a um "grande exagero da energia *excitomotora* da parte cinza da medula espinhal, que controla a inervação vasomotora",[1] a causa do vasospasmo não está inteiramente esclarecida, mas admite-se que seja uma hipersensibilidade ao frio das pequenas artérias do leito termorregulador da mão. De fato, nos pacientes com fenômeno de Raynaud, mesmo que o indivíduo esteja aquecido e mostre uma vasodilatação periférica, o vasospasmo ocorre sempre que a mão seja resfriada; ao contrário, se a mão for mantida aquecida, o resfriamento do corpo não produz o vasospasmo, demonstrando que não é o esfriamento geral que o desencadeia, mas sim o local. Além disso, depois que o vasospasmo ocorre por exposição ao frio, a aneste-

sia do nervo que supre a região anatômica dos dedos afetados não promove a vasodilatação de imediato, o que indica pouca ação central e mais ação local na fisiopatologia do distúrbio.

O distúrbio acomete mais mulheres (70% ou mais) que homens com menos de 40 anos de idade. Suspeita-se de influência genética e hereditariedade, visto que vários membros de uma mesma família podem ser acometidos. Além disso, é freqüente a associação do fenômeno de Raynaud com a cefaléia tipo enxaqueca, com hipertensão arterial e pulmonar e com angina. Os sintomas dependem da intensidade e da duração do vasospasmo, que pode envolver inclusive vênulas e que se instala rapidamente, quase sempre desencadeado pelo frio ou por tensão emocional, e pode durar desde poucos minutos até várias horas. As alterações da cor da pele raramente começam pela palidez total; ao contrário, quase sempre começam pela cianose ou apresentam um padrão manchado, com áreas pálidas ao lado de outras azuladas. A palidez cerúlea, levemente azulada, parecendo pele de cadáver, aparece nos casos mais acentuados e duradouros. O envolvimento pode ser de apenas um dedo ou de uma parte dele, ou de vários dedos e, quando cessa o espasmo, surge a coloração avermelhada ou levemente azulada, mas uniforme (Figura 19.7). Quase nunca o episódio é acompanhado de dor, mas dormência e sensações parestésicas (formigamento, espetadas, queimação) podem ocorrer. A dor pode ocorrer numa fase tardia dos episódios mais duradouros, devido à isquemia, ou quando ocorrem necrose da pele, formação de úlceras e até gangrena. Nos quadros fugazes e de curta duração, o quadro pode ser revertido com o aquecimento, o que pode não ocorrer nos casos crônicos.

O diagnóstico de fenômeno ou doença de Raynaud deve estar baseado em pelo menos cinco critérios, a saber: (1) ocorrência de episódios desencadeados pelo frio ou tensão emocional; (2) bilateralidade do fenômeno, embora possa haver casos raros de doença de Raynaud unilateral; (3) de início, ausência de gangrena ou, se presente, graus mínimos de gangrena cutânea; (4) ausência de outra doença arterial oclusiva da mão; (5) duração dos sintomas e sinais de pelo menos 2 anos. O exame clínico deve ser muito cuidadoso quando se suspeita de fenômeno ou doença de Raynaud. O ideal seria que o paciente fosse examinado durante um episódio de vasospasmo; quando isso não for possível, o diagnóstico deverá ser suspeitado com base na história referida pelo paciente e nas eventuais alterações permanentes da cor, da textura da pele (espessamento,

Quadro 19.1 Elenco de causas do fenômeno de Raynaud

I. Fenômeno de Raynaud não associado a outras condições
  A. Doença de Raynaud
II. Fenômeno de Raynaud associado a outras condições
  A. Pós-traumático
    1. Ocupacional
      a. Doença do martelo pneumático
      b. Doença oclusiva ocupacional da mão
      c. Fenômeno vasospático do pianista e do datilógrafo
    2. Pós-cirúrgico/pós-traumático
  B. Neurogênico
    1. Síndrome do desfiladeiro torácico
    2. Doenças do sistema nervoso periférico
  C. Doença arterial oclusiva
    1. Arteriosclerose obliterante
    2. Tromboangiite obliterante
    3. Embolia
    4. Trombose arterial
  D. Intoxicação
    1. Metais pesados
    2. Ergotamina
  E. Outras doenças
    1. Esclerodermia
    2. Lúpus eritematoso sistêmico
    3. Hemoglobinúria paroxística
    4. Crioglobulinemia ou hemaglutinação pelo frio
      a. Mieloma múltiplo
      b. Leucemia crônica
      c. Crioglobulinemia idiopática

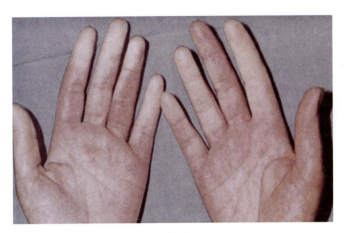 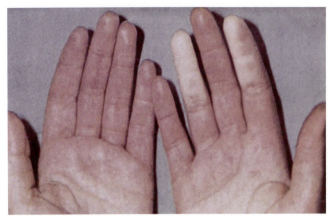

Figura 19.7 Fenômeno de Raynaud, com coloração francamente pálida de alguns dedos, ao lado de outros com coloração vermelho-cianótica. (Cortesia dos Profs. Jesualdo Cherri e Carlos Eli Piccinato, da Disciplina de Cirurgia Vascular Periférica do Departamento de Cirurgia e Anatomia.)

endurecimento) e da sudorese, no aspecto das unhas e na presença de pequenas úlceras cutâneas. Pode ser útil desencadear o vasospasmo mergulhando as mãos em água fria, situação em que as alterações de cor da pele se manifestam rapidamente. Apesar de o distúrbio afetar apenas as artérias de pequeno calibre, a palpação dos pulsos radial e ulnar e o teste de Allen são obrigatórios para afastar uma doença arterial oclusiva a montante ou no âmbito da mão, respectivamente. Cuidadosa avaliação neurológica também se impõe, particularmente referente a uma síndrome do desfiladeiro torácico, nos casos unilaterais ou nos quais os sintomas sejam mais acentuados em uma das mãos. Artrite reumatóide, lúpus eritematoso sistêmico, esclerodermia e intoxicações ou reações a drogas, que podem apresentar o fenômeno de Raynaud, devem ser adequadamente investigados. O diagnóstico diferencial deve ser feito com acrocianose, livedo reticular, eritrocianose e esclerodermia (Quadro 19.2).

Achados patológicos indicam que, nos casos avançados da doença de Raynaud, ocorre um espessamento da camada íntima das pequenas artérias, que piora com a idade do paciente. Todavia, esse espessamento não é significativamente diferente daquele observado em pessoas de mais idade (mais de 50 anos) que não sofram do distúrbio. Nos casos em que já haja necrose das pontas dos dedos, é comum o achado de oclusão completa das pequenas artérias (Figura 19.8). Estudos com arteriografia não mostram, em geral, alterações orgânicas importantes nas artérias digitais de pacientes com doença de Raynaud nas fases precoces do seu desenvolvimento, e somente são indicados se houver suspeita de doença arterial oclusiva de outra natureza.

O tratamento do fenômeno ou doença de Raynaud deve incluir apoio psicológico, sendo aconselhável o uso de sedativos leves e ansiolíticos nos casos em que o desencadeamento do distúrbio esteja claramente associado a quadros de tensão emocional. O paciente deve também ser assegurado de que não há risco de perda dos dedos ou da mão por esse distúrbio e instruído a proteger as mãos contra o frio, evitando, particularmente, a alternância muito freqüente entre ambientes quentes e frios e, inclusive, mantendo-as aquecidas em ambientes frios. Os sintomas tendem a piorar durante o período menstrual e na menopausa, quando a terapia de reposição hormonal pode ser útil, principalmente nos casos menos graves. O tabagismo deve ser completamente abolido, dado que a nicotina promove vasoconstrição periférica. Drogas vasodilatadoras periféricas podem ser úteis, embora não sejam completamente eficazes. Drogas que promovem a vasoconstrição (betabloqueadores, clonidina em altas doses, derivados da ergotamina) devem ser evitadas.

Para os casos em que o distúrbio se agrava progressivamente e se torna resistente ao tratamento medicamentoso, já com princípio de necrose cutânea, resta a possibilidade da simpatectomia cervical, incluindo a ressecção do gânglio estrelado. Mas, quando já há esclerodermia ou gangrena e o vasospasmo já não é o principal componente do distúrbio, conforme demonstrável por meio de testes terapêuticos da vasomotricidade, a simpatectomia pode ser inútil. Além disso, é preciso levar em conta que os resultados da simpatectomia não são completamente previsíveis e eficazes para a doença de Raynaud no membro superior como o são no membro inferior.[1,3,5,12]

Quadro 19.2 Principais distúrbios vasculares funcionais caracterizados por vasospasmo

	Doença de Raynaud	Acrocianose	Livedo reticular	Eritrocianose	Esclerodermia
Sexo/idade	Mulheres jovens (70%)	Mulheres jovens (90%)	Homem=mulher	Mulheres jovens (70%)	Mulheres jovens (85%)
Alterações da cor	Azul, vermelho, branco; manchado ou difuso	Azul, difuso	Vermelho, azul; manchado, reticulado	Azul, vermelho, localizado	Azul, vermelho, branco; manchado ou difuso
Localização	Dedos, mãos e pés; nariz e orelhas raramente	Mãos usualmente; pés ocasionalmente	Pernas usualmente; braços ocasionalmente	Superfícies expostas, especialmente pernas	Mãos e pés
Duração dos sintomas	Intermitente	Permanente	Permanente	Variável; pior no inverno	Intermitente
Sintomas locais	Nenhum/dor e queimação	Usualmente nenhum	Nenhum ou frialdade e dor	Prurido intenso, queimação	Enrijecimento e tensão de pele
Efeito do frio	Intensifica os sintomas	Intensifica os sintomas	Intensifica coloração azulada	Desencadeia; intensifica vermelhidão	Intensifica os sintomas
Efeito do calor e da vasodilatação	Diminui alterações de cor	Praticamente nulo	Diminui azulado	Intensifica vermelhidão	Pode diminuir alterações de cor
Efeito da postura e exercícios	Pouca mudança	Cianose diminui à elevação	Cianose diminui à elevação e ao exercício	Não alteram	Não alteram
Edema	Discreto ou nenhum	Discreto ou nenhum	Discreto ou nenhum	Discreto ou nenhum	Discreto a moderado
Necrose/ulceração	Discreta ou nenhuma	Nenhuma	Ocasionais, casos graves	Sempre, em casos graves	Freqüentes, em casos graves

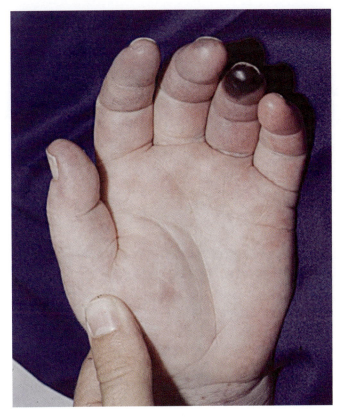

Figura 19.8 Fenômeno de Raynaud e necrose cutânea da ponta do dedo anular em lúpus eritematoso sistêmico. (Cortesia dos Profs. Jesualdo Cherri e Carlos Eli Piccinato, da Disciplina de Cirurgia Vascular Periférica do Departamento de Cirurgia e Anatomia.)

Acrocianose

Freqüentemente confundido com o fenômeno de Raynaud, esse distúrbio provavelmente decorre de uma disfunção do sistema nervoso simpático e se caracteriza por frialdade e cianose persistentes da mão e dos dedos à exposição ao frio; quando a mão é aquecida, a pele passa progressivamente à coloração arroxeada e, depois, avermelhada. Não há episódios de palidez, dor, necrose ou ulcerações, assim como a esclerodermia não se desenvolve, mas o edema da mão afetada não é incomum. Não há qualquer envolvimento de grandes artérias, nem de grandes veias, de sorte que tanto a perfusão arterial como o retorno venoso são normais. O distúrbio parece ser devido ao vasospasmo de arteríolas e à simultânea dilatação secundária dos capilares e das vênulas, onde o sangue venoso fica represado, o que explica a coloração azulada da pele durante o episódio e a vermelhidão quando o vasospasmo cede e o sangue oxigenado inunda o leito dilatado. A influência simpática fica comprovada pelo fato de que o distúrbio desaparece durante o sono, a mão assumindo coloração e temperatura normais. O distúrbio acomete mais mulheres que homens e costuma melhorar com o clima quente, quando a cianose quase não se manifesta, embora a mão possa tornar-se arroxeada e fria pela súbita exposição ao frio. O diagnóstico diferencial é feito, principalmente, com a doença de Raynaud, com a qual a acrocianose costuma ser confundida.

O tratamento é inespecífico, baseado principalmente na proteção contra o frio, mas o uso de medicamentos vasodilatadores pode ser útil, assim como a simpatectomia cervical nos casos graves, em geral com resultados melhores que na doença de Raynaud. O prognóstico do distúrbio é bom, dado que não há risco de gangrena ou de perda dos dedos, e os sintomas tendem a melhorar com a idade.[1,3,12]

Livedo reticular

Caracteriza-se pela formação de grandes manchas de coloração azul-avermelhada, que se alternam com áreas menos afetadas, o que lhe confere um aspecto de retículo ou malha. As manchas acometem grandes áreas das pernas, do tronco e dos antebraços, podendo envolver as mãos (Figura 19.9). De etiologia desconhe-

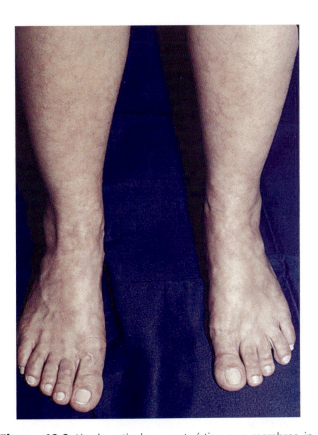

Figura 19.9 Livedo reticular característico nos membros inferiores. Embora possa ocorrer, este distúrbio é mais raro nos membros superiores, onde afeta mais o antebraço que a mão. (Cortesia do Prof. Jorge Elias Jr., da Disciplina de Radiologia do Departamento de Clínica Médica.)

cida, pode ocorrer isoladamente (forma idiopática) ou estar associada a uma doença subjacente, como artrite reumatóide, lúpus eritematoso sistêmico, dermatomiosite, crioglobulinemia, poliarterite nodosa, doenças da tireóide, doenças vasculares obstrutivas, intoxicação por metais pesados (arsênico, chumbo) e a síndrome do anticorpo antifosfolípide; o fato de costumar melhorar após simpatectomia indica possível influência do sistema nervoso simpático na gênese do distúrbio. Na forma idiopática em mulheres jovens, pode estar associado com ulcerações da perna numa minoria de casos. As grandes manchas azul-avermelhadas que se formam parecem corresponder às áreas de irrigação regional das arteríolas que nutrem a pele, as quais a perfuram desde a sua profundidade e emitem os ramos capilares axiais, que correm paralelamente à superfície, numa arquitetura arboriforme. O vasospasmo ou a obstrução dessas arteríolas ocorre apenas na periferia e afeta somente os ramos capilares de uma ou mais áreas, conferindo o aspecto reticular da alteração da cor. Admite-se que haja uma atonia pós-obstrutiva dos capilares, o que resulta em lentidão do fluxo sangüíneo, particularmente na porção terminal da arborização capilar, ficando o sangue venoso represado no leito dilatado.

O início dos sinais e sintomas se dá por volta dos 20 ou 30 anos de idade, e eles podem ser desencadeados ou evidenciados pela exposição ao frio, mas nunca desaparecem completamente, embora possam tornar-se menos proeminentes com o calor. Queixas de frialdade, dormência, dor surda e parestesias nos membros inferiores não são infreqüentes. As úlceras que se formam nas pernas costumam originar-se de uma das manchas e são muito dolorosas e resistentes ao tratamento. Não costuma haver envolvimento das artérias calibrosas (radial, ulnar, pediosa, tibial posterior), nem das veias correspondentes, não havendo associação direta com varizes nos membros inferiores. O diagnóstico diferencial deve ser feito com a doença de Raynaud e a acrocianose, mas o padrão de manchas grandes circunscrevendo áreas de pele normal e a coloração azul-avermelhada não deixam muitas margens a dúvidas.

Há três formas de livedo reticular: (1) *cutis marmorata*, em que as manchas surgem na pele com a exposição ao frio e desaparecem tão logo haja aquecimento da extremidade, não estando associadas a nenhuma outra doença; (2) livedo reticular idiopático, no qual as manchas são mais intensas que na *cutis marmorata* e persistem mesmo após o aquecimento; (3) livedo reticular sintomático, que tem as características anteriores, mas que está associado com outras doenças que afetam o sistema vascular cutâneo e subcutâneo.

O tratamento não é específico, e deve começar pela proteção contra o frio, tanto das partes envolvidas como do corpo como um todo. Nos casos complicados com úlceras e gangrena cutânea nos membros inferiores, são aconselháveis o repouso no leito e o uso de medicamentos vasodilatadores, e os casos muito graves podem exigir simpatectomia lombar e, muito raramente, amputação. Nos membros superiores, o distúrbio raramente é tão grave a ponto de necessitar simpatectomia cervical. A despeito das possíveis complicações, o prognóstico geral do livedo reticular não costuma ser sério na maioria dos casos.[1,3,12]

Esclerodermia (acrosclerodermia, acrosclerose, esclerodactilia)

Embora a esclerodermia (do grego *skléros*, duro, seco; *dérma*, pele) esteja mais ligada ao campo da dermatologia, as alterações vasculares periféricas a ela associadas na mão são freqüentemente de tal grau que o paciente pode procurar primeiro um cirurgião vascular ou da mão. Acomete sobretudo mulheres jovens, sendo uma doença auto-imune do tecido conjuntivo com várias formas diferentes. Na forma localizada, mais comum em crianças, afeta somente a pele, formando linhas (esclerodermia linear) ou placas (morféia) duras que se distribuem pelo membro afetado, inclusive a mão. Na forma sistêmica, mais comum em adultos e de maior gravidade, a doença pode afetar também alguns órgãos internos, podendo ser subdividida em limitada e difusa. O envolvimento visceral é comum a ambas as subdivisões, embora menos grave na limitada, também conhecida na literatura de língua inglesa pela sigla CREST (calcinose, por causa de deposição de cálcio nas placas de esclerose; Raynaud, pela presença do fenômeno; esôfago, por causa das queixas de disfagia e refluxo gástrico; esclerodactilia, devido ao enrijecimento da pele dos dedos; telangiectasia, pela presença também desse fenômeno na pele).

Na forma sistêmica, a doença acomete, particularmente, as artérias e arteríolas dos dedos das mãos e as células produtoras de tecido colágeno na pele e em outros órgãos, desencadeando a formação de tecido cicatricial, na ausência de lesão tissular prévia. O acometimento vascular ocasiona intolerância ao frio e episódios de fenômeno de Raynaud, presentes em cerca de 90% dos casos de esclerodermia sistêmica. Ao mesmo tempo, o enrijecimento da pele pode levar à dificuldade de cicatrização de pequenos ferimentos e à necrose e gangrena das pontas dos dedos. Os sintomas iniciais podem levar à confusão com a artrite reumatóide e com a doença de Raynaud, seus principais diagnósticos diferenciais, às quais a esclerodermia pode ainda se sobrepor.

O prognóstico da esclerodermia é variável, dependendo do tipo e do grau de acometimento. Nos casos sistêmicos, com grande envolvimento das mãos, a doença tanto pode atingir um ponto de equilíbrio, que é o mais comum, como continuar evoluindo. As manifestações vasomotoras da doença seguem esse mesmo curso, mas raramente desaparecem por completo. O tratamento envolve o uso de corticoterapia imunossupressora e de medicamentos dirigidos ao envolvimento de órgãos viscerais, como é o caso dos inibidores da bomba de prótons e dos aceleradores do trânsito gastrointestinal, para a síndrome de refluxo gástrico. Medidas paliativas, como a proteção das extremidades afetadas contra ferimentos, por meio de luvas, e a manutenção da mobilidade articular, por meio dos recursos fisioterápicos, podem ter alguma utilidade. Drogas vasomotoras e até mesmo a simpatectomia cervical não são completamente eficientes, embora possa haver algum benefício temporário. A amputação de dedos pode ser necessária para os casos de gangrena.[1,12,14]

Tromboangiite obliterante

A tromboangiite obliterante é uma doença vascular inflamatória oclusiva segmentar, que acomete artérias e veias de pequeno e médio calibres das extremidades de indivíduos jovens. A tromboangiite obliterante acomete predominantemente homens (99%), com início na faixa etária dos 25 aos 40 anos, embora possa haver casos mais precoces e mais tardios. A causa da doença não é exatamente conhecida, mas sabe-se que ela ocorre com maior freqüência e é mais grave em fumadores pesados, assim como melhora quando o hábito é interrompido e retorna quando é retomado.

Os membros inferiores são mais afetados que os superiores (Figura 19.10), nos quais as artérias radial e ulnar são igualmente afetadas, com envolvimento também do arco palmar e das artérias digitais, o que deixa a mão praticamente sem fluxo sangüíneo nas fases avançadas da doença. A doença é episódica, ou seja, ocorre em surtos, com segmentos arteriais afetados em diferentes períodos, e o envolvimento é segmentar, com segmentos afetados bem demarcados intercalados com segmentos sãos da artéria e com a formação de uma rede colateral, a qual costuma ser, todavia, insuficiente para manter a vitalidade do tecidos nos respectivos territórios de irrigação. A gra-

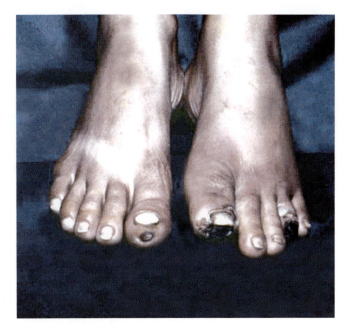

Figura 19.10 Lesões características da tromboangiite obliterante nos pés. Observar a perda das extremidades dos dedos, muito semelhante ao que ocorre na mão com menor freqüência. (Cortesia dos Profs. Jesualdo Cherri e Carlos Eli Piccinato, da Disciplina de Cirurgia Vascular Periférica do Departamento de Cirurgia e Anatomia.)

vidade da doença é diretamente proporcional à velocidade de desenvolvimento e à extensão da oclusão e inversamente proporcional à rapidez de formação e à extensão da rede colateral. A patogênese da doença é a inflamação acompanhada de proliferação do endotélio vascular, cuja espessura aumenta muito e cuja superfície se torna irregular, desencadeando a formação dos trombos, que levam à oclusão definitiva da artéria; ocorre, ainda, uma intensa reação fibroblástica do vaso à presença do trombo, o qual pode até recanalizar parcialmente. O agente desencadeante das alterações do endotélio vascular e da acentuada reação fibroblástica não é conhecido. Não se sabe se a nicotina, que é uma droga vasoconstritora periférica, é o agente causal, mas sabe-se que ela agrava a doença.

As alterações patológicas secundárias da tromboangiite obliterante resultam tanto da isquemia do membro afetado como da congestão capilar e venosa, do desuso, de traumatismo mecânico, químico e térmico dos tecidos isquêmicos e da infecção. Todos os tecidos, da pele aos ossos, passando pelos músculos e nervos, sofrem com a isquemia prolongada e terminam por necrosar irremediavelmente, até a gangrena do membro. A necrose tecidual desencadeia um processo inflamatório difuso, a celulite e a linfangite ascendente. A gangrena é usualmente seca, mas pode complicar-se com infecção e tornar-se úmida.

Quadro 19.3 Diagnóstico diferencial entre tromboangiite (TAO) e aterosclerose (ATO) obliterantes

Características	TAO	ATO
Idade	< 50 anos	> 40 anos
Sexo	99% masculino	80% masculino
Membro superior	40% dos casos	Raro
Tromboflebite	40% dos casos	Nunca
Calcificação arterial	Ausente	70% dos casos
Hipertensão	Rara no início da doença	34% dos casos
Diabetes melito	Raro no início da doença	20% dos casos
Lipídios plasmáticos	Usualmente normal	Freqüentemente elevados

A dor é o sintoma mais proeminente da tromboangiite obliterante, apresentando-se de várias maneiras diferentes: durante ou após atividade física e seguida de acalmia quando em repouso (claudicação intermitente); em repouso ou pré-atrófica; da neuropatia; da osteoporose e da atrofia; da ulceração ou gangrena; da inflamação dos vasos afetados etc. Às vezes, torna-se difícil estabelecer a causa precisa da dor, pois não é raro que várias causas coexistam numa dada fase da evolução da doença. A frialdade e a sensibilidade ao frio são outras características da doença, freqüentemente associadas a alterações da coloração da mão, como palidez ou cianose; é quase sempre assimétrica, envolvendo um ou mais dedos da mão. Alterações sensitivas, devido ao comprometimento dos nervos periféricos e da própria pele, tais como dormência, formigamento, picadas e espetadas e queimação, são freqüentes, apesar da menor temperatura da mão devido à isquemia. Fraqueza muscular pode também ocorrer, mas é menos comum, resultando da isquemia por oclusão aguda de uma artéria ou da atrofia pela isquemia crônica.

Ao exame clínico, há quase sempre diminuição ou ausência do pulso da artéria radial ou da ulnar ou de ambas, cuja oclusão parcial ou total pode também ser revelada pelo teste de Allen. Alterações da coloração não são usuais, mas têm valor diagnóstico se forem unilaterais ou envolverem irregularmente os dedos. Quase sempre a mão exibe cor normal, mas se torna fortemente avermelhada quando deixada pendente. Ocasionalmente, ocorre cianose. Fenômeno de Raynaud pode manifestar-se, também ocasionalmente, à exposição ao frio, com a típica reação em três fases: palidez, cianose e rubor. Já a frialdade da extremidade afetada está quase sempre presente, podendo ser detectada à simples palpação, até mesmo nos dedos, pois a diferença de temperatura costuma ser acentuada. Ulcerações e gangrena são as complicações finais, onipresentes, da doença, quase sempre desencadeadas por traumatismo, principiando ao redor das unhas de um dedo e se estendendo proximalmente. A extremidade afetada pode estar edemaciada, devido a atonia capilar, obstrução venosa e má nutrição tecidual. O diagnóstico diferencial principal da tromboangiite obliterante é com a aterosclerose obliterante, particularmente na sua forma avançada (Quadro 19.3). Nas fases iniciais, podem ainda ser lembradas doença de Raynaud, acroscleroderma, acrocianose, livedo reticular, embolia arterial e outras.

O tratamento exige, desde o início, a abolição completa e permanente do tabagismo, condição praticamente absoluta para que seja possível, até mesmo, analisar os efeitos de outras eventuais medidas terapêuticas. Anticoagulantes podem ser úteis, mas não podem ser usados indefinidamente; seu uso é mais adequado para os casos com episódios repetidos de arterite e nos pacientes que tiveram embolia pulmonar. Medicamentos vasodilatadores também se aplicam, até o ponto em que sejam eficientes, mas a simpatectomia cervical acaba sendo necessária; de fato, ela é muito eficiente, pois produz uma vasodilatação acentuada e permanente. Ela pode ser precedida de testes de bloqueio do gânglio estrelado, que antecipam sua eficiência e utilidade. Medidas auxiliares de proteção à extremidade afetada, para evitar traumatismos, são importantes, tendo em conta que as ulcerações e a gangrena podem ser assim desencadeadas.[1,3,5,12]

REFERÊNCIAS

1. Allen EV, Barker NW, Hines EA. Raynaud's phenomenon and allied vasospastic conditions (Ch. IV). *In: Peripheral vascular diseases.* 2 ed., Philadelphia: WB Saunders Co., 1956:71-115.
2. Ben-Menachem Y. Vascular injuries of the extremities: hazards of unnecessary delays in diagnosis. *Orthopedics* 1986; 9:333-8.
3. Bernardini E. Arteriopatias funcionais (C. 95). *In:* Maffei FHA, Lastória S, Yoshida WB, Rollo H. *Doenças vasculares periféricas.* 3 ed. Rio de Janeiro: MEDSI, 2002:1237-49.
4. Bussell JA, Abbott JA, Lim RC. A radial steal syndrome with arteriovenous fistula for hemodialysis. Studies in seven patients. *Ann Intern Med* 1971; 75:387-94.
5. Cardelli MB, Kleinsmith DM: Raynaud's phenomenon and disease. *Med Clin North Am* 1989; 73:1127-41.

6. Coffman JD. Total and nutritional blood flow in the finger. *Clin Sci* 1972; *42*:243-50.

7. Coleman SS, Anson BJ. Arterial patterns in the hand based upon a study of 650 specimens. *Surg Gynecol Obstet* 1961; *113*:409-24.

8. Edwards EA. Organization of the small arteries of the hand and digits. *Am J Surg* 1960; *99*:837-46.

9. El-Gammal TA, Blair WF. Digital periarterial sympathectomy for ischaemic digital pain and ulcers. *J Hand Surg* 1991; *16B*:382-5.

10. Engelman RM, Clements JM, Herrmann JB. Stab wounds and traumatic false aneurysms in the extremities. *J Trauma* 1969; *9*:77-87.

11. Fuchs JCA: The pathology of upper-extremity arterial disease. *Hand Clin* 1993; *9*:1-4.

12. Haimovici H, Mishima Y. Nonatherosclerotic diseases of small arteries (Ch. 34). *In:* Haimovici H (ed.). *Haimovici's vascular surgery – principles and techniques.* 3 ed., Norwalk CO San Mateo CA, Appleton & Lange, 1989:431-54.

13. Ho PK, Weiland AJ, McClinton MA, Wilgis EFS. Aneurysms of the upper extremity. *J Hand Surg* 1987; *12A*:39-46.

14. Koman LA, Ruch DS, Smith BP, Smith TL. Vascular disorders. *In:* Green DP, Hotchkiss RN, Pederson WC (eds.). *Green's operative hand surgery.* 4 ed., Philadelphia: Churchill Livingstone, 1999:2254-302.

15. Wilgis EFS. Digital simpathectomy for vascular insufficiency. *Hand Clin* 1985; *1*:361-7.

CAPÍTULO 20

NECROSE AVASCULAR DE OSSOS DO CARPO

Parte A

Moléstia de Kienböck

Rames Mattar Júnior

Coube a Robert Kienböck, em 1910, a descrição da necrose avascular do semilunar. Várias teorias tentam explicar sua etiologia, sendo as principais a traumática (traumatismos de alta energia e microtraumatismos) e a anatômica vascular e estrutural[15] (Figura 20.1A e B).

Muito se tem pesquisado sobre a história natural desta moléstia, sua fisiopatologia e os possíveis tratamentos.[6] Hulten, em 1928, associou a presença de variante ulnar negativa com a moléstia de Kienböck, propondo, em 1935, a osteotomia de encurtamento do rádio para seu tratamento[20] (Figura 20.2A e B).

Outros autores também correlacionaram a presença de variante ulnar negativa com a maior incidência de moléstia de Kienböck.[9] Em 1959, Persson utilizou o alongamento da ulna e outros autores relataram bons resultados com esta técnica.[5] Estudos biomecânicos confirmaram a eficácia destes tratamentos, que reduzem as forças compressivas na articulação radiossemilunar, redistribuindo-as para as articulações radioescafóide e ulnossemilunar.[4,19,21] Os procedimentos cirúrgicos de "nivelamento articular", baseados no encurtamento do rádio[3,30,31,46] ou no alongamento da ulna,[36] provaram ser eficazes em vários estudos clínicos.

Existem controvérsias sobre a indicação de osteotomias em cunha do rádio para dar um apoio melhor e descomprimir o semilunar. Estas podem ser de cunha fechada lateral, cunha aberta lateral e cunha fechada medial. A osteotomia em cunha fechada lateral diminui o ângulo de inclinação radial e, teoricamente, melhora a cobertura do semilunar (aumenta sua área de contato com o rádio), diminuindo a pressão entre o semilunar e o rádio.[29,43] As osteotomias em cunha aberta lateral ou cunha fechada medial aumentam o ângulo de inclinação do rádio e diminuem a força transmitida na fossa do semilunar, transferindo-a para a região ulnocarpal. Kam e cols. analisaram biomecanicamente estas osteotomias e consideraram que a osteotomia em cunha aberta lateral seria mais eficiente para diminuir a pressão no semilunar que a osteotomia em cunha lateral fechada.[23]

Sabemos que o semilunar que evolui para necrose apresenta esclerose, fratura, fragmentação e colapso. A classificação de Lichtman, modificação da classificação de Stahl, baseia-se no aspecto radiográfico do semilunar em várias fases da doença.[25] Esta classificação tem-se mostrado confiável e reprodutível, segundo Jafarnia[22] (Figura 20.3).

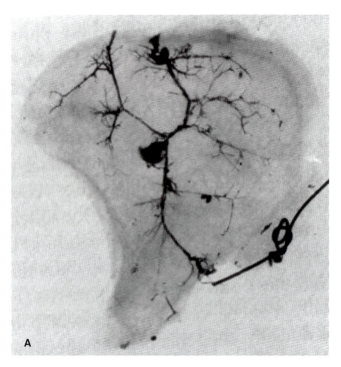

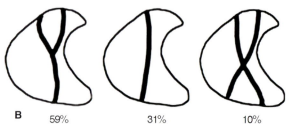

Figura 20.1A. Vascularização do semilunar (Gelberman e cols. 1980). **B.** A teoria vascular considera os semilunares com vascularização crítica mais susceptíveis a desenvolver quadros isquêmicos (31% da população estudada) (Gelberman e cols., 1980.)

- **Fase I:** semilunar com aspecto radiográfico normal. A cintilografia óssea pode demonstrar hipercaptação na região do semilunar devido ao processo inflamatório local. A ressonância magnética demonstra alteração de sinal, tanto em T1 como em T2, revelando isquemia, necrose e revascularização óssea.
- **Fase II:** no exame radiográfico, há esclerose no semilunar.
- **Fase III:**
  A: presença de fragmentação no semilunar sem colapso (sem alteração dos ângulos carpais).
  B: presença de fragmentação no semilunar (com alteração dos ângulos carpais).
- **Fase IV:** presença de osteoartrose.

Clinicamente, o paciente apresenta-se com história de dor e rigidez progressiva, que acompanham os sinais radiográficos de esclerose, fragmentação e colapso do semilunar, flexão palmar do escafóide, migração proximal do capitato, encurtamento da distância ulnopiramidal e alterações degenerativas do punho.

O diagnóstico é confirmado pela história clínica e por exames subsidiários que confirmam as alterações no semilunar. As alterações nas radiografias convencionais somente aparecem mais tardiamente em relação aos sintomas clínicos. Os exames que podem fazer o diagnóstico mais precoce são a ressonância magnética e a cintilografia óssea (Figuras 20.4 a 20.6).

A história natural da moléstia de Kienböck é a de esclerose, fragmentação e colapso progressivo do semilunar e do carpo. Há alterações dos ângulos carpais

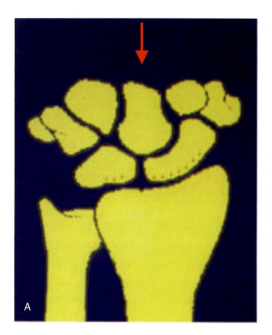

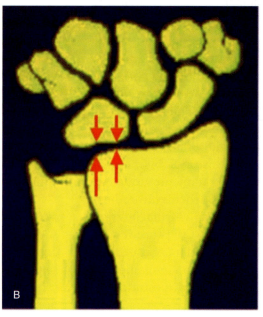

Figura 20.2A e **B.** A variante ulnar negativa pode gerar zoma de hiperpressão no semilunar com conseqüente comprometimento vascular.

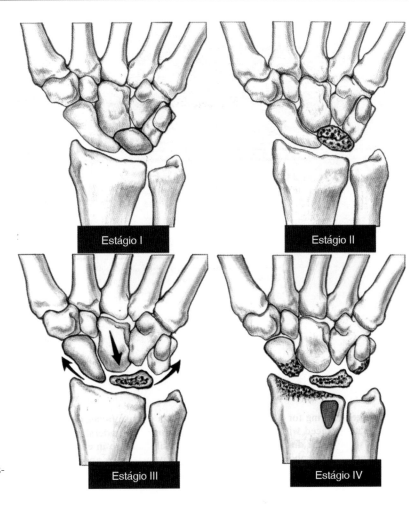

Figura 20.3 Classificação de Lichtman para os estágios da moléstia de Kienböck.

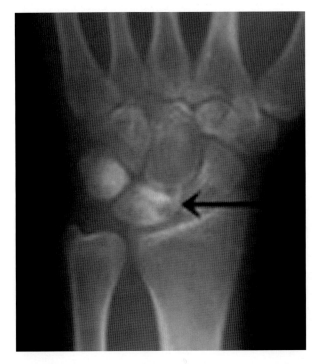

Figura 20.4 Exame radiográfico revelando predominantemente esclerose óssea do semilunar. Há alterações císticas e discreta fragmentação do semilunar (fase II).

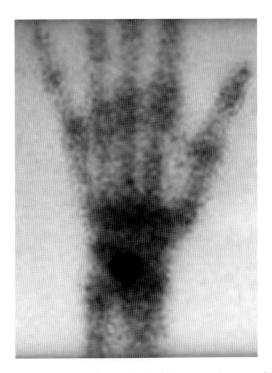

Figura 20.5 Cintilografia revelando hipercaptação na região do semilunar. Mesmo havendo uma isquemia deste osso, a hipercaptação é promovida pela intensa sinovite no local.

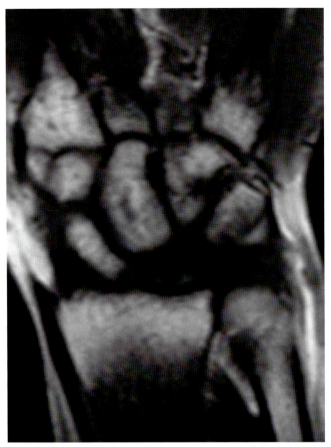

Figura 20.6 Ressonância magnética – imagens pesadas em T1 revelando alteração de sinal compatível com isquemia do semilunar.

(aumento do ângulo entre escafóide e semilunar), migração proximal do capitato e diminuição da altura carpal. A medida do índice da altura carpal pode ser utilizada como parâmetro da progressão da patologia.

TRATAMENTO

Os procedimentos terapêuticos para a moléstia de Kienböck podem ser divididos em: tratamento não-cirúrgico, cirurgias de descompressão, cirurgias de revascularização, cirurgias de substituição, cirurgias coadjuvantes e cirurgias de salvação.

Os tratamentos não-cirúrgicos, baseados em repouso, uso de órteses e medicação analgésica e antiinflamatória, podem ser utilizados na fase inicial. Porém, a história natural desta patologia, referida por várias publicações, indica que, se não interferirmos cirurgicamente, modificando a biomecânica ou a biologia local, haverá progressão até os estágios mais avançados de colapso e osteoartrose do punho.[16]

A indicação de cirurgia de descompressão baseia-se na presença de uma variante ulnar negativa. Sabemos que a maioria dos pacientes portadores de moléstia de Kienböck apresenta uma variante ulnar negativa. As cirurgias de encurtamento do rádio, com ou sem cunha, e alongamento da ulna podem ser utilizadas para modificar e diminuir as forças que atuam no semilunar hipovascularizado. Há uma preferência para realização da cirurgia de encurtamento do rádio, em relação ao alongamento da ulna, já que esta é tecnicamente mais simples e apresenta um índice menor de complicações relacionadas à osteossíntese (Figura 20.7A a C)

O alongamento da ulna também é indicado para promover a descompressão do semilunar em pacientes com variante ulnar negativa. É uma técnica menos realizada e estudada devido à maior dificuldade técnica e ao maior índice de complicações. Teoricamente, teria o mesmo efeito biomecânico do encurtamento do rádio. Estas cirurgias de nivelamento do rádio e da ulna não costumam provocar disfunções permanentes da articulação radioulnar distal, já que são realizados deslocamentos de poucos milímetros, insuficientes para causar uma incongruência articular e alteração da pronossupinação do antebraço (Figura 20.8A e B).

Nos pacientes portadores de moléstia de Kienböck com variante ulnar neutra ou positiva, tanto o encurtamento do rádio como o alongamento da ulna podem provocar uma síndrome do impacto ulnocarpal e sintomas incapacitantes para o punho. Para estes pacientes, a cirurgia de encurtamento do capitato (com ou sem artrodese capitato-hamato) seria uma boa opção, já que, do ponto de vista biomecânico, proporciona a descompressão do semilunar sem morbidade significativa.[42] Com relação à cirurgia de encurtamento do capitato, alguns autores defendem a associação com a artrodese do capitato com o hamato para aumentar a estabilidade da reconstrução. Com o advento de novos materiais de síntese, como os parafusos de Herbert®, Acutrak® e AO®, pode-se considerar que o encurtamento isolado do capitato é procedimento eficaz e seguro, promovendo bons resultados. Moritomo e cols. relataram que a osteotomia de encurtamento do capitato reduz as forças de compressão no semilunar de modo mais eficiente que os procedimentos no antebraço, constitui-se em técnica simples com poucas complicações e não provoca disfunções para a articulação radioulnar distal.[28] A grande crítica à cirurgia de encurtamento do capitato é a possibilidade de piorar a congruência carpal, promovendo a flexão do escafóide (Figura 20.9A a H).

Outras cirurgias que promovem a descompressão do semilunar são a artrodese escafóide-trapézio-trapezóide e a artrodese escafóide-capitato, que estariam mais bem indicadas nos pacientes na fase IIIB de

Necrose Avascular de Ossos do Carpo

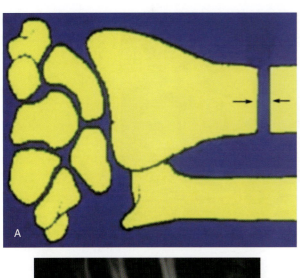

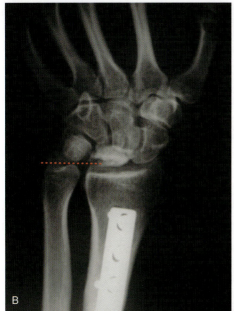

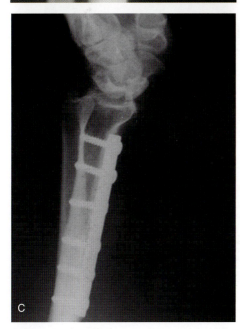

Figura 20.7A a **C.** Cirurgia de encurtamento do rádio para promover a descompressão do semilunar.

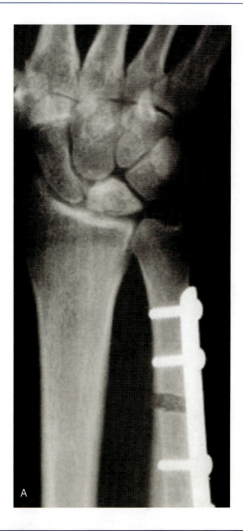

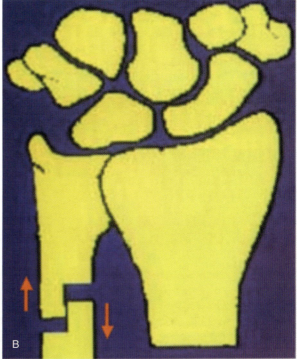

Figura 20.8A e **B.** Alongamento da ulna para tratamento da moléstia de Kienböck com variante ulnar negativa.

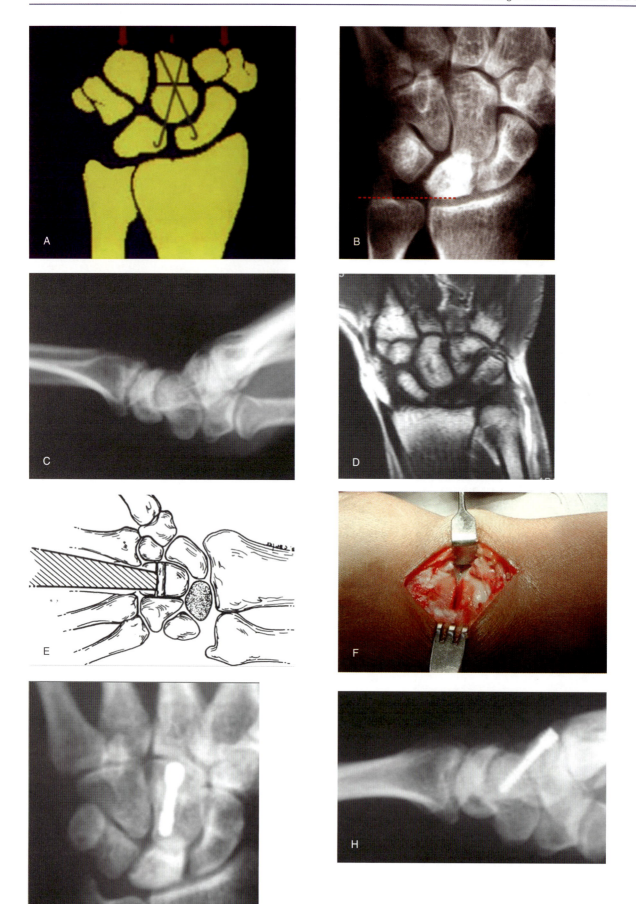

Figura 20.9A a **H.** Encurtamento do capitato para pacientes com moléstia de Kienböck e variante ulnar positiva ou neutra.

Lichtman, quando os ângulos carpais alterados pelo colapso do semilunar podem ser restaurados pela artrodese parcial. Estudos biomecânicos demonstraram a eficiência das artrodeses intercarpais parciais na descompressão do semilunar,[35] e estudos clínicos referem bons resultados[45] (Figuras 20.10 e 20.11).

A descompressão do semilunar pode também ser realizada de forma temporária, através da fixação intercárpica com fios de Kirschner.[47]

Algumas investigações questionam a eficiência das artrodeses parciais do carpo no tratamento da moléstia de Kienböck. Van den Dungen e cols., compararam, de maneira retrospectiva, o tratamento conservador com a artrodese escafóide-trapézio-trapezóide na moléstia de Kienböck em um seguimento médio de 13 anos. Os grupos eram homogêneos em relação a idade, sexo, estágio da doença e atividade manual. Observaram que a artrodese triescafóide promove maior limitação dos movimentos, piora da dor, necessidade de reabilitação mais prolongada e uma incidência maior de fraturas do semilunar. Os autores concluíram que os resultados observados nesta investigação colocam em questionamento a indicação da artrodese escafóide-trapézio-trapezóide na moléstia de Kienböck.

Outros autores realizaram estudos comparativos entre os diversos métodos de tratamento da moléstia de Kienböck, sem chegar a um consenso. Tatebe e cols. compararam, por estudo retrospectivo, a eficiência do tratamento da moléstia de Kienböck pela artrodese limitada do carpo e pela osteotomia do rádio, quando o semilunar já se encontrava fragmentado. Observaram maior limitação dos movimentos no grupo tratado por artrodeses parciais do carpo e uma recuperação da força muito similar nos dois grupos. Não observaram progressão do colapso carpal nos dois grupos e referiram que houve melhora nos sintomas de dor nos dois grupos, de modo que a maioria dos pacientes retornou às suas atividades de trabalho. Apesar de haver maior limitação do movimento nos pacientes tratados por artrodeses carpais limitadas, os autores consideraram que os dois métodos de tratamento são similares e promovem melhora clínica para os pacientes.

Em resumo, as cirurgias de descompressão e suas principais indicações são:

- **Encurtamento do rádio:** pacientes nas fases I, II e IIIA de Lichtman com variante ulnar negativa.
- **Alongamento da ulna:** pacientes nas fases I, II e IIIA de Lichtman com variante ulnar negativa.
- **Encurtamento do capitato** (com ou sem artrodese capitato-hamato): pacientes nas fases I, II e IIIA de Lichtman com variante ulnar neutra ou positiva.

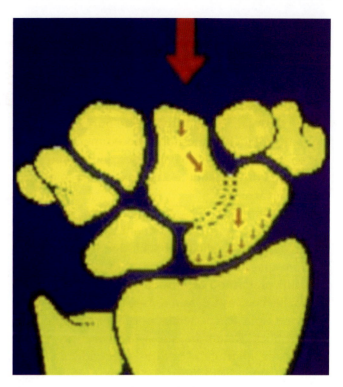

Figura 20.11 A artrodese escafóide-capitato promove a descompressão do semilunar.

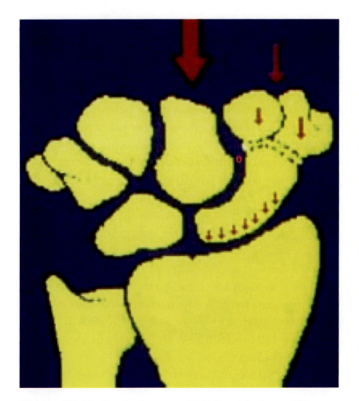

Figura 20.10 A artrodese escafóide-trapézio-trapezóide promove a descompressão do semilunar.

- **Artrodese escafóide-trapézio-trapezóide ou artrodese escafóide-capitato:** pacientes na fase IIIB de Lichtman.

Nas fases mais avançadas estariam indicadas as cirurgias consideradas de salvação, como a carpectomia proximal,[7,12,39] a artrodese do punho,[2] a denervação do punho,[13] e mesmo o procedimento descrito por Graner, que consiste em ressecção do semilunar, osteotomia do capitato, uso de enxerto ósseo e artrodese intercárpica.[17,37]

Existe muita discussão a respeito dos limites de indicação entre um procedimento e outro no tratamento da moléstia de Kienböck. Alguns autores consideram a indicação de cirurgias de salvação em estágios IIIB preterindo as artrodeses parciais do carpo. De Smet e cols. estudaram os resultados obtidos com a carpectomia em pacientes portadores de moléstia de Kienböck. Referiram que esta técnica preserva a mobilidade, permite o retorno adequado da força, promove alívio duradouro dos sintomas dolorosos e se relaciona com uma alta taxa de retorno ao trabalho na maioria dos pacientes.

As complicações relacionadas com o uso de substitutos para o semilunar, principalmente as próteses de silicone, não proporcionaram bons resultados e, atualmente, este procedimento encontra-se em franco desuso.[1,41]

Atualmente, há relatos da abordagem artroscópica para tratamento da moléstia de Kienböck. Menth-Chiari e cols. propõem o desbridamento artroscópico do semilunar e Watanabe e cols. sugerem uma avaliação artroscópica dos efeitos da osteotomia radial para tratamento da moléstia de Kienböck.[27,44]

O tratamento da moléstia de Kienböck também pode ser abordado biologicamente por meio de procedimentos de revascularização, principalmente nas fases iniciais. Os trabalhos de Hori e cols., Braun, Tamai e cols., Yajima e cols. e Bengoechea-Beeby e cols. demonstraram que é possível implantar um pedículo vascular ou um enxerto ósseo vascularizado dentro do semilunar, com ou sem curetagem e enxerto ósseo, e obter melhora da vascularização deste osso.[8,10,18,38,47] Recentemente, estudamos a aplicação do enxerto ósseo vascularizado da região dorsal do rádio, baseado na artéria do quarto compartimento, para revascularização do semilunar, associando uma descompressão mecânica. Esta descompressão pode ser promovida de maneira temporária pela fixação com fios de Kirschner entre escafóide-capitato, escafóide-trapézio-trapezóide ou fixadores alongadores externos, ou de modo definitivo, pelo encurtamento do rádio, por exemplo.

Os princípios de aplicação do enxerto ósseo vascularizado da região dorsal do rádio baseiam-se nos estudos anatômicos descritos por Sheetz e cols.[32] Outros autores têm enfatizado estes princípios de tratamento e os resultados preliminares desta técnica cirúrgica.[33,34]

Nesta técnica, realiza-se uma via de acesso dorsal, levemente curvilínea, para permitir acesso ao quarto e quinto compartimentos dorsais e à cápsula articular dorsal do punho. Procede-se à artrotomia em "V", preservando os ligamentos dorsal intercarpal e radio-semilunar dorsal. Expõem-se o semilunar e os demais ossos do carpo. Realiza-se a descompressão mecânica do semilunar e, a seguir, um orifício na região dorsal do semilunar, inicialmente com fio de Kirschner de 1,5mm e, após, com brocas de calibre progressivamente maior, até permitir a entrada de uma cureta delicada. Cureta-se o osso necrótico do semilunar e tenta-se corrigir ao máximo seu colapso, dilatando-o nos planos frontal e sagital.

O enxerto ósseo vascularizado é retirado da região dorsal e medial do rádio, baseando-o nas artérias do quarto e quinto compartimentos dorsais, segundo descrição de Sheetz e cols.[32] Realiza-se a secção longitudinal da retinácula dos extensores do quarto e quinto compartimentos dorsais para acessar o ramo posterior da artéria interóssea anterior e os pedículos vasculares intracompartimentais. Retira-se o enxerto ósseo corticoesponjoso, de formato retangular, utilizando osteótomos delicados e preservando a vascularização periostal promovida pelos pedículos. A vascularização do enxerto deve ser mantida pela preservação do pedículo proximal do quarto compartimento e distal do quinto compartimento dorsal, conforme demonstrado em dissecção de peça anatômica na Figura 20.12*A* a *E*.

Deve-se obter enxerto ósseo esponjoso convencional da região metafisária do rádio, com auxílio de curetas, pela janela criada com a dissecção do enxerto ósseo vascularizado. O enxerto ósseo convencional é colocado no interior do semilunar previamente curetado. A seguir, introduz-se o enxerto ósseo vascularizado pelo orifício dorsal do semilunar, de tal modo que todo o interior deste osso fique preenchido.

Quando utilizada, a descompressão mecânica temporária é mantida pelo período de 8 a 12 semanas.

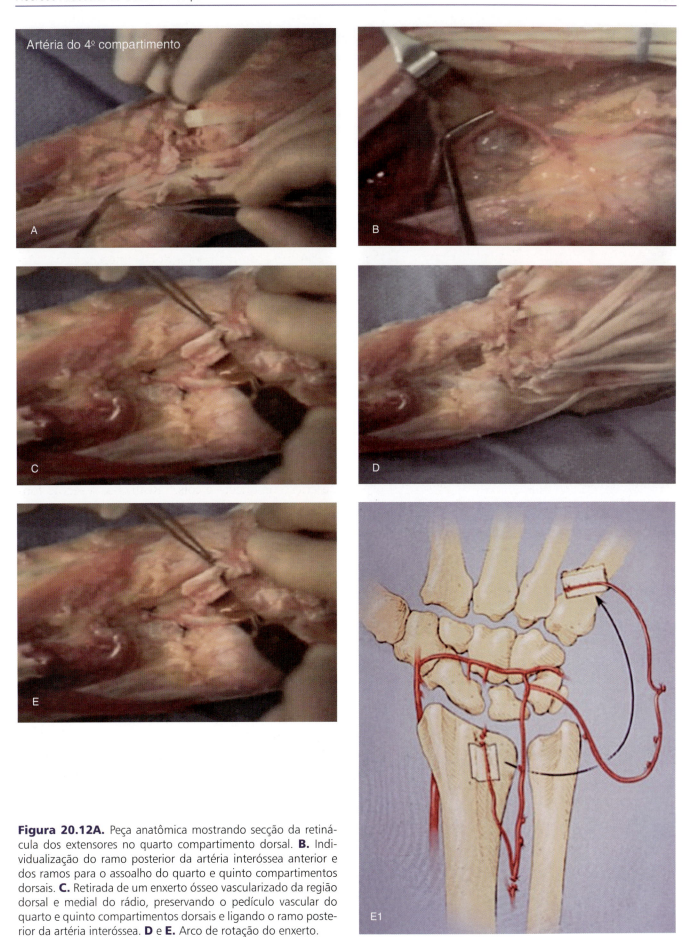

Figura 20.12A. Peça anatômica mostrando secção da retináula dos extensores no quarto compartimento dorsal. **B.** Individualização do ramo posterior da artéria interóssea anterior e dos ramos para o assoalho do quarto e quinto compartimentos dorsais. **C.** Retirada de um enxerto ósseo vascularizado da região dorsal e medial do rádio, preservando o pedículo vascular do quarto e quinto compartimentos dorsais e ligando o ramo posterior da artéria interóssea. **D** e **E.** Arco de rotação do enxerto.

CASOS CLÍNICOS

Caso 1

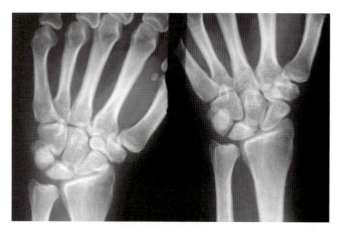

A. Exame radiográfico (PA) – Esclerose óssea no semilunar sem fragmentação ou colapso (fase II).

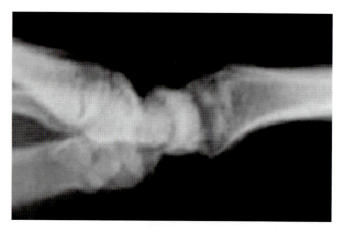

B. Exame radiográfico (P) – Esclerose óssea no semilunar sem fragmentação ou colapso (fase II).

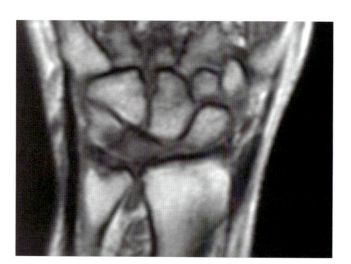

C. Ressonância magnética (imagens pesadas em T1 – plano frontal) revelando necrose óssea no semilunar.

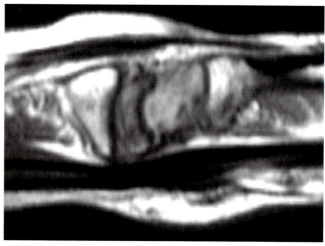

D. Ressonância magnética (imagens pesadas em T1 – plano sagital) revelando necrose óssea no semilunar.

Caso 1 (*continuação*)

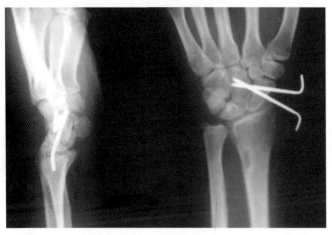

E. Tratamento cirúrgico com enxerto ósseo vascularizado e descompressão temporária pela fixação escafóide-capitato.

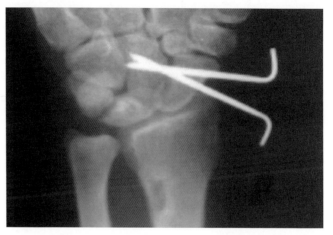

F. Tratamento cirúrgico com enxerto ósseo vascularizado e descompressão temporária pela fixação escafóide-capitato. Notar a imagem do enxerto dentro do semilunar.

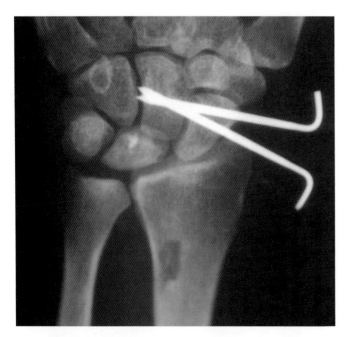

G. Tratamento cirúrgico com enxerto ósseo vascularizado e descompressão temporária pela fixação escafóide-capitato (5 semanas).

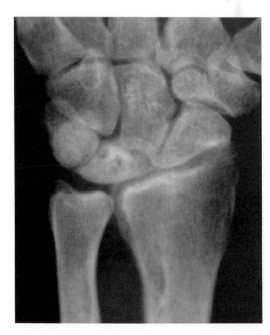

H. Aspecto radiográfico final.

Caso 2

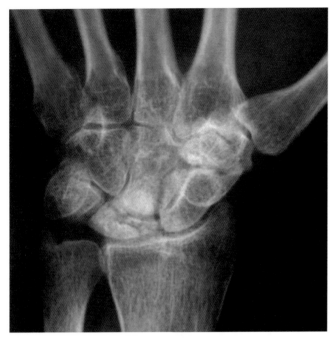

A. Exame radiográfico (PA) – Esclerose óssea no semilunar com fragmentação e colapso carpal (fase IIIB).

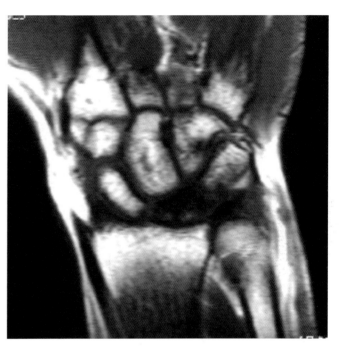

B. Ressonância magnética (imagens pesadas em T1 – plano frontal) revelando necrose óssea no semilunar.

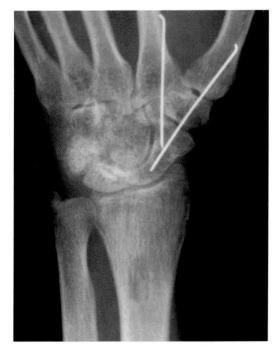

C. Exame radiográfico pós-operatório: notar o local da retirada do enxerto ósseo vascularizado que foi introduzido dentro do semilunar. Fixação temporária escafóide-trapézio-trapezóide.

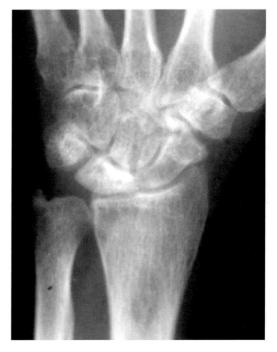

D. Exame radiográfico pós-operatório: notar a melhora na morfologia do semilunar e sinais de revascularização.

Caso 3

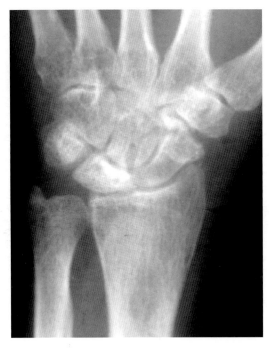

A. Exame radiográfico (PA) – Esclerose óssea no semilunar com fragmentação. Apesar da grande fragmentação, não se observa colapso carpal (fase IIIA).

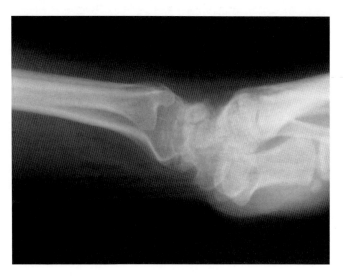

B. Exame radiográfico (P) – Esclerose óssea no semilunar com fragmentação. Apesar da grande fragmentação, não se observa colapso carpal (fase IIIA) – ângulo escafossemilunar normal.

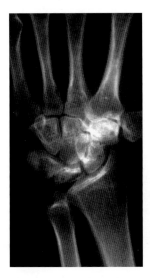 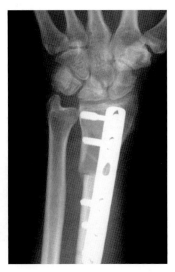

C. Pré e pós-operatório – Notar o local da retirada do enxerto ósseo vascularizado que foi introduzido dentro do semilunar. Osteotomia de encurtamento do rádio com fixação com placa (descompressão definitiva).

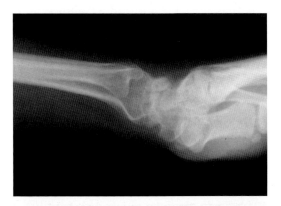

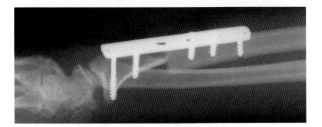

D. Exame radiográfico do pré e pós-operatório: notar a melhora na morfologia do semilunar.

Existem muitas técnicas cirúrgicas propostas para o tratamento da moléstia de Kienböck, e a maioria das estratégias de tratamento baseia-se no estágio da doença. Não existem evidências científicas que demonstrem os limites de indicação de cada uma delas. Há uma carência de trabalhos prospectivos e randomizados devido à freqüência desta patologia e aos novos conceitos de tratamento.

Apesar de a classificação radiográfica de Lichtman ter sido adotada como um grande auxílio na determinação da melhor técnica a ser indicada para cada paciente, sua reprodutibilidade e confiabilidade ainda são colocadas em dúvida. Hoje, novos conceitos e classificações estão surgindo, graças à artroscopia do punho.

Sabe-se que a causa essencial desta patologia é a necrose avascular, observada em vários estudos histológicos, que demonstraram a diminuição na vascularização e a presença de tecido ósseo necrótico no semilunar. Porém, os mecanismos fisiopatológicos de sua gênese ainda são um mistério para a medicina. Seguramente, a falta de conhecimento científico neste difícil capítulo da cirurgia da mão tem produzido conceitos, teorias e procedimentos que, seguramente, não levaram a um avanço científico real.

Os procedimentos de descompressão mecânica são os mais estudados pela literatura. A técnica cirúrgica mais realizada para tratamento da moléstia de Kienböck é o encurtamento do rádio. Se analisarmos os resultados referidos por muitos autores, podemos afirmar que este procedimento produz efeitos positivos na maioria dos pacientes, promovendo alívio da dor e controlando a evolução da patologia. Porém, muito se discute sobre quais mecanismos estariam envolvidos nesta melhora: descompressão mecânica ou crise vascular?

Teoricamente, seria possível imaginar que o semilunar poderia recuperar sua vascularização através de um novo suprimento sangüíneo e, com isso, retornar a um estado de normalidade. O transplante de um pedículo vascular dentro do semilunar tem demonstrado alguns resultados clínicos e radiográficos satisfatórios.[18] Outros investigadores têm usado técnica similar, mas sem curetagem e enxerto ósseo nas fases I e II, e utilizado curetagem, enxerto ósseo e descompressão mecânica do semilunar, seja definitiva, pela artrodese parcial do carpo, seja temporária, pela fixação do escafóide com trapézio e trapezóide.[38] Lichtman e Degnan relataram resultados encorajadores com o transplante de um pedículo vascular no semilunar e recomendaram esta técnica para os estágios II e IIIA em pacientes com variante ulnar neutra

ou positiva.[24] Para estes e outros autores, a cirurgia de descompressão mecânica tem um papel muito importante no tratamento e no controle da evolução desta patologia. Os procedimentos de nivelamento articular são principalmente indicados para pacientes com *ulna minus*. Vários autores estudaram aspectos biomecânicos e clínicos e concluíram que as cirurgias de encurtamento do rádio[3,29,30,44] e alongamento da ulna[35] são efetivas, promovendo alívio da dor e melhora na amplitude de movimento do punho. Porém, na maioria dos relatos, não se observaram mudanças significativas na morfologia do semilunar patológico.

Braun utilizou um enxerto ósseo da região anterior do rádio, vascularizado pela inserção muscular do pronador quadrado, e obteve bons resultados no tratamento de pacientes portadores de moléstia de Kienböck, quanto ao alívio da dor e à melhora da amplitude de movimento articular, apesar de não ter conseguido a restituição anatômica do osso semilunar.[10] O enxerto ósseo vascularizado do segundo metacarpiano também foi utilizado com sucesso por Makino e Bengoechea-Beeby.[8,26]

É difícil medir a importância isolada do uso do enxerto ósseo vascularizado no sucesso do tratamento cirúrgico na moléstia de Kienböck. Não há, ainda, uma série grande de casos tratados por esta técnica cirúrgica. Além disso, na maioria das vezes, os pacientes são tratados por técnicas combinadas de descompressão mecânica do semilunar, provisória ou definitiva, e curetagem e enxerto ósseo vascularizado. Não é possível saber qual dos procedimentos foi mais importante para o sucesso do tratamento.

Temos preferido utilizar o enxerto ósseo da região dorsal e medial do rádio devido à qualidade do tecido ósseo da região (osso esponjoso), por haver pequena morbidade, localizar-se no mesmo local cirúrgico, poder ser retirado pela mesma via de acesso, possuir um pedículo constante e de fácil dissecção, permitir um grande arco de rotação, que facilita sua colocação no interior do semilunar, e possibilitar a artrotomia sem risco de lesão do seu pedículo vascular.[31]

A utilização do enxerto ósseo vascularizado para tratamento da moléstia de Kienböck deve ser considerada procedimento novo, que apresenta vantagens teóricas. Ao substituirmos o osso necrótico do semilunar por tecido ósseo corticoesponjoso bem vascularizado, poderemos estar mudando o curso natural desta patologia. A associação de procedimentos mecânicos e biológicos parece ser lógica para tratamento desta entidade. Observamos resultados muito animadores, principalmente nos casos mais precoces (fase II), quando obtivemos melhores resultados. Nossos piores resultados ocorreram nos casos mais tardios e avançados (fase IIIB). Acreditamos que as técnicas biológicas de emprego de enxerto ósseo vascularizado são particularmente úteis nas fases II e IIIA, quando ainda é possível reconstruir o tecido ósseo e a vascularização do semilunar.

REFERÊNCIAS

1. Alexander AH, Turner MA, Alexander CE, Lichtman DM. Lunate silicone replacement arthroplasty in Kienböck's disease: a long-term follow-up. *J Hand Surg* 1990; *15A*(3): 401-7.

2. Allan CH, Joshi A, Lichtman DM. Kienböck's disease: diagnosis and treatment. *J Am Ac Orthop Surg* 2001; *9*(2):128-36.

3. Almquist EE, Burns JF. Radial shortening for treatment of Kienböck's disease – a 5 to 10 year follow-up. *J Hand Surg* 1982; *7*(4): 348-52.

4. Almquist E. Kienbock's disease. *Clin Orthop Rel Dis* 1986; *202*:68-78.

5. Armistead R, Linscheid R, Dobins JH, Beckenbaugh RD. Ulnar lengthening in the treatment of Kienböck's disease. *J Bone Joint Surg* 1982; *64A*:170-8.

6. Beckenbaugh RD, Shives TC, Dobyns JH, Lincheid RL. Kienbock's disease: the natural history of Kienbock's disease and consideration of lunate fractures. *Clin Orthop Rel Res* 1980; *149*:98-109.

7. Begley BW, Engber WD. Proximal row carpectomy in advanced Kienbock's disease. *J Hand Surg* 1994; *19A*(6):1016-58.

8. Bengoechea-Beeby MP, Capeda-Uña J, Zuloaga AA. Vascularized bone graft from the index metacarpal for Kienbock's disease. A case report. *J Hand Surg* 2001; *26A*(3): 437-43.

9. Bonzar M, Firrell JC, Hainer M *et al*. Kienbock's disease and negative lunar variant. *J Bone Join Surg* 1998; *80A*(8):1154-7.

10. Braun RM. Pronator pedicle bone grafting in the forearm and proximal carpal row. *J Hand Surg* 1983; *8*:612-3.

11. Chun S, Palmer AK. The ulnar impaction syndrome: Follow-up of ulnar shortening osteotomy. *J Hand Surg* 1993; *18A*:46-53.

12. Foucher G, Chmiel Z. La resection de la première rangée du carpe. A propos d'une série de 21 patients. *Rev de Chir Orthop* 1992; *78*:372-8.

13. Foucher G, da Silva JB, Ferreres A. La dénervation totale du poignet. A propôs de 50 cas. *Rev de Chir Orthop* 1992; *78*:186-90.

14. Gartland JJ, Werley CW. The evaluation of the healed Colle's fracture. *J Bone Joint Surg* 1951; *33A*:895-7.

15. Gelberman RH, Bauman TD, Menon J, Akeson WH. The vascularity of the lunate bone and Kienbock's disease. *J Hand Surg* 1980; *5*(3):272-8.

16. Gelberman RH, Szabo RM. Kienbock's disease. *Orthop Clin North Am* 1984; *15*(2):355-67.

17. Graner O, Lopes EI, Carvalho BC, Atlas S. Arthrodesis of carpal bones in the treatment of Kienbock's disease, painful ununited fractures of the navicular and lunate bones with avascular necrosis, and old fracture-dislocation of carpal bones. *J Bone Joint Surg* 1966; *48A*:767-74.

18. Hori Y, Tamai S, Okuda H *et al*. Blood vessel transplantation to bone. *J Hand Surg* 1979; *4*:23-33.

19. Horii E, Garcia-Elias M, Bishop AT *et al*. Effect on force transmission across the carpus in procedures used to treat Kienböck's disease. *J Hand Surg* 1990; *15A*(3):393-400.

20. Hulten O. Uber Anatomische variationen des handelenkknochen: Ein Beitrag zur kenntnis der genese zwei verseschiedener mondbenveranderungen. *Acta Radiolog* 1928; *9*:155-68.

21. Iwasaki N, Genda E, Minami A *et al*. Force transmission through the wrist joint in Kienbök's disease: a two-dimensional theoretical study. *J Hand Surg* 1998; *23A*(3):415-23.

22. Jafarnia K, Collins ED, Hohl III HW *et al*. Reliability of the Lichtman classification of Kienböck's disease. *J Hand Surg* 2000; *25A* (3):529-34.

23. Kam B, Topper SM, McLoughlin S, Liu Q. Wedge osteotomies of the radius for Kienbock's disease: a biomechanical analysis. *J Hand Surg* 2002; *27A*(1):37-42.

24. Lichtman DM, Degnan GG. Staging and its use in the determination of treatment modalities for Kienböck's disease. *Hand Clin* 1993; *9*:409-16.

25. Lichtman DM, Mack GR, MacDonald RI *et al*. Kienbock's disease: the role of silicone replacement arthroplasty. *J Bone Joint Surg* 1977; *59A*:899-908.

26. Makino M. Vascularized metacarpal bone graft for scaphoid non-union and Kienböck's disease. *J Reconstruct Microsurg* 2001; *16*:261-8.

27. Menth-Chiari W, Poehling GG, Wiesler ER, Ruch D. Arthroscopic debridment for the treatment of Kienböck's disease. *Arthroscopy* 1999; *15*(1):12-9.

28. Moritomo H, Murase T, Yoshikawa H. Operative technique of a new decompression procedure for Kienböck disease: partial capitate shortening. *Tech Hand Up Extrem Surg* 2004; *8*(2):110-5.

29. Nakamura R, Tsuge S, Watanabe K, Tsunoda K. Radial wedge osteotomy for Kienböck's disease. *J Bone Joint Surg* 1991; *73A*(9):1391-6.

30. Quentzer D, Dobyns JH, Linscheid RL *et al*. Radial recession osteotomy for Kienböck's disease. *J Hand Surg* 1997; *22A*(3): 386-95.

31. Rock MG, Roth JH, Martin L. Radial shortening osteotomy for treatment of Kienböck's disease. *J Hand Surg* 1991; *16A*(3):454-60.

32. Sheetz KK, Bishop AT, Berger RA. The arterial blood supply of the distal radius and ulna and its potential use in vascularized pedicled bone grafts. *J Hand Surg* 1995; *20A*(6):902-14.

33. Shin AY, Bishop AT. Pedicled vascularized bone grafts for disorders of the carpus: scaphoid nonunion and Kienböck's disease. *J Am Acad Orthop Surg* 2002; *10*(3):210-6.

34. Shin AY, Bishop AT. Vascular anatomy of the distal radius: implications for vascularized bone grafts. *Clin Orthop* 2001; *383*:60-73.

35. Short WH, Werner MME, Fortino MD, Palmer AK. Distribution of pressures and forces on the wrist after simulated intercarpal fusion and Kienböck's disease. *J Hand Surg* 1992; *17A*(3):443-9.

36. Sundberg SB, Lincheid RL. Kienbock's disease. *Clin Orthop Rel Res* 1984; *187*:43-51.

37. Takase K, Imakiire A. Lunate excision, capitate osteotomy and intercarpal arthrodesis for advanced Kienböck's disease – Long term follow-up. *J Bone Joint Surg* 2001; *83A*(2):177-83.

38. Tamai S, Yajima H, Ono H. Revascularization procedures in the treatment of Kienböck's disease. *Hand Clin* 1993; *9*:455-66.

39. Tomaino MM, Delsihnore J, Burton RI. Long term results following proximal row carpectomy. *J Hand Surg* 1994; *19A*(4):694-703.

40. Van der Dungen S, Dury M, Foncher G *et al*. Conservative treatm,ent versus scaphotrapezoid arthtoderis for Kienböck's disease. A retrospective study. *Clin Main* 2006; *25*:141-5.

41. Viljakka T, Vastamäki M, Solonen K, Tallroth K. Silicone implant arthroplasty in Kienbock's disease. *Acta Orthop Scand* 1987; *58*:410-4.

42. Viola RW, Kiser PK, Bach AW *et al.* Biomechanical analysis of capitate shortening with capitate hamate fusion in the treatment of Kienbock's disease. *J Hand Surg* 1998; *23A*(3):395-401.

43. Watanabe K, Nakamura R, Horii E, Miura T. Biomechanical analysis of radial wedge osteotomy for treatment of Kienböck's disease. *J Hand Surg* 1993; *18A*(4):686-90.

44. Watanabe K, Nakamura R, Imaeda T. Arthroscopic evaluation of radial osteotomy for Kienbock's disease. *J Hand Surg* 1998; *23A*(5):899-903.

45. Watson HK, Monacelli DM, Milford RS, Ashmead D. Treatment of Kienbock's disease with scaphotrapezio-trapezoid arthrodesis. *J Hand Surg* 1996; *21A*(1):9-15.

46. Weiss AP, Weiland AJ, Moore JR, Wilgis S. Radial shortening for Kienböck's disease. *J Bone Joint Surg* 1991; *73A*(3):384-91.

47. Yajima H, Ono H, Tamai S. Temporary internal fixation of the scaphotrapezio-trapezoidal joint for the treatment of Kienbock's disease: a preliminary study. *J Hand Surg* 1998; *23A*(3):402-10.

Parte B

Moléstia de Preiser*

Rames Mattar Júnior
Sergio Augusto Machado da Gama

Em 1910, Preiser descreveu um quadro de rarefação óssea do escafóide que se comportava de forma distinta de uma fratura convencional. O autor chegou a comparar este quadro com a moléstia de Kienböck e considerou que ambas teriam etiologias similares. Embora existam muitos relatos sobre a necrose total ou parcial do escafóide, predominantemente do seu pólo proximal, ainda não há um conhecimento adequado da fisiopatologia desta condição clínica. Há descrições relacionando sua gênese com doenças vasculares e do colágeno, corticoterapia, traumatismos de repetição e traumatismo de maior energia cinética.

Ekerot e Eiken consideraram a moléstia de Preiser análoga à de Kienböck. Referiram que pode haver alguma correlação com traumatismo e alterações mecânicas no punho. Descreveram dois casos clínicos que evoluíram com dor insidiosa no punho e alterações radiográficas progressivas. Relataram também que, apesar do prolongado período de imobilização, os pacientes evoluíram para colapso irreversível do escafóide.[4]

Bray e McCarroll apresentaram um caso clínico diagnosticado como moléstia de Preiser. Realizaram estudo histológico do tecido ósseo removido e encontraram necrose óssea isquêmica. Consideraram que o diagnóstico da moléstia de Preiser deve ser reservado para os casos que revelem uma esclerose óssea que progride para fragmentação do escafóide.[2]

Ferlic e Morin avaliaram a literatura e discutiram sobre a etiologia da moléstia de Preiser. Consideraram que, após avaliação crítica da publicação original de Preiser, todos os seus casos estavam relacionados a traumatismo ou fratura. Descreveram, porém, os casos de cinco pacientes portadores de necroses avasculares do escafóide não relacionadas a traumatismo.[5]

Beckmann e cols. apresentaram um caso clínico de paciente que desenvolveu a moléstia de Preiser após quimioterapia para tratamento de um tumor maligno. Trataram o paciente por meio da ressecção do escafóide e artrodese da articulacão mediocarpiana.[1]

A necrose avascular do escafóide, também conhecida como moléstia de Preiser, é uma condição rara e, portanto, pouco se conhece sobre suas causas, evolução e história natural. Existem relatos de necroses avasculares do escafóide que ocorrem sem nenhum traumatismo relacionado ou outro fator predisponente. Os poucos casos descritos na literatura impedem qualquer avaliação científica, de modo a produzir evidências mais elucidativas sobre a conduta a ser adotada.

O paciente, na maioria da vezes, refere dor localizada na face lateral do punho (região da tabaqueira anatômica), que pode ser relatada como um vago desconforto, principalmente nas fases iniciais da doença. À palpação, há hipersensiblidade na região do escafóide, diminuição da força e, na maioria das vezes, nenhum outro sinal objetivo. A diminuição da amplitude de movimentos só ocorre em fase mais tardia da evolução da moléstia.

---

*O Dr. Samuel Ribak colaborou na elaboração deste capítulo.

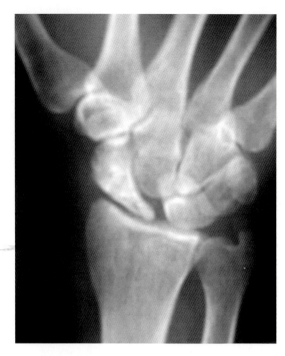

Figura 20.13 Radiografia demonstrando esclerose e deformidade do escafóide, predominantemente no seu pólo proximal.

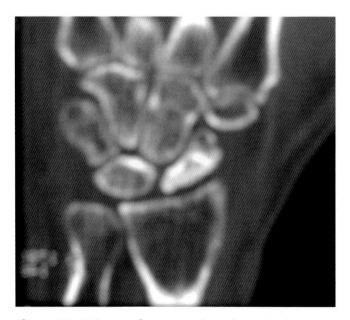

Figura 20.14 Tomografia computadorizada revelando esclerose óssea e deformidade no escafóide.

O exame radiográfico convencional e a tomografia computadorizada revelam a presença de esclerose e fragmentação no escafóide, mais acentuadamente na região mais proximal deste osso (Figuras 20.13 e 20.14). A cintilografia revela a presença de hipercaptação na região do escafóide devido à sinovite local (Figura 20.15). A ressonância magnética revela a presença de alteração de sinal nas imagens pesadas em T1 e T2, mostrando diminuição da vascularização do

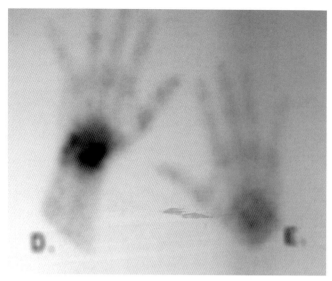

Figura 20.15 Cintilografia mostrando hipercaptação na região do escafóide.

escafóide (Figura 20.16A e B). Deve-se tomar cuidado para não confundir a moléstia de Preiser com as lesões traumáticas do escafóide (fraturas e pseudo-artroses). A artrotomografia e a artrorressonância podem definir com precisão o grau de comprometimento da estrutura óssea e da cartilagem articular do punho.

Por meio da análise dos exames de imagem, podemos considerar que há uma progressão similar à moléstia de Kienböck. Assim, é possível definir estágios:

- **Estágio I:** radiografias normais. Diagnóstico realizado pela cintilografia ou ressonância magnética (Figura 20.17).
- **Estágio II:** alterações na densidade e nas imagens do escafóide observadas nos exames de imagem, principalmente no pólo proximal, com preservação de sua forma (Figura 20.18).
- **Estágio III:** alteração do formato do escafóide, que pode estar fragmentado (Figura 20.19A e B).
- **Estágio IV:** fragmentação e colapso do escafóide com artrose no punho.

Apesar de ser mais freqüente em adultos, a moléstia de Preiser pode ocorrer em crianças.

Kalainov e cols. descreveram dois padrões distintos de necrose avascular do escafóide. Baseados na avaliação de 19 pacientes de duas instituições, criaram o conceito de que há dois padrões de envolvimento do escafóide na moléstia de Preiser.[9] No tipo 1, as imagens da ressonância magnética revelam que todo o escafóide está envolvido. Os pacientes desse grupo apresentam tendência para deterioração progressiva do escafóide e não têm história pregressa de traumatismo. No grupo 2, apenas parte do escafóide,

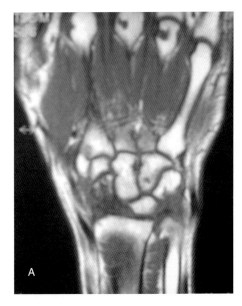

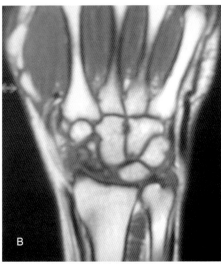

Figura 20.16A e **B.** Ressonância magnética revelando alteração de sinal e isquemia do escafóide.

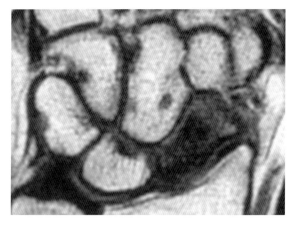

Figura 20.17 Estágio I: as radiografias convencionais foram aparentemente normais, mas a ressonância magnética revelou alteração de sinal relacionada à isquemia do escafóide (imagem pesada em T1).

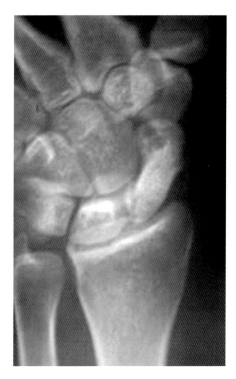

Figura 20.18 Estágio II: esclerose de escafóide, que mantém um formato preservado.

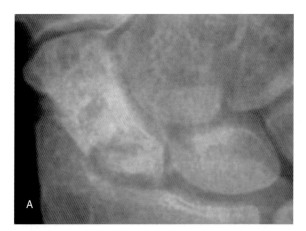

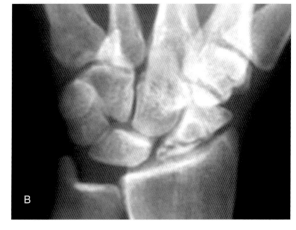

Figura 20.19A e **B.** Início do processo de fragmentação observado predominantemente no pólo proximal do escafóide.

Necrose Avascular de Ossos do Carpo

mais frequentemente o pólo proximal, está envolvida. Além disso, há história de traumatismo pregresso e pouca tendência para fragmentação.

TRATAMENTO

Devido a sua raridade, não existe um tratamento padronizado na literatura. Pode-se adotar um tratamento conservador e expectante com repouso e medicação analgésica e antiinflamatória. Há relatos de pacientes tratados com desbridamento articular, artroplastia de substituição do escafóide e eletroestimulação, mas não há evidências de que estes métodos representem a melhor conduta a ser adotada.

Helbig e Almeling relataram o caso de um paciente que evoluiu de maneira satisfatória com a utilização de uma prótese de Swanson para o escafóide.[7]

Herbert e Lanzetta relataram oito casos de pacientes portadores de necrose avascular idiopática do pólo proximal do escafóide. Referiram que sete destes oito pacientes apresentavam variância ulnar positiva. Trataram dois pacientes de maneira conservadora e outros cirurgicamente, com próteses parciais de silicone.[8]

Ao considerarmos os relatos relacionados ao uso de próteses de silicone em outras condições, como a moléstia de Kienböck, não podemos considerar esta técnica como a mais apropriada para tratamento da moléstia de Preiser. Na realidade, as próteses de silicone para o carpo estão quase que proscritas pela literatura médica devido às complicações relatadas.

Vidal e cols. apresentaram a análise de nove casos de moléstia de Preiser que apresentavam idade média de 37 anos e diagnóstico baseado no aspecto radiográfico do escafóide. Em alguns pacientes, o quadro foi insidioso, mas em outros houve relação com traumatismo ou alterações congênitas no membro superior. Os autores trataram os pacientes com artroplastia de silicone de substituição, desbridamento articular ou imobilização. Os melhores resultados foram obtidos com o tratamento mais conservador, por meio de imobilização. As artroplastias e o desbridamento articular não promoveram melhora clínica.[13]

Hayashi e cols. descreveram o resultado obtido com o tratamento de um paciente portador de moléstia de Preiser com a osteotomia do rádio em cunha fechada lateral. Referiram ter obtido bom resultado e consideraram que esta técnica deve entrar no arsenal terapêutico de tratamento da moléstia de Preiser em pacientes sintomáticos.[6]

Nos casos mais graves, em que há grave comprometimento articular, as cirurgias de salvação, como carpectomia proximal, artrodeses parciais (artrodese dos quatro cantos ou variações; artrodese radioescafossemilunar com ressecção da porção distal do escafóide) ou artrodeses totais do punho, podem ser adotadas, e seus resultados são previsíveis (Figura 20.20*A* a *D*).

De Smet e cols. relataram a experiência no tratamento de seis pacientes portadores de moléstia de Preiser.[3] Dois deles tinham etiologia relacionada a injeção de esteróides, sendo os outros idiopáticos. Quatro foram tratados pela carpectomia proximal, e três resultados foram considerados bons

Menth-Chiari e Phoeling descreveram o uso da artroscopia do punho para avaliação diagnóstica e tratamento da moléstia de Preiser.[11] Eles relataram o caso de um paciente de 50 anos com várias alterações intra-articulares submetido a tratamento artroscópico das lesões encontradas (desbridamento articular). Referiram que a artroscopia permite visão direta e tratamento das lesões relacionadas com a necrose avascular do escafóide, promovendo bom resultado funcional, melhora da amplitude articular e alívio da dor.

Há uma tendência para adotação de tratamentos mais biológicos, utilizando enxertos ósseos vascularizados.

Kawanishi e cols. utilizaram a implantação de pedículos vasculares e outros autores, o enxerto ósseo vascularizado.

Moran e cols. relataram os resultados obtidos com o tratamento de oito pacientes com moléstia de Preiser utilizando um enxerto ósseo vascularizado.[12] Acompanharam os pacientes por meio de imagens de ressonância magnética, por um período de 36 meses. Observaram que esta técnica proporciona bons resultados, promovendo alívio da dor e preservando a mobilidade do punho na maioria dos pacientes. Apesar de haver sinais de revascularização, o pólo proximal parece manter-se hipovascular com esta técnica. Os autores consideraram que esta técnica estaria indicada nos casos mais precoces de moléstia de Preiser.

Lauder e Trumble consideraram a moléstia de Preiser uma condição rara, debilitante e de etiologia ainda desconhecida. Consideraram uma causa multifatorial com envolvimento anatômico ou biomecânico, causando um escafóide sob risco. Atualmente, a ressonância magnética é o exame de eleição pois, além de diagnosticar, pode estadiar a lesão. Não há um algoritmo de tratamento, e em muitos pacientes são realizadas apenas cirurgias de salvação, como a carpectomia e as artrodeses. Os autores chamam a atenção para a importância do diagnóstico precoce e a indicação de procedimentos de revascularização antes que haja fragmentação e colapso do escafóide.

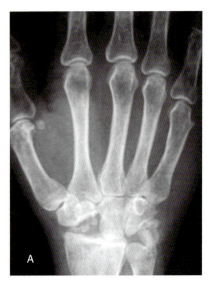
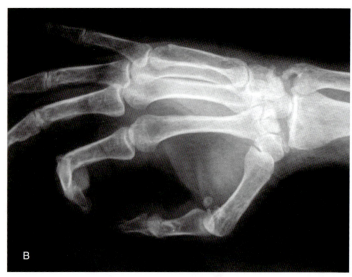
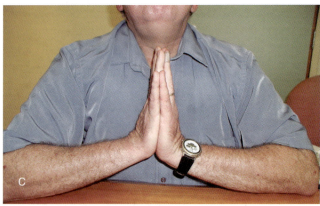
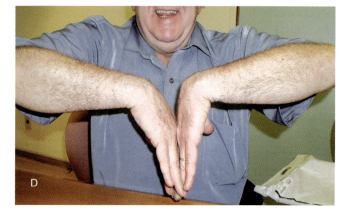

Figura 20.20A e **B.** Quadro radiográfico do mesmo paciente da Figura 20.16, após ressecção da fileira proximal dos ossos do carpo (carpectomia proximal). **C** e **D.** Resultado funcional.

REFERÊNCIAS

1. Beckmann J, Götz J, Grifka J, Borisch N. Necrosis of the carpal scaphoid after chemotherapy. Case report. *Orthopade*. 2005; *34*(9):938-40.
2. Bray TJ, McCarroll HR Jr. Preiser's disease: a case report. *J Hand Surg* (Am) 1984; *9*(5):730-2.
3. De Smet L, Aerts P, Walraevens M, Fabry G. Avascular necrosis of the carpal scaphoid: Preiser's disease: report of 6 cases and review of the literature. *Acta Orthop Belg* 1993; *59*(2):139-42.
4. Ekerot L, Eiken O. Idiopathic avascular necrosis of the scaphoid. Case report. *Scand J Plast Reconstr Surg* 1981; *15*(1):69-72.
5. Ferlic DC, Morin P. Idiopathic avascular necrosis of the scaphoid: Preiser's disease? *J Hand Surg* (Am) 1989; *14*(1):13-6.
6. Hayashi O, Sawaizumi T, Nambu A, Ito H. Closing radial wedge osteotomy for Preiser's disease: a case report. *J Hand Surg* (Am) 2006; *31*(7):1154-6.
7. Helbig B, Almeling M. Long-term results of treatment of rare aseptic necrosis of the scaphoid bone (Preiser disease) with the Swanson implant. *Handchir Mikrochir Plast Chir* 1989; *21*(4):178-81.
8. Herbert TJ, Lanzetta M. Idiopathic avascular necrosis of the scaphoid. *J Hand Surg* (Br) 1994; *19*(2):174-82.
9. Kalainov DM, Cohen MS, Hendrix RW *et al.* Preiser's disease: identification of two patterns. *J Hand Surg* (Am) 2003; *28*(5):767-78.
10. Lauder AJ, Trumble TE. Idiopathic avascular necrosis of the scaphoid: Preiser's disease. *Hand Clin* 2006; *22*(4):475-84.
11. Menth-Chiari WA, Poehling GG. Preiser's disease: arthroscopic treatment of avascular necrosis of the scaphoid. *Arthroscopy* 2000; *16*(2):208-13.
12. Moran SL, Cooney WP, Shin AY. The use of vascularized grafts from the distal radius for the treatment of Preiser's disease. *J Hand Surg* (Am) 2006; *31*(5):705-10.
13. Vidal MA, Linscheid RL, Amadio PC, Dobyns JH. Preiser's disease. *Ann Chir Main Memb Super* 1991; *10*(3):227-35.

CAPÍTULO 21

TENDINITES E TENOSSINOVITES

Milton Bernardes Pignataro
Rafael Pêgas Praetzel

Na prática clínica do cirurgião de mão, como em qualquer área da medicina, a dor é, provavelmente, o sintoma clínico mais comum. A dor relacionada a estruturas tendinosas na mão e no punho é responsável por grande parte das queixas no consultório do cirurgião de mão, que são genericamente, e muitas vezes erroneamente, denominadas tendinites ou tenossinovites.

Por definição, tendinite seria o processo inflamatório do tendão, o que raramente ocorre, e tenossinovite, o processo inflamatório da membrana sinovial que reveste o tendão. Porém, diversos estudos anatomopatológicos falham em demonstrar processo inflamatório ativo na sinovial, demonstrando apenas alterações na camada retinacular da bainha tendinosa, e fazendo com que alguns autores proponham o termo tenovaginite como o mais correto para designar tais situações.[1,2]

Diversas condições clínicas podem concorrer com processos inflamatórios a serem considerados tendinites-tenossinovites. A mais clássica, pela quantidade de sinovial envolvida, com infiltrado e invasão tecidual, inclusive com capacidade erosiva, seria a artrite reumatóide. Doenças inflamatórias de depósito, como amiloidose e gota, também apresentam similaridade de processos inflamatórios, bem como infecções, sejam elas virais ou bacterianas. Situações muito mais comuns são aquelas em que há estenose do túnel osteofibroso, em que os tendões transitam, causando dor, inflamação e bloqueio tendinoso, como dedo em gatilho e tenossinovite estenosante de De Quervain.

Tendo em vista que este livro aborda em capítulos próprios a artrite reumatóide e as infecções na mão, discorreremos neste capítulo sobre as síndromes estenosantes dos tendões na mão e no punho, os processos inflamatórios dos tendões e suas bainhas causados por doenças sinoviais de depósito, bem como as epicondilites do cotovelo, uma vez que também faz parte da prática clínica do cirurgião de mão, com bastante freqüência, o tratamento desta patologia.

DEDO EM GATILHO

Dedo em gatilho é a designação do processo inflamatório da bainha dos tendões flexores dos dedos, de caráter estenosante, que causa bloqueio da extensão ativa do dedo acometido. Foi descrito primeiramente por Nota, em 1850, *apud* Sato ES e cols.[3]

É sabido que os tendões flexores deslizam em um sistema de polias, designadas polias flexoras, com o intuito de aumentar a eficiência mecânica de flexão, mantendo-os próximos ao osso e ao centro de rotação da articulação que devem fletir. Neste sistema de polias, a polia denominada A1, ou seja, a polia anular localizada na região metacarpofalângica (MF), é a que está relacionada com o dedo em gatilho. Isso ocorre por questões mecânicas, uma vez que é nessa região que há concentração vetorial de forças quando a primeira falange flete sobre a cabeça do metacarpiano, determinando grande força angular sobre a borda distal da polia.[4] O bloqueio tendinoso do dedo em gatilho ocorre quando as alterações locais decorrentes do processo inflamatório causam desproporção entre o conteúdo (tendão flexor, sinovia e líquido sinovial) e o continente (túnel osteofibroso e sistema de polias flexoras). Ou seja, quando o diâmetro do conteúdo, seja por edema, seja por nodulações, suplanta o diâmetro do continente, que é inexpansível, o tendão pode ter seu deslizamento bloqueado ou sua excursão diminuída.[3]

Embora não haja consenso na literatura a respeito da etiologia do dedo em gatilho, diversos fatores causais podem estar associados com sua ocorrência, como gânglio intratendíneo, seja por nodulação sinovial, seja por fricção repetitiva entre o tendão e sua bainha, proliferação sinovial ou fibrose da bainha flexora.[2,3,5] Doenças sistêmicas, como diabetes melito, também desempenham um papel importante na etiologia das tenossinovites estenosantes, pois a incidência de dedo em gatilho em pacientes diabéticos dependentes de insulina chega a ser cinco vezes maior que na população em geral.[6,7]

O dedo em gatilho primário, ou seja, não relacionado a outras doenças, é a forma mais comum de apresentação. Acomete mais o sexo feminino, numa proporção de 6:1 em relação ao sexo masculino, principalmente no lado dominante, sendo também mais comum entre a quinta e a sexta década de vida. O dedo mais acometido é o polegar, seguido do anular, do indicador, do dedo médio e do dedo mínimo, não sendo incomum o acometimento de múltiplos dígitos.[4,8]

O diagnóstico do dedo em gatilho é eminentemente clínico, porém exames subsidiários de imagem podem auxiliar o diagnóstico de tumorações ou situações que mimetizam o bloqueio tendinoso do dedo em gatilho. O relato do paciente pode, muitas vezes, ser suficiente para determinar o diagnóstico, mas é no exame físico que o bloqueio fica evidente. O dedo em gatilho pode apresentar-se em vários estágios, desde irritação sinovial sem bloqueio até deformidade fixa, geralmente em flexão, do dedo. Devemos palpar a superfície volar do raio digital em questão, com atenção para a região da polia A1, para detectarmos o ponto de maior dor e, eventualmente, sentirmos a crepitação da passagem do tendão sob a polia. Solicitamos que o paciente faça flexão ativa forçada de toda a mão, então mantemos passivamente fletido o dedo em questão, enquanto o paciente é solicitado a relaxar e abrir a mão. Esta manobra é muitas vezes suficiente para desencadear o bloqueio tendinoso, mesmo naquelas situações em que isto não ocorre com freqüência. Em seguida, solicitamos que o paciente desbloqueie o dedo de forma ativa, estendendo-o, ou, se isto não é possível, de forma passiva.

A partir desta manobra clínica, podemos determinar o estadiamento do bloqueio tendinoso, conforme preconizado por diversos autores, para que possamos oferecer o tratamento mais adequado.[4,9,10] O dedo em gatilho pode ser dividido em quatro graus, com ordem crescente de intensidade. O grau 0 representaria a fase inicial do processo inflamatório, em que há dor e crepitação no deslizamento do tendão sob a polia A1, porém sem bloqueio. No grau I, existem dor e bloqueio esporádico. No grau II, o bloqueio é constante, porém este é reduzido de forma ativa pelo paciente. No grau III, o desbloqueio do dedo só é conseguido de forma passiva, auxiliado pela outra mão ou pelo examinador. No grau IV, o dedo assume uma postura de deformidade fixa, sem possibilidade de desbloqueio. Freiberg e cols. sugerem, também, a divisão em dedos em gatilho difusos e nodulares, baseados no exame físico, ressaltando que os primeiros teriam resultado menos satisfatório com tratamento conservador.[8]

Tratamento

O tratamento do dedo em gatilho pode envolver medidas conservadoras, com intuito de diminuir o processo inflamatório local, bem como procedimentos cirúrgicos, para eliminar o bloqueio mecânico ao deslizamento do tendão. Medidas conservadoras envolvem o uso de antiinflamatórios não-hormonais (AINH), imobilizações e infiltrações locais com antiinflamatórios hormonais (corticóides), e são indicadas nos graus mais iniciais da patologia.[4,8,11] O procedimento cirúrgico consiste na abertura da polia A1 com tenólise dos flexores, que pode ser realizada de forma aberta, através de diferentes incisões cirúrgicas, ou de forma percutânea, e está indicado nos graus mais avançados, sendo consenso que o grau IV exige sempre tratamento cirúrgico.[4,9,12,13]

Nas fases mais iniciais da doença, pode-se obter a cura espontânea ou, se alguma atividade específica está envolvida no desencadeamento do dedo em gatilho, a mudança desta atividade também pode ser resolutiva, sem a necessidade de tratamentos específicos.[4,5] A eliminação do processo inflamatório nas fases em que ainda não há bloqueio mecânico por meio do uso de AINH também pode ter resultados satisfatórios. Nos pacientes que não podem usar AINH por motivos clínicos, a imobilização do segmento acometido pode ser uma opção de tratamento.[5] Imobilizações mantendo a articulação MF em semiflexão por 6 semanas obtiveram 66% de bons resultados em 1 ano de seguimento, segundo Patel e Bassini.[4] Já Rodgers e cols. relataram 55% de resolução de dedos em gatilho tratados com imobilização da articulação interfalângica distal (IFD) em extensão por 6 semanas.[14] Porém, a medida conservadora mais eficaz no tratamento do dedo em gatilho é a infiltração da bainha dos tendões flexores na região da polia A1 com solução de corticóide e anestésico local.[8,11,15] Freiberg e cols., em avaliação de 108 dedos em gatilho tratados com infiltração, fazendo distinção entre dedo em gatilho nodular e dedo em gatilho difuso, obtiveram cura em 90% dos casos nodulares com até duas infiltrações e 48% de resposta positiva com infiltração em gatilhos difusos.[8] Já Benson e cols. referiram 60% de resolução do dedo em gatilho com uma única infiltração, sem distinção de apresentação.[11] Giordano e cols., revisando 52 dedos em gatilhos tratados por infiltração, referiram 78,8% de resultados satisfatórios, sendo que 53,8% melhoraram após uma infiltração.[15] Observa-se que os resultados mais satisfatórios são obtidos em pacientes com dedo em gatilho nodular, não portadores de diabetes, com sintomas presentes há menos de 6 meses, mediante uma única infiltração, diminuindo o índice de resolução com infiltrações subseqüentes.[8,11,15-17] Dentre as complicações decorrentes de infiltrações, vale lembrar a possibilidade de ocorrência de despigmentação da pele no local da aplicação e atrofia do tecido subcutâneo, embora sejam relatados poucos casos e sem implicações maiores. Em um estudo retrospectivo, avaliando 241 infiltrações no tratamento de patologias musculoesqueléticas, foram relatados quatro casos (1,65%) de despigmentação e dois casos (0,82%) de atrofia do subcutâneo.[18]

A técnica de infiltração consiste na aplicação de solução de corticóide de longa duração com anestésico local sem vasoconstritor, na proporção de 1mL:1mL, diretamente no túnel osteofibroso flexor sob a polia A1 por via volar. A solução é administrada com seringa de 3mL e agulha 25 × 7 após anti-sepsia local. A agulha é direcionada perpendicularmente à cabeça do metacarpiano em questão, atravessando a polia flexora. Confirma-se a posição da agulha solicitando que o paciente faça flexão ativa do dedo. Se a agulha acompanhar a excursão do tendão, significa que adentrou a substância do tendão flexor. Recua-se então a agulha até que fique livre do tendão, evitando a infiltração intratendínea, e injeta-se a solução.[5,15]

Nos casos em que não se obtém sucesso com medidas conservadoras, ou nos graus mais avançados e crônicos da doença, a cirurgia está indicada. O objetivo do procedimento cirúrgico é a abertura da polia A1, promovendo a liberação dos tendões flexores. A abertura da polia pode ser realizada por técnica convencional aberta ou por via percutânea.

A cirurgia aberta para a liberação da polia A1 é realizada há mais de um século no tratamento do dedo em gatilho e é, provavelmente, a técnica mais difundida de tratamento.[5] Turowski e cols,. em um estudo multicêntrico, reportaram 97% de resolução completa, sem complicações, dos dedo em gatilho tratados cirurgicamente por técnica aberta.[19]

A liberação cirúrgica aberta da polia A1 é um procedimento ambulatorial, realizado sob anestesia local, podendo-se associar sedação superficial para aliviar o desconforto do torniquete utilizado para exsanguinação do membro. Não há necessidade de imobilização no pós-operatorio, sendo realizado somente um curativo compressivo local e solicitada mobilização ativa precoce. Diversas incisões são descritas para abordagem aberta do dedo em gatilho, sejam transversais, oblíquas ou longitudinais, mas todas centram-se na polia A1 (Figura 21.1). Por dissecção romba do tecido subcutâneo, expõe-se a polia A1, tendo-se o cuidado de manter retraídos lateralmente os feixes vasculonervosos digitais que acompanham ulnar e radialmente os tendões flexores (Figura 21.2). Deve-se ter atenção redobrada na abordagem cirúrgica do polegar em gatilho, uma vez que o feixe vasculonervoso radial do polegar assume uma posição oblíqua, de ulnar para radial, quando cruza a polia A1, estando em maior risco de lesão. A polia A1 é então seccionada longitudinalmente com bisturi. Nos dedos longos, esta secção deve ser feita, preferencialmente, na sua porção mais radial, mantendo-se, assim, um suporte lateral para que não haja desvio ulnar dos tendões flexores com conseqüente inclinação ulnar dos dedos (Figura 21.3). Isto

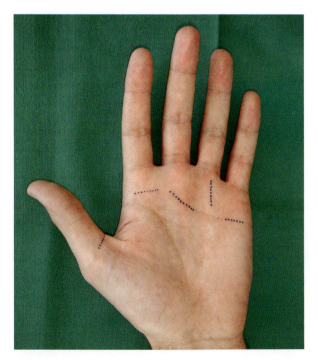

Figura 21.1 Incisões para liberação da polia A1 do polegar e dos dedos longos.

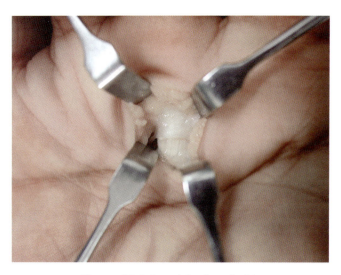

Figura 21.2 Exposição da polia A1.

é mandatório nos pacientes com prediposição para inclinação ulnar dos dedos, como nos portadores de artrite reumatóide, quando é realizada a abertura da polia, porém, nestes casos, é preferível realizar tenossinovectomia flexora em vez de somente a liberação da polia A1.[5] Outro cuidado que se deve ter é o de não estender a abertura da polia A1 distalmente, invadindo a região da polia A2 nos dedos longos e a da polia cruzada do polegar. Esta situação pode levar ao desenvolvimento de um arco de corda, com protrusão palmar dos tendões durante a flexão, diminuindo a efetividade do movimento do dedo.[20]

Com intuito de tornar o procedimento de abertura da polia flexora A1 mais prático e economicamente viável, foi desenvolvida a técnica de liberação percutânea do dedo em gatilho, primeiramente descrita por Lorthioir (*apud* Ryzewicz e Wolf), em 1958.[5] Recentemente, diversos autores têm publicado suas casuísticas com resultados bastante satisfatórios com o emprego desta técnica, o que vem tornando seu uso mais corriqueiro. O trabalho de Eastwood, Gupta e Johnson, em 1992, foi, provavelmente, o marco inicial da aplicação clínica deste procedimento, no qual os autores descreveram a técnica da liberação percutânea da polia A1 e apresentaram seus resultados, com 91% de sucesso em 35 dedos em gatilho, incluindo três polegares.[9] Pope e Wolfe, em 1995, avaliaram a eficácia da técnica tanto em estudo em cadáveres frescos como em estudo clínico.[12] Vinte e cinco polias A1 de cinco cadáveres e 13 dedos em gatilho de 11 pacientes foram liberados percutaneamente para, em seguida, serem explorados por via aberta convencional. Como resultado, descreveram que, no estudo em cadáveres, a exploração aberta evidenciou que 90% da polia A1 fora liberada, sem dano a estruturas tendinosas ou neurovasculares. Na série clínica, embora com remissão total do bloqueio tendinoso após liberação percutânea, dos 13 dedos, cinco ainda apresentavam algum resquício de polia intacta, mas também sem complicações. Os autores concluíram que o procedimento é seguro e viável, porém desestimulam o emprego da técnica em polegares e dedos indicadores pela proximidade observada dos feixes vasculonervosos com o ponto de introdução da agulha.[12] Em nosso meio, Sato e cols., em avaliação prospectiva de 76 dedos em gatilho tratados pela técnica percutânea, excluindo o polegar, obtiveram 100% de correção do gatilho, sem complicações.[3]

A técnica cirúrgica consiste na secção longitudinal da polia A1 pelo bisel de uma agulha introduzida percutaneamente, sob anestesia local, de maneira semelhante à introdução da agulha para infiltração (Fi-

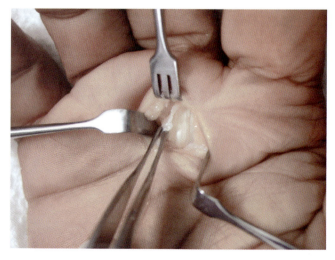

Figura 21.3 Abertura da polia A1 na borda radial.

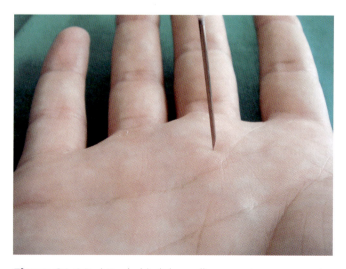

Figura 21.4 Posição do bisel da agulha para atuar como corte.

gura 21.4). Uma vez o paciente anestesiado, e certificando-se de que a agulha não foi introduzida no tendão, promove-se o deslocamento proximal e distal da agulha para que seccione a polia (Figuras 21.5 e 21.6). O paciente é solicitado a fletir e estender ativamente o dedo, a fim de verificarmos se ainda há bloqueio tendinoso. Em caso positivo, repete-se o processo. Não há necessidade de imobilização pós-operatória, e o paciente é encorajado a iniciar mobilidade ativa precoce.

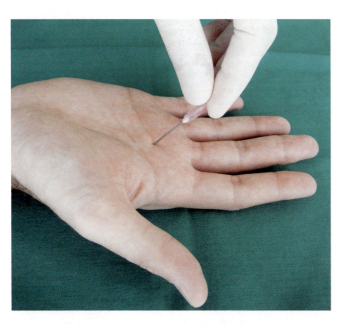

Figura 21.5 Deslocamento da agulha longitudinalmente no sentido proximal-distal para secção da polia A1.

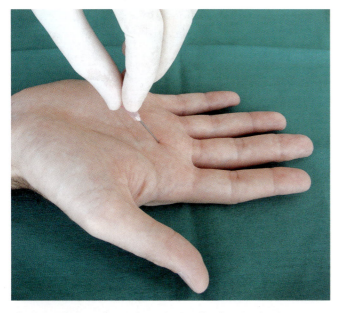

Figura 21.6 Deslocamento da agulha longitudinalmente no sentido proximal-distal para secção da polia A1.

POLEGAR EM GATILHO CONGÊNITO

O bloqueio dos tendões flexores também pode acometer a população pediátrica, embora com uma freqüência muito menor, não havendo estudos que precisem sua real incidência.[21,22] Como no adulto, qualquer dedo pode ser acometido, porém o mais freqüente, com índices 10 vezes superiores, é o polegar, que se designa polegar em gatilho congênito.[23] Não se tem certeza se a condição é realmente congênita ou adquirida. Estudos prospectivos, avaliando a presença de polegar em gatilho em recém-nascidos, não evidenciaram a condição, sugerindo que seja adquirida, e não presente ao nascimento.[22,24] O polegar em gatilho pode ter resolução espontânea, ou até mesmo auxiliada por imobilizações em extensão, porém o tratamento mais eficaz é a liberação cirúrgica da polia A1.[21,23] A técnica é a mesma utilizada no tratamento do polegar em gatilho do adulto, com os mesmos cuidados, e os resultados são uniformemente bons. A idade indicada é em torno de 2 anos, e usa-se anestesia geral.

TENOSSINOVITE ESTENOSANTE DE DE QUERVAIN

Em 1895, Fritz De Quervain publicou um artigo em que relatava a patologia que hoje denominamos tenossinovite estenosante de De Quervain, que é a tenossinovite do primeiro compartimento osteofibroso extensor do punho.[25]

Assim como os tendões flexores, os tendões extensores também apresentam um sistema de polias, composto pelo retináculo extensor ao nível do punho, que é formado por seis túneis osteofibrosos dorsais. A doença de De Quervain ocorre, em analogia com o dedo em gatilho, quando há incompatibilidade de volume entre conteúdo e continente no primeiro túnel extensor do punho. O primeiro compartimento extensor é o mais radial dos compartimentos, localizado sobre a estilóide radial, e é composto pelos tendões do abdutor longo e do extensor curto do polegar, porém variações anatômicas são muito comuns. A principal variação anatômica é a presença de mais de um tendão para o abdutor longo do polegar. Muito importante também é a septação do primeiro compartimento extensor, com um túnel específico para o extensor curto do polegar. Estudos em cadáveres mostram que esta variação pode estar presente em até 40% dos punhos, porém achados clínicos sugerem que este índice pode ser maior.[26]

A tenossinovite de De Quervain apresenta-se com dor na face radial do punho, de início insidioso, agravada por movimentos do polegar, principalmente abdução e extensão, com o punho em desvio ulnar e flexão.[27] Acomete mais mulheres que homens, na proporção de 6:1, geralmente entre a quinta e a sexta década de vida, porém é também muito freqüente em mulheres mais jovens, no período gestacional ou de amamentação. Nestes casos, a doença tem um curso autolimitado de resolução.[28]

O diagnóstico desta patologia é eminentemente clínico, mediante um exame físico bem específico, porém exames de imagem podem ser indicados para confirmação da doença ou seus diagnósticos diferenciais. A radiografia simples do punho pode evidenciar alterações na região da estilóide radial, como seqüela de fraturas, que podem ser a origem do problema. A radiografia da base do polegar pode diagnosticar a artrose carpometacarpiana do primeiro raio, ou rizartrose, que pode apresentar-se com sintomatologia semelhante, sendo um importante diagnóstico diferencial. A ultra-sonografia é um importante exame complementar, que pode mostrar o processo inflamatório do primeiro compartimento extensor, evidenciando presença de líquido no interior do túnel, edema ou espessamento da bainha, cistos ou focos de fibrose, bem como a presença de tendões supranumerários para o abdutor longo do polegar, porém não é um exame indicativo de tratamento.[29] O exame clínico específico consiste em reproduzir o movimento do punho que desencadeia a sintomatologia. Em 1930, Finkelstein publicou seu artigo sobre a tenovaginite estenosante da estilóide radial, em que descreveu uma manobra diagnóstica que é conhecida como o teste de Finkelstein: com o polegar mantido em adução na palma da mão, o examinador realiza desvio ulnar do punho (Figura 21.7). Esta manobra desencadeia dor aguda sobre a estilóide radial na região do primeiro compartimento extensor, podendo irradiar-se proximalmente no antebraço.[25] Randall e cols., com o intuito de avaliar a presença de um túnel específico para o extensor curto do polegar, propuseram uma variação do teste de Finkelstein, em que avaliam a quantidade de dor ao desvio ulnar do punho tanto com o polegar aduzido na palma da mão como com o polegar livre com a articulação MF em extensão, mostrando em correlações clínico-cirúrgicas que, se a dor é mais importante com o polegar em extensão, há uma grande probabilidade de que o primeiro compartimento extensor tenha septações, com túnel específico para o extensor curto do polegar[30] (Figura 21.8).

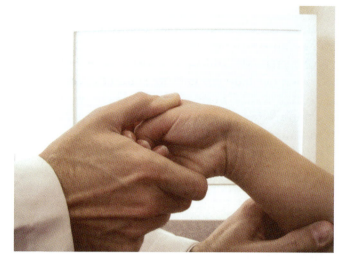

Figura 21.7 Teste de Finkelstein para tenossinovite estenosante de De Quervain.

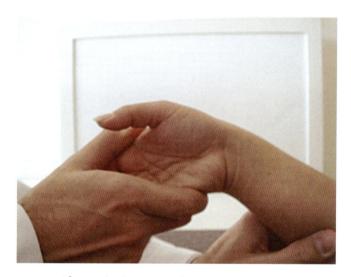

Figura 21.8 Variação do teste de Finkelstein.

Tratamento

Assim como no dedo em gatilho, o tratamento da tenossinovite estenosante de De Quervain envolve medidas conservadoras e cirúrgicas. Conservadoramente, o tratamento pode ser realizado com uso de AINH, imobilizações e infiltrações com solução de corticóide. Resultados mais satisfatórios são encontrados com emprego de infiltrações com solução de corticóide e anestésico local. O uso de imobilizações sem outra medida adjuvante mostra resultados muito pobres, e o uso combinado de infiltração seguida de imobilização com punho e polegar em extensão não apresenta resultados estatisticamente superiores aos obtidos com a infiltração isoladamente. Os pacientes que não apresentam resultados satisfatórios com infiltrações e são submetidos a tratamento cirúrgico são, de modo geral, aqueles que apresentam septações no primeiro compartimento extensor.[27,31,32]

A técnica de infiltração é bastante semelhante à utilizada no dedo em gatilho, com o mesmo tipo de solução a ser infiltrada. A agulha é colocada perpendicular e diretamente no primeiro compartimento extensor sobre a estilóide radial após anti-sepsia do local. A solução é injetada, e pode observar-se o fluido distender a bainha do abdutor longo do polegar proximal e distalmente ao primeiro compartimento extensor. O direcionamento da agulha para a região dorsal do túnel osteofibroso possibilita a infiltração de uma eventual septação para o extensor curto do polegar, tornando mais eficaz o procedimento.[33]

O tratamento cirúrgico da tenossinovite estenosante de De Quervain consiste em abrir o primeiro compartimento extensor do punho e realizar a liberação dos tendões do abdutor longo do polegar e do extensor curto do polegar, inclusive com suas septações. A incisão cirúrgica sobre o primeiro compartimento extensor pode ser longitudinal, transversal ou oblíqua. As primeiras tendem a proteger mais o nervo sensitivo radial, que tem seu trajeto sobre o primeiro túnel extensor, e emite ramos nesta região, uma vez que a incisão seria paralela ao nervo, porém são associadas a cicatrizes hipertróficas (Figuras 21.9 e 21.10). As incisões transversas, por acompanharem as linhas de força da pele, tendem a ser mais cosméticas, porém colocam o nervo sensitivo radial sob risco maior.[34] Com o túnel exposto por dissecção romba, tendo o cuidado de proteger o nervo sensitivo radial, é realizada sua secção longitudinal, de preferência na porção mais dorsal, com o intuito de manter ainda um suporte volar aos tendões, evitando luxação volar dos tendões do primeiro compartimento durante a flexão do punho (Figura 21.11). O primeiro compartimento extensor deve ser cuidadosamente inspecionado à procura de septações, retirando-se do seu interior todos os tendões presentes e liberando-os (Figura 21.12). O paciente é mantido com uma imobilização acolchoada não-rígida no pós-operatório imediato e é encorajado a realizar mobilidade ativa precoce. A maior complicação do tratamento cirúrgico da tenossinovite de De Quervain é a lesão do nervo sensitivo radial, por isso deve-se ter bastante cuidado na abordagem cirúrgica, identificando e isolando os ramos deste nervo.

A tenossinovite pode acometer qualquer um dos seis compartimentos extensores do punho, não só o primeiro, que é o mais comum. Em seguida, está a tenossinovite do sexto túnel osteofibroso dorsal, composto pelo tendão do extensor ulnar do carpo. Tam-

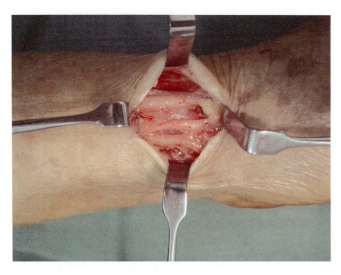

Figura 21.10 Ramos do nervo sensitivo radial sobre o primeiro compartimento extensor.

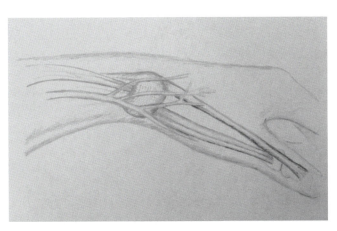

Figura 21.9 Desenho esquemático do primeiro compartimento extensor e do nervo sensitivo radial.

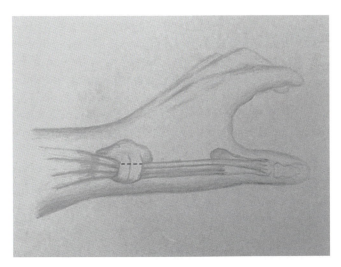

Figura 21.11 Desenho esquemático da secção do primeiro compartimento extensor na sua porção dorsal.

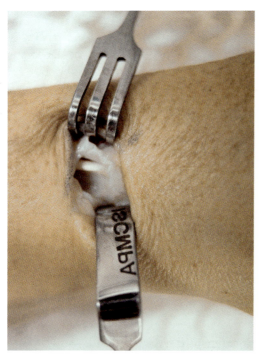

Figura 21.12 Primeiro compartimento extensor aberto. Tendões do abdutor longo do polegar retraídos volarmente. Tendão do extensor curto do polegar em túnel específico com septação na porção mais dorsal do primeiro compartimento extensor.

bém freqüente, porém não muito diagnosticada, é a síndrome de intersecção, também conhecida como peritendinite crepitante, que deve ser avaliada cuidadosamente como diagnóstico diferencial da tenossinovite de De Quervain. A síndrome de intersecção apresenta-se como um processo inflamatório, com aumento de volume e crepitação na região da junção miotendínea dos músculos abdutor longo do polegar, extensor curto do polegar e extensores radiais do punho. Esta localização é na face dorsorradial do punho, aproximadamente 4cm proximal à articulação radiocárpica. Estudos recentes, porém, indicam que a patologia básica está na estenose do segundo compartimento extensor, composto pelos tendões dos extensores radiais curto e longo do carpo.[35] O tratamento conservador com uso de antiinflamatórios e imobilizações com punho em extensão, seguido de alteração das atividades que desencadeiam o processo, geralmente é suficiente para a resolução completa dos sintomas, porém pode ser necessária infiltração local com corticóide. Muito raramente, a persistência dos sintomas exige abordagem cirúrgica. Grundberg e Reagan, além de descreverem a patologia, apresentaram uma série de 13 casos tratados cirurgicamente com liberação do segundo compartimento extensor, não se preocupando em suturar o retináculo, e não demonstraram problemas subseqüentes.[35]

A tenossinovite do sexto compartimento extensor merece atenção não só por sua freqüência, mas também porque o assoalho deste compartimento faz parte do conjunto estabilizador do complexo da fibrocartilagem triangular, sendo um importante diagnóstico diferencial nas dores do lado ulnar do punho.[36] Os achados clínicos, geralmente, são de dor aguda após algum movimento de rotação do punho. A dor é exacerbada com movimentos de extensão e desvio ulnar do punho contra resistência, não sendo infreqüente dor noturna. O tratamento conservador é bastante eficaz, porém pode ser necessária liberação cirúrgica.[37]

EPICONDILITE LATERAL

Inicialmente descrita na literatura alemã por Runge, em 1873, esta é a causa mais comum de dores no cotovelo.[38-40] Morris, em 1873, descreveu-a como *lawn tennis elbow*,[41,42] associando a patologia à prática esportiva do tênis. A patologia, contudo, não está restrita a este esporte, mas se encontra associada a outras atividades esportivas que exijam esforços dos membros superiores, bem como a atividades ocupacionais, como digitação e carpintaria, e em profissionais como encanadores e pedreiros. Diversos trabalhos têm sido publicados sobre sua etiologia e tratamento. O início dos sintomas se dá em torno dos 30 anos, sendo mais comum em torno dos 40 anos.[43-45] Ocorre igualmente em ambos os sexos, sendo mais freqüentes em brancos.[44] O membro dominante é atingido em 74%, segundo Lo e Safram.[46]

Anatomia

O extensor radial longo do carpo (ERLC) origina-se do terço distal da crista supracondilar lateral e do septo intermuscular lateral. O extensor radial curto do carpo (ERCC) está localizado sob o ERLC, originando-se do tendão extensor comum, do ligamento lateral do cotovelo, do septo intermuscular e da fáscia.[43]

Fisiopatologia

Uma grande variedade de teorias na fisiopatologia da epicondilite lateral foram propostas. Em 1922, Osgood sugeriu que uma inflamação na bursa extra-articular radioumeral era a principal causa. Threthovan, em 1929, descreveu uma sinovite de cotovelo. Bosworth, em 1955, sugeriu fibrosite do ligamento anular secundária a traumatismo. Garden, em 1961, defendeu a idéia de uma periostite traumática do ERCC por flexoextensão repetida e supinação do antebraço. Kaplan, em 1959, considerou a fisiopatologia como sendo um pinçamento dos ramos do nervo radial. Condromalacia radiocapitelar foi sugerida por Newman e Goodfellow, em 1975. Nirschl e Pettrone, em 1979, em uma série de 88 cotovelos tratados cirurgicamente, verificaram que 97% dos casos apresentavam tecido patológico na origem do tendão do ERCC e 35% também apresentavam ruptura tendinosa.[41] Nirschl descreveu as alterações microscópicas como sendo "hiperplasia angiofibroblástica".

Kraushaar e Nirschl, em 1999,[47] com o uso de microscopia eletrônica e imuno-histoquímica, definiram detalhadamente a histopatologia e avaliaram o tendão ERCC de nove pacientes submetidos a tratamento cirúrgico: todos apresentavam alterações contra nenhum do grupo-controle.

Exame físico

O paciente apresenta dor no epicôndilo lateral exacerbada por qualquer atividade que requeira punho estendido com resistência.[43] Além disso, os seguintes testes desencadeiam dor: teste de Cozen – extensão do punho contra resistência com o cotovelo em 90 graus de flexão e o antebraço em pronação; teste de Mill – punho em dorsiflexão e cotovelo em extensão, resistindo ao movimento passivo de flexão do punho pelo examinador; teste de Gardner – o paciente é orientado a erguer uma cadeira com uma das mãos, estando com antebraço em pronação e o punho em flexão palmar; teste de Maudley – dor à extensão do terceiro dedo contra resistência.[48] A história de atividades repetitivas por uso excessivo pode ser identificada. A zona de maior sensibilidade está entre 2 e 5mm distal e anterior ao ponto médio do epicôndilo lateral. Vinte e dois a 25% dos cotovelos afetados apresentam calcificações de partes moles no epicôndilo lateral.[38,41]

Radiografias do cotovelo devem ser feitas de rotina, apesar de serem de pouco auxílio no diagnóstico da epicondilite,[3,4,8] para avaliar calcificações e descartar lesões articulares.

A ecografia pode demonstrar microrrupturas, lacerações, diminuição da ecogenicidade com presença de líquido adjacente ao tendão da musculatura extensora comum dos dedos. A ressonância magnética demonstra melhor as lesões em T2, segundo trabalho de revisão de Lech.[49,50]

A eletroneuromiografia (ENMG) pode avaliar a possibilidade de compressão do nervo interósseo posterior, que dá sintomatologia no terço proximal do antebraço e pode ocorrer concomitantemente com a epicondilite lateral; contudo, é freqüente ocorrer compressão nervosa com ENMG normal.[45]

Tratamento

Tratamento conservador

A maioria dos pacientes (mais de 90%) com epicondilite lateral obtém bom resultado com tratamento não-cirúrgico.[51] O alívio da dor e do processo inflamatório é o principal objetivo na primeira fase. Deve ser recomendada alteração das atividades e dos exercícios; repouso total ou imobilização devem ser evitados para limitar a atrofia, o que prejudicará a reabilitação posteriormente.[41,43] Medidas como o uso de gelo local e de antiinflamatórios por 10 a 14 dias são indicadas. O tratamento fisioterápico com ultra-som e correntes galvânicas tem sido usado em alguns casos. [41] Smidt e cols.[52] relataram não haver melhora suficiente com aplicação de *laser*, eletroterapia, reforço e alongamento muscular.

Estudos demonstram eficácia e efeitos de longa duração com a injeção de corticóide,[52-55] enquanto outros relatam efeitos pouco duradouros.[50-57] Cuidados devem ser tomados para evitar infiltrações superficiais que possam levar a atrofia do tecido celular subcutâneo e descoloração da pele.

O tratamento com ondas de choques, segundo os trabalhos de Crowter[55] e Haake,[58] mostrou-se ineficaz, mas apresentou bons resultados nos trabalhos de Wang e Chen.[59]

O uso de órtese para comprimir a musculatura proximal do antebraço, proposto por Nirschl,[39] é considerado um bom tratamento adjuvante.

As atividades esportivas devem ser revisadas com relação à técnica de posicionamento, à maneira de bater na bola, como segurar a raquete e quanto ao tensionamento do cordoamento usado. As atividades profissionais, com seus equipamentos e posicionamentos, também devem ser revisadas e adequadas individualmente ao trabalhador.

Tratamento cirúrgico

Está indicado para pacientes que não responderam ao tratamento conservador por um período mínimo de 6 a 12 meses[41,43] e após descartadas outras patologias. Hohmann iniciou o tratamento cirúrgico para epicondilite em 1926, com liberação da aponeurose ao nível do epicôndilo lateral. Bosworth, em 1955, descreveu procedimentos intra-articulares que incluíam liberação do ligamento anular da cabeça do rádio. Nirschl[39,51,60] descreveu, em 1979, a técnica recomendada pelos autores: incisão passando imediatamente anterior ao epicôndilo lateral, identificando o intervalo entre o extensor radial longo do carpo e a aponeurose do extensor comum, a qual é incisada, e o extensor radial curto do carpo é identificado e o tecido angiofibroblástico, ressecado. Realiza-se decorticação do epicôndilo lateral, e o extensor radial longo do carpo é suturado na aponeurose do extensor. Almquist, em 1998,[61] apresentou a técnica com ampla ressecção da origem dos extensores com transferência do músculo ancôneo para o epicôndilo. Rayan e Coray[42] indicaram osteotomia do epicôndilo lateral e alongamento da origem do músculo extensor comum dos dedos em "V-Y". Tenotomia percutânea do extensor radial curto do carpo foi proposta por Savoie[62] e Oztuna.[63] Baumgard[64] descreveu 96% de bons e excelentes resultados com esta técnica.

Procedimentos artroscópicos têm sido descritos na literatura para tratamento da epicondilite lateral do cotovelo, com as vantagens de não agredirem o extensor radial longo do carpo e reduzirem o tempo de reabilitação. Baker e cols.[65] descreveram trabalho com 95% de resultados satisfatórios. Cummins, em 2006,[66] publicou trabalho em que mostrava persistência de tendinopatia após tratamento artroscópico da epicondilite lateral do cotovelo.

Lo,[46] avaliando 33 trabalhos sobre tratamento cirúrgico da epicondilite lateral do cotovelo, interpretou que técnicas menos invasivas proporcionam retorno mais rápido ao trabalho que procedimentos abertos.

GOTA

É a alteração do metabolismo de uratos, com uma hiperprodução de ácido úrico, ocasionando depósito de material cristalino em articulações e bainhas tendinosas e causando processo inflamatório. Seus sinais clínicos são dor, edema e eritema. Na mão, pode não haver tofos aparentes e simular outras sinovites. A patologia é mais comum em homens,[67] e raramente ocorre antes da adolescência. A baixa incidência em mulheres na pré-menopausa é atribuída aos efeitos uricosúricos do estrógeno. Sua indicência é aumentada em pacientes que fazem uso de diurético. Podem ocorrer depósitos dentro do túnel do carpo, causando

lesão do nervo mediano por compressão. Nos tendões extensores, pode aparecer como massa no dorso das articulações MF e IF. Embora muito rara, a ruptura dos tendões flexores pode ocorrer por infiltração tendinosa ou por atrito em tofo gotoso. Podem simular ruptura tendinosa ou gatilho, devido à pouca excursão.

O tratamento deve ser multidisciplinar, visando diminuir os níveis séricos de ácido úrico e à terapia profilática. É indicado o uso de AINH. Colchicina é indicada nos casos que não toleram o uso de antiinflamatórios. O tratamento clínico está indicado para pacientes que tiveram mais de duas crises no período de 1 ano, objetivando manter os níveis de ácido úrico abaixo de 6mg/dL. Existem duas classes de drogas, a dos uricostáticos e a dos uricosúricos. Cuidados devem ser tomados nos pacientes transplantados renais, devido à interação medicamentosa.[68]

Devem ser observados os cuidados no estilo de vida e na dieta, uma vez que o consumo de álcool, especialmente cerveja, está relacionado com a gota.[68] Na dieta, o consumo de carne e frutos do mar aumenta os níveis de acido úrico, enquanto que o consumo de leite diminui. Além disso, o paciente deve perder peso.

O tratamento cirúrgico consiste em descompressão nervosa, remoção de tofos sensíveis,[69] tenossinovectomias, reparo de tendões rompidos ou transferências tendinosas. Ocasionalmente, podem estar indicadas a liberação das IFP bloqueadas ou limitadas e artrodeses das IFD (maiores detalhes podem ser encontrados no Capítulo 17).

TENOSSINOVITE TUBERCULOSA

Infecção por *Mycobacterium tuberculosis*, é rara na mão. Os sintomas característicos são edema e dor, semelhantes aos sintomas da síndrome do túnel do carpo. O edema pode estender-se do dedo ao antebraço distal.

Na liberação cirúrgica da sinovite, o nervo mediano e os tendões flexores estão envolvidos em sinovial espessada e existem corpos livres tipo grão de arroz na maioria dos casos; em outros, são descritos sinovial espessada com exsudato amarelado. Quando este tipo de sinovite é encontrado, deve-se suspeitar de lesão tuberculosa e solicitar esfregaço, cultura e exame histológico. Alguns autores acreditam que não há correlação entre a tuberculose pulmonar e a tuberculose sinovial,[70] enquanto outros relatam 50% de acometimento pulmonar.[71] A radiografia de tórax é normal na maioria dos casos.

Quando confirmado o diagnóstico, o tratamento deve ser feito por tempo prolongado, em geral por 6 meses a 1 ano, com rifampicina, etambutol e isoniazida.[72]

Mobilidade precoce previne aderências e rigidez.

AMILOIDOSE

Amiloidose é uma doença ocasionada por uma proteína sérica de baixo peso molecular, que se deposita em ossos e tecidos moles. Ocorre mais comumente em pacientes com insuficiência renal, que estão em hemodiálise.[73]

Clinicamente, apresenta lesões císticas no túnel do carpo, artropatia e tenossinovites. A síndrome do túnel do carpo aguda é o quadro clínico mais comum, associada ao depósito de amiloidose junto aos tendões.[74] Pode causar dedo em gatilho, contraturas em flexão e ruptura tendinosa.

Nos casos sintomáticos, está indicado tratamento cirúrgico, com liberação ampla e sinovectomia.

REFERÊNCIAS

1. Ertel AN, Millender LH, Nalebuff EA *et al*. Flexor tendon ruptures in patients with rheumatoid arthritis. *J Hand Surg* (Am) 1988; *13*:860-6.
2. Sampson SP, Badalamente MA, Hurst LC, Seidman J. Pathobiology of the human A1 pulley in trigger finger. *J Hand Surg* (Am) 1991;*16*:714-21.
3. Sato ES, Albertoni WM, Leite VM *et al*. Dedo em gatilho: avaliação prospectiva de 76 dedos tratados cirurgicamente pela via percutânea. *Rev Bras Ortop* 2004; *30*:9-22.
4. Patel MR, Bassini L. Trigger fingers and thumb: when to splint, inject, or operate. *J Hand Surg* (Am) 1992; *17*:110-3.
5. Ryzewicz M, Wolf JM. Trigger digits: principles, management, and complications. *J Hand Surgery* (Am) 2006; *31*:135-46.
6. Chammas M, Bousquet P, Renard E *et al*. Dupuytren's disease, carpal tunnel syndrome, trigger finger, and diabetes mellitus. *J Hand Surg* (Am) 1995; *20*:109-14.
7. Stahl S, Kanter Y, Karnielli E. Outcome of trigger finger treatment in diabetes. *J Diabetes Complications* 1997; *11*:287-90.
8. Freiberg A, Mulholland RS, Levine R. Nonoperative treatment of trigger fingers and thumbs. *J Hand Surg* (Am) 1989; *14*:553-8.
9. Eastwood DM, Gupta KJ, Johnson DP. Percutaneous release of the trigger finger: an office procedure. *J Hand Surg* (Am) 1992; *17*:114-7.
10. Ha KI, Park MJ, Ha CW. Percutaneous release of trigger digits. *J Bone Joint Surg Br* 2001; *83*:75-7.
11. Benson LS, Ptaszek AJ. Injection versus surgery in the treatment of trigger finger. *J Hand Surgery* (Am) 1997; *22*:138-44.
12. Pope DF, Wolfe SW. Safety and efficacy of percutaneous trigger finger release. *J Hand Surg* (Am) 1995; *20*:280-3.

13. Cohen TJ. Tratamento percutâneo do dedo em gatilho. *Rev Bras Ortop* 1996; *31*:690-2
14. Rodgers JA, McCarthy JA, Tiedeman JJ. Functional distal interphalangeal joint splinting for trigger finger in laborers: a review and cadaver investigation. *Orthopedics* 1998; *21*:305-9, discussion 309-10.
15. Giordano M, Giordano V, Giordano J. Tratamento do dedo em gatilho pela injeção local de corticóide. *Rev Bras Ortop* 1997; *32*:971-4.
16. Griggs SM, Weiss AP, Lane LB *et al*. Treatment of trigger finger in patients with diabetes mellitus. *J Hand Surg* (Am) 1995; *20*:787-9.
17. Newport ML, Lane LB, Stuchin SA. Treatment of trigger finger by steroid injection. *J Hand Surg* (Am) 1990; *15*:748-50.
18. Gali JC, Caetano EB, Santoro AG *et al*. As infiltrações são mesmo prejudiciais? *Rev Bras Ortop* 2000; *35*:173-8.
19. Turowski GA, Zdankiewicz PD, Thomson JG. The results of surgical treatment of trigger finger. *J Hand Surg* (Am) 1997; *22*:145-9.
20. Heithoff SJ, Millender LH, Helman J. Bowstringing as a complication of trigger finger release. *J Hand Surg* (Am) 1988; *13*:567-70.
21. Ger E, Kupcha P, Ger D. The management of trigger thumb in children. *J Hand Surg* (Am) 1991; *16*:944-7.
22. Rodgers WB, Waters PM. Incidence of trigger digits in newborns. *J Hand Surg* (Am) 1994; *19*:364-8.
23. Cardon LJ, Ezaki M, Carter PR. Trigger finger in children. *J Hand Surg* (Am) 1999; *24*:1156-61.
24. Slakey JB, Hennrikus WL. Acquired thumb flexion contracture in children: congenital trigger thumb. *J Bone Joint Surg Br* 1996; *78*:481-3.
25. Ahuja NK, Chung KC, Fritz de Quervain, MD (1868-1940): stenosing tendovaginitis at the radial styloid process. *J Hand Surgery* (Am) 2004; *29*:1164-70.
26. Jackson WT, Viegas SF, Coon TM *et al*. Anatomical variations in the first extensor compartment of the wrist: a clinical and anatomical study. *J Bone Joint Surg Am* 1986; *68*:923-6.
27. Weiss AP, Akelman E, Tabatabai M. Treatment of de Quervain's disease. *J Hand Surg* (Am) 1994; *19*:595-8.
28. Avci S, Yilmaz C, Sayli U. Comparison of nonsurgical treatment measures for de Quervain's disease of pregnancy and lactation. *J Hand Surg* (Am) 2002; *27*:322-4.
29. Alves MPT, Neto GPM, Tzirlunik M. Avaliação clínico-ultra-sonográfica da tenossinovite estenosante de De Quervain. *Rev Bras Ortop* 2000; *35*:118-22.
30. Alexander RD, Catalano LW, Barron OA, Glickel SZ. The extensor pollicis brevis entrapment test in the treatment of de Quervain's disease. *J Hand Surg* (Am) 2002; *27*:813-6.
31. Harvey FJ, Harvey PM, Horsley MW. De Quervain's disease: surgical or nonsurgical treatment. *J Hand Surg* (Am) 1990; *15*:83-7.
32. Witt J, Pess G, Gelberman RH. Treatment of de Quervain tenosynovitis: a prospective study of the results of injection of steroids and immobilization in a splint. *J Bone Joint Surg* (Am) 1991; *73*:219-22.
33. Zingas C, Failla JM, Van Holsbeeck M. Injection accuracy and clinical relief of de Quervain's tendinitis. *J Hand Surg* (Am) 1998; *23*:89-96.
34. Chambriard C, Couto P, Osório L *et al*. A reoperação na tenossinovite de De Quervain. *Rev Bras Ortop* 1998; *33*:128-30.

35. Grundberg AB, Reagan DS. Pathologic anatomy of the forearm: intersection syndrome. *J Hand Surg* (Am) 1985; *10*:299-302.

36. Spinner M, Kaplan EB. Extensor carpi ulnaris: its relationship to the stability of the distal radioulnar joint. *Clin Orthop* 1970; *68*:124-9.

37. Hajj AA, Wood MB. Stenosing tenosynovitis of the extensor carpi ulnaris. *J Hand Surg* (Am) 1986; *11*:519-20.

38. Baker Jr. CL, Murphy KP, Gottlob CA, Curd DT. Arthroscopic classification and treatment of lateral epicondylitis: two-year clinical results. *J Shoulder Elbow Surg* 2000; *9*:475-82.

39. Nirschl RP. Muscle and tendon trauma: tennis elbow. *In:* Morrey B (ed.). *The elbow and its disorders*. Philadelphia, PA: WB Saunders, 1993:537-52.

40. Baker Jr. CL Arthroscopic versus open techniques for extensor tendinosis of the elbow. *Tech Shoulder Elbow Surg* 2000; *1*:184-91.

41. Jobe FW, Ciccoti MG. Lateral and medial epicondylitis of the elbow. *J Am Acad Orthop Surg* 1994; *2*:1-8.

42. Burgess RC. Tennis elbow. *J Ky Med Assoc* 1990; *88*:349-54.

43. Field L, Altchek D. *Surgery of the hand and upper extremity*. Mc-Graw-Hill, 1996:491-506.

44. Morrey BF, Bennett JB, Coonrad RW *et al.* Symposium: management of the lateral epicondylitis. *Contemp Orthop* 1986; *13*:53-84.

45. Freitas AD. Epicondilites. *In: Clínica ortopédica vol 3/1*. Rio de Janeiro: MEDSI, 2002:131-6.

46. Lo MY, Marc RS. Surgical treatment of lateral epicondylitis: a systematic review. *Clin Orthop Rel Res* 2007; *463*:98-106.

47. Kraushaar BS, Nirschl RP. Tendinosis of the elbow (tennis elbow): clinical features and findings of histological, immunohistochemical, and electron microscopy studies. *J Bone Joint Surg Am* 1999; *81*:259-78.

48. Kay NRM. Inflamatory conditions of the elbow. *In: Surgery of the elbow – Practical and scientific aspects*. London: Arnold, 1998:255-66.

49. Putnam DM, Cohen M. Painful conditions around the elbow. *Orthop Clin North Am* 1999; *30*:109-18.

50. Lech O, Piluski PCF, Severo AL. Epicondilite lateral do cotovelo. *Rev Bras de Ortop* 2003; *38*:421-36.

51. Nirschl RP, Pettrone FA. Tennis elbow: the surgical treatment of lateral epicondylitis. *J Bone Joint Surg Am* 1979; *61*:832-9.

52. Smidt N, Assendelf WJ, Arola H *et al.* Effectiveness of physiotherapy for lateral epicondylitis: a systemic review. *Ann Med* 2003; *35*:51-62.

53. Nirschl RP, Rodin DM, Ochiai DH, Maartmann-Moe D. Iontophoretic administration of dexametasone sodium phosphate for acute epicondylitis: a randomized, double blinded, placebo-controlled study. *Am J Sports Med* 2003; *31*:189-95.

54. Haahr JP, Andersen JH. Prognostic factors in lateral epicondylitis: a randomized trial with one-year follow-up in 266 new cases treated with minimal occupational intervention or the usual approach in general practice. *Rheumathology* 2003.

55. Crowther MA, Bannister GC, Hima H, Rooker GD. A prospective, randomized study to compare extracorporeal shock-wave therapy and injection of steroid for the treatment of tennis elbow. *J Bone Joint Surgery* (Br) 2002; *84*:678-9.

56. Smidt N, Vander Windt DA, Assendelf WJ *et al.* Corticosteroid injections, physiotherapy, or wait and see policy for lateral epicondylitis: a randomized controlled trial. *Lancet* 2002; *359*(9307):657-62.

57. Hay EM, Paterson SM, Lewis M *et al.* Pragmatic randomized controlled trial of local corticosteroid injection and naproxen for treatment of lateral epicondylitis of elbow in primary care. *BMJ* 1999; *319*:964-8.

58. Haake M, Konig IR, Decker T *et al.* Extracorporeal shock wave therapy in the treatment of lateral epicondylitis. A randomized multicentral trial. *J Bone Joint Surg* (Am) 2002; *84*:1982-91.

59. Wang CJ, Chen HS. Shock wave therapy for patients with lateral epicondylitis of he elbow: a one to two years follow-up study. *Am J Sports Med* 2002; *30*:422-5.

60. Nirschl RP. Lateral tennis elbow. *Tech Shoulder Elbow Surg* 2000; *1*:192-200.

61. Almquist EE, Necking L, Bach AW. Epicondylar resection with anconeu muscle transfer for chronic lateral epicondylitis. *J Hand Surg* (Am) 1998; *23*:723-31.

62. Savoie FH. Management of lateral epicondylitis with percutaneous release. *Tech Shoulder Elbow Surg* 2001; *2*:243-6.

63. Oztuna V, Milcan A, Eskandari MM, Kuyuart F. Percutaneous extensor tenotomy in patients with lateral epicondylitis resistant to conservative treatment. *Acta Orthop Traumat Turc* 2002; *36*:336-40.

64. Baumgard SH, Schwartz DR. Percutaneous release of the epicondylar muscles for humeral epicondylitis. *Am J Sports Med* 1982; *10*:233-6.

65. Baker Jr. CL, Murphy KP, Gottlob CA, Curd DT. Arthroscopic classification and treatment of lateral epicondylitis: two-year clinical results. *J Shoulder Elbow Surg* 2000; *9*:475-82.

66. Cummins CA. In vivo assessment of arthroscopic debridement and correlation with patient outcomes. *Am J Sports Med* 2006; *34*:1486-91.

67. Luchetti R, Atzei A, Fairplay TC. Tendon disorders: De Quervain's disease, trigger finger, and generalized tenosynovitis. *In:* Berger RA, Weiss APC (eds.). *Hand surgery*. Lippincott Williams & Wilkins, 2004:779-97.

68. Fitzgerald BT, Setty A, Mudgal CS. Gout affecting the hand and wrist. *J Am Orthop Surg* 2007; *15*:625-35.

69. Primm Jr. DD, Allen JR. Gouty involvemet of a flexor tendon in the hand. *J Hand Surg* (Am) 1983:863-5.

70. Hassanpour SE, Goousheh J. *Mycobacterium tuberculosis* – induced carpal tunel syndrome: management and follow-up evaluation. *J Hand Surg* (Am) 2006; *31A*: 575-9.

71. Karanas YL, Yim KK. *Mycobaterium tuberculosis* infection of the hand: a case report and review of the literature. *Ann Plast Surg* 1998; *40*:65-7.

72. Rosa LMA, Figueiredo EA. Tenossinovite tuberculosa em flexor do dedo médio relato de caso. *Rev Bras Ortop* 2005; *40*:439-44.

73. Luchetti R, Atzei A, Fairplay TC. Tendon disorders: De Quervain's disease, trigger finger, and generalized tenosynovitis. *In:* Berger RA, Weiss APC. *Hand surgery*. Lippincott Williams & Wilkins, 2004:779-97.

74. Benito JR, Martinez I, Monner J *et al.* Primary amyloidosis presenting as extensor tenosynovitis. *Plast Reconst Surg* 1999:556-8.

CAPÍTULO 22

INFECÇÕES NA MÃO

Paulo Sérgio Guimarães Fiúza

A mão é um órgão freqüentemente exposto a lesões traumáticas e agentes agressores do ambiente, levando à perda da integridade da pele e permitindo, com isso, a penetração de microorganismos, os quais irão originar processos infecciosos diversos.[1] Os agentes etiológicos mais freqüentes nas infecções da mão são o *Staphylococcus* spp e, em seguida, o *Streptococcus* spp.[2] Além das infecções bacterianas, existem as infecções menos freqüentes, causadas por fungos, vírus, protozoários, metazoários e clamídia.

A gravidade da infecção da mão depende do tipo do agressor, da resistência imunológica do paciente e da rapidez do início do tratamento. Com a descoberta dos antibióticos, as complicações, como contraturas, retrações cicatriciais, osteomielites e amputações, tornaram-se menos freqüentes, porém ainda ocorrem.[1]

O conhecimento anatômico da mão é de extrema importância para o tratamento cirúrgico, devendo este ser realizado por profissionais habilitados, seguindo os princípios gerais de cirurgia da mão, preservando as estruturas nobres, como tendões, nervos e vasos, e evitando, assim, a perda funcional e outras complicações.

Outro aspecto importante para a conduta terapêutica adequada é a abordagem clínica cuidadosa do paciente, assim como o tratamento profilático.

As infecções na mão são classificadas quanto à localização e ao agente etiológico, podendo ser agudas ou crônicas, conforme a evolução.

ABORDAGEM CLÍNICA

Os princípios básicos do tratamento das infecções da mão consistem em anamnese e exame físico detalhados do paciente, para determinar a extensão e a natureza da infecção.[2]

Na anamnese, deverão ser avaliados alguns aspectos importantes, como tempo de exposição, localização, presença ou não de lesão prévia, profissão, sintomatologia, doença sistêmica preexistente, como diabetes,[3,4] AIDS e artrite reumatóide, além de outras infecções, assim como o crônico de corticosteróides e alcoolismo.[3-5]

Nas infecções da mão são encontrados, ao exame físico, os seguintes sinais: dor, calor, rubor, tumor e perda da função. A dor, geralmente, precede os outros sinais, permitindo presumir em que fase se encontra a infecção.

ANATOMIA

Desde a publicação do tratado de Allen Kanavel, em 1905, a anatomia da mão foi valorizada, assim como os princípios cirúrgicos de drenagem. Por meio de estudos em cadáver, ele descreveu a presença de espaços sinoviais e fasciais na mão (subcutâneo dorsal, dorsal subaponeurótico, mediopalmar, tenar e hipotenar)[1,2,6-8] (Figura 22.1).

Além disso, Kanavel verificou a existência de uma comunicação entre esses espaços e as bainhas dos tendões flexores dos dedos e do polegar. Com base nesses achados, as incisões para drenagem desses espaços são usadas até hoje.[1,2,6]

A polpa digital também é um espaço vulnerável a infecção (*felon*), devido à sua anatomia peculiar, sendo formada de múltiplos septos fibrosos verticais, que se originam do periósteo da falange distal e se inserem na pele[9,10] (Figura 22.2*A* e *B*).

521

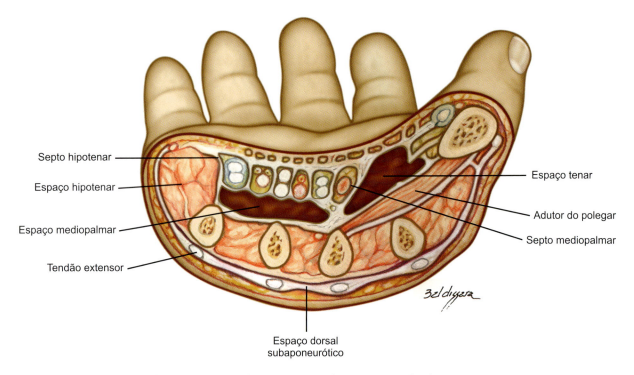

Figura 22.1 Desenho esquemático dos espaços profundos na mão.

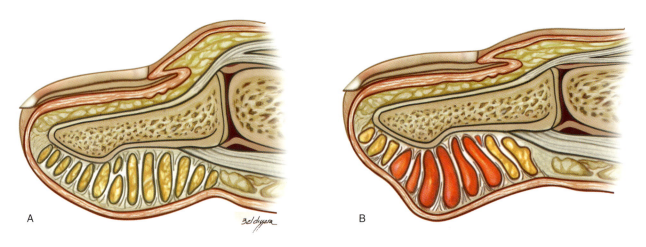

Figura 22.2A. Anatomia normal da polpa digital. **B.** Infecção da polpa digital.

A unha é composta de várias regiões anatômicas diferentes, susceptíveis a infecções diversas. A placa ungueal, formada de duras lâminas de ceratina, emerge de uma matriz de células proliferativas especializadas. A placa é translúcida, exceto na região central do seu terço proximal, chamada lúnula. O leito ungueal, ricamente vascularizado, situa-se logo abaixo da placa, proporcionando-lhe aderência e sustentação. As dobras ungueais proximal e laterais envolvem a placa nesses três lados; e a cutícula, que é um crescimento mais acentuado da dobra proximal, desempenha uma função protetora ao recobrir a porção proximal da matriz ungueal, constituindo o eponíquio. A epiderme espessada, situada abaixo da borda livre da unha, constitui o hiponíquio[7] (Figura 22.3).

Outro aspecto anatômico importante é a presença das bainhas tendinosas, polias e bursas, as quais formam um sistema fechado que se intercomunica, facilitando a extensão do processo infeccioso (Figura 22.4).

Infecções na Mão

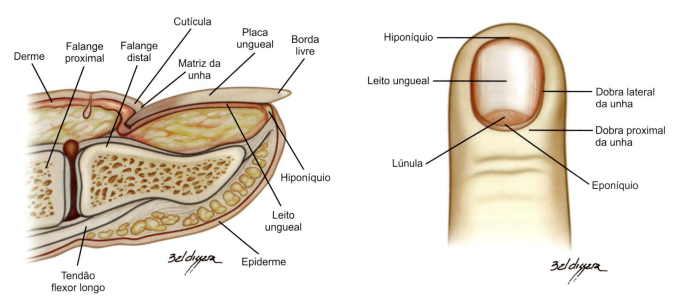

Figura 22.3 Esquema anatômico da unha nas visões lateral (**A**) e dorsal (**B**).

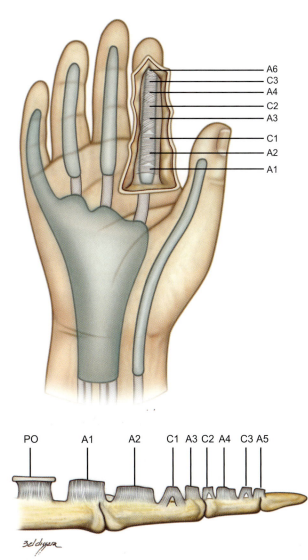

Figura 22.4A. Esquema anatômico do tendão flexor, polias e bursas visto de frente. **B.** Vista lateral do sistema de polias.

CLASSIFICAÇÃO

As infecções na mão podem ser classificadas em agudas e crônicas.

Infecções agudas da mão

Infecções cutâneas

Celulite

A celulite inicia-se através da penetração do agente agressor na pele, geralmente o *Streptolococcus* β-hemolítico, por solução de continuidade da mesma.[11] Quando a instalação do quadro clínico é rápida, o paciente apresenta aumento da temperatura local, edema, vermelhidão e dor na mão afetada, associados a febre, sudorese e palidez do paciente. Muitas vezes, há presença de linfangite no antebraço, bolhas e adenite satélite.[7,12] Nesta fase, nunca estão indicadas incisão e drenagem, apenas antibioticoterapia, repouso absoluto e elevação do membro.

Quando há necrose extensa do subcutâneo e da fáscia, ocorre a fasciite necrosante[1] e, neste caso, há necessidade de desbridamento rápido com antibioticoterapia venosa apropriada, havendo a possibilidade de septicemia e óbito.

Furúnculo

Resulta da infecção do folículo piloso e da glândula sebácea anexa, geralmente pelo *Staphylococcus aureus*. A infecção destrói esses anexos da pele e deixa cicatriz, e ocorre somente em regiões onde há folículos pilossebáceos.[8,11,12]

Quando há comprometimento de mais de um folículo pilossebáceo, ocorre o antraz.[8] O nódulo do furúnculo é eritematoso, doloroso e quente. Após 2 a 4 dias, torna-se flutuante e, geralmente, há drenagem espontânea. Muitas vezes, não há necessidade de antibioticoterapia, mas apenas de cuidados higiênicos e tratamentos locais.

Impetigo

O impetigo é uma infecção da pele causada por *Staphylococcus* ou, menos comumente, por *Streptococcus*. Estes agentes podem instalar-se em afecções preexistentes, como escabiose e eczemas. Mais comum em crianças, é uma infecção facilmente contagiosa.

A lesão inicial é uma vesícula, bolha ou pústula, bastante superficial, que pode romper-se e formar crosta melicérica. Acomete mais a face e as extremidades, mas pode disseminar-se.

O tratamento exige cuidados higiênicos, tratamento de afecções preexistentes e antibioticoterapia.[11,12]

Foliculite

São manifestações foliculares das piodermites, causadas mais comumente pelo *Staphylococcus*. Pode ser dividida em superficial (osteofoliculite) e profunda (sicose da barba e hordéolo).[11] No dorso da mão ou no antebraço, há surgimento de pequena pústula folicular que, ao se romper forma crosta, sem prejuízo para os folículos pilosos.

O tratamento é igual ao das outras infecções cutâneas.

Granuloma piogênico

Lesão papulonodular, geralmente com menos de 1cm, única, desenvolve-se rapidamente, após traumatismos e como reação inflamatória a corpo estranho. Tem cor vermelha e sangra facilmente, quando traumatizada.

É constituída por neoformação capilar, que apresenta infecção secundária precoce, o que explica a idéia primitiva de ser causada por infecção piogênica.[7,11,12] A dor é muito comum, principalmente se a localização for subungueal.

O tratamento pode ser feito com eletrodessecação ou exérese da lesão desde a base, para não haver recidiva. Nas lesões menores e mais superficiais,

crioterapia com nitrogênio líquido é a melhor indicação.

Paroníquia aguda

A paroníquia aguda é uma infecção da dobra lateral ao redor da unha, também é denominada infecção "circundante" ou *run-around*, por ser este tecido uma continuidade do eponíquio, podendo estender-se para a dobra lateral oposta. Quando há envolvimento apenas de uma das dobras e do eponíquio, é chamada eponíquia.[10]

A paroníquia ocorre por causa do rompimento da vedação entre a placa ungueal e a dobra ungueal, permitindo a entrada de microorganismos.

Esta infecção é muito comum em pessoas com onicofagia e através de manicures que, com a retirada da cutícula, permitem a penetração de germes nesta região, dos quais o mais comum é o *Staphylococcus aureus*. Está também relacionada com a ocupação, devido ao contato freqüente de certos profissionais com agentes irritantes e com água.[7,8]

A paroníquia é a infecção mais comum na mão. O quadro clínico varia com a duração e a extensão da infecção. Nos estágios iniciais, o paciente apresenta dor localizada, edema e eritema, podendo, nesta fase, haver interrupção da infecção mediante o uso de solução salina morna, repouso da área afetada e antibioticoterapia oral.

Em caso de formação de abscesso superficial, o tratamento poderá ser realizado sem anestesia, abrindo-se o tecido fino superficial com a ponta de uma lâmina de bisturi número 11, ou com pinça hemostática, para drenagem da secreção purulenta.[13]

Quando há evolução do abscesso, é necessária uma drenagem eficaz, preservando estruturas nobres, como a matriz e o leito ungueal, e evitando, assim, deformidades futuras.

Os métodos de drenagem dependem da gravidade da infecção e podem ser com ou sem incisão, devendo ser realizado bloqueio digital no nível da cabeça do metacarpiano, com lidocaína sem adrenalina.[13]

O método sem incisão consiste no levantamento da parte descolada da unha pelo abscesso, com um *probe* de metal, seguido da excisão desta porção não aderida da lâmina ungueal com uma tesoura pequena de ponta (Figura 22.5A).

É importante preservar a porção aderida da lâmina ungueal, a qual serve de proteção, além de diminuir a dor, devido à menor exposição do leito ungueal. Caso este procedimento seja insuficiente para a

Infecções na Mão

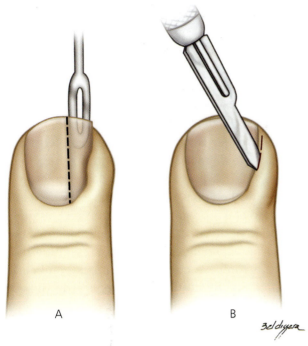

Figura 22.5 Abordagem cirúrgica no abscesso profundo. **A.** Sem incisão. **B.** Com incisão.

drenagem do pus, deverá ser associada uma incisão longitudinal na dobra do paroníquio, longe da matriz e do leito (Figura 22.5B).

No método incisional, existem a incisão única e a incisão dupla. Na incisão única, a área incisada é iniciada no terço médio da dobra paroniquial, estendendo-se proximalmente até o eponíquio, longe da base da unha. A lâmina deverá ficar afastada do leito e da matriz, evitando, assim, lesões do leito ungueal e conseqüente crescimento anormal da unha. O eponíquio é elevado cuidadosamente, e o terço proximal da unha é descolado do leito e da matriz e excisado com uma tesoura de ponta. Uma mecha de gaze é colocada por baixo da dobra lateral, sendo removida após 48 horas e, então, se iniciam compressas mornas com solução salina.

Na incisão dupla, realiza-se o mesmo procedimento, sendo a incisão feita nos dois lados, elevando-se um retalho de pele e colocando uma mecha de gaze sob este[14] (Figura 22.6).

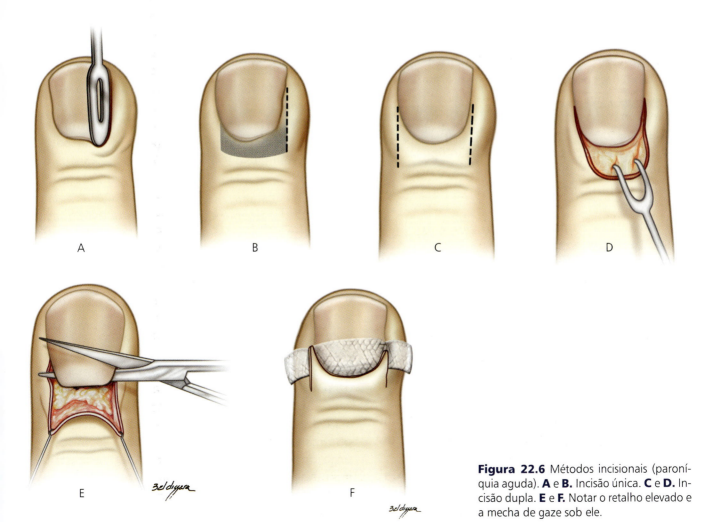

Figura 22.6 Métodos incisionais (paroníquia aguda). **A** e **B.** Incisão única. **C** e **D.** Incisão dupla. **E** e **F.** Notar o retalho elevado e a mecha de gaze sob ele.

Felon

Nesta infecção da polpa digital, este espaço é formado por múltiplos septos fibrosos verticais que se originam do periósteo da falange distal e se inserem na pele[10] (ver Figura 22.2*B*).

É freqüente uma história de traumatismo penetrante na ponta do dedo, porém o paciente geralmente não se lembra do evento. Farpas de madeira ou metal, vidros, abrasões ou ferimentos mínimos são as causas mais comuns, podendo também ser iatrogênicas, como, por exemplo, na execução dos testes sangüíneos.[7,14] O agente etiológico mais comum é o *Staphylococcus aureus*.

Embora muito raro, o felon tratado inapropriadamente ou negligenciado pode evoluir para osteomielite da falange distal, tenossinovite supurativa e artrite séptica da articulação interfalângica distal (IFD).

O tratamento é guiado por diversos fatores, incluindo características do paciente, tratamento prévio, estágio da infecção e presença de complicações. Na fase inicial, o tratamento instituído deverá ser feito com elevação do membro, antibiótico oral, preferencialmente cefalosporina por 10 a 14 dias, e compressas. Este estágio é encontrado ocasionalmente, sendo mais freqüente encontrar o abscesso já formado, com flutuação da polpa, quando então está indicada a drenagem, apesar das controvérsias existentes quanto ao tipo de incisão.[8,15]

A execução não criteriosa da incisão poderá causar lesão da bainha do tendão flexor, lesão neurovascular e lesão na matriz ungueal, além de formação de cicatriz dolorosa.

Existem vários tipos de incisão para a drenagem do felon, e este procedimento deve ser sempre realizado em sala de emergência, sob bloqueio digital e com torniquete (digital ou no antebraço):

1. **Incisão em "boca de peixe":** esta deve ser condenada, porque compromete o suprimento sangüíneo, resultando em instabilidade do coxim tátil do dedo, além de cicatriz dolorosa e antiestética[8] (Figura 22.7*A*).
2. **Incisão em "J" ou "bastão de hóquei":** reservada para abscessos severos, porém pode produzir uma cicatriz dolorosa e sensível[7,10] (Figura 22.7*B*).
3. **Incisão palmar-transversa:** defendida por Bolton e cols., é útil caso o abscesso seja predominantemente volar; porém quando realizada inadvertidamen-

te, poderá causar lesão vasculonervosa[10] (Figura 22.7*C*).

Além das incisões descritas acima, existem duas incisões, as quais são as preferidas, devido ao menor índice de complicações já citadas, que devem ser escolhidas de acordo com o ponto mais doloroso do dedo. São elas:

4. **Incisão volar-longitudinal:** Kilgore defende o uso deste tipo de incisão única; contudo, ela não deve ultrapassar a prega de flexão da articulação IFD. Ela é ideal na presença de fístula. A incisão começa 3mm distal à prega da articulação IFD, limitando-se ao final da superfície óssea da falange. Somente a derme é penetrada pela lâmina, seguida de dissecção romba e cuidadosa do tecido subcutâneo com pinça hemostática ou tesoura de dissecção. A borda da pele necrosada é excisada e o abscesso descomprimido, irrigado e drenado[10,15] (Figura 22.7*D*).
5. **Incisão longitudinal unilateral:** é a preferida na ausência de fístula, sendo feita no lado do dedo que não corresponde à face de oposição: bordo ulnar do segundo, terceiro e quarto dedos e no bordo radial do quinto dedo e do polegar. A incisão se inicia dorsalmente, 5mm distal à prega de flexão da articulação IFD e continua com uma linha reta de 5mm afastada e paralela à borda lateral da lâmina ungueal, finalizando superficialmente distal à parte livre e preservada do leito ungueal. A incisão é aprofundada na direção volar para o córtex palmar da falange até o abscesso ser perfurado. A cavidade aberta é alargada até a drenagem satisfatória. Após a irrigação, o ferimento é cuidadosamente explorado para a averiguação da presença de corpo estranho e depois envolvido com gaze estéril. O dedo é imobilizado e elevado por 48 horas. Após este período, o curativo é retirado e iniciam-se compressas salinas. O paciente é incentivado a realizar atividades diárias com o dedo doente, massagens da cicatriz e programas de dessensibilização[10,16] (Figura 22.7*E*).

É importante salientar que, em todos os procedimentos cirúrgicos, a antibioticoterapia oral deve ser sempre introduzida, sendo as cefalosporinas (10 a 14 dias) suficientes. Em casos mais graves, hospitalização, antibioticoterapia venosa e múltiplos procedimentos cirúrgicos podem ser necessários, incluindo as amputações, nos casos de pacientes imunodeprimidos com complicações graves da infecção.

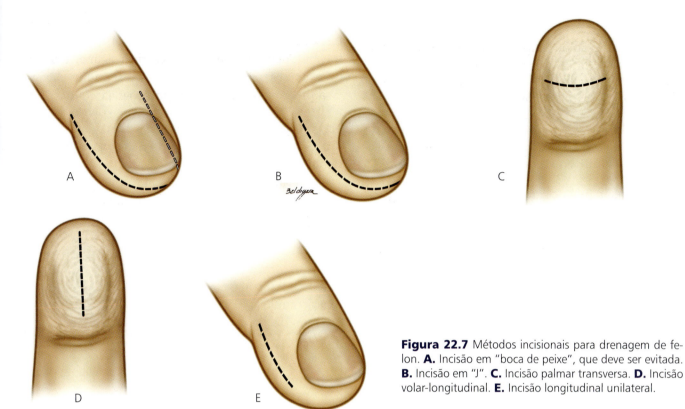

Figura 22.7 Métodos incisionais para drenagem de felon. **A.** Incisão em "boca de peixe", que deve ser evitada. **B.** Incisão em "J". **C.** Incisão palmar transversa. **D.** Incisão volar-longitudinal. **E.** Incisão longitudinal unilateral.

Infecções dos espaços profundos na palma

Infecção do espaço dorsal subaponeurótico

O espaço subaponeurótico é composto de tecido areolar frouxo localizado no dorso da mão, sob os tendões extensores, e superficial ao periósteo dos metacarpianos, revestindo a fáscia dos músculos interósseos (Figura 22.1).

A infecção desse espaço costuma resultar de uma lesão perfurante, porém pode ocorrer em associação com infecção que se origina em outro local na mão.

O paciente, tipicamente, apresenta edema e eritema envolvendo o dorso da mão, o qual fica sensível à palpação, e aumento da temperatura e flutuação podem estar presentes. Em caso de lesão perfurante, um exsudato purulento pode ocorrer na ferida. A tentativa de extensão do dedo pode ser difícil e dolorosa. O diagnóstico correto em geral é fácil, pois o quadro clínico é similar ao encontrado nos pacientes com uma simples celulite ou com infecção subcutânea extrafascial.[6,7,13,19]

Caso o abscesso seja localizado, uma incisão longitudinal direta sobre este pode ser usada, porém a exploração cirúrgica agressiva pode ser necessária para determinar a localização e a extensão da infecção, facilitando a sua drenagem.[14,16]

Quando a infecção é mais difusa, são feitas duas incisões lineares no nível do segundo metacarpiano e entre o quarto e quinto metacarpianos, permitindo uma drenagem adequada. Estas incisões não devem ser feitas diretamente nos tendões, devido ao risco de isquemia e lesão tendinosa.[16]

Infecção do espaço tenar

O espaço tenar está localizado volarmente à aponeurose do músculo adutor do polegar (Figura 22.1).

A infecção deste espaço pode ocorrer após uma lesão penetrante na eminência tenar, no dorso do primeiro espaço ou ainda como resultado da extensão de abscessos do polegar, do indicador ou do espaço mediopalmar. Há edema e sensibilidade intensos, podendo envolver o primeiro espaço dorsal.

Existem vários tipos de incisões para drenagem desse tipo de abscesso, que podem ser volar, dorsal ou combinada.

Na incisão única, a incisão volar é a preferida, podendo ser transversa ou sobre a prega tenar.

A incisão volar transversa é paralela, 2cm proximal à prega de flexão do polegar, no terço distal da eminência tenar (Figura 22.8A). A drenagem deve ser feita através de divulsão romba entre o primeiro e segundo metacarpianos e em direção ao terço proximal da palma, protegendo os nervos digitais.

Após a descompressão, o procedimento é continuado na direção dorsal acima da margem distal do adutor do polegar, até o espaço entre este e o primeiro músculo interósseo dorsal. Seguindo a irrigação dos espaços, são colocados dois drenos de Penrose, um volar e um dorsal, que são removidos após 48 horas.

A incisão na prega tenar é uma incisão alternativa feita adjacente e paralela à prega tenar (Figura 22.8B), reduzindo o risco de lesão dos nervos digitais, porém deve-se ter cuidado com os ramos cutaneopalmar e motor do nervo mediano. O procedimento cirúrgico é semelhante ao da incisão volar transversa.

A incisão dorsal pode ser transversa ou longitudinal.

A incisão dorsal transversa é feita aproximadamente 1,5cm proximal ao bordo do primeiro espaço, traçando-se uma linha entre as extremidades distais do primeiro e segundo metacarpianos (Figura 22.8C). A abordagem é aprofundada no espaço entre o primeiro interósseo dorsal e o adutor, e volarmente sobre o bordo distal do adutor. Após drenagem e irrigação, é colocado um único dreno de Penrose, que será removido após 48 horas.

A incisão dorsal longitudinal é feita reta ou levemente curva no dorso da fenda do polegar, iniciando-se próximo ao primeiro espaço e estendendo-se proximalmente ao longo da margem radial do primeiro músculo interósseo dorsal (Figura 22.8D). É feita uma divulsão romba profunda no espaço entre o primeiro interósseo dorsal e o adutor do polegar. Depois de irrigação copiosa e desbridamento do abscesso, é colocado um dreno, que será removido após 48 horas.

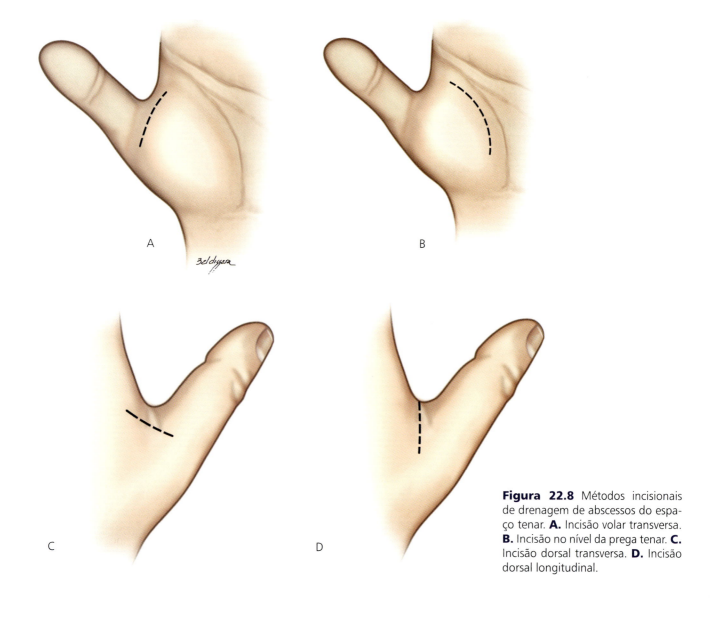

Figura 22.8 Métodos incisionais de drenagem de abscessos do espaço tenar. **A.** Incisão volar transversa. **B.** Incisão no nível da prega tenar. **C.** Incisão dorsal transversa. **D.** Incisão dorsal longitudinal.

Infecção do espaço mediopalmar

O espaço mediopalmar está localizado dorsalmente à aponeurose palmar e aos tendões flexores do terceiro, quarto e quinto dedos e volarmente à fáscia que envolve o segundo e terceiro músculos interósseos volares e ao periósteo do terceiro, quarto e quinto metacarpianos (Figura 22.1).

A infecção da região mediopalmar é menos freqüente que a do espaço tenar, podendo ocorrer após ferimento penetrante, ruptura de tenossinovite piogênica dos tendões flexores dos dedos longos ou em associação com abscesso palmar distal, que se estende proximalmente através do canal lumbrical. Quando a infecção ocorre no quinto dedo, a bursa ulnar está tipicamente envolvida e, nestes casos, as faces palmar e dorsal apresentam-se com edema, eritema e hipersensibilidade.[13] A mão perde a concavidade palmar normal e há dolorimento na região mediopalmar. Em toda infecção palmar há edema dorsal, que não deve ser confundido com a área da infecção. O dorso não é sensível, eritematoso ou flutuante nestes casos. Com freqüência, os movimentos do terceiro e quarto dedos são limitados e dolorosos.[14,16,17]

Várias incisões podem ser utilizadas, baseando-se nas referências dos tendões flexores do quarto dedo ou do terceiro canal lumbrical, para drenagem do espaço:

- **Incisão transversa:** estende-se do bordo radial do terceiro dedo ao bordo ulnar do quarto dedo e levemente distal e paralela à prega palmar distal (Figura 22.9A). As estruturas neurovasculares devem ser protegidas. Os tendões flexores do quarto dedo são usados como guia para o espaço mediopalmar. A dissecção é continuada em um ou outro lado destes tendões até o abscesso ser drenado. O dreno é retirado após 48 a 72 horas, então tem início o uso de compressas e exercícios.

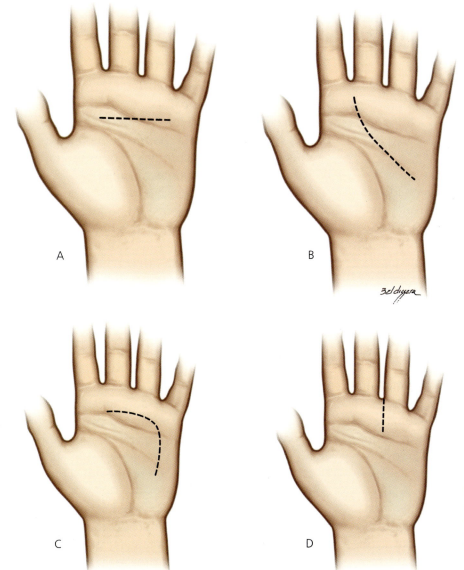

Figura 22.9 Métodos incisionais de drenagem de abscessos do espaço mediopalmar. **A.** Incisão transversa. **B.** Incisão combinada. **C.** Incisão longitudinal. **D.** Incisão palmar distal através do canal lumbrical.

- **Incisão combinada:** é feita uma incisão longitudinal a partir da incisão transversa, descrita anteriormente, em direção proximal e radial à eminência hipotenar (Figura 22.9B).
- **Incisão longitudinal:** é feita uma incisão ligeiramente curva, próxima à prega palmar distal em linha com o terceiro raio, estendendo-se proximal e levemente em direção ulnar, paralela à prega tenar, finalizando-se no bordo da eminência hipotenar (Figura 22.9C). Após a abertura da fáscia palmar, os nervos e vasos digitais são protegidos. Depois de identificados os tendões flexores do quarto dedo, é feita a drenagem do abscesso através do bordo radial ou ulnar do tendão. Um dreno é colocado por 48 horas. Os cuidados pós-drenagem são iniciados precocemente.
- **Incisão palmar-distal através do canal lumbrical:** uma incisão longitudinal é feita na região palmar entre o terceiro e quarto dedos, estendendo-se no próprio terceiro espaço palmar até próximo à prega palmar distal, porém sem cruzá-la. É feita uma divulsão romba no canal do terceiro lumbrical, dorsal aos tendões flexores, até o espaço mediopalmar ser penetrado e a coleção ser drenada adequadamente. Um dreno é colocado por 48 horas e os cuidados pós-procedimento iniciados precocemente.

Infecção do espaço hipotenar

O espaço hipotenar é radialmente delimitado pelo septo hipotenar, que se origina da aponeurose palmar e se insere na face volar do quinto metacarpiano. O piso é formado pelo periósteo do quinto metacarpiano e fáscia dos músculos hipotenares. O teto e a face medial também são formados pela fáscia destes músculos (Figura 22.1).

Os abscessos neste espaço são extremamente raros e, quando ocorrem, desenvolvem-se usualmente a partir de lesão penetrante ou por abscesso subcutâneo adjacente.

O paciente apresenta um quadro de edema e hipersensibilidade na eminência hipotenar.

O tratamento envolve drenagem cirúrgica através de uma incisão longitudinal no lado ulnar da palma, iniciando-se proximalmente ao final do lado ulnar da prega palmar média em direção à prega de flexão do punho, que não deve ser ultrapassada. A incisão é aprofundada até o nível da fáscia hipotenar, que é perfurada, sendo então realizada a drenagem do abscesso. Um dreno é mantido por 48 horas e, em seguida, inicia-se a rotina pós-operatória (Figura 22.10).

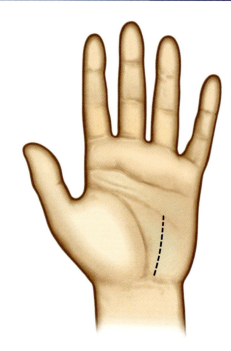

Figura 22.10 Desenho esquemático da incisão para drenagem do espaço hipotenar.

Infecção do espaço interdigital

O segundo, terceiro e quarto espaços estão localizados abaixo da fáscia palmar, sendo recobertos por pele e tecido adiposo. A infecção deste espaço, tipicamente, começa com uma fissura, bolha ou calo, que se infecta secundariamente, mas pode resultar também da extensão de uma infecção adjacente ou de um traumatismo penetrante. Classicamente, a infecção difunde-se dorsalmente em volta da fáscia palmar e no espaço subcutâneo dorsal, resultando num abscesso. Esta infecção também pode ocorrer se houver um defeito que comunica a fáscia palmar distal com a região superficial do ligamento metacarpiano transverso, ocasionando o que é chamado de abscesso em "*collar-bottom*", por ter formato semelhante a uma ampulheta.

Esses pacientes apresentam-se com um edema doloroso no espaço interdigital e na região palmar distal. Este edema pode ser notado na região palmar ou dorsal, dependendo da extensão e da localização da infecção; no entanto, é mais significativo no dorso. Se a localização do abscesso for predominantemente volar, os dedos assumem uma posição de abdução, ao contrário das infecções que acometem somente os espaços dorsais.[6,7,16,19]

O tratamento é feito com drenagem cirúrgica, através de diferentes tipos de incisão, dependendo da forma do abscesso. É importante salientar que nenhum tipo de incisão transversa deve ser realizado nos espaços interdigitais, pois pode resultar em cicatriz contrátil e perda da abdução completa dos dedos:[8,14]

- **Incisão palmar em ziguezague:** uma incisão em ziguezague começa proximal ao espaço envolvido e termina levemente distal à prega mediopalmar. É feita uma dissecção suave dos tecidos subcutâneos, afastando e protegendo os nervos e as artérias digitais de cada lado. O ligamento superficial metacarpiano transverso e outras fibras da fáscia palmar são incisados cuidadosamente para permitir uma exposição ampla dos compartimentos interdigitais volar e dorsal (Figura 22.11A). Em caso de suspeita de abscesso em "*collar-bottom*", uma compressão é feita no espaço interdigital dorsal. Se há um volume maior de pus, é feita uma incisão dorsal.
- **Incisão dorsal longitudinal:** a incisão é feita entre os metacarpianos adjacentes, começando na articulação MF, estendendo-se aproximadamente 1,5cm distalmente, para terminar na base do espaço envolvido. O subcutâneo e os tecidos profundos são divulsionados até o espaço palmar ser encontrado. Todo o pus é drenado e o ferimento, irrigado copiosamente (Figura 22.11B).
- **Incisão longitudinal curva:** a incisão começa proximal e ulnar à prega de flexão digitopalmar do mais radial dos dois dedos envolvidos e continua proximal e ulnarmente, parando distal à prega palmar distal, no nível do metacarpiano do dígito ulnar envolvido. Após esta fase, o procedimento é semelhante ao da incisão palmar em ziguezague, incluindo-se a incisão dorsal longitudinal, quando necessária (Figura 22.11C).
- **Incisão volar transversa:** uma incisão transversa é feita proximal e paralela à prega de flexão do mais ulnar dos dois dedos envolvidos, e estende-se proximalmente de radial para ulnar, obliquamente, entre as cabeças dos metacarpianos desses dedos. A dissecção profunda é semelhante à descrita anteriormente. A abordagem dorsal pode ser necessária. Esta incisão tem como desvantagem a possível formação de contratura[8,13] (Figura 22.11D).

Infecção do espaço de Parona

O espaço de Parona está localizado profundamente no antebraço distal, entre o pronador quadrado e os tendões dos flexores profundos. Este espaço é contíguo com as bursas radial e ulnar e o espaço mediopalmar.

A infecção deste espaço usualmente resulta de uma infecção disseminada através do espaço mediopalmar e das bursas radial e ulnar. A infecção piogênica da bainha dos tendões flexores também pode estender-se proximalmente, envolvendo as bursas e o espaço de Parona. Desta forma, o paciente pode

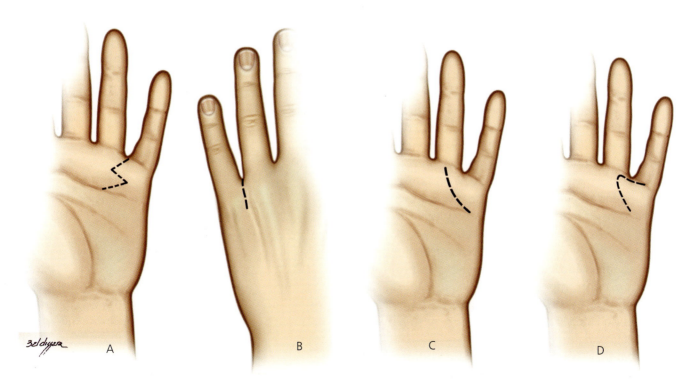

Figura 22.11 Métodos incisionais para drenagem do espaço interdigital. **A.** Incisão em ziguezague. **B.** Incisão dorsal longitudinal. **C.** Incisão longitudinal curva. **D.** Incisão volar transversa.

apresentar edema, dolorimento e eritema não só no antebraço distal, como na mão, nos dedos, ou no polegar, ocasionalmente flutuação no antebraço, e a movimentação dos dedos torna-se dolorosa e limitada. Uma infecção isolada deste espaço pode ocorrer por meio de lesões penetrantes do antebraço. Concomitantemente, lesões próximas aos tendões flexores e nervos medianos são comuns nesses pacientes.[3,11,19]

O tratamento consiste em drenagem cirúrgica. O planejamento da incisão deve ser cuidadoso, para que não se deixe o nervo mediano sem uma cobertura de tecido adequada após a descompressão do abscesso. A drenagem do espaço de Parona isoladamente é mais indicada através de uma incisão curvolinear ou longitudinal no antebraço, no trajeto dos tendões flexores, terminando próximo à prega de flexão do punho. Em caso de associação com infecção mediopalmar, é necessária uma abordagem ampla com abertura do ligamento transverso do carpo ou incisões separadas, preservando a região do túnel do carpo.[8,13]

A fáscia antebraquial é incisada ulnarmente ao nervo mediano, devendo este e os tendões flexores serem cuidadosa e radialmente afastados. O abscesso é descomprimido e o antebraço irrigado. Quando a infecção atinge também o espaço mediopalmar e incisões separadas forem usadas, coloca-se um cateter largo dentro do espaço de Parona através da incisão mediopalmar para irrigação.

Tenossinovite infecciosa

Esta infecção dos tendões flexores e suas bainhas, ou das bursas radial e ulnar, pode ser proveniente de traumatismo penetrante ou infecção em tecidos adjacentes ou, ainda, por via hematogênica. A purulência na bainha dos tendões destrói o mecanismo de deslizamento, formando aderência e, conseqüentemente, limitação funcional grave; é, portanto, a infecção mais grave que envolve a mão, podendo haver também necrose do tendão por perda do suprimento sangüíneo. Os dedos mais freqüentemente envolvidos são o segundo, terceiro e quarto quirodáctilos.

Os quatro sinais clássicos de tenossinovite infecciosa são: posição fletida do dedo, edema uniforme de todo o dedo, hipersensibilidade limitada à bainha tendinosa e dor intensa à extensão passiva do dedo, sendo este sinal o único presente nas fases iniciais.[1,7,8,13,14,18,20]

As bainhas flexoras do polegar e do quinto dedo estendem-se até o punho e comunicam-se, respectivamente, com as bainhas radial e ulnar desta região, o que explica o fato de algumas infecções da polpa digital disseminarem-se rapidamente para o punho (Figura 22.4A).

Com o advento dos antibióticos, o tratamento desta infecção por meio de desbridamento agressivo foi modificado e técnicas minimamente invasivas de drenagem passaram a ser utilizadas.[8,20]

É possível abortar o processo infeccioso quando o tratamento é iniciado nas primeiras 24 a 48 horas. Não há formação de pus nesta fase. O tratamento inclui antibioticoterapia venosa em altas doses, associada a imobilização, repouso e elevação do membro. Se não houver melhora do quadro infeccioso após 2 dias de tratamento, estará indicada drenagem cirúrgica, de acordo com a clínica e a gravidade da infecção. A extensão desta drenagem e desbridamento necessários também deve ser baseada nos achados intra-operatórios[13,19,20] (Quadro 22.1).

A infecção aguda da bainha tendinosa pode ser tratada com sucesso com uma exposição cirúrgica limitada e irrigação.

Apesar da descrição de métodos de exposição por incisão única, Neviaser,[13] entre outros, não concorda com essa técnica, por não proporcionar drenagem adequada das bainhas tendinosas, levando ao risco de permanência de material necrótico ou purulento dentro das bainhas.

Na presença de infecções no estágio I, é feita uma exposição limitada através de duas incisões cutâneas, uma proximal e outra distal, para o uso de solução com antibiótico, através de um cateter de polietileno (Figura 22.12A).

Para as infecções no estágio II, uma incisão longitudinal ou em ziguezague (Brunner) é feita na altura

Quadro 22.1

Estágio intra-operatório	Achados característicos	Tratamento
I	↑ fluido na bainha	Drenagem minimamente invasiva
	Exsudato seroso inicial	Irrigação por cateter
II	Fluido purulento	Drenagem minimamente invasiva
	Sinóvia granulomatosa	Irrigação contínua por cateter
III	Necrose séptica do tendão, polias ou bainha tendinosa	Desbridamento aberto e extenso Possível amputação

da polia A1. Um cateter 16 de polietileno é introduzido cuidadosamente dentro da bainha e fixado na pele junto à sutura. É feita uma outra incisão distal em ziguezague ou medioaxial no lado ulnar, no nível dos seguimentos médio e distal do dedo. Neviaser[13] e Gunther[3] recomendam o uso de um pequeno dreno de borracha colocado na incisão distal, iniciando-se a irrigação contínua com solução salina de 2 em 2 horas durante 2 dias, através de uma seringa de 50ml conectada ao cateter (Figura 22.12B). O ferimento deve ser deixado aberto ou frouxamente suturado. A mão é elevada e imobilizada. A antibioticoterapia venosa é iniciada e continuada por 48 horas. Quando já se conhece o resultado da cultura, pode-se iniciar antibioticoterapia oral adequada por 5 a 14 dias. Após a retirada do dreno, deve ser iniciada a fisioterapia.

A incisão em ziguezague (distal) tem como desvantagem a possível necrose do retalho cutâneo, expondo o feixe vasculonervoso e o tendão flexor com sua bainha, o que não ocorre na incisão medioaxial.

O desbridamento aberto está indicado para infecções crônicas e na presença de necrose do tendão, polia ou bainha (estágio III). O tendão é exposto através de uma incisão volar em ziguezague ou medioaxial, dorsal à prega de flexão, que se estende da articulação IFD até o espaço interdigital. A incisão se mantém dorsal ao plexo vasculonervoso. A bainha é aberta sobre as polias cruciformes, preservando as polias anulares mais importantes (A2 e A4). Uma segunda incisão é feita na região palmar, paralela e próxima à prega palmar sobre a polia A1, para a drenagem da bainha proximal do fundo de saco. A sinóvia inflamada é excisada em todo o seu trajeto, deixando as polias intactas (Figura 22.12C). É feita irrigação com solução salina através da incisão palmar em sentido distal.

Para infecções no polegar e no quinto dedo, uma incisão adicional deverá ser feita distalmente ao ligamento transverso do carpo, para assegurar uma drenagem adequada das bursas radial e ulnar. Quando encontrada uma sinóvia espessada, estendendo-se através do ligamento transverso do carpo e do antebraço, a exposição cirúrgica deverá ser ampliada proximalmente.

Infecção das bursas – ulnar e radial

A bursa radial é a extensão proximal da bainha tendinosa do flexor longo do polegar, enquanto a bursa ulnar é a extensão da bainha do flexor profundo do quinto dedo, ambas se estendendo através do canal do carpo até a extremidade distal do antebraço.

Com freqüência, existe uma constrição em forma de ampulheta na extremidade proximal das respectivas bainhas tendinosas na palma, a qual pode funcionar temporariamente como uma barreira para a disseminação das infecções dentro da bursa. Caso a infecção da bainha tendinosa não seja tratada rapidamente, poderá haver disseminação bursal.[13,19,20]

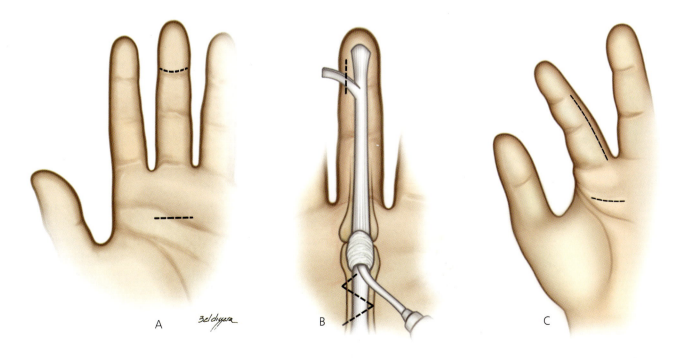

Figura 22.12 Métodos incisionais para drenagem das tenossinovites infecciosas (**A** a **C**).

Para as infecções da bursa ulnar, existem dois métodos de tratamento cirúrgico:

1. **Por meio de drenagem aberta:** a porção distal da bursa ulnar é exposta através de uma incisão para visualizar a porção proximal da sinóvia do quinto dedo. Esta pode ser estendida proximalmente ao longo da margem radial da eminência hipotenar. O final proximal da bursa é exposto através de uma incisão a 5cm no aspecto ulnar do punho, próximo à prega de flexão deste, na margem dorsal do flexor ulnar do carpo (Figura 22.13). Este tendão é tracionado volarmente, junto com a artéria e o nervo ulnar e o ramo dorsal do mesmo, expondo a bursa que é encontrada entre os tendões flexores e o pronador quadrado. Esta é aberta nas duas extremidades e irrigada. São colocados drenos na bursa, os quais são trazidos para fora da pele e removidos após 48 horas, quando então são iniciados os exercícios.[13]
2. **Por meio de irrigação:** a extremidade distal da bursa é exposta através de uma pequena incisão em ziguezague usada na abordagem palmar da bainha do tendão do quinto dedo. A bursa é aberta e um catéter de polietileno é colocado em direção proximal. É feita outra incisão linear ou em ziguezague nas faces volar e ulnar do punho, radial ao flexor ulnar do carpo. O tendão, a artéria e o nervo são tracionados medialmente e os flexores superficial e profundo, tracionados lateralmente, para expor a bursa. A bursa é incisada e irrigada com solução salina. É colocado um dreno de Penrose através da abordagem proximal, junto à sutura. O método de irrigação é semelhante ao descrito anteriormente para o tratamento da tenossinovite infecciosa[13] (Figura 22.13).

Para as infecções da bursa radial é feita uma incisão adjacente à prega tenar e outra proximal, ulnar ao flexor radial do carpo. As extremidades proximal e distal da bursa são abertas e é feita irrigação. Na técnica aberta, coloca-se um dreno por 48 horas antes do início da reabilitação. No método de irrigação, coloca-se um cateter na incisão distal e um dreno na proximal. A irrigação é feita em direção proximal por 48 horas. As infecções da bursa radial podem estender-se para a bursa ulnar, ou vice-versa, formando um abscesso em "ferradura", que deverá ser tratado por meio de drenagem dos dois lados.[13]

Gangrena[7,8,14,19,21]

A gangrena pode ser causada por diferentes agentes etiológicos. A gangrena gasosa é causada por vários organismos anaeróbios, sendo aproximadamente um terço dos casos causados por bactérias do gênero *Clostridium*, as quais têm capacidade de produzir gases quando presentes nos tecidos.[19] Há surgimento rápido de edema, isquemia e necrose tecidual no membro afetado. Essas infecções podem ser causadas por ferimentos perfurantes insignificantes nos dedos, podendo promover choque séptico em poucas horas. A gangrena úmida é causada pela deficiência de vascularização e, no membro superior, os principais fatores predisponentes são o diabetes e a presença de fístula arteriovenosa nos pacientes com insuficiência renal crônica.[1,8,14,19,21]

O tratamento exige a abertura imediata da parte afetada com desbridamento cirúrgico radical, e a cultura com antibiograma deve ser feita antes da antibioticoterapia, que deve ser múltipla e endovenosa. A ferida deve ser lavada diariamente, e novos desbridamentos cirúrgicos poderão ser necessários. Em alguns casos, são realizadas amputações da parte afetada, na tentativa de salvar a vida do paciente.[19,21]

Fasciite necrosante[19]

É uma infecção aguda e grave com necrose extensa do subcutâneo e da fáscia. Uma variedade de ger-

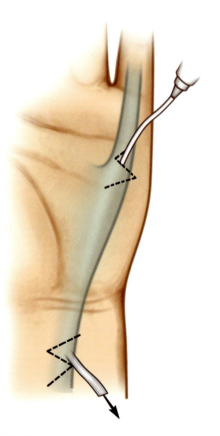

Figura 22.13 Método incisional para drenagem das bursas através de irrigação.

mes aeróbios e anaeróbios pode causar esta infecção, sendo o *Streptococcus* e o *Staphylococcus* os mais freqüentes. Estas bactérias têm a capacidade de liquefação enzimática dos tecidos.[1]

Classicamente, são encontrados dois grupos de microorganismos causadores de fasciite necrosante: **grupo I**: bactérias anaeróbias e bactérias anaeróbias facultativas (*Enterobacter* e *Streptococcus* não-α-hemolítico), e **grupo II:** *Streptococcus* α-hemolíticos associados a *Staphylococcus* (*aureos* ou *epidermidis*).

Esta infecção pode ser precedida ou não de lesão cutânea como um abscesso localizado ou uma celulite inicial, assim como de pequenos traumatismos, abrasões e picadas de insetos, o que pode, inicialmente, passar despercebido e aparentar ser de pouca gravidade.

A pele fica cianótica devido à falta de suprimento sangüíneo dos tecidos profundos, com formação de bolhas ou gangrena. Apresenta disseminação rápida em poucas horas, podendo levar a falência múltipla de órgãos, coma e comprometimento hemodinâmico, com alto índice de mortalidade.[19]

Os fatores predisponentes incluem diabetes melito, arterioesclerose e doença vascular periférica, alcoolismo, neoplasias, polimiosites, uso abusivo de drogas e pós-parto.

O tratamento é semelhante ao da gangrena.

Osteomielite[8,14,24]

Definida como uma infecção do osso, a osteomielite é rara na mão, devido ao seu extenso suprimento sangüíneo. O envolvimento da mão ocorre somente em 10% dos casos, e representa aproximadamente 1% a 6% de todas as infecções da mão. Está associada a morbidade e perda funcional significativas. Setenta por cento dos casos envolvem um único osso da mão, sendo a falange distal particularmente vulnerável. O prognóstico da osteomielite secundária à artrite séptica é reservado, e ela pode causar destruição articular, perda de função grave e até mesmo amputações.[17,19,22,23]

Comumente, resulta de ferimentos penetrantes (incluindo mordeduras), lesões por esmagamentos, disseminação por infecção adjacente e hematogênica, secundária a tratamento de fraturas fechadas, mãos com deficiência vascular, doenças sistêmicas (diabetes melito), uso de drogas endovenosas, consumo abusivo de álcool e pacientes imunodeprimidos.

A incidência da osteomielite secundária a fixação percutânea com fios de Kirschner ou a tratamento aberto de fratura fechada é de 0,5%. Também pode ocorrer com o uso de fixadores externos, porém, na maioria dos pacientes, com a remoção destes e o uso de antibióticos, a osteomielite é rara.[19,22]

O organismo infectante mais comum é o *Staphylococcus aureus*, porém outros agentes podem causar esta infecção. As infecções causadas por *Salmonella* ocorrem com maior freqüência nos pacientes portadores de hemoglobinopatias. *Pasteurella multocida* e *Eikenella corrodens* são mais freqüentes em pacientes vítimas de mordeduras de animais domésticos ou de humanos, respectivamente. *Pseudomonas aeruginosa* ocorre mais em osteomielite no pé, por ferimentos perfurantes em crianças. Os fungos ou micobactérias são os agentes mais comuns na osteomielite crônica[19,22-24] (Quadro 22.2).

O quadro clínico é o mesmo encontrado nas outras infecções da mão: eritema, edema, dor intensa, aumento de temperatura, hipersensibilidade, flutuação e drenagem. Os sinais sistêmicos, como febre, são raros, exceto em pacientes com doença sistêmica, septicemia ou infecções primárias à distância.

A cintilografia (tecnécio ou gálio) é o exame mais adequado para detectar a osteomielite na sua fase inicial, pois revela alterações nas primeiras 24 a 48 horas do surgimento dos primeiros sintomas de osteomielite.

Pouco mais de 5% dos casos agudos são detectáveis radiograficamente. Rarefação metafisária, osteopenia, osteoesclerose e reação periostal aparecem em 2 a 3 semanas após o início da osteomielite. Achados radiográficos similares ocorrem na consolidação de fraturas, podendo causar confusão em alguns casos.

O surgimento de seqüestro e invólucro indica doença avançada e cronicidade. Apesar do custo elevado, a ressonância magnética define precisamente a presença e a extensão da osteomielite, sendo apenas limitada em pacientes em uso de implantes ferromagnéticos, pois gera imagens de baixa qualidade.

A coleta da secreção para realização da cultura deverá ser feita em todos os casos, sendo mais confiável quando realizada nos tecidos profundos. Diagnóstico e tratamento precoces são primordiais para um bom prognóstico.

O tratamento da osteomielite pode ser clínico ou cirúrgico. A profilaxia do tétano, antibioticoterapia, drenagem do pus, desbridamento, estabilização e reconstrução óssea ou amputação, fazem parte do tratamento desta infecção.

A antibioticoterapia deve ser iniciada imediatamente após a coleta do material para realização da cultura, sendo voltada inicialmente aos germes mais prováveis.

Tabela 22.2 Infecção na mão e no punho

Tipos de infecções agudas na mão e no punho	Patógenos mais prováveis	Outros patógenos prováveis	Antibioticoterapia inicial empírica
Panarício/paroníquia	*S. aureus*	Anaeróbios da flora oral	Amoxicilina + ácido clavulânico (500/175mg) VO 8/8 horas
Tenossinovite dos flexores	*S. aureus*	Estreptococos, bastonetes gram-negativos	Cefazolina 1g EV 8/8 horas
Herpes simples	HSV-1	HSV-2	Aciclovir 400mg VO 8/8 horas por 10 dias
Abscesso subcutâneo ou em espaços profundos	*S. aureus*	Anaeróbios, bastonetes gram-negativos	Cefalexina 1g EV 8/8 horas
Celulite/linfangite	*Streptococcus*	*S. aureus*	Cefalexina 500mg VO 6/6 horas
Infecções relacionadas ao uso de drogas EV	Polimicrobiana: *S. aureus* oxacilina-resistente, bactérias gram-positivas e gram-negativas	Anaeróbios	Oxacilina 500mg EV 6/6 horas + gentamicina 240mg EV 24/24 horas
Mordida humana	*S. aureus*	*Eikenella corrodens*, estreptococos α-hemolíticos, anaeróbios	Oxacilina 500mg EV 6/6 horas + gentamicina 240mg EV 24/24 horas
Mordida animal	Cocos gram-positivos	Anaeróbios, *Pasteurella multocida*	Cefazolina 1g EV 8/8 horas + gentamicina 240mg EV 24/24 horas
Indivíduos diabéticos	Cocos gram-positivos	Bastonetes gram-negativos	Cefazolina 1g EV 8/8 horas + gentamicina 240mg EV 24/24 horas
Osteomielite	*S. aureus*	Estreptococos, bastonetes gram-negativos (raros)	Cefazolina 1g EV 8/8 horas + gentamicina 240mg EV 24/24 horas
Artrite séptica	*S. aureus*	Estreptococos, *Neisseria gonorrhoeae*	Cefazolina 1g EV 8/8 horas + gentamicina 240mg EV 24/24 horas
Ferimentos traumáticos e/ou contaminados	*S. aureus*	Estreptococos, anaeróbios, bastonetes gram-negativos	Cefazolina 1g EV 8/8 horas + gentamicina 240mg EV 24/24 horas + metronidazol 500mg EV 6/6 horas

O antibiótico pode ser modificado, se necessário, após o resultado do antibiograma. A administração inicial de antibióticos pode ser parenteral ou oral, dependendo da intensidade e da cronicidade da infecção, sempre associada a imobilização e elevação da mão. A antibioticoterapia parenteral é preferida durante a hospitalização e, em seguida, continuada até os sinais sistêmicos desaparecerem, por um período mínimo de 6 semanas. A mudança para antibiótico oral depende de vários fatores, inclusive das condições da ferida, do tipo do agente infectante e do resultado de exames laboratoriais.

A falência do tratamento costuma ser resultado de uma excisão inadequada do tecido necrótico infectado. O uso de oxigenoterapia hiperbárica pode ser útil em alguns casos.

O acesso cirúrgico depende da localização do osso envolvido. Nas falanges, a incisão medioaxial ou lateral é preferida, enquanto que nos metacarpianos a abordagem dorsal responde melhor. A abordagem óssea deve ser feita por trepanação com furos preparatórios para uma janela óssea. Esta é feita somente em presença de pus local, associada a curetagem dos tecidos e lavagem copiosa.

Quando há instabilidade por perda óssea, é preferível o uso de fixador externo ou fios de Kirschner fora do foco da infecção. A estabilização óssea pode ser feita na urgência ou de maneira eletiva.

Após a erradicação do foco infeccioso local por antibioticoterapia e cirurgia, inicia-se a reconstrução do osso, sendo muitas vezes necessários enxerto ósseo e osteossíntese. A artrodese pode, muitas vezes, ser usada nos casos de envolvimento articular.

Os implantes, se presentes, devem ser removidos, se houver persistência da infecção.

A amputação, nos casos agudos, só é realizada quando o médico prever um prognóstico sombrio; já nos casos crônicos, ela pode ser mais freqüente.

A reabilitação com fisioterapia deve ser iniciada o mais rápido possível.

As complicações e seqüelas podem ocorrer, sendo as mais freqüentes rigidez articular, perda da força, dor persistente e aderências tendinosas.

Infecções por mordeduras

As mordeduras na mão podem ser causadas por humanos ou animais. Ferimentos perfurantes causados por mordedura humana são freqüentemente mais virulentos que ferimentos semelhantes causados por animais[1,13,24] (Figura 22.14).

Apesar de as mordeduras por cães serem mais freqüentes, as mordeduras por gatos são mais infectantes, sendo mais freqüentes entre as crianças, e a mão dominante é a mais acometida (Figura 22.15).

A maioria das mordeduras por animais causa infecções mistas (organismos aeróbios e anaeróbios). O agente etiológico mais freqüentemente isolado nas culturas das mordeduras por felinos é a *Pasteurella multocida*; e nas mordeduras por cães são causadas por organismos múltiplos: *Streptococcus*, *Staphylococcus*, *Pasteurella* e anaeróbios. Nas mordeduras por porcos, a flora também é mista, incluindo *Streptococcus*, coliformes, bacteróides e *Pasteurella*. Já o veneno da cobra é estéril, mas a sua flora bucal contém flora fecal da sua presa. Com freqüência, ferimentos por mordeduras de cães envolvem grandes áreas de tecidos desvitalizados, servindo de excelente meio de proliferação bacteriana.[7,8,14,16,18,23,25]

O tratamento deve ser rápido, sendo o antibiótico de escolha a penicilina, porém as cefalosporinas também são efetivas. As infecções por *Pasteurella* são particularmente difíceis de controlar. A profilaxia do tétano e da raiva deve ser considerada.

Em mordidas de humanos, os ferimentos geralmente são provenientes de brigas, e é comum a perfuração da articulação MF no momento de um soco, devido à posição da mão fechada contra o dente do oponente (Figura 22.16).

Apesar da pouca importância dada ao fato, na maioria dos casos esses ferimentos são graves e têm evolução rápida, podendo levar à pioartrite destrutiva em 24 horas.

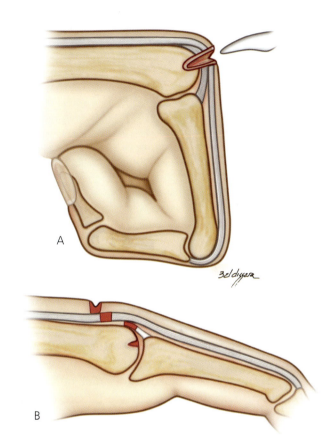

Figura 22.14A. Traumatismo penetrante por dente no momento de um soco. **B.** Notar deslocamento do orifício original com a extensão do dedo.

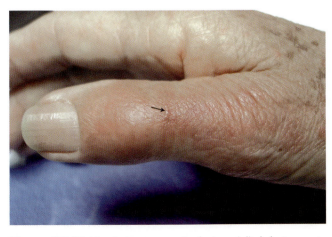

Figura 22.15 Mordedura por gato (osteomielite) (*seta*: porta de entrada).

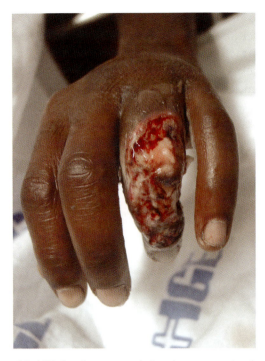

Figura 22.16 Infecção por mordedura humana, notando-se necrose tecidual extensa.

O agente etiológico mais comum é o *Staphylococcus aureus*, porém vem sendo reportado um aumento da incidência de *Eikenella corrodens*. Além destes, outros agentes podem ser transmitidos, como hepatite, herpes, tuberculose, sífilis, actinomicose e, possivelmente, HIV.

Os ferimentos por mordeduras não podem ser suturados primariamente, inclusive na presença de lesão tendinosa, na qual o procedimento deverá ser feito posteriormente, quando não houver mais o risco de infecção. Esta lesão deverá ser ampliada cirurgicamente para melhores irrigação e desbridamento, sendo este realizado nos casos de ferimentos extensos ou nos casos tratados tardiamente.

A antibioticoterapia deve ser múltipla e de amplo espectro.

Infecções viróticas (herpes, poxvírus e coxsáckie)

As infecções virais mais freqüentes na mão são causadas por herpes, poxvírus, coxsáckie e papovavírus, sendo este último o agente etiológico das verrugas, que serão descritas no tópico referente às infecções crônicas (Quadro 22.3).

O vírus do herpes simples, *Herpesvirus hominis*, determina quadros variados no homem, benignos ou graves. Ultimamente, foi possível evidenciar dois tipos de vírus: o tipo I, responsável pelas infecções extragenitais, e o tipo II, relacionado a lesões genitais e de transmissão sexual. Nas infecções localizadas nas mãos, o tipo I é o mais freqüente.

Esta infecção é vista com freqüência em médicos e dentistas e, algumas vezes, em crianças. O diagnóstico é clínico, porém em alguns casos pode ser confirmado pelo estudo laboratorial de isolamento e identificação do vírus. O quadro clínico está relacionado com o estado imunológico do paciente e, nos casos recidivantes, há relação com estresse, calor, febre, exposição solar, traumatismo, fatores hormonais e infecções. O aparecimento das lesões é, em geral, precedido em horas ou dias por discreto ardor ou prurido local. O dedo afetado inicialmente torna-se doloroso e eritematoso. Há presença de dor, porém esta é menor que nas infecções bacterianas. Há formação de vesículas agrupadas, com fluido claro em base eritematosa (Figura 22.17), com ou sem linfadenopatia, que facilmente se rompem e exulceram; após 5 a 7 dias, há formação de crostas. Por ser uma infecção autolimitada, há regressão por volta de 7 a 10 dias. Pode haver infecção secundária com possível necessidade de antibioticoterapia.[7,11,12,14,16,26]

Tabela 22.3 Infecções virais

Grupo	Vírus	Moléstia cutânea
Herpesvírus	Do herpes simples Da varicela-zoster	Herpes simples Varicela e zoster
Poxvírus	Da varíola Da vacina Da varíola bovina (*cowpox*) Ectima contagioso dos bovinos (*orf*) Do molusco contagioso Da paravacina	Varíola Vacina Varíola bovina (*cowpox*) Dermatite pustulosa (*orf*) Molusco contagioso Nódulos dos ordenhadores
Papovavírus	Da verruga	Verrugas
Picornavírus	Coxsáckie	Doença de mão, pé e boca. Exantemas maculovesicopetequiais

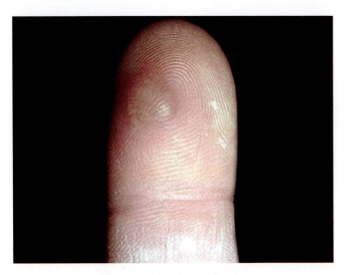

Figura 22.17 Herpes simples.

A infecção herpética só pode ser transmitida na fase aguda, quando há presença das vesículas.

O tratamento consiste em limpeza da região afetada, repouso da mão e uso de aciclovir tópico e VO, principalmente nos casos recidivantes. É importante lembrar que incisão e drenagem estão totalmente contra-indicadas.

A infecção pelo herpes-zoster afeta indivíduos com baixa imunidade, sendo este o mesmo vírus que causa a varicela. O quadro clínico é, quase sempre, típico. A maioria dos doentes refere dores intensas do tipo nevrálgico, que antecede as lesões cutâneas. Surgem vesículas sobre base eritematosa, unilaterais, que seguem o trajeto de um nervo, não ultrapassando a linha mediana. A infecção evolui para cura em 2 a 4 semanas, porém alguns doentes apresentam persistência da nevralgia por dias ou até mesmo meses (neurite pós-herpética).[7,11,12]

O tratamento é igual ao do herpes simples, porém com doses mais elevadas e por mais tempo. É importante controlar a dor com analgésicos potentes.

O poxvírus, transmitido pelo gado, causa a varíola bovina (*cowpox*) e, no homem, pode acometer as mãos, com aspecto de sarampo. Pode causar nódulos inflamatórios, dermatites e pústulas. O molusco contagioso, também causado pelo poxvírus, é muito comum nas crianças. As lesões consistem em pápulas umbilicadas, assintomáticas, que normalmente se disseminam, podendo localizar-se em qualquer ponto da pele, inclusive nas mãos. Em geral, acometem crianças e pacientes imunodebilitados. O tratamento é feito apenas com remoção das lesões por curetagem, sem necessidade de tratamento oral com antivirais.[7,11,12]

A "doença mão-pé-boca" é também uma infecção viral, sendo causada pelo coxsáckie tipo A. Há exantema característico da doença nas mãos, nos pés e na boca, com microvesículas fusiformes nas regiões palmoplantares e na mucosa oral. Em geral, o paciente apresenta febre, e são mais acometidas as crianças menores (com menos de 10 anos). Não necessita tratamento, pois há regressão espontânea do quadro clínico após alguns dias.[11,12]

Artrite e botoeira séptica

A artrite séptica nas articulações da mão e do punho é rara e ocorre, na maioria das vezes, por traumatismo penetrante, podendo também ser causada por disseminação hematogênica (especialmente em pacientes imunodeprimidos), mordedura de animais e humanos e por infecção adjacente. Pacientes com câncer, diabéticos, renais e hepatopatas crônicos, alcoolistas, usuários de drogas e idosos estão mais predispostos ao desenvolvimento de artrite séptica.[23]

A fisiopatologia da artrite séptica deve-se a uma resposta inflamatória e imunológica do organismo, devido à presença de bactérias. Há surgimento de sinais flogísticos e formação de exsudato nas articulações, contendo leucócitos. O pus formado aumenta a pressão articular, destruindo a cartilagem, e podendo disseminar-se para tecidos adjacentes.

A artrite séptica da mão e do punho pode ser sutil e de difícil diagnóstico na ausência de traumatismo penetrante. Uma anamnese cuidadosa deve ser feita em busca de pequenos traumatismos, como picadas de insetos e punção articular, e que, muitas vezes, não são referidos pelos pacientes.

O paciente apresenta dor, edema articular e sinais sistêmicos, os quais são mais comuns que em outras infecções da mão. Podem ocorrer febre baixa, sudorese noturna e mal-estar geral. O exame da articulação envolvida pode revelar edema, aumento da temperatura e hipersensibilidade. A articulação acometida é dolorosa aos movimentos e à palpação, permanecendo em repouso na posição em que acomoda o maior volume de pus. A radiografia não apresenta alterações na fase aguda, porém pode mostrar corpo estranho intra-articular. A velocidade de hemossedimentação (VHS) e a proteína C reativa (PCR) elevam-se em quase todos os pacientes imunocompetentes, porém o leucograma só é elevado em menos de 50% dos pacientes. O líquido sinovial apresenta-se turvo e pode conter grumos e, ocasionalmente, apresentar-se purulento, sendo a sua coleta muitas vezes difícil, principalmente nas pequenas articulações. Em infecções crônicas, as culturas para fungos, aeróbios, anaeróbios e micobactérias devem ser realizadas rotineiramente. A contagem de leucócitos no líquido sinovial geralmente é maior que 50 mil células/mm³, com leucócitos polimorfonucleares correspondendo a mais de 75% do total. A análise de cristais é negativa, diferente da encontrada na gota, que quase sempre mostra a presença de cristais de ácido úrico. O esfregaço corado pelo Gram é positivo. O *Staphylococcus aureus* é a bactéria mais comum isolada, seguido do *Streptococcus* spp. O diagnóstico diferencial da artrite séptica deve ser feito com várias doenças que causam artrite aguda, como gota, pseudogota, artrite reumatóide, febre reumática, lúpus eritematoso sistêmico, artrite psoriática, sarcoidose, síndrome de Reiter e espondilite anquilosante.[7,8,14,16,19,21]

O tratamento da artrite séptica deve ser iniciado rapidamente, pois isso definará o prognóstico e consiste em antibioticoterapia e limpeza cirúrgica da articulação. A antibioticoterapia venosa deve ser iniciada logo após a coleta do material para cultura e modificada de acordo com o resultado do antibiograma, com duração mínima de 10 dias, exceto para infecções por micobactérias, quando deverá ser de 6 meses por via oral. A antibioticoterapia venosa poderá ser modificada para via oral de acordo com os achados intra-operatórios, o grau de destruição de partes moles e a resposta clínica após 48 a 72 horas (Quadro 22.2).

O tratamento cirúrgico consiste, basicamente, em drenagem articular, havendo controvérsias a respeito do melhor método. A preferência da maioria dos autores é pela artrotomia e lavagem aberta, pois a lavagem por punção percutânea com aspiração e injeções seriadas de soro fisiológico estéril não garante uma limpeza adequada. A artroscopia, além de tecnicamente difícil nas pequenas articulações, necessita de maiores estudos que comprovem sua eficácia.[19]

A artrotomia da articulação MF é realizada através de uma incisão dorsal longitudinal na linha média. O tendão extensor é aberto, e a articulação é exposta e lavada copiosamente com 3L de solução salina. A cartilagem é inspecionada para verificação de erosões e defeitos. É feito desbridamento de toda a sinóvia infectada, além do material purulento.

A articulação poderá ser fechada primariamente, se o desbridamento e a irrigação forem adequados; caso contrário, poderá permanecer aberta para cicatrizar por segunda intenção. A colocação de dreno muitas vezes é inviável, e a movimentação articular ativa e passiva deverá ser iniciada assim que for tolerada pelo paciente.

Em geral, a artrotomia da articulação IFP é feita através de uma incisão medioaxial para evitar lesão do tendão central. A incisão estende-se da parte mais dorsal da prega da articulação IFD até a parte mais dorsal da prega da articulação MF. A incisão é feita nas bordas radial ou ulnar do terceiro e quarto quirodáctilos, na borda ulnar do segundo e na borda radial do quinto quirodáclilo (Figura 22.18). O ligamento retinacular transverso é incisado, expondo o complexo ligamentar. É feita uma incisão no ligamento colateral acessório, seguida de capsulotomia para acesso à articulação. Um acesso alternativo pode ser feito, elevando-se o ligamento colateral da falange proximal na sua origem. A incisão dorsal longitudinal também pode ser usada, porém com cuidado, para não lesar o tendão central.

A artrotomia da articulação IFD é feita através de uma incisão dorsal em forma de "H". A linha transversal do "H" é feita na prega de extensão da IFD e as linhas verticais, dorsal a medioaxial, nos lados radial e ulnar do dedo. O tendão terminal é afastado cuidadosamente, e a cápsula articular é incisada. É necessária uma manipulação cuidadosa do tendão para evitar deformidades como "dedo em martelo" ou "pescoço de cisne".

A complicação mais comum é a destruição articular, quando o tratamento é retardado ou inadequado. Outra complicação grave é a **botoeira séptica**, que ocorre devido à lesão do mecanismo extensor na região dorsal. A articulação IFP é fortemente estabilizada pela placa volar, ligamentos colaterais e ligamentos colaterais acessórios. Por este motivo, o pus tende a ser difundido dorsalmente através da fina cápsula dorsal, causando uma erosão do tendão central com migração volar das bandeletas laterais, provocando a deformidade em botoeira.

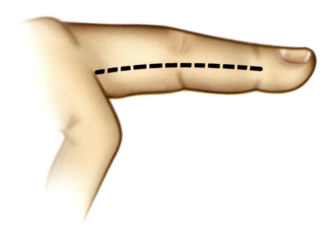

Figura 22.18 Incisão para artrotomia da articulação IFP.

Infecções vasculares (flebites, linfangites e linfadenites)

As infecções vasculares são muitas vezes de difícil diagnóstico, pois os sinais e sintomas também podem estar presentes em outros tipos de infecções da mão.

Nas linfangites, há edema e eritema no dorso da mão, no punho e no antebraço, os quais podem evoluir com sintomas sistêmicos, quando o quadro atinge o sistema linfático mais profundo. Podem surgir linfadenites em processos infecciosos não diagnosticados e não tratados adequada e precocemente.

Em geral, as flebites ocorrem após injeções endovenosas e também em outras infecções da mão e do antebraço. Há dor e eritema no trajeto da veia.[7,8,16]

O tratamento consiste em repouso e elevação do membro superior, imobilização e antibióticos, quando necessários. Quando há persistência do edema, drenagens e fasciotomias podem ser necessárias.

Infecções crônicas da mão

Actinomicose

A actinomicose é mais comumente causada pela bactéria *Actinomyces israelii*, cujo hábitat normal é a cavidade oral. Esta bactéria precisa ser inoculada na pele, por meio de contato com a boca, para causar a infecção. Somente 2% de todos os casos de actinomicose ocorrem no membro superior (Quadro 22.4).

A flora do dente infecta as articulações das falanges, geralmente em decorrência de uma luta, podendo também ocorrer nos dentistas, ao examinarem os pacientes sem luvas.[13]

Após inflamação aguda, causada pelo traumatismo penetrante, surge edema persistente e doloroso na mão. O tecido subcutâneo torna-se endurecido e aderente ao osso subjacente, e se desenvolve uma massa endurecida. Posteriormente, há formação de um abscesso dentro da tumoração, que drena fluido purulento através de fístula. Uma vez que a actinomicose é estabelecida localmente, ela se difunde nos tecidos adjacentes de maneira lenta, porém progressiva, através de todos os tecidos e, finalmente, ocorre invasão óssea.[7,8,12,13,16,19]

O diagnóstico é feito a partir da drenagem de secreção contendo grânulos amarelados, os quais consistem em aglomerados de bactérias. Na ausência desta drenagem, é necessária a realização de biópsia.[12]

O tratamento de escolha consiste no uso de penicilina ou amoxicilina em altas e prolongadas doses (6 a 12 meses). Para pacientes alérgicos à penicilina, são usados outros antibióticos, como tetraciclina, eritromicina, clindamicina, minociclina e amoxicilina.

Doença da arranhadura do gato

Em geral, ocorre em crianças e adolescentes após história de arranhadura por gato. Há formação de pequena lesão eritematosa, usualmente na mão, que persiste por muitas semanas, e pode haver linfadenopatia regional. É causada pelo bacilo gram-negativo *Rochalimaea henselae*. O diagnóstico é feito por meio de biópsia ou aspiração de um linfonodo acometido. Histologicamente, encontra-se granuloma necrosante e gram-negativo. Existe um teste cutâneo no qual se aplica o antígeno do bacilo, que demonstra a presença de anticorpos quando positivo.

Para o diagnóstico da doença da arranhadura do gato é necessário encontrar três achados clínicos ou um achado clínico associado à demonstração do bacilo *R. henselae* no tecido.[8,13,19]

O tratamento é controverso, por ser uma doença autolimitada; em alguns casos, pode-se usar ciprofloxacina ou sulfametoxazol-trimetoprima.

Micetoma

Micetoma é um termo usado para descrever um quadro clínico em que existem tumefação e presença de múltiplas fístulas que drenam material granuloso e que pode ser causado por diversos fungos e bactérias encontrados no solo, acometendo, geralmente, homens entre 20 e 60 anos.

A maioria das lesões envolve os pés (Figura 22.19), e apenas 5% dos casos envolvem as mãos. Pode ocorrer em pacientes imunodebilitados ou em pacientes com comprometimento circulatório periférico. Pode ser divido em dois grupos:

- **Actinomicetoma:** causado por várias bactérias ou por actinomicetos, que são microorganismos com características de fungos e bactérias, como a *Nocardia braziliensis*.
- **Eumicetoma:** causado por fungos como a *Madurella mycetomatis*.

O quadro clínico é dividido em três estágios. No estágio inicial há o aparecimento de pequena ferida traumática, com edema firme e indolor, com conseqüente evolução para nodulação subcutânea (uma ou mais), com duração de 2 a 3 meses. Estes nódulos podem aumentar de tamanho, e outros nódulos podem ser formados em tecidos vizinhos (estágio nodular). Há, em seguida, formação de abscesso dentro dos nódulos que drenam para a pele através de fístulas

Quadro 22.4 Etiologia, diagnóstico e tratamento das infecções crônicas da mão e do punho

Grupo	Organismo	Predileção	Diagnóstico	Quimioterapia
Bactérias	Actinomyces israelii	Pele, tecido subcutâneo, articulação, osso	Actinomicose	Penicilina
	Rochalimaea henselae	Pele	Doença da arranhadura do gato	Ciprofloxacina
	Nocardia braziliensis	Pele, tecido subcutâneo, osso	Micetoma (actinomicetoma)	Variável e dependente da espécie envolvida
	Treponema pallidum	Pele, tecido subcutâneo	Sífilis	Penicilina
	Francisella tularensis	Pele	Tularemia	Gentamicina, sulfa
Fungos	Aspergillus	Pele, tecido subcutâneo	Aspergilose	Anfotericina B, fluconazol
	Blastomyces dermatitidis	Tendão e bainha sinovial, osso	Blastomicose	Anfotericina B, cetoconazol
	Candida albicans	Pele, tendão e bainha sinovial	Candidiase	Anfotericina B
	Coccidioides immitis	Tendão e bainha sinovial, articulação	Coccidioidomicose	Anfotericina B, miconazol
	Crypotococcus neoformans	Tendão e bainha sinovial	Criptococose	Anfotericina B
	Histoplasma capsulatum	Tendão e bainha sinovial, articulação	Histoplasmose	Anfotericina B, cetoconazol
	Madurella mycetomatis	Pele, tecido subcutâneo	Micetoma (eumicetoma)	Orientação pela cultura
	Rhizopus arrhizus	Tecido subcutâneo	Zigomicose, mucormicose, ficomicose	Anfotericina B Cetoconazol, solução de KOH
	Sporothrix schenckii	Pele, tecido subcutâneo	Esporotricose	Anfotericina B
Mycobacterium leprae	M. leprae	Nervo	Doença de Hansen	Dapsona, rifampicina, clofazimin, etambutol
Micobactéria típica	M. tuberculosis	Pele, tendão e bainha sinovial, articulação, osso	Tuberculose típica	Isoniazida, rifampicina, etambutol, pirazinamida
	M. bovis	Tendão e bainha sinovial	Tuberculose típica	Isoniazida, rifampicina, etambutol, pirazinamida
Micobactéria atípica	M. avium	Tecido subcutâneo, tendão e bainha sinovial, articulação, osso	Tuberculose atípica	Azitromicina, claritromicina, etambutol, rifabutina
	M. chelonei	Tendão e bainha sinovial	Tuberculose atípica	Amicacina, eritomicina
	M. fortuitum	Abscesso profundo	Tuberculose atípica	Isoniazida, rifampicina
	M. haemophilum	Articulação	Tuberculose atípica	Minociclina
	M. kansasii	Pele, tendão e bainha sinovial, articulação, osso	Tuberculose atípica	Isoniazida, rifampicina
	M. marinum	Pele, tendão e bainha sinovial, articulação, osso	Tuberculose atípica	Rifampicina, tetraciclina, minociclina, amicacina
	M. terrae	Pele, tecido subcutâneo, tendão e bainha sinovial, articulação	Tuberculose atípica	Etambutol, ciclosserina
	M. malmoense	Tendão e bainha sinovial, articulação	Tuberculose atípica	Isoniazida, rifampicina, etambutol, pirazinamida
	M. asiaticum	Tendão e bainha sinovial	Tuberculose atípica	Tetraciclina, claritromicina
	M. szulgai	Tendão e bainha sinovial, bursa	Tuberculose atípica	Isonizida, rifampicina, etambutol, pirazinamida
Parasitas	Taenia solium e Taenia saginata	Partes moles	Cisticercose	Nenhum
Algas	Prototheca wickerhamil	Pele, tendão e bainha sinovial	Prototecose	Anfotericina B, tetraciclina
Protozoários	Leishmânia	Pele	Leishmaniose	Antimônio, anfotericina B
Vírus	HIV	Linfócito CD4	AIDS	AZT e outros
	Human papilomaviruses	Pele (epiderme)	Verruga simples	Cáusticos tópicos

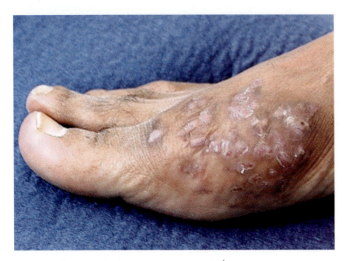
Figura 22.19 Micetoma no pé. É raro na mão.

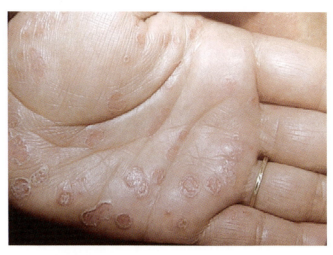
Figura 22.20 Aspecto clínico da sífilis secundária.

(estágio fistuloso), com duração de 4 a 12 meses. A ausência de tratamento desta infecção leva à extensão desta para tecidos subcutâneos adjacentes, fáscia, músculos e ossos (estágio musculoesquelético), com evolução crônica e progressiva (duração maior que 1 ano). A partir desse estágio, o membro torna-se grosso, nodular e endurecido.[12,13,19,28]

O diagnóstico é feito por meio de biópsia, e granuloma inflamatório com abscesso central é encontrado no exame histopatológico. A microscopia mostra grânulos brancos, vermelhos ou amarelos (actinomicetoma) e pretos (eumicetoma). Deve ser realizada cultura para diagnóstico do agente etiológico. O diagnóstico diferencial deve ser feito com tuberculose, sífilis, esporotricose, blastomicose, botriomicose e coccidioidomicose.

O tratamento inicial do actinomicetoma consiste apenas em antibioterapia (estreptomicina, sulfametoxazol-trimetoprima, dapsona ou rifampicina), com relatos de cura em 70% dos casos. Já nos casos de eumicetoma, cetoconazol oral é usado por 9 meses a 3 anos, com cautela, devido à hepatoxicidade, ou fluconazol, por 6 meses, sendo necessário, muitas vezes, desbridamento cirúrgico com margem de segurança, nos casos que não respondam à quimioterapia isolada[13,19,28] (Quadro 22.4).

Sífilis

A sífilis é uma infecção sexualmente transmissível, causada pela bactéria *Treponema pallidum*, e que se caracteriza pelo aparecimento de uma úlcera indolor (sífilis primária), ou cancro duro, no local da inoculação (após mais ou menos 3 semanas), que pode ocorrer em qualquer superfície cutânea do corpo, sendo mais freqüente na região genital.[11,13,20]

Os cancros extragenitais, quando surgem nas mãos, acometem mais as pontas dos dedos e são muito dolorosos. Podem ocorrer em dentistas, durante o exame clínico da cavidade oral, ou mediante o contato direto do dedo com as genitálias contaminadas.

A sífilis secundária é caracterizada pela disseminação do treponema pelo organismo, e suas manifestações ocorrem 4 a 8 semanas após o aparecimento do cancro duro. A lesão mais precoce nesta fase é o exantema eritematopapuloso, disseminado (Figura 22.20). Posteriormente, podem surgir lesões papulodescamativas, em regiões palmoplantares, placas mucosas, adenopatia generalizada, alopecia e pápulas vegetantes perianais. Estas manifestações podem regredir mesmo sem tratamento, devido ao aparecimento de anticorpos. É importante salientar que as lesões primárias e secundárias contêm treponemas, sendo, portanto, contagiantes.[8,11,13,20]

O diagnóstico é feito por meio de reações sorológicas: testes treponêmicos (FTA-ABS) e não-treponêmicos (VDRL e RPR).

Na sífilis congênita, pode haver edema fusiforme nos dedos. As falanges e os metacarpianos mostram neoformação óssea periostal, podendo haver fraturas patológicas metafisárias. O tratamento é feito com penicilina intramuscular e doxiciclina como segunda opção[11,12,20] (Quadro 22.4).

Tularemia

Esta infecção é causada pela inoculação da bactéria *Francisella tularensis* através de uma picada de inseto ou contato de lesões cutâneas com animais contaminados. A maioria dos pacientes acometidos tem 30 anos ou mais.

A lesão inicia-se com pápula no local da inoculação e, em seguida, há formação de úlcera com bordos elevados e base necrótica. Pode haver disseminação por via linfática, com formação de abscesso nos linfonodos. O diagnóstico é feito por meio de culturas especiais, sendo o teste cutâneo de Foshay muitas vezes usado, o qual pode ser positivo 1 semana após o início da infecção e consiste na aplicação cutânea de uma suspensão de bactérias mortas.[8,12,13,16,19]

O tratamento é feito com antibioticoterapia (gentamicina ou estreptomicina) nos pacientes imunocompetentes, porém, nos pacientes imunodeprimidos, além da antibioticoterapia, deve ser feito desbridamento cirúrgico (Quadro 22.4).

Tuberculose

Está entre as infecções crônicas mais comuns da mão e tem como característica um granuloma caseoso ou não-caseoso, mostrando predileção pelo tecido sinovial. A tenossinovite, artrite e bursite tuberculosa simulam a sinovite reumatóide, porém a infecção está localizada nos tendões, articulações ou bursas.[11,13,19]

A tuberculose é dividida em dois grupos[29] (Quadro 22.4):

- **Típica:** *Mycobacterium tuberculosis* e *M. bovis*.
- **Atípica:** *Mycobacterium marimum* e outras micobactérias.

As infecções por micobactérias atípicas são mais comuns na mão e no punho e podem acometer várias regiões, como pele e subcutâneo, tendões e suas bainhas, articulações e ossos, isolada ou simultaneamente.[14]

O diagnóstico da tuberculose é feito por meio de exames microbiológicos e anatomopatológicos (material coleta por biópsia). A biópsia para estudo histopatológico e microbiológico é sempre necessária para o diagnóstico definitivo e, muitas vezes, é necessária uma segunda biópsia para confirmação diagnóstica. A biópsia dos tecidos é mais eficaz que a coleta do pus ou curetagem, as quais podem produzir organismos saprófitas.

O teste cutâneo (PPD) e o VHS não têm especificidade para tuberculose e, por este motivo, têm baixo valor diagnóstico. Os exames microbiológicos são feitos por meio da microscopia e cultura. Na microscopia, há presença de bacilos pela coloração de Ziehl-Nielsen, e a cultura é feita em meio de Lowenstein-Jensen, com temperatura média de 37°C (30°C para *M. marinum* por um período de 7 a 70 dias).[7,8,11,16,21]

A identificação da espécie é essencial para o tratamento e o prognóstico, pois as micobactérias apresentam virulência e sensibilidade diferentes aos quimioterápicos, podendo evoluir para a cura espontânea ou apresentar resistência aos antibióticos, com necessidade, em alguns casos, de desbridamento cirúrgico e amputações.[13,19,29]

No exame anatomopatológico, encontra-se lesão granulomatosa com presença ou não de necrose caseosa, a depender da espécie infectante.

Tuberculose cutânea

A infecção tuberculosa da mão pode envolver a pele, que representa 5% dos casos primários de tuberculose cutânea, sendo, portanto, freqüentemente mais diagnosticada pelos dermatologistas.

A lesão dermatológica inicial é uma pápula ou nódulo, que se transforma em pústula, no dedo, na mão, no punho ou no antebraço. Um nódulo não doloroso gradualmente transforma-se em um único ou em múltiplos abscessos que drenam secreção clara e líquida, não respondendo à antibioticoterapia. Podem ocorrer eritema, edema, celulite, crosta ou úlcera, porém são pouco comuns, e há linfadenopatia em 70% dos casos.[11,12]

Devido à raridade da lesão, é comum o retardo do diagnóstico; além disso, a lesão também pode não ser percebida de imediato pelo paciente. Na maioria dos casos, há presença de granulomas e história de manipulação em tanques de peixes. O diagnóstico é feito por biópsia e cultura, sendo positiva entre 2 e 6 semanas de incubação a 30°C em meio de Lowenstein-Jensen.

A infecção por *Mycobacterium marinum* é resultante de traumatismo direto na mão em água habitada por peixe, mordeduras por golfinhos, ferimentos por ossos de peixes e contaminação por culturas em laboratórios. Estas infecções também podem ser causadas por *Mycobacterium tuberculosis* em hospitais e por meio de materiais de necropsias contaminadas. O diagnóstico diferencial deve ser feito com tularemia, coccidioidomicose, histoplasmose, blastomicose, sífilis, leishmaniose, esporotricose e nocardiose.

O tratamento é feito por meio de quimioterapia com isoniazida, rifampicina, etambutol e pirazinamida.[11,12]

Tenossinovite tuberculosa

É a infecção tuberculosa mais freqüente na mão e, clinicamente, simula a tenossinovite reumatóide. Por este motivo, pacientes com achados negativos para artrite reumatóide deverão ser investigados.

Os tendões flexores são mais acometidos que os extensores e, usualmente, as *M. marinum* são mais encontradas, representando mais de 50% dos casos, se-

Infecções na Mão

Quadro 22.5 Protocolo de exames na biópsia de uma lesão suspeita de infecção crônica na mão e no punho

Metade da amostra proveniente da biópsia mais material ou secreção suspeita de possuir germes vivos (conservar em recipiente estéril sem formol)		Metade da amostra proveniente da biópsia (conservada em formol)
Exame microbiológico		Exame histopatológico
Cultura e antibiograma	Microscopia	
Meio aeróbico Meio anaeróbico Meio de Lowenstein-Jensen com temperatura média de 30°C e 37°C (dois recipientes) Meio de cultura em ágar-Saboraud e coloração por prata (fungos)	Coloração pelo Gram Coloração de Ziehl-Nielsen Coloração pelo KOH	

guidas de *M. kansasii* e *M. avium-intracellulare*, sendo a *M. tuberculosis* incomum.

O diagnóstico, em geral, é feito tardiamente, pois muitas vezes o paciente apresenta-se clinicamente bem, afebril, sem dor e sem sinais sistêmicos. Por este motivo, é importante observar alguns achados clínicos, como: sinovite sem sinal de doença reumática, tumoração que forma fístula crônica, lesão secretante que não cura com antibioticoterapia, tenossinovite crônica que recidiva com tenossinovectomia, síndrome do túnel do carpo recidivada por tenossinovite proliferativa, fístula crônica após procedimento cirúrgico e presença de corpúsculos semelhantes a grãos de arroz ou sementes de melão.

O diagnóstico é feito por meio de exame anatomopatológico, dependendo dos achados clínicos encontrados nos estágios da lesão, como exsudato seroso, granulação (aparecimento de corpúsculos tipo grãos de arroz), lesão tendinosa (necrose), disseminação da infecção para fora da bainha tendinosa, e por meio de exame microbiológico (Quadro 22.5).

O tratamento consiste no uso de quimioterapia para tuberculose, associada a sinovectomia cirúrgica (Quadro 22.4).

As complicações, como destruição articular e lesões tendinosas, só deverão ser tratadas quando não houver mais infecção.

Artrite tuberculosa

A artrite tuberculosa no punho é mais comumente causada pelo *M. tuberculosis* e pode ocorrer de forma primária ou secundária. A tenossinovite dos flexores, não tratada, dissemina-se para a sinóvia dorsal, resultando em lesão de ambos os lados do punho. O acometimento ocorre, geralmente, em uma só articulação, semelhante à artrite reumatóide monoarticular.

A artrite tuberculosa pode ser vista em três estágios. No primeiro estágio, ocorre infecção da sinóvia articular com derrame articular e limitação funcional, e as radiografias, apesar de inconclusivas, podem mostrar edema de partes moles e osteoporose periarticular. No segundo estágio, ocorre infecção osteoarticular, devido à invasão da sinóvia para o osso subcondral, causando alterações císticas visíveis nas radiografias, e há redução ou perda do espaço articular. No terceiro estágio, ocorre destruição ostearticular e surgem deformidades, luxações e anquiloses, acompanhadas ou não de dor.[7,13]

O tratamento no primeiro e segundo estágios consiste basicamente em quimioterapia e prevenção das deformidades, com uso de órteses em posição funcional. A fisioterapia deve ser iniciada assim que a dor permitir. No terceiro estágio, quando há destruição articular, procedimentos cirúrgicos para reconstrução deverão ser realizados após a remissão da infecção, como artroplastia, ressecção da ulna, artrodese e outros.

Osteomielite tuberculosa

As osteomielites tuberculosas ocorrem no membro superior em cerca de 10% dos casos, com maior freqüência nos metacarpianos e nas falanges. O quadro clínico pode apresentar achados diferentes em crianças e adultos. Na criança ocorre, inicialmente, um desconforto associado a edema difuso e fusiforme das mãos, sem sinais flogísticos, fazendo com que a criança evite usar a mão. Praticamente não há calor ou hipersensibilidade local, e a pele torna-se brilhante (Figura 22.21). Posteriormente, há formação de abscesso que drena secreção pastosa, amarelada, através de fístula (Figura 22.22A). A tuberculose sistêmica poderá ou não estar presente. O exame radiográfico pode mostrar reabsorção endosteal e neoformação óssea periosteal, podendo haver lesão epifisária tardiamente, semelhante à sífilis (Figura 22.22B).

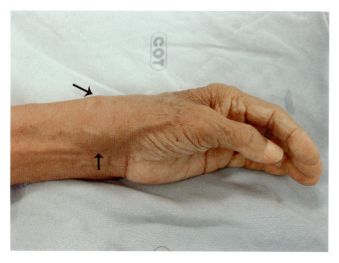

Figura 22.21 Osteomielite tuberculosa (*seta superior*: granuloma; *seta inferior*: abscesso).

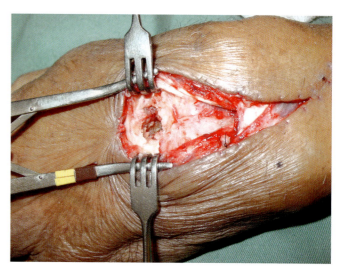

Figura 22.23A. Osteomielite tuberculosa antes e depois da antibioticoterapia. Notar remodelação óssea.

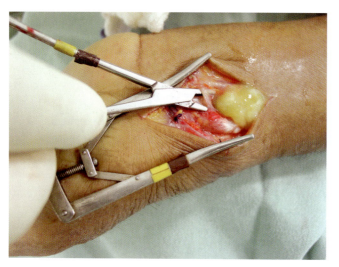

Figura 22.22A. Osteomielite tuberculosa no rádio distal. Notar secreção caseosa.

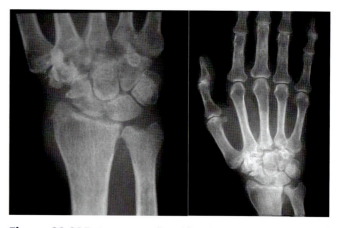

Figura 22.23B. Imagem radiográfica de osteomielite tuberculosa nos ossos do carpo.

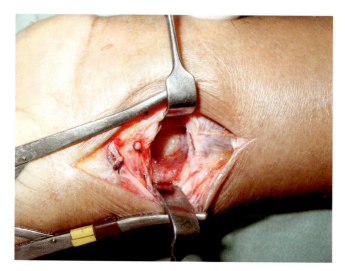

Figura 22.22B. Osteomielite no rádio distal após drenagem do abscesso. Notar perda óssea.

No adulto, o quadro clínico é semelhante ao da criança, porém, radiograficamente, devido à ausência da placa epifisária, que funciona como proteção temporária, os achados são mais variados (Figura 22.3*A* e *B*). Podem ocorrer perda óssea difusa, osteoporose metafisária, lesão cística e lesão em espinha ventosa. Em geral, não há doença pulmonar concomitante, e o tratamento é feito por meio de quimioterapia, associada à curetagem óssea (Quadro 22.4).

Infecções ocupacionais

Alguns profissionais que têm contato constante com pêlos ou cabelos, como barbeiros, tosquiadores de carneiros e ordenhadores de vacas, podem apresentar lesão cística cutânea na prega interdigital da mão (face dorsal), decorrente da penetração de pêlo ou cabelo,[8] com posterior formação de abscesso. Lavadeiras, cozinheiras e pessoas que mantêm contato freqüente com água também podem adquirir infecções fúngicas ocupacionais. O tratamento consiste na remoção do corpo estranho e no uso de antibiótico, quando necessário, e antifúngicos nas micoses cutâneas, além de afastamento do contato com água, por meio do uso de luvas.

Infecção por protozoários – leishmaniose

A leishmaniose é uma doença causada pelo protozoário do gênero *Leishmania*, caracterizada pelo comprometimento de pele, mucosa e cartilagens. A transmissão é feita por mosquito flebotomíneo dos gêneros *Lutzomia* e *Psychodopygus*, tendo como reservatórios roedores e cães. Compromete indivíduos de qualquer idade, sexo ou raça, pelo convívio em proximidade de matas.

Os quadros clínicos variam muito e surgem após um período de incubação que varia de 1 a 3 meses. A lesão inicial é constituída por pequena pápula eritematosa, única ou múltipla, localizada habitualmente nas regiões descobertas do corpo, que corresponde ao ponto de inoculação do mosquito. Nesta etapa há, com freqüência, adenopatias regionais e linfangites. As lesões se transformam em nódulos ou úlceras de contornos circulares, bordas altas e infiltradas (em moldura) e fundo com granulações de cor vermelha, recobertas por exsudato seropurulento. No mesmo paciente encontram-se úlceras em várias fases evolutivas (Figuras 22.24 e 22.25). Em geral, as lesões mucosas aparecem 1 ou 2 anos após o início da doença e são secundárias, ocorrendo por via hematogênica, e costumam causar destruição cartilaginosa do nariz e das orelhas.

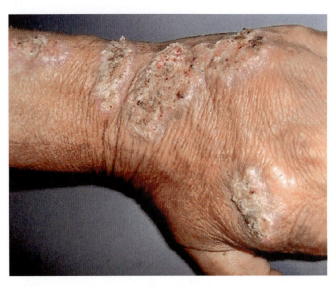

Figura 22.25 Aspecto clínico de leishmaniose em adulto.

O diagnóstico laboratorial é feito mediante teste cutâneo (reação de Montenegro), cultura no meio de Novy-MacNeal-Nicolle e exame histopatológico de material coletado através de biópsia na borda da úlcera. O diagnóstico de certeza somente é possível com o achado de leishmânias.

O tratamento é realizado com derivados antimoniais (glucantime) e anfotericina B como segunda opção (Quadro 22.4).

Infecção por prototecas (algas)

Esta infecção rara é causada por uma alga microscópica, unicelular e sem cor, do gênero *Prototheca* (*P. wickerhamii*). Pode ocorrer no dorso da mão, na palma ou no dedo e se manifesta como um nódulo ou abscesso recidivante após traumatismo penetrante. O diagnóstico é feito por meio de biópsia, e as culturas para prototeca são raramente positivas.[13]

O tratamento é feito com tetraciclina e anfotericina B. É necessário realizar uma completa excisão da parede do abscesso e do tecido necrótico para cura completa, pois incisão e drenagem simples não são suficientes.[13]

Infecções virais – verrugas e AIDS

Verrugas

As verrugas são proliferações epiteliais benignas da pele e das regiões mucocutâneas, contagiosas e produzidas por vírus. Ocorrem em qualquer idade, sendo mais freqüentes em crianças, e acometem qualquer parte do corpo. Pertencem à família dos papo-

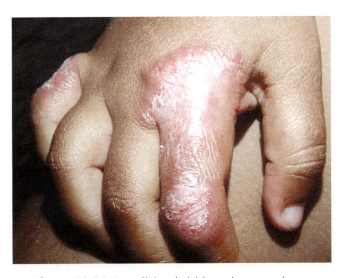

Figura 22.24 Caso clínico de leishmaniose em criança.

vavírus e são classificadas como vírus de papilomas humanos (HPV).

As verrugas nas mãos podem ser classificadas como planas, vulgares e palmares.

As verrugas planas são pequenas pápulas de 1 a 5mm de diâmetro, amareladas, ligeiramente salientes e com superfície lisa. Em geral, são numerosas e localizam-se, de preferência, na face e no dorso das mãos.[11-13]

As verrugas vulgares são as mais comuns. A lesão é uma pápula ou nódulo, de consistência firme, com superfície hiperceratósica (Figura 22.26). Na superfície da verruga vulgar vêem-se, com freqüência, pontos escuros ou pretos, que correspondem a alças capilares trombosadas, junto à superfície. São mais observadas no dorso das mãos e nos dedos, mas podem ser encontradas em outros locais (Figura 22.27). Nos dedos, podem ser peri ou subungueais.

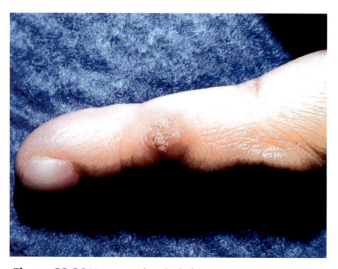

Figura 22.26 Verruga vulgar isolada – aspecto macroscópico.

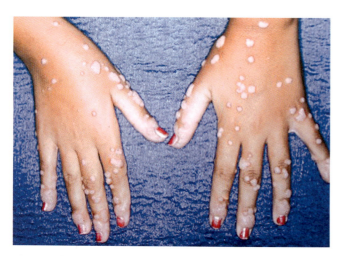

Figura 22.27 Quadro clínico de um paciente com verruga vulgar disseminada nas mãos.

As verrugas palmares são nódulos verrucosos profundos, bastantes dolorosos e que, geralmente, interrompem os dermatóglifos normais da superfície palmar. Os capilares trombosados diferenciam esta lesão de uma ceratose palmar e de um calo, os quais apresentam dermatóglifos normais.[11,12,16]

A epidermodisplasia verruciforme é uma doença genética, e não viral, que se apresenta com lesões cutâneas verrucosas, múltiplas, podendo haver degeneração para carcinoma de células escamosas. Deve ser feito diagnóstico diferencial com as verrugas virais mediante biópsia para exame histopatológico.

Nos indivíduos imunocompetentes, as infecções cutâneas causadas pelo HPV costumam regredir espontaneamente, sem qualquer intervenção terapêutica. Nos pacientes imunossuprimidos, as infecções virais podem ser muito resistentes a todos os tipos de tratamento.[11,12,16]

No tratamento das verrugas virais, empregam-se diversos recursos devido à ausência de terapêutica específica. Assim, são usados cáusticos diversos, como ácido salicílico, ácido tricloroacético, nitrato de prata, ácido nítrico, ácido lático e outros. Utilizam-se, também, crioterapia com nitrogênio líquido, neve carbônica e eletrocoagulação com curetagem.

A cirurgia com sutura é contra-indicada devido às recidivas freqüentes, com disseminação do vírus e aparecimento de lesões ao nível da incisão ou nos pontos da sutura, porém, em alguns casos, quando esta é necessária, a excisão deve ser feita com margem ampla (1 a 2mm) para prevenir recidivas.

Nas lesões palmoplantares, a eletrocoagulação não deve ser feita, pois nestas regiões a cicatrização é demorada e a cicatriz produzida é dolorosa, dificultando a deambulação, além de haver risco de lesões vasculonervosas.

Nas verrugas periungueais, o tratamento é muito difícil, devido ao fato de muitas lesões invadirem a região subungueal, sendo a crioterapia e a cauterização química os tratamentos de escolha.

AIDS

A síndrome da imunodeficiência adquirida pode causar infecções na mão e no punho de diversas etiologias.[4]

Nos quadros cutâneos disseminados de micoses profundas, onicomicoses resistentes a vários tratamentos, abscesso herpético da polpa digital, levando a necrose digital, herpes-zoster em pacientes jovens, moluscos contagiosos atípicos em adultos, pacientes portadores de sarcoma de Kaposi, angiomatose bacilar e infecção articular na mão causada por *Mycobacterium haemophilum*, deve-se suspeitar de AIDS. O vírus pode também causar gangrena digital e síndrome compartimental no antebraço, provavelmente por lesão vascular direta e por trombocitopenia.

Toda infecção crônica da mão em pacientes com AIDS deve ser biopsiada em busca de micobactérias e fungos.

Em qualquer cirurgia da mão realizada em pacientes portadores de HIV, o cirurgião deve ser responsável pela proteção de toda a sua equipe, por meio do uso de luvas duplas, óculos de proteção, medidas preventivas no manuseio de instrumentos perfurocortantes durante a cirurgia e proteção de agulhas com capas.[13]

O tratamento é feito com medicamentos que fazem o controle do vírus, melhorando a qualidade de vida do paciente e aumentando a sobrevida. O medicamento mais utilizado atualmente é o AZT (zidovudina), que é um bloqueador da transcriptase reversa. A principal função do AZT é impedir a reprodução do vírus da AIDS ainda em sua fase inicial. Outros medicamentos usados no tratamento da AIDS são: DDI (didanosina), DDC (zalcitabina), 3TC (lamividina) e D4T (estavudina), dentre outras, além das drogas inibidoras da protease. Embora eficientes no controle do vírus, estes medicamentos provocam efeitos colaterais significativos nos rins, no fígado e no sistema imunológico do paciente.

Infecções fúngicas – superficiais

Pele e onicomicose

As infecções fúngicas da pele são geralmente causadas por dermatófitos dos gêneros *Trichophyton*, *Microsporum* e *Epidermophyton*, e também por leveduras (*Candida albicans*). O quadro clínico é bastante variado, revelando desde vesículas até nódulos ou placas.

As lesões por tinha *corporis* são circinadas e crescem centrifugamente, com bordos eritematopapulosos e descamativos (Figura 22.28). Estas manifestações são, na maioria das vezes, acompanhadas de prurido. Os agentes mais comuns são o *Trichophyton rubrum*, o *Trichophyton mentagrophytes* e o *Epidermophyton floccosum*.

Nas formas intertriginosas, geralmente causadas por *Candida albicans* (candidíase intertriginosa), há descamação, maceração e fissuração da pele dos espaços interdigitais, que ocorrem, principalmente, em pacientes em contato freqüente com água e substâncias irritativas (donas de casa, lavadeiras etc.) (Figura 22.29).

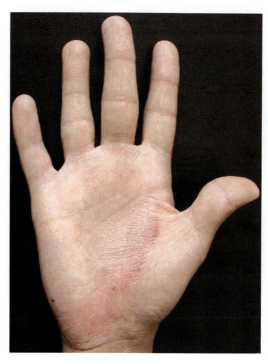

Figura 22.28 Aspecto clínico da tinha da mão. Notar descamação centrífuga nos bordos.

A tinha negra é uma dermatomicose rara, causada pelo fungo *Exophiata werneckii*, que se apresenta como manchas pretas ou escuras na palma das mãos ou nos bordos dos dedos. Estas lesões são, muitas vezes, diagnosticadas erroneamente como melanona (Figura 22.30).

A lâmina ungueal também pode ser acometida por dermatófitos, principalmente *Trichophyton* e *Epidermophyton*, e eventualmente por uma levedura, a *Candida albicans*, ocasionando o quadro de onicomicose.

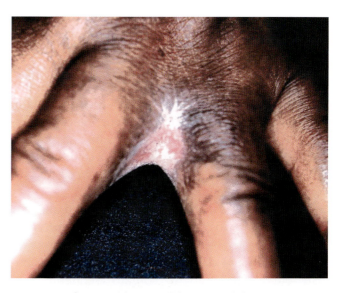

Figura 22.29 Candidíase intertriginosa.

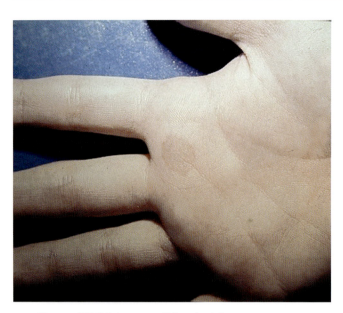

Figura 22.30 Aspecto clínico da tinha negra na mão.

Esta infecção começa pelo bordo livre da unha, propagando-se em seguida pela placa ungueal. A área lesada torna-se opaca, amarelada ou com manchas esbranquiçadas sob o bordo da unha. No decorrer da evolução, a lâmina ungueal é gradativamente destruída pelo processo. Há espessamento ungueal com alteração do leito e formação de hiperceratose subungueal.

O diagnóstico das infecções fúngicas, em geral, é feito por microscopia com fixação por hidróxido de potássio a 10% (exame micológico direto) e, nos casos duvidosos, é necessário recorrer às culturas. É importante realizar estes exames antes do uso de qualquer antimicótico, devido à possibilidade de um resultado falso-negativo.

Nas infecções fúngicas, o diagnóstico diferencial deve ser feito com outras patologias dermatológicas, como psoríase, granuloma anular, líquen, sífilis, dermatites, escabiose, disidrose, hanseníase, piodermites etc., e também com patologias ungueais causadas por traumatismos, medicamentos, dermatites de contato, neoplasias, doenças congênitas e por infecções bacterianas. Nas infecções bacterianas, há um quadro causado por pseudomonas que produz coloração verde-escura na unha e que, muitas vezes, é confundido com melanoma ungueal.

É importante salientar que os pacientes diabéticos e imunodeprimidos são mais predispostos a infecções fúngicas.

O tratamento da maioria dessas infecções consiste em afastamento do contato freqüente com água por meio do uso de luvas, higiene local e uso de antimicóticos tópicos. Em quadros disseminados ou resistentes, deve-se associar o tratamento oral, o qual, nas onicomicoses, deve ser feito por tempo prolongado (3 a 6 meses). As drogas mais seguras usadas por via oral atualmente são: itraconazol, fluconazol e terbinafina. Já a griseofulvina e o cetoconazol são menos usados por serem hepatotóxicos.

Paroníquia crônica

Em geral, ocorre em mulheres entre 30 e 60 anos que têm as mãos expostas à água com substâncias irritantes, como funcionárias de restaurantes, lavadeiras, nadadoras, donas de casa, diabéticas e imunodeprimidas. A *Candida albicans* é o agente causador em 95% dos casos (Figura 22.31). Patógenos da tuberculose, sífilis, micobacteriose atípica e outros também podem causar a paroníquia crônica.

Clinicamente, os pacientes são acometidos de episódios recorrentes de inflamação, dor e edema periungueal sem formação de pus, exceto nas infecções secundárias por bactéria.

A pele em torno da unha torna-se endurecida, retraída, descamativa e edemaciada, podendo separar-se da placa ungueal. Esta se torna irregular e com alteração da cor, quando a infecção acomete a matriz.[3,8,10-14,21]

O diagnóstico normalmente é feito por meio do exame clínico, porém pode ser auxiliado por microscopia (KOH a 10%) e cultura, em casos duvidosos.

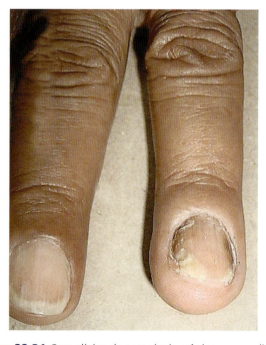

Figura 22.31 Caso clínico de paroníquia crônica por candidíase.

Infecções na Mão

O tratamento é difícil e, às vezes, frustrante. A exposição a ambientes úmidos deverá ser descontinuada com uso de luvas e secagem freqüente das mãos. Além destes cuidados, o tratamento deverá ser feito com antimicóticos tópicos por tempo prolongado.

Em casos rebeldes, a marsupialização é feita com uma incisão de 3mm de largura de pele em forma de semilua, 1mm proximal ao eponíquio, simétrica a cada lado do bordo ungueal, para que não ocorra assimetria dos bordos laterais da unha. O tecido espesso deverá ser ressecado, porém sem incluir a matriz germinativa. Caso haja deformidade ungueal, a unha deverá ser removida no momento da cirurgia para produzir melhores resultados. O curativo é trocado a cada 2 a 3 dias e a epitelização ocorre em 2 semanas, porém a cura pode levar de 9 a 12 meses (Figura 22.32).

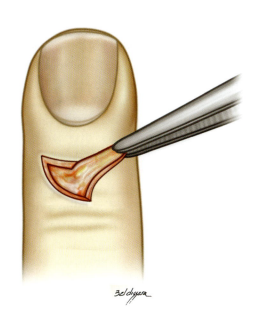

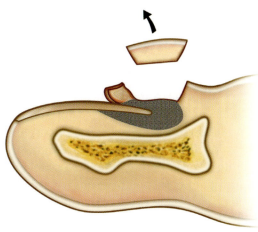

Figura 22.32 Tratamento cirúrgico da paroníquia crônica (marsupialização).

Infecções fúngicas – profundas

Esporotricose

Esta micose profunda é causada pelo fungo *Sporothrix schenckii*, o qual é inoculado diretamente na pele e, eventualmente, nas mucosas, através de material contaminado, particularmente espinhos, palha, farpa e lascas de madeiras. A exposição ocupacional é importante, acometendo jardineiros, fazendeiros, floristas, trabalhadores em pastagens, agricultores, trabalhadores das florestas, operários de fábricas de papel, mineradores de ouro e trabalhadores de laboratórios (objeto pontiagudo contaminado).[7,11-13]

A moléstia tem distribuição universal, sendo rara nas zonas frias e mais comum nas áreas tropicais e subtropicais. É bastante observada na América Latina e, em algumas áreas urbanas, é a mais freqüente das micoses profundas. O período de incubação varia de 8 a 30 dias.

Afeta, na maioria das vezes, os membros superiores e a face e, menos freqüentemente, os membros inferiores. Caracteriza-se por formação de nódulos ulcerados ou não no local da inoculação, linfangite nodular crônica e linfadenite regional, podendo também atingir o s tecidos muscular e ósseo, especialmente os pequenos ossos tubulares da mão. Na forma linfangítica, há inicialmente uma lesão papulonodular, às vezes ulcerada, no local da inoculação, geralmente no dorso da mão (Figura 22.33), com formação de nódulos ou gomas de trajeto linear no antebraço e no braço, ao longo dos canais linfangíticos. Quando a esporotricose atinge a articulação do punho, pode causar tenossinovite dos extensores e, quando há envolvimento dos tendões flexores, pode resultar em

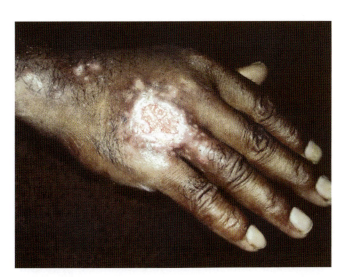

Figura 22.33 Uma das formas de apresentação da esporotricose na mão.

síndrome do túnel do carpo. Além da forma linfangítica, existem as formas ulcerosa, verrucosa, disseminada e extracutânea, sendo as duas últimas bastante raras, resultantes da disseminação hematogênica do esporotrico.[11-14,16,28]

O diagnóstico laboratorial é feito pelo isolamento do fungo em meio de Sabouraud, com semeadura de pus, raspado de lesão ulcerosa ou de material de biópsia, a partir do quinto dia. A histopatologia é mais útil para a exclusão de outros fungos facilmente identificáveis.[11,12]

O tratamento de escolha para as formas linfocutâneas é o iodeto de potássio em solução saturada, por via oral (3 a 4g, três vezes por dia, por 6 a 8 semanas). Nas infecções osteoarticulares, os antifúngicos orais são mais eficazes: fluconazol (200 a 400mg/dia), cetoconazol (400 a 800mg/dia) e itraconazol (200 a 600mg/dia) por 3 a 6 meses, devendo ser feito acompanhamento laboratorial devido à hepatoxicidade.[8,11-13]

Cromomicose

Esta infecção é causada pelos fungos do gênero *Phialophora* (*verrucosa*, *pedrosoi*, *compactum* e *dermatidis*) e *Cladosporium carrionii*. Há comprometimento da pele e do subcutâneo, sendo rara em outra localização. A distribuição é universal, porém a maioria dos casos ocorre em zonas tropicais, principalmente nas regiões rurais. A penetração dos fungos da cromomicose ocorre, geralmente, através de soluções de continuidade da pele. As lesões iniciais são pápulas ou nódulos que evoluem, formando placas verrucosas. A localização preferencial é nos membros inferiores, porém raramente pode acometer a mão.[11-13]

O diagnóstico laboratorial baseia-se na demonstração do fungo nas lesões, por meio de exame direto do pus ou secreção, e no histopatológico. A identificação do gênero e da espécie é obtida pelo isolamento em meio de cultura.

O tratamento consiste no uso de itraconazol (200 a 400mg/dia), associado ou não a 5-fluorocitosina (150 a 200mg/kg/dia), via oral, por vários meses. As recidivas são freqüentes. Nas lesões localizadas, podem ser feitas crioterapia com nitrogênio líquido e exérese cirúrgica. A 5-fluorocitosina pode ser associada à anfotericina B em alguns casos.

Aspergilose

Infecção causada mais comumente pelo fungo oportunista *Aspergillus fumigatus*, acomete principalmente pacientes imunossuprimidos, como crianças portadoras de leucemia aguda, sendo raramente encontrada em pessoas saudáveis. A granulocitopenia decorrente da quimioterapia predispõe essas crianças a esta infecção. Inicialmente, surgem vesículas hemorrágicas que, após mais ou menos 10 dias, coalescem e formam bolhas. Estas bolhas se rompem, formando úlceras necróticas profundas. O diagnóstico laboratorial é feito mediante a demonstração do germe na microscopia (KOH) e cultura de tecido coletado por meio de biópsia.[12,13]

O tratamento deve ser feito com desbridamento cirúrgico radical, associado à anfotericina B endovenosa. Quando há necrose de tendão, articulação e feixe neurovascular, a amputação pode ser necessária. A disseminação metastática da infecção pode ser fatal.[12,13]

Blastomicose norte-americana[7,8,13,14]

Infecção causada pelo fungo *Blastomyces dermatitidis*, recebe este nome por ser encontrada nos EUA e em parte do Canadá. Em geral, ocorre em trabalhadores de zonas rurais, que têm contato com o solo e primariamente infecta o pulmão ou a pele, podendo disseminar-se para outros tecidos, inclusive para o osso. As lesões da pele ocorrem no dorso da mão, com formação de nódulos subcutâneos e posterior abscesso. Este evolui com fistulação e drenagem, podendo ocorrer também ulcerações, linfangites e linfadenites. As lesões osteoarticulares ocorrem em 60% dos pacientes que têm a forma sistêmica e podem incluir a artrite séptica e osteomielite na mão e no cotovelo. O diagnóstico laboratorial é feito por meio de exame micológico direto, cultura para fungos (meio de Sabouraud) e histopatologia, a qual deve ser feita com colorações especiais, incluindo a coloração com ácido periódico de Schiff.[7,8,13,14]

O tratamento é feito com anfotericina B ou cetoconazol.

Coccidioidomicose

Esta infecção, causada pelo fungo *Coccidioides immitis*, existente em áreas secas dos EUA, particularmente na Califórnia, tem predileção pelos tecidos sinoviais da mão. Há edema crônico difuso no punho e na mão, podendo esta localização ser decorrente da disseminação do fungo pelo corpo. O diagnóstico é feito mediante biópsia para exame histopatológico e cultura. A histopatologia mostra lesões em grão de arroz presentes em sinovite proliferitiva.[13,19,28]

O tratamento é feito com anfotericina B endovenosa em altas doses, associada à tenossinovectomia radical. Por ser um fungo altamente resistente, as recidivas são freqüentes.[13,19,28]

Histoplasmose

O fungo causador desta infecção é o *Histoplasma capsulatum*, que pode causar tenossinovite, síndrome do túnel do carpo e artrites. O diagnóstico é estabelecido mediante biópsia do tecido, para realização de cultura e exame histopatológico, o qual mostra inflamação sinovial com granulação e necrose caseosa. O tratamento consiste na combinação da anfotericina B e tenossinovectomia para prevenir a recidiva.[13,14]

Zigomicose (Mucormicose, Ficomicose)

Infecção causada por fungos oportunistas dos gêneros *Rhizopus*, *Mucor* ou *Abisidia* (sendo os dois primeiros mais comuns), acomete, principalmente, indivíduos imunodebilitados (portadores de neoplasias, infecções, queimaduras graves, diabetes, insuficiência renal crônica e pacientes transplantados) e indivíduos com traumatismo grave, nos quais o ferimento é contaminado pelo solo ou pela água. Na mão, geralmente acomete a pele e o subcutâneo, sendo o membro superior envolvido em cerca de 20% dos casos cutâneos.

A infecção cutânea inicia-se de forma aguda com rápida disseminação para os tecidos circunvizinhos. Há trombose vascular com conseqüente celulite gangrenosa, ulceração e necrose tecidual extensa, simulando, muitas vezes, uma fasciite necrosante. A úlcera é negra, e o tecido ao redor torna-se endurecido e com coloração arroxeada. Deve ser considerada a suspeita de zigomicose, quando há presença de escaras e pus enegrecidos nos pacientes imunodebilitados.[11-13]

O prognóstico é melhor nas infecções cutâneas ou subcutâneas, com índice de mortalidade de 15%; já nas infecções profundas, este índice é de 32%.

O diagnóstico baseia-se em exame micológico, cultura e exame histopatológico de tecido profundo retirado da úlcera.

O tratamento é feito com desbridamento cirúrgico agressivo do tecido necrótico e retalhos cutâneos, associado a anfotericina B. O fluconazol e o itraconazol são opções nos casos em que a anfotericina B não pode ser usada. A amputação dos dedos, da mão ou abaixo do cotovelo pode ser necessária.[12,13]

Criptococose

O fungo causador é o *Cryptococcus neoformans*, presente na pele normal, podendo causar infecção em pacientes sadios ou imunodebilitados. Poucos casos de tenossinovite na mão foram relatados na literatura, sendo o tratamento feito com anfotericina B associada à sinovectomia.[19]

Candidíase

A *Candida albicans* raramente causa tenossinovite dos flexores e extensores, o que pode ocorrer em pacientes imunodeprimidos, especialmente nos portadores do HIV. O tratamento é feito com associação de anfotericina B, 5-fluoracil e tenossinovectomia radical.[13]

Hanseníase

Esta infecção crônica é causada pelo *Mycobacterium leprae*, que afeta, principalmente, nervos periféricos, pele e mucosa do trato respiratório superior e cuja transmissão é feita através da eliminação de bacilos pelas secreções nasais e pelas vias respiratórias superiores.

As manifestações clínicas, a história natural e o prognóstico desta infecção estão relacionados à resposta do hospedeiro. As portas de entrada do bacilo não estão bem esclarecidas, mas incluem ingestão de alimentos ou água, inoculação dentro ou através da pele (mordidas, escarificações, pequenos ferimentos, tatuagens) ou inalação para as vias nasais ou pulmões.

Caracteriza-se por manifestações neurológicas e dermatológicas que cronificam, causando deformidades e mutilações responsáveis pela estigmatização desta doença (Figura 22.34) e que serão descritas com detalhes em outro capítulo[7,8,12,16] (ver Capítulo 18).

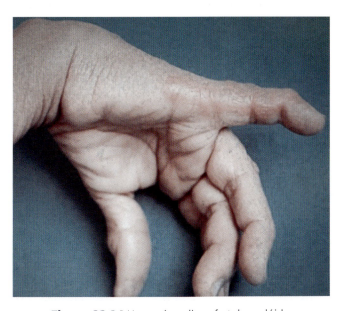

Figura 22.34 Hanseníase dimorfa tuberculóide.

REFERÊNCIAS

1. Tsai E, Failla JM. Hand infections in the trauma patient. *Hand Clin* 1999; *154*:373-86.
2. Kono M, Stern PJ. The history of hand infections. *Hand Clin* 1998; *14*:511-8.
3. Gunther SF, Gunther SB. Diabetic hand infections. *Hand Clin* 1998; *14*:647-56.
4. Shapiro DB. *Post operative infections in the hand surgery: cause, prevention and treatment. Hand Clinics* 1998; *14*:669-81.
5. Calkins ER. Nosocomial infectios in hand surgery. *Hand Clin* 1998:531-45.
6. Jebson PJ. Deep Subfascial space infections. *Hand Clin* 14.4; 1998: 557-66.
7. Linscheid RL, Dobyns JH. Common and uncommon infections of the hand. *Orthop Clin North Am* 1975:1063-104.
8. Boyes JH. *Bunnell's surgery of the hand*. 5 ed. Philadelphia: JB Lippinott, 1970:613-42.
9. Canales FL Newmeyer WL, Kilgore ES. The treatment of felons and paronychias. *Hand Clin* 1989:515-23.
10. Jebson PJ. Infections of the fingertip: paronychias and felons. *Hand Clin* 1998:547-55.
11. Rook A, Wilkinson DS, Ebling FJG *et al*. *Textbook of dermatology*. 4 ed. Oxford: Blackwell, 1986.
12. Fitzpatrick TB, Eisen AZ, Wolff K *et al*. *Tratado de Dermatologia*. 5 ed. 2005.
13. Neviaser RJ. Acute infections. *In:* Green DP, Hotchkiss RN, Pederson WC. *Green's operative hand surgery*. 4ed., London and New York: Churchill Livingstone, 1999:1033-47.
14. Hausman MR, Lisser SP. Hand infections. *Orthop Clin North Am* 1992:171-85.

15. Kilgore ES, Brown LG, Newmeyer WL *et al*. Treatment of felons. *Am J Surg* 1975:194-7.
16. Kilgore ES. Hand infections. *J Hand Surg* 1983:723-6.
17. Burkhalter WE. Deep space infections. *Hand Clin* 1989; *5*:553-9.
18. Boles SD, Schimidt CC. Pyogenic flexor tenosynovitis. *Hand Clin* 567-78.
19. Pires PR, Garrido CGM. Infecções na mão e no punho. *In*:Pardini Jr. AG, G de Souza. Infecção em ortopedia. *Clínica Ortopédica* vol. 4, n. 4 2003:839-69.
20. Milford LW. Infecções da mão. *In:* Crenshaw AH. *Cirurgia ortopédica de Campbell*. Capítulo 20, vol. 1, 1989.
21. Leddy JP. Infections of the upper extremity. *J Hand Surg* 1986; *11*:294-29.
22. Barbieri RA, Freeland AE. Osteomyelitis of the hand. *Hand Clin* 1998; *14*:589-603.
23. Goldstein EJC, Barones MF, Miller TA. Eikenella-Corrodens in hand infections. *Hand Surg* 1983; *8*(5):563-7.
24. Farmer CB, Mann RJ. Human bite infections of the hand. *South Med* 1986; *59*:515-8.
25. Singer AJ, Hllander JE, Qunn JV. Evaluation and management of traumatic lacerations. *New Engl J Med* 1997:1142-8.
26. Louis DS, Silva JR. Herpetic whitlow: herpetic infections of the digits. *J Hand Surg* 1979; *4*:90-4.
27. Murray PM. Septic arthritis of hand and wrist. *Hand Clin* 1998; *14*:579-87.
28. Amadio PC. Fungal infections of the hand. *Hand Clin* 1998; 14:605-12.
29. Brutus JP, Baeten Y, Chahidi N *et al*. Atypical mycobacterial infections of the hand: report of eight cases and literature review. *Chirurgie de la Main* 2001:280-6.

CAPÍTULO 23

TUMORES DOS MEMBROS SUPERIORES*

José María Rotella

O objetivo deste capítulo é a análise dos erros que, geralmente, são cometidos na abordagem dos tumores musculoesqueléticos.

Existem quatro etapas fundamentais no diagnóstico de um tumor: clínica, avaliação por imagens, avaliação laboratorial e estudo anatomopatológico. Cada uma destas etapas tem sua importância e conduz ao diagnóstico. Dentre elas, a que menos se modificou com o tempo foi a clínica, que consiste em anamnese, história pregressa, exame físico etc. Por outro lado, todas as demais etapas mudaram rapidamente, em especial na biologia, com as novas e melhores imagens e os novos protocolos de tratamento.

O diagnóstico de um tumor é sugerido segundo a idade, a localização, a evolução etc.

O atual sistema de determinação dos estudos dos sarcomas baseia-se em uma avaliação histopatológica macroscópica, e está sendo feito um grande esforço para definição da biologia tumoral e conhecimento da anomalia genética dos sarcomas.

Os pacientes devem ser advertidos sobre as complicações do tratamento, inclusive quando o resultado é satisfatório. Estas complicações compreendem as recidivas locais e a enfermidade metastática, complicações da ferida, infecções, necrose dos retalhos utilizados para cobertura cutânea, lesões neurovasculares associadas ao tratamento cirúrgico e à radioterapia, fraturas patológicas e necessidade de amputação, independente da "idoneidade" do tratamento ou do controle da enfermidade.

_____

*Este capítulo foi traduzido pelos editores. O original encontra-se na editora à disposição dos interessados.

HISTÓRIA CLÍNICA

O objetivo básico diante de um tumor é chegar ao diagnóstico mais provável para determinar se a lesão deve ou não ser biopsiada e, então, definir seu tratamento.

O estudo de todo paciente com uma neoplasia musculoesquelética, seja benigna, seja maligna, começa pela história clínica e avaliação física. Uma extensa e minuciosa história clínica ajuda-nos a conhecer a agressividade do tumor e o caráter da enfermidade. Para tanto, alguns itens devem ser considerados, como idade, sexo, ocupação, antecedentes pessoais e familiares, além de como foi descoberto (casualidade, dor, tumefação, fratura patológica).

Idade

A maioria dos tumores mostra predileção por uma faixa estreita de idade. Os tumores benignos e malignos podem ocorrer em qualquer idade, mas a freqüência dos tumores malignos é maior depois da quarta década. Desse modo, os tumores mais freqüentes entre 1 e 5 anos de vida são os neuroblastomas, os tumores metastáticos, a leucemia, o granuloma eosinófilo e, embora mais raro, o cisto ósseo simples; entre os 6 e os 20 anos, predominam o cisto ósseo aneurismático, o fibroma não-ossificante, o sarcoma de Ewing, o osteossarcoma, o encondroma, o condroblastoma, o fibroma condromixóide, a distrofia fibrosa, a distrofia osteofibrosa e o também raro cisto ósseo simples; já dos 21 aos 40 anos, encontra-se mais o sarcoma de Ewing, o tumor de células gigantes e o osteossarcoma; além dos 40 anos, como

555

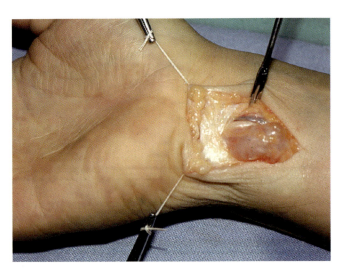

Figura 23.1 Cisto sinovial que comprime o nervo ulnar no canal de Guyon.

já mencionado, é maior a incidência dos tumores malignos, entre os quais se destacam as metástases, o mieloma múltiplo, o condrossarcoma, o fibrossarcoma e o histiocitoma fibroso maligno.

Anamnese

A dor é o sintoma mais freqüente na história de um paciente com um tumor ósseo benigno ou maligno. Em espanhol, existe uma regra mnemónica para determinação das características da dor: LAPICERA, onde o L corresponde à localização, o A, à aparência, o P, à periodicidade ou freqüência, o I, à intensidade, o C, à característica, o E, à evolução, o R, à recorrência, e o A, à acalmia. A presença de dor durante o repouso ou o sono noturno fala a favor de agressividade do tumor, seja ele benigno ou maligno (Figura 23.1).

Deve ser investigado se há alteração nervosa e vascular, determinando se no primeiro caso há comprometimento sensitivo, motor ou simpático e, na segunda condição, se ocorre edema, alteração da temperatura ou claudicação.

Exame físico

As características da massa tumoral são fundamentais para se chegar a um diagnóstico presuntivo, especialmente nos tumores de partes moles. O tumor deve ser caracterizado quanto à localização, ao tamanho, à forma, à profundidade, à mobilidade, à consistência e à coloração e à temperatura da pele; concomitantemente, devem ser pesquisadas adenopatias regionais, alterações vasculares, sinais de comprometimento nervoso, como sinal de Tinel, alterações de sensibilidade, atrofias musculares, além de impotência funcional, restrição ou derrame articular.

Sempre que houver relato de uma massa em crescimento com dor, aumento da temperatura e dilatação venosa, caracterizando uma agressividade biológica do tumor, a suspeita de malignidade deverá ser aventada, principalmente depois dos 40 anos de idade, quando rotineiramente os exames para avaliação da próstata e da mama devem ser realizados.

Existem barreiras naturais que contêm as lesões em um compartimento. O estudo da condição dessas barreiras é fundamental para determinar a evolução, a agressividade da lesão e a conduta terapêutica a ser adotada; para isto, uma boa semiologia e bons exames por imagem podem apresentar dados fundamentais para a equipe oncológica, ao revelar como se encontra a cortical óssea, o periósteo, a cartilagem de crescimento, a fáscia profunda e o septo intermuscular. É importante salientar que os tecidos aponeuróticos constituem uma excelente barreira à extensão do tumor, ao contrário do músculo e da gordura, que não são boas barreiras.

Estudo por imagem

Na avaliação por imagens são realizados exames radiológicos, tomográficos, ressonância magnética e também cintilografia, a depender do tipo de tumor que está sendo analisado.

Uma boa avaliação radiográfica nos permite obter dados muito importantes para o diagnóstico presuntivo dos tumores, seja quanto à agressividade biológica, seja quanto a uma aproximação da linha celular do tumor. As radiografias simples podem ser suficientes para realizar um diagnóstico diferencial das lesões ósseas e para estabelecer uma orientação inicial a respeito do caráter benigno ou maligno do tumor.[1,2]

Em um osso afetado por um tumor, a determinação da localização, se na diáfise, na metáfise ou na epífise, assim como se superficial, intra-ósseo, central ou excêntrico, é fundamental no processo diagnóstico.

O aspecto da matriz do tumor é outro dado valioso na identificação da sua histogênese, e, deste modo, os tumores com matriz apresentando calcificações sugerem encondromas, aspecto de vidro "esmerilado" lembra displasia fibrosa, enquanto lesão lítica e densidade opaca ou de marfim leva a pensar em osteossarcoma.

Por outro lado, as margens da lesão devem ser analisadas, pois as bordas são os melhores indicadores da agressividade tumoral. Assim, deve ser verificado se há integridade da cortical ou se esta se encontra expandida ou rompida. Do mesmo modo, deve ser avaliado se há reação periostal, se há presença de

Quadro 23.1 Origem dos tumores conforme a localização no osso.

esclerose e se as margens são bem definidas, ou se a lesão é difusa e já acomete partes moles.

Seguindo este raciocínio, podemos ter uma idéia da origem dos tumores, conforme se vê no Quadro 23.1.

Praticamente qualquer neoplasia, seja ela benigna ou maligna, pode ocorrer na metáfise de um osso longo e, segundo a localização dentro da metáfise, seja central ou excêntrica, pode-se ter uma idéia da linhagem celular do tumor. Uma boa semiologia radiológica, além de apresentar os melhores indicadores da agressividade tumoral, também ajuda no estadiamento da lesão.

Quando se está controlando radiograficamente uma imagem tumoral em que se suspeita de agressividade, a diferença de tamanho entre imagens adquiridas com pequeno intervalo de tempo confirma a suspeita de agressividade e, nestes casos, a ressonância magnética é útil ao revelar dimensão tumoral maior que na imagem radiográfica e traduz crescimento do tumor e caracteriza ainda mais a agressividade biológica da lesão.

A ressonância nuclear magnética é um exame de valor inestimável para se determinar a extensão anatômica da lesão e, a partir dela, definir se há extensão extra-óssea, apenas intra-óssea, comprometimento epifisário ou afecção articular, além de mostrar micrometástases ou lesão *skip* e as relações com as estruturas nervosas e vasculares.[3,4]

O emprego do contraste de gadolínio é útil para delimitar a extensão tumoral, se periarticular ou intra-articular, como também para diferenciar o edema da infiltração tumoral ao redor de um sarcoma de partes moles.[5] Quando realizado antes e depois da quimioterapia, ajuda ainda a predizer a resposta histológica a este tratamento, colaborando para a planificação dos limites da margem de ressecção e permitindo fazer algum prognóstico.

As vantagens da ressonância magnética são: imagem em dois planos, maior diferenciação dos tecidos e ausência de irradiação, o que é muito importante em mulheres, principalmente quando grávidas. Os cortes oferecidos pelo exame em foco são no plano axial e longitudinal: no primeiro, visualizam-se as relações com as estruturas nervosas e vasculares, e com as partes moles de modo geral, enquanto no plano longitudinal são vistos aspectos sagitais e coronais, nos quais se vê a extensão medular da lesão. Outra vantagem da ressonância magnética é que, em T1, o T escuro com mais contraste mostra o tumor e a gordura, enquanto em T2 a gordura é subtraída e evidenciam-se músculos, tendões e ligamentos.

A tomografia computadorizada permite observar a parte mineralizada e, assim, notar destruições leves da cortical, fraturas mínimas, calcificações e ossificações, halo ósseo reativo e contraste vascular, sem citar a reconstrução tridimensional, que é muito útil na programação cirúrgica. Quando se suspeita de enfermidade metastática, a tomografia com reconstrução tridimensional é muito útil na programação da cirurgia. Quando se suspeita de metástase à distância, a tomografia computadorizada é de utilidade para o diagnóstico de possíveis lesões no tórax e no abdome.

Outro exame que não deixa de ser uma imagem é a cintilografia óssea, ou gamografia óssea. Ela é mais sensível e precoce que a radiografia, apresenta maior sensibilidade à lesão trabecular que cortical e à atividade osteoblástica, detecta outros focos e oferece visão panorâmica do corpo (Figura 23.2). Com isso, ajuda a reconhecer a extensão do tumor e a presença de metástases e serve de controle pré-operatório à resposta ao tratamento quimioterápico e no pós-operatório. Para tal, podem ser utilizados o tecnécio 99, o índio 133 e o gálio 67, que registra inflamação nos espaços medulares e também na trama óssea.

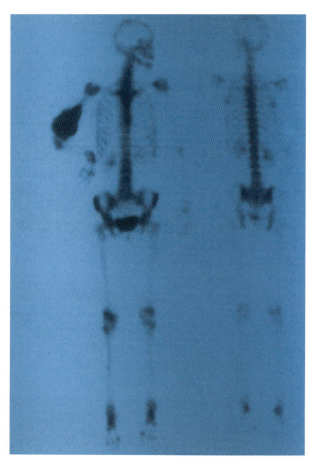

Figura 23.2 Cintilografia óssea com área de hipercaptação no úmero.

Laboratório

Na avaliação laboratorial, devem ser estudados o sangue e a urina. No exame de sangue, avaliam-se o hemograma, a eritrossedimentação, a glicemia, o ácido úrico, o proteinograma eletroforético, as fosfatases alcalina e ácida, a calcemia, a fosfatemia, os eletrólitos séricos, o nitrogênio úrico no sangue e a pesquisa de anticorpo CK (citoqueratina), muito importantes nos casos de metástase e carcinomas.

O exame de urina é feito com o objetivo de avaliar a calciúria e a fosfatúria que, embora não sejam específicas, reduzem, quando normais, a lista de possíveis diagnósticos. Os exames solicitados precocemente apontam a condição do paciente e servem de referência para controles posteriores.

Quando se planeja tratamento prolongado, acrescenta-se uma série de provas para avaliar o estado nutricional e a função hepática do paciente. Se houver imagens líticas com cálcio sérico elevado e fosfato sérico baixo, é importante a determinação da concentração do hormônio paratireóideo. Nos homens com idade superior a 35 anos, os exames específicos para próstata são indispensáveis.

Equipe oncológica

Em geral, os erros aparecem quando cada especialista da equipe (cirurgião, radiologista, oncologista, psicólogo etc.) considera que sua participação é mais importante que a dos demais. É necessária uma interação muito próxima entre os membros da equipe, especialmente com relação a pacientes que necessitam de tratamento longo e complexo.

Supõe-se que o cirurgião que cuida de um paciente com um tumor deva saber o diagnóstico provável, com conhecimento do tecido de origem, grau histológico, localização, estágio clínico, possíveis tratamentos pré-operatórios, cirurgia definitiva e margens de segurança necessárias.

O grau consiste na agressividade do tumor ou em sua tendência a dar metástases. A agressividade biológica é determinada pela clínica, radiologia e histologia, sendo todas as etapas direcionadas no sentido de conhecer o caráter do tumor e seu prognóstico. Como fatores de prognóstico são considerados o tamanho, a localização, a profundidade e a presença de metástases.

Estadiamento

Estadiamento é a determinação do estágio do tumor e tem por finalidade proporcionar um prognóstico e orientar o tratamento. Existem vários sistemas.

Tumores dos Membros Superiores

Os tumores benignos são classificados em estágios crescentes de agressividade, de 1 a 3, sendo 1 o estágio de latência do tumor, o 2, um tumor ativo, e o 3, um tumor agressivo. Já os tumores malignos se dividem em função do critério histológico, podendo ser de baixo ou alto grau, a depender da extensão anatômica local, qual seja intra ou extracompartimental, mas qualquer que seja, se houver metástase, deve ser visto à parte (Quadro 23.2).[6-13]

Com base nestes parâmetros de abordagem dos tumores musculoesqueléticos, foi elaborado um algoritmo para os tumores ósseos e um para os tumores de partes moles (Figuras 23.3 e 23.4).

Quadro 23.2 Estadiamento dos tumores malignos

Estádio		Grau	Localizador
I	A	Baixo	Intracompartimental
	B	Baixo	Extracompartimental
II	A	Alto	Intracompartimental
	B	Alto	Extracompartimental
III	A	Qualquer	Intra com metástase
	B	Qualquer	Extra com metástase

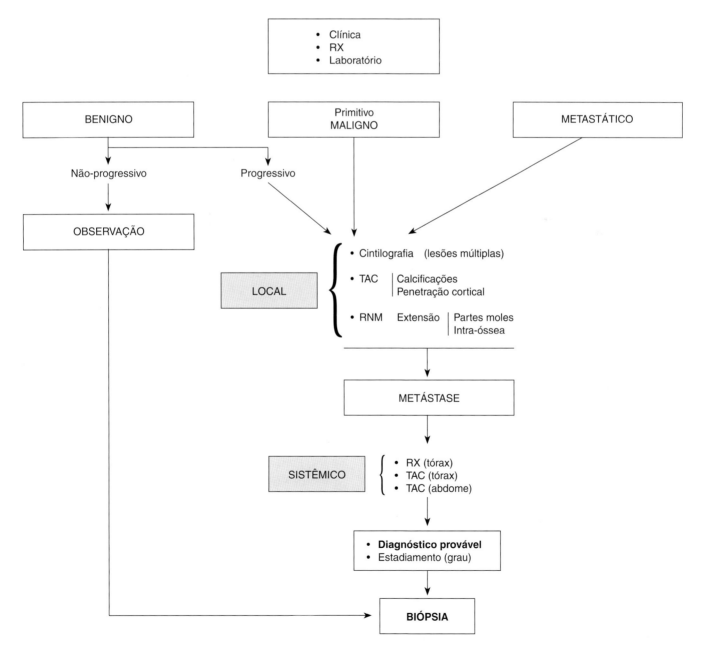

Figura 23.3 Algoritmo para os tumores ósseos.

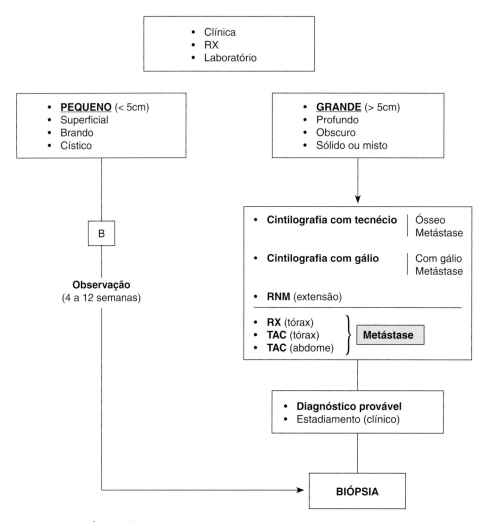

Figura 23.4 Algoritmo para os tumores de partes moles.

Biópsia

O objetivo deste procedimento consiste em determinar a agressividade biológica da lesão, ou seja, se benigno ou maligno, o tipo de célula que compõe a lesão e o grau da mesma, devendo ser realizada após já se ter um diagnóstico de presunção, uma graduação e uma classificação do tumor. No entanto, a biópsia constitui-se na mais freqüente fonte de erro quando do tratamento dos tumores musculoesqueléticos. Em geral, cometem-se erros na técnica de biópsia. Por isso, serão assinaladas com um **sim** as etapas corretas e com um **não** os erros que devem ser evitados na realização de uma biópsia.

Qualquer erro em qualquer das etapas enumeradas a seguir pode comprometer o futuro, na medida em que determinará condutas que possam comprometer o paciente; por isso, é muito importante que a biópsia seja realizada pela mesma equipe que conduzirá o tratamento definitivo.[14-16]

Técnica

A biópsia pode ser de três tipos diferentes: por punção, incisional, indicada nos tumores grandes e agressivos, ou resseccional, realizada em lesões pequenas e agressivas.

Na técnica da biópsia as etapas enumeradas como **sim** e que devem necessariamente ser respeitadas são: (1) o cirurgião responsável pela biópsia deve ser o mesmo que realizará o tratamento definitivo; (2) uso de manguito hemostático, sem espremer; (3) incisão pequena, no sentido longitunal, evitando dissecar planos e atravessando um só compartimento e um só músculo; (4) cauterizar as partes e bordas da zona; (5) hemostasia extensa; (6) sutura do músculo; (7) irrigação exaustiva; (8) drenagem da ferida; (9) amostra para cultura e estudo anatomopatológico.

Os passos considerados como **não**, e que portanto devem ser evitados, são os seguintes: (1) anestesia local; (2) espremer o membro; (3) incisão transversa; (4)

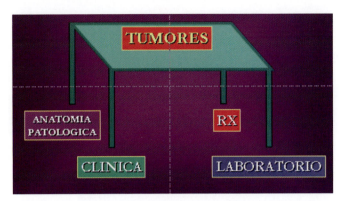

Figura 23.5 Figura esquemática que compara uma mesa com a investigação de um tumor. As quatro "pernas incluem clínica (anamnese, exame físico), RX (cintilografia, TAC, RM), laboratório (sangue, urina) e anatomia patológica (biópsia).

grandes dissecções; (5) acesso multicompartimental; (6) sangramento profuso; (7) trajetos neurovasculares; (8) retalhos à distância, e (9) espaço dilatado de tempo entre a biópsia e a cirurgia definitiva.

Qualquer desvio nas etapas pode levar a erros que obriguem uma mudança na tática cirúrgica, tornando o prognóstico obscuro e obrigando à ressecção de compartimentos que não eram necessários, podendo comprometer a função futura, além de poder levar a uma amputação, se houver lesão do feixe vasculonervoso.[3,17-20]

Durante a realização da biópsia, o **sim** compreende os seguintes passos: (1) janela oval; (2) várias amostras que devem ser menos mineralizadas e menos diferenciadas; (3) amostra retirada da periferia do tumor; (4) fixação e envio para o laboratório.[21]

Os passos considerados como **não** neste procedimento são: (1) produção de fraturas; (2) material de zonas irradiadas; (3) amostra retirada da zona central do tumor; (4) amostra retirada do subperiósteo ou peritumoral; (5) esmagar a amostra.

Os erros geralmente cometidos no processo de identificação de um tumor são decorrentes do esquecimento de que o diagnóstico se sustenta sobre quatro pilares: clínica, imagens, laboratório e anatomia patológica.

O diagnóstico de um tumor pode ser comparado a uma mesa com quatro pernas que, quanto menos pernas tem, mais instável é. O mesmo ocorre com o diagnóstico de um tumor que, para ser seguro, deve apoiar-se nos quatro pilares mencionados (Figura 23.5).

TUMORES ÓSSEOS

Osteoma osteóide

Este raro tumor benigno, de origem óssea, apresenta células ósseas (osteoblasto e osteoclasto), tecido conjuntivo rico em fibroblastos e capilares e um tecido osteóide calcificado ao redor. Caracteriza-se por dor e limitada capacidade de crescimento, não passando de 1cm de diâmetro.

Clinicamente, é um tumor que acomete pacientes jovens, na maioria das vezes entre 5 e 25 anos de idade (90% dos casos), prevalecendo mais nos homens que nas mulheres, na proporção de 2:1, embora possa aparecer também em idades mais avançadas, é muito doloroso, chamando atenção pelo caráter noturno da dor, que melhora com o uso de aspirina. Ocasionalmente pode apresentar aumento de volume e temperatura, levando à confusão com um processo infeccioso.

A localização preferida do osteoma osteóide são os ossos longos, mas dentro da mão ele aparece com mais freqüência nas falanges proximais e nos ossos do carpo, e pode estar presente uma tumefação na área correspondente à sua localização.

Radiologicamente, caracteriza-se pela presença de um nicho, o que autoriza a realização do diagnóstico da lesão. Na radiografia, visualiza-se uma zona central arredondada e radiotransparente que compreende o nicho, circundada por um halo esclerótico (Figura 23.6). Quando a presença do nicho não é evidente, torna-se necessária uma tomografia computadorizada. A cintilografia também evidenciará aumento da captação no local da lesão, mas este exame não define o diagnóstico (Figura 23.7). Do ponto de vista laboratorial, os exames são normais.

O prognóstico deste tumor é muito bom, quando é feita uma ressecção total da lesão, mas se a ressecção é incompleta, a recidiva é uma constante, principalmente nos casos em que se faz apenas curetagem. Sendo assim, o tratamento preconizado é a ressecção completa da lesão, em bloco (Figura 23.6).[22-24]

O diagnóstico diferencial com a osteomielite deve ser sempre lembrado.

Osteoblastoma

O osteoblastoma é um tumor ósseo que, embora benigno, pode apresentar transformação maligna. Por muito tempo foi confundido com o osteoma osteóide, do qual difere quanto à dimensão e, por isso, também é chamado de osteoma osteóide gigante.

Quando localizado na mão, o local mais freqüente é o metacarpiano (Figura 23.8), mas pode também ser encontrado na falange e nos ossos do carpo (Figura 23.9). Do mesmo modo que o osteoma osteóide, pode apresentar tumefação, mas a dor por ele provocada é menos intensa e não tem recrudescência noturna.

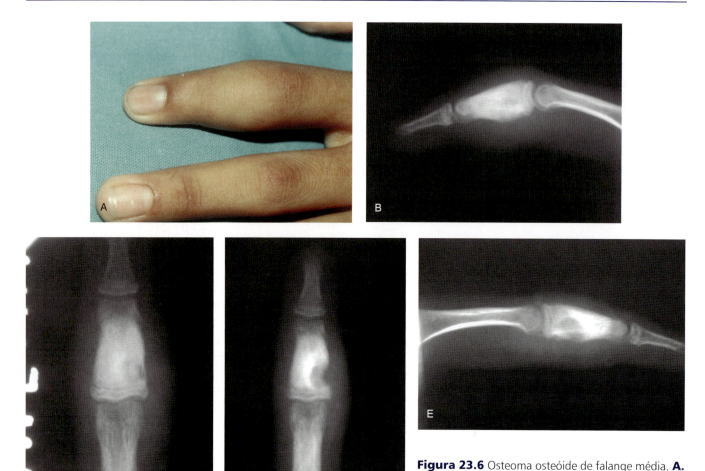

Figura 23.6 Osteoma osteóide de falange média. **A.** Aspecto à inspeção. **B** e **C.** Imagens radiológicas nas incidências em perfil e AP. **D** e **E.** Imagens radiológicas após ressecção.

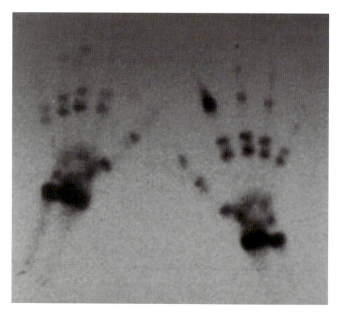

Figura 23.7 Cintilografia óssea do paciente com osteoma osteóide na falange média. Notar hipercaptação.

Afeta duas a três vezes mais o sexo masculino e incide na faixa etária entre os 10 e os 30 anos.

O quadro radiológico mostra uma imagem lítica limitada por uma lamela de osso cortical, sem espessamento e sem reação periostal, por vezes com aumento da densidade e bem delimitada. Diferente do osteoma osteóide, é expansivo e, geralmente, tem mais de 1cm. A cintilografia mostra imagem semelhante à do osteoma osteóide e outras lesões, pois não é um exame diagnóstico (Figura 23.10).

Os exames laboratoriais não apresentam alterações, e o estudo anatomopatológico revela proliferação de osteoblastos imaturos sem atipias e excesso de mitoses.

O tratamento é cirúrgico, e consiste em ressecção em bloco, curetagem e enxertia óssea. A curetagem isolada está sujeita a recidiva.

O diagnóstico diferencial é feito com o já referido osteoma osteóide e com infecção.[23]

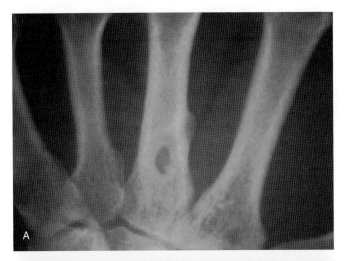

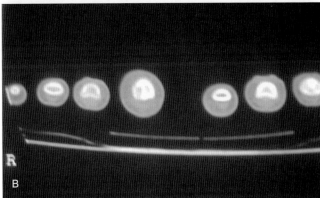

Figura 23.8A. Imagem radiológica de osteoblastoma no metacarpiano onde se notam o nicho e a condensação. **B.** Imagem tomográfica em que também se visualiza condensação.

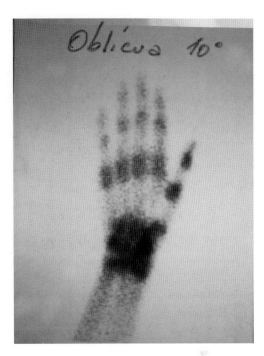

Figura 23.10 Imagem cintilográfica do caso radiológico anterior.

Encondroma

Este é o mais comum dos tumores ósseos benignos encontrados na mão, incidindo em ambos os sexos em igual freqüência dos 20 aos 40 anos. A localização é metafisária e diafisária, sendo mais comum na falange proximal (Figura 23.11), seguida da média e dos me-

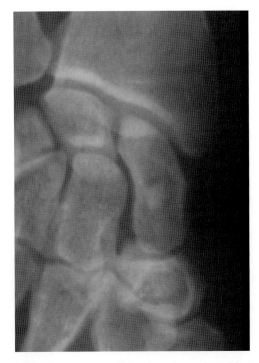

Figura 23.9 Osteoma osteóide gigante ou osteoblastoma no escafóide.

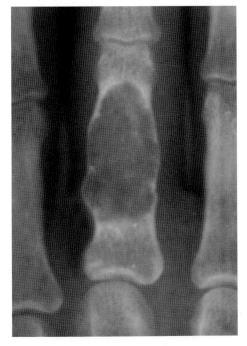

Figura 23.11 Encondroma solitário localizado na falange proximal.

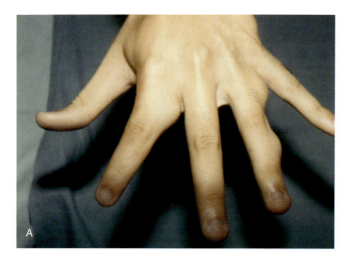
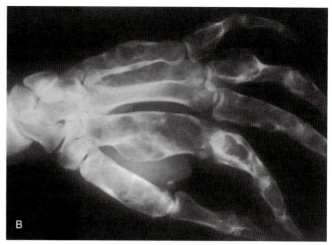

Figura 23.12 Encondromatose múltipla ou síndrome de Ollier. **A.** Aspecto clínico. **B.** Aspecto radiológico.

tacarpianos, enquanto na falange distal é raro, e não é descrito nos ossos do carpo. Ele é encontrado na forma solitária, que é a mais comum, ou na forma múltipla, como se verifica nas doenças de Ollier (Figura 23.12) e Maffucci. Na parte proximal do membro, apresenta-se sempre de forma solitária (Figura 23.13).

Clinicamente, o encondroma pode ser descoberto devido a dor decorrente de uma fratura patológica, por uma tumefação, por um achado casual, ou ser silencioso. A descoberta após uma fratura patológica, que é a revelação mais freqüente, geralmente apresenta uma história de dor decorrente de um traumatismo mínimo, que em situação normal não levaria à fratura. Por isso, deve ser suspeitado todas as vezes em que houver relato de fratura com um trauma insignificante. Quando o diagnóstico é dado devido a aumento de volume, de modo geral, o paciente se queixa de uma tumefação com crescimento lento e que, à palpação, é dura e com consistência que sugere osso. No achado casual, normalmente o paciente procura o médico por outro motivo, e na avaliação radiológica é evidenciada a lesão tumoral.

No exame radiográfico, nota-se uma imagem lítica, com pontilhado de calcificação no centro, cortical adelgaçada, abaulada e, em caso de fratura, com interrupção da cortical. Pode ser de localização central ou justacortical. Laboratorialmente, não há alteração.

Em termos de prognóstico, os tumores solitários distais são benignos, embora a transformação maligna, mesmo sendo rara, possa ocorrer em até 10% dos casos. Nas localizações proximais ou nas formas múltiplas, a taxa de malignização é maior, podendo chegar a 50% nestas últimas. Sempre que o tumor for maior na imagem da ressonância magnética que na radiografia, deve-se suspeitar de malignização.

O tratamento preconizado para os encondromas distais consiste em curetagem e enxerto e, para os proximais, ressecção em bloco.

No diagnóstico diferencial, deve ser considerada a possibilidade de encondroma latente (benigno), encondroma ativo e condrossarcoma de baixo grau, mas é difícil a diferenciação, além de outras hipóteses, como infarto ósseo, cisto ósseo simples e tumor de células gigantes. No infarto ósseo, a imagem radiológica é condensante, e não cavitária.

Na diferenciação com o condrossarcoma, deve-se considerar que no encondroma não há dor, a calcifi-

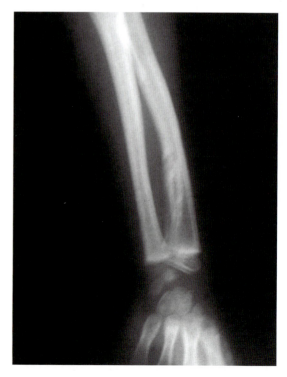

Figura 23.13 Imagem de encondroma no antebraço.

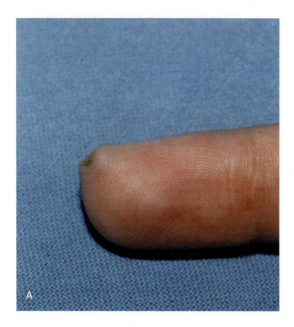
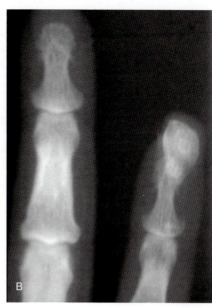

Figura 23.14 Osteocondroma de falange distal. **A.** Aspecto clínico. **B.** Aspecto radiológico.

cação da matriz é uniforme, não há erosão endosteal, e as células são pequenas, uniformes e com baixa celularidade, enquanto no condrossarcoma a dor está presente, assim como a erosão endosteal, há zonas de radiotransparência, e atipia celular de leve a moderada com alta celularidade.[22,23]

Osteocondroma

Tumor raro na mão, ocorre entre os 5 e 20 anos de idade e acomete mais as mulheres, na proporção de 2:1. Trata-se de um crescimento anômalo na metáfise próximo à cartilagem de crescimento, considerado como displasia da placa de crescimento. Podendo ser solitário ou múltiplo (enfermidade de Ombredane, enfermidade de Ehrenfreid e enfermidade de Helfenreich), este último é uma forma rara na mão. Nesta, a localização mais comum do osteocondroma é na falange proximal, embora possa ser encontrado em outros ossos (Figura 23.14).

Radiograficamente, é uma saliência na metáfise que pode ser séssil ou pediculada (Figuras 23.15 e 23.16) e, quando se verifica uma inclinação ulnar do antebraço ou do punho, caracteriza-se a deformidade de Bassel-Hagen. Não há alteração laboratorial.

O prognóstico é bom para o osteocondroma solitário, enquanto na forma múltipla podem ocorrer 10% de malignização, cujos sinais são: carapaça cartilaginosa de espessura superior a 2cm, áreas de radiotransparência e uma massa de tecido mole.

O tratamento consiste em ressecção, depois de finalizado o crescimento, englobando todo o periósteo da base.[22,23]

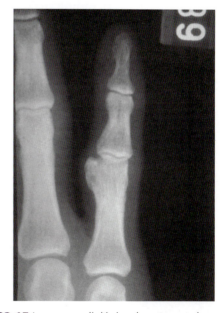

Figura 23.15 Imagem radiológica de osteocondroma na falange proximal.

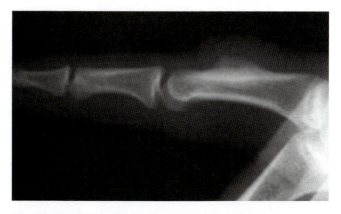

Figura 23.16 Osteocondroma de falange proximal com aspecto de exostose em torre.

Cisto ósseo aneurismático

Tumor muito raro na mão, benigno, mas invasivo, tem crescimento rápido e com alta taxa de recidiva. Atinge a faixa etária entre os 10 e os 30 anos, tem predileção por ossos longos e assim, na mão, acomete com mais freqüência os metacarpianos. É um tumor metafisário que respeita a epífise quando a mesma está aberta, mas pode localizar-se na diáfise, apesar de raramente.

O tumor pode manifestar-se em decorrência de uma fratura patológica, porém o mais freqüente é a dor, que se manifesta mesmo em repouso. Ao exame físico, a palpação revela aumento de volume doloroso com temperatura elevada na região, o que pode limitar os movimentos da articulação adjacente. Ocasionalmente, é assintomático, vindo a ser descoberto radiograficamente por outro motivo.

Radiograficamente, o tumor, como já mencionado, é metafisário, osteolítico, radiotransparente, com ou sem trabéculas, excêntrico e com corticais abauladas (Figura 23.17). Embora de modo pouco comum, localiza-se também nas falanges proximais e nos ossos do carpo. O estudo laboratorial é normal.

O diagnóstico diferencial deve ser feito com tumor de células gigantes, cisto ósseo simples e condroblastoma epifisário, devendo ser lembrado que, no cisto aneurismático, nunca há perfuração da cortical.

O tratamento preconizado consiste em curetagem, ressecção e enxerto, após embolização, realizada 48 horas antes. A radioterapia também é citada como opção terapêutica, mas há relatos de malignização com sua utilização. O prognóstico é bom, pois, apesar da recidiva, não há transformação maligna.

Cisto ósseo solitário

O cisto ósseo solitário, ou benigno, é um tumor muito raro na mão, de etiologia desconhecida, mas sem relato de malignização. Os poucos casos relatados ocorrem em crianças e adolescentes, na maioria das vezes do sexo masculino.

A localização do cisto ósseo simples no osso apresenta relação com sua atividade e, desse modo, os que se localizam próximo da cartilagem de crescimento são ativos, enquanto aqueles localizados distantes da epífise são latentes (Figura 23.18).

A forma de apresentação clínica do tumor, em geral, é uma fratura patológica e dor, ou aumento de volume indolor. Radiograficamente, é uma lesão metafisária ou metadiafisária, osteolítica, com ou sem trabeculação e de cortical adelgaçada. No seu interior encontra-se um líquido amarelado, e a anatomia patológica revela tecido conjuntivo fibroso e osteogênese nas proximidades da cortical. Não há alteração laboratorial.

O tratamento varia de injeção intracavitária com corticóide até curetagem e enxerto ósseo e colocação de parafusos com finalidade descompressiva. A cura espontânea pode ocorrer após uma fratura patológi-

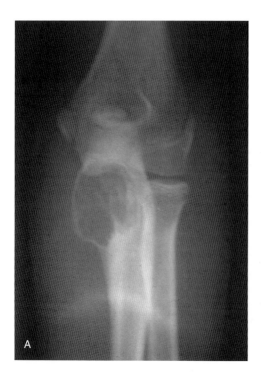
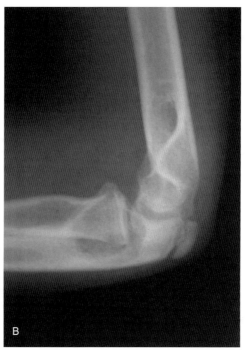

Figura 23.17A. Cisto ósseo aneurismático de ulna proximal. Em **B**, observa-se fratura patológica do mesmo caso.

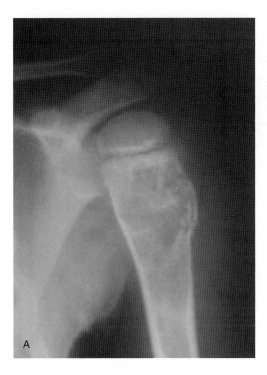
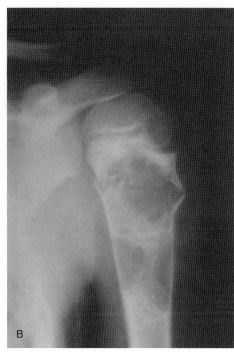

Figura 23.18 Imagens de cisto ósseo solitário ativo (**A**) e latente (**B**).

ca; no entanto, em qualquer das formas de tratamento ou cura espontânea, geralmente permanece uma cicatriz óssea definitiva. A recidiva, principalmente dos tumores ativos, é uma possibilidade forte, e deve sempre ser considerada.[23,25,26]

Fibroma condromixóide

Este tumor extremamente raro na mão, quando presente, acomete pacientes entre os 5 e os 20 anos de idade, incidindo igualmente em ambos sexos. Manifesta-se com uma tumefação indolor, podendo, raramente, apresentar dor de intensidade moderada. O diagnóstico diferencial é feito com o tumor de células gigantes e o fibroma não-ossificante.

O quadro radiográfico revela uma imagem cística com ou sem trabeculação, ovóide ou arredondada e excêntrica (Figura 23.19). Não há alteração laboratorial.

É de caráter benigno, porém recidivante, e os tratamentos recomendados são curetagem e enxerto (Figura 23.19) ou ressecção em bloco com reconstrução usando um bloco de enxerto ósseo.

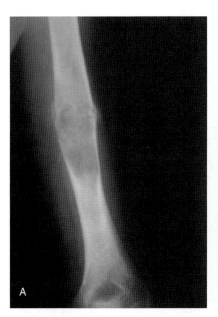
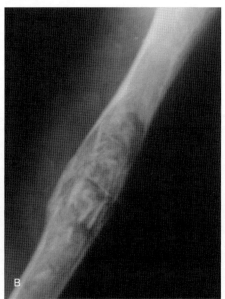
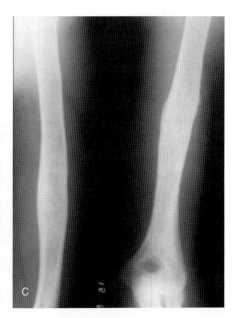

Figura 23.19 Fibroma condromixóide no úmero. **A.** Radiografia em AP. **B.** Radiografia em perfil. **C.** Após tratamento.

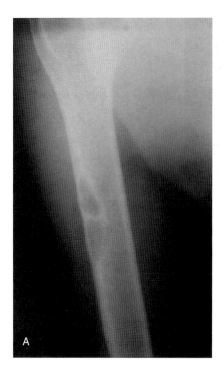 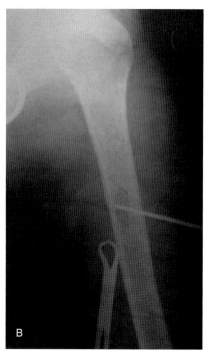

Figura 23.20A. Imagem de bolhas em um fibroma não-ossificante. **B.** Punção-biópsia da mesma lesão.

Fibroma não-ossificante

Este tumor ocorre em crianças, tem localização metafisária e excêntrica e é multilobulado, lembrando o aspecto de bolhas. É possível que exista fratura patológica, mas, apesar disso, se o tumor for de pequena dimensão, recomenda-se não executar qualquer procedimento; no entanto, nos tumores maiores, a curetagem e a enxertia óssea estão indicadas (Figuras 23.20 e 23.21).

Osteoclastoma (tumor de células gigantes)

Apesar de misteriosos quanto à origem e ao comportamento, acredita-se que os osteoclastomas provenham do tecido conjuntivo de sustentação da medula óssea, e seu comportamento é muito incerto, mas sabe-se que é um tumor benigno que por vezes pode malignizar e apresentar metástases, principalmente para o pulmão, e a recidiva é freqüente.

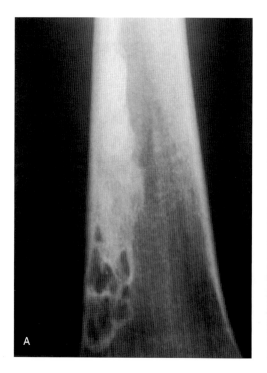 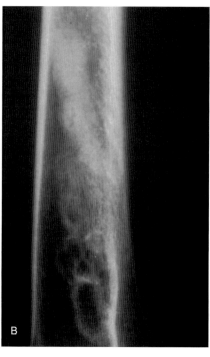

Figura 23.21 Fibroma não-ossificante extenso com imagem de bolhas e grande possibilidade de fratura. Radiografias em AP (**A**) e perfil (**B**).

Tumores dos Membros Superiores 569

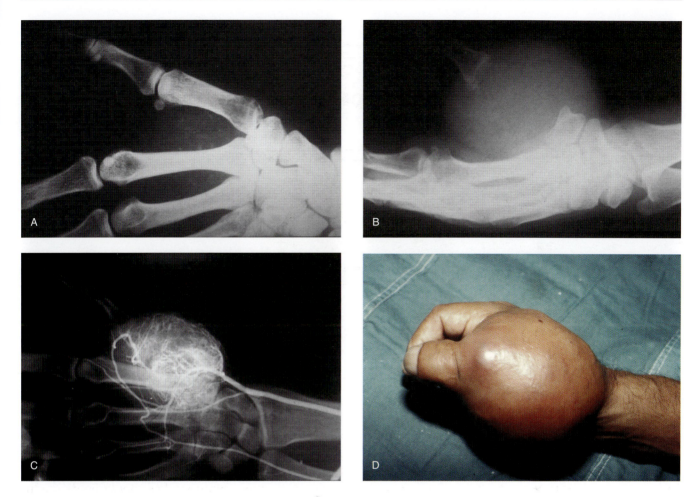

Figura 23.22 Tumor de células gigantes na base do primeiro metacarpiano. **A.** Imagem lítica. **B.** Após 4 meses de evolução. **C.** Imagem arteriográfica. **D.** Imagem ectoscópica.

São encontrados em pacientes na faixa etária compreendida entre os 20 e os 40 anos, tendo a terceira década como pico de ocorrência. São raros na mão, mas podem ser encontrados tanto nas falanges como nos metacarpianos (Figura 23.22), e até mesmo nos ossos do carpo, embora em incidência baixíssima. Na mão, a sua localização mais comum é no terço distal do rádio (Figura 23.23).

A manifestação clínica do tumor de células gigantes pode ser por aumento de volume endurecido e doloroso à palpação, porém o mais comum é o paciente queixar-se de uma dor surda, permanente e bem localizada. A ocorrência de fratura patológica da cortical afinada e, conseqüentemente, dor não é incomum.

O quadro radiológico é de uma lesão lítica, radiotransparente, expansiva, com contornos nítidos e cortical adelgaçada (Figura 23.24), podendo estender-se até a diáfise (Figuras 23.24 e 23.25) e, como já mencionado, apresentar fratura patológica (Figura 23.25). A trabeculação, quando presente, lembrando bolhas de sabão, sugere recidiva. As calcificações no interior da lesão são raras.

O diagnóstico diferencial é feito com vários tumores, como cisto ósseo simples, cisto ósseo aneurismático, fibroma condromixóide, fibroma não-ossificante, condroblastoma e, em casos de malignização, deve-se considerar a possibilidade de fibrossarcoma e fibroistiocitoma maligno.

O tratamento preconizado consiste na ressecção em bloco ou curetagem associada à instilação de acido fénico ou nitrogênio líquido, seguida de cimentação.[22,23,27,28]

Condroblastoma epifisário (tumor de Codman)

Este tumor benigno acomete mais os homens (2:1) entre os 10 e os 20 anos de idade. Clinicamente, o paciente apresenta artralgia, hidrartrose e possível fratura patológica.

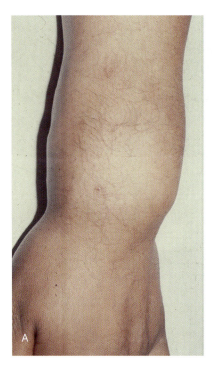
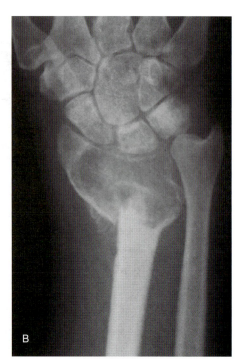

Figura 23.23 Tumor de células gigantes localizado no terço distal do rádio. **A.** Aspecto clínico. **B.** Aspecto radiológico mostrando fratura patológica.

Radiograficamente, a imagem é de um tumor epifisário, excêntrico, cístico com pontilhados e bordas escleróticas (Figura 23.26). Não há alteração laboratorial.

O tratamento recomendado inclui curetagem e enxerto ósseo, mesmo sendo sensível à radioterapia, pois este tipo de tratamento é perigoso para a cartilagem de crescimento.

O diagnóstico diferencial a ser feito é com fibroma condromixóide, cisto ósseo aneurismático, tumor de células gigantes e osteossarcoma.

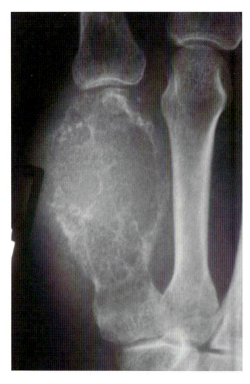

Figura 23.24 Lesão expansiva de cortical afilada no quinto metacarpiano, correspondendo a um tumor de células gigantes.

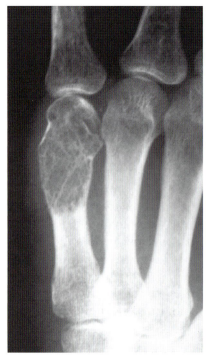

Figura 23.25 Fratura patológica de um metacarpiano onde uma massa tumoral ocupa a metáfise e estende-se para a diáfise, em um caso de tumor de células gigantes.

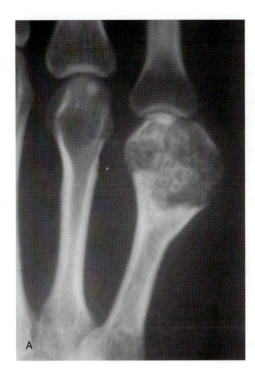
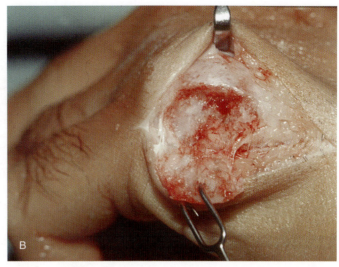

Figura 23.26 Imagem lítica com calcificação intratumoral (**A**) e ressecção e biópsia (**B**) que revelou tumor de Codman.

Sarcoma de Ewing

Como as demais neoplasias malignas, também o sarcoma de Ewing é raro na mão. Se presente, acomete preferencialmente jovens na primeira década de vida, apresentando dor, tumefação, sinais flogísticos, hemossedimentação elevada e, ocasionalmente, febre. Pode ocorrer em metacarpianos e falanges.

É um tumor sensível à radioterapia, mas o procedimento recomendado é a ressecção cirúrgica.

Condrossarcoma

Tumor maligno com predominância entre os 30 e os 60 anos de idade, prevalece no sexo masculino, em uma proporção de 2:1, embora algumas séries refiram acometimento similar entre os sexos. A apresentação clínica mais comum é com dor de intensidade moderada e aumento de volume, que pode chegar a grandes dimensões, apesar do crescimento lento.

A imagem radiológica é de uma massa osteolítica com calcificações, de localização central ou periférica (Figuras 23.7 a 23.9). Os sinais de malignização que podem ser percebidos são invólucro cartilaginoso de espessura maior que 2cm, novas áreas de radiotransparência, onde antes havia osso mineralizado, e aumento dos tecidos moles.

Este tumor apresenta-se em três graus de agressividade, quais sejam: baixo, intermediário e alto. Por outro lado, também apresenta variação quanto à classificação, podendo ser ósseo, e neste caso central e periférico, ou extra-esquelético, justacortical ou de partes moles, periostal, mesenquimatoso ou de células claras. Há discussão quanto à etiologia do condrossarcoma, mas tudo leva a crer que seja uma malignização do encondroma; no entanto, esta relação não foi verificada em todos os casos. O diagnóstico diferencial com o osteossarcoma é fundamental.

A despeito de ser um tumor maligno com baixo índice de metástases, mas com grande agressividade local, grande parte dos autores recomenda uma amputação do raio, mas a ressecção pode ser realizada também de forma oncológica ou por meio de uma ressecção ampla em lugar da ressecção radical com amputação do raio (Figuras 23.27 a 27.29). O tumor é pouco sensível à quimioterapia e à radioterapia.[5,29]

Osteossarcoma

O osteossarcoma é um tumor extremamente raro na mão. Em geral, acomete indivíduos jovens, entre 10 e 25 anos de idade, e manifesta-se inicialmente com dor, aumento progressivo de volume por uma massa tumoral que, à palpação, pode apresentar dolorimento ou dor moderada (Figura 23.30). O paciente pode apresentar perda de peso.

Radiograficamente, a imagem é de uma massa expansiva com esclerose ou osteólise difusa e ruptura da cortical em 90% dos casos; respeita a cartilagem

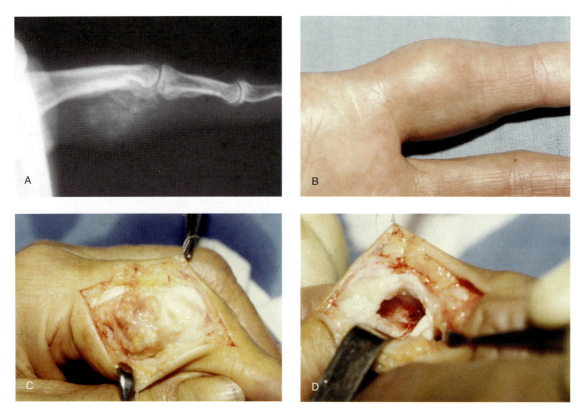

Figura 23.27 Condrossarcoma de falange proximal. **A.** Imagem radiológica. **B.** Aspecto ectoscópico. **C.** Exposição do tumor. **D.** Cavidade no osso após ressecção.

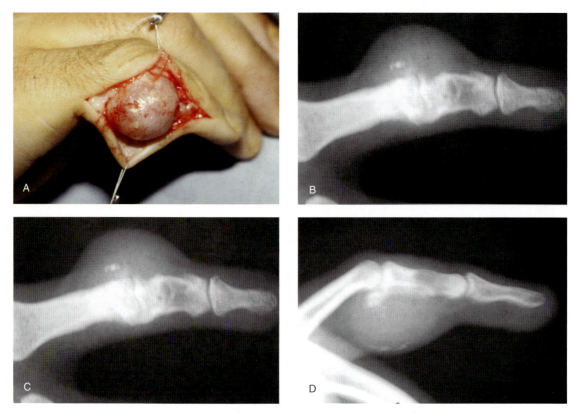

Figura 23.28 Condrossarcoma de falange média. **A.** Aspecto macroscópico no peroperatório. **B.** Radiografia onde se percebe calcificação intratumoral. **C** e **D.** Cavidade óssea após ressecção.

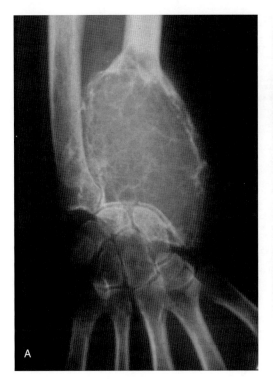 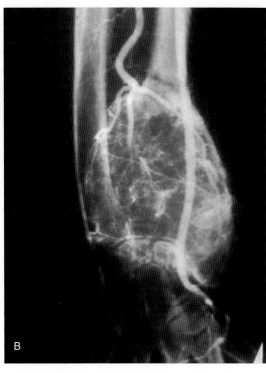

Figura 23.29 Condrossarcoma do terço distal do rádio. **A.** Radiografia simples. **B.** Arteriografia.

de crescimento e pode ser notado o triângulo de Codman. Como em todo tumor, especialmente os malignos, a ressonância magnética faz parte da propedêutica (Figura 23.30).

Histologicamente, pode ser osteoblástico, fibroblástico ou condroblástico, enquanto a apresentação pode ser clássica, hemorrágica, de células pequenas, secundária, justacortical e periostal. O tumor apresenta-se com dois graus de agressividade: alto e baixo, podendo ocorrer metástase pulmonar em menos de 1 ano de evolução, além de serem freqüentes as células "SKIP".

O tratamento recomendado segue a linha já descrita para os tumores malignos com ressecção, mas neste caso estão também indicadas a radioterapia e a quimioterapia.

Fibrossarcoma

Este tumor de evolução lenta, ocorre, na maioria das vezes, em ossos longos de pacientes entre os 40 e os 60 anos de idade, tendo como manifestação freqüente a dor.

Radiograficamente, nota-se uma lesão osteolítica central ou periférica, diafisária ou metafisária (Figuras 23.31 e 23.32). Como são freqüentes as metástases, a cintilografia (Figura 23.32), como em todo tumor maligno, é um exame complementar muito útil, assim como a ressonância magnética, para determinação dos limites da lesão (Figura 23.32). O fibrossarcoma pode ser primitivo ou secundário a doença de Paget, TCG (irradiado), displasia fibrosa, osteomielite crônica e condroma.

Os diagnósticos diferenciais a serem considerados são com osteossarcoma e histiocitoma fibroso.

O tratamento consiste em ressecção ampla ou radical, seguida de quimioterapia. A radioterapia, pouco eficaz, é reservada para casos inoperáveis.

Lipossarcoma

Tumor raro que acomete indivíduos, normalmente, com mais de 40 anos, é doloroso, metastático e recidivante.

Anatomopatologicamente, pode ser de cinco tipos:

a. Tipo lipoma.
b. Tipo mixóide (bem diferenciado).
c. Tipo células redondas.
d. Tipo pleomórfico (pouco diferenciado).
e. Tipo misto.

Radiograficamente, apresenta radiotransparência (Figura 23.33).

O tratamento depende do estadiamento, podendo ser ressecção ampla ou amputação, associadas à quimioterapia sistêmica.

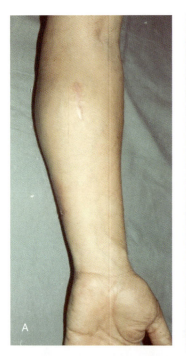
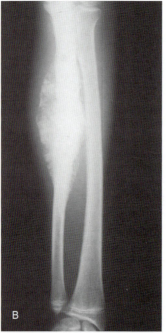
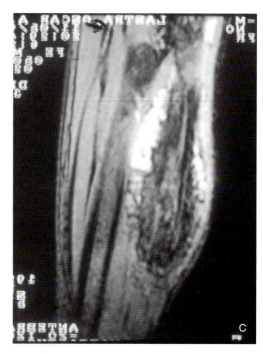
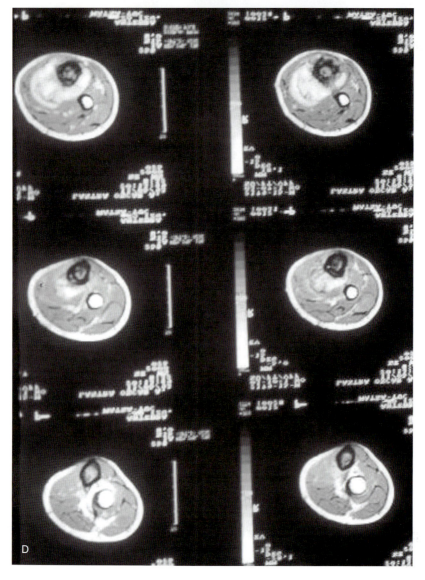

Figura 23.30 Osteossarcoma de ulna. **A.** Aspecto clínico. **B.** Aspecto radiológico. **C** e **D.** Cortes da ressonância magnética para estudo dos compartimentos.

Tumores dos Membros Superiores 575

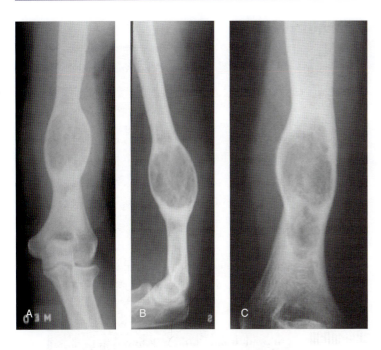

Figura 23.31 Fibrossarcoma de úmero. **A.** Tumor com 1 ano de evolução. **B.** Imagem em perfil mostrando afinamento da cortical. **C.** Após curetagem.

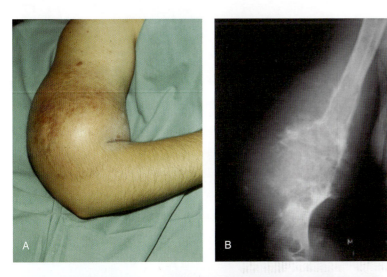

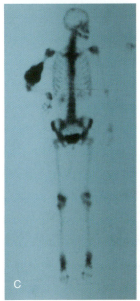

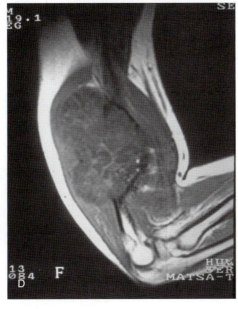

Figura 23.32 Fibrossarcoma de úmero. **A.** Aspecto clínico. **B.** Imagem radiológica com aspecto de explosão de granada. **C.** Cintilografia óssea. **D.** Ressonância magnética mostrando comprometimento vasculonervoso, muscular e ósseo.

Metástases

São de ocorrência incomum na mão, mas, quando presentes, situam-se nas falanges distais. Normalmente, há história pregressa de tumor e, de acordo com a idade do paciente, a origem é como se segue: entre 0 e 5 anos, leucemia ou neuroblastoma; entre 6 e 25 anos, osteossarcoma, Ewing, melanoma; maiores de 40 anos, se homens, próstata e pulmão (Figura 23.34), se mulheres, mama (Figura 23.35) e tireóide.

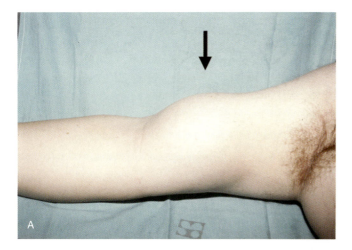
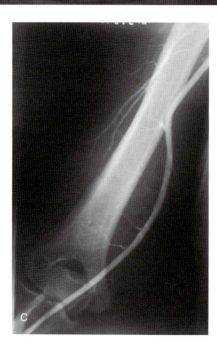

Figura 23.33A. Deformidade do braço decorrente de lipossarcoma **B.** Ressonância magnética revelando localização intracompartimental. **C.** Imagem arteriográfica.

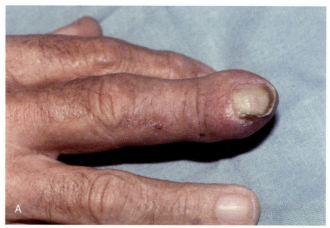
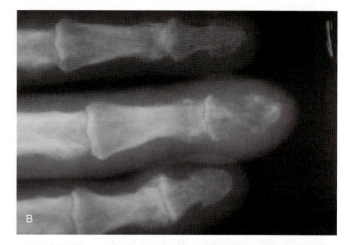
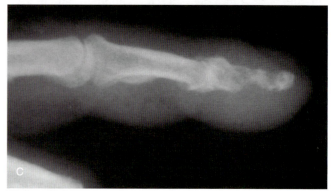

Figura 23.34 Metástase óssea de tumor broncogênico. **A.** Aspecto clínico. **B.** Imagem em AP com lise óssea. **C.** Imagem radiológica em perfil, observando lise.

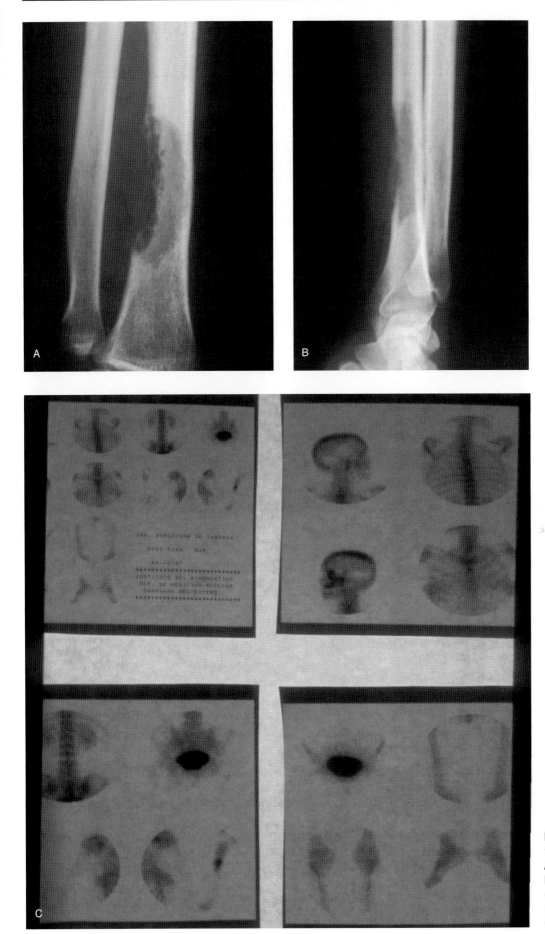

Figura 23.35 Metástase de tumor de mama no rádio. **A.** Radiografia em frontal. **B.** Em perfil, revelando mais de 50% de acometimento e possibilidade de fratura. **C.** Cintilografia (*continua*).

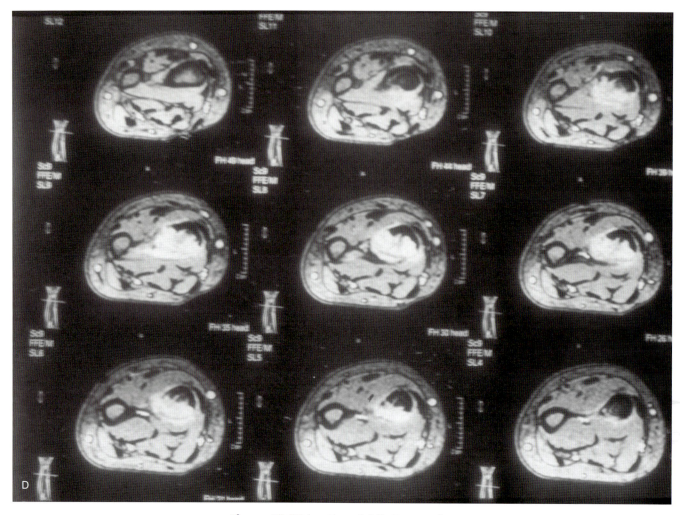

Figura 23.35 (*continuação*) **D.** Tomografia.

Como em outras lesões tumorais, aqui também a manifestação clínica pode surgir por meio de dor e fratura patológica. A imagem radiológica é, geralmente, de uma lesão osteolítica, embora, nos casos de metástases da mama e da próstata, imagens escleróticas e osteogênicas possam estar presentes.

O tratamento dessas lesões segue os princípios do tratamento oncológico, devendo ser consideradas a lesão primária e as lesões metastáticas.

TUMORES DE PARTES MOLES

Apesar de a presença de uma massa indolor e de crescimento lento freqüentemente levar à suspeita de lesão benigna, é sempre bom estar atento, pois muitos dos sarcomas de tecidos moles têm amiude um curso insidioso e com poucas manifestações clínicas. Os tumores de partes moles mais comuns na mão são:[30,31]

Cisto sinovial (*ganglion*)

O tumor mais freqüente na mão, representa em torno de 70% dos tumores de partes moles encontrados neste segmento do corpo, geralmente localizado próximo de uma articulação ou tendão.

A etiologia do cisto sinovial ainda não está inteiramente clara, mas, do ponto de vista histológico, pode ser considerado uma lesão degenerativa do tecido conjuntivo. Na verdade, ainda se discute muito sobre a origem do cisto, havendo hipóteses de etiologia traumática, degenerativa e idiopática.

As mulheres são mais acometidas, em uma proporção de 2:1 a 3:1, sendo a maior incidência entre os 20 e os 40 anos de idade; no entanto, pode ser encontrado tanto em crianças como em pacientes idosos, com mais de 80 anos. Os locais mais freqüentes de desenvolvimento do cisto sinovial são o dorso do punho (ligamento escafossemilunar [61%]) a região volar do punho (ligamento ecafotrapezoidal [20%])

Tumores dos Membros Superiores

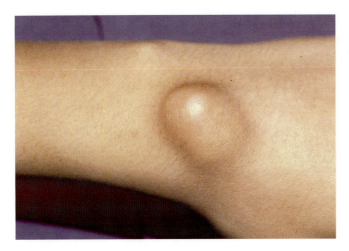

Figura 23.36 Cisto sinovial dorsal com origem na escafossemilunar.

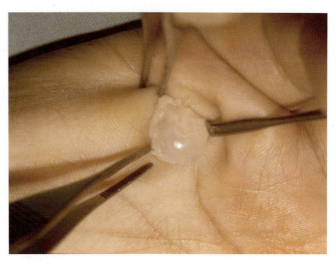

Figura 23.38 Cisto sinovial de bainha de tendão flexor.

(Figuras 23.36 e 23.37), especialmente no lado radial, e a bainha dos tendões flexores (10%) (Figura 23.38), mas, como já mencionado, pode ocorrer próximo de qualquer articulação ou tendão, ou até mesmo intra-ósseo.

Clinicamente, o cisto sinovial é, na maioria das vezes, assintomático, e o que leva o paciente à consulta médica é a motivação estética ou a necessidade de esclarecimento diagnóstico. Ocasionalmente, o paciente pode queixar-se de dor, especialmente quando faz a extensão do punho com descarga de peso. Excepcionalmente, pode haver sintoma de compressão nervosa ou vascular (Figura 23.39). Ao exame físico, encontra-se uma massa visível e palpável, de volume e consistência variados, não aderente à pele e normalmente indolor.

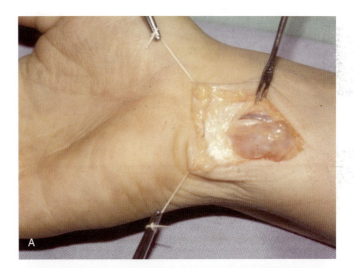

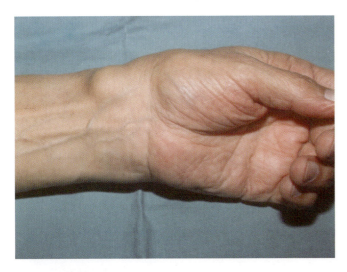

Figura 23.37 Cisto sinovial volar, que pode ter origem na articulação escafotrapezoidal.

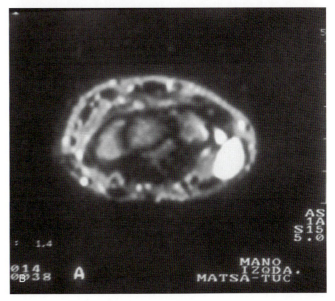

Figura 23.39 Cisto sinovial comprimindo o nervo ulnar no canal de Guyon. **A.** Aspecto cirúrgico. **B.** Aspecto na ressonância magnética.

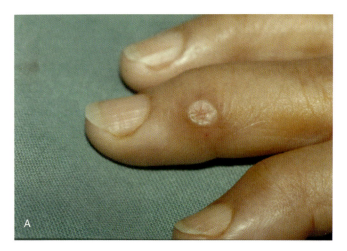
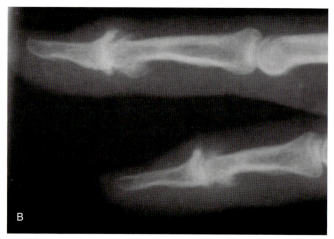

Figura 23.40A. Cisto mucoso infectado. **B.** Aspecto radiológico com artrose nas articulações IFD.

A radiografia é normal, exceto nos casos de cisto sinovial intra-ósseo e naqueles associados à degeneração osteoartrítica.

A regressão espontânea do cisto pode ocorrer em muitos casos e, como não se trata de uma lesão maligna, o paciente é orientado quanto ao prognóstico da lesão e aconselhado a aguardar a evolução, pois a cirurgia tem os seus riscos e, às vezes, é melhor não operar.

Quando o paciente deseja tratamento, ou nos casos sintomáticos, pode ser realizada uma aspiração, seguida de injeção de corticóide ou uma substância esclerosante, porém este é um procedimento controverso e com alta taxa de recidiva. Outro procedimento que pode ser realizado e com melhor prognóstico quanto à recidiva, mas ainda assim com índices de recidiva por volta de 40% a 50%, é a ressecção cirúrgica que, se realizada, não deve ter a cápsula suturada.

Cisto mucoso

Este tumor, pouco freqüente, quando presente, localiza-se especialmente nas IFD e IF do polegar.

Localiza-se, quase que exclusivamente, na fase dorsal das referidas articulações, em pacientes entre os 50 e os 90 anos de idade, principalmente mulheres, em uma proporção de 3:1. Apresenta dimensões de 3 a 5mm de diâmetro, é aderente a pele e não apresenta cápsula; normalmente, é indolor, mas pode estar associado à osteoartrose (Figura 23.40) e então apresentar dor. Pode haver regressão espontânea, da mesma forma que pode fistulizar e, às vezes, ocorrer infecção (Figura 23.40). Quando a lesão comprime a matriz ungueal, nota-se uma depressão na unha ao longo de toda sua extensão (Figura 23.41).

Histologicamente, trata-se de uma variação do cisto sinovial sem parede ou cápsula, mas com comunicação com a articulação. Não há relato de traumatismo associado a sua etiologia.

Nos casos em que se verificam dor, deformidade ou ulceração, ou mesmo quando por motivos estéticos, há um forte desejo de retirada por parte do paciente, a cirurgia está indicada. Caso esta venha a ser realizada, a lesão deve ser removida em seu todo, incluindo pele, cisto e osteófito, se presente, caso contrário, a chance de recidiva é muito grande. A área cruenta conseqüente à ressecção em bloco deve ser coberta com enxerto de pele ou retalhos que variam a depender da experiência e da habilidade de cada cirurgião com cada uma das técnicas possíveis. Ocasionalmente, a depender do grau da osteoartrose que o acompanha, a artrodese deve ser considerada.

Lipoma

Embora seja o tumor de origem mesenquimatosa mais freqüente, não é tão comum na mão. Pode ser encontrado em qualquer idade, porém é mais freqüente

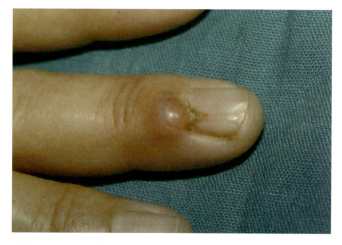

Figura 23.41 Cisto mucoso levando a deformidade da unha.

Tumores dos Membros Superiores

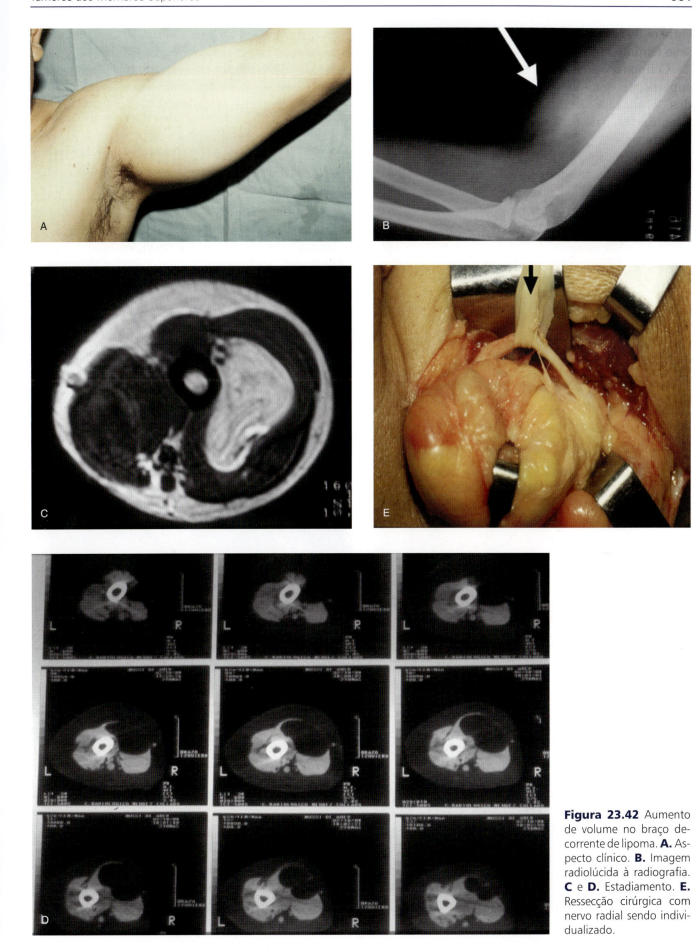

Figura 23.42 Aumento de volume no braço decorrente de lipoma. **A.** Aspecto clínico. **B.** Imagem radiolúcida à radiografia. **C** e **D.** Estadiamento. **E.** Ressecção cirúrgica com nervo radial sendo individualizado.

entre os 30 e os 60 anos de idade, com predomínio no sexo feminino (2:1).

O lipoma apresenta-se de duas formas ou tipos: superficiais, que são os lipomas benignos, e profundos, localizados em músculo, nervo, sinovial ou adjacente ao osso no periósteo, e que podem apresentar malignização.

A apresentação clínica dos lipomas não é rica, e eles são, geralmente, assintomáticos, de crescimento lento e de tamanhos variados; no entanto, algumas vezes podem comprimir nervos e apresentar sintomas decorrentes da compressão. A consistência do tumor é mole, e ele não adere aos planos profundos. Nos casos localizados profundamente, no entanto, a palpação é mais difícil, e os exames por imagens se tornam essenciais (Figura 23.42). A localização mais freqüente do tumor é na região palmar, podendo ocorrer uma lipomatose múltipla (doença de Dercum) (Figura 23.43).

Apesar de assintomático e de ser benigno quando superficial, a indicação cirúrgica está indicada em função do risco de erro diagnóstico; contudo, nos casos sintomáticos, a cirurgia é imperativa, e consiste na ressecção do tumor, o qual é separado dos tecidos vizinhos, que devem ser preservados. Os lipomas profundos, sem plano de clivagem com as estruturas vizinhas, devem ser ressecados na sua totalidade.[22,23,32]

Tumor de células gigantes da bainha de tendão (xantoma)

Depois do cisto sinovial, é o tumor mais freqüente na mão, acometendo preferencialmente pessoas na quarta e quinta décadas de vida (70%). Também denominado xantoma ou sinovite vilonodular pigmentada, é uma lesão benigna, não-invasiva, que cresce através dos planos dos tecidos e pode ser multilobulada; embora não seja invasiva, pode apresentar erosão da cortical óssea por compressão (Figura 23.44). O tratamento consiste em ressecção de todo o tecido do tumor, mas ainda assim a recidiva não é infreqüente, girando em torno de 50%. O diagnóstico diferencial é feito com o sarcoma sinovial.

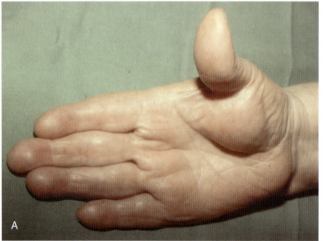
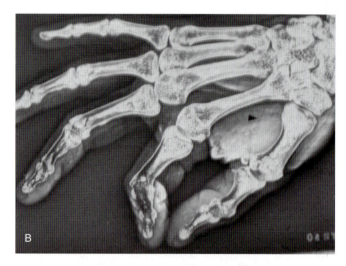
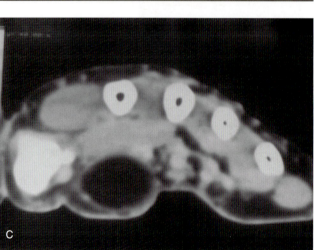
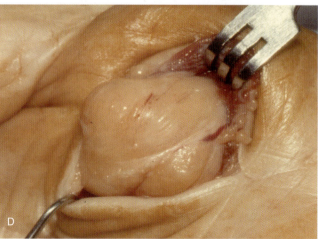

Figura 23.43 Lipoma na mão. **A.** Aspecto clínico. **B.** Aspecto radiológico. **C.** Ressonância. **D.** Aspecto cirúrgico.

Tumores dos Membros Superiores

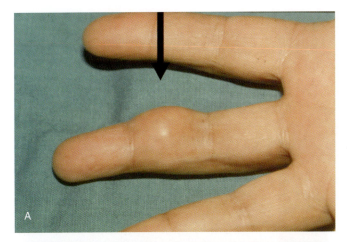

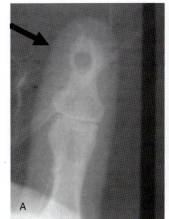
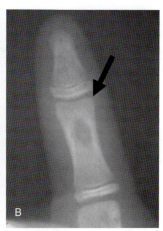

Figura 23.45 Cisto epidermóide ou de inclusão na falange distal. (**A**) e na falange média (**B**).

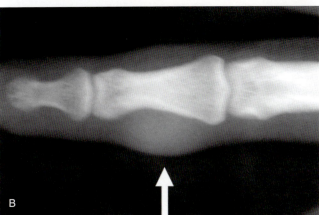

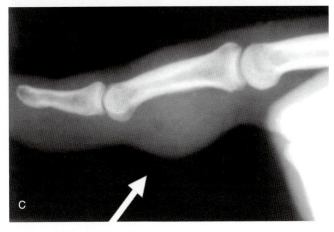

Figura 23.44 Tumor de células gigantes de partes moles. Localização volar (**A**), depressão óssea por compressão, observada em AP (**B**) e perfil (**C**).

é indolor e de crescimento lento, mas com o crescimento acaba por apresentar deformidades (Figuras 23.46 e 23.47). Quando localizado no osso apresenta, à radiografia, uma imagem radiolucente, cortical afinada e de localização central.

O tratamento proposto para esse tipo de tumor é a ressecção, que deve ser feita em sua totalidade, para que

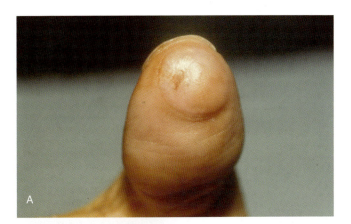
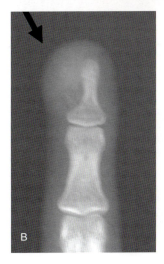

Figura 23.46 Cisto de inclusão na falange distal, local mais freqüente, levando a deformidade do dedo (**A**) e depressão óssea por compressão (**B**).

Cisto de inclusão

Também conhecido como cisto epidermóide, costuma ser encontrado na falange distal, especialmente em trabalhadores braçais expostos com mais freqüência a ferimentos dos dedos, visto ser decorrente de implantação de células epiteliais em tecidos subjacentes a estes, inclusive o osso (Figura 23.45). Normalmente,

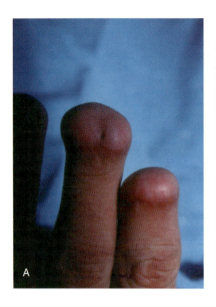
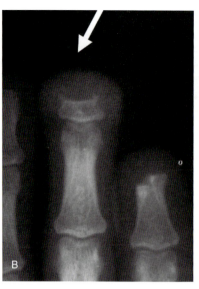

Figura 23.47 Deformidade do dedo devido a cisto de inclusão na falange distal (**A**), levando à absorção óssea por compressão.

a possibilidade de recidiva seja reduzida, uma vez que sua ocorrência não é rara (Figuras 23.48 e 23.49).

Tumor glômico

Tumor de origem neuromioarterial, está relacionado com os ductos de Sucquet-Hoyer, um termorregulador normal. Não é muito freqüente e, talvez por isso, não costuma ser diagnosticado corretamente.

Em mais de 50% dos casos tem localização subungueal e é caracteristicamente doloroso, principalmente ao frio e à pressão. Tem pequena dimensão, menos de 1cm, sendo, no entanto, bem localizado com ajuda da ponta de uma caneta ou clipe. Quando subungueal, fora da área coberta com pele, pode ser observada uma coloração azulada, como também pode haver deformidade da unha (Figuras 23.50 e 23.51).

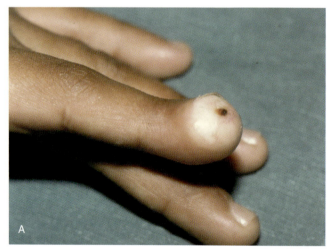
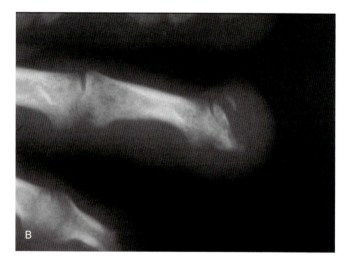
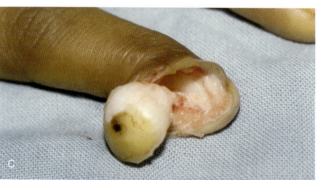

Figura 23.48 Cisto epidermóide: **A.** Aspecto pré-operatório. **B.** Imagem radiológica. **C.** Aspecto macroscópico após ressecção.

Tumores dos Membros Superiores

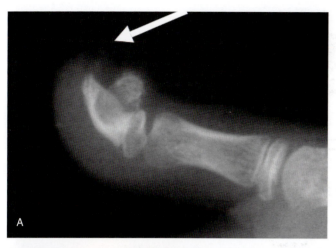
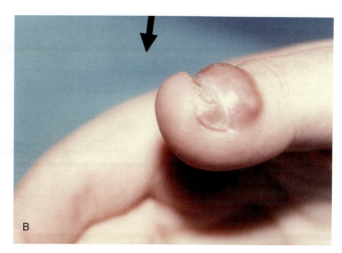
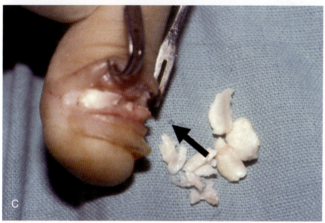

Figura 23.49 Calcificação na falange distal de um cisto epidermóide (**A**), causando deformidade da matriz ungueal (**B**) e levando à formação de múltiplas unhas (**C**).

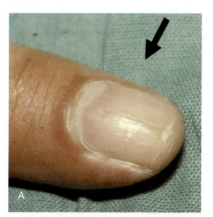
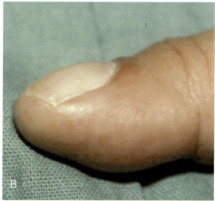
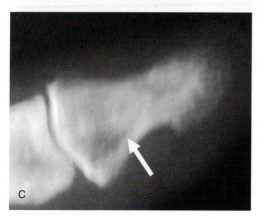
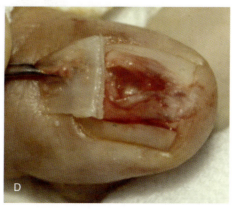

Figura 23.50 Aspecto clínico de um tumor glômico subungueal onde se nota coloração violácea (**A**), deformidade da unha (**B**), lesão lítica por compressão do osso (**C**) e nicho do tumor observado no peroperatório (**D**).

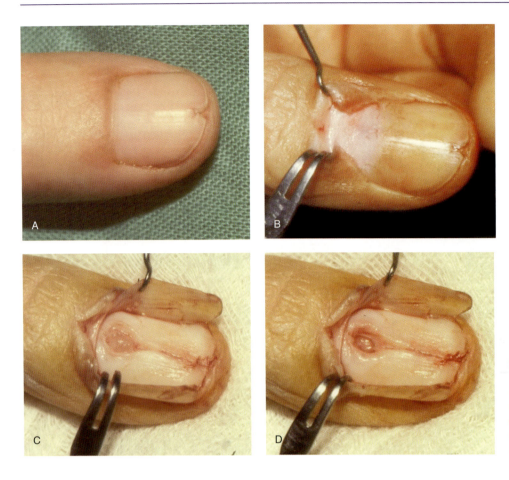

Figura 23.51A. Unha encurvada e com fissura em decorrência de um tumor glômico. **B.** Aspecto violáceo do tumor subungueal. **C.** Exposição do tumor após abertura do leito ungueal. **D.** Nicho do tumor observado no peroperatório.

O tratamento consiste na ressecção da lesão, mas a recidiva pode ocorrer independente de a retida ser completa ou não.

Fibroma digital infantil

Este tumor é de ocorrência rara mas, quando presente, afeta pacientes com menos de 20 anos. É encontrado nas regiões palmar e dorsal dos dedos ou da mão. Tem origem na derme, apresenta dor de baixa intensidade e pode ser encontrado em tamanhos variados. A regressão espontânea pode ocorrer mas, caso não aconteça, ou o tumor seja de dimensão considerável, a ressecção cirúrgica é efetuada, podendo haver recidiva em até 60% dos casos (Figuras 23.52 a 23.54).

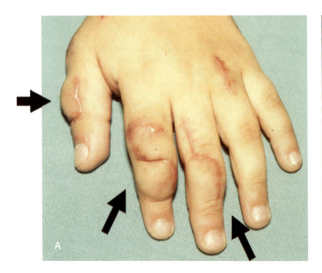
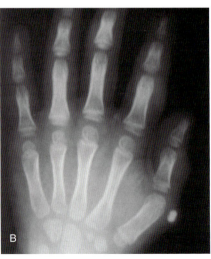

Figura 23.52A. Fibroma digital infantil, recidivado. **B.** Aspecto radiológico mostrando calcificação.

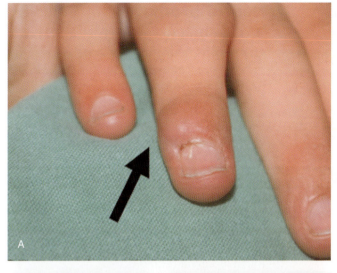
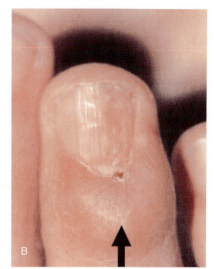
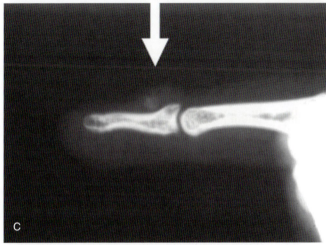

Figura 23.53 Fibroma digital infantil, recidivado, localizado na parte dorsal da falange distal (**A**), e com lesão da matriz ungueal (**B**). Em **C**, aspecto radiológico.

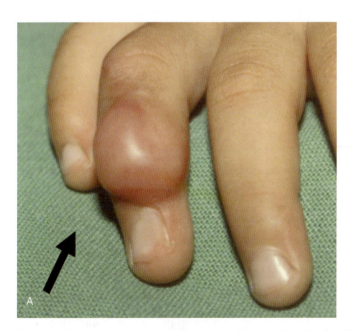
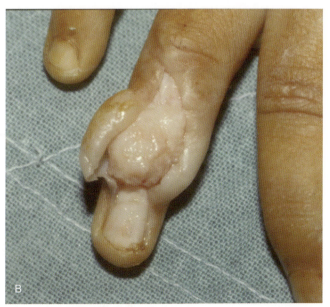

Figura 23.54 Aspecto ectoscópico de um fibroma digital infantil (**A**) exposto cirurgicamente (**B**) para ressecção. É grande o índice de recidiva.

Tumores desmóides ou fibromas invasivos

São tumores raros que se localizam, geralmente, na raiz do membro, no músculo ou no osso, levando, no primeiro caso, a retração e, no segundo, a alargamento ósseo e deformidade. São indolores, progressivos, invasivos e recidivantes (50% a 80%) (Figura 23.55). Não apresentam metástases.

O tratamento recomendado consiste em ressecção oncológica, radioterapia e, às vezes, amputação. O diagnóstico diferencial deve ser feito com lipoblastoma, lipossarcoma mixóide, rabdomiossarcoma embrionário e fibrossarcoma.

Neurofibroma

Com freqüência associado à doença de Recklinghausen, o neurofibroma apresenta-se de duas formas: tumor cutâneo, ou *molluscum fibrosum*, e neurofibromatose de Recklinhausen, que vem associada à manchas café com leite, tumores nervosos e anomalias esqueléticas. O neurofibroma pode apresentar transformação maligna em 10% a 15% dos casos. A macrodactilia não é um achado incomum nos portadores de neurofibroma (Figura 23.56).

A dor pode ser uma queixa do paciente que apresenta lesões múltiplas de tamanhos variados, às vezes causando deformidades (Figura 23.57). Na forma cutânea, as lesões são pequenas e moles, geralmente localizadas na região dorsal.

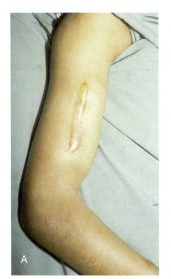
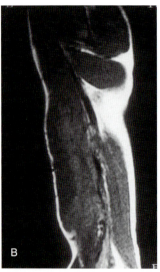
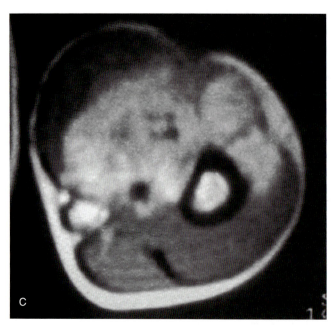

Figura 23.55 Tumor desmóide atingindo o braço (**A**) e estudo com ressonância magnética para finalidade de estadiamento (**B** e **C**).

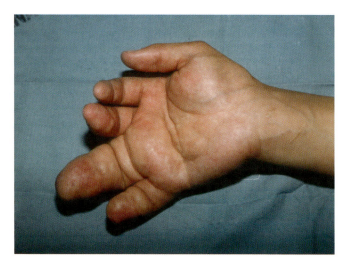

Figura 23.56 Macrodactilia associada a neurofibromatose.

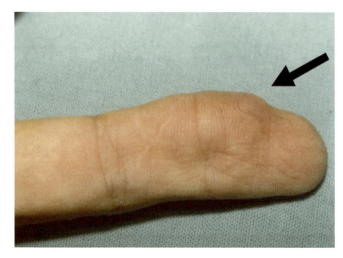

Figura 23.57 Neurofibroma localizado na região palmar da falange distal, superficialmente.

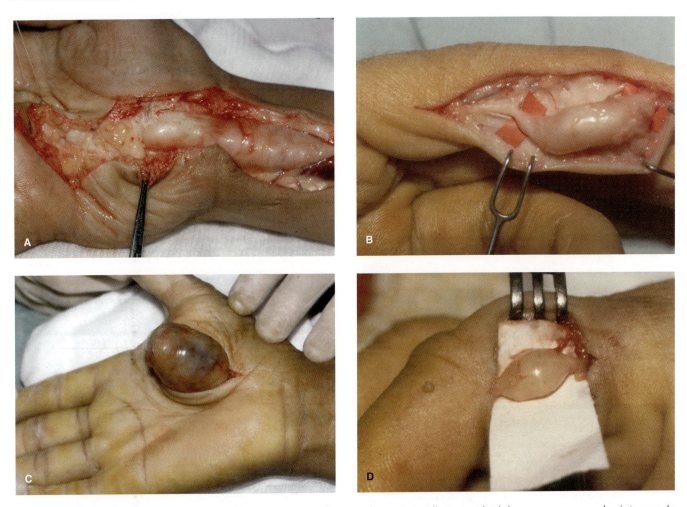

Figura 23.58 Várias localizações de neurofibroma. **A.** Neurofibroma do nervo mediano no túnel do carpo, provocando sintomas de síndrome do túnel do carpo. **B.** Nervo digital. **C.** Região tenar. **D.** Em um nervo colateral.

O neurofibroma é formado de um estroma frouxo de pequenas células fusiformes e fibras colágenas, com disposição plexiforme das fibras nervosas, o que torna extremamente difícil a dissecção das fibras do tumor.

O tratamento cirúrgico está indicado nos casos em que há crescimento rápido e suspeita de malignização (Figura 23.58). O tumor deve ser ressecado em toda sua extensão, mas isto é praticamente impossível sem que haja lesão nervosa, ainda que com o auxílio de instrumental de magnificação.

Neurilemoma (ou schwanoma)

Diferente do neurofibroma, o neurilemoma não cresce entre as fibras nervosas, mas paralelo às fibras do nervo, o que torna mais fácil sua individualização e ressecção. Não costuma ser doloroso, mas, se a dor estiver presente, é de baixa intensidade, assim como também não apresenta malignização, mas ainda assim, como nos tumores quase que de uma forma geral, deve ser bem inventariado (Figura 23.59). É de pequena dimensão, e a ressecção cirúrgica, facilitada pela disposição das suas fibras, é o tratamento indicado, devendo ser feita sob magnificação (Figura 23.60).

Hemangiomas

Podem ser de dois tipos: imaturos ou fásicos e maduros.

Os hemangiomas imaturos ou fásicos são freqüentes até o quarto ano de vida e apresentam regressão espontânea. Os do segundo tipo, maduros, podem ser congênitos ou adquiridos e não regridem espontaneamente. O tratamento do hemangioma maduro consiste em ressecção cirúrgica (Figuras 23.61 e 23.62) ou uso sistêmico de prednisona ou terapia com alfa-2-interferon.

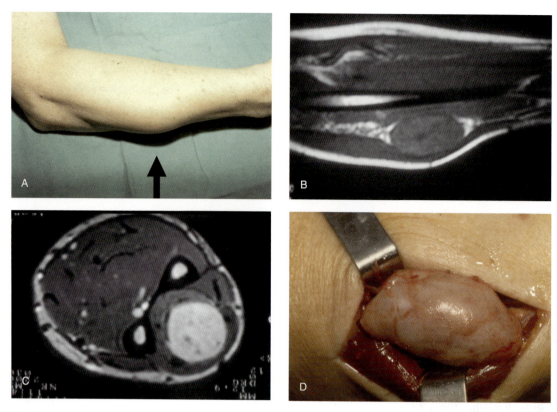

Figura 23.59 Neurilemoma localizado no antebraço. **A.** Aspecto clínico. **B** e **C.** Estadiamento com ressonância. **D.** Ressecção cirúrgica.

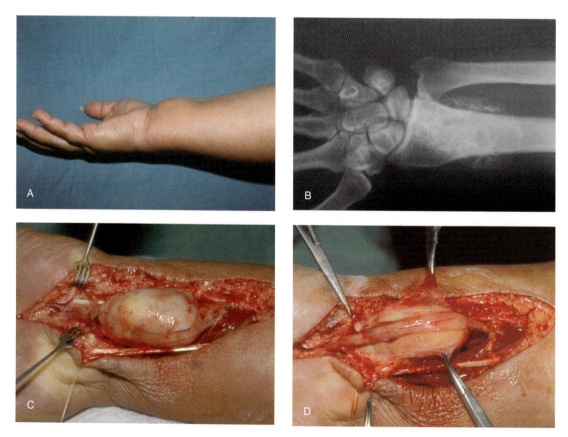

Figura 23.60 Neurilemoma com 10 anos de evolução. **A.** Aspecto clínico. **B.** Imagem radiológica com calcificação. **C.** Exposição cirúrgica. **D.** Ressecção microcirúrgica.

Tumores dos Membros Superiores

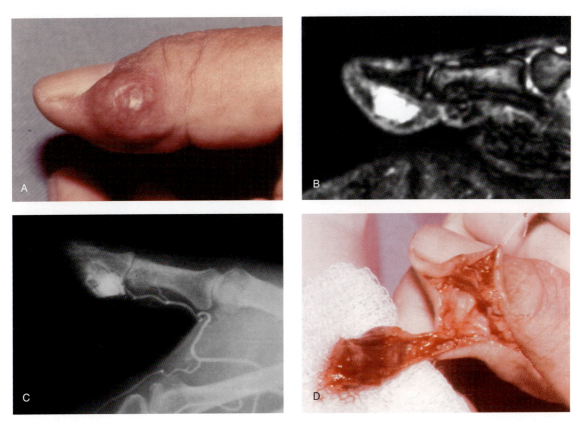

Figura 23.61A. Hemangioma de cor violácea na falange distal do polegar. **B.** Ressonância magnética. **C.** Arteriografia. **D.** Pedículo vascular.

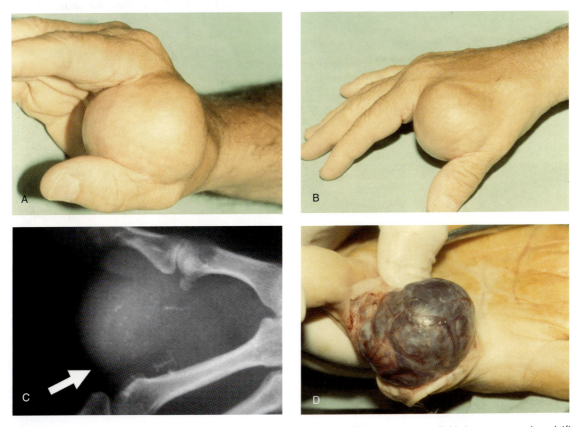

Figura 23.62 Hemangioma localizado no primeiro espaço. **A** e **B.** Aspecto clínico. Aspecto radiológico, mostrando calcificação (**C**), e peça tumoral no peroperatório (**D**).

Malformações vasculares

Podem ocorrer em qualquer idade e são freqüentes. Têm origem venosa, arterial ou mista, e tamanhos variados, e pode apresentar tumorações (Figura 23.63), edemas e cianose. Não regridem e podem apresentar complicações, como fratura patológica (Figura 23.64) e flebólitos (Figuras 23.63 e 23.65) e, nos casos de ressecção, pode apresentar recorrência. O tratamento consiste na ressecção do defeito ou malformação vascular, mas deve-se ter cuidado devido ao risco de necrose.

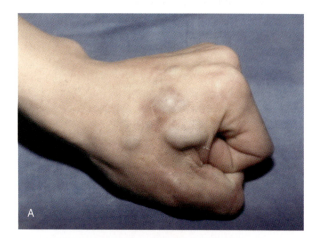
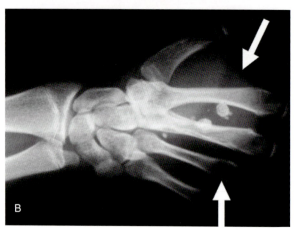

Figura 23.63 Malformação vascular na mão. **A.** Aspecto clínico. **B.** Aspecto radiológico, observando-se calcificação.

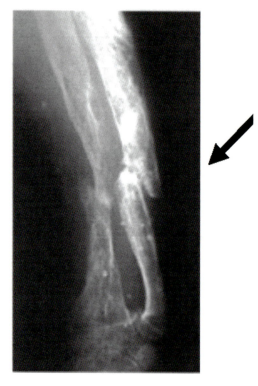

Figura 23.64 Fratura patológica decorrente da malformação vascular no antebraço.

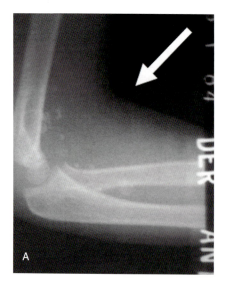
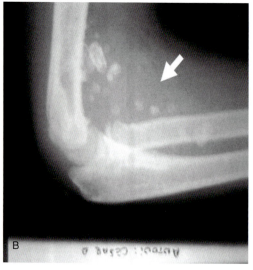
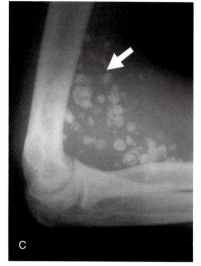

Figura 23.65 Radiografia inicial de uma malformação vascular no cotovelo (**A**) e após 3 anos de evolução (**B** e **C**).

REFERÊNCIAS

1. Aboulafia AJ, Levin AM, Blum J. Preferential evaluation of patients with suspected bone and soft tissue tumors. *Clin Orthop* 2002; *307*:83-8.
2. Madewell JE, Ragsdale BD, Sweet DE. Radiology and pathologic analisis of solitary bone lesions. Part I, Internal Margins. *Radiol Clin North Am* 1991; *19*:715-48.
3. Beltrán J, Simon DC, Katz W *et al.* Increased MR signal intensity in skeletal muscle adjacent to malignant tumors: pathologic correlance and clinical relevance. *Radiology* 1987; *162*:251-65.
4. Pettersson H, Gillespy T III, Hamlin DJ *et al.* Primary musculoskeletal tumors examination with MR imaging compared with conventional modalities. *Radiology* 1987; *164*:237-41.
5. De Beuckeleer LH, De Schepper AM *et al.* Magnetic resonance imaging of cartilaginous tumors: a retrospective study of 79 patients. *Eur J Radiol* 1995; *21*:34-40.
6. Enneking WF. A system of staging musculoskeletal neoplasm. *Clin Orthop* 1986; *204*:9-24.
7. Enneking WF. *Musculoskeletal tumor surgery.* Nueva York, NY: Churchill Livingstone, 1983:91.
8. Enneking WF, Dunham W, Gebhardt MC *et al.* A system for the functional evaluation of reconstructive procedures after surgical treatment of tumors of the musculoskeletal system. *Clin Orthop* 1993; *286*:241-6.
9. Enneking WF, Spanier SS, Goodman MA. A system for the surgical staging of musculoskeletal sarcoma. *Clin Orthop* 1980; *153*:106-20.
10. Finn HA, Simon MA. Staging systems for musculoskeletal neoplasm. *Orthopedics* 1989; *12*:1365-71.
11. Fleming J, Cooper J, Henson DE *et al. Manual for staging of cancer.* 5 ed., Philadelphia, PA: JB Lippincott, 1997:143-9.
12. Nelson TE, Enneking WF. Staging of bone and soft-tissue sarcomas revisited. *In:* Stauffer RN (ed.). *Advance in operative orthopedics.* St. Louis, MO: Mosby Year-Book, vol. 2. 1994:379-91.
13. Springfield DS. Staging systems for musculoskeletal neoplasia. *In:* Schafer M (ed.). *Instructional course lectures 43.* Rosemont IL, American Academy of Orthopaedic Surgeons, 1994:537-42.
14. Mankin HJ, Lange TA, Spanier SS. The hazards of biopsy in patients with malignant primary bone and softissue tumors. *J Bone Joint Surg Am* 1982; *64*:1121-7.
15. Mankin HJ, Mankin CJ, Simon MA. The hazards of the biopsy, revisited. Members of the Musculoskeletal Tumor Society. *J Bone Joint Surg Am* 1996; *78*:656-63.
16. Simon MA. Biopsy of musculoskeletal tumors. *J Bone Joint Surg* 1982; *64A*:1253-7.
17. Avala AG, Ro JY, Fanning CV *et al.* Core needle biopsy and fine-needle aspiration in the diagnosis of bone and soft-tissue lesions. *Hematol Oncol Clin North Am* 1995; *9*:633-51.
18. Barth Jr. RJ, Merino MJ, Solomo D *et al.* A prospective study of the value of core needle biopsy and fine needle aspiration in the diagnosis of soft tissue masses. *Surgery* 1992; *112*:536-43.
19. Heare TC, Enneking WF, Heare MJ. Staging techniques and biopsy of bone tumors. *Orthop Clin North Am* 1989; *20*:273.
20. Skrzynski MC, Biermann JS, Montag A, Simon MA. Diagnostic accuracy and charge-savings of outpatient core needle biopsy compared with open biopsy of musculoskeletal tumors. *J Bone Joint Surg* 1996; *78*:644-9.
21. Goodlad JR, Fletcher CD, Smith MA. Surgical resection of primary soft-tissue sarcoma: incidence of residual tumour in 95 patients needing re-excision after local resection. *J Bone Joint Surg* 1996; *78B*:658-61.
22. Pardini Jr. AG, Tavares KE, Freitas AD. Tumores na mão. *In:* Pardini Jr. AG. *Cirurgia nas lesões não-trumáticas.* Rio de Janeiro: MEDSI, 1990:377-98.
23. Glicenstein J, Chang G, Lecberg C. *Tumers de la main.* Springer.
24. Rosenthal DI, Springfield DS, Gebhardt MC *et al.* Osteoid osteoma: percutaneous radio-frequency ablation. *Radiology* 1995; *197*:451-4.
25. Lokiec F, Ezra E, Khermosh O, Wientroub S. Simple bone cysts treated by percutaneous autologous marrow grafting: a preliminary report. *J Bone Joint Surg* 1996; *78B*:934-7.
26. Rougraft BT, Kling TJ. Treatment of active unicameral bone cysts with percutaneous injection of demineralized bone matrix and autogenous bone marrow. *J Bone Joint Surg Am* 2002; *84*:921-9.
27. O'Donnell RJ, Springfied DS, Motwani HK *et al.* Recurrence of giant-cell tumors of the long bones after curettage and packing with cement. *J Bone Joint Surg* 1994; *76A*:1827-33.
28. Turcotte RE, Wunder JS, Isler MH *et al.* Giant cell tumor of long bone: a Canadian Sarcoma Group Study. *Clin Orthop* 2002; *397*:248-58.
29. Ozaki T, Lindner N, Hillmann A, Rodl R *et al. Influence of intralesional surgery on treatment outcome of chondrosarcoma. Cancer* 1996; *77*:1292-7.
30. Brien EW, Terek RM, Geer RJ *et al.* Treatment of soft-tissue sarcomas of the hand. *J Bone Joint Surg* 1995; *77A*:564-71.
31. Pisters PW, Leung DHY, Woodruff J *et al.* Analysis of prognostic factors in 1041 patients with localized soft tissue sarcomas of the extremities. *J Clin Oncol* 1996; *14*:167-89.
32. Munk PL, Lee MJ, Janzen DI *et al.* Lipoma and liposarcoma: evaluation using CT and MR imagines. *Am J Roentgenol* 1997; *169*:589-94.

CAPÍTULO 24

ARTRODESES NA MÃO E NO PUNHO

Arlindo G. Pardini Jr.
Antônio B. Chaves

Não obstante o desenvolvimento de próteses ou implantes para substituição de articulações lesadas, as artrodeses das pequenas articulações na mão ainda são procedimentos extremamente úteis em determinados casos. Indica-se a artrodese quando há destruição cartilaginosa, incongruência articular, instabilidade ou deformidade que estejam causando dor ou deformidade com diminuição da força e da função.

Em geral, as artrodeses devem ser consideradas métodos de salvação. No membro superior, existem artrodeses pouco incapacitantes, como das interfalângicas distais (IFD), metacarpofalângica (MF) e carpometacarpiana do polegar e algumas intercarpais. Outras são medianamente incapacitantes, como do ombro, das interfalângicas proximais (IFP) e da radiocarpal. Outras são muito incapacitantes, como as do cotovelo e das MF dos dedos.

É muito importante a análise de cada caso em particular, pois existem limitações à indicação de artrodese. Em um mesmo dedo, não se deve fazer a fusão de duas articulações vizinhas, exceto em casos muito especiais de lesões paralíticas graves, principalmente as de nervo mediano e ulnar associadas.[1,2]

A artrodese da articulação MF dos dedos (excluindo o polegar) é muito incapacitante e deve ser evitada. Portanto, nas lesões desta articulação, devemos considerar sempre a indicação de artroplastia,[3] principalmente nos dedos centrais (médio e anular), que têm a proteção dos dedos laterais (indicador e mínimo). Curiosamente, mesmo com graus moderados de artrose pós-traumática, as articulações MF são indolores e com mobilidade funcional.

Osteoporose, se muito acentuada, é uma contra-indicação à artrodese, pois o risco de aumento da lesão e não se conseguir boa estabilidade é muito grande.

A profissão do paciente deve sempre ser levada em consideração na indicação de artrodese. Quando sua atividade exige mais força que mobilidade, como em trabalhadores braçais, a melhor indicação é a artrodese. Porém, em certas atividades em que o movimento é mais importante que a força, como as de músicos, artistas, profissionais liberais e na maioria dos pacientes do sexo feminino, deve-se antes considerar e discutir com o paciente a indicação de artroplastia.

Outras contra-indicações de artrodese são as de ordem geral, como debilidade clínica, idade avançada ou a presença de infecção no local ou próximo da cirurgia. Em crianças, nas quais a placa epifisária ainda está aberta, a artrodese deve ser evitada devido ao risco de lesão da zona de crescimento. No entanto, não é uma contra-indicação absoluta e, em casos muito especiais, pode-se realizá-la sem, no entanto, lançar mão de técnicas que lesem a placa epifisária.

Kowalski e Manske (1988) publicaram uma técnica para fusão digital em criança (condrodese), com sucesso em 43 de 47 pacientes, sem interferência no crescimento do dedo.[4] Neste caso, a cartilagem articular é removida cuidadosamente com um bisturi, perpendicularmente à diáfise da falange. É aconselhável o uso de magnificação óptica para evitar lesão do centro de ossificação e da placa de crescimento (Figura 24.1).

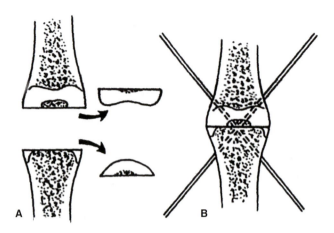

Figura 24.1 Desenho esquemático de artrodese (condrodese) em articulação IFP em esqueleto imaturo. **A.** Remoção da cartilagem com bisturi até a superfície óssea subcondral, respeitando a linha epifisária. **B.** Coaptação das superfícies subcondrais e fixação com fios de Kirschner bem finos.

ARTICULAÇÃO IFD

As indicações mais freqüentes para a artrodese da articulação IFD são: contraturas fixas após queimaduras,[5] seqüelas de dedo em martelo,[6] seqüelas de fraturas,[7] paralisias[8,9] e alguns casos de artrite reumatóide e artrite degenerativa[10] (Figura 24.2). Também em casos de lesão do tendão flexor profundo com hiperextensão da falange distal, quando não é possível a tenodese do coto distal do tendão,[11] a artrodese está indicada.

Nas articulações IFD, onde o contato das extremidades ósseas é pequeno, a artrodese tem sido procedimento cirúrgico difícil e de prognóstico incerto quanto à consolidação, quando as técnicas clássicas de fusão são adotadas. Estas técnicas recomendam remoção da cartilagem, aposição das extremidades ósseas cruentas e fixação com dois fios de Kirschner cruzados, com ou sem colocação de enxerto ósseo.[7,8,10,12] Além da dificuldade do contato ósseo, a presença da base da unha impede uma via de acesso mais ampla à articulação. Estas técnicas clássicas levavam a um grande número de fracassos para obter a fusão, sendo hoje mais recomendada a técnica de artrodese por compressão.[13-15]

Técnica

A via de acesso se faz por incisão em "H", com o ramo horizontal centrado sobre a prega dorsal da IFD ou uma incisão em "taça" (Figura 24.3). Levantam-se os retalhos, os mais espessos possível, e secciona-se o tendão extensor na parte mais proximal da incisão, rebatendo-o distalmente. Flete-se o dedo, seccionam-se os ligamentos colaterais e remove-se toda a cartilagem articular. Faz-se uma modelagem das superfícies ósseas subcondrais, tipo *cup and cone*, a fim de se obter o máximo de contato ósseo, com uma flexão de cerca de 20 graus.[5] Por dois orifícios transversais e paralelos, sendo um cerca de 4mm distal à base da falange distal e o outro 4mm proximal à extremidade da falange média, passa-se um fio de aço nº 2. Antes de amarrar este fio, passa-se um fio de Kirschner longitudinalmente pela falange distal retrogradamente, emergindo na

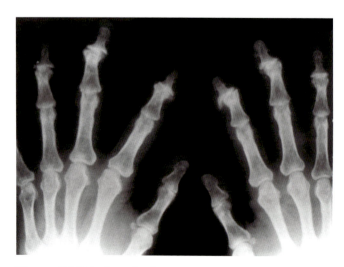

Figura 24.2 Radiografia da mão mostrando artrose avançada das articulações IFD – boa indicação para artrodese.

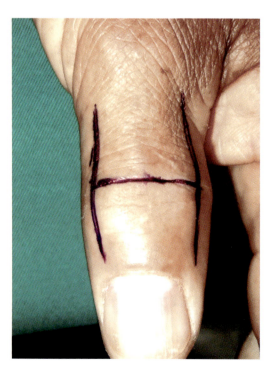

Figura 24.3 A via de acesso à articulação IFD pode ser em "H", como mostra a figura, ou em taça.

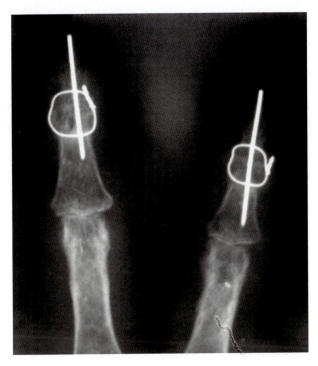

Figura 24.4 Radiografia do paciente da Figura 24.2 mostrando artrodeses IFD. Notar a cerclagem com o fio de aço paralelo à superfície articular e o fio de Kirschner emergindo na ponta do dedo.

ponta do dedo e depois proximalmente, fixando a IFD a 20 graus de flexão, evitando inclinações laterais. Antes de se apertar o fio de aço, faz-se uma compressão manual, que será mantida pela cerclagem, que evita rotações. Suturam-se o tendão extensor e a pele. Embora a fixação seja bem firme e não permita o mínimo movimento, deve-se colocar uma tala metálica de imobilização, para maiores conforto e segurança, por 2 a 3 semanas. Os fios são removidos após confirmação radiológica da consolidação (Figura 24.4).

Mais recentemente, com o uso intensivo de técnicas de compressão para artrodeses de grandes articulações, estes métodos têm sido implementados, também, em pequenas articulações, utilizando-se o parafuso de Herbert[16,17] (Figura 24.5).

ARTICULAÇÃO IFP

Esta é a articulação na qual está mais freqüentemente indicada a artrodese na mão. As indicações são as mesmas da IFD, isto é, quando houver dor, instabilidade ou deformidade, em seqüelas de luxações, fraturas intra-articulares com incongruência articular, destruição devido a infecção, artrite reumatóide ou osteoartrite e, menos freqüentemente, em seqüelas de lesões tendinosas ou nervosas.[5,7,10,18] Aqui também se deve avaliar bem a possibilidade de artroplastia, quando se pretender mais movimento que força. O grande número de técnicas descritas atesta a dificuldade em se obter uma fusão sólida, num período razoável de tempo, sem complicações.[5,16,18-27] A técnica de fixação articular com dois fios cruzados, após a remoção das superfícies cartilaginosas e aposição das superfícies ósseas cruentas,[7,10,12] não permite a impactação necessária à consolidação e é a que causa maior número de fracassos. Mesmo a associação desta técnica com enxerto ósseo cortical[8] não a torna superior a outras. Moberg e Potenza descreveram uma técnica para artrodese usando um enxerto ósseo intramedular como uma cavilha introduzida por um orifício no dorso da falange proximal que, atravessando o foco da artrodese, penetra no canal medular da falange média.[23,28] A desvantagem é a necessidade de retirar o enxerto ósseo de outro local, aumentando o traumatismo cirúrgico e o tempo de cirurgia. Técnicas com fixadores externos,[26,29] devido a inconvenientes e ao custo financeiro, devem ser reservadas para grandes lacerações e lesões expostas. Também o uso de placa e parafusos, em que pese sua grande difusão atualmente, é dispendioso e exige grandes descolamentos e equipamento mais sofisticado.

Com o aumento dos métodos de compressão para fusões articulares ou para osteossíntese de certas fraturas e o melhor conhecimento da fisiopatologia da consolidação óssea, esta técnica passou a ser usada na mão, obtendo-se melhor resultado do que com os procedimentos anteriores.[13,15,30,31] A artrodese por compressão é considerada o melhor método, pois é de técnica simples, eficiente e de baixo custo financeiro. Ele dispensa o uso de enxerto ósseo, diminuindo assim o tempo de cirurgia e o risco de infecção. Em

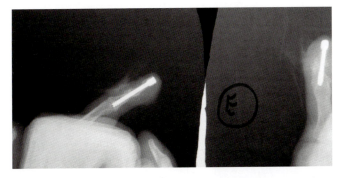

Figura 24.5 Radiografia mostrando artrodese IFD com parafuso de Herbert.

alguns casos, dispensa qualquer imobilização externa prolongada.

A posição da artrodese da articulação IFP deve ser tal que permita uma pinça de preensão do tipo palmar entre a polpa do dedo artrodesado e o polegar. Esta pinça é a usada em mais de 80% das atividades diárias do indivíduo,[32] e a posição é de semiflexão que aumenta do indicador ao mínimo, ou seja, de 25 a 30 graus na IFP do indicador, de 30 a 35 graus no médio, de 35 a 40 graus no anular e de 40 a 45 graus no mínimo.

Técnica

A articulação é abordada por uma via de acesso retilínea, longitudinal dorsal, que vai do terço proximal da primeira falange ao terço distal da segunda falange. Uma vez que a articulação será fundida, não há qualquer inconveniente em seccionar as pregas dorsais da IFP em ângulo reto. Os retalhos de pele são descolados, procurando respeitar ao máximo as veias dorsais, e o mecanismo extensor é seccionado longitudinalmente até o plano ósseo, em toda a extensão da incisão. Descola-se o tendão extensor, flete-se a articulação e seccionam-se os ligamentos colaterais para melhor exposição. Resseca-se toda a cartilagem até o osso subcondral, modelando-se a base da segunda falange convexamente e a extremidade proximal da primeira falange concavamente (tipo *cup and cone*), a fim de aumentar o contato ósseo. Faz-se um orifício transversal cerca de 0,5 a 1cm distal e dorsal à base da falange média, por onde se passa um fio de aço nº 2. Passam-se, a seguir, dois fios de Kirschner paralelos e longitudinais, no sentido retrógrado, entrando pela medular da extremidade da falange proximal e saindo proximal e dorsalmente 1 a 1,5 cm do foco da artrodese. A seguir, a articulação é colocada na posição desejada e os fios de Kirschner são avançados distalmente na medular da falange média, deixando-os salientes 4 a 5mm no dorso da falange proximal. É muito importante que estes fios sejam paralelos. O fio de aço introduzido previamente na base da falange média é cruzado em oito no dorso da IFP, passando por trás dos fios de Kirschner. Faz-se uma compressão manual, opondo-se as superfícies ósseas, e amarra-se o fio de aço (torcendo-o) para manter a compressão (Figura 24.6). Sutura-se o mecanismo extensor com o nó embutido, para evitar saliência no subcutâneo, e fecha-se a ferida. Coloca-se uma tala metálica no pós-operatório imediato para dar maior conforto ao paciente, por cerca de 3 semanas. O arame e os fios de Kirschner podem ser removidos após a comprovação radiológica que, em geral, se obtém em cerca de 4 a 6 semanas.

ARTICULAÇÃO MF DO POLEGAR

A articulação MF do polegar é das articulações de maiores variações de amplitude de movimentos do cor-

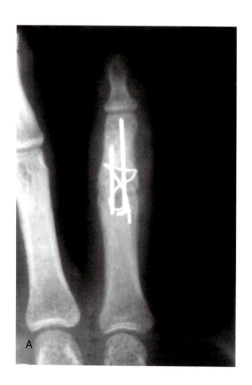
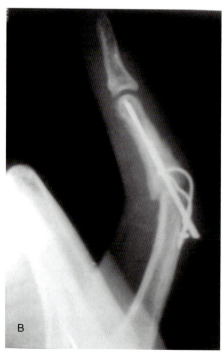

Figura 24.6 Radiografias em anteroposterior (**A**) e perfil (**B**) da articulação IFP mostrando a artrodese por compressão com banda de tensão. Observar que os fios de Kirschner devem ser paralelos, de modo a permitir compressão no foco da fusão.

po humano, isto é, varia extraordinariamente de pessoa para pessoa. Ela pode ir de cerca de 20 a 90 graus, e a maioria das pessoas que apresentam movimentos fisiológicos restritos desta articulação nunca se aperceberam de quão pouco ela move. Esta diminuição de movimentos na MF do polegar é compensada pela grande amplitude de movimentos da primeira articulação carpometacarpiana e da IF, que alcança 30 a 45 graus de hiperextensão e 70 a 90 graus de flexão. Portanto, ao contrário das MF dos dedos, uma artrodese desta articulação causa muito pouco dano funcional, desde que a trapeziometacarpiana e a IF estejam normais.

As indicações de artrodese na MF do polegar são basicamente as mesmas citadas para as demais articulações.

Técnica

Devido à extensa superfície da base da falange proximal e da cabeça do primeiro metacarpiano, o contato ósseo após a remoção da cartilagem é muito grande. Portanto, desde que se modelem bem as extremidades ósseas, qualquer técnica operatória de fusão proporciona bom resultado a esta articulação. Preferimos o método de compressão pela mesma técnica de artrodese IFP, e a melhor posição é em flexão de cerca de 25 graus (Figura 24.7).

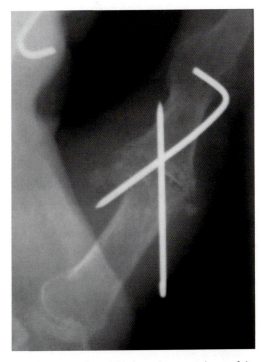

Figura 24.7 A artrodese MF do polegar pode ser feita com a mesma técnica descrita para a IFP, mas, devido à extensa superfície óssea naquela articulação, a fusão pode ser fixada com fios de Kirschner cruzados.

ARTICULAÇÃO CARPOMETACARPIANA DO POLEGAR

A articulação carpometacarpiana do polegar é a segunda sede mais freqüente de osteoartrite primária na mão, sendo suplantada apenas pelas IFD. Na maioria dos casos, pode ser tratada conservadoramente, mas, quando este tratamento fracassa, a cirurgia pode estar indicada. Do mesmo modo, as seqüelas de fraturas, principalmente da fratura-luxação de Bennett, e de artrite reumatóide, que levam a instabilidade e dor incapacitante, são de indicação cirúrgica. As artroplastias, seja por ressecção do trapézio,[33,34] seja por uso de prótese,[3] dão excelentes resultados quanto a alívio da dor e ganho de mobilidade, porém a artrodese proporciona excelente resultado quanto à força da pinça em pacientes jovens.[35,36] Carrol e Hill preferem indicar a artrodese quando o paciente tem menos de 50 anos de idade, exerce atividade manual pesada e não mostra evidência de artrite na articulação trapezioescafóide,[5,37] embora outros autores não façam restrições à fusão, quando há um grau até mesmo moderado de artrite peritrapézio.[38,39] Foi demonstrado que, ao se artrodesar o trapézio ao primeiro metacarpiano, a amplitude de movimentos da articulação MF aumenta 75% e o movimento da trapezioescafóide aumenta apenas 25%.[5,37] No entanto, é preferível evitar a artrodese metacarpiano-trapézio quando a articulação trapezioescafóide está muito acometida pela artrite. Neste caso, a melhor indicação é a artroplastia.[40]

A fusão da artrodese carpometacarpiana do polegar pode ser difícil de se obter pelos métodos convencionais, devido à falta de bom contato ósseo e à presença, às vezes, de intensa esclerose subcondral. Além disso, por estes métodos, para se obter uma boa fusão, é necessário um período muito longo de imobilização, o que traz inconvenientes óbvios, principalmente para pacientes mais idosos. Por isso, a técnica de artrodese por compressão é, nos casos indicados, em especial nas seqüelas traumáticas de pacientes jovens, a melhor indicação nas fusões da articulação carpometacarpiana do polegar, pois com esta técnica se obtém a consolidação dentro de 4 semanas, na maioria dos casos.[35]

Técnica

A articulação é abordada por uma incisão curvilínea horizontal, na base do primeiro metacarpiano. Dissecam-se e afastam-se cuidadosamente os ramos

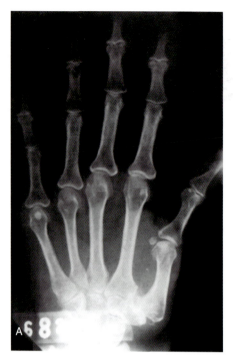
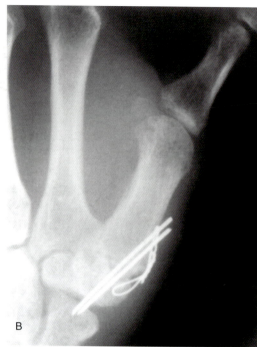

Figura 24.8A Radiografia mostrando artrose da articulação carpometacarpiana do polegar. **B.** Artrodese por compressão com banda de tensão. Os fios de Kirschner devem ser paralelos. A indicação de artrodese desta articulação tem caído em desuso.

sensitivos do nervo radial e o ramo dorsal da artéria radial. Abre-se a articulação trapeziometacarpiana longitudinalmente, descolando-se a cápsula articular, criando-se uma superfície de contato côncava no trapézio e convexa na base do metacarpiano. Por um orifício transversal no trapézio, passa-se um fio de aço nº 2 e posiciona-se o primeiro metacarpiano no trapézio, de modo que o polegar fique numa posição de 30 a 40 graus de abdução e oponência (em rotação de 30 a 40 graus). Introduzem-se dois fios de Kirschner paralelos da base do metacarpiano ao trapézio, deixando-os 5 ou 6mm salientes. Faz-se uma compressão manual no sentido metacarpiano-trapézio e cruza-se o fio de aço em oito sobre a articulação, passando-o por trás dos fios de Kirschner e amarrando-os sob tensão (Figura 24.8). Fecham-se a cápsula e a pele e coloca-se uma tala gessada da ponta do polegar à prega do cotovelo. Após 3 semanas, removem-se a tala e os pontos e faz-se um controle radiológico. Os pinos são removidos após a evidência radiológica de consolidação.

ARTICULAÇÃO IF DO POLEGAR

Esta articulação merece uma observação à parte. Devido à extensa área de contato entre a base da falange distal e a extremidade distal da falange proximal, a técnica difere um pouco das artrodeses das articulações IF dos dedos. A via de acesso é semelhante à das IFD, isto é, em "H" ou em taça (ou em Y) (Figura 24.3). Do mesmo modo, a cerclagem com fio de aço é também realizada. O que difere é que, para maior estabilidade, e devido à extensa área de contato, fixamos com dois fios de Kirschner paralelos, em vez de apenas um (Figura 24.9). A posição da artrodese também é diferente. Alguns autores preconizam a artrodese da IF do polegar em 20 graus de flexão.[19,41,42] Entretanto, preferimos a artrodese em extensão (0 a 15 graus), pois esta é a posição de trabalho do polegar em que a maior área de sua polpa entra em contato com a polpa dos demais dedos. Apenas em determinadas atividades que exigem mais precisão e pinça de ponta (mais delicada), realizamos a artrodese em semiflexão.

PUNHO

O punho é a chave da mão, por isso a presença apenas de dor, mesmo sem instabilidade ou deformidade, compromete a força e a destreza da mão.[43,44] Isto é comprovado nos casos de lesão da articulação radiocarpal por seqüelas de traumatismo ou de moléstia inflamatória, tipo artrite reumatóide.[45] Nestes casos, deve-se sempre considerar a indicação de artrodese do punho (indicações menos freqüentes são em casos de seqüelas paralíticas, quando se funde o punho não só para estabilizá-lo, como também para o uso dos tendões flexor ou extensor para transferências tendinosas).[2,46]

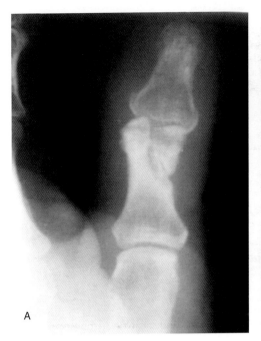
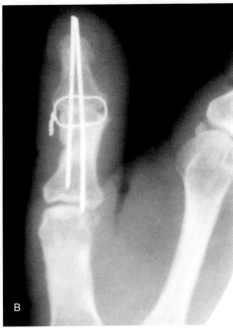

Figura 24.9A. Fratura intra-articular da IF do polegar viciosamente consolidada. **B.** Artrodese por banda de tensão.

Assim como para outras articulações, a artrodese do punho deve ser evitada, porém, por ainda não se ter uma prótese satisfatória para esta articulação, a fusão da radiocarpal ainda tem indicação freqüente, e pode proporcionar importantes ganhos de função para a mão. Em geral, os benefícios mais significativos da artrodese do punho são alívio da dor e melhora da força de flexoextensão dos dedos, assim como correção das deformidades.

A maioria das técnicas descritas para artrodese do punho demonstra bons resultados, desde que haja uma boa superfície óssea cruenta de contato, enxerto ósseo e boa estabilização. Portanto, na maioria dos casos, pode-se dispensar material de síntese mais sofisticado, como haste de Rush intramedular, grampos ou placas com parafusos de compressão.[46-49] Apesar da grande quantidade de trabalhos publicados recentemente, relatando bons resultados com placa e parafusos,[50,51] estes métodos causam maior traumatismo cirúrgico e têm custo financeiro mais elevado, além da eventual necessidade de retirada do material de síntese.

Preferimos a técnica que usa enxerto corticoesponjoso de crista ilíaca, de acordo com um grande número de autores,[52,53] sem remover a extremidade distal da ulna, como recomendam alguns,[54,55] caso não haja comprometimento da radioulnar distal. Ao contrário de alguns autores[49,53,56] não recomendamos estender a artrodese até a base dos metacarpianos, a não ser que haja lesão até este nível. A preservação dos movimentos nas articulações carpometacarpianas, mesmo que mínimos, pode absorver ou amortecer o choque das atividades normais. Técnica que utiliza a cortical dorsal da extremidade do rádio para a fusão do punho,[57,58] não necessita da retirada de enxerto da crista ilíaca, e um dos autores tem tido bons resultados com esta técnica em pacientes jovens (Figura 24.10A a C).

A melhor posição para a artrodese de um punho, quando o outro é normal, é em 15 a 20 graus de extensão, o que preserva ou aumenta a força de preensão dos dedos, obtendo uma posição mais funcional. A mão deve ser colocada em posição tal que o segundo metacarpiano fique no eixo do rádio. Esta posição é de discreto desvio ulnar, o que facilita a ação de oponência do polegar. Esta posição de dorsiflexão da artrodese não se aplica em casos de artrite reumatóide, em que, em geral, ambos os punhos estão acometidos. Segundo Flatt, a posição de dorsiflexão facilita apenas as tarefas que se fazem na frente do corpo, e certas atividades, como toalete perineal, se tornam impossíveis.[43] Nos casos bilaterais, deve-se artrodesar o punho do lado dominante em posição neutra e o outro em 10 a 20 graus de flexão palmar.

Técnica

A via de acesso se faz por uma incisão dorsal em "S" centrada sobre o tubérculo de Lister. Abre-se a retinácula dorsal longitudinalmente entre o terceiro e o quarto compartimento dorsal, expondo amplamente os tendões extensores dos dedos, o longo extensor do polegar e os extensores radiais do carpo. Afastando-se

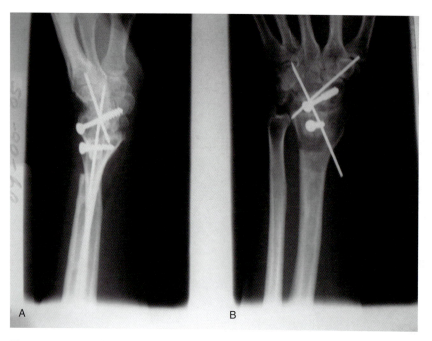
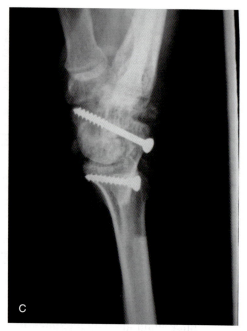

Figura 24.10 Radiografias em perfil (**A**) e posteroanterior (**B**) mostrando artrodese do punho, com deslizamento de uma tábua óssea da extremidade distal do rádio, fixada com parafusos e fios de Kirschner. **C.** Artrodese consolidada.

os tendões, a cápsula é incisada em "H", com o ramo central na radiocarpiana; com um osteótomo fino, são feitos dois retalhos retangulares osteoperiósticos, o proximal com uma fina camada da cortical dorsal do rádio e o distal com a cortical dorsal do escafóide, semilunar e capitato. Levantando-se os retalhos, remove-se a cartilagem das articulações radioescafóide-semilunar-capitato. Neste ponto, retira-se uma placa óssea da tábua externa do ilíaco, medindo cerca de 5 × 2,5cm, de osso corticoesponjoso. A placa óssea é colocada de modo a encaixar-se no leito preparado por baixo dos retalhos osteoperiósticos previamente levantados, e os espaços interósseos cruentos são preenchidos com osso esponjoso. É interessante notar que a tábua externa do ilíaco não é plana, apresentando uma curvatura que, quando acoplada ao leito anteriormente preparado no rádio e no carpo, colocará o punho em extensão de 15 a 20 graus. A seguir, fixa-se a radiocarpiana com dois fios de Kirschner cruzados e, se necessário, passam-se dois fios de Kirschner divergentes e mais finos, fixando o enxerto. Sutura-se o retalho osteoperióstico com fio inabsorvível, por cima da placa óssea, obtendo-se assim um leito regular para o deslizamento dos tendões extensores. A pele é suturada com pontos interrompidos de náilon.

Coloca-se um gesso longo axilopalmar, que deve ser fendido, para evitar edema acentuado dos dedos. Após 6 semanas, troca-se o gesso longo por um curto, por mais 3 semanas e, findo este período, o controle radiológico mostra, em geral, consolidação. Caso contrário, novo gesso curto é aplicado por mais 3 semanas. Os fios são removidos após 12 semanas (Figura 24.11).

ARTRODESES INTERCARPAIS

O punho, mais especificamente o carpo, tem sido a grande "vedete" da cirurgia da mão nos últimos anos. Um número cada vez maior de artigos tem surgido na literatura mundial, assim como volumes inteiros de revistas e livros especializados no assunto.[55,59,60] No entanto, parece que a primeira publicação a respeito de uma artrodese limitada do punho, ou artrodese intercarpiana, foi feita por Thornton, em 1924,[61] num caso de luxação antiga do capitato, e apenas em 1946, com Sutro[62] e, em 1952, com Helfet,[63] surgiram relatos de fusão entre ossos do carpo para tratamento de seqüela de fraturas do escafóide.

Com o melhor conhecimento da anatomia funcional do carpo e o desenvolvimento de melhores meios de diagnóstico e de técnicas radiológicas, ampliaram-se também as indicações, principalmente graças às extensas investigações no campo das instabilidades carpais.[64,65] Hoje, existem técnicas para fusão entre quase todas as articulações entre dois ossos ou conjunto de ossos do carpo. O tempo tem mostrado, e os vários trabalhos científicos confirmado, a importância cirúrgica das artrodeses intercarpais na preservação

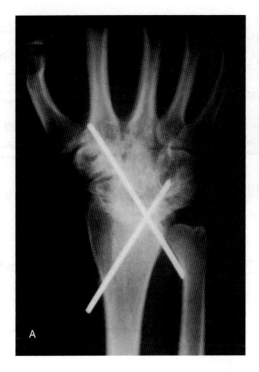
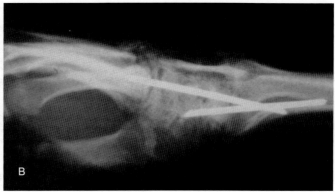

Figura 24.11 Radiografias em posteroanterior (**A**) e perfil (**B**) mostrando artrodese do punho, com tábua óssea do ilíaco encravada na extremidade distal do rádio e no hamato, fixada com fios de Kirschner.

de função no punho, com movimentos presentes e alívio da dor. Outro fato importante nestas últimas duas décadas é que se tem demonstrado a baixa incidência de artrose nas articulações preservadas quando se realizam artrodeses parciais no punho.[66] Este era um grande receio quando estes procedimentos foram iniciados.

As indicações principais são para casos de seqüelas de fraturas ou luxações, com pseudo-artroses ou artroses pós-traumáticas,[61,63,67-69] artrose primária,[70,71] instabilidades[72-76] e doença de Kienböck.[8,77-79] Das artrodeses limitadas radiocarpais, a radiossemilunar é a que tem sido mais indicada em casos específicos de artrite reumatóide e com freqüência em traumatismo.[65,80-82] Trabalhos mais recentes têm mostrado bons resultados da artrodese radioescafolunato para tratamento da artrose pós-traumática localizada nesta articulação.[83,84] Como a amplitude total do movimento de flexoextensão do punho é uma soma dos movimentos entre as articulações radiocarpal e mediocarpal, qualquer artrodese intercarpal ou radiocarpal limitada leva a uma limitação maior ou menor dos movimentos.

A artrodese intercarpal mais indicada e mais divulgada é a triescafóide, que funde o trapézio, o trapezóide e o escafóide.[74,76,79] As indicações principais para esta cirurgia são: subluxação rotatória do escafóide,[73-75] osteoartrite localizada[70,82] e luxação da coluna radial do carpo.[70] É muito importante que a articulação trapézio-primeiro metacarpiano esteja normal.

As outras artrodeses que podem ser indicadas são a escafocapitato, que apresenta indicações e resultados semelhantes aos da triescafóide,[85] a semilunar-piramidal, a capitato-semilunar, a capitato-hamato e a artrodese dos quatro cantos.

Têm aumentado muito as indicações para artrodese de quatro cantos para aqueles casos de seqüelas com artrose do lado radial do punho (escaforradial), quando se resseca o escafóide. A artrodese de quatro cantos é realizada entre o capitato-semilunar-hamato e o piramidal e deve ser indicada somente se não houver artrose entre o semilunar e o rádio. Boas indicações para a artrodese dos quatro cantos são *SLAC* e *SLAC wrist*, podendo ser associada ainda à denervação do punho (Figura 24.12).

Técnicas

1. **Artrodese triescafóide:** preferimos uma via de acesso longitudinal oblíqua que vai do tubérculo de Lister do rádio à base do primeiro metacarpiano, em vez da horizontal, descrita originalmente por Watson.[76] Por ela, temos acesso amplo, que pode ser prolongado proximalmente no caso de associarmos a artrodese triescafóide com artroplastia do semilunar ou com retirada de enxerto ósseo do rádio (Figura 24.13). Dissecam-se e afastam-se cuidadosamente os ramos do nervo radial e o ramo dorsal da artéria radial. Abre-se o compartimento do longo extensor do polegar e dos extensores radiais do

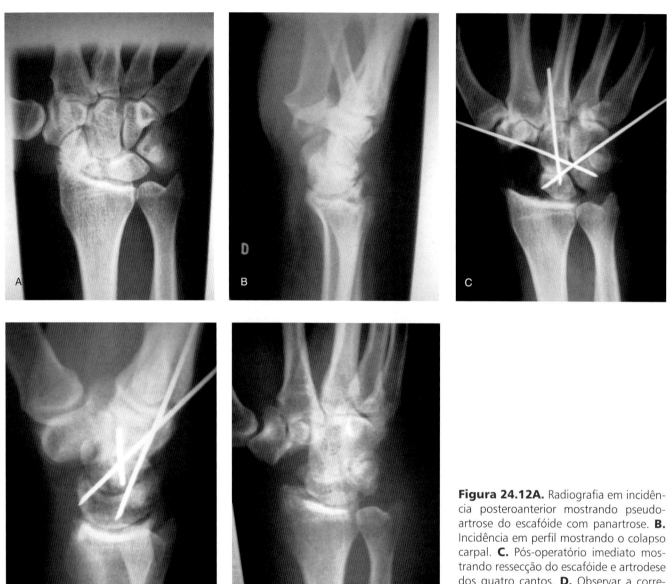

Figura 24.12A. Radiografia em incidência posteroanterior mostrando pseudoartrose do escafóide com panartrose. **B.** Incidência em perfil mostrando o colapso carpal. **C.** Pós-operatório imediato mostrando ressecção do escafóide e artrodese dos quatro cantos. **D.** Observar a correção do colapso carpal. (**E**) Artrodese consolidada.

carpo. Afastam-se os tendões e abre-se a cápsula em "T", preservando os retalhos. No caso da instabilidade do escafóide, seu pólo proximal está bem saliente dorsalmente, e testa-se a sua redução, empurrando-o volarmente. A seguir, remove-se toda a cartilagem entre o trapézio-trapezóide-escafóide até o osso subcondral. O escafóide é reduzido tracionando-se pelo polegar e pressionando seu pólo proximal para baixo, evitando-se a hipercorreção da subluxação. Mantém-se a redução fixando-se os ossos com fios de Kirschner, que podem passar do escafóide ao capitato e/ou ao semilunar, do trapézio ao trapezóide e do trapézio ao escafóide (Figuras 24.14 e 24.15). Preenchem-se os espaços articulares a serem fundidos, compactando-se osso esponjoso de crista ilíaca, preferencialmente, ou da extremidade distal do rádio ou proximal da ulna. Se houver necrose avascular de semilunar, pode-se fazer, neste momento, a ressecção do semilunar e a colocação de novelo de tendão. Sutura-se cuidadosamente a cápsula com fio inabsorvível e fecha-se a ferida por planos. Coloca-se um gesso longo, axilopalmar, incluindo o polegar. O gesso deve ser fendido no pós-operatório, em caso de edema dos dedos. Após 6 semanas, troca-se o gesso longo por um curto, que é removido após 3 semanas. Se o exame radiológico mostrar consolidação, removem-se os pinos e inicia-se fisioterapia.

2. **Artrodese capitato-semilunar:** esta artrodese é indicada em casos de destruição da articulação

Artrodeses na Mão e no Punho

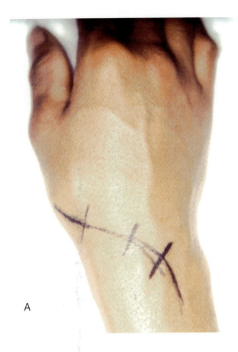
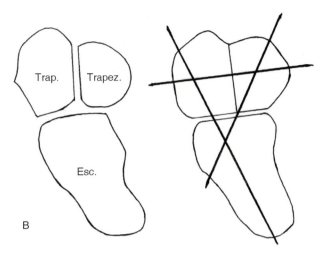

Figura 24.13A. Via de acesso preferida pelos autores para a artrodese triescafóide. **B.** Desenho esquemático de artrodese escafóide-trapézio-trapezóide.

entre estes dois ossos ou na presença de artrose avançada entre o rádio e o escafóide com colabamento do semilunar, na chamada *SLAC deformity (scapho lunate advanced collapse)* descrita por Watson e Ballet.[71] Usamos a via de acesso longitudinal em "S" itálico centrada cerca de 1cm radial ao tubérculo de Lister, com cuidado, para preservar os ramos do nervo radial e os vasos. Abrem-se os compartimentos do longo extensor do polegar e dos extensores radiais do carpo. Preferimos a abertura da cápsula em "T" invertido, isto é, com o ramo horizontal proximal rente ao rebordo do rádio e o ramo vertical longitudinal entre o escafóide e o capitato. Em geral, nota-se uma artrose avançada radioescafóide, mas normalmente a cartilagem radiossemilunar está bem preservada.

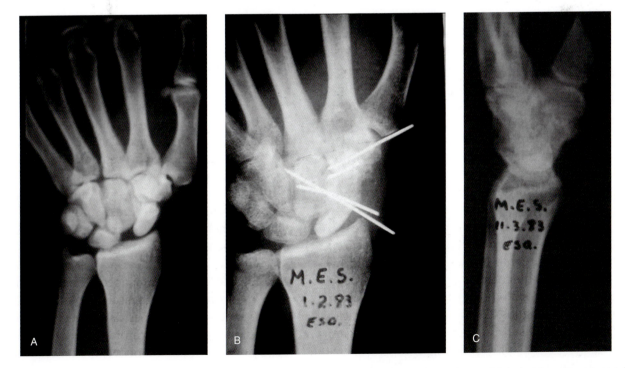

Figura 24.14A. Radiografia em incidência posteroanterior mostrando instabilidade crônica do escafóide (subluxação rotatória). **B.** Mesmo paciente após artrodese triescafóide fixada com fios de Kirschner. **C.** Incidência em perfil mostrando artrodese consolidada e correção do colapso carpal.

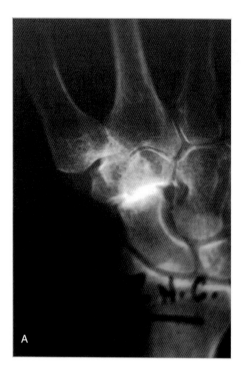
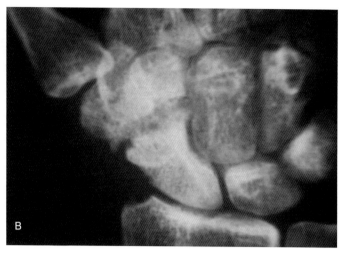

Figura 24.15A. Radiografia pré-operatória de paciente com artrose escafóide-trapézio-trapezóide e radioescafóide. **B.** Mesmo paciente após artrodese triescafóide e estiloidectomia do rádio.

O escafóide é ressecado, e remove-se toda a cartilagem entre a cabeça do capitato e a concavidade do semilunar. Posicionando-se cuidadosamente os dois ossos, para evitar inclinação dorsal ou volar do semilunar, passam-se dois ou três fios de Kirschner entre o capitato e o semilunar e preenchem-se os espaços entre eles com enxerto de osso esponjoso. Na maioria das vezes a fonte deste enxerto vem do escafóide ressecado. A imobilização e o pós-operatório são iguais aos da artrodese triescafóide.

3. **Artrodese capitato-hamato:** esta artrodese foi descrita por Chuinard e Zeman[78] para evitar a migração proximal do capitato na necrose avascular do semilunar. Na experiência de Taleisnik, esta fusão não impediu o colabamento do carpo,[82] e ele prefere a fusão de um dos ossos da fileira proximal com um da distal, como do escafóide-trapézio-trapezóide, que evita aquele problema.

4. **Artrodese semilunar-piramidal:** esta artrodese é indicada na instabilidade do lado ulnar do carpo ocasionada, em geral, por lesão do ligamento lunopiramidal. O diagnóstico é difícil. O paciente se queixa de dor e estalos mal definidos no lado ulnar do punho. O diagnóstico diferencial com alteração da radioulnar distal ou lesão da fibrocartilagem triangular é difícil, pois as radiografias convencionais são normais, exceto quando uma deformidade tipo VISI (inclinação volar do semilunar) está presente. A artrografia fornece o diagnóstico correto,

quando o contraste penetra entre o piramidal e o semilunar.

A via de acesso é um "S" itálico longitudinal do lado ulnar do punho, justorradial à cabeça da ulna. A retinácula extensora é aberta no quarto compartimento e a cápsula é aberta em "T" invertido. A cartilagem entre o piramidal e o semilunar é totalmente removida, até o osso subcondral, e o foco da artrodese é preenchido com enxerto ósseo esponjoso fino, preferencialmente da crista ilíaca, e bem compactado. Mantém-se a posição com dois ou três fios de Kirschner transversais através dos dois ossos. A ferida é fechada por planos, e coloca-se um gesso longo por 3 semanas e, a seguir, um gesso curto por mais 3 semanas, até a consolidação clínica e radiológica que é, em geral, de 6 a 8 semanas, quando então se removem os fios de Kirschner (Figura 24.16).

Esta artrodese, como as anteriores, leva a uma perda mínima da amplitude de movimentos e alivia a dor na maioria dos casos, desde que bem indicada e bem executada (Figura 24.17).

5. **Artrodese escafocapitato:** apesar de menos difundida que a artrodese triescafóide, esta artrodese tem as mesmas indicações da primeira, isto é, subluxação rotatória do escafóide, pseudo-artrose do escafóide, doença de Kienböck, dissociação escafocapitato e instabilidade mediocarpal.

Abordamos a articulação por uma incisão dorsal longitudinal do tubérculo de Lister até a base

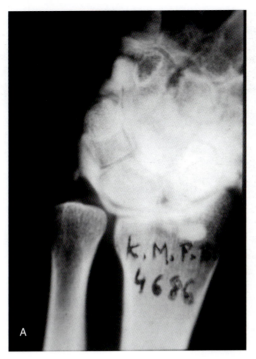
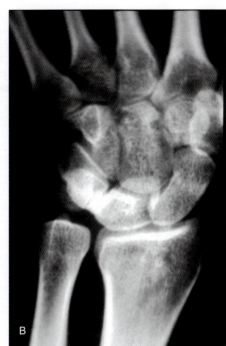

Figura 24.16A. Artrografia do punho de paciente com lesão do ligamento semilunar-piramidal. O contraste penetrou entre os dois ossos. **B.** Mesma paciente após artrodese semilunar-piramidal.

do segundo metacarpiano. O ramo sensitivo do nervo radial é identificado e protegido. A cápsula articular é aberta em "T" para expor o escafóide e o capitato. Faz-se a redução do escafóide quando existe instabilidade. A cartilagem adjacente e a superfície subcondral do escafóide e do capitato são decorticadas com cuidado, para não lesar a articulação capitato-lunato. Retiramos enxerto ósseo do rádio distal proximalmente ao tubérculo de Lister entre o segundo e terceiro compartimentos dorsais e o colocamos na articulação escafocapitato. Preferimos realizar a fixação com dois ou três fios de Kirschner de 1,5mm. A imobilização e o pós-operatório são iguais aos da artrodese triescafóide (Figura 24.18).

6. **Artrodese capitato-lunato-hamato-piramidal (quatro cantos):** as indicações para a artrodese dos quatro cantos são as mesmas da artrodese capitato-semilunar. É realizada como forma de estabilizar a mediocárpica, mas com a vantagem de formar um bloco ósseo mais sólido, fornecendo maior estabilidade.

Utilizamos uma incisão longitudinal. A retinácula extensora é incisada sobre o terceiro compartimento dorsal e a cápsula é aberta transversalmente. Removemos o escafóide deteriorado, com o cuidado de preservar o ligamento radioescafocapitato e o radiolunato longo. Neste momento, devemos checar a integridade da articulação radiolunato e então iniciarmos a decorticação da articulação

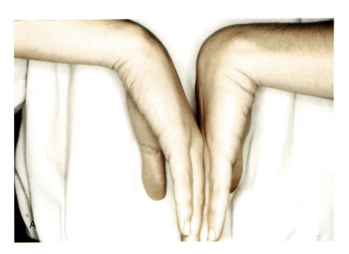
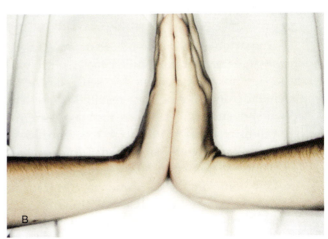

Figura 24.17A e **B.** Mesma paciente da Figura 24.16, mostrando uma perda mínima de flexão e extensão.

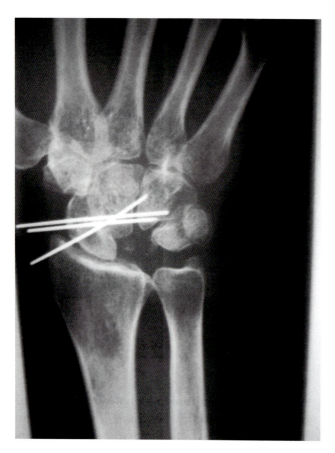

Figura 24.18 Radiografia em incidência posteroanterior mostrando artrodese escafocapitato em paciente portador de seqüela de doença de Kienböck, em que se associou ressecção do semilunar, seguida de interposição tendinosa (tenoartroplastia).

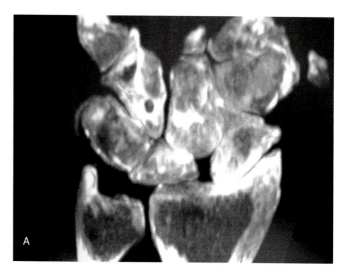

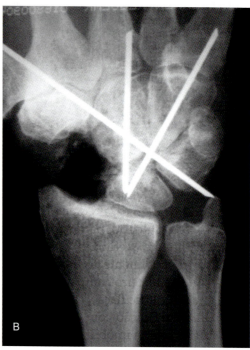

Figura 24.19A. Tomografia computadorizada de punho mostrando colapso avançado com artrose radioescafóide. **B.** Mesmo caso após artrodese dos quatro cantos.

mediocarpal; removemos a cartilagem articular e o osso subcondral das superfícies adjacentes ao capitato, lunato, hamato e piramidal. Retiramos enxerto ósseo também do rádio distal ou, quando possível, utilizamos o próprio escafóide como fonte de enxerto. A imobilização e o pós-operatório são iguais aos da artrodese triescafóide (Figuras 24.12 e 24.19).

Apesar da grande quantidade de material de síntese citada na literatura, preferimos realizar a fixação com fios de Kirschner, pelo seu baixo custo, a facilidade de uso e os bons resultados que têm sido demonstrados. Trabalhos recentes comprovam piores resultados quando se fixa a artrodese dos quatro cantos com placa circular dorsal, método em que é maior o índice de pseudo-artrose.[85-87]

Um ponto importantíssimo na correção do *SLAC Wrist* com esta artrodese é a redução da posição dorsifletida do semilunar, o que pode ser observado na radiografia em perfil do punho no peroperatório.

REFERÊNCIAS

1. Mackenzie IG. Arthrodesis of the wrist in reconstructive surgery. *J Bone Joint Surg* 1960; *42*: 60-4.
2. Nissen QI. Symposium on cerebral palsy. *Proc R Soc Med* 1951; *44*:87-9.
3. Swanson AB. Disabling arthritis at the base of the thumb. Treatment by resection of the trapezium and flexible (silicone) implant arthroplasty. *J Bone Joint Surg* 1972; *54*:456-71.
4. Kowalski MF, Manske PR. Arthrodesis of digital joints in children. *J Hand Surg* 1988; *13*:874-9.
5. Hill N. Small joint arthrodesis. *In*: Green DP (ed.). *Operative hand surgery*. New York: Churchill Livingstone, 1982: 113-25.

6. Albertoni WM, Leite VM. Lesões dos tendões extensores. In: Pardini AG (ed.). *Traumatismos da mão*. Rio de Janeiro: Medsi, 1985:165-87.

7. Bunnell S (ed.). *Surgery of the hand*. J.B. Lippincott Co., 1948.

8. Chase RA (ed.). *Atlas of hand surgery*. WB. Saunders Co., 1973:283-7.

9. Nickel V, Perry J, Garrett A. Development of useful function in the severely paralyzed hand. *J Bone Joint Surg* 1963; 45:933-52.

10. Burton R. Small joint arthrodesis in the hand. *In*: Kilgore ES, Graham WP (eds.). *The hand*. Lea e Febiger, 1977:155-61.

11. Abreu LB. Indicações da tenodese e da artrodese no tratamento das lesões dos tendões dos dedos. *Rev Hosp Clin* 1959; 14:167-9.

12. Milford L (ed.). *The hand*. St.Louis: C.V. Mosby, 1971.

13. Muller ME. Allgower M, Willeneger H (eds.). *Manual of internal fixation*. Berlin: Springer-Verlag, 1970.

14. Pardini AG. Artrodese por compressão da articulação interfalangeana distal. *Rev Bras Ortop* 1980; 15:51-3.

15. Segmuller G (ed.). *Surgical stabilization of the skeleton of the hand*. William and Wilkins, Co., 1977.

16. Faithfull DK, Herbert TJ. Small joint fusions of the hand using the Herbert bone screw. *J Hand Surg* 1984; 9:167-8.

17. Ayres JR, Goldstrohm GL, Miller GJ, Dell PC. Proximal interphalangeal joint arthrodesis with the Herbert screw. *J Hand Surg* 1988; 13:600-3.

18. Braun RM, Rhoades CE. Dynamic compression for small bone arthrodesis. *J Hand Surg* 1985; 10:340-3.

19. Zimmerman NB, Weiland AJ. Ninety-ninety intraosseous wiring for internal fixation of the digital skeleton. *Orthopedics* 1989; 12:99-104.

20. Buck-Gramcko D. Compression arthrodesis of joints in the hand. *In*: Tubiana R (ed.). *The hand*. Vol. 2., Philadelphia: WB Saunders, 1985:703-6.

21. Katzman SS, Gibeault JD, Dickson K. Thompson JD. Use of a Herbert screw for interphalangeal joint arthrodesis. *Clin Orthop* 1993; 296:127-32.

22. Bishop AT. Small joint arthrodesis. *Hand Clin* 1993; 9: 683-9.

23. Leonard MH, Capen DA. Compression arthrodesis of finger joints. *Clin Orthop* 1979; 145:193-8.

24. Jones BF, Stern PJ. Interphalangeal joint arthrodesis. *Hand Clinics* 1994; 10:267-75.

25. Lister G. Intraosseous wiring of the digital skeleton. *J Hand Surg* 1978; 3:427-35.

26. Moberg E. Arthrodesis of the finger joint. *Surg Clin North Am* 1960; 40:465-70.

27. Pellegrini Jr. VD, Burton RI. Oteoarthritis of the proximal interphalangeal joint of the hand: Arthroplasty or fusion? *J Hand Surg* 1990; 15:194-209.

28. Watson HK, Shaffer SR. Concave-convex arthrodesis in joints of the hand. *Plast Reconstr Surg* 1970; 46:368-71.

29. Wexler MR, Rousso N, Weinberg H. Arthrodesis of finger joints by dynamic external compression using dorsoventral Kirschner wires and rubber bands. *Plast Reconstr Surg* 1977; 60:882-5.

30. Granowitz S, Vanio K. Proximal interphalangeal joint arthrodesis in rheumatoid arthritis. *Acta Orthop Scand* 1966; 37:301-9.

31. Potenza AD. A technique for arthrodesis of the finger joints. *J Bone Joint Surg* 1973; 55:1534-6.

32. Tupper JW. A compression arthrodesis device for small joints of the hand. *Hand* 1972; 4:62-4.

33. Allende BT, Engelem JC. Tension-band arthrodesis in the finger joints. *J Bone Joint Surg* 1980; 5:269-71.

34. Pardini AG, Pires PR. Artrodese por compressão da articulação interfalangeana proximal. *Rev Ass Med Bras* 1980; 26:401-2.

35. Taylor C, Schwartz R. *Apud* Flatt AE. *In*: *Kinesiology of the hand*. Instructional Course Lectures XVIII. C.V. Mosby, 1961:266-81.

36. Eaton RG, Glickel SZ, Littler JW. Tendon interposition arthroplasty for degenerative arthritis of the trapeziometcarpal joint of the thumb. *J Hand Surg* 1985; 10:645-54.

37. Gervis H. Excision of the trapezium for osteoarthritis of trapeziometacarpal joint. *J Bone Joint Surg* 1949; 31:537-9.

38. Pardini AG, Lazaroni AP, Tavares KE. Compression arthrodesis of the carpometacarpal joint in the thumb. *Hand* 1982; 14:291-4.

39. Pardini AG, Vilela EA. Osteoartrite carpometacárpica do polegar: estudo comparativo entre artroplastia de interposição tendinosa, artrodese e ligamentoplastia. *Rev Bras Ortop* 1995; 30:219-26.

40. Carrol RE, Hill NA. Artrodesis of the carpometacarpal joint of the thumb. *J Bone Joint Surg* 1973; 55:292-4.

41. Badger FG. Arthrodesis of the carpo-metacarpal joint of the thumb. *J Bone Joint Surg* 1964; 46:162.

42. Muller GM. Arthrodesis of the trapeziometacarpal joint for osteoarthritis. *J Bone Joint Surg* 1949; 31: 540-2.

43. Stark HH, Moore JF, Ashworth CR, Boyes JH. Fusion of the first metacarpo-trapezial joint for degenerative arthritis. *J Bone Joint Surg* 1977; 59:22-6.

44. Lisfranc R. Arthrodesis of the column of the thumb. *In*: Tubiana R (ed.). *The hand*. Vol. 2., Philadelphia: WB Saunders, 1985: 710-2.

45. Weiland AJ. Small joint arthrodesis and bony defect reconstruction. *In*: McCarthy JG (ed.). *Plastic surgery*. Vol. 7., The Hand. Philadelphia: WB Saunders, 1990:4671-94.

46. Flatt AE (ed.). *The care of the rheumatoid hand*. St.Louis: The C.V. Mosby Co., 1963.

47. Millender LH, Nalebuff EA. Arthrodesis of the rheumatoid wrist: an evaluation of sixty patients and a description of a different surgical technique. *J Bone Joint Surg* 1973; 55:1026-34.

48. Carroll RE, Dick HM. Arthrodesis of the wrist for rheumatoid arthritis. *J Bone Joint Surg* 1971; 53:1365-9.

49. Steindler A. Orthopaedic operations on the hand. *JAMA* 1918; 71:1288-91.

50. Robinson RF, Kayfets DO. Arthrodesis of the wrist: preliminary report of a new method. *J Bone Joint Surg* 1952; 34:64-70.

51. Clendenin MB, Green DP. Arthrodesis of the wrist complications and their management. *J Hand Surg* 1981; 6:253-7.

52. Mannerfelt L, Malmsten M. Arthrodesis of the wrist in rheumatoid arthritis. A technique without external fixation. *Scand J Plast Reconstr Surg* 1971; 5:124-30.

53. Barbieri CH, Mazer N, Kfuri Jr. M *et al*. Artrodese do punho com fixação rígida: avaliação funcional. *Rev Bras Ortop* 1994; 29:411-5.

54. Nagy L, Büchler U. AO-wrist arthrodesis: with and arthrodesis of the third carpo-metacarpal joint. *J Hand Surg* 2002; 27:940-7.

55. Campbell CJ, Keokarn T. Total and subtotal arthrodesis of the wrist: Inlay Technique. *J Bone Joint Surg* 1964; 46:1520-33.

56. Haddad RJ, Riordan DC. Arthrodesis of the wrist. A surgical technique. *J Bone Joint Surg* 1967; 49:950-4.

57. Smith-Petersen MN. A new approach to the wrist joint. *J Bone Joint Surg* 1940; 22:122-4.

58. Liebolt FL. Surgical fusion on the wrist joint. *Surg Gynecol Obstet* 1938; 66:1008-23.

59. Dick HM. Wrist and intercarpal arthrodesis. *In:* Grenn DP (ed.). *Operative hand surgery*. New York: Churchill Livingstone, 1982:127-39.

60. Stein I. Gill turnabout radial graft for wrist arthrodesis. *Surg Gynecol Obstet* 1958; *106*:231-2.

61. Wood MB. Wrist arthrodesis using dorsal radial bone graft. *J Hand Surg* 1987; *12*:208-12.

62. Urist RM (ed.). *Clinical orthopaedics and related research*. J.B. Lippincott Co., 1980; vol.149.

63. Cohen MS, Kozin SH. Degenerative arthritis of the wrist: proximal row carpectomy versus sacphoid excision and four-corner arthrodesis. *J Hand Surg* 2001; *26*:94-104.

64. Thornton L. Old dislocation of os magnum; open reduction and stabilization. *South Med J* 1924; *17*:430-4.

65. Sutro CJ. Treatment of non-union of the carpal navicular bone. *Surgery* 1946; *20*:536-40.

66. Helfet AJ. A new operation for ununited fracture of the scaphoid. *J Bone Joint Surg* 1952; *34*:329.

67. Linscheid RL, Dobyns JH, Beabout JW, Bryan RS. Traumatic instability of the wrist. Diagnosis, classification and pathomechanics. *J Bone Joint Surg* 1972; *54*:1612-30.

68. Watson HK, Goodman ML, Johnson TR. Limited arthrodesis. Part II. Intercarpal and radiocarpal considerations. *J Hand Surg* 1981; *6*:223-33.

69. Minami A, Kato H, Iwasaki N, Minami M. Limited wrist fusions: comparison of results 22 and 89 months after surgery. *J Hand Surg* 1999; *24*:133-7.

70. Peterson HA, Lipscomb PR. Intercarpal arthrodesis. *Arch Surg* 1967; *95*:127-34.

71. Gordon LH, King D. Partial wrist arthrodesis for old ununited fractures of the carpal navicular. *Am J Surg* 1961; *102*:460-4.

72. Schwartz S. Localized fusion of the wrist joint. *J Bone Joint Surg* 1967; *49*:1591-6.

73. Watson HK. Limited wrist arthrodesis. *Clin Orthop* 1980; *149*:126-36.

74. Watson HK, Ballet FL. The SLAC Wrist: scapholunate advanced collapse of degenerative arthritis. *J Hand Surg* 1984; *9*:358-65.

75. Taleisnik J. Post traumatic carpal instability. *Clin Orthop* 1980; *149*:73-81.

76. Uematsu A. Intercarpal fusion for treatment of carpal instability: a preliminary report. *Clin Orthop* 1979; *144*:159-71.

77. Kleinman WB, Steichen JB, Strickland JW. Management of chronic rotary subluxation of the scaphoid by scaphotrapezio-trapezoid arthrodesis. *J Hand Surg* 1982; *7*:125-36.

78. Pardini AG, Tavares, KE, Luna JM. Instabilidades do carpo. Subluxação rotatória do escafóide e do semilunar. *Rev Bras Ortop* 1986; *21*:73-9.

79. Watson HK, Hempton RF. Limited wrist arthrodesis I: The triscaphoid joint. *J Hand Surg* 1980; *5*:320-7.

80. Graner O, Lopes EI, Carvalho BC, Atlas S. Arthrodesis of the carpal bones in the treatment of Kienbock's disease, painful ununited fractures of navicular; and lunate bones with avascular necrosis and old fracture-dislocations of carpal bones. *J Bone Joint Surg* 1966; *48*:767-74.

81. Chuinard RG, Zeman SC. Kienbock's disease: an analysis and rationale for treatment by capitate-hamate fusion. *Orthop Transl* 1980; *4*:18-25.

82. Watson HK, Ryu J, DiBella A. An approach to Kienbock's disease: triscaphe arthrodesis. *J Hand Surg* 1985; *10*:179-87.

83. Carroll RE, Hill NA. Small joint arthrodesis in hand reconstruction. *J Bone Joint Surg* 1969; *51*:1219-21.

84. Chamay A, DellaSanta D, Vilaseca A. Radiolunate arthrodesis. Factor of stability for the rheumatoid wrist. *Ann Chir Main* 1983; *2*:5-10.

85. Taleisnik J (ed.). *The wrist*. Churchill Livingstone, 1985.

86. Nagy L, Büchler U. Long-term results of radioscapholunate fusion following fractures of the distal radius. *J Hand Surg* 1997; *22*:705-10.

87. Garcia-Elias M. Lluch A, Ferreres A *et al*. Treatment of radiocarpal degenerative ostheoarthritis by radioscapholunate arthrodesis and distal scaphoidectomy. *J Hand Surg* 2005; *30*:8-15.

88. Pisano SM, Peimer CA, Wheeler DR. Sherwin F. Scaphocapitate intercarpal arthrodesis. *J Hand Surg* 1991; *16*:328-33.

89. Golafarb CA, Stern PJ, Keifhaber TR. Palmar midcarpal instability: the results of treatment with 4-corner arthrodesis. *J Hand Surg* 2004; *29*:258-63.

90. Kendall CB, Brown TR, Millon J. Results of four-corner arthrodesis using dorsal circular plate fixation. *J Hand Surg* 2005; *30*:903-7.

91. Vance MC, Hernandez JD, Didonna ML, Stern PJ. Complications and outcome of four-corner arthrodesis: circular plate fixation versus traditional techniques. *J Hand Surg* 2005; *30*:1122-7.

CAPÍTULO 25

ARTROPLASTIAS NA MÃO E NO PUNHO

Arlindo G. Pardini Jr.

Afrânio D. Freitas

A reconstrução de articulações lesadas, rígidas ou instáveis, devido a traumatismo, infecção ou artrites tem sido um grande desafio para o cirurgião de mão.

Sempre que houver lesão articular irreversível, a indicação de uma artroplastia deverá ser lembrada, visto que na maioria dos casos de destruição dessas articulações a outra indicação seria a artrodese.

Artroplastia é a reconstituição cirúrgica não somente da estrutura osteoarticular, mas também de todos os componentes de uma articulação, com a finalidade de restaurar os movimentos articulares e a função de músculos, ligamentos, tendões e outras partes moles periarticulares. Infelizmente, até o momento não existe uma prótese ou técnica cirúrgica que reproduza uma articulação perfeita do ponto de vista anatômico ou funcional. Portanto, a finalidade das artroplastias é restaurar uma articulação estável, com algum movimento e sem dor.

Enquanto as artroplastias para os membros inferiores, especialmente quadril e joelho, têm evoluído e apresentado resultados satisfatórios e duráveis, as próteses para mão e punho ainda não convenceram os especialistas devido à sua pouca durabilidade e às complicações.

Ambroise Pare, no século XVI, parece ter sido o primeiro a realizar uma artroplastia de ressecção, ao remover partes moles e osso do joelho de um paciente com infecção articular incurável para evitar amputação do membro inferior (*apud* Swanson).[1] Com o advento da anestesia, a excisão cirúrgica da articulação doente tornou-se mais completa e refinada, seguida de mobilização passiva e ativa, numa tentativa de evitar anquilose. Tentou-se, então, a artroplastia por interposição de tecidos, da qual Ollier foi o precursor,

usando inicialmente a interposição de gordura. Esta foi logo descartada, pois a gordura era rapidamente absorvida (*apud* Swanson).[1]

Vários outros materiais de interposição foram testados, mas foi Murphy quem deu a maior contribuição, empregando fáscia lata entre as duas superfícies articulares.[2] Ele notou que a fáscia era uma excelente membrana de interposição por ser biológica e de difícil absorção. Esta cirurgia tornou-se popular no início do século passado, porém ainda permanecia o problema de instabilidade articular, não só pela violação dos princípios biomecânicos, como também pela dificuldade da reconstrução ligamentar. No início do século XX, Smith Petersen usou materiais como vidro, viscolóide e baquelite em artroplastias do quadril e, mais tarde, implantes metálicos, como Vitallium, com grande sucesso.[3] Seu trabalho foi um marco no uso de materiais de interposição para artroplastias. Outro grande avanço foi a introdução do cimento acrílico para fixação dos componentes protéticos ao osso, por Charnley, em 1961.[4] Este conceito foi utilizado no planejamento de várias próteses metálicas, inclusive para dedos e punho.

CRITÉRIOS PARA UM IMPLANTE IDEAL

Se o que se pretende é criar uma nova articulação, que obedeça aos critérios anatômicos e funcionais, o implante ideal deve:[5]

1. Manter o espaço articular.
2. Permitir movimentos articulares amplos, com estabilidade e sem dor.

3. Ser simples e eficiente no seu formato.
4. Dar uma fixação simples e durável.
5. Ser resistente ao estresse e à deterioração.
6. Ser biológico e mecanicamente compatível.
7. Ser tecnicamente simples de implantar.
8. Facilitar a reabilitação.
9. Ter um preço acessível.

Na realidade, estes são os critérios ideais, porém, infelizmente, ainda não alcançados em sua maioria.

A seguir, descreveremos aquelas articulações da mão em que existe indicação de artroplastia.

ARTROPLASTIAS DIGITAIS

Na mão, parece ter sido Burman, em 1940, quem primeiro publicou o uso de implante metálico (*cup* de Vitallium) em artroplastias metacarpofalângicas (MF).[6] De lá para cá, surgiram dezenas de novas próteses, metálicas ou não. Em 1961, Flatt, inspirado nos trabalhos de Brannon, que havia produzido uma prótese metálica de aço inoxidável para articulações interfalângicas proximais (IFP), apresentou uma prótese, também metálica, articulada não só para estas articulações, mas também para as MF[7,8] (Figura 25.1). Várias outras próteses metálicas foram descritas, mas nenhuma delas resistiu ao tempo, e todas foram abandonadas devido aos inúmeros problemas que geraram, como fraturas, absorção óssea e afrouxamento das próteses devido, principalmente, à dificuldade de fixação ao osso.

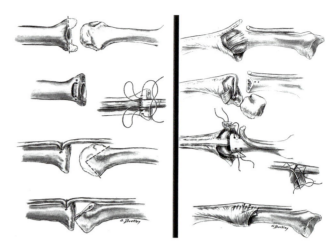

Figura 25.2 Desenho das artroplastias MF com interposição de partes moles descritas por Fowler, Riordan e Vainio.

No final da década de 1950 foram descritas várias técnicas de artroplastia de ressecção óssea, sendo as mais citadas as de Fowler, Riordan e Vainio.[9-11] Estas técnicas constavam de ressecção da cabeça dos metacarpianos e interposição de partes moles (tendão extensor ou cápsula) (Figura 25.2). O problema era que, no pós-operatório imediato, o alinhamento e o espaço articular eram mantidos, porém era necessária imobilização prolongada, o que comprometia a mobilidade da articulação. A longo prazo, o espaço articular gradualmente se estreita e freqüentemente ocorrem rigidez e subluxação. A tentativa de iniciar movimentação precoce cai no risco de manter uma instabilidade articular.

Com o advento do cimento acrílico e de elementos como polietileno, pirocarbono e outros, outros implantes surgiram, alguns usando o cimento para fixação dos componentes ao canal medular do metacarpiano ou da falange, e outros sem o uso do cimento (Figura 25.3) As mais conhecidas são a de Linscheid e Beckenbaugh.

Beckenbaugh e Linscheid desenvolveram uma prótese metálica (metal-metal) não-cimentada, sem dobradiça e feita de pirocarbono.[12] Ela consiste em um componente proximal, composto de uma haste e uma cabeça bicondilar convexa, e outro distal, com uma superfície bicôncava. Os dois componentes são adaptados sob pressão. Estas próteses ainda apresentam alta porcentagem de complicações: cerca de 30% necessitaram um segundo procedimento e 40% mostraram alterações radiográficas no implante.[13] Alguns autores não são muito otimistas com relação ao

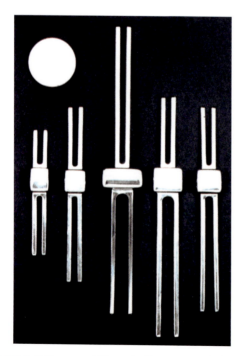

Figura 25.1 Próteses metálicas de Flatt para articulações MF e IFP. Elas foram abandonadas devido ao alto índice de complicações.

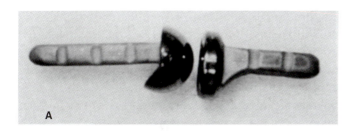
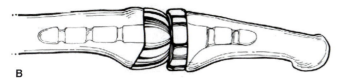

Figura 25.3 Prótese de pirocarbono para IFP.

uso de implantes de carbono pirolítico, afirmando ser uma técnica difícil, mas com potencial para aliviar a dor, proporcionar estabilidade e movimento, além de corrigir deformidade; no entanto, os resultados são imprevisíveis e podem não ser superiores àqueles obtidos com outras técnicas de artroplastia.[14,15]

O grande impulso nas artroplastias digitais foi dado por Swanson quando, em 1966, publicou seus estudos de artroplastia com implante flexível de silicone.[16] Estes implantes foram aceitos universalmente, tendo sido feitas várias alterações, não só no *design* original, como no afinamento e no aprofundamento da porção central articulável da prótese, como no tipo de silicone mais flexível e resistente (Figura 25.4). O seu formato permite a colocação dos cabos da prótese dentro do canal medular do metacarpiano e da falange, sem a necessidade de qualquer fixação. Desse modo, no movimento de flexoextensão, os cabos da prótese funcionam como pistões dentro do canal medular, reduzindo assim as forças de tensão e distensão na parte articular do implante. Estas próteses foram testadas em máquinas que reproduziam os movimentos de flexão e extensão de 0 a 90 graus e provaram ter grande durabilidade, pois a fratura do implante só ocorreu após mais de 400 milhões de vezes fletindo e estendendo.[5]

Os resultados proporcionados por esta prótese ainda estão longe do ideal. A curto prazo, observa-se melhora do alinhamento dos dedos, porém, a longo prazo, não há melhora da amplitude de movimentos, e fratura do implante e recidiva da deformidade ocorrem com certa freqüência, principalmente se o desequilíbrio das partes moles, como o desvio radial do punho na artrite reumatóide, não for corrigido.[17,18]

Em 1986, Swanson acrescentou duas pequenas peças metálicas à entrada do canal medular do metacarpiano e da falange proximal a fim de evitar fratura do implante neste nível. Ele chamou essas peças de *grommet*. Seu uso parece não interferir com o resultado, e não é adotado por muitos.[19]

É interessante notar que o implante de silicone nas articulações digitais é muito bem tolerado biologicamente, sendo raros os relatos de reações tipo corpo estranho (sinovite reacional), ao contrário do que aconteceu no passado, com as próteses de silicone para os ossos do carpo.[20,21]

Para a indicação de uma artroplastia na mão é necessário respeitar uma série de condições gerais e locais, como:

1. Boa condição geral do paciente.
2. Boa condição neurovascular local.
3. Boa cobertura de pele.
4. Boa função musculotendinosa.
5. Bom suporte ósseo para receber o implante.
6. Boa fisioterapia pós-operatória.
7. Boa motivação do paciente.

As articulações interfalângicas distais (IFD), embora sede freqüente de lesões, como na osteoartrose, na artrite reumatóide ou nos traumatismos, não apresentam indicações para artroplastia. Nestas articulações, artrodese é uma cirurgia excelente, pouco incapacitante e que proporciona uma estabilização articular indolor e funcional (ver Capítulo 24).

Artroplastia IFP

A IFP é a articulação que tem maior amplitude de movimentos nos dedos (de 0 a 120 graus), daí sua

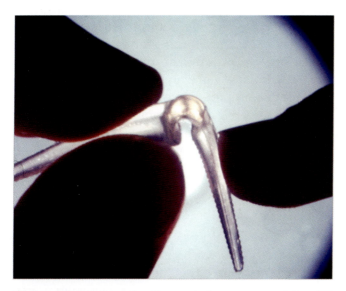

Figura 25.4 Prótese de silicone de Swanson para MF e IFP. Observar a porção central mais fina e a flexibilidade do implante.

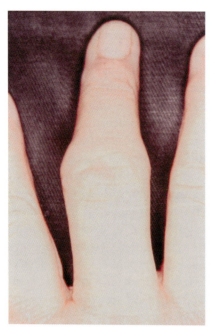

Figura 25.5 Artrose IFP avançada do dedo médio. Boa indicação para artroplastia por ser um dedo central.

grande importância funcional. Como as forças exercidas sobre elas necessitam de grande estabilidade, tanto no sentido lateral como no anteroposterior, os ligamentos colaterais e a placa volar são normalmente bastante reforçados. Por isso, existe grande dificuldade nas artroplastias das articulações IFP, pois a preservação ou reconstrução dessas estruturas periarticulares é muito difícil de ser conseguida. Devido a essas características, para pessoas que exercem serviço braçal e necessitam mais de força do que de movimento, a artrodese será, provavelmente, o tratamento de escolha, principalmente para o dedo indicador, cuja pinça com o polegar exige força e estabilidade. A melhor indicação é para os dedos médio e anular, que não sofrem pressões laterais (Figura 25.5).

As indicações de artroplastia para as articulações IFP são: (a) articulações destruídas ou luxadas; (b) articulações rígidas em que a liberação de partes moles não resolveu o problema. As principais patologias em que ocorrem estas alterações são artrite degenerativa pós-traumática ou pós-infecção, osteoartrite primária e artrite reumatóide.

Técnica operatória

Preferimos uma via de acesso oblíqua longa lateral centrada do lado da articulação. As veias dorsais devem ser protegidas e, sempre que possível, deve-se evitar sua lesão. O mecanismo extensor é exposto com cuidado, para evitar lesar sua superfície. O ramo central do tendão extensor e o ligamento triangular são incisados longitudinalmente, desde a base da falange média até o terço médio do dorso da falange proximal, e cada metade é afastada e luxada volarmente com a flexão do dedo. A inserção do tendão na base da falange média deve ser cuidadosamente preservada. Caso ela se descole do osso, ela deve ser reinserida no final da cirurgia. Também as inserções dos ligamentos colaterais devem ser preservadas sempre que possível, mas, caso sua secção seja necessária, elas deverão ser reconstituídas, principalmente no lado radial. Em geral, pode-se usar um retalho constituído do ligamento colateral radial ou do ligamento acessório, ou até mesmo uma parte da placa volar que, suturada ao osso por um orifício no final da cirurgia, fornece um excelente reforço lateral à articulação.

Após a incisão no tendão central e o afastamento das duas metades com a flexão do dedo, a cabeça da falange proximal é removida mediante uma osteotomia transversal através do colo. Esta osteotomia é realizada com um trépano a ar (*air-drill*) para maior precisão e regularidade do corte. Se houver contratura ou aderências da placa volar ou do ligamento colateral, elas devem ser descoladas ou incisadas de modo que a articulação fique completamente frouxa. O canal intramedular da falange proximal é curetado e alargado para receber o cabo proximal de forma retangular da prótese. A base da falange média não é ressecada, mas o canal medular deve ser alargado, do mesmo modo que o da falange proximal.

Mede-se o tamanho da prótese com modelos próprios (teste) e seleciona-se o implante que melhor preencha os espaços medular e articular. Antes de introduzir o implante, deve-se fazer uma lavagem copiosa com soro, para remover todos os detritos e a poeira óssea da ferida. Nunca usar gaze seca sobre a prótese, que deve ser manipulada apenas com pinças, evitando seu contato com a luva. Em geral, os tamanhos mais usados da prótese nas articulações IFP são de número 0 a 4. Introduz-se primeiro o cabo proximal e depois, com a articulação fletida, introduz-se o cabo distal (Figura 25.6). A articulação é então estendida, e verifica-se o assentamento do implante. Se necessário, remove-se mais osso ou libera-se mais as partes moles.

O tendão central é fechado com fio inabsorvível e pontos invertidos, e a pele, com náilon. Um curativo compressivo é colocado e protegido com tala gessada.

Entre o terceiro e o quinto dia pós-operatório, o curativo é trocado, coloca-se uma tala de alumínio e iniciam-se exercícios ativos e passivos suaves, removendo-se a tala duas a três vezes por dia. Em torno

Artroplastias na Mão e no Punho

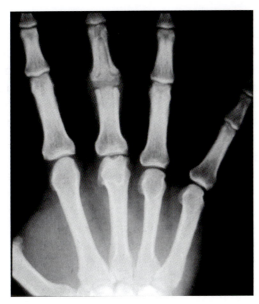

Figura 25.6 Prótese de Swanson na IFP do dedo médio.

do 12º dia, removem-se os pontos e inicia-se a fisioterapia especializada, mantendo o uso noturno da tala por mais 4 a 6 semanas.

Artroplastia MF

O movimento das articulações MF dos dedos é de fundamental importância para a função da mão. A artrodese ou anquilose desta articulação é muito incapacitante e deve ser evitada a qualquer custo. Por outro lado, uma amplitude de movimentos em torno de 40 graus (de 20 a 60 graus de flexão) é bastante útil e relativamente pouco incapacitante, principalmente se a função da articulação IFP estiver normal.

A artroplastia MF só deve ser indicada para pacientes motivados, que certamente irão colaborar no tratamento e que preencham as condições descritas anteriormente.

A melhor indicação para artroplastia MF é na artrite reumatóide com destruição articular e deformidades como luxação volar e desvio ulnar, e a cirurgia pode ser efetuada nos quatro dedos (Figura 25.7A e B). Nestes casos, pode-se associar outros procedimentos cirúrgicos, como sinovectomias, transferências tendinosas etc. (ver Capítulo 15). Também em seqüelas de fraturas ou outras lesões cartilaginosas, a artroplastia deve ser considerada.

Técnica operatória

A via de acesso transversal centrada sobre a cabeça dos metacarpianos é a preferida quando se realiza a cirurgia em todos os dedos, mas o acesso longitudinal em "S" poderá ser usado quando a artroplastia for indicada para apenas um dedo. As grandes veias dorsais e o pedículo neurovascular que correm entre as cabeças dos metacarpianos devem ser cuidadosamente preservados para evitar o risco de edema pós-operatório. O mecanismo extensor é exposto até a base da falange proximal. É freqüente haver luxação ulnar dos tendões extensores. Faz-se uma incisão longitudinal na expansão dos intrínsecos, do lado radial, paralela e a cerca de 2mm da borda do tendão extensor, e afasta-se a expansão e a cápsula, expondo a sinovial. Se houver inflamação, faz-se a sinovectomia. A flexão da articulação expõe bem a cabeça do metacarpiano, e os ligamentos colaterais são seccionados na sua inserção no colo. Este é removido por uma osteotomia transversal ao nível da inserção dos ligamentos, com

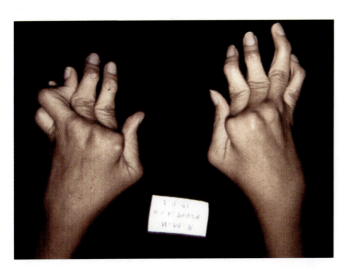
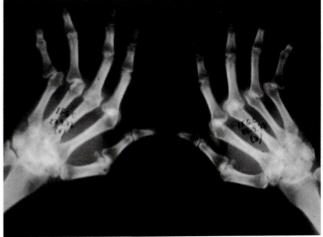

Figura 25.7 Paciente portadora de artrite reumatóide grave nas duas mãos. A luxação e o desvio ulnar das MF são indicações para artroplastia.

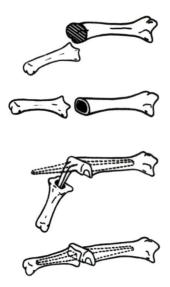

Figura 25.8 Desenho esquemático da técnica de artroplastia MF.

um instrumento de precisão tipo *air-drill* ou serra de osso delicada (elétrica ou a ar). Se necessário, completa-se a sinovectomia e desloca-se a placa volar para afrouxar bem a articulação. A seguir, dilata-se o canal medular com brocas especiais. A base da falange proximal não é ressecada, mas o canal medular é preparado da mesma forma que o metacarpiano, de modo a receber o cabo retangular distal do implante (Figura 25.8). Lava-se extensamente a ferida para remoção de todo detrito, com soro.

A medida do tamanho do implante a ser usado é feita com modelos apropriados e, uma vez selecionada, ele é introduzido primeiro no canal medular do metacarpiano e depois na falange proximal. A prótese deve ser manipulada apenas com pinças rombas, evitando tocá-la com a luva ou com gazes secas. Com o implante no lugar e a articulação em extensão, deve-se observar se não está havendo pressão indevida sobre ela, pois isto causa acotovelamento de sua parte central e subluxação volar, contribuindo para a rotura do silicone. No indicador, é recomendável fazer o reforço do ligamento colateral radial. Isto é realizado com um retalho de base distal composto do ligamento colateral e parte da placa volar, que são suturados no dorso do metacarpiano através de dois pequenos orifícios ósseos. Este procedimento limita em alguns graus o movimento de flexão, mas isto é compensado pelo aumento da estabilidade. O mecanismo extensor é suturado com fio inabsorvível, se necessário sobrepondo os retalhos como um jaquetão para centralizar o tendão sobre a articulação MF. Sutura-se a pele com náilon e são feitos um volumoso curativo compressivo e uma tala gessada volar. São de fundamental importância a elevação pós-operatória e o movimento precoce das articulações IF. Três a 5 dias após a cirurgia, troca-se o curativo e coloca-se uma tala de gesso ou plástico leve, mantendo as MF em extensão e bloqueio ulnar, recomendando sua remoção três vezes ao dia para exercícios. No 12º dia, removem-se os pontos e o paciente é encaminhado para fisioterapia especializada. A tala deve ser usada à noite por mais 4 a 6 semanas.

Na articulação MF do polegar, por ter em geral muito menos amplitude de movimentos, estar sujeita a tensões muito maiores e ter uma articulação proximal vizinha, como a carpometacarpiana, que compensa sua imobilização, preferimos a artrodese pela estabilidade e força que dá ao polegar (Figura 25.9).

Complicações das artroplastias digitais

Em geral, as complicações das artroplastias das articulações digitais são devidas a falhas técnicas. A mais freqüente é a luxação da prótese, que pode ser por acotovelamento da porção articular por remoção

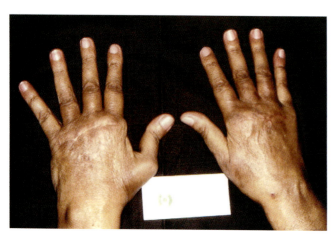

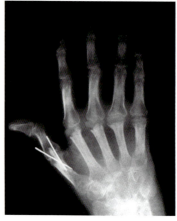

Figura 25.9 Paciente portadora de artrite reumatóide após artroplastia das MF. No polegar, a melhor indicação é a artrodese.

insuficiente de osso ou rotação da prótese. A pressão indevida exercida sobre ela, associada ao atrito ósseo, leva à fratura do implante. A fratura pode ocorrer também devido a uma laceração na superfície da prótese por manipulação inadequada, que se propaga até romper o implante. Alguns acreditam que a fratura da prótese se deve ao acúmulo de lípides que ocorre no implante algum tempo após a sua colocação, com o que Swanson não concorda.[5] Segundo ele, as complicações ocorrem devido a:

1. Seleção não apropriada dos casos, como em casos de pacientes com um tipo maligno de doença reumatóide.
2. Liberação incompleta das contraturas articulares.
3. Correção inadequada da subluxação articular.
4. Preparo inadequado do osso, como ressecção inadequada, perfuração das paredes laterais do canal medular e irregularidade do traço de osteotomia para remoção da cabeça.
5. Tamanho inadequado do implante.
6. Manuseio inadequado do implante com instrumentos cortantes.
7. Falha no reequilíbrio tendinoso do dedo.
8. Rotação ou subluxação do implante.
9. Uso desajeitado de muletas.

No caso de complicações, a simples remoção das próteses pode proporcionar ainda uma função razoável devido à neocápsula formada, que pode conservar os movimentos e ainda fornecer alguma estabilidade articular.

Ao contrário dos implantes para o carpo, são raros os casos relatados de sinovite reacional ao silicone nas articulações digitais com a mesma freqüência daqueles.[22]

ARTROPLASTIAS NO CARPO

Empregados no tratamento das artrites primárias ou secundárias e das necroses assépticas de ossos do carpo, os implantes de substituição têm encontrado uma série de problemas. As primeiras próteses desenvolvidas, metálicas, foram abandonadas. Em 1973, Swanson escreveu em seu livro: "O uso de implantes metálicos para substituição de ossos do carpo tem sido publicado. O conceito básico parece correto; entretanto, este método tem sido insatisfatório devido aos problemas relacionados com progressão do processo artrítico, migração do implante, tamanho anatômico inadequado, quebra do material e absorção óssea devido à dureza do material implantado."[5]

Os ossos do carpo mais freqüentemente afetados por doença ou traumatismo são o escafóide (principalmente nas seqüelas de fraturas), o semilunar (principalmente devido à necrose avascular) e o trapézio (principalmente na artrose trapézio-primeiro metacarpiano). Em todos estes casos existem possibilidades cirúrgicas nas quais estão incluídas artroplastias por substituição por implantes, artroplastias de ressecção com e sem interposição de partes moles (como nas tenoartroplastias) e as artrodeses. Estas, como relatado no Capítulo 24, têm indicações precisas, principalmente em pessoas com atividade braçal e que necessitem mais de força do que de movimento.

Após extensos estudos, Swanson, em 1967, apresentou seus implantes de silicone para substituição do escafóide e do semilunar e, mais tarde, do trapézio. Os resultados iniciais foram excelentes e animadores, trazendo uma grande euforia aos cirurgiões de mão. Vários trabalhos foram publicados, demonstrando as grandes vantagens desse método, que produzia alívio da dor e mantinha os movimentos articulares. Infelizmente, os bons resultados não perduraram e, cerca de 5 anos mais tarde, começavam a surgir complicações, sendo as mais freqüentes deformidade, fratura e luxação do implante e uma sinovite reacional[21,23,24] (Figura 25.10).

As artroplastias de ressecção de ossos do carpo têm como principais desvantagens o fato de não proverem boa estabilidade e não evitarem o colabamento de ossos vizinhos. Por isso, devem ser associadas com cirurgias estabilizadoras.

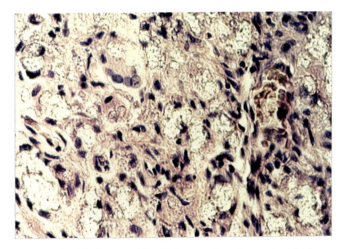

Figura 25.10 Aspecto histológico da sinovite reacional observado 7 anos após uma artroplastia do semilunar com implante de silicone. Observar os corpúsculos birrefringentes e a reação tipo corpo estranho.

Artroplastias do trapézio

As articulações trapézio-primeiro metacarpiano e trapézio-trapezóide-escafóide são sede freqüente de artrose primária ou secundária. Vários implantes foram desenvolvidos para substituir o trapézio ou interpor material entre este osso e a base do primeiro metacarpiano. As maiores desvantagens são o alto custo dos implantes, a complexidade da técnica cirúrgica, a inclusão de vários materiais estranhos (metal, cimento acrílico, polietileno) e reação e quebra da prótese (no caso de silicone) (Figura 25.11). Por isso, atualmente, a melhor indicação nas doenças do trapézio ou peritrapézio é a ressecção deste osso com ou sem interposição tendinosa (tenoartroplastia) e com ou sem ligamentoplastia[25,26] (ver Capítulo 16) (Figura 25.12).

Artroplastias do escafóide

Basicamente, a artroplastia do escafóide é indicada quando ocorrem alterações irreversíveis da sua articulação com o rádio (artrose radioescafóide), ou quando não se podem reconstituir a forma e o volume desse osso. Portanto, as indicações são:

a. Necrose avascular de um fragmento grande ou de todo o osso (doença de Preiser).
b. Pseudo-artrose antiga do escafóide com artrose e colapso carpal (*SNAC wrist*).
c. Instabilidade carpal antiga, principalmente escafo-semilunar, com comprometimento cartilaginoso da fossa escafóidea do rádio.

Como salientamos anteriormente, os implantes metálicos e de silicone falharam ao substituírem o escafóide (Figura 25.13*A* a *C*). Por isso, atualmente, a melhor indicação é a artroplastia de ressecção do escafóide associada com estabilização carpal através de

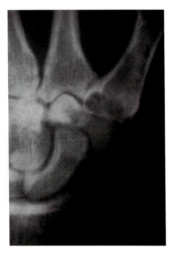

Figura 25.11 Radiografia mostrando complicação da artroplastia do trapézio com implante de silicone. Houve fratura da prótese e intensa sinovite reacional. Observar a grande imagem cística na base do primeiro metacarpiano.

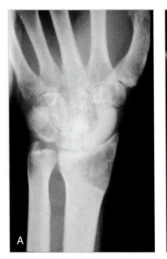 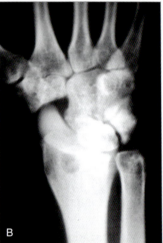

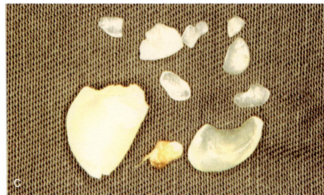

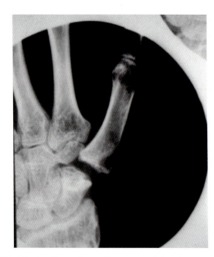

Figura 25.12 Radiografia pós-operatória da artroplastia por ressecção do trapézio e interposição de um "novelo" tendinoso entre o escafóide e a base do primeiro metacarpiano.

Figura 25.13A. Artroplastia de substituição do escafóide por um implante de silicone. Observar a posição anatômica e as relações do implante com o rádio e os ossos vizinhos. **B.** Seis anos após a artroplastia, a prótese subluxou, os ossos do carpo colabaram, e surgiram sinais de sinovite reacional. **C.** O implante fraturado removido.

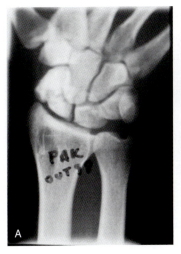
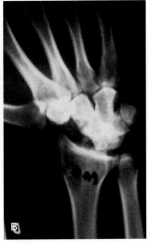
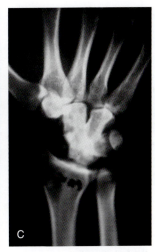

Figura 25.14A. Caso de *SNAC wrist* (pseudo-artrose com artrose avançada radioescafóide) em que foram realizadas artroplastia de ressecção do escafóide e artrodese dos quatros cantos (**B** e **C**).

artrodese entre capitato-hamato-semilunar-piramidal ("artrodese dos quatro cantos").[27,28] Para a indicação desta cirurgia é imperativo que a articulação radiossemilunar esteja íntegra (ver Capítulo 24) (Figura 25.14).

Outra indicação para aquelas complicações do escafóide é a artroplastia de ressecção da fileira proximal dos ossos do carpo. Esta cirurgia, em que pese sua técnica deselegante e aparentemente agressiva, tem sido relatada por muitos autores com bons resultados. Neste caso, para o sucesso da operação é necessário que a cabeça do capitato e a fossa semilunar do rádio estejam em perfeitas condições.[29]

Artroplastias do semilunar

A necrose avascular do semilunar não é uma patologia rara nos ambulatórios de cirurgia de mão. Se não tratada, pode evoluir para diminuição do volume do osso e fragmentação, provocando um desarranjo na estrutura do carpo, com colabamento e artrose, levando a dor, limitação de movimentos e perda de força (ver Capítulo 20). O entusiasmo com o uso de prótese de silicone de Swanson foi substituído pela decepção com o surgimento de reações indesejáveis, sendo então abandonado[21] (Figura 25.15*A* a C).

Atualmente, quando há indicação de artroplastia do semilunar, a preferência é pela ressecção deste osso e artrodese entre escafóide-trapézio-trapezóide[30] (artrodese triescafóide), ou entre o escafóide e o capitato (Figura 25.16). Alguns autores utilizam uma fita do tendão curto extensor radial do carpo para preencher o espaço deixado pelo semilunar. Quando existir subluxação rotatória do escafóide, a posição deste deverá ser corrigida antes de fundi-lo aos os-

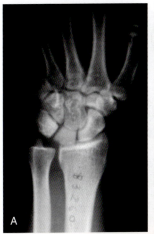
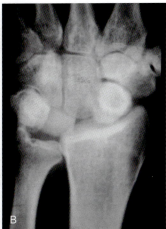
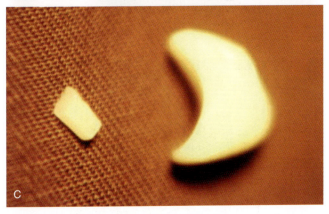

Figura 25.15A. Artroplastia de substituição do semilunar por uma prótese de silicone. Radiografia pós-operatória após 2 meses. **B.** Cinco anos após a cirurgia, notar a prótese desviada ulnarmente e o escafóide rodado. **C.** Prótese fraturada e deformada.

sos vizinhos. Para maiores detalhes, ver os Capítulos 20 e 24.

Para casos selecionados, a artroplastia de ressecção da fileira proximal dos ossos do carpo é uma opção satisfatória (Figura 25.17).

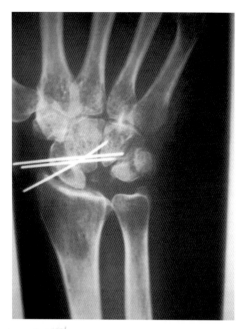

Figura 25.16 Caso de necrose avascular do semilunar em que foram feitas artroplastia de ressecção deste osso e artrodese escafóide-capitato.

Artroplastia radiocarpal

Esta cirurgia é indicada raramente, porque a artrodese do punho proporciona resultados muito bons quanto ao alívio da dor e à função dos dedos. Entretanto, em casos de destruição extensa do carpo com deformidade associada e acometimento funcional de dedos e cotovelo bilateralmente, como em casos de artrite reumatóide, existe lugar para indicação da artroplastia.

Meuli, em 1973, e Volz, em 1977, foram os primeiros autores a publicar os resultados do uso de implantes metálicos para o punho.[31,32] A prótese de Meuli consiste em uma haste metálica proximal introduzida no rádio e duas hastes distais inseridas no segundo e terceiro metacarpianos (posteriormente modificadas na Clínica Mayo), todas fixadas com cimento acrílico. Entre os dois componentes é interposta uma bola de polietileno. A prótese de Volz tem os componentes radial e metacarpiano metálicos e uma esfera metálica no componente distal que se articula com uma peça de polietileno fixada no componente proximal.

O alto índice de complicações, principalmente o afrouxamento do componente distal destas próteses, que em algumas estatísticas chegou a 50%, fez com que várias modificações fossem apresentadas por vários autores.

Alguns serviços usam uma prótese de silicone desenvolvida por Swanson, que é uma peça inteiriça semelhante à prótese digital.[5] Ela atua como um espaçador e as duas hastes, proximal e distal, funcionam como pistons no interior da medula do rádio e do terceiro metacarpiano.

Na realidade, nenhuma das próteses desenvolvidas até o momento apresenta as características do implante ideal; por isso, a nossa prioridade para o tratamento das lesões radiocarpais avançadas continua sendo a artrodese.

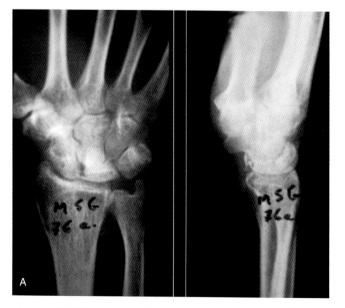
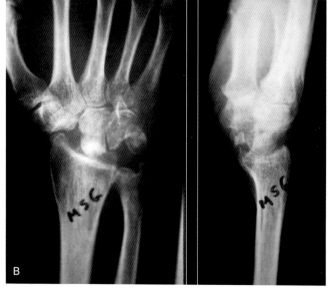

Figura 25.17A. Radiografias em anteroposterior e perfil de um paciente de 76 anos de idade que apresentava dor e colapso carpal em seqüela de doença de Kienböck. **B.** Mesmo caso após ressecção da fileira proximal dos ossos do carpo, que trouxe considerável alívio dos sintomas.

REFERÊNCIAS

1. Swanson AB. Implant arthroplasty in the hand and upper extremity and its future. *Surg Clin North Am* 1981; *61*:369-82.
2. Murphy JB. Arthroplasty. *Ann Surg* 1913; *57*:593-647.
3. Smith-Petersen MN. Evolution of mould arthroplasty of the hip joint. *J Bone Joint Surg* 1948; *30B*:59-71.
4. Charnley J. Arthroplasty of the hip: a new operation. *Lancet* 1961; *1*:1129-32.
5. Swanson AB. *Flexible implant resection arthroplasty in the hand and extremities*. St.Louis: CV Mosby, 1973.
6. Burnan MA. Vitallium cup arthroplasty for metacarpophalangeal and interphalangeal joints of the fingers. *Bull Hosp Joint Dis* 1940; *1*:79-89.
7. Flatt AE. Restauration of rheumatoid finger joint function. Interin report on trial of prosthetic replacement. *J Bone Joint Surg* 1961; *43A*:753-74.
8. Brannon EW, Klein G. Experiences with a finger joint prosthesis. *J Bone Joint Surg* 1959; *41A*:87-102.
9. Fowler SB. Arthroplasty of metacarpophalangeal joints in rheumatoid arthritis. *J Bone Joint Surg* 1962; *44A*:1037-45.
10. Riordan DC, Fowler SB. Surgical treatment of rheumatoid deformities of the hand. *J Bone Joint Surg* 1958; *40A*:1431-2.
11. Vainio K. Surgery of rheumatoid arthritis. *Surg Ann* 1974; *6*:309-35.
12. Linscheid RL, Murray PM, Vidal MA, Beckenbaugh RD. Development of a surgical replacement arthroplasty for proximal interphalangeal joints. *J Hand Surg* 1977; *22A*:286-98.
13. Bravo CJ, Rizzo M, Hormel KB, Beckenbaugh RD. Pyrolytic carbon proximal interphalangeal joint arthroplasty: results with minimum two years follow-up evaluation. *J Hand Surg* 2007; *32A*:1-11.
14. Tuttle HG, Stern PJ. Pyrolytic carbon proximal interphalangeal joint resurfacing arthroplasty. *J Hand Surg* 2006; *31A*:930-9.
15. Branan BR, Tuttle HG, Stern PJ, Levin L. Resurfacing arthroplasty versus silicone arthroplasty for proximal interphalangeal joint arthroplasty. *J Hand Surg* 2007; *32A*:775-88.
16. Swanson AB. A flexible implant for replacement of arthritis and destroyed joints in the hand. *NY Univ Interclinic Inform Bull* 1966; *6*:16-9.
17. Burgess SD, Kono M, Stern PJ. Results of revision metacarpophalangeal joint surgery in rheumatoid patients follo-

wing previous silicone arthroplasty. *J Hand Surg* 2007; *32A*: 1506-12.
18. Goldfarb CA, Stern PJ. Metacarpophalangeal joint arthroplasty in rheumatoid arthritis. A long term assessment. *J Bone Joint Surg* 2004; *86A*:1832-3.
19. Beckenbaugh RD, Linscheid RL. Arthroplasty in the hand and wrist. *In*: Green DP (ed.). *Operative Hand Surgery*. Churchill Livingstone, 1988:167-214.
20. Pardini AG. Silastic arthroplasty for avascular necrosis of the carpal lunate. *Int Orthop* 1984; *8*:223-7.
21. Pardini AG. Complicação da artroplastia do semilunar: sinovite reacional. *Rev Bras Ortop* 1986; *21*:139-43.
22. Aptekar RG, Davie JM, Cattell HS. Foreign body reaction to silicone rubber: complication of a finger joint implant. *Clin Orthop* 1984; *98*:231-2.
23. Rosenthal DL, Rosenberg SE, Schiller AR. Smith RJ. Destructive arthritis due to silicone: a foreign body reaction. *Radiology* 1983; *149*:a69-72.
24. Smith RIJ, Atkinson RE, Jupiter JB. Silicone synovitis of the wrist. *J Hand Surg* 1985; *10A*:47-60.
25. Eaton R, Glickel S, Littler J. Tendon interposition arthroplasty for degenerative arthritis of the trapeziometacarpal joint of the thumb. *J Hand Surg* 1985; *10*:645-52.
26. Pardini AG, Villela EA. Osteoartrite carpometacárpica do polegar estudo comparativo entre artroplastia de interposição tendinosa, artrodese e ligamentoplastia. *Rev Bras Ortop* 1995; *30*:219-26.
27. Baratz ME, Tonwsen A. Midcarpal arthrodesis. Four bone technique. *Tech Hand Upper Extrem Surg* 1997; *1*:237-44.
28. Lanz V, Krimmer H, Sauerbier M. Advanced carpal collapse: treatment by limited wrist fusion. *In:* Buchler U (ed.). *Wrist instability*. Ed. Martin Dunitz, 1996:139-45.
29. Wyrick JD, Stern PJ, Kiefhaber JR. Motion-preserving procedures in the treatment of scapho-lunate advanced collapse wrist: proximal row carpectomy versus four-corner arthrodesis. *J Hand Surg* 1995; *20A*:865-70.
30. Yasuda M, Masada K, Takenchi E, Audo Y. Scaphotrapezio trapezoid arthrodesis for Lichtman stage III B Kienbock disease. *Scand J Plast Reconstr Surg Hand* 2005; *39*:242-6.
31. Meuli HC. Arthroplastie du poignet. *Am Clin* 1973; *27*:527-30.
32. Volz RG. Total wrist arthroplasty. A new approach to wrist disability. *Clin Orthop* 1977; *128*:180-9.

CAPÍTULO 26

PRÓTESES PARA O MEMBRO SUPERIOR

Alice C. Rosa Ramos

Auro Mitsuo Okamoto

As amputações de membros superiores acarretam danos à função manual e também ao desempenho global do indivíduo. Este prejuízo é sempre elevado, não importando o nível da amputação, porém, quanto mais baixo for este nível, melhor será o desempenho global do indivíduo amputado.

A mão tem grande representação cortical devido à sua complexidade anatômica, à capacidade de expressão, à sensibilidade e à comunicação. É um órgão sensorial sofisticado que executa gestos harmônicos e reconhece a superfície tocada, mesmo quando não está sob controle visual.

Podemos dizer então que a mão é a estrutura mais complexa do corpo humano. Além da capacidade cinemática observada pela precisão, destreza e versatilidade, é também o mais complexo mecanismo sensorial e proprioceptivo. A substituição de um órgão com estas características por um dispositivo artificial é um desafio tecnológico ainda não superado.

O trabalho da reabilitação deve enfocar as necessidades de cada paciente. Segundo Howard Rusk, conhecido como o "pai da reabilitação", a motivação e um adequado serviço de reabilitação são as chaves para o sucesso no tratamento destes pacientes.

Podemos dividir, didaticamente, a reabilitação em fases:[1]

1. **Pré-operatória:** amputação eletiva do membro superior é prática pouco comum, reservada a casos oncológicos e em raros casos de doença vascular. Em situações nas quais a amputação é eletiva, a fase pré-operatória consta da avaliação da amplitude articular, do grau de independência nas atividades de vida diária e prática, da força muscular, do condicionamento físico, do suporte social e das condições emocionais do paciente. Nesta fase, devem ser dadas orientações quanto à protetização e ao processo de reabilitação.

2. **Pós-operatória imediata:** cuidados com a ferida cirúrgica, controle da dor, manutenção da amplitude de movimento e suporte emocional.

3. **Pré-protética:** nesta fase, é iniciado o preparo do coto de amputação para adaptação da prótese: conificação e controle do edema com faixas elásticas, exercícios para ganho de força muscular e amplitude de movimentos e controle motor. Quando necessária, a troca de dominância deve ser iniciada.

4. **Prescrição da prótese:** realizada após o paciente ter entrado em contato visual com uma prótese. Ele será informado sobre as possibilidades que terá com seu uso, assim como as dificuldades. A incidência de abandono das próteses de membros superiores é elevada, mesmo após treinamento adequado. Fatores como peso da prótese, desconforto, resultado cosmético pobre e frustração do paciente com relação às expectativas funcionais da prótese têm sido apontados como determinantes do abandono.

5. **Treino protético.**

6. **Reabilitação vocacional.**

FASE PRÉ-PROTÉTICA

Nesta fase, inicia-se o preparo do coto com exercícios ativos e passivos, visando ao ganho ou à manutenção das amplitudes de movimento e ao ganho de força muscular. Ainda nesta fase, será enfocada a conificação com uso de faixa elástica apropriada. O enfaixamento deve ser feito no sentido distal para proximal, com maior pressão distal, que diminui progressivamente na parte proximal.

Dores no coto de amputação relacionadas com a existência de neuromas exigem tratamento específico. Inicialmente, podemos utilizar os meios físicos, como ultra-som, eletroterapia e crioterapia, além de estímulos proprioceptivos, massagens, vibração e descarga de peso da região distal do coto contra superfícies de texturas diferentes.

Caso não haja melhora da dor, podemos utilizar medicação de acordo com as suas características:

- **Analgésicos:** antiinflamatórios hormonais ou não-hormonais, que poderão ser associados a miorrelaxantes.
- **Antidepressivos:** ativam o sistema supressor da dor, bloqueando a recaptação de serotonina e noradrenalina das vias descendentes do tronco cerebral, tornando estes receptores mais eficazes. Os mais utilizados são: cloridrato de amitriptilina (25mg/dia), cloridrato de imipramina (25mg/dia), cloridrato de clomipramina (25mg/dia) e cloridrato de nortriptilina (25mg/dia). Estes medicamentos poderão ter sua dosagem aumentada gradativamente até uma dose máxima de 150mg/dia. Antidepressivos inibidores de recaptação de serotonina apresentam efeitos colaterais, como sonolência e sialosquese, e são contra-indicados para portadores de glaucoma ou distúrbio de condução cardíaca.
- **Anticonvulsivantes:** inibem os reflexos multissinápticos segmentares, ativam o sistema supressor da dor e têm efeito psicotrópico. A droga mais utilizada é a carbamazepina (200mg de uma a três vezes ao dia).

O tratamento cirúrgico da dor está indicado quando não houve resultado com o tratamento conservador. A lesão do trato de Lissauer e da substância gelatinosa da medula espinhal é indicada para o tratamento da dor fantasma, neuropatias periféricas e dores neuropáticas refratárias ao tratamento conservador.[2] Neuromas podem ser submetidos à ressecção cirúrgica, com o cuidado de sepultar os cotos nervosos profundamente em áreas protegidas pela musculatura.

Nesta fase, quando necessário, será iniciado treinamento para troca de dominância.

PRESCRIÇÃO DA PRÓTESE

A prescrição de uma prótese deve levar em consideração aspectos funcionais, cosméticos, ocupacionais e psicossociais, visando aumentar a aderência do paciente ao seu uso. É importante que o profissional que prescreve a prótese possua um bom grau de conhecimento a respeito das suas características e de seus componentes para que a prescrição se adapte às necessidades e potenciais do paciente. É fundamental que o paciente tenha contato com próteses de membros superiores antes da prescrição. Verificamos, com freqüência, que os pacientes recém-amputados têm perspectivas fantasiosas e superestimadas a respeito das possibilidades funcionais e cosméticas das próteses. A frustração com as limitações que a prótese real apresenta é causa freqüente de abandono.

O aspecto mais crítico na adaptação de uma prótese de membro superior é conciliar estabilidade, conforto, baixo peso, funcionalidade e cosmética. A prescrição da prótese baseia-se na adequação de sua função, no *design* e nos componentes relacionados à amputação e às necessidades do paciente.

TIPOS DE PRÓTESE PARA MEMBRO SUPERIOR

Próteses estéticas

São próteses sem mobilidade intrínseca, cujo objetivo principal é complementação cosmética do segmento amputado. Secundariamente, podem ser passivamente posicionadas pelo membro são e atuar como membro auxiliar. São indicadas em situações de amputação unilateral com preservação funcional do membro contralateral ou em amputações parciais digitais. Estas próteses são confeccionadas em silicone, espuma plástica e alumínio ou fibra de carbono e possuem peso menor, se comparadas às próteses funcionais, o que se traduz em maiores conforto e tolerabilidade pelo paciente.

As próteses cosméticas de melhor qualidade são personalizadas e construídas artesanalmente. Desenhadas com base no membro contralateral, alcançam um resultado estético muito satisfatório.

A complementação do comprimento de um segmento amputado pode, efetivamente, melhorar a função do membro sem que a prótese possua mobilidade intrínseca. Um exemplo é a complementação de amputações parciais de vários dedos longos da mesma mão. As próteses de dedo, ao complementar o comprimento dos segmentos amputados, possibilitam melhor manipulação de pequenos objetos.

Próteses funcionais

Estas próteses possuem mobilidade intrínseca, ou seja, movem-se por meio de mecanismos instalados na própria prótese. Dividem-se em três grupos: próteses de acionamento mecânico, próteses mioelétricas e próteses híbridas.

Próteses de acionamento mecânico

Sua mobilidade é acionada diretamente por movimentos do paciente, por meio de cabos. Os cabos são fixados ao corpo do paciente através de correias axilares e controlam a abertura/fechamento do dispositivo terminal (mão ou gancho) e o travamento/destravamento do cotovelo, quando existente. O paciente é treinado para controlar o dispositivo terminal por meio de movimentos combinados escapulo-torácicos e de flexão do ombro. Têm o menor custo entre as próteses funcionais, porém são mais sujeitas à rejeição pelo paciente devido ao desconforto provocado pelas correias acionadoras dos cabos.

Próteses mioelétricas

Seu movimento é realizado por um motor elétrico embutido em sua estrutura, alimentado por baterias recarregáveis. Os motores são controlados por um microprocessador acionado pelos potenciais de ação muscular, detectados por eletrodos de superfície e amplificados. Para se obter controle satisfatório, é necessário algum grau de preservação da massa muscular do coto de amputação, bem como treinamento prévio de contrações isométricas para geração dos potenciais de ação musculares. Os melhores pontos da superfície do coto de amputação para posicionamento dos eletrodos são mapeados na fase de treinamento. Quando a prótese é confeccionada, os eletrodos são embutidos no encaixe, já na posição adequada. Próteses mioelétricas têm custo muito alto, tanto para aquisição como para manutenção, e são relativamente pesadas, embora proporcionem maior conforto que as próteses mecânicas.

Próteses híbridas

São próteses para amputações proximais, acima do cotovelo, compostas por um cotovelo protético de acionamento mecânico e um dispositivo terminal de acionamento mioelétrico.

COMPONENTES DAS PRÓTESES

Encaixe

Componente responsável pela integração e fixação da prótese ao paciente. O desenho do encaixe leva em consideração o conforto e a estabilidade em relação ao coto de amputação. Quanto maior a estabilidade, melhor é a funcionalidade da prótese, e quanto maior o conforto, menor é o risco de rejeição pelo paciente. O encaixe é confeccionado a partir de moldes obtidos do coto de amputação, que são ligeiramente modificados pelo protesista para se obter maior pressão em áreas com boa cobertura cutânea e muscular e menor ou nenhuma pressão sobre áreas de pele instável ou dolorosas.

Tipos de encaixe

- **Encaixes de sucção/pressão:** são encaixes que fixam a prótese através de pressão negativa. Sua confecção é bastante precisa, e são feitos em material flexível e viscoelástico para possibilitar boa vedação. Para otimizar a vedação, pode-se associar o uso de adesivos. São mais utilizados em próteses cosméticas para dedos e amputações parciais da mão.
- **Encaixes tipo Münster:** são encaixes desenhados para obter suspensão epicondilar nas amputações em antebraço ou desarticulações de punho. São feitos em estrutura rígida, ou semi-rígida, que possui expansões semiflexíveis que se estendem proximalmente até a região supracondiliana do úmero. Estas expansões contornam os epicôndilos e possibilitam a suspensão da prótese (Figura 26.1).

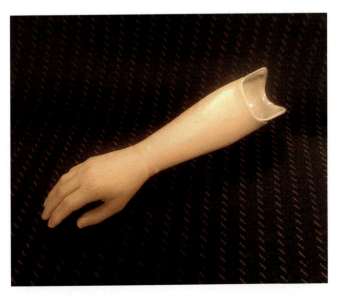

Figura 26.1 Prótese estética com encaixe tipo Münster.

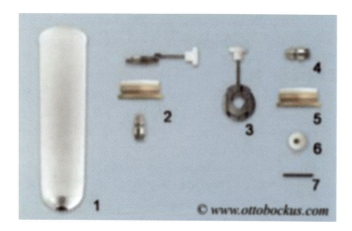

Figura 26.2 Sistema de interface viscoelástica para membro superior – OttoBock®.

- **Encaixes com correias:** utilizam correias para se fixarem ao coto de amputação. São mais indicados em amputações de nível mais proximal (transumerais e desarticulações do ombro).
- **Encaixes de interface viscoelástica:** o uso de polímeros viscoelásticos como interface entre a superfície do coto e a estrutura rígida do encaixe aumenta significativamente o conforto, mas tem durabilidade limitada e custo relativamente elevado. Os polímeros mais utilizados são feitos em silicone (Silicon Liner®), co-polímero gel ou gel poliuretano. Os encaixes possuem um componente interno viscoelástico, que é calçado como uma luva sobre o coto, um componente externo rígido e um sistema conector entre eles (Shuttle Lock®) (Figura 26.2).

É possível mesclar características dos diferentes tipos de encaixe para otimizar o conforto e a estabilidade da prótese. A prática mais comum consiste na associação de polímeros viscoelásticos a encaixes mais tradicionais, para aumentar o conforto.

COTOVELOS

A função do cotovelo protético é posicionar o dispositivo terminal do modo mais adequado à atividade requerida. Normalmente, o cotovelo protético é posicionado e, a seguir, travado de modo que o paciente concentre o controle sobre o dispositivo terminal.

Acionamento mecânico

Os cotovelos de acionamento mecânico são posicionados passivamente e então travados por meio de um mecanismo controlado pelo paciente. Com treinamento adequado, o paciente aprende a posicionar o cotovelo sem auxílio do membro contralateral, ou até mesmo a controlar o posicionamento do cotovelo por meio do cabo de controle do componente terminal:

- **Cotovelos com sistema de trava:** são posicionados passivamente e travados ou destravados por meio do acionamento de um cabo.
- **Cotovelos de fricção:** possuem um mecanismo de fricção que permite graduação mais precisa do posicionamento e que contrabalança o peso do antebraço protético. Este mecanismo facilita o posicionamento do cotovelo sem auxílio do membro contralateral. O processo de travamento/destravamento é similar ao do cotovelo com trava.

Mioelétricos

Cotovelos mioelétricos são componentes cujo controle é feito, total ou parcialmente, por microprocessadores que são acionados pelos potenciais de ação muscular amplificados:

- **Cotovelos com trava elétrica:** são cotovelos similares aos de acionamento mecânico, cujo mecanismo de travamento é controlado por sinais mioelétricos em vez de cabos.
- **Dinâmicos:** são dotados de motores que posicionam dinamicamente o cotovelo e então são travados eletronicamente para o posicionamento do dispositivo terminal. O controle dos motores e da trava é feito por microprocessador acionado por potenciais de ação muscular amplificados.

Dispositivos terminais

Os dispositivos terminais são os componentes mais requisitados das próteses funcionais de membro superior. São responsáveis pela execução da preensão e manipulação de objetos, visando substituir parte da função da mão amputada. O usuário pode intercambiar os dispositivos de acordo com a demanda. Em situações de trabalho, são mais recomendados os ganchos, e em situações de convívio social, pode ser mais desejável o uso de mãos protéticas, por exemplo.

MÃOS

Mãos protéticas são componentes desenhados para imitar morfologicamente a mão humana. São compostas de um chassi mecânico funcional, acionado por cabos ou por motores elétricos, um revestimento em espuma plástica e uma luva cosmética em silicone ou material similar. As mãos disponíveis comercialmente possuem movimentos restritos equivalentes à flexoextensão metacarpofalângica (MF) do segundo e terceiro dedos, associada aos movimentos equivalentes aos da trapeziometacarpiana com o polegar em oponência. Estes movimentos permitem execução de pinça polpa-polpa e manipulação limitada de objetos. Com exceção de alguns modelos de acionamento mioelétrico, as mãos protéticas não possuem pronossupinação ativa, devendo ser passivamente posicionadas antes da execução da tarefa.

Mãos mecânicas

São dispositivos acionados por um cabo conectado a uma correia fixa à região axilar do usuário. Ao se prescrever este tipo de mão, é necessário estabelecer se o acionamento do cabo irá abrir ou fechar o dispositivo. O acionamento para abertura oferece maior comodidade para manter um objeto seguro pela prótese, devido ao fechamento automático. Por outro lado, a força máxima de preensão deste tipo de prótese é determinada pelas molas do mecanismo do chassi. Mãos com acionamento para fechar permitem que a força de preensão seja mais bem graduada pelo usuário, mas exigem constante atenção e maior controle para que o objeto permaneça seguro.

Mãos mioelétricas

São dispositivos acionados por um motor elétrico microprocessado, alimentado por baterias e controlado pelos potenciais de ação amplificados da musculatura remanescente. Atualmente, é possível adaptar uma mão mioelétrica em amputações tão distais quanto uma desarticulação de punho. Estas mãos possuem movimentos similares às mecânicas, mas possibilitam controle tanto da abertura como do fechamento.

Modelos desenhados para crianças possuem uma posição padrão de repouso e realizam movimento de pinça ao receberem um sinal mioelétrico, retornando à posição original assim que o sinal cessa. Quando o usuário é treinado e passa a ter maior controle, a prótese pode ser equipada com dois canais, um para abertura e outro para fechamento. Na vigência do sinal mioelétrico, o dispositivo realiza o respectivo movimento e se trava na posição desejada assim que o sinal cessa. Existem próteses de até quatro canais, que possuem pronossupinação ativa e controlada por

sinais mioelétricos. Circuitos de mãos mioelétricas mais sofisticados interpretam a intensidade e a velocidade da contração muscular e possibilitam variações proporcionais de velocidade e força à prótese. Para minimizar a necessidade de controle visual constante, alguns modelos de mão mioelétrica possuem sensores nas polpas digitais que detectam o escorregamento do objeto segurado e ajustam automaticamente a força de preensão para evitar seu desprendimento.

GANCHOS

São componentes mecânicos que priorizam a funcionalidade em detrimento da cosmética. Os ganchos são construídos em metais resistentes e são desenhados de modo a permitir maior precisão de movimentos e capacidade de manipular pequenos objetos, se comparados à mão protética. Este dispositivo terminal é composto de duas peças em formato de gancho posicionadas paralelamente e que se abrem como uma tesoura. O acionamento por cabo abre o gancho e o fechamento é proporcionado por molas de pressão ajustável (Figura 26.3). O posicionamento de pronossupinação do gancho é feito passivamente. Devido à maior funcionalidade, o gancho é indicado para amputados bilaterais ou pacientes com maior comprometimento funcional do membro contralateral.

GREIFER

É um componente mioelétrico equivalente ao gancho mecânico, construído em materiais plásticos e metal. Seu acionamento é feito pelos mesmos circuitos da mão mioelétrica. É recomendado para atividades manuais de maior demanda, por possuir maior força de preensão (120N) e maior versatilidade funcional comparada à mão mioelétrica (Figura 26.4).

TREINO PROTÉTICO

Vestir e despir a prótese

Nas amputações unilaterais, este procedimento assemelha-se ao ato de vestir e despir um casaco ou uma camiseta.[3] Quando a opção é feita pela colocação como casaco, o coto é inserido no soquete com auxílio do membro contralateral, e a correia deverá passar nas costas do paciente e será encaixada no membro

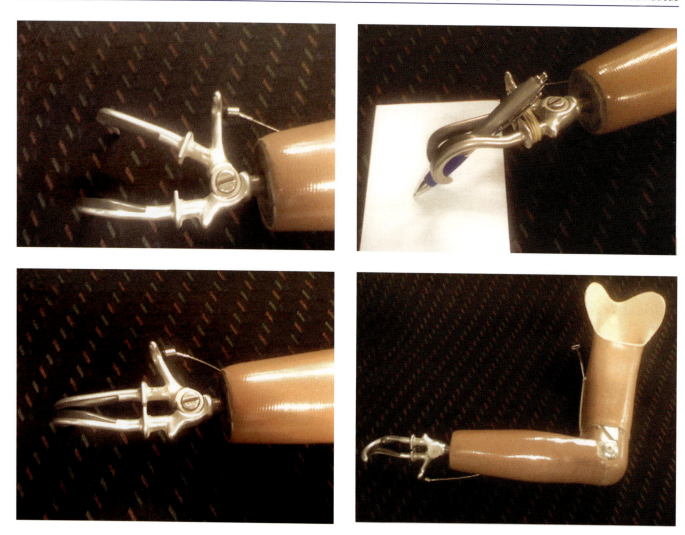

Figura 26.3 Prótese com cotovelo e gancho de acionamento mecânico.

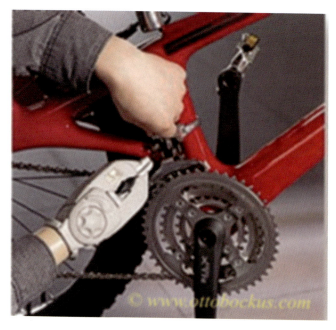

Figura 26.4 Greifer elétrico – OttoBock®.

íntegro. Para vestir como camiseta, a prótese é mantida à frente do paciente, que deverá encaixar o coto no soquete e o outro membro na alça axilar. A seguir, o paciente erguerá ambos os braços para que a correia passe por cima da cabeça e seja posicionada nas costas (Figura 26.5).

Para os pacientes com amputações bilaterais, a prótese pode ser colocada de forma independente. Para tanto, o paciente deverá colocar as próteses sobre uma superfície plana, deitar-se de costas sobre as correias e encaixar os cotos nos soquetes. Ao sentar-se, deverá protrair os ombros para que haja um melhor encaixe das próteses.

A retirada da prótese unilateral será feita primeiro com a saída do coto do soquete e depois com a retirada do membro íntegro da alça axilar.

O tempo de uso será aumentado gradativamente até que haja a acomodação do coto no soquete e o paciente suporte o peso da prótese durante todo o dia.

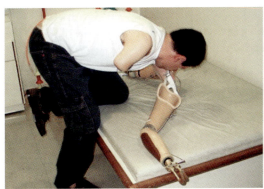
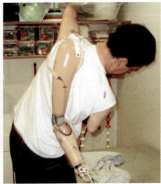
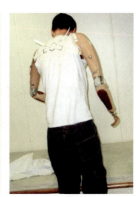

Figura 26.5 Técnica para vestimenta "em casaco" de prótese bilateral.

O paciente é orientado a retirar a prótese várias vezes ao dia para observar as condições da pele e áreas de pressão inadequadas.

O treino funcional, realizado pelo terapeuta ocupacional, deverá inicialmente mostrar o movimento desejado passivamente, proporcionando ao paciente a propriocepção. Nesta fase, espera-se que os movimentos sejam exagerados.

Para obter o movimento de flexão do cotovelo, o paciente é treinado a fazer a flexão do úmero ou a abdução biescapular. Para a extensão, deverá relaxar, voltando à posição inicial. Quando o coto é curto, pode haver dificuldade na realização da flexão ativa do cotovelo. Nestes casos, para que seja feito o movimento de flexão do cotovelo protético, está indicada a estabilização do membro sobre uma superfície estável. O cotovelo será travado com movimento de hiperextensão do úmero, depressão escapular e abdução do úmero concomitantemente.

Para acionar o dispositivo terminal será feita a flexão do úmero. Nas amputações acima do cotovelo ou na desarticulação do cotovelo, a tensão do cabo é feita pelo mesmo movimento, mas com o cuidado de que o cotovelo esteja travado, para permitir a abertura e o fechamento do dispositivo terminal. Este treino é necessário porque o cabo que controla o dispositivo terminal é o mesmo que faz a flexoextensão do cotovelo. O treino da preensão deverá ser feito com objetos de tamanhos, formas e texturas variadas com movimentos repetidos até que a ação seja natural e demande o mínimo esforço do paciente. O treino estará finalizado quando houver o domínio total no manejo da prótese com relação à preensão, ao transporte e ao desprendimento de objetos sem que os mesmos sejam danificados ou deformados (Figura 26.6).

O treino para próteses mioelétricas é iniciado com o auxílio de um sistema de mapeamento e treinamento mioelétrico (Myoboy® – OttoBock®), que consiste em eletrodos de superfície posicionáveis, amplificadores de sinal, um transdutor mioelétrico e um *software* simulador de prótese. Nesta fase inicial, são determinados os pontos de superfície onde o sinal mioelétrico é mais facilmente detectado. Uma vez mapeados os pontos, o paciente é treinado com auxílio do *software* para aprender qual padrão de contração é necessário para ativar um determinado grupo muscular e resultar em um movimento específico da prótese (Figura 26.7). Para facilitar o treinamento, procura-se apro-

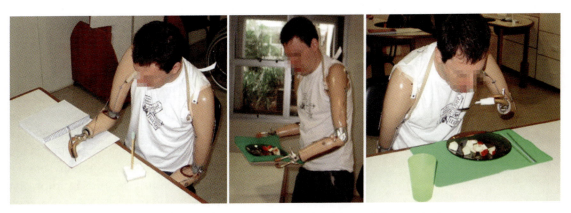

Figura 26.6 Finalização do tratamento com domínio total do manejo da prótese.

veitar a representação cerebral do membro amputado para realizar a contração do grupo muscular que irá comandar o mesmo movimento na prótese. Por exemplo, no treinamento para um amputado no antebraço, a prótese é programada para realizar fechamento dos dedos com a contração da musculatura flexora e abertura dos dedos com a contração da musculatura extensora. Com o treino no Myoboy®, o paciente aprende a eliminar as co-contrações e selecionar melhor os grupos musculares para controle da prótese. Após o treinamento com o *software*, é feita a confecção da prótese, com os eletrodos embutidos na posição adequada, e o treino de preensão segue semelhante ao realizado com a prótese mecânica.[4]

O treinamento para o uso de próteses híbridas é feito por etapas: o treino de posicionamento do cotovelo mecânico é feito concomitantemente ao treinamento de contração isométrica com o Myoboy®. Devido à ausência de musculatura de antebraço no usuário deste tipo de prótese, o treinamento é realizado na musculatura remanescente do braço (bíceps/tríceps), ou até mesmo na musculatura peitoral. O músculo deltóide normalmente não é utilizado para este fim por ser necessário nos movimentos de posicionamento do cotovelo e da prótese. Uma vez treinada e desenvolvida a musculatura acionadora dos componentes mioelétricos, o paciente recebe tarefas de dificuldade progressiva até obter controle satisfatório de todos os movimentos da prótese. Devido à drástica alteração no esquema corporal necessária para controle destas próteses, a adaptação é bastante difícil.

O treino com próteses de membros superiores inclui a realização das atividades de vida diária e prática e escrita. Amputados bilaterais terão maior dificuldade na realização destas tarefas, e adaptações deverão ser confeccionadas de acordo com as necessidades de cada paciente.[5]

A reabilitação dos pacientes amputados visa à independência nas atividades da vida diária (AVD), cuidados próprios e retorno à vida profissional e social. Devido ao elevado índice de abandono das próteses de membros superiores, as adaptações devem ser realizadas precocemente, durante o processo de reabilitação. A prescrição de próteses estéticas deve também ser discutida com o paciente como alternativa às próteses funcionais.

PERSPECTIVAS PARA O FUTURO: BIÔNICA

Os estudos que analisam a qualidade de vida dos usuários de próteses de membro superior regularmente indicam algum grau de insatisfação com relação ao seu uso.[6,7] Os fatores mais apontados como causa de insatisfação foram falta de movimentos angulares do punho, falta de mobilidade interfalângica (IF) e falta de controle simultâneo entre duas ou mais articulações, além da óbvia necessidade de monitoramento visual constante.

Além disso, são freqüentes as queixas de desconforto relacionadas à interface coto-prótese, muitas vezes acompanhadas de frustração pelas dificuldades que o treinamento com a prótese oferece. Embora a protetização precoce diminua a incidência de rejeição ao uso das próteses de membro superior,[8] ainda não estão totalmente identificados os fatores que levam ao seu abandono. É possível que o abandono ocorra em parte devido à necessidade de alterações do esquema corporal, necessárias para o controle adequado da prótese, às quais o paciente pode não se adaptar. Estas observações apontam para o desenvolvimento de tecnologias que visam proporcionar uma utilização mais intuitiva das próteses, minimizando a necessidade de treinamento específico e exigindo menor alteração no esquema corporal do paciente.

O termo "biônico" pode ser entendido como referente a componentes eletrônicos projetados para se comportarem como partes biológicas, associando-se ao organismo como sua parte integrante e suprindo um déficit biológico prévio.[9] O estágio atual da tecnologia já disponibiliza dispositivos que podem ser considerados biônicos, como bombas de infusão implantadas, corações artificiais de uso provisório e marca-passos cardíacos inteligentes. Com relação à substituição de membros

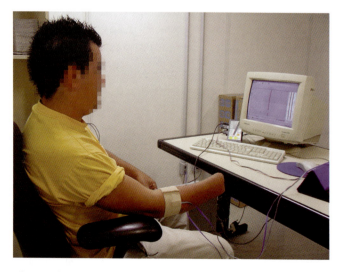

Figura 26.7 Treinamento com Myoboy®, visando ao uso de prótese mioelétrica para desarticulação de punho.

amputados, em especial o membro superior, o desafio tecnológico consiste em criar um braço ou mão biônicos que respondam ativa e dinamicamente do modo mais fisiológico possível às necessidades do paciente, oferecendo resposta motora direta ao impulso nervoso, bem como propiciar aferências sensoriais, como tato e estereognosia. Adicionalmente, um membro artificial com estas características deve também ser leve e confortável o suficiente para ser utilizado pelo paciente sem grandes esforços. Mãos robóticas altamente funcionais já são vistas com freqüência, como peças de demonstração da tecnologia cibernética, mas a integração de artefatos como este ao organismo ainda é problemática, devido à necessidade de miniaturização dos componentes sem que haja perda da *performance*, em especial do torque e da velocidade da prótese, sem falar nas dificuldades de integração sensitivomotora entre a prótese e o usuário.

Uma proposta para a solução de problemas da interface entre coto e prótese é a adoção de sistemas de osteointegração para fixação das próteses diretamente ao esqueleto. A osteointegração, descrita por Brånemark, pode ser definida como a conexão direta entre um material de implante e o tecido ósseo, em nível molecular, sem que haja interposição de tecido conjuntivo, e que permita carga sobre o implante sem sua soltura a longo prazo.[10] Esta tecnologia já é amplamente utilizada em odontologia, com implantes de titânio para fixação de próteses dentárias, e vem sendo introduzida na ortopedia para fixação de próteses de dedos, com resultados bastante satisfatórios para amputações do polegar proximais à articulação MF.[11] Em caráter experimental, sistemas de osteointegração para fixação de próteses aos ossos do antebraço e ao úmero vêm sendo estudados.

Com relação ao controle da prótese, a biônica propõe aproveitamento dos cotos nervosos para controle direto da prótese. Desde a criação e o desenvolvimento dos eletrodos fasciculares intraneurais (LIFE – *longitudinal intrafascicular electrodes*), é possível individualizar os potenciais de ação diretamente a partir dos fascículos dos nervos *in vivo* em vez de utilizar potenciais de ação de grupos musculares.[12] O consórcio europeu Cyberhand® vem desenvolvendo algoritmos de comunicação por rádio entre microprocessadores implantáveis no coto de amputação, alimentados por dados dos LIFE, e os motores microprocessados da prótese.[13] Esta tecnologia visa ao controle da prótese diretamente a partir dos potenciais de ação axonais, de modo análogo ao funcionamento neuromuscular, com precisão muito maior que a dos potencias de ação musculares atualmente em uso são capazes de fornecer. Os LIFE também viabilizam estímulo aferente a fascículos sensitivos, o que abre possibilidades de informação senso-

rial útil fornecida pela prótese. Sensores táteis eletrônicos já equipam próteses mioelétricas, otimizando seu automatismo, sem a participação do usuário. O desenvolvimento de dispositivos microeletromecânicos e de nanotubos de carbono já possibilita a disponibilidade comercial no exterior de mãos protéticas mioelétricas dotadas de dedos modulares com mobilidade IF e agarramento adaptativo (i-Limb®, Touch Bionics®). A integração destas tecnologias poderá resultar em próteses com desempenho e funcionalidade muito superiores aos das próteses atuais, em futuro não muito distante, buscando ao menos se aproximar da ainda insubstituível versatilidade da mão.

REFERÊNCIAS

1. Esquenazi A, Meier RH. Rehabilitation in limb deficiency. *Arch Phys Med Rehabil* 1996; 77:18-28.
2. Ramos ACRR, Mendonça AB, Okamoto AM, Ingham SJM. Amputações. *In:* Fernandes ACR, Casalis MEP, Hebert SK (eds.) *Medicina e reabilitação – Princípios e prática*. São Paulo: Artes Médicas, 2007:207-29.
3. Celikol F. Amputation and prosthetics. In: Trombly CC (ed.) *Occupational therapy for physical disfunction*. Baltimore: William & Wilkins, 1995, cap. 42.
4. Okamoto AM, Salles ICD, Ingham SJM, Miyazaki SMK. Próteses. *In:* Fernandes ACR, Casalis MEP, Hebert SK (eds.) *Medicina e reabilitação – Princípios e prática*. São Paulo: Artes Médicas, 2007:718-27.
5. Morris PA. Amputation and prosthetics. *In:* Early MB (ed.) *Physical dysfunction practice skills for the occupational therapy assistance*. St Louis: Mosby, 1998, cap. 27.
6. Atkins DJ, Heard DCY, Donovan WHD. Epidemiologic overview of individuals with upper-limb loss and their reported research priorities. *J Prost Orth* 1996; *8*(1):2-11.
7. Silcox DH, Rooks MD, Vogel RR, Fleming LL. Myoelectric prostheses. A long-term follow-up and a study of the use of alternate prostheses. *J Bone Joint Surg* 1993; *75*:1781-9.
8. Shaperman J, Landsberger SE, Setoguchi Y. Early upper limb prosthesis fitting: when and what do we fit. *J Prost Orth* 2003; 15(1):11-7.
9. Craelius W. The bionic man: restoring mobility. *Science* 2002; *295*: 1018-21.
10. Branemark PI. Bone-anchored amputation prostheses for the upper limb. *In:* Branemark PI (ed.) *The osseointegration book*. Berlin: Quintessence Books, 2005:443-62.
11. Lundborg G, Branemark P-I, Rosén B. Osseointegrated thumb prostheses: a concept for fixation of digit prosthetic devices. *J Hand Surg* 1996;*21A*:216-21.
12. Xiujun Z, Jian Z, Tongyi C, Zhongwei C. Longitudinally implanted intrafascicular electrodes for stimulating and recording fascicular physioelectrical signals in the sciatic nerve of rabbits. *Microsurgery* 2003; *23*:268-73.
13. Carroza MC, Cappiello G, Micera S *et al*. Design of a cybernetic hand for perception and action. *Biolological Cybernetics* 2006; *95*:629-44.

CAPÍTULO 27

REABILITAÇÃO FUNCIONAL DA MÃO

Paula Pardini Freitas
Pola Maria Poli de Araújo

Com o objetivo de reduzir as incapacidades funcionais resultantes de lesões e afecções da mão e de dar continuidade a um tratamento especializado médico-cirúrgico com a mesma eficiência e delicadeza, um grande impulso foi dado para a criação de centros especializados de reabilitação da mão no século passado. Fizeram a história da reabilitação de mão cirurgiões como Sterling Bunnell e Paul Brand, que enfatizaram a importância do atendimento especializado no pós-operatório de mãos reconstruídas.

A especialidade se consolidou no Brasil com a fundação da Sociedade Brasileira de Terapeutas da Mão, em 1988, e hoje o terapeuta de mão é profissional indispensável no tratamento das afecções do membro superior, trabalhando lado a lado com o cirurgião de mão. Serviços de terapia de mão existem em setores hospitalares, ambulatórios de serviços de reabilitação, consultórios de cirurgiões de mão ou em um centro independente de terapia de mão, onde terapeutas ocupacionais e fisioterapeutas especializados na arte de reabilitar o membro superior estão intimamente envolvidos com os cuidados pré-operatórios, pós-operatórios, preventivos e curativos.

Um programa de reabilitação bem conduzido exige do terapeuta de mão um conhecimento especializado, baseado em evidências científicas, na sua própria experiência clínica e nos recursos disponíveis. São necessárias, também, habilidade de comunicação com pacientes e familiares e flexibilidade de atitudes. As decisões de condutas clínicas devem ser compartilhadas e discutidas em equipe multidisciplinar, e centradas no paciente, em suas necessidades e expectativas. O envolvimento de familiares e de pessoas próximas e considerações sobre o ambiente físico do paciente são vitais para um processo de reabilitação completo e abrangente.

Desse modo, a chance de comprometimento e sucesso do tratamento torna necessária uma filosofia de participação de todos os envolvidos diretamente com o paciente e seu problema atual, e particularmente o envolvimento do próprio paciente.

AVALIAÇÃO FUNCIONAL DA MÃO

Classificação internacional de funcionalidade, incapacidade e saúde (CIF)

A avaliação da mão em reabilitação tem alguns aspectos que diferem do modelo médico. Ela é voltada não só para o aspecto biológico, mas também para o impacto psicológico e social da incapacidade resultante de doença ou traumatismo e sua influência na qualidade de vida.

A avaliação em reabilitação resulta em um diagnóstico clínico funcional da disfunção que pode ser enquadrada na Classificação Internacional de Funcionalidade, Incapacidade e Saúde, conhecida pela sigla CIF. Historicamente, a CID segue um modelo médico que define a saúde como a ausência de doenças, focalizando, portanto, a avaliação e o tratamento nos sintomas e sinais da patologia, do ponto de vista físico. Os modelos de reabilitação foram mudando este paradigma e definiram saúde de modo mais amplo, já que os fatores psicológicos, sociais e ambientais também contribuem para a disfunção, a qualidade de vida e a saúde. O ser

633

humano é mais bem definido como um ser biopsicossocial.[1,2]

A OMS reconheceu que a CID se mostrava insuficiente para o planejamento das ações de Saúde. Além do diagnóstico das doenças, as causas das mortes e as doenças mais freqüentes, havia também a necessidade de conhecer seu impacto no desempenho dos pacientes, ou seja, qual a incapacidade resultante. Com este enfoque, a OMS publicou, em 1976, a Classificação Internacional das Deficiências, Incapacidades e Desvantagens – CIDID (International Classification of Impairments, Disabilities and Handicaps), que descreve as condições decorrentes da doença como uma seqüência linear:

Doença → Disfunção → Incapacidade → Desvantagem

A OMS define disfunção (*impairment*) como a perda ou anormalidade de função ou estruturas anatômicas, psicológicas ou fisiológicas. Inclui alterações patológicas viscerais, musculoesqueléticas, sensoriais, psicológicas e intelectuais (p. ex., uma deformidade na mão decorrente da artrite).

Incapacidade (*disability*) é qualquer perda ou restrição da habilidade em executar alguma atividade de forma considerada dentro dos limites da normalidade. É um distúrbio em nível pessoal e diz respeito ao comportamento, à comunicação, aos cuidados pessoais, à locomoção e à destreza (p. ex., incapacidade de manipular objetos pequenos).

Desvantagem (*handicap*) é a restrição do indivíduo resultante de disfunção ou incapacidade que limita ou impede o total desenvolvimento de papéis em padrões considerados normais, em função da idade, do sexo e de fatores socioculturais. A desvantagem é a expressão social da doença e ocorre quando existe uma interferência com a habilidade de independência física, mobilidade, ocupação, inter-relação social e independência econômica (p. ex., a impossibilidade de trabalhar devido à incapacidade de não poder manipular objetos pequenos em decorrência da deformidade na mão).

Esta classificação foi revisada, procurando corrigir as três principais críticas à CIDID: de estabelecer uma relação causal e unidirecional entre deficiência, incapacidade e desvantagem; de centrar-se nas limitações "dentro" das pessoas e apenas em seus aspectos negativos, e de não considerar os fatores sociais e ambientais. Esta revisão resultou na publicação da Classificação Internacional de Funcionalidade, Incapacidade e Saúde, em 2001, conhecida pela sigla CIF, que é a atual classificação mundialmente vigente.[3,4]

A CIF descreve a funcionalidade e a incapacidade relacionadas às condições de saúde, identificando o que uma pessoa "pode ou não fazer na sua vida diária", tendo em vista as funções dos órgãos ou sistemas e estruturas do corpo, assim como as limitações de atividades e da participação social no meio ambiente onde a pessoa vive. Nesse modelo de classificação, cada nível age e sofre ação dos demais, sendo todos influenciados pelos fatores ambientais (Figura 27.1). Assim, duas pessoas com a mesma doença podem ter diferentes níveis de funcionalidade, e duas pessoas com o mesmo nível de funcionalidade não têm necessariamente a mesma condição de saúde.[3]

A CID-10, de modelo médico, e a CIF, de modelo reabilitador, são complementares e fornecem à OMS os dados mundiais padronizados sobre o novo paradigma de saúde, que inclui aspectos biológicos, psíquicos, sociais, ambientais, de qualidade de vida e de inclusão social.[5]

Avaliação em reabilitação da mão

Uma boa avaliação contribui para firmar o diagnóstico, direcionar o tratamento reabilitador, moni-

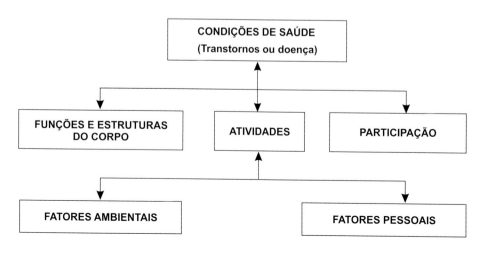

Figura 27.1 Interação entre os componentes da CIF. A funcionalidade do cliente é uma interação dinâmica entre o seu estado de saúde e o contexto (fatores ambientais e pessoais). (Adaptação da OMS, 2003.)

torar o resultado deste tratamento e determinar seu término. Auxilia também a estabelecer se um trabalhador poderá voltar ao seu trabalho normal ou a um trabalho compatível com a seqüela residual. As avaliações devem ser periódicas e padronizadas para que possam ser comparadas.

Swanson[6] considera que, para determinar o grau de disfunção da mão lesada, são necessários três tipos de avaliações: anatômica (anamnese e exame físico), funcional (testes de avaliação funcional) e estética (opinião, tanto do paciente como do terapeuta, sobre o resultado final). Podemos acrescentar as avaliações da qualidade de vida, que têm sido incluídas na maioria dos trabalhos de pesquisa. Com todas estas avaliações teremos uma melhor idéia do grau de incapacidade atual do paciente.

Para estas avaliações dispomos, atualmente, de baterias de testes padronizados e que já foram submetidos a estudos de validade, confiabilidade, precisão, sensibilidade e validação para a língua portuguesa. Validade é a comprovação de que o teste avalia realmente aquilo que se propõe a avaliar. Confiabilidade significa que um observador (confiabilidade intrateste) ou vários observadores (confiabilidade interobservadores), avaliando várias vezes um paciente, obtêm resultados similares. Precisão é a qualidade de um teste fornecer escores muito próximos ou coincidentes com os valores reais, dentro da variação amostral aleatória. Sensibilidade é a qualidade do teste detectar com precisão as variações que vão ocorrendo.

Para utilizar um teste em outra língua não basta somente traduzi-lo, e sim utilizar normas, padronizadas, para tradução e validação para a língua nacional. Para cada caso o terapeuta deverá escolher os testes específicos necessários.[7-9]

Avaliação da dor

A avaliação da dor é difícil por ser uma experiência multidimensional em que entram dois fatores: fisiológico e psicológico. O fator fisiológico é a capacidade de medir o limiar para a estimulação nociceptora (estímulos que podem causar lesão tissular). O fator psicológico é a capacidade de medir a intensidade de perceber a dor.[10]

A instrumentação requerida para a medição fisiológica da dor consiste em aplicar estímulos dolorosos sobre a superfície da pele, como a picada de uma agulha. Alguns sinais, como a fácies dolorosa, o espasmo muscular, a atitude antálgica, a sudorese e a taquicardia, são indícios fisiológicos da presença de um estado doloroso.

Pela concepção psicológica, dor é uma sensação subjetiva de desprazer e uma experiência emocional, associada com lesão tissular real ou potencial, e que cada indivíduo interpreta de acordo com sua personalidade e experiência prévia relacionada à lesão.

A instrumentação requerida para a medição psicológica da dor consiste em questionários (questionário de McGill, inventário para dor de Wisconsin etc.) e na escala visual-analógica (*Visual Analog Scale* – VAS).[10-12]

A dor aguda é o sintoma biológico de um estímulo nociceptivo aparente, tal como uma lesão tecidual, devido a doença ou traumatismo. A sensação dolorosa aguda é indispensável para que o organismo reaja para escapar destes estímulos.

A dor crônica é um processo mórbido, diferindo da dor aguda por durar mais que o curso habitual de uma doença ou lesão aguda, podendo associar-se a uma patologia crônica ou persistir após a recuperação de uma doença ou lesão. Com freqüência está acompanhada de distúrbios psicológicos, como a depressão. As síndromes dolorosas crônicas resultam da aferência sensitiva, de um estado afetivo, da cognição e da motivação, pelo que requer a avaliação multidimensional, com intervenções de tratamento dirigidas àqueles componentes mais responsáveis pela experiência dolorosa.

A Associação para o Estudo da Dor define alguns termos relacionados com a sensação de dor exagerada:[10]

- **Alodínia:** dor secundária a um estímulo que normalmente não é doloroso quando aplicado em outra parte do corpo.
- **Anestesia dolorosa:** dor numa área ou região insensível.
- **Causalgia:** dor grave e incapacitante após uma lesão nervosa traumática associada com disfunção somática, vasomotora e sudomotora.
- **Disestesia:** qualquer sensação de desprazer, tanto espontânea como evocada.
- **Hiperalgesia:** aumento da sensibilidade a estímulos nociceptores.
- **Hiperpatia:** uma forma extrema de hiperalgesia e alodínia, caracterizada por intensidade da dor, localização imprecisa, dor irradiada, hiper-reação e "pós-sensação".
- **Hiperestesia ou hipersensibilidade**: aumento da sensibilidade a todos os estímulos (geralmente tátil e térmico), podendo ser causado por cicatriz, neuromas, amputação e regeneração nervosa.
- **Neuralgia:** uma lesão nervosa causando dor intensa e intermitente, no território de distribuição nervosa.
- **Dor:** uma sensação subjetiva reconhecida pelo paciente, porém difícil de definir pelo terapeuta.

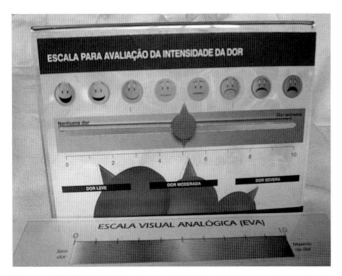

Figura 27.2 Avaliação da sensibilidade dolorosa pela escala visual-analógica (EVA), de 0 (sem dor) a 10 (a maior dor possível).

A escala visual-analógica (EVA) é a mais utilizada em cirurgia e terapia da mão. É uma forma simples de o próprio paciente graduar seu sintoma doloroso, numa linha que vai de 0 (ausência de dor) a 10 (a pior dor imaginável ou lancinante) numa régua graduada (Figura 27.2). É útil, também, no acompanhamento do resultado do tratamento.[13] O questionário McGill da dor (McGill University, Montreal, Canadá) é um arranjo de 78 adjetivos relacionados à dor (pulsátil, latejante, pontada, agulhada, queimação, insuportável, torturante etc.) em 20 grupos. Os grupos refletem os aspectos sensoriais, afetivos e estimativos da dor vivenciada pelo paciente.[12]

Avaliação do edema

Edema é definido como o acúmulo anormal de líquido nos espaços intercelulares dos tecidos ou em cavidades corporais. Em geral, é localizado mas, em algumas doenças graves, pode ser generalizado (anasarca). Pode ser não-inflamatório com um transudato pobre em proteínas e de densidade baixa (insuficiência cardíaca, nefropatias, ascite), ou inflamatório com um exsudato rico em proteínas e de alta densidade. Pressionando a área de edema, forma-se uma depressão que leva algum tempo para voltar ao normal (sinal do godê).

O edema resulta do desequilíbrio nas trocas de líquido tissular ao nível capilar, havendo maior extravasamento de líquido do que absorção.

Na avaliação do edema é necessário, inicialmente, estabelecer a causa, o que ditará a abordagem terapêutica. Alguns tipos de edema são de tratamento médico, e em outros a reabilitação tem papel importante no tratamento. As principais causas de edema são: aumento da pressão hidrostática nos capilares, obstrução linfática, diminuição dos colóides plasmáticos e aumento da permeabilidade do endotélio capilar.

O aumento da pressão hidrostática capilar decorre da dificuldade do retorno venoso (insuficiência cardíaca, trombose venosa, compressão da rede venosa). Conseqüentemente, a pressão no capilar venoso aumenta, diminuindo consideravelmente a reabsorção de líquido tissular, que se acumula, produzindo um edema por declive ou ortostático, atingindo as partes mais baixas do corpo. Um aparelho gessado, enfaixamento ou órtese apertados são responsáveis por boa parte dos edemas em cirurgia e terapia da mão. Neste caso, pode formar-se um círculo vicioso de edema, resultando na gravíssima síndrome compartimental.

A obstrução linfática impede que o excesso de líquido intersticial seja reabsorvido, levando a um edema progressivo e muito acentuado. Os capilares linfáticos também não absorverão os colóides em excesso e, com o tempo, este edema se organiza, tornando-se duro, fibrosado e de difícil regressão. A obstrução linfática pode ser traumática, cirúrgica, inflamatória, radiativa ou neoplásica. Um exemplo de edema linfático difuso no membro superior ocorre na mastectomia com ressecção dos gânglios linfáticos axilares. A obstrução linfática por neoplasia maligna tende a gerar edema localizado.

O aumento da permeabilidade capilar permite o extravasamento de maior quantidade de colóides, que normalmente seriam retidos pelo endotélio. Aumenta a quantidade dessas moléculas no líquido tissular, bem como sua pressão osmótica, o que dificulta a reabsorção nos capilares venosos, resultando no edema. O traumatismo, lesando as paredes capilares, e a reação inflamatória resultante, com liberação de agentes químicos vasodilatadores, são os exemplos mais comuns deste mecanismo. Nos grandes queimados, a perda de plasma é tal que pode levar ao choque hipovolêmico.

O edema é inerente a qualquer processo de cicatrização de uma lesão tecidual. Deve manter-se durante a fase inicial inflamatória normal deste processo, mas, se cronificar, trará transtornos funcionais, especialmente sobre a amplitude de movimento articular.

O edema deve ser monitorado com avaliações periódicas e devidamente tratado, para não resultar em todos esses transtornos que dificultam o processo reabilitador.[12-14]

O aumento de volume da mão por causa do edema pode ser mensurado por dois métodos: a medida

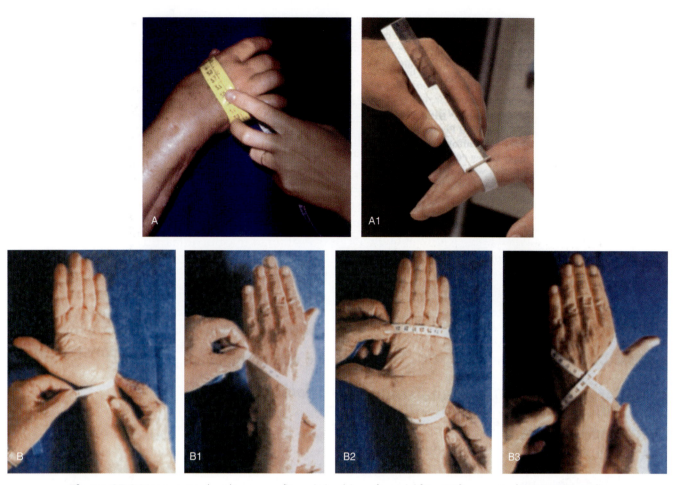

Figura 27.3 Mensuração do edema com fita métrica (circunferencial [**A** e **A1**] e em oito [**B**, **B1**, **B2** e **B3**]).

circunferencial com fita métrica em centímetros ou a mensuração do volume da mão pelo volúmetro, em mililitros.[13]

A fita métrica é colocada abraçando a palma da mão ou os dedos envolvidos. Edemas difusos da mão podem ser mensurados, colocando-se a fita ao redor da mão, numa figura em 8. A medida é comparada com a da mão contralateral, quando normal[15] (Figura 27.3).

O volúmetro é um recipiente de plástico no qual se coloca água até o limite definido por um orifício por onde a água escoa à medida que a mão é introduzida dentro do recipiente. Imersa toda a mão de forma padronizada, a água escoada é colocada num cilindro graduado em mililitro. O método é baseado no princípio de Arquimedes de que o volume de líquido deslocado é igual ao volume da mão imersa (Figura 27.4). Este método é considerado padrão-ouro para a medida direta do edema da mão e do punho.[16]

O método do volúmetro é mais preciso, sendo feita comparação com o volume da mão do lado não lesado. É útil, também, na avaliação da regressão gradual do edema da mão com o tratamento.[12,17,18]

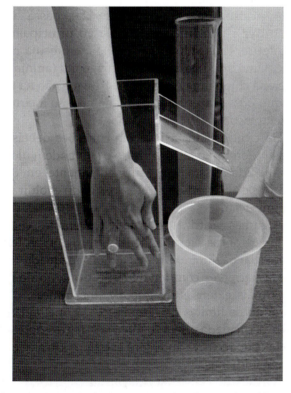

Figura 27.4 Método de avaliação do edema pelo volúmetro.

Avaliação da cicatriz

Após um traumatismo com lesão tegumentar ou cirurgia, o processo reparador resultará numa cicatriz. A natureza segue seu passo lento e progressivo na cicatrização tecidual, que leva, em geral, de 2 a 3 semanas. Não podemos acelerar a natureza, mas há fatores que a retardam ou resultam em cicatrizes exuberantes ou aderentes (infecção, cicatrização por segunda intenção, tendência a quelóide).

O terapeuta avalia a localização, o tipo e a maturação da cicatriz. As cicatrizes imaturas, ainda em fase de remodelação, são bem vascularizadas e mantêm uma coloração avermelhada. A cicatriz totalmente madura e não mais remodelável é esbranquiçada e menos aderente.

As cicatrizes mais profundas tendem à aderência, obedecendo ao conceito de Peacock:[19] "uma ferida, uma cicatriz" (*one wound, one scar*), significando que todos os tecidos ao redor do ferimento (osso, tendão, fáscia, pele) participam do processo cicatricial, formando um monobloco aderente. Segundo este conceito, a aderência seria um mal necessário para garantir a cicatrização, mas limita os movimentos e deverá ser minimizada pelo terapeuta.

As cicatrizes que cruzam perpendicularmente as pregas de flexão tendem a ser retráteis, o que bloqueia o movimento. Nestes casos, em geral, só a terapia não consegue alongar a cicatriz, sendo necessária previamente a realização da zetaplatia pelo cirurgião.

A cicatriz, quando circunferencial, passa a ser constritiva, o que dificulta a circulação, principalmente linfática, causando grande edema crônico a montante. Uma brida de constrição congênita (amniótica) funciona como uma cicatriz constritiva e não há terapia que possa fazer regredir o edema – só a cirurgia de zetaplastia.

Há cicatrizes instáveis, com conexões débeis entre a epiderme e o tecido fibroso e que podem ulcerar com facilidade. Isto ocorre, principalmente, em queimaduras e após radiodermites, podendo evoluir para malignização.

Algumas cicatrizes se tornam exuberantes, chamadas hipertróficas, elevadas, tensas, pruriginosas, tendo o potencial de diminuir com a terapia adequada.

Há pacientes com tendência à formação de cicatrizes mais extensas do que as hipertróficas, ultrapassando os limites do ferimento, avermelhadas, às vezes pediculadas, sem tendência à regressão e com alta taxa de recidiva após suas excisão – são as cicatrizes queloidianas.[11,20]

A avaliação clínica da cicatriz determina seu tipo e estágio evolutivo, norteando a abordagem terapêutica.

Avaliação vascular

A qualidade da vascularização da mão é importante para manutenção de seu trofismo e função. Mão hiperemiada, quente e dolorosa indica inflamação ou infecção, a palidez indica insuficiência arterial, e a cianose pode indicar insuficiência no retorno venoso.

Além desses sinais e da palpação dos pulsos arteriais, costumam ser utilizados dois testes de avaliação vascular na mão: o de Allen e o de Adson.

O teste de Allen, quando positivo, indica uma obliteração (trombose) em uma das principais artérias da mão, radial ou ulnar. Com pressão digital, o examinador oclui estas duas artérias no punho, enquanto o paciente abre e fecha a mão. A palma fica totalmente pálida. Agora com a mão do paciente estendida, o examinador descomprime uma das artérias e observa a revascularização da mão. O teste é repetido com a outra artéria. Na trombose obliterante, o retorno da vascularização é muito lento, maior do que 15 segundos, pois se dará pelas anastomoses distais com a artéria não lesada.

O teste de Adson é utilizado para o diagnóstico da síndrome do desfiladeiro, com compressão dinâmica ao nível da artéria subclávia. O teste é feito com o membro superior estendido abduzido e rotação da cabeça para o lado estudado, seguido da extensão da cabeça e da flexão lateral para o lado oposto, acrescidas de uma inspiração profunda. O teste é positivo quando o pulso radial diminui muito ou desaparece. O teste é associado com os sinais clínicos típicos da síndrome do desfiladeiro torácico.[21]

Avaliação da força de preensão e pinça

Segundo Moberg,[22] a mão tem basicamente três funções: pegar (pinça e preensão), sentir (a ponta dos dedos, pelo tato, é a "segunda visão") e realizar contato humano.

Desde que o ser humano assumiu a postura ereta, liberando da marcha os membros superiores, estes evoluíram para a perfeição funcional da mão humana, que permite pegar, manipular, construir objetos e ferramentas, desde movimentos fortes (preensão) até movimentos finos de incrível precisão (pinça).

Esses movimentos finos decorrem da especialização dos músculos intrínsecos da mão e da perfeita oponência do polegar aos demais dedos. Há vários tipos de pinça, sendo comumente avaliados apenas os três tipos principais: polpa-polpa, lateral (pinça da chave) e trípode.

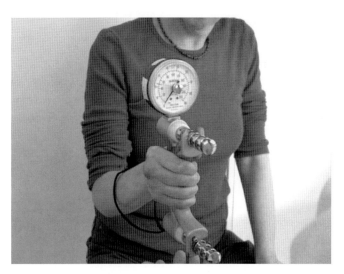

Figura 27.5 Dinamômetro Jamar para avaliação da força de preensão.

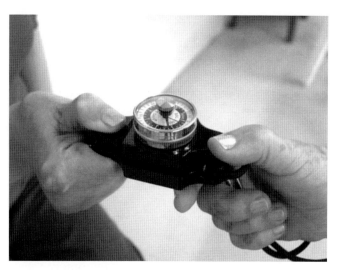

Figura 27.6 Dinamômetro Pinch-gauge® para avaliação das forças de pinça (lateral, polpa-polpa e trípode).

Avaliação da força de preensão

A preensão é uma função complexa que se inicia com a preparação, estabilizando o punho em discreta extensão (ação sinérgica-antagônica combinada de extensores e flexores do punho), extensão dos dedos para abrir a mão, permitindo abraçar o objeto, e finalmente a flexão forte dos dedos com apoio do objeto na palma da mão. Qualquer patologia que prejudique esta seqüência, desde uma lesão do nervo radial, impedindo a estabilização do punho e a extensão dos dedos, até lesões ou paresias nos flexores, diminuirá consideravelmente a força de preensão.

A preensão palmar é medida, habitualmente, pelo dinamômetro de Jamar, um instrumento de uso padronizado, validado e de altas confiabilidade e acurácia (Figura 27.5). A mensuração é feita com o paciente sentado, cotovelo fletido em 90 graus, antebraço na posição neutra, punho levemente estendido e desviado ulnarmente. O paciente aperta a manopla o mais forte que puder por três vezes. O resultado final é a média das três medidas, em kgf.[8,23] O Quadro 27.1 mostra os valores médios e os desvios padrões encontrados na avaliação da força de preensão em kgf pelo Jamar em 1.400 mãos em nosso meio.[24]

Avaliação da força das pinças

As pinças são medidas pelo dinamômetro Pinch-gauge (Figura 27.6), em que o paciente se mantém na mesma postura anterior e exerce no instrumento o máximo de força de pinça entre o polegar e o indicador (polpa-polpa), entre o polegar e a face lateral do indicador (pinça lateral ou da chave) e entre o polegar e a ponta dos dedos indicador e médio (pinça trípode). Os resultados são anotados também em kgf. O Quadro 27.2 mostra os valores médios encontrados na avaliação da força dos três tipos de pinça em kgf e os desvios padrões em 630 mãos em nosso meio.[25]

Avaliação da amplitude de movimento articular

O movimento articular de uma articulação diartródia é um movimento angular em que um segmento ósseo gira em relação ao outro segmento ao redor de um

Quadro 27.1 Média e desvio padrão da força de preensão entre os sexos.
A mão dominante tem força de preensão cerca de 10% maior do que a não-dominante[24]

Força de preensão	Masculino		Feminino	
	Dominante	Não-dominante	Dominante	Não-dominante
Média	44,2	40,05	31,6	28,4
Desvio padrão	8,9	8,5	7,5	7

Quadro 27.2 Média e desvio padrão da força das pinças polpa-polpa, trípode e lateral entre os sexos

Força das pinças	Masculino		Feminino	
	Média	Desvio padrão	Média	Desvio padrão
Polpa-polpa	6,69	1,83	4,47	1,22
Trípode	8,47	2,06	6,02	1,51
Lateral	9,89	1,92	6,83	1,47

eixo transverso. Assim, a tração em linha reta de um tendão transforma-se num movimento circular, produzindo-se então um torque. O braço de alavanca é a distância entre o tendão e o eixo de movimento. Este movimento é limitado, normalmente, pela anatomia óssea, pela massa de partes moles e pelas estruturas estabilizadoras capsuloligamentares (estáticas) e tendinosas (dinâmicas).

Assim, a avaliação do movimento ativo subentende que o movimento decorre da ação da unidade musculotendinosa por ele responsável, dentro dos limites daquela articulação. Existem uma amplitude de movimento total da articulação e uma amplitude de movimento funcional, menor do que a total, dentro da qual é realizada a maioria das atividades de vida diária. A elasticidade capsuloligamentar permite que se consigam, por manipulação passiva, alguns graus a mais de mobilidade. A amplitude de movimento passiva é, portanto, discretamente maior do que a ativa.

A diminuição da amplitude de movimento articular pode decorrer então de uma diminuição da excursão ou força da unidade musculotendinosa (lesão ou aderência tendinosa, lesão ou paresia muscular) ou de algum grau de rigidez articular. Quando a causa é articular, as medidas da amplitude de movimento ativo e passivo são iguais, percebendo-se na movimentação passiva um bloqueio mecânico.

Pode ocorrer, ao contrário, um aumento da amplitude de movimento normal (hipermobilidade articular), que pode decorrer de alguma patologia (lesão da placa volar nos dedos, de lesão do flexor superficial na sua inserção, hiperfrouxidão ligamentar generalizada da síndrome de Ehlers-Danlos) ou de frouxidão ligamentar congênita.

Finalmente, pode-se ter um movimento articular anormal, indicando uma lesão ligamentar. É o caso da mobilidade lateral nas interfalângicas (IF), indicando lesão do ligamento colateral, ou um desvio lateral exagerado da metacarpofalângica (MF) do polegar, sugestiva também de lesão ligamentar.

Portanto, os dados obtidos na avaliação da amplitude de movimento podem fornecer não apenas o grau do movimento, como as possíveis causas de uma limitação.

Para avaliação da amplitude do movimento (ADM) articular utiliza-se o método goniométrico. O braço fixo do goniômetro é colocado paralelo ao eixo longitudinal do segmento proximal e o braço móvel, paralelo ao eixo longitudinal do segmento distal, sendo o fulcro no eixo da articulação. O método baseia-se no "zero neutro", em que a posição inicial (zero grau) corresponde à postura anatômica ereta. Há goniômetros desenhados para grandes articulações e pequenas articulações[26] (Figura 27.7).

Nos dedos, costuma-se medir a flexão combinada, isto é a soma das flexões das articulações digitais (MF, IFP, IFD), descontando as perdas de extensão das mesmas. O escore é conhecido pela sigla TAM (*total active motion*). O TAM é particularmente útil na avaliação dos resultados das reparações das lesões dos tendões flexores, sendo 260 graus o escore considerado normal. O Quadro 27.3 mostra a interpretação dos resultados pelo método TAM.[13]

Strickland[27] observou que geralmente, nestas reparações, a MF não apresenta limitação, e por isso,

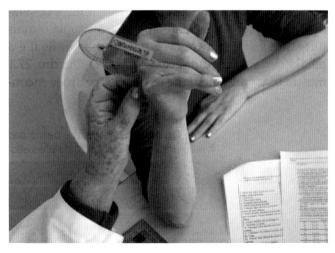

Figura 27.7 Avaliação da ADM pelo método goniométrico.

Quadro 27.3 Interpretação dos resultados das reparações das lesões dos tendões flexores pelo método TAM

Resultado	Graus	Percentual (%)
Excelente	260	> 90
Bom	195 a 259	75 a 89
Regular	130 a 194	50 a 74
Mau	< 130	< 50

Quadro 27.4 Interpretação dos resultados das reparações das lesões dos tendões flexores pelo método "TAM restrito" de Strickland

Resultado	Graus	Percentual (%)
Excelente	150 a 175	85 a 100
Bom	125 a 149	70 a 84
Regular	90 a 124	50 a 69
Mau	< 90	< 50

por facilidade, suprimiu-a do TAM, criando o "TAM restrito", sendo o normal considerado 175 graus. O Quadro 27.4 mostra como fica a interpretação dos escores pelo método de Strickland.

Os escores da ADM obtidos pela avaliação goniométrica podem ser comparados com o lado contralateral, quando normal, ou com parâmetros da literatura. O Quadro 27.5 mostra estes parâmetros médios.[13]

Avaliação da força muscular

O objetivo do teste muscular manual é determinar a força de cada músculo isoladamente. Na mão, alguns movimentos resultam na contração sinérgica de um grupo muscular e, portanto, testa-se mais a força do movimento do que de cada músculo isoladamente. É o caso da contração de intrínsecos para a abdução do dedo mínimo ou para a oposição do polegar.

Durante a avaliação, o examinador fixa com uma das mãos o segmento proximal de modo a poder palpar o músculo examinado, e com a outra mão impõe resistência ao movimento (Figura 27.8). A força muscular é de avaliação qualitativa, podendo ser comparada com a do lado contralateral, quando normal.[28,29]

Para a gradação da força muscular utiliza-se a escala proposta pelo Medical Research Council, em 1978, derivada da escala proposta por Highet, mostrada no Quadro 27.6.

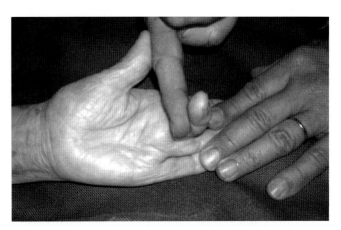

Figura 27.8 Avaliação da força muscular: testando a força do músculo flexor superficial do terceiro dedo da mão direita.

Quadro 27.5 Graus de mobilidade considerados normais das articulações dos membros superiores

Articulação	Movimento	Graus	Movimento	Graus	Hiperextensão
Ombro	Abdução	180	Adução	45	
	Flexão	180	Extensão	45	
	Rotação interna	90	Rotação externa	90	
Cotovelo	Flexão	130	Extensão	0	5
Antebraço	Supinação	85	Pronação	85	
Punho	Flexão	70	Extensão	80	
	Desvio radial	20	Desvio ulnar	30	
Dedos MF	Flexão	70	Extensão	0	30
IFP	Flexão	100	Extensão	0	
IFD	Flexão	90	Extensão	20	
Polegar MF	Flexão	60	Extensão	0	
IF	Flexão	80	Extensão	0	20

Quadro 27.6 Avaliação da força de contração pela escala de Highet

Gradação	Classificação	Características
5	Normal	Produz movimento total contra gravidade e contra grande resistência
4	Bom	Produz movimento total contra gravidade e contra resistência parcial
3	Regular	Produz movimento total apenas contra gravidade
2	Mau	Produz movimento só eliminando a gravidade
1	Traços	Traços de contração sem mobilidade articular
0	Paralisado	Sem contração e sem mobilidade articular

Nas lesões isoladas de um nervo periférico motor ou misto, esta avaliação é mais simples e rápida, pois estarão afetados apenas os músculos por ele inervados. Na lesão do plexo braquial ou medular cervical, a avaliação é mais complexa e demorada, porque poderão estar afetados muitos músculos relacionados com vários de seus nervos periféricos terminais.

Nas lesões centrais, como na paralisia cerebral, esta avaliação é muito difícil, pois há grupos musculares espásticos (flexores-pronadores-adutores) e músculos paréticos de difícil avaliação devido à espasticidade dos antagonistas; além disso, há pouca colaboração do paciente, condição fundamental para a avaliação muscular.

A avaliação muscular é importante nas patologias neuromusculares e lesões nervosas motoras. Os dados obtidos permitem mapear o que está normal e o que está parético ou paralisado, bem como o grau deste déficit muscular. Eles possibilitam que o terapeuta estabeleça estratégias de fortalecimento de grupos musculares, que o cirurgião programe transferências musculares para reequilíbrio muscular e que ambos monitorem a recuperação motora após uma reparação nervosa.

Avaliação da sensibilidade

Para uma sensibilidade normal é necessária a integridade dos corpúsculos sensitivos na pele, nos músculos e nos tendões, das vias aferentes que levam o estímulo nervoso à medula pelos nervos periféricos e dos tratos medulares espinotalâmicos laterais, que levam estes estímulos até o tálamo, de onde saem as fibras nervosas para a área cortical cerebral sensitiva, onde são integrados e interpretados. A interrupção em qualquer etapa deste caminho levará a uma perda de sensibilidade em grau variável, que pode ser detectada pelos testes de sensibilidade padronizados.[30]

Os testes sensoriais se enquadram em um dos seguintes tipos: densidade de inervação, limiar, funcionais, objetivos e provocativos. Os testes sensoriais de densidade de inervação detectam a discriminação entre dois estímulos colocados próximos sobre a pele, baseados na densidade de inervação (de corpúsculos sensitivos) da área estudada. Como exemplo, temos os testes de discriminação de dois pontos (estático e de movimento).

Os testes sensitivos de limiar medem a intensidade do estímulo mínimo necessário para desencadear um potencial de ação no receptor sensorial. É o caso dos testes de avaliação da dor, temperatura, toque-pressão (monofilamentos) e vibração.

Os testes sensitivos funcionais permitem avaliar a qualidade da sensibilidade, o reconhecimento das diferenças espaciais e direcionais nos objetos, tamanhos e formas, além da integração destes com a destreza, o que produz uma qualidade de discriminação tátil que Moberg denominou tatilgnosia, tendo proposto um teste conhecido como *picking-up test*.

Os testes objetivos não necessitam do informe do paciente, como o teste do enrugamento e da ninidrina, bem como os estudos da condução nervosa.[33] Os testes provocativos combinam testes sensoriais com atividades ou posturas que provoquem sintomas de compressão nervosa, como o teste de Phalen.[11,13]

Teste de discriminação de dois pontos

Este teste de densidade de inervação avalia a tatilgnosia. O paciente deve discriminar, com a visão ocluída, se está sendo tocado por uma ou duas pontas do instrumento colocadas simultaneamente sobre a pele. É útil na avaliação pré-operatória das lesões dos nervos periféricos e sua recuperação após a neurorrafia.

Weber descreveu este teste em 1853, utilizando as duas pontas de um compasso que ia abrindo em distâncias crescentes entre os dois pontos. Erik Moberg utilizava as pontas de um clipe de papel, argumentando que as pontas deveriam ser rombas para causarem pressão, e não sensação dolorosa, como as pontas finas do compasso. Atualmente, usa-se o instrumento *disk-criminator*, um octaedro contendo uma ponta romba

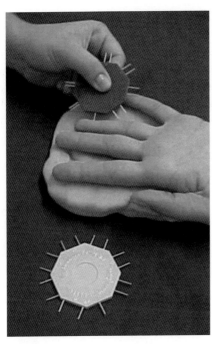

Figura 27.9 Discriminador® utilizado para o teste de discriminação de dois pontos.

numa aresta e duas pontas a distâncias crescentes nas demais. O teste é conhecido por teste de discriminação de dois pontos estático de Weber-Moberg (Figura 27.9).

Inicialmente, mostra-se ao paciente que a polpa digital de seus dedos será tocada aleatoriamente, ora com uma ponta, ora com duas pontas, e ele deverá dizer se sentiu um ou dois pontos. Durante o teste, a visão do paciente é bloqueada por um anteparo. As pontas são tocadas paralelamente ao eixo dos dedos de um lado e de outro. O teste começa com a distância de 5mm, e o paciente deve ser capaz de discriminar os dois pontos em pelo menos sete de 10 tentativas. Caso contrário, passa-se para uma distância maior, até obter-se este nível de acerto. O Quadro 27.7 mostra a interpretação do teste.[13,14,31]

Quadro 27.7 Interpretação do teste de discriminação de 2 pontos (D2P) estática de Weber-Moberg

D2P estática (Weber-Moberg)	Interpretação
< 6mm	Sensibilidade normal
6 a 10mm	Sensibilidade regular
11 a 15mm	Sensibilidade má
Reconhece só 1P	Sensibilidade apenas protetora
Não reconhece	Anestesia

Dellon propôs uma variante deste teste, conhecida como teste de discriminação de dois pontos em movimento de Dellon. Enquanto no teste de Weber-Moberg são estimulados receptores com fibras de adaptação lenta (discos de Merkel), no teste de Dellon são estimulados receptores com fibras de adaptação rápida. Este teste é similar ao anterior, com a diferença de que as pontas não são pressionadas estaticamente, mas roçadas levemente nas laterais das polpas digitais dos dedos. Normalmente, as pontas são discriminadas já ao redor de 2mm, e sua recuperação é mais rápida durante a regeneração nervosa. O teste é útil nas neuropatias compressivas.

Teste dos monofilamentos

Avalia o toque leve e o limiar de pressão profunda. O teste dos monofilamentos pode ser correlacionado com a habilidade de reconhecer texturas. É muito útil na avaliação da perda de sensibilidade nas compressões nervosas e nos déficits sensoriais relacionados com doenças crônicas, como na neuropatia diabética e no mal de Hansen, bem como nas lesões dos nervos periféricos.

Frey, desde 1896, estudara o limiar de pressão cutânea utilizando filamentos de crina de cavalo, que aumentavam a pressão ao encurvarem sobre a pele à medida que aumentava seu diâmetro. Weinstein, em 1952, substituiu a crina por monofilamentos de náilon presos a um bastão colorido e deu ao teste o nome do primeiro autor, Semmes, em reconhecimento por sua contribuição no campo da neurofisiologia. Assim, o teste de von Frey ficou conhecido como teste dos monofilamentos de Semmes-Weinstein.

O teste de von Frey com os monofilamentos é realizado de maneira padronizada, de modo que cada filamento é aplicado perpendicularmente à pele, exercendo uma pressão até vergar levemente. Os monofilamentos são calibrados e numerados de 1,65 (o mais fino) a 6,65 (o mais grosso). Este número de calibração representa o logaritmo na base 10 da força empregada para vergar o filamento. O kit original (*Semmes-Weinstein Aesthesiometer Kit*®) contém 20 monofilamentos, havendo um kit simplificado nacional com apenas seis monofilamentos (Estesiômetro SORRI®, Bauru) (Figura 27.10). O Quadro 27.8 fornece a interpretação do teste dos monofilamentos.[13,14]

Teste vibratório

A percepção do estímulo vibratório pela pele, sensação denominada palestesia, pode ser detectada

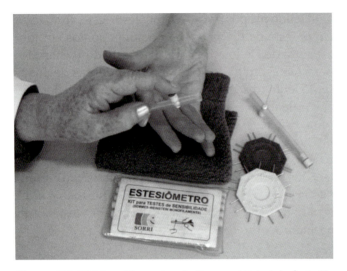

Figura 27.10 Monofilamentos de Semmes-Weinstein (estesiômetro Sorri®) utilizados para avaliação da sensibilidade tátil.

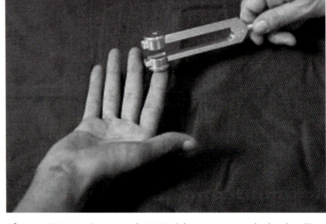

Figura 27.11 Diapasão de 256 ciclos por segundo (cps) utilizado para avaliação da sensibilidade vibratória.

Quadro 27.8 Interpretação do teste dos monofilamentos de Semmes-Weinstein

Cor do bastão	*Minikit*	Interpretação
Verde	2,83	Sensibilidade normal
Azul	3,61	Toque leve diminuído
Púrpura	4,31	Sensação protetora diminuída
Vermelho	4,56	Perda da sensação protetora
Linha vermelha	6,65	Não testável (anestesia)

pelo diapasão. A palestesia corresponde ao estímulo de breves toques sucessivos e é mediada pelo mesmo tipo de fibra nervosa que medeia a percepção do toque em movimento.

O estímulo vibratório de 30cps é mediado por um sistema de fibras de adaptação rápida (corpúsculos de Meissner na pele glabra e folículos pilosos na pele com pêlos). A percepção da vibração de alta freqüência (256cps) também é mediada por fibras de adaptação rápida, mas por corpúsculos de Paccini.

O teste vibratório é útil na avaliação da regeneração nervosa, no momento adequado do início da reeducação sensorial após a reparação nervosa, e no diagnóstico das lesões do nervo periférico, em especial nas neuropatias compressivas[32] (Figura 27.11).

Mais sofisticado do que os diapasões é o vibrômetro (bioestesiômetro), cuja freqüência de vibração pode ser aumentada gradualmente até o paciente sentir a sensação vibratória (Figura 27.12).

O instrumento (portátil) consiste em uma caixa de madeira contendo um amplificador e uma esca-

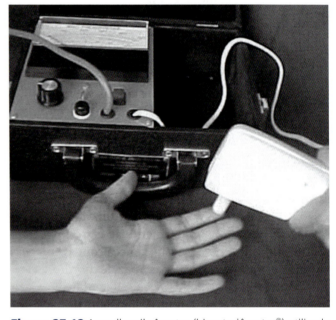

Figura 27.12 Aparelho vibrômetro (bioestesiômetro®) utilizado para avaliação da sensibilidade vibratória.

la. A leitura é em voltagem calibrada para converter a voltagem em amplitude de vibração. A cabeça do vibrador, de plástico, é arredondada com uma superfície de contato de 13mm de diâmetro ligada ao aparelho por um fio elétrico. Através de uma manopla aplica-se esta cabeça pelo examinador na área a ser testada.

Acompanha o aparelho uma série de valores normais, valores que diminuem nos membros inferiores e com o decorrer da idade. A avaliação é qualitativa, sendo interpretada como maior, menor ou igual ao lado contralateral.

No teste vibratório, o paciente, com a visão ocluída, apenas necessita responder se sentiu ou não o estímulo, comparado com o lado contralateral normal. A percepção vibratória diminui em neuropatias como a diabética e nas compressões nervosas. Na regeneração nervosa, a percepção mais precoce a retornar é a vibração de baixa freqüência.

Picking-up test

Erik Moberg descreveu o *picking-up test*, em 1958, como um teste de função da mão, mas que passou a ser usado como um teste de tatilgnosia, sensibilidade delicada da polpa digital que permite reconhecer um objeto tocado sem o auxílio da visão.

São utilizados um recipiente contendo pequenos objetos (moeda, bola de gude, chave, porca, parafuso etc.) e um cronômetro (Figura 27.13). Os objetos são colocados em uma mesa, e solicita-se ao paciente que os coloque o mais rapidamente possível na caixa, primeiro com uma das mãos e depois com a outra. Após um pequeno treinamento, ele deverá fazê-lo com os olhos vendados, identificando os objetos. Anotam-se os tempos de cada ação.

O teste é mais útil nas lesões do nervo mediano, pois pequenos objetos são pegos normalmente com o auxílio dos três primeiros dedos. Nestes casos, o paciente geralmente tende a pegar os objetos com o polegar e os dois últimos dedos que estão com sensibilidade preservada.

O ato de pegar e colocar requer a percepção do toque constante (discriminação de dois pontos) e a coordenação motora fina. O ato de reconhecer os objetos requer boa estereognosia. Dellon modificou o teste, usando o recipiente e os objetos, todos metálicos, para que o paciente não conseguisse reconhecer os objetos apenas pela temperatura e textura.

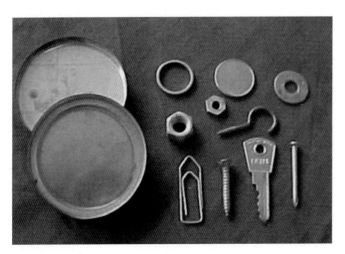

Figura 27.13 *Pick-up test* de Moberg, modificado por Dellon.

Teste da ninidrina

Este teste foi descrito por Aschan e Moberg,[33] em 1962 (*ninhydrin sweat test*), e se relaciona com a função sudomotora do sistema nervoso simpático. O teste é útil para acompanhar a regeneração nervosa, documentando essencialmente o retorno da função das glândulas sudoríparas, não propriamente da função sensorial. Como estas glândulas são inervadas pelas finas fibras simpáticas, a recuperação da sudorese segue paralela à recuperação das sensações de dor e temperatura, também mediadas por finas fibras amielínicas.

Os dedos, bem limpos, são pressionados contra um papel que absorve sudorese, desenhando-se o contorno dos dedos. O papel é borrifado com um *spray* de ninidrina deixando-se secar por 1 dia, sendo o desenho submetido a um fixador. Os aminoácidos e polipeptídeos do suor reagem com a ninidrina, resultando numa cor púrpura. Nos dedos em que não ocorrer coloração, não houve sudorese.

Teste do enrugamento (de O'Riain)

Em 1973, O'Riain descreveu o teste do enrugamento. É conhecido o fato de que, quando ficamos muito tempo na água, as pontas dos dedos ficam com a pele enrugada. O'Riain observou que a pele desnervada perdia esta qualidade. Observa-se que, nos casos de lesão total do nervo periférico, os pacientes não apresentam enrugamento, nem discriminação de dois pontos nem sudorese.

Os fenômenos de enrugamento e perda da sudorese relacionam-se com a função simpática, sendo sinais objetivos de perda de sensibilidade, não necessitando da informação do paciente. Por isso, são úteis na avaliação da sensibilidade em crianças e em adultos com alterações cognitivas importantes.

Avaliação da propriocepção

Os músculos esqueléticos e seus tendões contêm receptores sensoriais especializados, denominados receptores de estiramento, que descarregam quando os músculos são estirados, e incluem o órgão tendinoso de Golgi e os fusos musculares. Estes receptores estão envolvidos na experiência sensorial e contribuem para a propriocepção, a noção de posição no espaço dos segmentos corpóreos.

A propriocepção pode estar muito alterada em lesões do sistema nervoso central, como na paralisia cerebral. Avalia-se a propriocepção solicitando que o paciente assuma determinadas posturas do membro superior sem o auxílio da visão. Um indicativo de possível alteração importante da propriocepção é quando o paciente ignora o membro lesado, mesmo tendo razoável função motora.

Comentários

Como são muitos os testes descritos para a avaliação da sensibilidade, o terapeuta escolherá aqueles mais adequados para cada caso em particular. Estas avaliações são imprescindíveis nas lesões dos nervos periféricos, tanto para obter um diagnóstico mais preciso no pré-operatório como para acompanhar a recuperação da função nervosa no pós-operatório. Similar à função motora, o resultado final da recuperação da função sensitiva é graduado em cinco tipos (Quadro 27.9).

Avaliação funcional

Os métodos de avaliação funcional, de modo geral, visam testar a destreza (habilidade de movimentar as mãos de modo fácil e competente) e a coordenação (ação suave e harmônica na condução de movimentos desejados).

Os testes de avaliação funcional mais comumente utilizados e aceitos para os trabalhos de pesquisa são padronizados, contêm instruções de aplicação bem definidas, têm tabelas de interpretação dos resultados e foram submetidos a estudos de validade e confiabilidade.

Muitos destes testes resultaram dos "Sistemas de Mensuração do Tempo de Movimento" (*Methods Time Measurement* – MTM), elaborados em meados do século XX para avaliar candidatos a empregos na indústria que exigiam boa destreza manual. São tarefas de manipulação de pegar, girar, transladar, encaixar, passar de uma a outra mão etc., sendo o desempenho medido pelo tempo de execução e comparado com faixas de normalidade.

Como exemplo, citaremos os testes de avaliação funcional mais utilizados:[34]

- **Teste de Purdue (*Purdue Pegboard Test*)**: criado em 1948, mede a coordenação e a destreza dos dedos. Consiste numa base de madeira com quatro escavações na parte superior, nas quais são colocadas pequenas peças, como pinos, arruelas e argolas, e duas fileiras de furos no centro, formando encaixes para montagem (Figura 27.14). Apresenta cinco subtestes nos quais os objetos são manipulados com a mão direita, a esquerda, ambas, e com montagem com as mãos direita e esquerda. Os dados são apresentados em categorias baseadas no sexo, na dominância e no tipo de trabalho. Pode ser utilizado em crianças, deficientes mentais e na reabilitação profissional.
- **Teste de Jebsen-Taylor**: elaborado em 1969, necessita de um mínimo de coordenação da extremidade superior, é mais simples e mais barato. Consiste em sete subtestes: escrever, virar cartas, pegar pequenos objetos, simulação de alimentação, empilhamento, pegar objetos largos e leves e pegar objetos largos e pesados (Figura 27.15). As normas do teste Jebsen-Taylor são categorizadas de acordo com o tempo máximo, a dominância, a idade e o sexo. De modo geral, não requer padrões de manipulação muito finos.
- **Teste de destreza manual de Minnesota (*Minnesota Rate of Manipulation Tests*)**: criado em 1969 como um método de mensuração do tempo de movimento, inclui cinco atividades: colocação, rotação,

Quadro 27.9 Interpretação dos resultados da reparação das lesões dos nervos periféricos

Sensibilidade	Interpretação
S0	Sem recuperação da sensibilidade
S1	Recuperação da sensibilidade dolorosa cutânea profunda
S2	Recuperação da sensibilidade dolorosa superficial e alguma sensibilidade tátil
S3	Recuperação da sensibilidade dolorosa e tátil com desaparecimento da hiper-resposta prévia
S3+	Recuperação como S3 mais alguma recuperação da discriminação de dois pontos
S4	Recuperação total da sensibilidade

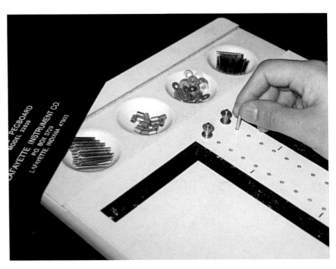

Figura 27.14 Avaliação funcional pelo teste *Purdue Pegboard*.

Reabilitação Funcional da Mão

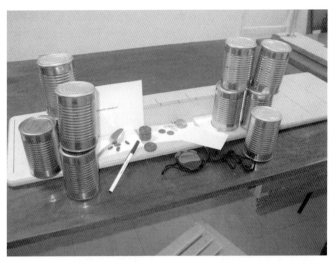

Figura 27.15 Avaliação funcional pelo teste de Jebsen-Taylor.

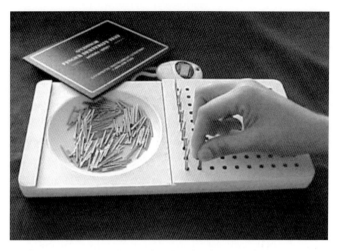

Figura 27.17 Avaliação funcional pelo teste de O'Connor.

deslocamento, colocação e rotação com uma mão e colocação e rotação com as duas mãos. O teste mede a destreza e a coordenação grosseira. Consta de uma base com escavações circulares e discos coloridos que se encaixam nas escavações (Figura 27.16). Inclui cinco subtestes: colocação (dos discos nos encaixes), rotação (girando os discos 180 graus e recolocando-os nos encaixes), de retirada (dos discos dos encaixes), de rotação e colocação com uma só mão e com ambas as mãos. O tempo medido em segundos para a realização das tarefas é categorizado desde extremamente rápido a extremamente lento.

- **Teste de destreza de O'Connor:** consta de um tabuleiro de plástico com 100 furos distribuídos em 10 fileiras. Em uma escavação na parte superior do tabuleiro ficam os pinos para encaixes. O examinando pega os pinos com uma pinça e os encaixa nos furos (Figura 27.17). Mede-se o tempo gasto para encaixar os pinos nas cinco primeiras fileiras e nas cinco últimas. Soma-se o primeiro tempo com o segundo × 1,1 e divide-se por 2 para obter o escore final.

Existem testes mais complexos, como o teste de Crawford e o BTE, entre outros. O teste de destreza de Crawford (*Crawford Small Parts Dexterity Test*), desenvolvido em 1956, adiciona o uso de ferramentas, como tesouras, chaves de fenda etc., aumentando o nível de dificuldade, pois requer coordenação fina e controle no manuseio das ferramentas.

O *BTE Work Simulator Test* apresenta sistemas de resistência controlada, simulando situações de trabalho. Pode ser acompanhado por um sistema de *software* que documenta no computador, por gráficos e dados, o grau de movimento e a força. É mais recente, sofisticado e caro, sendo desenhado para reabilitação funcional da mão.

As avaliações isoladas de amplitude de movimento, de força de pinça e preensão, de força muscular e de função sensitiva podem não dar idéia da função da mão. Por isso, Swanson[6] recomenda que se associe a estas avaliações uma avaliação funcional para se ter uma idéia mais concreta da diminuição de função global da mão lesada.

Avaliação da qualidade de vida

Foram desenvolvidos vários instrumentos de avaliação da qualidade de vida, capazes de detectar mudanças no estado de saúde ao longo do tempo, de estimar o prognóstico e de avaliar as consequências e os benefícios de uma intervenção terapêutica.

A maioria desses instrumentos é baseada em questionários que fornecem informações acerca do estado do paciente, como aspectos físicos, como dor e fadiga,

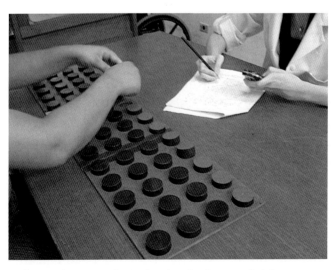

Figura 27.16 Avaliação funcional pelo teste de Minnesota.

aspectos psicológicos e sua capacidade de realizar as atividades de vida diária e vida prática.

De modo geral, os instrumentos de avaliação da qualidade de vida são agrupados em duas categorias: genéricos e específicos.

Os instrumentos genéricos se dividem em perfis de saúde (a avaliação do estado de saúde) e as medidas de *utility* (preferência do paciente por um determinado estado de saúde). Um exemplo de avaliação do estado de saúde é o SF36. Os instrumentos específicos podem ser específicos para uma determinada função (p. ex., capacidade física, sono, função sexual), para uma determinada população (p. ex., idosos, adolescentes) ou para uma determinada alteração (p. ex., dor). Exemplos de instrumentos específicos são o HAQ, o DASH e o EPM-ROM.

SF-36 (Medical Outcomes Study 36 – Item Short Form Health Survey)

É um instrumento de avaliação de qualidade de vida genérico, de fácil administração e compreensão, além de ser pouco extenso. É um questionário multidimensional formado por 36 itens englobados em oito escalas ou componentes: capacidade funcional, aspectos físicos, dor, estado geral de saúde, vitalidade, aspectos sociais, aspectos emocionais e saúde mental. O escore final varia de 0 a 100, sendo zero o pior estado geral de saúde e 100, o melhor estado de saúde possível. Quanto mais próximo de 100 o resultado, maior a sensação de um bom estado de saúde pelo paciente.[35,36]

HAQ (Stanford Health Assessment Questionary)

É um questionário específico voltado par a capacidade funcional dos pacientes com artrite reumatóide. Compreende oito componentes que avaliam as atividades de vida diária. Cada componente apresenta duas a três questões relacionadas às atividades físicas. O escore varia de 0 (sem qualquer dificuldade) a 3 (incapaz de executar a atividade). O escore final é a média aritmética dos escores dos oito componentes, variando, portanto, de 0 a 3. Ao contrário do SF-36, quanto menor o escore, aproximando-se de zero, melhor a qualidade de vida percebida pelo paciente reumatóide.[37]

DASH (Disabilities of the Arm, Shoulder and Hand)

É um instrumento de avaliação de qualidade de vida específico para os membros superiores. Foi elaborado com o objetivo de medir a capacidade funcional e os sintomas físicos de uma população heterogênea (homens, mulheres, graus variados de disfunções).

Este questionário descreve as diferenças entre grupos de pessoas, comparado com o impacto das disfunções dos membros superiores. Seus escores podem mostrar, por exemplo, que pacientes têm ou não capacidade laborativa. As mudanças ao longo do tempo reveladas pelo DASH podem relatar a história natural das doenças ou os efeitos das intervenções no tratamento.

O questionário DASH contém 30 questões, com uma escala de 5 pontos, relacionadas com a função física e os sintomas. Os primeiros 21 itens se relacionam com o grau de dificuldade em realizar diferentes atividades físicas com o membro superior; os próximos cinco itens voltam-se para a gravidade dos sintomas e os próximos quatro enfocam atividades sociais, o trabalho, o sono e a auto-imagem. Há também dois módulos de quatro itens opcionais: um para atletas e um para trabalhadores. Uma fórmula simples do somatório das questões dividido por 1,2 fornece o escore final.

Os escores para todos os itens variam de 0 (sem disfunção) a 100 (a mais grave disfunção). O resultado é diretamente proporcional à disfunção: quanto maior o escore, maior a disfunção. O DASH foi elaborado inicialmente para as condições musculoesqueléticas dos membros superiores e depois para doenças específicas, como a síndrome do canal do carpo e fraturas distais do rádio, bem como para lesões traumáticas.[38,39]

EPM-ROM (Escola Paulista de Medicina – Range of Motion Scale)

É um instrumento de avaliação específico para a artrite reumatóide, elaborado na UNIFESP (São Paulo), sendo útil na detecção de alterações que ocorram como resultado do tratamento. São avaliados 23 movimentos com a mensuração dos graus de movimento (ROM – *Range of Motion*). As notas para cada movimento variam de 0 (movimento normal) a 3 (limitação grave do movimento). A nota final para cada movimento é a média aritmética dos escores totais dos lados direito e esquerdo.[40]

Foram criadas regras rigorosas para a tradução de instrumentos de avaliação em outras línguas. Estas regras incluem adaptações culturais e a necessidade de realização de novos testes de validade e confiabilidade do questionário traduzido. Só assim o instrumento de avaliação de qualidade de vida pode ser

Reabilitação Funcional da Mão

aceito, principalmente nos trabalhos de pesquisa.[8,9] Os três primeiros instrumentos de avaliação apresentados foram traduzidos para o português seguindo estas regras científicas.

Avaliação ocupacional

As avaliações ocupacionais permitem detectar as áreas ocupacionais de desempenho deficiente e fornecem subsídios para o estabelecimento das intervenções terapêuticas.

Para detectar o impacto que a doença ou traumatismo está causando sobre a função dos membros superiores, além da avaliação física e funcional, é necessário avaliar também o desempenho ocupacional do paciente. Esta avaliação compreende o perfil ocupacional e a análise do perfil ocupacional.

A avaliação do perfil ocupacional consiste em identificar os hábitos ocupacionais, os padrões de vida diária (básica e instrumental), os interesses, as necessidades e os problemas ocupacionais do cliente. São também exploradas sua experiência prática e suas prioridades.

A análise do perfil ocupacional enfoca a identificação do problema do desempenho ocupacional e avalia os fatores que auxiliam ou dificultam o desempenho. Existem inúmeros instrumentos de avaliação ocupacional. Em geral, são questionários de auto-avaliação ou ministrados pelo terapeuta. Estes formulários solicitam ao paciente que faça um relato histórico de suas ocupações habituais nos dias úteis e nos fins de semana.

Questionário de auto-avaliação ocupacional

Há questionários de auto-avaliação, como o "Questionário Ocupacional", que solicitam, além do histórico ocupacional diário, informações sobre a categoria de cada ocupação (AIVD, ABVD, trabalho, lazer, descanso), a importância destas ocupações para o cliente e a habilidade em fazê-las.

Avaliação das habilidades motoras e de processamento

Outro exemplo de avaliação ocupacional é a "Avaliação das Habilidades Motoras e de Processamento", que recolhe dados sobre o desempenho ocupacional do cliente, tanto em seus pontos fortes como em suas dificuldades. Esta avaliação consta de duas escalas, uma para medir as habilidades motoras e outra para

as habilidades de processamento (análise do método para realizar as atividades).

Após uma entrevista, o terapeuta e o cliente identificam as áreas de maior dificuldade. O terapeuta escolhe então cerca de cinco formas ocupacionais padronizadas, relevantes para o cliente e dentro de um nível de dificuldade adequado para o mesmo. O cliente escolherá três destas atividades para realizar.

Observando o desempenho do indivíduo, o terapeuta qualifica os 16 itens de habilidade motora e os 20 itens de habilidade de processamento. Esta qualificação é graduada em desempenho adequado (A), desempenho deficiente (D) ou desempenho marcadamente deficiente (MD). Existe um programa (*soft*) que permite analisar os resultados pelo computador.

Medida canadense de desempenho ocupacional

A Medida Canadense de Desempenho Ocupacional é uma medida de resultado realizada pelo terapeuta que proporciona a autopercepção do cliente com relação ao seu desempenho. É calcada no Modelo Canadense de Desempenho Ocupacional e voltada para o desempenho ocupacional no autocuidado (AIVD e AVD), nas atividades produtivas e no lazer.

A área de autocuidado compreende os cuidados pessoais (alimentar-se, vestir-se, higiene), condições de movimentar-se e independência fora de casa. As atividades produtivas compreendem o trabalho, as tarefas domésticas, os jogos e a escolaridade. As atividades do lazer compreendem a recreação calma (*hobbies*, leitura, artesanato), recreação ativa (esportes, passeios, viagens) e socialização (festas, atividades sociais, telefonemas, visitas).

Para identificar os problemas, preocupações e interesses do cliente em relação ao seu desempenho ocupacional nestas áreas, o terapeuta faz uma entrevista, questionando sobre as atividades do dia-a-dia. Solicita também que o cliente pontue a importância destas atividades de 1 (sem importância) a 10 (extremamente importante). Num segundo passo, o cliente deve priorizar as cinco tarefas mais importantes, em sua opinião, pontuando seu desempenho também de 1 (não consegue realizar) a 10 (realiza muito bem). Deverá também pontuar a satisfação de 1 (não satisfeito) a 10 (extremamente satisfeito).

Para o cálculo da pontuação total soma-se a pontuação do desempenho ocupacional ou da satisfação de todos os problemas e divide-se pelo número de problemas. A Medida Canadense de Desempenho Ocupacional possibilita a identificação das tarefas comprometidas pela disfunção no uso das mãos, pontuando-as, o que permite a comparação com o resultado após a intervenção terapêutica.

Conclusão

Em resumo, o terapeuta da mão, para bem exercer sua missão reabilitadora, deve ter sólidos conhecimentos de anatomia, cinesiologia, patologia e meios de avaliação dos membros superiores.

Em relação à avaliação, precisa conhecer bem a padronização e a interpretação de cada teste. A escolha da bateria de testes para cada caso deve ser racional e criteriosa para que não se enquadre naquilo que Paul Brand denominou jocosamente "síndrome do castor zeloso" (*eager beaver syndrome*).

Segundo Brand, esta síndrome seria caracterizada por jovens especialistas (cirurgiões e terapeutas da mão) com o louvável desejo de pesquisar e publicar, mas sem segurança do que é importante, pelo que gastam tempo e papel excessivo em avaliações extensas e detalhadas. Ao final, estarão cobertos por uma montanha de dados irrelevantes.

Adverte então que é preciso ser flexível na avaliação e na modificação dos objetivos, mas não se deve ser flexível na escolha do que é relevante e na mensuração acurada do que é significante.

TRATAMENTO FUNCIONAL

Durante o processo de avaliação de um paciente, o terapeuta começa a planejar um programa de tratamento que mais convenientemente devolverá a função à mão. Simultaneamente, o terapeuta estará observando e ouvindo cuidadosamente o paciente, delineando um plano no qual este é sujeito ativo e central do programa de reabilitação. Um tratamento bem-sucedido deve envolver não só o corpo, mas também o espírito.[41]

No encontro inicial entre paciente e terapeuta, começa a importante tarefa de educação do paciente. Usando explicações e ilustrações claras, o terapeuta revê cuidadosamente a lesão, cirurgia ou patologia e a anatomia básica envolvida. Desde o início, o paciente deve compreender que ele é a chave de sua recuperação e que o terapeuta está ali para guiar, instruir e encorajar, e não simplesmente para administrar o tratamento.

De maneira didática, abordaremos o tratamento funcional dividindo-o em três grandes áreas de inte-

resse para o terapeuta e que são identificadas como as metas primárias da reabilitação da mão. Os recursos terapêuticos para obtenção dos objetivos traçados são citados, fornecendo uma visão ampla e generalizada do papel do terapeuta de mão.

Meta I: controlar o processo de cicatrização e suas complicações biológicas

Tratamento da dor e da inflamação

A dor e a inflamação crônicas levam à incapacidade devido às alterações provocadas na função motora.[42,43] Sua presença dificulta a avaliação clínica e funcional, a elaboração do programa terapêutico e o processo de reabilitação. Desse modo, uma abordagem rápida e eficiente para controlar o quadro álgico e inflamatório é necessária. Evitar a cronicidade da lesão é um dos principais objetivos da reabilitação.

Inflamação e dor

A reação fisiológica a qualquer forma de agressão ou lesão é a resposta inflamatória, processo patológico que mobiliza todo o sistema defensivo do corpo.[44] A inflamação é a soma de reações tissulares ao dano celular e pode ser desencadeada por irritação química, queimadura, traumatismo mecânico ou invasão bacteriana. Após lesão periférica, uma complexa cascata de eventos é iniciada, e várias substâncias pró-inflamatórias são liberadas. Hiperalgia, vasodilatação, aumento da permeabilidade vascular e conseqüente formação de edema no local da lesão são respostas imediatas e observadas no início da maioria das reações inflamatórias.[42] O efeito da inflamação é necessário para a cura dos tecidos, entretanto, quando o processo excede em duração e intensidade, ele se torna prejudicial e evolui para o estado crônico e debilitante.[45]

A hiperalgia é devida, provavelmente, à estimulação dos nociceptores após a migração de leucócitos mononucleares e a liberação de mediadores químicos.[46] Este evento está associado ao aumento da excitabilidade dos neurônios do corno dorsal da medula espinhal. A persistência na liberação de substâncias pró-inflamatórias no local da lesão pode sensibilizar fibras grossas A*b*, que normalmente conduzem impulsos inócuos, como o tato, a conduzir impulsos de dor. Como conseqüência, há aumento da atividade elétrica dos neurônios no corno dorsal da medula, fenômeno conhecido como sensibilização central presente nas situações de dor crônica.[47] A sensibilização central pode aumentar a excitabilidade dos motoneurônios, justificando o aumento do reflexo de retirada, e também a excitabilidade dos fusos musculares via motoneurônio, induzindo aumento do espasmo e tensão muscular na região.[43]

O terapeuta que avalia um paciente com quadro clínico álgico deve desenvolver hipóteses sobre a fonte mediadora da dor. Algumas vezes, isso é facilmente determinado, porém, em pacientes com dor crônica, um exame mais cuidadoso pode ser necessário. O conhecimento das fontes mediadoras da dor permite ao terapeuta avaliar e tratar seus pacientes com mais eficiência.[48]

De acordo com a AIED (Associação Internacional do Estudo da Dor),[49] a dor pode ser classificada em:

- **Nociceptiva:** a fonte de dor são lesões de tecidos musculoesqueléticos associadas a processos inflamatórios agudos. Estes tecidos contêm nociceptores que recebem estímulos químicos, mecânicos ou térmicos e os enviam através de fibras nociceptivas *A-delta* e *c* ao corno posterior da medula. Os estímulos dolorosos são então interpretados no cérebro. Com a evolução do processo de cicatrização dos tecidos, os sintomas álgicos diminuem. Intervenções usadas comumente na reabilitação para tratamento da dor, como modalidades terapêuticas, órteses e exercícios controlados, são geralmente efetivas.
- **Neurogênica periférica:** a fonte de dor é uma lesão ou disfunção no sistema nervoso periférico e é mediada por estímulo mecânico ou químico no tecido nervoso lesado. Um exemplo é a dor provocada pela compressão do nervo mediano no túnel do carpo. A dor neurogênica pode estar associada a sintomas neurogênicos como parestesia e fraqueza muscular.
- **Dor central:** a dor é mediada por uma lesão ou disfunção no sistema nervoso central. Os sintomas álgicos são inconsistentes e se comportam diferentemente dos sintomas de fonte periférica. São caracterizados pelo paciente como sensações repentinas de punhalada ou facada e "dor que vem do nada". Condições anormais de dor, como alodínia e hiperalgia, são mediadas pelo sistema nervoso central. Intervenções terapêuticas usuais não são efetivas no tratamento desse tipo de dor. Recomendam-se uso de agentes farmacológicos e modificações comportamentais.
- **Dor relacionada ao sistema nervoso simpático:** a fonte de dor é mediada pela função anormal do sistema nervoso simpático. As síndromes doloro-

sas regionais complexas (SDRC) tipo I (causalgia) e tipo II (distrofia simpático-reflexa) são exemplos clássicos. A efetividade no tratamento da SDRC exige reconhecimento e intervenção precoces. É necessária uma abordagem multidisciplinar que englobe todos os aspectos da condição. O tratamento envolve utilização de agentes farmacológicos e intervenção da terapia de mão e, em alguns casos, tratamento psicoterapêutico.
- **Dor afetiva:** a fonte de dor é mediada pelo sistema nervoso central, em especial o sistema límbico, estando associada primariamente aos neurônios relacionados ao afeto e à emoção. A intervenção terapêutica deve incluir orientações ao paciente e tratamento psicoterapêutico.

Recursos terapêuticos no tratamento da dor e da inflamação

A orientação ao paciente é parte fundamental e inicial de qualquer intervenção terapêutica. O terapeuta de mão deve explicar, em linguagem comum, a dinâmica do processo de cicatrização e como a reabilitação será implementada durante os diferentes estágios. É necessário enfatizar que as condições ideais para que a cicatrização ocorra necessitam de um equilíbrio entre proteção da área lesada a estímulos nocivos e o retorno do segmento corporal à sua função normal.[45] O paciente deve compreender que, especialmente, os exercícios não irão desencadear mais dor ou lesão tecidual. Repouso e mobilização controlada, assim como uso judicioso de modalidades terapêuticas, propiciarão a recuperação do paciente nas fases iniciais da lesão:

- **Repouso e mobilização controlada:** a mobilização controlada do segmento lesado irá variar de acordo com as características de cada lesão e doença, cada paciente e situação. O objetivo é evitar complicações como rigidez articular e aderência tendinosa e facilitar o tratamento do edema e o alívio da dor. Movimentos e atividades que possam comprometer o processo de cicatrização dos tecidos, agravando a inflamação e a dor, devem ser evitados. O uso de órteses para facilitar o posicionamento e promover o repouso das estruturas lesadas e doloridas pode ser de grande valia. As Figuras 27.18 a 27.21 ilustram o uso de órteses de repouso do segmento acometido em diferentes situações clínicas.
- **Modalidades terapêuticas:** as modalidades terapêuticas são usadas para controlar e limitar os efeitos negativos da inflamação, criando um ambiente favorável para que a cicatrização ocorra.[45] Segun-

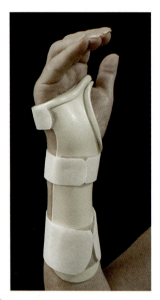

Figura 27.18 Órtese de imobilização do punho que pode ser usada em diferentes patologias, como nas fraturas do rádio distal, na síndrome do túnel do carpo e em tendinites ao nível do punho.

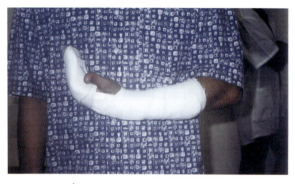

Figura 27.19 Órteses de imobilização do punho e dos dedos utilizada nas fases iniciais (3 a 4 semanas) após cirurgia de reparo dos tendões flexores.

do Michlovitz,[50] as modalidades terapêuticas não devem ser necessariamente parte do programa de reabilitação, mas devem ser escolhidas de forma judiciosa para a obtenção dos melhores desfechos clínicos.

– **Crioterapia:** a aplicação de compressas geladas desencadeia uma série de eventos celulares, vasculares e do sistema nervoso que regulam o processo inflamatório.[45,51] O frio terapêutico controla a resposta inflamatória por reduzir o metabolismo celular e o fluxo sangüíneo locais, diminuindo assim a liberação de mediadores inflamatórios, a síntese de prostaglandinas e a permeabilidade vascular. Como mediador da dor, o frio terapêutico reduz a excitabilidade das terminações nervosas livres, diminui a velocidade de condução das fibras sensitivas, reduz o espasmo muscular e auxilia a redução do edema inflamatório.[45] O modo de aplicação da crioterapia irá depender da condição médica do paciente, da área tratada e do tecido-alvo.[50] O tempo de aplicação varia de 10 a 30 minutos, dependendo da profundidade do tecido em tratamento. Podem ser utilizadas bolsas de gelo para resfriamento da área ou extremidade lesada ou massagem com cubos de gelo (Figura 27.22) em pequenas áreas, como pontos gatilhos e inserções tendinosas. O Quadro 27.10 demonstra as principais indicações e contra-indicações para o uso da crioterapia na reabilitação de mão.[52]

– **Eletroterapia no controle da dor:** a *TENS* (estimulação elétrica transcutânea nervosa) tem sido indicada freqüentemente para o tratamento da dor

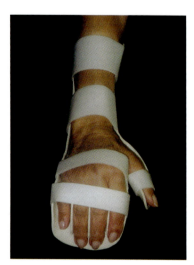

Figura 27.20 Órtese de repouso para pacientes com artrite reumatóide, utilizada para manter o alinhamento das articulações da mão e do punho nas fases agudas da doença.

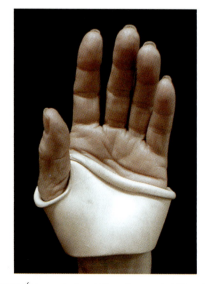

Figura 27.21 Órtese de imobilização e estabilização da articulação trapeziometacarpiana proposta por Colditz no tratamento da rizartrose.

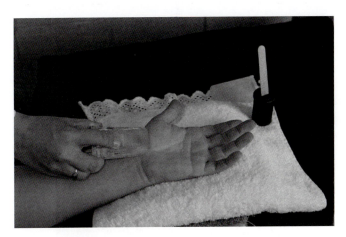

Figura 27.22 Massagem com cubo de gelo em tendinite do flexor radial do carpo.

desde 1965, quando Melzack e Wall[53] descreveram a teoria de controle dos portais de dor. Ela consiste na aplicação de eletrodos percutâneos que emitem uma corrente elétrica com formato de onda tipicamente bifásica, simétrica ou assimétrica, com o objetivo de excitar as fibras nervosas, com mínimos efeitos adversos para o paciente. Para promoção da *eletroanalgesia* através da TENS, diferentes modos de aplicação podem ser escolhidos, variando de acordo com a largura e a freqüência de pulsos utilizados.

Os mais comuns são a TENS de alta freqüência, baixa freqüência (ou acupuntura), breve-intensa e a chamada *burst*.[54] As estimulações nos níveis sensorial e motor, alta e baixa freqüências, respectivamente, costumam ser usadas para mediar a dor de origem nociceptiva e neurogênica. As estimulações breve-intensa e o modo *burst* são indicados em caso de falha da modulação da dor com outros métodos terapêuticos e no tratamento de síndrome dolorosa regional complexa.[48] Nas síndromes dolorosas agudas ou crônicas, são necessários 25 a 30 minutos de estimulação para a obtenção do efeito analgésico.

– **Termoterapia:** a aplicação de calor terapêutico ao corpo é denominada termoterapia. É usada para reduzir a dor, diminuir a rigidez articular, aumentar a circulação local e reduzir o espasmo muscular.[50] As modalidades térmicas mais utilizadas na reabilitação da mão são as de alcance superficial, como a hidromassagem, as compressas com bolsas quentes e as compressas com bandagens de parafina. Durante a fase inflamatória de cicatrização dos tecidos, o calor pode intensificar o fluxo sangüíneo, a atividade metabólica local e o edema reacional e, por isso, deve ser evitado. As indicações e contra-indicações para o uso da termoterapia podem ser observadas no Quadro 27.11.

Quadro 27.10 Indicações e contra-indicações da crioterapia

Indicações	Contra-Indicações
Quadros de inflamação aguda Analgesia	Insuficiência circulatória periférica
Queimaduras do primeiro grau Edema e dor pós-cirúrgicos	Hipersensibilidade ao frio Pele anestesiada
Espasmos musculares e nevralgias Tendinites e tenossinovites Espasticidade de distúrbios do sistema nervoso central Uso com exercícios terapêuticos	Diabetes avançado Fenômeno de Raynaud Neurite hansênica Após revascularização ou reimplantes

Quadro 27.11 Indicações e contra-indicações da termoterapia

Indicações	Contra-Indicações
Quadro inflamatório subagudo e crônico	Quadro inflamatório agudo
Redução da dor subaguda e crônica	Circulação periférica insuficiente
Ganho de amplitude de movimento	Regulação térmica deficiente
Redução do espasmo muscular	Áreas anestésicas
Resolução de hematomas	Neoplasias
Redução de contraturas articulares	

- **Ultra-som terapêutico:** é uma modalidade de grande uso na reabilitação da mão, embora represente ainda um enigma para os terapeutas. A energia ultra-sônica corresponde a vibrações mecânicas com uma freqüência acima de 20KHz produzidas por um gerador de voltagem e um portal de cristal localizado no cabeçote do aparelho. A corrente elétrica alternada de alta freqüência, 1 ou 3 megahertz (MHz), é aplicada à superfície do cristal e convertida em "som" ou energia mecânica. Ondas de pressão são emitidas do aplicador (cabeçote), e esta energia é acoplada e transmitida ao paciente para promover efeitos terapêuticos nos tecidos.

O ultra-som pode ser aplicado de forma contínua, gerando efeitos térmicos sobre os tecidos. Na forma pulsada de aplicação, o calor gerado pelo movimento de vibração das moléculas às ondas acústicas é dissipado por períodos de interrupção de energia. Os efeitos térmicos são semelhantes aos efeitos das outras modalidades de calor. Entretanto, a área de tratamento do ultra-som é bem menor do que a dos outros agentes térmicos, como, por exemplo, da hidromassagem. Desse modo, respostas sistêmicas não são esperadas. A pressão da onda ultra-sônica é responsável pelos efeitos não-térmicos do ultra-som. A corrente acústica produz um movimento do fluido ao longo das membranas celulares, promovendo trocas no fluxo de íons.

Michlovitz,[50] com base em estudos experimentais, sugere o uso do ultra-som nas seguintes condições clínicas:

- **Ultra-som pulsado:**
  - Inflamação muscular aguda.
  - Tratamento de tendinites e tenossinovites.
  - Resolução do edema secundário a dano tecidual.
  - Tratamento de dor de coto de amputação e neuroma.
- **Ultra-som contínuo:**
  - Restauração de mobilidade articular, associado a técnicas de alongamento e mobilização articular (Figura 27.23).

Tratamento do edema

Edema é um acúmulo excessivo de líquido no espaço intercelular.[55] Sua formação é inevitável após uma lesão traumática ou cirurgia. Quando persistente, pode causar dor e rigidez, comprometendo a funcionalidade do membro superior.[56] Medidas terapêuticas para prevenção e tratamento do edema devem ser tomadas precocemente para evitar danos funcionais futuros.

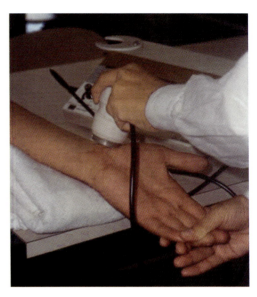

Figura 27.23 Aplicação de ultra-som contínuo associada a técnicas de alongamento em área de aderência tendinosa.

Na fase inflamatória, a prevenção e o tratamento devem ser iniciados antes da visualização do edema. Elevação e aplicação de curativo compressivo e compressa gelada são técnicas terapêuticas utilizadas nessa fase para controle do edema pós-traumático ou pós-operatório:

- **Elevação:** após cirurgia ou traumatismo, a extremidade deve ser posicionada a maior parte do tempo acima do nível do coração. A elevação diminui a pressão capilar, evitando a saída de líquido, o que, conseqüentemente, previne e reduz o edema.[57]
- **Curativo compressivo:** o curativo após cirurgia ou traumatismo deve ser volumoso e firme e manter os dedos separados (Figura 27.24). O curativo é composto de várias camadas de gaze aberta e tem como objetivo ajudar no processo de absorção do exsudato. O curativo fornece suporte, repouso e proteção à área lesada e alivia a dor pós-operatória.[56]
- **Compressa gelada:** o frio terapêutico auxilia a redução do edema traumático devido ao efeito vasoconstritor e à redução da atividade metabólica local.[55-57] Cuidados durante sua aplicação devem ser tomados porque excessivo resfriamento pode resultar em lesão isquêmica dos tecidos. O frio terapêutico está contra-indicado na presença de comprometimento ou reparo arterial.

O tratamento do edema na fase de fibroplasia do processo de cicatrização deve enfatizar exercícios de amplitude de movimento e de deslizamento tendinoso.[55] Quando indicado, o exercício ativo feito de forma controlada cria um bombeamento muscular, mobiliza

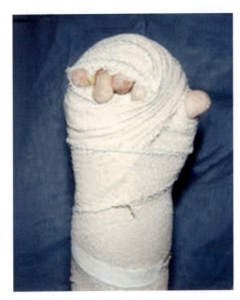

Figura 27.24 Curativo compressivo pós-operatório.

tecidos moles e auxilia a drenagem venosa e linfática. Movimentação ativa evita a estagnação de líquido nos tecidos devido ao desuso do membro. O exercício passivo pode ser útil, também, no tratamento do edema traumático nessa fase. Ele mantém a mobilidade articular e auxilia o fluxo linfático.

Além de exercícios terapêuticos, estão também indicados para tratamento do edema na fase de fibroplasia o uso de massagem retrógrada, massagem cicatricial e compressão com luvas ou enfaixamentos compressivos tipo *Coban* (Figura 27.25).

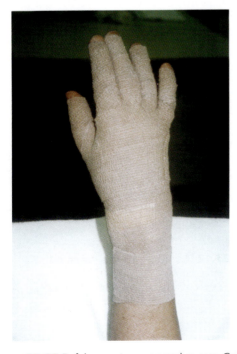

Figura 27.25 Enfaixamento compressivo com *Coban*.

O edema crônico é difícil de tratar. Uma combinação de técnicas deve ser utilizada para ação terapêutica, como: uso de enfaixamentos e luvas compressivas, massagem retrógrada, exercícios e atividades terapêuticas, banho de contraste e órteses dinâmicas ou seriadas progressivas que influenciam a remodelação dos tecidos.

Tratamento das feridas e cicatrizes

Os programas de reabilitação após traumatismo ou cirurgia têm sido implementados precocemente, ou seja, nas fases iniciais do processo de cicatrização dos tecidos. A mobilização precoce dos tecidos musculoesqueléticos ajuda na organização da cicatrização, promovendo o deslizamento e a diferenciação dos tecidos moles e prevenindo a rigidez articular. Uma vez iniciado o atendimento nas fases iniciais do processo de cicatrização, o terapeuta acompanha e aborda a cicatrização da ferida do paciente. Técnicas terapêuticas são empregadas para proteção da ferida, prevenção de infecção, minimização de influências mecânicas e controle do processo de maturação do colágeno.[58]

Tratamento das feridas

Proteção da ferida: manutenção da umidade

Um dos fatores mais importantes para a cicatrização da ferida é a manutenção de sua umidade superficial. O fluido presente na ferida contém substâncias importantes como fatores de crescimento, incluindo hormônios anabólicos, interleucinas, citocinas, entre outros, que promovem a atividade celular e contribuem com o metabolismo da ferida.[59,60] O fluido que se acumula na ferida cria um ambiente favorável para angiogênese e formação de tecido de granulação onde a epitelização ocorrerá.[61]

Evaporação do fluido ocorre rapidamente em uma ferida sem proteção que, quando exposta por 2 a 3 horas, necrosa em 0,2 a 0,3mm de profundidade. O ressecamento da derme impede a migração celular epitelial das bordas da ferida e atua como uma barreira mecânica, criando uma depressão central. Este processo é minimizado quando a ferida é ocluída e mantida úmida por meio de curativos especiais que mantêm favorável o ambiente cicatricial.[62]

Prevenção e controle da infecção

O terapeuta pode auxiliar o controle da infecção, mantendo a ferida sempre limpa e protegida do ambiente externo com curativo adequado e instruindo o paciente quanto aos cuidados a serem tomados em casa.[58]

Minimização de influências mecânicas

- **Edema:** o edema é uma reação normal presente na fase inflamatória da cicatrização, mas deve ser controlado. Quando se excede ou perpetua, contribui com o estado inflamatório crônico e a formação excessiva de tecido cicatricial. Técnicas de prevenção e redução do edema devem ser utilizadas precocemente.
- **Hematoma:** a formação de hematoma compromete a cicatrização da ferida. Quando presente, leva a redução da perfusão, deiscência da ferida e aumento da atividade fagocitária celular. O hematoma aumenta a resposta inflamatória e, conseqüentemente, a formação de tecido cicatricial. Manipulação cirúrgica adequada e uso de curativos que mantêm a configuração da ferida e promovem uma pressão negativa têm sido descritos como técnicas de prevenção e redução de formação de hematoma.
- **Tensão no local da ferida ou na linha de incisão:** suturas muito tensas ou tensão na linha de incisão podem ser aliviadas com uso de curativos compressivos e órteses que limitam o movimento ou o estresse local.

Tratamento da cicatriz

O tratamento da cicatriz é iniciado precocemente durante o tratamento da ferida. O controle da infecção, do estado inflamatório exagerado e da desidratação da ferida minimiza a formação de fibrose excessiva e de cicatriz hipertrófica.[58]

O uso de pressão para o controle da cicatriz tem sido empregado largamente na clínica, apesar de pouca sustentação científica.[63] A pressão é, geralmente, aplicada após o fechamento da ferida ou a aderência do enxerto. Seu objetivo é, além de obter uma cicatriz plana, macia e maleável, reduzir o edema e a hipersensibilidade da pele e da cicatriz. Vários tipos de pressão estão disponíveis comercialmente, como luvas, elastômeros e placa de gel de silicone (Figura 27.26).

Meta II: recuperação da mobilidade e do desempenho muscular – exercícios terapêuticos

O exercício terapêutico está entre os recursos mais importantes utilizados pelo terapeuta de mão. Ele ocupa o centro dos programas de reabilitação e tem

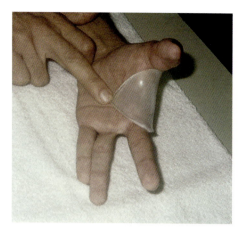

Figura 27.26 Placa de gel de silicone utilizada na modelação de cicatriz na região do primeiro espaço interdigital.

como objetivo principal melhorar ou restaurar a função e prevenir a disfunção de um indivíduo.

Os programas de exercícios elaborados por terapeutas são **individualizados** para as necessidades particulares de cada paciente. O programa é definido a partir de uma avaliação minuciosa das lesões estruturais e fisiológicas do paciente e suas limitações funcionais e incapacidades. De maneira didática, na reabilitação da mão, os exercícios terapêuticos podem ser divididos de acordo com sua finalidade (Quadro 27.12).

Mobilização precoce controlada

A mobilização precoce controlada após lesão ou cirurgia dos tecidos musculoesqueléticos é um dos avanços mais importantes na área da reabilitação física atual. Ela surgiu a partir da compreensão de que o tratamento de lesões com repouso e imobilização prolongados retarda a recuperação e afeta adversamente os tecidos e que a atividade ou mobilização precoces promovem a restauração da função.[64] Programas de mobilização precoce, além de prevenirem complicações como rigidez articular e aderências tendinosas, estimulam a cicatrização e a remodelação dos tecidos lesados. Entretanto, a mobilização precoce requer conhecimento, habilidade e monitoramento para evitar complicações sérias, como ruptura de um reparo cirúrgico ou perda de redução de uma fratura.

Quadro 27.12 Exercícios terapêuticos na reabilitação de mão

Mobilização precoce controlada
Exercícios de ganho de mobilidade
Exercícios de desempenho muscular
Exercícios de controle neuromuscular
Exercícios de controle postural
Exercícios de relaxamento

Mobilização precoce nas lesões tendinosas

Muitos estudos demonstraram os efeitos positivos da mobilização precoce nos tendões em cicatrização, como aumento da força de tensão, melhora do deslizamento tendinoso e aumento do DNA no local do reparo.[65,66] O movimento auxilia a difusão do líquido sinovial em tendões localizados em regiões sinoviais,[67] e o potencial elétrico induzido pelo estresse controlado aumenta o potencial de cicatrização dos tecidos conjuntivos.[68]

Não existe um "livro de receitas" a ser seguido após o reparo dos tendões flexores ou extensores. Cada lesão deve ser considerada individualmente. A configuração da órtese de proteção e a escolha da técnica de mobilização variam de acordo com vários fatores, entre eles, as características e o local da lesão, os dedos envolvidos, a qualidade e o tipo de sutura tendinosa, as características do paciente e a experiência do terapeuta. Entretanto, de modo geral, existem três tipos de abordagem pós-operatória dos tendões flexores e extensores, que podem ser divididos da seguinte forma:[69]

1. **Programa de reabilitação para o tendão imobilizado:** utilizado quando o tendão é imobilizado nas fases iniciais de cicatrização, ou seja, por 3 a 4 semanas. O programa geralmente é iniciado após o período de imobilização.
2. **Mobilização passiva precoce:** o tendão é mobilizado passivamente nas fases precoces de cicatrização (em geral, dentro de 24 horas após o reparo).
3. **Mobilização ativa precoce:** o tendão é mobilizado precocemente mediante uma contração ativa da unidade flexora (em geral, dentro de 24 a 48 horas após o reparo).

A mobilização precoce não é um método de tratamento apropriado para todos os pacientes. Os programas de mobilização precoce são indicados para pacientes colaboradores e motivados que compreendem o programa de exercícios e suas precauções. Desse modo, em algumas situações, a imobilização do tendão reparado é necessária, como nas crianças com menos de 10 anos, nos pacientes com déficit cognitivo e naqueles que, por algum motivo, não podem comparecer ao centro de reabilitação especializado.[70] Nestes casos, é necessária maior proteção do tendão reparado, até que ocorra uma cicatrização adequada. Em contrapartida, a mobilização tendinosa tardia será dificultada pela formação de aderência excessiva e perda do deslizamento tendinoso.

As Figuras 27.27 a 27.30 ilustram alguns protocolos de mobilização precoce de tendões flexores e ex-

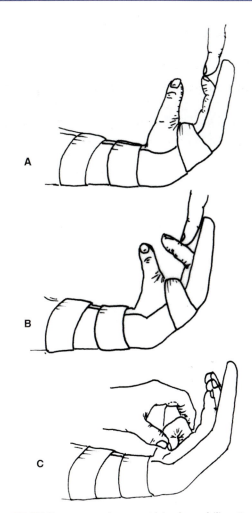

Figura 27.27 Programa pós-operatório de mobilização passiva precoce para tendões flexores de Duran modificado. Exercícios passivos são realizados: flexoextensão da IFD (**A**), flexoextensão da IFP (**B**) e flexoextensão passiva total (**C**).[71,72]

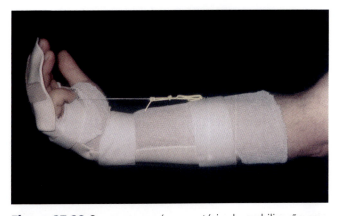

Figura 27.28 O programa pós-operatório de mobilização passiva precoce para tendões flexores de Kleinert modificado, ou Regime de Washington, utiliza órtese protetora de flexão passiva, com polia ao nível da prega palmar distal. Exercícios de flexão passiva e extensão ativa-resistida são feitos com a ajuda de uma tração elástica (gominho) presa no antebraço e na unha do dedo operado.[73,74] Esta tração atravessa a polia ao nível da palma, que tem a função mecânica de promover maior angulação da articulação IFD.

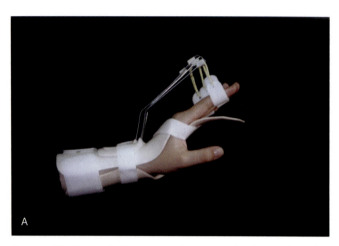
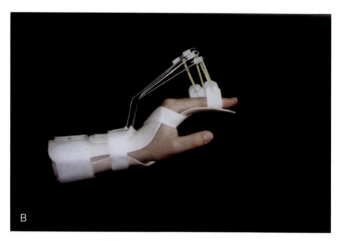

Figura 27.29A e B. Programa pós-operatório de mobilização passiva precoce para tendões extensores lesados ao nível das zonas V, VI e VII de Evans e Burkhalter.[75]

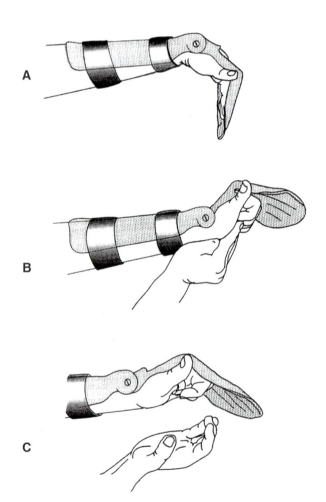

Figura 27.30A a C. Programa pós-operatório de mobilização ativa precoce para tendões flexores de Strickland e Cannon,[76] ou *Protocolo de Mobilização Precoce de Posicionar e Manter Ativamente.* Utiliza órtese de tenodese de Strickland. O paciente estende ativamente o punho e flexiona passivamente os dedos, simultaneamente. Mantém em contração ativa isométrica a flexão dos dedos por 5 segundos, retirando a mão contralateral de ajuda e, a seguir, relaxa, permitindo a flexão do punho e a extensão dos dedos dentro do limite de ADM da órtese.

tensores mais comumente utilizados na reabilitação da mão. Os protocolos são baseados em estudos laboratoriais, biomecânicos e clínicos e devem ser utilizados apenas por terapeutas especializados. É necessário o conhecimento da quantidade de força de tensão promovida pelos vários tipos de sutura, das forças de tensão interna que são transmitidas ao local do reparo, de acordo com cada angulação articular e com a força externa aplicada, e das variáveis que podem ocorrer durante o processo de cicatrização.

Mobilização precoce após fraturas na mão e no punho

A mobilização precoce está indicada nas fraturas estabilizadas e tratadas com fixação rígida. A fixação com fios de Kirschner, método de osteossíntese muitas vezes utilizado no tratamento das fraturas da mão e do punho, não promove uma fixação rígida, mas fornece estabilidade suficiente para a mobilização, desde que esta seja feita de forma protegida e sob a supervisão de um terapeuta de mão experiente.[33] Além de estimular a cicatrização da cartilagem articular em meio avascular, a mobilização precoce favorece o desaparecimento do hematoma e de células inflamatórias, reduz o risco de rigidez articular e estimula a formação de tecido ósseo, acelerando o processo de cura.[64]

Nas fraturas do rádio distal, na fase precoce, o terapeuta retira a tala gessada e mobiliza a articulação do punho de forma suave e ativo-assistida. Os exercícios constam de flexoextensão do punho e pronossupinação do antebraço, que são feitos dentro dos limites permitidos pela fixação e pela dor do paciente[77] (Figura 27.31).

Reabilitação Funcional da Mão

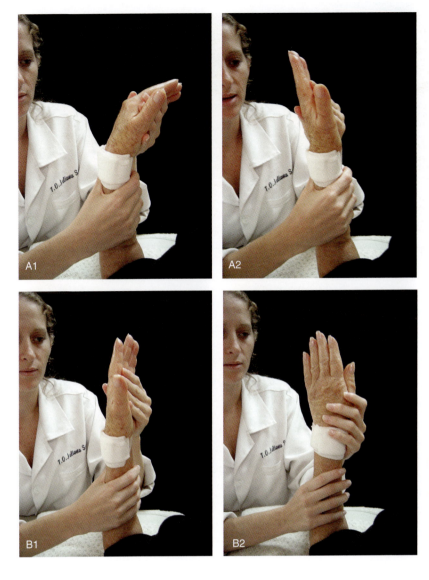

Figura 27.31A. A mobilização precoce da articulação do punho é indicada para as fraturas fixadas e estabilizadas. O terapeuta mobiliza o punho, fazendo movimentos de flexoextensão de forma suave e ativo-assistida dentro dos limites da fixação e da dor do paciente. **B.** A mobilização da pronossupinação também é feita suavemente.

Nas fraturas de metacarpianos e falanges, exercícios precoces ativos, ativo-assistidos e passivos suaves de flexoextensão das articulações MF (metacarpofalângicas), IFP (interfalângica proximal) e IFD (interfalângica distal) podem ser feitos de forma judiciosa.[78] A escolha do exercício dependerá de vários fatores, como características da fratura (estabilidade, traço, localização, lesões associadas), tipo de tratamento (conservador ou cirúrgico), características do paciente (idade, doenças associadas, colaboração) e experiência do terapeuta. As Figuras 27.32 e 27.33 ilustram a mobilização precoce realizada nas fraturas de metacarpianos e falanges.

Exercícios de ganho de mobilidade

Exercícios de amplitude de movimento

Para manter a amplitude de movimento (ADM) normal, a articulação precisa ser movimentada em

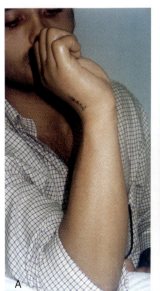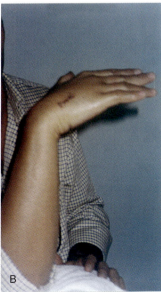

Figura 27.32A e **B.** Mobilização precoce de fratura do quinto metacarpiano fixada com fios intramedulares.

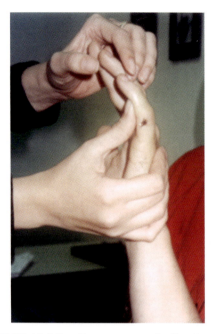

Figura 27.33 Mobilização precoce após fixação percutânea com fio de Kirschner de fratura da falange proximal.

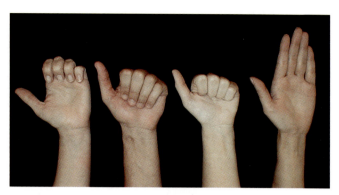

Figura 27.34 Três diferentes posições do exercício de deslizamento tendinoso diferencial: em gancho, em extensão das IFD, em flexão total das articulações digitais; em todas, a flexão é iniciada com os dedos em extensão completa.

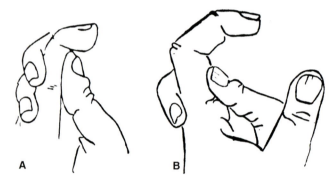

Figura 27.35 Exercícios ativos de bloqueio para deslizamento do flexor profundo (**A**) e do flexor superficial (**B**) do dedo.

suas amplitudes disponíveis periodicamente. Muitos fatores podem levar a uma ADM reduzida, como traumatismos ou processos cirúrgicos, doenças sistêmicas, articulares, musculares e neurológicas, ou apenas por inatividade ou imobilidade por qualquer razão.[79] Na reabilitação, os exercícios de ADM são administrados para manter a mobilidade das articulações e dos tecidos moles adjacentes, minimizando a perda da flexibilidade e a formação de contraturas.

Os exercícios de ADM são os seguintes:[79]

- **ADM passiva (ADMP):** produzida por força externa, com pouca ou nenhuma contração muscular. A força externa pode ser proveniente da gravidade, de um aparelho (CPM), de uma outra pessoa ou de uma parte do corpo da própria pessoa. Está indicado quando o paciente não é capaz de mover ativamente o segmento do corpo. ADM passiva e alongamento não são sinônimos.
- **ADM ativa (ADMA):** é o movimento sem restrição de um segmento produzido pela contração ativa dos músculos que cruzam aquelas articulações. Os exercícios de deslizamento tendinoso diferencial e de bloqueio são exemplos de exercícios de ADMA (Figuras 27.34 e 27.35).
- **ADM ativo-assistida (ADMA-A):** é um tipo de ADMA na qual uma força externa fornece assistência, manual ou mecânica, porque os músculos primários precisam de ajuda para complementar o movimento. Pode ser utilizado após retirada de imobilização gessada, quando a musculatura está enfraquecida pelo desuso, e também durante a regeneração nervosa nas fases iniciais de reinervação muscular.

Exercícios de alongamento

O termo **mobilidade** é geralmente descrito como a habilidade das estruturas ou dos segmentos do corpo de se moverem ou serem movidos de modo a permitir a presença de movimentos amplos para as atividades funcionais (ADM funcional).[80] A mobilidade está associada à integridade articular assim como à **flexibilidade** ou **extensibilidade** dos tecidos moles que cruzam ou cercam as articulações (como músculos, tendões, fáscias, cápsulas articulares e pele). A ADM necessária para desempenhar as atividades de vida diária não corresponde necessariamente à ADM completa ou "normal".

A **hipomobilidade** (movimento limitado) causada pelo encurtamento adaptativo dos tecidos moles pode ocorrer como resultado de vários distúrbios e situações. Os fatores incluem: (1) imobilização prolongada, (2) vida sedentária, (3) desalinhamento postural e desequilíbrio muscular, (4) desempenho muscular comprometido (fraqueza) associado a um conjunto de distúrbios musculoesqueléticos ou neuromusculares, (5) traumatismo dos tecidos, resultando em inflamação e dor, e (6) deformidades congênitas adquiridas.

Alongamento é um termo geral usado para descrever qualquer manobra terapêutica elaborada para aumentar a mobilidade dos tecidos moles e, subseqüentemente, melhorar a ADM por meio do alongamento (aumento do comprimento) de estruturas que tiveram encurtamento adaptativo e tornaram-se hipomóveis com o tempo.[79]

Apenas mediante uma avaliação sistemática, o terapeuta pode determinar quais estruturas estão restringindo o movimento e quais procedimentos de alongamento deverão ser usados. Em geral, no início da reabilitação, as técnicas de alongamento e mobilização articular manual, que envolvem a intervenção direta do profissional, são utilizadas (Figura 27.36). Exercícios de auto-alongamento praticados pelo próprio paciente são introduzidos gradativamente (Figura 27.37). Uso de dispositivos de alongamento mecânico (as órteses) é indicado quando as técnicas manuais são ineficazes. Para manutenção do ganho de mobilidade é necessário que o programa de exercícios e órteses seja complementado com um grau apropriado de força e resistência muscular, empregado regularmente em atividades funcionais.

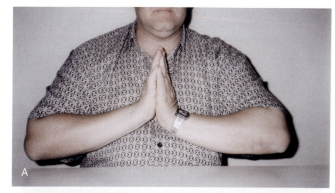
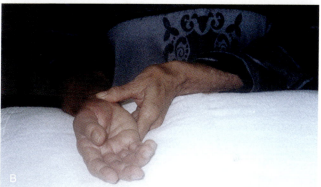

Figura 27.37A. Exercícios de auto-alongamento para ganho da ADM de extensão do punho. **B.** Supinação do antebraço.

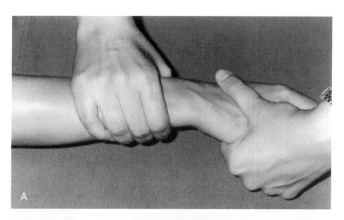
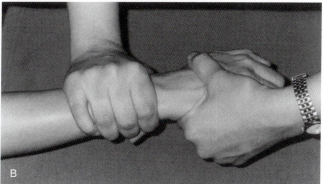

Figura 27.36 Técnicas de mobilização articular do punho. **A.** Deslizamento radiocarpal ventral. **B.** Deslizamento radiocarpal dorsal.

As indicações e contra-indiações dos exercícios de alongamento se encontram nos Quadros 27.13 e 27.14.[79]

Quadro 27.13 Indicações para uso de alongamento

ADM limitada por perda da extensibilidade dos tecidos (aderências, contraturas, tecido cicatricial)
Prevenção de deformidades (fraqueza muscular)
Prevenção de lesões musculoesqueléticas (programa de preparo físico)

Quadro 27.14 Contra-indicações para o alongamento

ADM limitada por bloqueio ósseo
Fraturas recentes, sem consolidação óssea completa
Tecidos moles em fase de cicatrização
  (risco de ruptura ou alongamento com formação de falhas)
Processo inflamatório ou infeccioso agudo
Dor aguda com movimento articular ou alongamento
Hipermobilidade
Contraturas e encurtamentos de tecidos moles que produzam habilidades funcionais (pacientes com paralisia ou fraqueza muscular grave)

Órteses

As órteses são um recurso terapêutico essencial na reabilitação de mão. O uso apropriado destes dispositivos fornece aos pacientes uma ótima oportunidade para alcançarem seu potencial máximo de recuperação.[81]

Uma órtese, de acordo com a Organização de Normas Internacionais (International Standards Organization), é um dispositivo aplicado externamente ao corpo usado para modificar as características estruturais ou funcionais do sistema neuromusculoesquelético.[82] Pode ser usada para estabilizar ou imobilizar, impedir ou corrigir deformidade, proteger contra lesão, promover a cura ou assistir a função.

Nos dias atuais, a maioria dos terapeutas de mão usa termoplásticos de baixa temperatura para a fabricação de órteses. São placas de materiais plásticos que se tornam maleáveis quando aquecidas a temperaturas baixas. Por isso, as órteses podem ser moldadas diretamente sobre a pele.

Segundo Bunnell,[83] as órteses têm dois objetivos: imobilizar ou mobilizar. As órteses para imobilização podem ser usadas em várias circunstâncias, como:[84]

- **Reduzir a inflamação e a dor após o traumatismo:** o tecido lesado responde positivamente ao descanso. É essencial promover um equilíbrio entre repouso e exercícios (Figuras 27.18 e 27.19).
- **Reduzir a inflamação na artrite:** o descanso local ajuda a reduzir a inflamação e protege os tecidos articulares inflamados de forças externas que podem agravar a condição e promover deformidade (Figuras 27.20 e 27.21).
- **Substituir músculos ausentes, fracos ou em desequilíbrio:** as órteses podem ser úteis quando, por exemplo, numa lesão nervosa o equilíbrio normal da mão está alterado ou perdido (Figura 27.38).

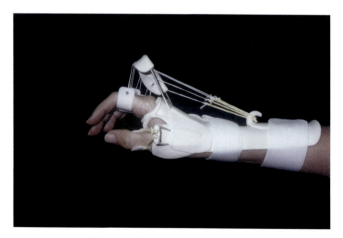

Figura 27.38 Órtese dinâmica usada na paralisia da musculatura extensora de punho e dos dedos após lesão do nervo radial.

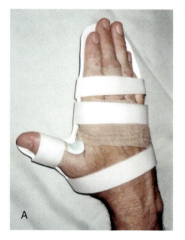 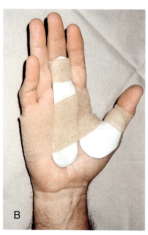

Figura 27.39 Modelação (**A**) e posicionamento (**B**) com órtese estática de cicatriz cirúrgica na mão que foi submetida a fasciectomia (contratura de Dupuytren).

As órteses fabricadas para mobilizar os tecidos são utilizadas para:

- **Aumentar o movimento articular** por meio da aplicação de estresse suave e prolongado.
- **Influenciar a formação de cicatrizes:** uma cicatriz hipertrófica ou retrátil pode ser tratada pelo posicionamento prolongado em seu comprimento máximo associado a uma aplicação de pressão (Figura 27.39).

As órteses utilizadas para ganho de mobilidade aplicam uma força de alongamento de intensidade baixa por tempo prolongado para criar uma deformidade plástica (alongamento) dos tecidos. É a modalidade terapêutica de maior eficácia para alcançar este objetivo.[85] O tecido conjuntivo responde à aplicação de estresse controlado com remodelação e crescimento e responde à privação de estresse com encurtamento progressivo.

Indicação das órteses segundo a fase de cicatrização dos tecidos

A indicação de uma órtese leva em consideração uma variedade de fatores. Escolher o tipo de órtese para cada caso depende da patologia, das necessidades de cada indivíduo e, sobretudo, do estágio biológico de cura do tecido.

Um tecido lesado, de forma cirúrgica ou traumática, passa por três fases de reparo: (1) fase inflamatória, (2) fase fibroblástica e (3) fase de remodelação.[86,87]

- **Fase inflamatória:** a inflamação é um pré-requisito normal e necessário para o processo de cura. Várias células migram para a região, em uma seqüência de eventos, para reparar o tecido. Em condições

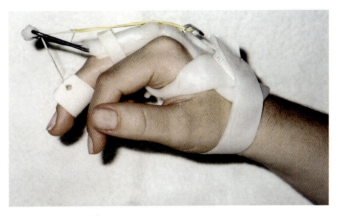

Figura 27.40 Órtese dinâmica seriada para extensão da articulação IFP, com tração exercida por elástico.

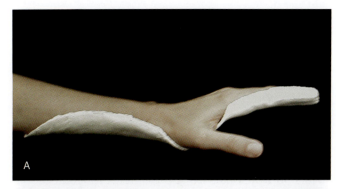
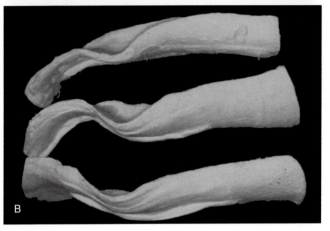

Figura 27.41A. Órtese estática seriada sendo confeccionada em gesso para ganho da extensão do punho e dos dedos. **B.** Série de órteses apresentando o ganho progressivo do movimento.

normais, o processo ocorre nos primeiros 4 dias após a lesão. Nesta fase, repouso e posicionamento correto da mão são indicados. É fácil concluir a razão para o uso de órtese estática nesta fase.[86,87]

- **Fase fibroblástica:** a célula-chave desta fase é o fibroblasto. Estas células sintetizam colágeno, o componente primário estrutural do tecido reparado. Este período geralmente começa no quarto ou quinto dia após a lesão e continua por 2 a 4 semanas. Nesta fase, o tecido já tolera um estresse controlado. O uso de uma órtese dinâmica (Figura 27.40) pode ser iniciado dentro da primeira ou segunda semana, com uma tensão suave, desde que a fase inflamatória tenha diminuído e os tecidos lesados não sejam comprometidos.[87]

    É durante esta fase que uma tensão corretamente aplicada, por meio de órteses ou de exercícios, pode ser crucial no resultado final do tratamento, impedindo o desenvolvimento de rigidezes articulares.[86]

- **Fase de remodelação:** a remodelação é a última e mais longa fase dos estágios de cura. Nesta fase, pode ser necessário aumentar a intensidade e a duração da força aplicada para remodelar as estruturas em cicatrização. Se o movimento articular estiver muito resistido, com uma "sensação dura" ao final da amplitude, uma órtese dinâmica, por seu caráter intermitente, poderá não ser eficaz para se ganhar movimento. Uma órtese estática seriada ou estática progressiva (Figura 27.41), que aplica uma tensão prolongada, é a mais indicada.[86,87]

Exercícios de desempenho muscular

O termo **desempenho muscular** refere-se à capacidade do músculo de realizar trabalho.[80] Seus elementos fundamentais são **força, potência e resistência à fadiga**. Quando algum destes elementos está comprometido, limitações funcionais, incapacidade e risco de disfunção podem existir. Lesão, doença, imobilização, desuso ou inatividade podem comprometer o desempenho muscular, levando à fraqueza e à atrofia muscular.[64,88]

Exercício resistido é qualquer forma de exercício ativo no qual uma contração muscular dinâmica ou estática é resistida por uma força externa, aplicada manual ou mecanicamente.[79] É um elemento essencial do programa de reabilitação, e seus principais benefícios são:

- Favorece o desempenho muscular.
- Aumenta a força dos tecidos conjuntivos (tendões, ligamentos, outros).
- Melhora a densidade mineral óssea.
- Diminui a sobrecarga nas articulações.
- Auxilia a remodelação dos tecidos musculoesqueléticos em cicatrização.
- Reduz o risco de lesão dos tecidos moles durante a atividade física.
- Favorece o desempenho físico durante atividades diária, ocupacionais e recreativas.

Quadro 27.15 Tipos de exercícios resistidos

Exercício isométrico (exercício estático)	Há contração e força muscular sem movimento articular visível
Variações	• Isométricos rápidos e leves
	• Exercícios de estabilização
	• Isométricos em múltiplos planos
Indicações	• Prevenir ou minimizar atrofia muscular quando movimento não é possível (imobilização) ou não é aconselhável (lesão de tecidos, dor)
	• Desenvolver estabilidade postural ou articular
Exercício dinâmico	A contração muscular causa movimento articular à medida que o músculo se contrai e encurta (contração concêntrica) ou se alonga sob tensão (contração excêntrica)
Variações	• Com resistência constante ou variável
Indicações	• Aumentar a força, a potência ou a resistência muscular à fadiga
Exercício isocinético	Exercício dinâmico no qual a velocidade de encurtamento ou alongamento de um músculo e a velocidade angular do membro são predeterminadas e mantidas constantes por um dispositivo (dinamômetro isocinético)
Indicações	• Utilizado nos estágios finais de reabilitação para melhorar o desempenho muscular

A escolha dos exercícios resistidos em um programa de reabilitação depende de vários fatores, como a causa e a extensão dos comprometimentos primários e secundários, o estágio da regeneração dos tecidos, a condição das articulações, as habilidades gerais (físicas e cognitivas) do paciente, a disponibilidade de equipamentos e, principalmente, os objetivos do paciente e os resultados funcionais desejados para o programa. Somente após uma avaliação funcional do paciente é possível especificar os tipos de exercícios (Quadro 27.15) a serem incorporados ao tratamento.

Na terapia de mão, alguns dispositivos podem ser utilizados para ganho de força muscular como o exercitador de dedos, o *digiflex*, e as massas terapêuticas de resistência progressiva que permitem uma infinidade de exercícios (Figura 27.42). Pesos livres e elásticos de resistência progressiva são utilizados em exercícios dinâmicos de contração excêntrica e concêntrica para os músculos do punho, do cotovelo e do ombro (Figura 27.43). Exercícios isocinéticos são utilizados em centros especializados de retorno do atleta às suas atividades esportivas.

Para que os exercícios resistidos sejam feitos de forma segura, algumas precauções devem ser tomadas, como:

- Evitar dor durante os exercícios.
- Não iniciar o treinamento com o nível máximo de resistência, utilizando exercícios leves a moderados nas fases iniciais da reabilitação.
- Não aplicar resistência em uma articulação instável ou distal a um local de fratura não consolidada.
- Prevenir movimentos incorretos e compensatórios.
- Evitar fadiga cumulativa devido ao treinamento exagerado.

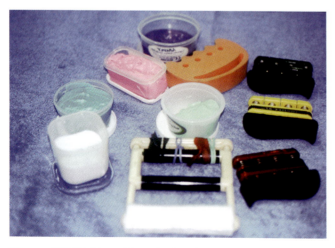

Figura 27.42 Dispositivos de fortalecimento da musculatura da mão.

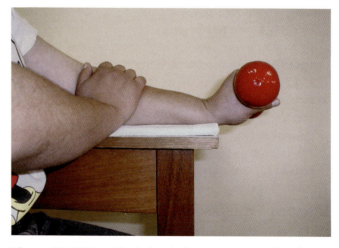

Figura 27.43 Exercício de fortalecimento com peso livre (halter) para extensores do punho.

- Interromper os exercícios na presença de dor ou mal-estar sistêmico.

Exercícios de controle neuromuscular

Controle neuromuscular é a interação dos sistemas sensorial e motor que possibilita aos músculos sinergistas, agonistas e antagonistas, assim como aos estabilizadores e neutralizadores, anteciparem ou responderem à informação proprioceptiva e cinestésica e, em seguida, trabalharem na seqüência correta para criar o movimento coordenado.[89]

Após uma lesão de tecidos moles ou articulação, imobilização, lesão nervosa ou processo degenerativo articular, a propriocepção e a cinestesia (percepção consciente da posição ou do movimento, respectivamente) são comprometidas e afetam o controle neuromuscular. Assim, o restabelecimento do uso efetivo e eficiente das informações sensoriais para começar e controlar o movimento é uma importante prioridade da reabilitação.

À medida que ocorre a cicatrização dos tecidos, a reabilitação progride estimulando a remodelação apropriada desses tecidos, como também incorporando exercícios progressivos de controle neuromuscular. A progressão desses exercícios é feita da seguinte forma:[90]

- Na presença de inibição e fraqueza muscular e dominância de padrões substitutos, a ação do músculo desejado deve ser isolada, usando movimentos simples e unidirecionais para desenvolver a percepção da atividade muscular e controle do movimento.
- Progredir para movimentos com padrões complexos e multidirecionais que exijam coordenação de todos os músculos funcionando para a atividade desejada (Figura 27.44).
- Progredir para exercícios de fortalecimento para simular demandas específicas, incluindo tanto cadeia aberta como fechada (com e sem apoio de peso) (Figura 27.45), contrações excêntricas e concêntricas.
- Ensinar uma biomecânica corporal segura e pedir ao paciente que pratique atividades que simulem seu ambiente de trabalho, doméstico ou de lazer.

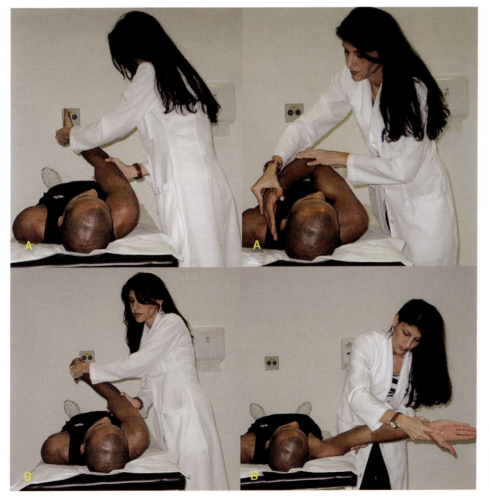

Figura 27.44 Exercícios utilizando padrões multidirecionais: diagonais da FNP (facilitação neuromuscular proprioceptiva). (Fonte: Sousa A. Hospital São Rafael, Salvador.)

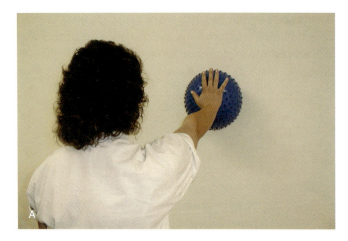

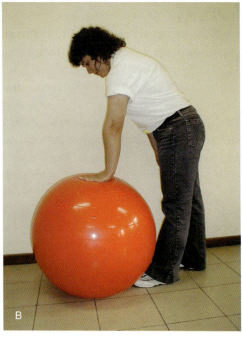

Figura 27.45 Exercício em cadeia fechada sem (**A**) e com (**B**) descarga de peso corporal.

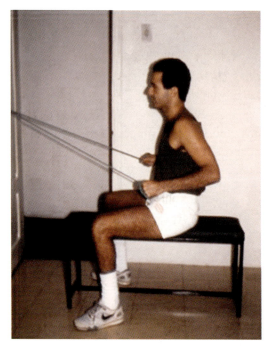

Figura 27.46 Exercícios posturais de estabilização da escápula.

Exercícios posturais

Postura é a posição ou atitude do corpo para uma atividade específica, ou uma maneira característica de sustentar o próprio corpo.[91] Ligamentos, fáscias, ossos e articulações são estruturas inertes que suportam o corpo, enquanto músculos e seus tendões são estruturas dinâmicas que mantêm o corpo em uma postura e o movem de uma posição para outra.

A **má postura** pode ser definida como a que se desvia do alinhamento normal, mas não apresenta limitações estruturais. Entretanto, quando mantida por tempo prolongado, pode desencadear dor (**síndrome de dor postural**) decorrente da sobrecarga mecânica e, futuramente, desequilíbrios de força e flexibilidade (**disfunção postural**).[79]

Algumas patologias do membro superior podem ser desenvolvidas ou agravadas pela má postura corporal, como as síndromes compressivas, tendinites e tenossinovites. O terapeuta, ao avaliar pacientes com essas condições clínicas, deve investigar também a postura corporal, estática, dinâmica e funcional. Como o paciente se posiciona em seu trabalho, suas atividades diárias e no sono são informações importantes para a abordagem terapêutica. Orientações e exercícios posturais devem fazer parte do programa de reabilitação, como medidas terapêuticas e preventivas (Figura 27.46).

Períodos de imobilização prolongados, aparelho gessado pesado, dor e processo inflamatório crônicos podem gerar alterações posturais que contribuem para o surgimento de complicações secundárias, prolongando, assim, o tempo de reabilitação. O terapeuta de mão deve, portanto, ter uma visão global de todo o esquema corporal do paciente, e não somente se fixar em um segmento isolado.

Exercícios de relaxamento

Os exercícios de relaxamento têm o objetivo de ajudar os pacientes a aprenderem como aliviar ou reduzir a dor, a tensão muscular, a ansiedade ou o estresse e os comprometimentos físicos associados, que incluem cefaléias por tensão, pressão arterial elevada e dificuldade respiratória.[79,92] Pacientes com dor crônica, rigidez articular e distrofia simpático-reflexa

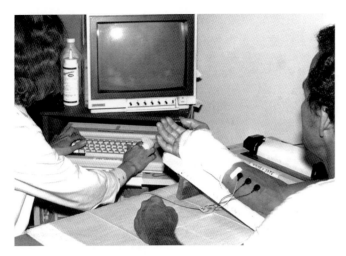

Figura 27.47 O *biofeedback* eletromiográfico pode ser usado tanto para reeducação como para relaxamento muscular.

podem beneficiar-se de procedimentos de relaxamento no programa de reabilitação. Entre os mais utilizados estão as técnicas de inibição neuromuscular, os treinamentos de relaxamento geral e a utilização de recursos físicos, como a termoterapia, a massagem manual e o *biofeedback* (Figura 27.47).

Meta III: recuperação da função

Completada a cicatrização de todos os tecidos lesados e conseguido o máximo de amplitude articular e força muscular, a reabilitação da mão passa para a terceira e última meta, que é a restauração da função.

Nesta fase, serão escolhidas atividades básicas e instrumentais de vida diária e do trabalho, dentro das condições do ambiente de reabilitação, das possibilidades funcionais do cliente e, principalmente, do interesse do mesmo. Este último item é fundamental, pois não será conseguido um bom rendimento se ele não estiver motivado e engajado nas intervenções de reabilitação.

As atividades funcionais permitem não só aumentar a força, a amplitude de movimentos e a coordenação, mas também restabelecer a confiança no uso do membro superior lesado. Sem isto o paciente tende a alijar da função o segmento lesado ou mesmo todo o membro superior, numa verdadeira "amputação funcional".

Estas atividades incluem materiais e instrumentos que são familiares ao paciente em seu dia-a-dia e atividade laborativa. Nas reparações das lesões de nervo periférico é necessária a reeducação sensorial e nas amputações freqüentemente é preciso dessensibilizar uma hiperestesia. Em alguns casos será necessário algum suporte externo que estabilize as articulações e evite deformidades secundárias, denominado órtese, ou, também quando necessário, dispositivos que compensem alguma disfunção, denominados adaptações. Esta fase é importante para que se consiga o máximo de independência do paciente e sua reinserção ao trabalho.

Atividades funcionais

Os métodos de avaliação funcional podem também ser utilizados como métodos terapêuticos para desenvolver a destreza manual. Instrumentos como o Crawford (*Crawford Small Parts Dexterity Test*) e o *BTE Work Simulator Test* utilizam ferramentas comuns de trabalho, como tesouras, chaves de fenda, chaves-estrela etc., utilizadas para montagens e manufaturados (Figura 27.48).

Para preparar o cliente a retornar às suas atividades da vida diária e do trabalho é instituído um programa de reabilitação. Ele inclui atividades e exercícios contra resistência progressivos, visando ao máximo de recuperação funcional da mão lesada. É preciso combater a tendência do cliente de manter uma disfunção somente pelo desuso.

Este programa se inicia de acordo com o tipo de lesão, o tempo decorrido após a lesão (em geral, de 6 a 8 semanas), a cicatrização total dos tecidos lesados e o grau de tolerância aos exercícios.

De acordo com o progresso na recuperação funcional, vai sendo aumentado o nível de resistência das

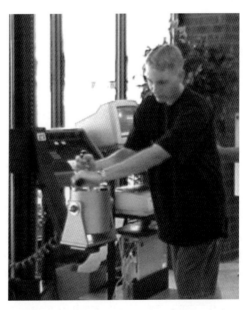

Figura 27.48 Simulador de trabalho BTE (*BTE – Baltimore Therapeutic Equipment – work simulator*) utilizado na terapia para simular tarefas do trabalho e reforçar grupos musculares específicos.

atividades escolhidas. As atividades que simulam as demandas que o cliente encontrará em seu trabalho é um modo de estabelecer quando ele estará apto a retornar às atividades laborativas.

A par das atividades realizadas no ambiente de reabilitação, é instituído também um programa domiciliar de exercícios para melhorar a amplitude de movimento, o deslizamento tendinoso e a força de pinça e preensão, além de instruções sobre técnicas de dessensibililação, quando necessário.

Reeducação sensorial

A reeducação sensorial é uma técnica que permite ao cérebro treinar para reconhecer e se adaptar aos padrões sensitivos alterados. Numa reparação de nervo periférico, por mais perfeita que seja a técnica cirúrgica, não é de se esperar que haja 100% de regeneração de todos os inúmeros axônios lesados. Os testes sucessivos de avaliação da sensibilidade darão o grau evolutivo da recuperação da função sensitiva.

Num nervo normal, as fibras nervosas aferentes transmitem os estímulos percebidos pelos corpúsculos sensitivos na pele das polpas digitais, por vias próprias, até as áreas 3b e 1 do córtex somatossensorial. Nestas áreas, os dedos são projetados em bandas bem definidas, de modo que a mão e o cérebro mantêm uma constante e harmoniosa comunicação, como se "falassem a mesma língua". A integração e a interpretação destes estímulos permitem o reconhecimento tridimensional dos objetos que nos cercam (estereognosia ou tatilgnosia) similar à visão estereoscópica, pelo que Moberg considerava a mão um órgão sensorial, como uma segunda visão.[96]

Esta ordem natural é quebrada quando existe uma lesão completa de um nervo periférico. A microneurorrafia tenta restabelecer a continuidade dos axônios que fora perdida. Quanto maior a porcentagem de fibras aferentes que conseguem atravessar a zona de sutura e penetrar no endoneuro original, melhor será a recuperação da função sensorial. Mas haverá axônios que não conseguirão se regenerar ou se dirigirão para corpúsculos sensoriais de áreas diferentes das originais, pelo que ocorrerá uma reorganização topográfica no córtex somatossensorial. As representações digitais serão em retalhos no lugar das bandas prévias. É como se a mão se comunicasse com "uma nova linguagem" com o cérebro, resultando em certa dificuldade em interpretar os estímulos táteis para compreender as texturas, os tamanhos e as formas.[97]

A neurociência tem demonstrado que o cérebro tem plasticidade, isto é, mantém-se em constante auto-remodelação, podendo assim ser reprogramado. Com base nesta capacidade cerebral, a reeducação sensorial teria então a finalidade de ensinar ao cérebro a nova linguagem, combinando estímulos visuais com táteis para induzir um processo de reprogramação. Da mesma maneira que as crianças aprendem com maior facilidade outra língua, elas apresentam recuperação sensorial muito mais ágil e fácil, se comparadas com os adultos.

A recuperação da função sensitiva após uma reparação de nervo periférico segue uma seqüência. Inicia com a dor e temperatura percebidas por terminações livres subepidérmicas de fibras amielínicas e finamente mielinizadas, respectivamente. A seguir, é recuperada a sensação vibratória de baixa freqüência (30cps) transmitida por fibras mielinizadas mais grossas, que recolhem os estímulos dos corpúsculos de Meissner. É recuperado então o toque em movimento, avaliado pelo teste de discriminação de dois pontos em movimento de Dellon, seguido do toque constante, avaliado pelo teste de discriminação de dois pontos estático de Weber-Moberg, ou pelo teste dos monofilamentos de Semmes-Weinstein.

A seguir, vai sendo percebida a sensação vibratória de alta freqüência (256cps), transmitida por fibras mielinizadas grossas de adaptação rápida, que recolhem estímulos dos corpúsculos de Paccini. Finalmente, o paciente vai sendo capaz de localizar o toque e discriminar dois pontos até recuperar a estereognosia.[98]

A reeducação sensorial pode ser iniciada quando o paciente pode perceber vibração de baixa freqüência (30cps) e a discriminação de dois pontos em movimento. O objetivo inicial é corrigir a falsa localização dos estímulos e fazer o paciente distinguir entre o toque constante e o toque em movimento.[31,98-100]

Estará indicada a reeducação sensorial em pacientes que têm uma sensibilidade protetora deficiente, evidenciada pela incapacidade de perceber estímulos nociceptores (dor, temperatura, pressão elevada), pelo que poderá ter lesões graves na pele (queimadura, necrose, abrasão, flictenas).

A reeducação sensorial protetora ensina o paciente a compensar esta perda sensitiva. Enquanto o paciente não tiver uma recuperação da sensibilidade protetora, deverá ser orientado a evitar exposição a temperaturas intensas (frio ou calor) e a ter cuidado com objetos cortantes. Deverá aprender também a não aplicar força de preensão excessiva nos objetos e a utilizar adaptações protetoras nas ferramentas. Deverá também observar sinais de tensão excessiva sobre a pele (vermelhidão, edema, calor, formação de flictenas) e manter a pele úmida (cremes hidratantes).

Outro candidato à reeducação sensorial é aquele que já recuperou a sensibilidade dolorosa, térmica e tátil, mas não apresenta sensação discriminativa (localização, discriminação de dois pontos, tatilgnosia). A reeducação sensorial discriminativa ensina o paciente a compensar a perda sensorial pela transmissão alterada dos órgãos sensitivos. Os pré-requisitos são: boa sensibilidade protetora e recuperação do tato, à exceção das polpas digitais, paciente motivado, com boa capacidade cognitiva e de concentração, engajamento no programa de treinamento.

Na fase inicial, para treinar o sentido de localização, inicia-se com toques leves ou percussões com objetos delicados como um lápis com ponta de borracha. Com os olhos fechados, o paciente se concentra no estímulo na zona selecionada. Abrindo os olhos, aponta para a área onde julga ter sentido o estímulo. Estando correto, este é repetido com os olhos abertos para integrar a imagem visual à percepção tátil. Novamente, o estímulo é repetido com os olhos fechados para integrar a experiência tátil com a memória da observação com os olhos abertos.

Repetindo por meses este processo de concentração e integração das informações táteis e visuais com a memória, o cérebro tenderá a reconhecer "a nova linguagem" de sua aferência, melhorando a tatilgnosia. Quando o paciente pode reconhecer um estímulo vibratório de 256cps, ele está apto para reconhecer objetos, e a reeducação sensorial atinge uma fase tardia de maior eficácia.[98]

O programa de reeducação sensorial instituído no início do retorno da sensibilidade tátil melhora as parestesias que ocorrem durante a regeneração neural e a recuperação da função sensorial.[101]

Técnicas de dessensibilização

Nos esmagamentos da mão, nas cicatrizes profundas e nas amputações de dedos é comum persistir uma sensação de desconforto e dor ao mínimo contato, denominada hiperestesia. Isto pode decorrer de aderência de nervos periféricos à cicatriz ou da formação de neuromas. Pode ocorrer também nas amputações com sensação hiperestésica em um segmento que não mais existe (membro fantasma).

Em casos de hiperestesia acentuada e sensação de choque à percussão da região, pode ser necessário tratamento cirúrgico de neurólise ou extirpação dos neuromas. Nos demais casos, a reabilitação realizará técnicas de dessensibilização, procedimentos específicos para eliminar ou minimizar estes sintomas. O coto de amputação doloroso é a patologia que mais se beneficia com as técnicas de dessensibilização.

Inicia-se com estímulos táteis toleráveis para o paciente, como texturas macias (feltro, algodão) (Figura 27.49). Um estímulo suave é a movimentação dos dedos dentro de um recipiente cheio de grãos, como arroz, feijão, milho ou areia (Figura 27.50). Em um estágio ulterior, o paciente procura objetos comuns dentro do recipiente.

À medida que a hipersensibilidade diminui, são incluídos estímulos mais intensos, como massageamento, vibração e percussão, e o reconhecimento de superfícies ásperas, como a lixa fina e cerdas. A vibração geralmente é desconfortável no início, mas é o melhor método de dessensibilização.[97,102]

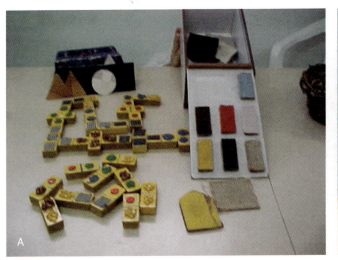
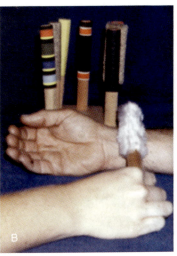

Figura 27.49A e **B.** Materiais utilizados (texturas) para reeducação sensorial e dessensibilização. (Fonte: Grupo de Reeducação Sensorial do LESF-UNIFESP.)

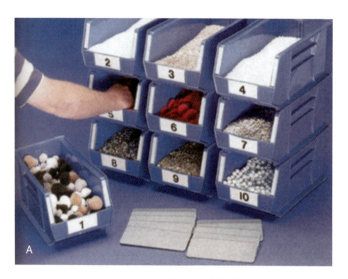
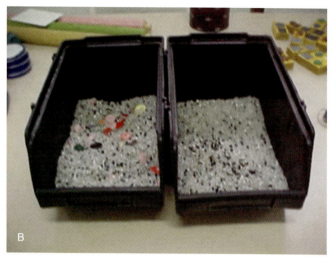

Figura 27.50A e **B.** Manipular grãos numa vasilha e procurar objetos.

Adaptações e tecnologia assistida

Uso de adaptações

Às vezes, o indivíduo pode ter desempenho deficiente em algumas atividades, o qual pode ser melhorado por meio de dispositivos auxiliares ou modificações realizadas em objetos do cotidiano para facilitar a realização das tarefas diárias, denominados adaptações.

As adaptações visam proteger as articulações, prevenir deformidades, aliviar a dor e conservar a energia, apenas por modificações adaptativas que o terapeuta faz nos objetos e ferramentas utilizados no cotidiano. O objetivo final é aumentar a independência do cliente.

Os instrumentos e ferramentas são a extensão da mão humana. Eles permitem que se possam realizar tarefas que exigem maior força de pinça e preensão do que a mão é capaz de fazer. A área de domínio da ergonomia se dedica a pesquisar a importância da interação entre as ferramentas e máquinas com o trabalhador. Deste estudo resulta o desenho de equipamentos que melhor se adaptem à manipulação, sem produzir lesões na mão.

Detectadas deficiências na função manual, resultantes de seqüelas definitivas, o terapeuta orientará o cliente quanto às adaptações que serão possíveis confeccionar. Elas podem ser realizadas nos instrumentos e ferramentas de seu uso cotidiano, com o objetivo de levar a bom termo a realização de suas tarefas (Figura 27.51).

Uso da tecnologia assistiva

Tecnologia assistiva (*assistive technology*) é um termo que está sendo usado em reabilitação para designar uma ampla gama de equipamentos, serviços, estratégias e práticas concebidos e aplicados para minorar os problemas encontrados pelos indivíduos com deficiências. É todo um arsenal de recursos e serviços que contribui para proporcionar ou ampliar habilidades funcionais de pessoas com deficiência e, conseqüentemente, promover a vida independente e a inclusão.

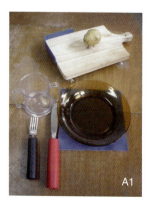
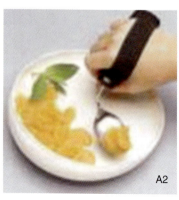
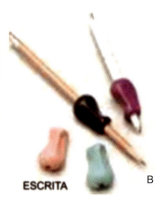

Figura 27.51 Exemplos de adaptações: alimentação (**A**) e escrita (**B**).

O avanço tecnológico acelerado torna impossível que apenas o terapeuta domine esta área. É necessário um trabalho de equipe entre terapeutas, outros profissionais de saúde, bioengenheiros, desenhistas industriais etc. para o desenvolvimento de equipamentos úteis e de preço acessível.

A tecnologia assistiva baseia-se nos quadros de referência biomecânico, de aquisição e de reabilitação. O biomecânico relaciona-se com a simplificação do trabalho e conservação de energia, reduzindo a energia física necessária para o movimento e aumentando a energia disponível para as atividades. O de aquisição refere-se à aquisição do aprendizado das habilidades necessárias para interagir com o meio ambiente, aplicando os conceitos da teoria do aprendizado. O de reabilitação relaciona-se com as adaptações dos dispositivos e as modificações do meio ambiente, sendo uma nova dimensão das adaptações.

Os equipamentos de tecnologia assistiva variam de uma simples bengala a um complexo sistema computadorizado, disponíveis comercialmente. Eles são divididos em 12 categorias, identificados por símbolos de comunicação pictórica.[103,104]

A tecnologia assistiva tem sido de grande valia para compensar as perdas funcionais por doença ou traumatismo. No entanto, não se pode tentar substituir a função perdida apenas por um aparelho. Deve ser levado em conta, também, o que o paciente pensa e sente sobre o dispositivo; em outras palavras, ele deve aceitar bem o equipamento de tecnologia assistiva que lhe está sendo sugerido. O dispositivo deve também acomodar-se ao estilo cognitivo, físico e emocional do paciente. Não se pode, por exemplo, fazer um canhoto adaptar-se a um dispositivo desenhado para destros. Em suma, o terapeuta deve identificar bem as reais necessidades antes de sugerir um equipamento de tecnologia assistiva.

Reinserção profissional e social

As avaliações periódicas permitem monitorar a evolução da intervenção de reabilitação até que os resultados atinjam um platô, a partir do qual se estabiliza o ganho funcional. É o momento de dar alta das terapias e procurar a reinserção social e profissional do paciente.

A avaliação final nos leva a três situações. Na primeira, o tratamento resultou em função normal ou a seqüela residual é leve e não impede o retorno ao trabalho anterior. Na segunda, o grau de deficiência é tal que certamente impedirá o retorno à atividade prévia, sendo necessário substituí-la por um trabalho compatível com a seqüela residual e a qualificação do trabalhador. Na terceira, a incapacidade dos membros superiores é de tal grau que não haverá nenhum trabalho compatível e o desfecho final é a aposentadoria por invalidez.

Os acidentes do trabalho que podem levar a estas incapacidades são um sério problema trabalhista, social e econômico.[105,106] A legislação brasileira define, desde 1991, "acidente de trabalho é o que ocorre pelo exercício do trabalho a serviço da empresa, ou pelo exercício do trabalho do segurado especial, provocando lesão corporal ou perturbação funcional, de caráter temporário ou permanente".

Incluem-se na definição os acidentes de trajeto entre a residência do trabalhador e o local de trabalho, as doenças profissionais produzidas ou desencadeadas pelo exercício de determinado trabalho e as doenças profissionais adquiridas ou desencadeadas pelas condições em que a função é exercida.

Até a década de 1970, o acidente do trabalho era uma tragédia nacional. Nessa década foi registrada uma média anual de cerca de um milhão e meio de casos. O Ministério do Trabalho criou então a obrigatoriedade de Serviços Especializados de Engenharia de Segurança e Medicina do Trabalho nas empresas, dependendo do grau de risco de suas atividades e do número de empregados.

Foi realizado um plano emergencial de Cursos de Especialização e, atualmente, a Medicina do Trabalho é uma especialidade médica com residência específica. O fato é que, com esta medida preventiva, na década de 1980 a média anual de registros de acidentados do trabalho passou para cerca de um milhão, na década de 1990 chegou ao redor de 400 mil, e na década de 2000 está em torno de 300 mil (ainda considerado elevado). Os membros superiores são afetados em cerca de 40% dos casos.[107]

Quando o acidentado do trabalho desenvolveu seqüelas que reduzem a sua capacidade laborativa, o Ministério da Previdência Social lhe concede o "auxílio-acidente", de caráter indenizatório, podendo ser acumulado com outros benefícios que não a aposentadoria. Seu valor equivale a 50% do salário utilizado no cálculo do auxílio-doença, e cessa quando o trabalhador se aposenta.

O perito do INSS, com base principalmente nos relatórios sobre a evolução do tratamento, manterá o acidentado afastado do trabalho ou dará alta programada para retorno à atividade laborativa. O segurado que sofreu acidente de trabalho tem garantido, pelo prazo mínimo de 12 meses, a manutenção do seu contrato de trabalho na empresa, após a cessação do auxílio-doença acidentário, independentemente da percepção de auxílio-acidente.

A reinserção destes pacientes no mercado de trabalho nem sempre é fácil, pois envolve variáveis intrínsecas (motivação, grau da incapacidade residual, qualificação do trabalhador) e extrínsecas (vontade do empregador, existência de trabalho compatível, compensações).

A motivação do trabalhador em querer voltar para sua profissão é o ponto básico para a reinserção e deve ser estimulada. Suspeita-se de desmotivação quando as queixas são muito mais exuberantes do que os achados clínicos e os resultados das avaliações estão muito abaixo do esperado. O paciente pode estar com receio de voltar à profissão, não desempenhar bem suas funções e, após 1 ano, entrar para a lista das demissões. Nestes casos, poderá falsear negativamente as avaliações.

O grau de incapacidade residual detectado na avaliação final é que ditará em que situação das três citadas o trabalhador se encontra. Para quantificar este grau de incapacidade, facilitando ao seguro social e privado estabelecer o valor da compensação, Swanson[6] elaborou tabelas de perda percentual da função da mão para as limitações de movimento, perda de força de pinça e preensão, perda de sensibilidade e perda de segmentos (amputações).

O grau desta seqüela depende de três fatores: a gravidade da lesão, o atendimento médico e o atendimento em reabilitação. Sobre a gravidade da lesão não podemos atuar diretamente, mas apenas indiretamente, pelas medidas de prevenção aos acidentes de trabalho e moléstias profissionais.

O atendimento médico adequado desde a emergência é fundamental para não acrescentar seqüela iatrogênica,[105,106] o que Abreu[108] denomina propriamente "o segundo acidente".

O atendimento em reabilitação é o terceiro fator importante para se chegar ao mínimo de seqüela possível e poder reinserir o paciente no mercado de trabalho. Parafraseando Abreu, chamaríamos de "o terceiro acidente" um atendimento reabilitador de má qualidade que manterá seqüelas desnecessárias.

Juntando estes três fatores, poderemos ter um resultado final gratificante ou catastrófico, que facilitará ou impedirá a reinserção do paciente no mercado de trabalho. Sem um mecanismo eficiente para esta reinserção, muitos trabalhadores reaproveitáveis se aposentam por invalidez, retornando a alguma atividade laborativa informal. É incalculável o prejuízo que isto deve trazer à Previdência Social.

O mecanismo ideal para minimizar este efeito seria:

1. Todo serviço credenciado a atender trabalhadores acidentados ou com moléstia ocupacional deveria ter um setor de cirurgia da mão.
2. Estes serviços deveriam também ter no quadro do setor de Reabilitação o profissional terapeuta da mão.
3. É importante o entrosamento entre o cirurgião da mão, o terapeuta da mão, o médico perito do INSS e o médico do trabalho na Empresa para procurarem soluções que permitam a reinserção ao trabalho de cada paciente reaproveitável no menor tempo possível. Para tal, uma avaliação final especializada é de grande valia para a tomada de decisões.

REFERÊNCIAS

1. Brown PW. Clinical perspective: out on a limb. *J Hand Surg* 1998; *23*[A](1):1-2.
2. Melhorn JM. Musculoskeletal outcome measures (letter to editor). *J Hand Surg* 1998; *23*[A](6):1115-7.
3. Faria N, Buchalla CM. A Classificação Internacional de Funcionalidade, Incapacidade e Saúde da Organização Mundial da Saúde. Conceitos, usos e perspectivas. *Rev Bras Epidem* 2005; *8*(2):187-93.
4. Sampaio RF, Mancini MC, Gonçalves GGP *et al*. Aplicação da Classificação Internacional de Funcionalidade, Incapacidade e Saúde (CIF) na prática clínica do fisioterapeuta. *Rev Bras Fisioter* 2005; *9*(2):129-36.
5. Centro Colaborador da OMS para a Família de Classificações Internacionais. CIF: Classificação Internacional de Funcionalidades, Incapacidades e Saúde. Internet site: http://hygeia.fsp. usp.br/~cbcd/cifWeb.htm
6. Swanson AB, Swanson GG, Göran-Hagert C. Evaluation of impairment of hand function. *In:* Hunter JM, Schneider LH, Mackin EJ, Callahan AD (eds.).. *Rehabilitation of the hand surgery and therapy.* 3 ed., St Louis: CV Mosby, 1990:109-38.
7. Falcão DM. Processo de tradução e adaptação cultural de questionários de qualidade de vida: avaliação de sua metodologia. São Paulo; 1999. Tese de Mestrado EPM-UNIFESP.
8. Fess EE. Documentation: essential elements of an upper extremity assessment battery. *In:* Hunter JM, Mackin EJ, Callahan AD (eds.).. *Rehabilitation of the hand: surgery and therapy.* St. Louis: CV Mosby, 1995:210-1.
9. Fess EE. The need for reliability and validity in hand assessment instruments. *J Hand Surg* 1986; *11A*(5):621-3.
10. Bell JA, Buford Wl. The force/time relationship of clinically used sensory testing instruments. *J Hand Surg* 1982; 7: 412.
11. Merskey H. Classification of chronic pain. *Pain* 1986; *3*:215-6.
12. Sociedade Brasileira de Terapeutas da Mão. *Recomendações para avaliação do membro superior.* 2 ed., Edição da Sociedade Brasileira de Terapeutas da Mão, 2005.
13. Araujo PMP. Avaliação funcional. *In:* Freitas PP. *Reabilitação da mão.* São Paulo: Atheneu, 2005:35-54.

14. Stanley BG, Tribuzi SM. *Concepts in hand rehabilitation*. Philadelphia: F.A. Davis Co, 1992.

15. Pellechia GL. Figure-of-eight method measuring hand size: reliability and concurrent validity. *J Hand Ther* 2003;*16*(4):300-4.

16. Maifhafer GC, Llewellyn MA, Pillar W *et al.* A comparison of the figure-of-eight method and water volumetry in measurement of hand and wrist size. *J Hand Ther* 2003; *16*(4):305-10.

17. Baxter-Petralia PI, Bruening LA, Blackmore SM, McEntee PM. Physical capacity evaluation. *In:* Hunter JM, Schneider LH, Mckin EJ, Callahan AD. *Rheabilitation of the hand – surgery and therapy*. 3 ed., St. Louis: CV Mosby, 1990:93-108.

18. Waylett-Rendall J, Seibly D. A study of the accuracy of a commercially available volumeter. *J Hand Ther* 1991; *4*(1):10-3.

19. Peacock Jr. EE, Vanwinkle W. *Surgery and biology of wound repair*. Philadelphia: WB Saunders, 1970:331-424.

20. Alves JCR. Aspectos da patologia da cicatrização. *In:* Melega JM, Zanini SA, Psillakis JM. *Cirurgia plástica, reparadora e estética*. 2 ed., São Paulo: MEDSI, 1992:15-20.

21. Hoppenfeld S. *Propedêutica ortopédica: coluna e extremidades*. São Paulo: Atheneu,1993:104 e 131.

22. Moberg E. Reconstructive hand surgery in tetraplegia, stroke and cerebral palsy: some basics concepts in physiology and neurology. *J Hand Surg* 1976; *1*:29-34.

23. Fess EE. Grip strength. *In: Clinical assessment recommendations*. 2 ed., Publicação da "American Society of Hand Therapists", 1992:40-5.

24. Caporrino FA, Faloppa F, Santos JBG *et al.* Estudo populacional da força de preensão palmar com dinamômetro de Jamar. *Rev Bras Ortop* 1988; *33*:150-4.

25. Araujo MP, Caporrino FA, Araujo PMP *et al.* Estudo populacional das forças de pinça polpa-a-polpa, trípode e lateral. *Rev Bras Ortop* 2002; *37*:496-504.

26. Oliveira LM, Araujo PMP. *Manual de medida articular*. São Paulo: Atheneu, 2006.

27. Strickland JW, Glogovac SV. Digital function following flexor tendon repair in zone II: a comparison of immobilization and controlled passive motion techniques. *J Hand Surg* 1980; *5*:537-43.

28. Daniel L, Worthinghan C. *Muscle testing techniques of manual examination*. Philadelphia: WB Saunders, 1986.

29. Lehmkuhl LD, Smith LK. Brunnstrom. *Cinesiologia clínica*. São Paulo: Manole 1987:151-266.

30. Bell JA, Buford Wl. The force/time relationship of clinically used sensory testing instruments. *J Hand Surg* 1982; *7*:412.

31. Dellon AL. *Evaluation of sensibility and re-education of sensation in the hand*. Baltimore: Williams & Wilkins, 1984.

32. Dellon AL. Clinical use of vibratory stimuli to evaluate peripheral nerve injury and compression neurophathy. *Plast Reconstr Surg* 1980; *65*:466-76.

33. Aschan W, Moberg E. The nynhidrin finger printing test used to map out partial lesion to hand nerves. *Acta Chir Scand* 1962; *123*:365-70.

34. Totten PA, Flinn-Wagner S. Functional evaluation of the hand. *In:* Stanley BG, Tribuzi SM. *Concepts in hand rehabilitation*. Philadelphia: F.A. Davis Co., 1992:113-42.

35. Ciconelli RM, Ferraz MB, Santos W *et al.* Tradução para a língua portuguesa e validação do questionário genérico de avaliação de qualidade de vida SF-36 (Brasil SF-36). *Rev Bras Reumatol* 1999; *39*(3):143-50.

36. MacDermid JC, Donner A, Bellamy N, Roth JH. Responsiveness of the Short Form 36, disability of the arm, shoulder and hand questionnaire, patient-rated patient wrist evaluation, and physical impairment measurements in evaluating recovery after a distal radius fractures. *J Hand Surg* 2000; *25*(A):330-40.

37. Ferraz MB, Oliveira LM, Araújo PMP, Atra E. Cross-cultural reliability of the physical ability dimension of the Health Assessment Questionaire. *J Rheumat* 1990; *17*(6):813-7.

38. Davis AM, Beaton DE, Hudak P *et al.* Measuring disability of the upper extremity: a rationale supporting the use of a regional outcome measure. *J Hand Ther* 1999; *12*:269-74.

39. Wong JYP, Fung BKK, Chu MML, Chan RKY. The use of disabilities of the arm, shoulder, and hand Questionnaire in Rehabilation after acute traumatic hand injuries. *J Hand Therapy* 2007; *20*(1):49-55.

40. Ferraz MB, Oliveira LM, Araújo PMP *et al.* EPM-ROM scale: an evaluative instrument to be used in rheumatoid arthritis trials. *Clin Exp Rheumat* 1990; *8*:491-4.

41. Schultz KH, McCornick E, Fess EE. Reabilitação da mão: do pós-operatório imediato ao retorno ao trabalho. *In:* Pardini Jr. AG. *Cirurgia da mão – Lesões não-traumáticas*. Rio de Janeiro: Medsi, 1990:473-500.

42. Resende MA, Pereira LSM, Castro MAS. Proposta de um modelo teórico de intervenção fisioterapêutica no controle da dor e inflamação. *Fisioterapia Brasil* 2005; *6*(5):368-71.

43. Sterling M, Jull G, Wright A. The effect of musculoskeletal pain on motor activity and control. *J Pain* 2001; *2*(3):135-45.

44. Rang, HP, Ritter, JM, Dale, MM. Hormônios locais, inflamação e alergia. *In:* Rang HP, Ritter JM, Dale MM. *Farmacologia*. 3 ed., Rio de Janeiro: Guanabara Koogan, 1997:169-93.

45. Starkey, C. Therapeutic modalities. Philadelphia, PA: F.A. Davis Company, 1999.

46. Resende MA *et al.* Hyperalgia and edema responses induced by rat peripheral blood mononuclear cells incubated with carrageenin. *Inflammation*, 2001; *25*:277-85.

47. Muir III WW, Woolf CJ. Mechanisms of pain and their therapeutic implications. *JAMA* 2001; *219*:1346-56.

48. Fedorkzyk JM, Barbe MF. Pain management: principles of therapists' intervation. *In:* Hunter JM, Mackin EJ, Callahan AD (eds.).. *Rehabilitation of the hand and upper extremity*. Philadelphia, PA: Mosby, 2002:1725-41.

49. Mersky H, Bogduk N. Classification of chronic pain: descriptions of chronic pain syndromes and definitions of pain terms. Seatle, 1994, International Association for the Study of the Pain (IASP).

50. Michlovitz SL. Ultrasound and selected physicl agents modalities in upper extremity rehabilitation. *In:* Hunter JM, Mackin EJ, Callahan AD (eds.).. *Rehabilitation of the hand and upper extremity*. Philadelphia, PA: Mosby, 2002:1745-63.

51. Hubbard TJ, Denegar CR. Cryotherapy improve outcomes with soft tissue injury? *J Athl Train* 2004; *39*(3):278-9.

52. Ushôa SMM, Freitas PP. Modalidades terapêuticas na reabilitação da mão. *In:* Freitas PP (ed.). *Reabilitação da mão*. São Paulo: Atheneu, 2005:55-68.

53. Wall PD, Melzsck R. *Textbook of pain*. 4 ed., Edinburgh: Churchill Livingstone, 1999.

54. Ferreira CHJ, Beleza ACS. Abordagem fisioterapêutica na dor pós-operatória: a estimulação nervos transcutânea (TENS). *Rev Col Bras Cir* 1999 *34*(2):127-30.

55. Villeco JP, Mackin EJ, Hunter JM. Edema: therapist's management. *In:* Hunter JM, Mackin EJ, Callahan AD (eds.). *Rehabilitation of the hand and upper extremity*. Philadelphia, PA: Mosby, 2002:183-93.

56. Afonso PGC, Figueiredo IM. Tratamento do edema traumático na mão. *In:* Freitas PP (ed.) *Reabilitação da mão*. Rio de Janeiro: Atheneu, 2006:69-79.

57. Knight, KL. *Crioterapia no tratamento das lesões esportivas*. São Paulo: Manole, 2000.

58. Evans RB, McAuliffe JA. Wound classification and management. *In:* Hunter JM, Mackin EJ, Callahan AD (eds.). *Rehabilitation of the hand and upper extremity*. Philadelphia, PA: Mosby, 2002:311-30.

59. Grotendorst GR. Chemoattractants and growth factors. *In:* Cohen IK, Diegelman RF, Linbland WJ (eds.). *Wound healing*. Philadelphia, PA: WB Saunders, 1992.

60. McGrath MH. Peptide growth factors and wound healing. *Clin Plast Surg* 1990; *17*:421-5.

61. Falanga V. Occlusive wound dressing: why, when,which? *Arch Dermatol* 1988; *124*:872-5.

62. Alavarez O. Moist environment in healing-matching dressing to wound, 1989, 2:59-62.

63. deLinde LG, Knothe B. Therapist's management of the burned hand. *In:* Hunter JM, Mackin EJ, Callahan AD (eds.). *Rehabilitation of the hand and upper extremity*. Philadelphia, PA: Mosby, 2002:1492-526.

64. Buckwalter JA. Effects of early motion on healing of muscoskeletal tissues. *Hand Clin* 1996; *12*:13-24.

65. Gelberman RH *et al.* Fibroblast chemotaxis after tendon repair. *J Hand Surg* 1991; *16A*:686-93.

66. Gelberman RH *et al.* The influence of protected passive mobilization on the healing of flexor tendons: a biochemical and microangiographic study. *Hand* 1981; *13*:120.

67. Lundborg G. Experimental flexor tendon healing without adhesion formation – a new concept of tendon nutrition and intrinsic healing mechanisms. *Hand* 1976; *8*:235-8.

68. Arem A, Madden J. Effects of stress on healing wounds: I intermittent monocyclical tension. *J Surg Res* 1976; *20*:93-102.

69. Freitas PP. Lesões dos tendões flexores. *In:* Freitas PP (ed.) *Reabilitação da mão*. São Paulo: Atheneu, 2005:155-78.

70. Collins DC, Schwarze L. Early progressive resistance following immobilization of flexor tendon repairs. *J Hand Ther* 1991; *4*:111-6.

71. Duran R, Houser RG, Coleman C, Stover MG. Management of flexor tendon lacerations in zone 2 using controlled passive motion postoperatively. *In:* Hunter JM, Schneider LH, Mackin EJ (eds.). *Tendon surgery in the hand*. St. Louis: CV Mosby, 1987:178-82.

72. Strickland JW. Biologic rationale, clinical application, and results of early motion following flexor tendon repair. *J Hand Ther* 1989; *2*:71-83.

73. Lister GD, Kleinert HE, Kutz JE. Primary flexor tendon repair followed by inmediate controlled mobilization. *J Hand Surg* 1977; *6*:441-51.

74. Dovelle S, Heeter P. The Washington regimen: rehabilitation of the hand following flexor tendon injuries. *Phys Ther* 1989; *69*:1034-40.

75. Evans RB, Burkhalter WE. A study of dynamic anatomy of extensor tendons and implications for treatment. *J Hand Surg* 1986; *11A*:774.

76. Strickland JW, Cannon N. Post flexor tendon repair motion protocol, *Indiana Hand Center Newsletter* 1993; *1*:13.

77. Freitas PP. Fraturas da extremidade do rádio. *In:* Freitas PP (ed.) *Reabilitação da mão*. São Paulo: Atheneu, 2005:139-53.

78. Abdala LM, Freitas PP, Ferreira ACVC. *In:* Freitas PP (ed.) *Reabilitação da mão*. São Paulo: Atheneu, 2005:93-111.

79. Kisner C, Colby LA. *Exercícios terapêuticos – fundamentos e técnicas*. 4 ed., Barueri, SP: Manole, 2005.

80. American Physical Therapy Association: Guide to physical therapists practice, *Phys Ther* 2001; *81*(1):1-168.

81. Assumpção TS. Órteses – princípios básicos. *In:* Freitas PP (ed.). *Reabilitação da mão*. São Paulo: Atheneu, 2005:539-54.

82. McKnee P, Morgan L. *Orthotics in rehabilitation splinting the hand and body*. 1 ed., Philadelphia: FA Davis Company, 1998.

83. Bunnell S. *Surgery of the hand*. Philadelphia: JB Lippincott, 1944.

84. Colditz JC. Principles of splinting and splint prescription. *In:* Hunter J, Mackin E, Callaghan A. *Rehabilitation of the hand Cv Mosby* 1995:2389-410.

85. Fess EE, McCollum M. The influence of splinting on healing tissues. *J Hand Ther* Apr-Jun 1998:157-61.

86. Colditz JC. Therapist's management of the stiff hand. *In:* Hunter J, Mackin E, Callahan A (eds.). *Rehabilitation of the hand*. St Louis: CV Mosby, 1995:1141-59.

87. Fess EE, Philips C. *Hand splinting principles and methods*. 2 ed., St Louis: CV Mosby, 1987.

88. Rose SJ, Rothstein JM. Muscle mutability. Part 1. General concepts and adaptations to altered patterns of use. *Phys Ther* 1982; *62*:1773-87.

89. Lephart S, Swanik CB, FU F. Reestablishing neuromuscular control. *In:* Prentice WE (ed.). *Rehabilitation techniques in sports medicine*. Boston: WCB/McGraw-Hill, 1999:88.

90. Wilk KE, Arrigo C. An integrated approach to upper extremity exercises. *J Orthop Phys Ther Clin North Am* 1992:337.

91. Smith LK, Weiss EL, Lehmhuhl LD. *Brunnstrom's clinical kinesiology*. Philadelphia: FA Davis, 1996.

92. Hertling D, Jones D. Relaxation and related techniques. *In:* Hertling D, Kessler RM. *Management of common musculosketetal disorders*. Philadelphia: Lippincott Raven Publications, 1996:140-62.

93. Smith NR, Kielhofner G, Watts J. The relationship between volition, activity pattern, and life satisfaction in the elderly. *Am J Occup Ther* 1986; *40*:278-83.

94. Youngstrom MJ. Occupational therapy framework practice domain and process. *Am J Occup Ther* 2002; *56*:302-08.

95. Dedding C, Cardol M, Eyssen ICJM *et al.* Validity of the Canadian Occupational Performance Measure: a client-centered outcome measurement. *Clin Rheabil* 2004; *18*:660-7.

96. Moberg E. Reconstructive hand surgery in tetraplegia, stroke and cerebral palsy: some basics concepts in physiology and neurology. *J Hand Surg* 1976; *1*:29-34.

97. Waylett-Rendall J. Desensitization of the traumatized hand. *In:* Hunter JM, Schneider LH, Mackin EJ. *Tenson and nerve surgery in the hand: a third decade*. St. Louis: Mosby, 1997:100-7.

98. Falkenstein N, Weiss S. *Hand rehabilitation: a quick reference guide and review*. St Louis: Mosby, 1999.

99. Callahan AD. Methods of compensation and reeducation for sensory dysfunction. *In:* Hunter JM, Schneider LH, Mackin EJ,

Callahan AD. *Rehabilitation of the hand surgery and therapy*. 3 ed., St Louis: CV Mosby, 1990:611-21.

100. Imai H, Tajima T, Natsumi Y. Successful reeducation of functional sensibility after median nerve repair at the wrist. *J Hand Surg* 1991; *16*(1):60-5.

101. Lundborg G. The hand and the brain. *In:* Hunter JM, Schneider LH, Mackin EJ. *Tenson and nerve surgery in the hand: a third decade*. St. Louis: Mosby, 1997:3-7.

102. Barber LM. Desentization of the traumatized hand. *In:* Hunter JM, Schneider LH, Mackin EJ, Callahan AD. *Rehabilitation of the hand surgery and therapy*. 3 ed., St Louis: CV Mosby 1990:721-30.

103. Bain BK. Tecnologia de assistência na terapia ocupacional. *In: Willard & Spackman's Terapia Ocupacional*. 10 ed., Rio de Janeiro: Guanabara Koogan, 2003:463-79.

104. Papper TLB, Kim J, Weiner B. The shaping of individual meaning assigned to assistive technology: a review of personal factors. *Disability and Rehabilitation* 2002; *24*:5-20.

105. Araujo AJ, Reis AL. Tratamento sistematizado de acidentados do trabalho em cirurgia da mão. *Rev Bras Ortop* 1992; *27*:577-80.

106. Pardini Jr. AG, Tavares KE, Fonseca Neto JA. Lesões da mão em acidentados do trabalho: análise de 1000 casos. *Rev Bras Ortop* 1990; *25*:119-24.

107. Anuário Brasileiro de Proteção 2006. DATAPREV-INSS – Site: http://www.protecao.com.br/novo/imgbanco/imagens/Re-Anuario%202006/20_Estatisticas_Tabelas.pdf

108. Abreu LB. Prevenção de acidentes e atendimento de emergência das lesões traumáticas da mão na área metropolitana de São Paulo. *Rev Assoc Med Bras* 1991; *37*:55-9.

ÍNDICE REMISSIVO

A
Acesso, via de, 93, 121
- de Boyd, 95, 99
- de Henry, 96
- de Matti-Russe, 105
- de Thompson, 98
- dorsal(is), 122
- - do punho, 101
- infraclavicular, 270
- lateral a articulação do punho, 104
- para exposição da diáfise da ulna, 100
- transaxilar, 93
- transcervical, 269
- volar, 121
- - do punho e da mão, 104
Acidente vascular encefálico, 244
Ácido(s), 378
- nalidíxico, 381
- retinóico, 378
Acrocefalossindactilia, 191
Acroceratoelastoidose, 378
Acrocianose, 483
Acromelia, 19
Acroosteólise, 377
Acrosclerodermia, 484
Acrossindactilia, 187, 193
- envolvendo os dedos ulnares, 194
- formas graves de, com fusão das polpas digitais, 232
Actinomicetoma, 541
Actinomicose, 541
Adactilia, 19
Addison, doença de, 390
Adson, teste de, 153
Adução do polegar, 312
Agenesia, 175
- do músculo peitoral, 193
- do polegar, 175
- dos dedos ulnares, 175

Agentes biológicos, 395
Água d'Alibour, 367
AIDS, 385, 548
Albendazol, 375
Albuminúria, 432
Allen, teste de, 155
Alongamento do músculo subescapular, 308
- por via artroscópica, 308
- por via axilar, 308
- por via convencional, 308
Alopurinol, 434
Alpert, síndrome de, sindactilia na, 191
Alterações, 155
- no cotovelo, 310
- vasculares, 155
- - da mão, 302
Amélia, 19
Amiloidose, 519
Amioplastia congênita, 193
Amorolfina, 364
Amputação(ões), 169
- congênita, 169
- - dos artelhos centrais, 233
- - proximal do antebraço, aspecto clínico de, 169
- digitais, 247
Analgésicos, 624
Anastomose(s), 26
- de Berritini, 63
- de Cannieu-Riché, 64
- de Martin-Gruber, 26, 38, 278
- nervosas, 63
Anatomia vascular da mão, 472
Ancylostoma, 375
- *braziliensis*, 375
- *caninum*, 375
Anderson, tunelizadores de, 458

André-Thomas, sinal de, 342
Anestesia, 115
- e anti-sepsia do membro superior, 118
- e cirurgia, 115
Aneurisma(s), 288
- da artéria ulnar, 288
- verdadeiros, 476
Anomalias do membro superior, 19
Anquiloses, 394
Antebraço, 23, 131, 318
- amputação congênita proximal do, aspecto clínico de, 169
- arco da pronossupinação do, 131
- artérias do punho e do, 39
- espástico, cirurgia do, 318
- inervação motora do nervo ulnar no, 32
- músculos do, 23
- - compartimento anterior do, 23
- - - camada média, 24
- - - camada profunda, 24
- - - camada superficial, 24
- - compartimento posterior do, 26
- - - camada profunda, 28
- - - camada superficial, 26
- - nervo mediano, 34
- - - com seus ramos para os, 35
- - - seqüência de inervação motora do, 34
- nervo cutâneo do, 41
- - lateral, 41, 292
- - medial, 41
- primórdio mesenquimal dos ossos do, 16
- principais vias de acesso, 93
- - face
- - - anterior do, 93
- - - posterior do, 95

- pronação do, 331
- veia(s) do, 41
- - intermédia, 41
- - superficiais, 42
Anticonvulsivantes, 624
Antidepressivos, 624
Anti-histamínicos, 381
Antiinflamatórios não-hormonais, 394, 420
Anti-sepsia, 116
- anestesia e, do membro superior, 118
Aorta dorsal, 18
Aparelho extensor, 54
- do polegar, 86
Apert, síndrome de, 187
Aplasia da ulna, 176
Apoio psicológico, 128
Aponeurose, 24, 253
- da mão, 253
- hipotenar, 52
- palmar, 24, 52
- - comprometida, incisões para ressecção da, 107
- - média ou central, 52
- tenar, 52
Apoptose, 301
Aquiria, 19
Aracnodactilia, 377
Arcada, 94, 289
- de Frohse, 289
- - teste
- - - da percussão na, 151
- - - da pressão direta na, 152
- de Struthers, 94, 284
Arco arterial palmar, 57
- profundo, 57
- superficial, 57
Arquimedes, princípio de, 637
Artelhos centrais, amputação congênita dos, 233
Artéria(s), 38, 54
- anômala, 265
- axilar, 30, 270
- braquial, 18, 31
- - comunicação entre a, e as artérias radial e ulnar, 39
- digital(is) palmar(es), 247
- - dando origem aos ramos dorsais, 56
- do antebraço e do punho, 39
- interóssea, 18
- - anterior, 18
- - comum, 18, 40
- intersegmentares dorsais, 18
- metacarpianas palmares, 57
- radial, 18, 39, 472
- - ramo
- - - profundo da, 57
- - - superficial da, 57

- subclávia, 265
- - compressão da, 268
- supra-escapular, 275
- ulnar, 18, 40, 472
- - aneurisma da, 288
- - compressão da, 33
- - ramo profundo da, 57
- - ramo superficial da, 57
Arteriografia digital, 271
Arterite de Takayasu, 267
Articulação(ões), 87, 420
- carpometacarpiana, 108
- digitais e ligamentos articulares dos dedos, 70
- do polegar, 86
- - carpometacarpiana, 87
- - interfalângica, 86
- - metacarpofalângica, 87, 136
- do punho, 42
- - via de acesso lateral a, 104
- interfalângica(s), 247
- - arco de movimento da, 132
- - distal, 71, 247, 279, 420
- - proximal, 71, 111, 422
- mediocárpicas, 42
- metacarpofalângica(s), 70, 108, 422
- - arco de movimento da, 132
- - em extensão, 70
- - flexão da, 315
- - rigidez e contraturas das, 244
- - - anatomia, 244
- - - causas de rigidez, 245
- - - tratamento, 245
- - - - amputações digitais, 247
- - - - artrodese, 247
- - - - artroplastia, 247
- - - - cirúrgico da rigidez em extensão, 245
- - - - cirúrgico da rigidez em flexão, 246
- - - - conservador, 245
- - - - profilático, 245
- - - - transferência articular vascularizada do pé, 247
- radiocárpicas, 42
- radioulnar distal, 45, 138, 404
- trapeziometacarpiana, 87, 423
Artrite, 431
- gotosa, 431
- - aguda, 432
- - intercrítica e crônica, 433
- - nas mãos, 431
- reumatóide, 134, 393-417
- - tratamento cirúrgico, 395
- - - cirurgias profiláticas, 395
- - - - sinovectomia das articulações, 398
- - - - sinovectomia das IFD, 401

- - - - sinovectomia do dorso do punho, 396
- - - - sinovectomia dos tendões flexores dos dedos, 401
- - - - sinovectomia química, 402
- - - - sinovectomia volar do punho, 397
- - - cirurgias reconstrutoras, 402
- - - - deformidades das articulações, 407
- - - - deformidades no punho, 402
- - tratamento clínico, 394
- - tuberculosa, 545
Artrodese(s), 222, 247, 324
- capitato-hamato, 606
- capitato-lunato-hamato-piramidal, 607
- capitato-semilunar, 604
- do punho, 427
- - total, 403
- escafocapitato, 606
- escafóide-trapézio-trapezóide, 496
- na mão e no punho, 595-610
- - articulação, 596
- - artrodeses intercarpais, 602
- - punho, 600
- - - técnica, 601
- radiossemilunar, 403
- semilunar-piramidal, 606
- triescafóide, 105, 603
Artrografia, 160
- do punho, 161
Artrogripose, 170, 243
- forma grave de, com flexão de punhos, 195
- múltipla congênita, 193
- - aspectos clínicos, 194
- - tratamento, 195
Artroplastias na mão e punho, 611-621
- critérios para um implante ideal, 611
- digitais, 612
- - artroplastia, 613
- - complicações, 616
- no carpo, 617
- - artroplastia(s), 618
- - - do escafóide, 618
- - - do semilunar, 619
- - - do trapézio, 618
- - - radiocarpal, 620
Artroscopia, 164
- do punho, 165
Artroscópios, 116
Artrose da articulação trapeziometacarpiana, 423
Artrotomia, 540
Aspergillus fumigatus, 552
Aspergilose, 552
Aspiração de mecônio, 312

Índice Remissivo

Assoalho do canal de Guyon, 59
Atrofia(s), 274
- da região tênar, 351
- do(s) músculo(s), 274
- - abdutor curto do polegar, 281
- - supra e infra-espinhal, 274

B
Bacilo de Hansen, 368
Baciloscopia, 439
Bactérias, infecções nas mãos por, 366
- foliculite, 366
- furúnculo, 367
- hanseníase, 367
- impetigo, 367
- sífilis, 369
Banda(s), 120
- de constrição congênita, 231
- - na perna, 233
- elástica(s), 118
- - de Esmarch, 120
- - utilizadas para exsangüinar o membro superior, 118
Barbitúricos, 379
Barsky, técnica de, 180
Benediction, sinal de, 148
Benzoato de benzila, 374
Berritini, anastomose de, 63
Bifonazol, 364
Bilhaut-Cloquet, técnica de, 216
Blastomicose norte-americana, 552
Blastomyces dermatitidis, 552
Bleomicina, 385
Bloqueios dorsais, 347
Bockhart, impetigo de, 366
Bolona, técnica de, 212
Botoeira, deformidade em, 136
Bouchard, nódulos de, 155
Bouvier, teste de, 347
Boyd, vias de acesso de, 95, 99
Braço, 34
- hipoplasia do, focomelia distal associada a, 169
- lesão do nervo mediano do, 34, 66
- torniquete pneumático inflado no terço médio do, 119
Brand, técnica de, 201, 454
Braquidactilia, 20, 181
- aspecto clínico de, associada com sindactilia, 182
- aspecto radiológico, 193
Braquifalangia, 377
Braquissindactilia, 193
Brown, técnica de, 125
Bruner, incisão de, 121
- em ziguezague, 249
BTE *Work Simulator*, 647
Buck-Gramcko, técnica de, 173
- policização do indicador pela, 203

Bunnell, 343
- oponentoplastia de, 352
- sinal do O de, 343
Bunnell-Brand, técnica de, 457
Bunnell-Finochietto, teste de, 135
Bureau, ceratodermia tipo, 377
Burkhalter-Finochietto, técnica de, 461

C
Cadeia osteoarticular, 70
- digital, 70
- do polegar, 87
Calcinose cutânea, 387
Camitz, transferência de, 351
Campbell-Thompson, técnica de, 459
Camper, quiasma de, 413
Camptodactilia, 206
- aspecto clínico da forma redutível e irredutível, 208
- formas graves de, 207
Canal(is)
- cervicotorácico, 264
- de Guyon, 55, 106, 284, 398
- - aberto, 33
- - assoalho do, 59
- - síndrome do, 149, 288
- - teste da percussão no, 149
- - teto do, 33, 58
- de Suqyet-Hoyer, 382
- do carpo, 33
Candida, 365
- *albicans*, 365
- *tropicalis*, 365
Candidíase, 364, 553
Cannieu-Riché, anastomose de, 64
Cápsula volar, 105
Capsulodese, 324
- volar de Zancolli, 347
Caquexia, 385
Carcinoma, 371
- espinocelular, 379, 384
- periungueal, 371
Carpo, 25, 160
- canal do, 33
- fraturas do, cintilografia na detecção de, 160
- ligamentos do, 44
- - extrínsecos, 44
- - intrínsecos, 46
- músculo do, 355
- - extensor radial longo, 355
- - - oponentoplastia com o, 355
- - - transferência do, para flexor profundo do indicador, 357
- - flexor, 25
- - - radial, 25
- - - ulnar, 25

- ossos do, 42
- - exposição dos, 102
- - vista palmar dos, 43
- região do, 11
- túnel do, 97
- - cirurgia de descompressão do, 106
- - secção transversa ao nível do, 61
- - síndrome do, 148, 267, 280
Cartilagem hialina, modelos de, 16
Cavajal-Huerta, síndrome de, 378
Celulite, 523
Ceratoacantoma, 383
Ceratodermia, 373
- palmoplantar, 377, 386
Ceratose solar, 379
Cicatriz, 263
- avaliação da, 638
- constritiva epineural, 263
Cicatrização, processo de, 123
Ciclamato, 381
Ciclofosfamida, 402
Ciclopiroxolamina, 364
Ciclosporina, 388
Cintilografia(s), 159
- com gálio-67, 160
- indicações clínicas para, 159
- na detecção de fraturas do carpo, 160
- óssea com tecnécio, 160
Cintura escapular atrófica, 195
Circulação do cotovelo, colateral, 39
Cirurgia(s), 1, 319
- de descompressão do túnel do carpo, 106
- de grande porte, 116
- da mão, princípios 115-129
- pós-operatórios, 124
- - apoio psicológico, 128
- - cuidados gerais, 127
- - - elevação do membro operado, 127
- - - imobilização adequada, 124
- - pré-operatórios, 115
- - - anti-sepsia, 116
- - - espírito de equipe, 115
- - - instrumental cirúrgico, 117
- - - organograma cirúrgico, 115
- - - uso do torniquete, 118
- - transoperatórios, 121
- - - abordagem cirúrgica correta, 121
- - - alteração da técnica cirúrgica proposta, quando beneficia o paciente, 122
- - - sutura da pele, métodos e materiais, 123
- - - técnica atraumática, hemostasia adequada e observação das condições circulatórias, 122

- de mão, 1
- - aspectos históricos da, no Brasil, 1-8
- - e punho na paralisia cerebral espástica, 319
- de Salve-Kapandji, 236
- do antebraço espástico, 318
- do laço, 349
- do ombro espástico, 318
- do polegar espástico, 320
- profiláticas para artrite reumatóide, 395
- - sinovectomia, 398
- - - das articulações, 398
- - - do dorso do punho, 396
- - - dos tendões flexores dos dedos, 401
- - - química, 402
- - - volar do punho, 397
- reconstrutora da mão na tetraplegia, 324
- reparadora em hanseníase, 451
- - preparo do paciente, 451
- - técnica cirúrgica, 451
- - - correção da depressão do primeiro espaço interósseo, 467
- - - correção da mão em garra, 451
- - - - técnica de Brand, 454
- - - - técnica de Palande, 456
- - - - técnica de Stiles-Bunnell-Brand, 451
- - - - técnica do laço de Zancolli, 453
- - - correção da paralisia tríplice, 463
- - - correção da perda de oponência do polegar, 457
- - - - técnica de Bunnell-Brand, 457
- - - - técnica de Burkhalter-Finochietto, 461
- - - - técnica de Campbell-Thompson, 459
- - - - técnica de Huber-Nicolaysen, 460
- - - - técnica de Phalen-Miller, 460
- - - - técnica de Riodan, 460
- - - - técnica de Tsuge, 460
- - - correção de Guttering, 467
- - - correção de retrações de pele, 464
- - - - interfalângica distal, 464
- - - - interfalângica proximal, 464
- - - - metacarpofalângicas, 467
- - - - primeiro espaço intermetacarpiano, 465
- - - polegar ulnar, 461
- reconstrutoras para artrite reumatóide, 402
- - deformidades das articulações, 407
- - - desvio ulnar dos dedos, 407

- - - IFP, 411
- - - - deformidade em botoeira, 414
- - - - deformidade em pescoço de cisne, 411
- - - luxação metacarpofalângica, 409
- - deformidades no punho, 402
- - - articulação radioulnar distal, 404
- - - colapso carpal, 402
- - - roturas tendinosas, 404
- - - - rotura de tendões extensores dos dedos, 404
- - - - rotura do tendão longo extensor do polegar, 407
- - - - rotura dos tendões flexores, 407
Cisto(s), 382
- de inclusão, 583
- mucoso, 580
- - digital, 382
- ósseo, 566
- - aneurismático, 566
- - solitário, 566
- sinovial, 578
- - dorsal punho, ressecção artroscópica de, 165
Citomegalovírus, 311
Cladosporium carrionii, 552
Classificação, 300
- de Gilbert/Sloof, 301
- de Waters, 306
- de Zancolli, 314
- tipo Erb-Duchene, 300
- tipo Klumpke, 300
- tipo paralisia total, 301
Claude-Bernard-Horner, tríade de, 302
Clavícula, 93
Cleland, ligamento de, 53, 254
Clinodactilia, 20, 220, 243
- complexa, 211
- - complicada, 211
- - não-complicada, 211
- correção de, 222
- macrodactilia com acentuada, de anular e médio, 231
- simples, 211
- - complicada, 211
- - não-complicada, 211
- tratamento, 210
Cloroquina, 380
Clostridium botulinum, 316
Coban, enfaixamento compressivo com, 655
Coccidioides immitis, 552
Coccidioidomicose, 552
Codman, tumor de, 569
Colapso carpal, 402
Colchicina, 388
Colles, fratura de, 124

Comissura, 180
- em retalho em forma de diamante, 180
- interdigital, detalhes do formato da, 190
Compressão, 33, 147
- costoclavicular, teste da, 155
- da artéria ulnar, 33
- do nervo, 31
- - mediano, teste para avaliar a, 147
- - ulnar no sulco entre o olécrano e o epicôndilo medial, 31
- teste de, no nível da banda fibrosa radiocapitelar, 151
Condiloma plano anogenital, 369
Condroblastoma epifisário, 569
Condrossarcoma, 571
Condução nervosa, testes de, 146
Conexão, 343
- de Martin-Gruber, 343
- de Riche-Cannieu, 343
Constrição congênita, banda de, na perna, 233
Contraste, injeções de material de, 160
Contratura(s), 135
- de Dupuytren, 253-261
- - anatomia, 253
- - complicações pós-operatórias, 260
- - diagnóstico e aspectos clínicos, 254
- - etiologia, 254
- - fisiopatologia, 254
- - pós-operatório, 259
- - tratamento, 255
- - - abordagem cirúrgica, 256
- - - técnicas cirúrgicas, 256
- dos extensores da mão, teste de, 135
- rigidez articulares e, 243-251
- - adquiridas, 244
- - articulações interfalângicas, 247
- - articulações metacarpofalângicas, 244
- - - anatomia, 244
- - - causas de rigidez, 245
- - - - em extensão, 245
- - - - em flexão, 245
- - - tratamento, 245
- - - - amputações digitais, 247
- - - - artrodese, 247
- - - - artroplastia, 247
- - - - cirúrgico da rigidez em extensão, 245
- - - - cirúrgico da rigidez em flexão, 246
- - - - conservador, 245
- - - - profilático, 245
- - - - transferência articular vascularizada do pé, 247

Índice Remissivo — 681

- - exame clínico, 248
- - - cirúrgico, 249
- - - rigidez, 248
- - - - em extensão, 248
- - - - em flexão, 248
- - - tratamento, 248
- - malformações e
  deformidades, 243
Cordão umbilical, 18
Cornélia de Lange, 212
Corticóides, 395
Costela cervical, síndrome da, 93
Cotovelo, 10
- alterações no, 310
- circulação colateral do, 39
- duplicação ulnar, 226
- reconstrução da extensão do, 326
- - técnica cirúrgica, 327
- síndrome compressiva do nervo
  ulnar no, 284
- - diagnóstico, 285
- - etiologia, 284
- - tratamento, 286
- - - descompressão simples, 286
- - - transposição anterior, 286
- teste, 147
- - da flexão do, 147
- - de parestesia na região medial
  do, 154
- veia do, intermédia, 41
Cozen, teste de, 152
CREST, síndrome, 387
Crianças com lesão do plexo
  braquial, 303
- parcial, 304
- - etiologia da lesão do nervo
  supra-escapular, 304
- - sinal do tocador de trombeta, 304
- - teste da bolacha, 305
- total, 303
Crioterapia, 652
Criptococose, 553
Crista ectodérmica apical, 9, 16
Cristais de hidroxiapatita, 159
Cromatólise, 301
Cromomicose, 552
Cryptococcus neoformans, 553
Curativo(s), 124
- cirúrgico compressivo, 125
- compressivo, 654

D
Dactilite bolhosa, 367
Dapsona, 369
Darrach, técnica de, 235
DASH, 648
De Quervain, tenossinovite
  estenosante de, 429, 513
- tratamento, 514

Dedo(s), 510
- anular e mínimo em garra, 66
- ausência das mãos e dos, 19
- com membranas, 11
- curtos e interligados, 11
- de luva, 120
- distintos e separados, 11
- em gatilho, 110, 121, 509
- - tratamento, 510
- em martelo, 136
- - aspecto clínico do, 137
- indicador, 174
- - osteotomia diafisária do
  metacarpiano do, 205
- - policização do, 174
- ligamentos articulares dos,
  articulações digitais e, 70
- médio, teste de extensão contra
  resistência do, 151
- mínimo, 88, 244
- - músculo abdutor do, 88
- - - oponentoplastia do, 353
- - músculo extensor próprio do,
  oponentoplastia do, 355
- - músculo flexor curto do, 88
- - músculo oponente do, 89
- - polidactilia do, 224
- movimentos de rotação axial dos, 91
- músculos dos, 25
- - flexor profundo, 25
- - flexor superficial, 25
- tendões flexores dos, 324
- ulnares, 175
- - acrossindactilia envolvendo os, 194
- - agenesia dos, 175
- zonas anatomocirúrgicas dos
  tendões, 78
- - extensores dos, 78
- - flexores dos, 83
Deficiência(s), 20
- central, 20
- radial, 21, 170
- transversas, 20
- ulnar, 21, 173
Déficit de testosterona, 369
Deformidade(s), 167, 450
- congênitas do membro superior,
  167-241
- - acrossindactilia, 193
- - amputações congênitas, 169
- - artrogripose múltipla
  congênita, 193
- - bandas de constrição
  congênitas, 231
- - camptodactilia, 206
- - clinodactilia, 208
- - de Madelung, 234
- - deformidade de Kirner, 212, 243
- - delta falange, 212

- - dimelia ulnar, 225
- - embriologia, 167
- - falha de formação das partes, 169
- - falha na diferenciação ou
  separação das partes, 181
- - focomelia, 169
- - hiperfalangismo, 227
- - hipoplasia, 181
- - - digital, 181
- - - do polegar, 199
- - luxação congênita da cabeça do
  rádio, 185
- - macrodactilia, 227
- - mão em fenda, 178
- - mão torta, 170
- - - radial, 170
- - - ulnar, 173
- - polegar, 196
- - - duplicado, 214
- - - em gatilho congênito, 196
- - - trifalângico, 219
- - polidactilia, 214
- - - central, 223
- - - do dedo mínimo, 224
- - sindactilia, 185
- - sinostoses, 181
- das articulações, 407
- - IFP, 411
- em botoeira, 136, 414
- em garra, 347
- em pescoço de cisne, 136, 411
- no punho, 402
- ósseas, 450
Degeneração walleriana, 301
Dellon, teste de, 145
Delta falange, 212
- ressecção da, para correção da
  clinodactilia, 222
Deltóide, 270
Denervação, potenciais de, 164
Depressão de, 446
- eminência hipotenar, 446
- espaços intermetacarpianos, 446
- região tenar, 447
De Quervain, tenossinovite de, 291
Dermatite(s), 364
- de contato por irritação, 372
- exfoliativas, 364
Dermatofítides, 365
Dermátomos, 141
- do membro superior nas faces
  anterior e posterior, 142
Dermatoses, 375
- por helmintos, 375
- por toxinas e venenos animais, 375
- relacionadas ao sol, 379
- - ceratose solar, 379
- - fitofotomelanose, 381
- - fotodermatoses, 381

- - melanose solar, 379
- - pelagra, 380
- - porfiria cutânea tardia, 379
Dermatozoonoses, 374
- escabiose, 374
- tungíase, 375
Descolamento placentário, 312
Descompressão, 106
- do nervo ulnar, incisão para, 106
- do túnel do carpo, cirurgia de, 106
Desenvolvimento, 9, 18
- anteroposterior do membro, 9
- da mão nos detalhes, 12
- do sistema, 17
- - nervoso do membro superior, 17
- - vascular do membro superior, 18
- dorsovertical, 9
- esquelético, 16
- proximodistal, 9
Desfiladeiro
- cervicotorácico, 264
- torácico, síndrome do, 153, 264
- - diagnóstico, 267
- - tratamento, 268
Deslizamento, teste de, 156
- para rizartrose, 157
Dessensibilização, técnicas de, 669
Desvio(s), 195
- radial, 203
- - do punho, 226
- - excessivo do punho, 338
- ulnar, 195
Diáfise, 97
- da ulna, via de acesso para
    exposição da, 100
- do rádio, 97
Dimelia, 19
- ulnar autêntica, aspecto clínico, 226
Dinamômetro de Jamer, 140
Disfunção postural, 666
Disidrose, 373
Displasia ectodérmica hidrótica, 378
Dissecção do músculo flexor ulnar do
    carpo, 337
Distrofia, 124
- pós-traumática, 124
- simpático-reflexa, 260
- ungueal, 377
Distúrbio do crescimento, 307
DMARD, 395
Doença(s)
- da arranhadura do gato, 541
- de Addison, 390
- de Dupuytren, 121
- de Hartnup, 380
- de Hashimoto, 387
- de Kienböck, 426
- de Naxos, 377
- de Ollier, 227

- de Preiser, 426
- de Raynaud, 479
- e lesões vasculares das mãos,
    471-487
- - anatomia vascular da mão, 472
- - diagnóstico geral, 474
- - fisiologia microvascular, 473
- - lesões arteriais mais freqüentes, 476
- - - agudas, 476
- - - crônicas, 476
- - principais distúrbios vasculares
    caracterizados por
    vasospasmo, 479
- - - acrocianose, 483
- - - esclerodermia, 484
- - - fenômeno/doença de
    Raynaud, 479
- - - livedo reticular, 483
- - - tromboangiite obliterante, 485
- - tratamento, 477
- - - indicações, 477
- - - medicamentoso, 479
- - - técnicas de reparo arterial, 477
Dolphin, tenotomia à, 250
Dor, 302, 651
- afetiva, 651
- avaliação da, 635
- central, 651
- eletroterapia no controle da, 652
- neurogênica periférica, 651
- neuropática, 302
- nociceptiva, 651
Dowling-Meara, variante, 376
Doxorrubicina, 385
Drenagem, 58
- de panarício, incisão para, 111
- venosa da mão, 58
Dreno de Penrose largo, 120
Duchenne, sinal de, 150, 341
Dupuytren, 107, 253
- contratura de, 253-261
- - anatomia, 253
- - complicações pós-operatórias, 260
- - diagnóstico e aspectos clínicos, 254
- - etiologia, 254
- - fisiopatologia, 254
- - pós-operatório, 259
- - tratamento, 255
- doença de, 107, 121
Durkan, teste de, 149

E
Econazol, 364
Ectrodactilia, 20
Eczema, 371
- atópico, 371
- de contato, 372
- disidrósico, 373
- numular, 373

Edema, 260
- avaliação do, 636
- pós-operatório persistente, 119
Egawa, teste de, 149
Eletrodiagnóstico, técnicas de, 163
Eletrodos de superfície, 162
Eletroneuromiografia, 162, 271
Eletroterapia no controle da dor, 652
Embolectomia, 478
Embrião(ões), vista lateral de, 10
Embriologia da mão, 8-21
- malformações congênitas, 17
- - causas, 17
- - do membro superior, 18
- - - classificação de acordo com a
    Federação Internacional de
    Sociedade de Cirurgia da
    Mão, 20
- - - deficiência central, 20
- - - deficiência radial, 21
- - - deficiência ulnar, 21
- - - deficiências transversas, 20
- sistema, 15
- - nervoso, inervação cutânea e
    dermátomos, 16
- - osteoarticular, 15
- - vascular, suprimento
    sangüíneo, 17
Encondroma, 563
Encondromatose múltipla, 227
Endoneurólise, 284
Enfaixamento compressivo com
    Coban, 655
Enrugamento, teste do, de
    O'Riain, 146
Enxerto(s), 104, 478
- cutâneo, 196
- de veia, 478
- forma didática para explicar a
    necessidade de, 190
- ósseo, 104, 214
Epicondilectomia, 286
Epicondilite lateral, 516
- anatomia, 516
- exame físico, 517
- fisiopatologia, 516
- testes para, 152
- tratamento, 517
Epicôndilo medial do úmero, 31
Epidermólise, 376
- bolhosa, 376
- suprabasal, 377
Epidermophyton floccosum, 363
Epineurotomia, 284
EPM-ROM, 648
Equimoses extensas, 119
Equipe cirúrgica, 115
Erb-Duchene, classificação tipo, 300
Eritema polimorfo na mão, 388

Índice Remissivo

683

Eritrodermia, 378
Eritromicina, 367
Eritroplastia de Queyrat, 384
Erupções eczematosas nas
 mãos, 371
- atópico, 371
- de contato, 372
- disidrósico, 373
- numular, 373
Escabiose, 374
Escafóide, ressecção do, 427
Escala visual analógica, 636
Escaleno anterior, síndrome do, 93
Escápula alada, 302
Esclerodactilia, 387, 484
Escleroderma, 266
Esclerodermia, 387, 484
Escorpionismo, 375
Esmarch, banda elástica de, 120
Espaço(s), 264
- de Parona, 531
- intermetacarpianos, depressão
 dos, 446
- intravascular, 264
- quadrilátero, síndrome do, 270
Esporotricose, 366, 551
Estrias de Wickhman, 389
Etretinato, 378
Eumicetoma, 541
Ewing, sarcoma de, 571
Exame(s), 142
- clínico da mão, 131-157
- - alterações vasculares, 155
- - aparelho extensor, 134
- - aparelho flexor, 134
- - artroses, 155
- - história, 131
- - - grau de mobilidade ativa, 134
- - - mobilidade articular, 131
- - neurológico, 139
- - - do membro superior, 142
- - - sensibilidade por níveis
 neurológicos, 141
- - - testes, 139
- - - - específicos para lesões
 nervosas, 143
- - - - musculares, 139
- - - - sensitivos, 141
- - síndromes compressivas, 146
- - - de Wartenberg, 153
- - - do desfiladeiro torácico, 153
- - - do interósseo anterior, 148
- - - do nervo, 146
- - - - mediano, 146
- - - - radial, 151
- - - - ulnar, 149
- - - do túnel do carpo, 148
- - testes para lesões
 ligamentares, 136

- - - aguda do ligamento colateral
 ulnar da articulação
 metacarpofalângica do
 polegar, 136
- - - articulação radioulnar distal, 138
- - - *pivot-shift* mediocárpico, 138
- - - teste da gaveta anteroposterior, 139
- - - teste de Reagan, 138
- - - teste de Watson, 137
- eletrofisiológicos, 303
- neurológico do membro superior, 142
- radiológico, 126
Exercício(s), 660
- de alongamento, 660
- de controle neuromuscular, 665
- de desempenho muscular, 663
- de ganho de mobilidade, 659
- de relaxamento, 666
- posturais, 666
- resistido, 663
Exoftalmia, 191
Extensão, teste de, contra resistência
 do dedo médio, 151

F

Falange(s), 68, 211
- e metacarpianos, 68
- média, 211
- - com placa fisária curvada, 211
- - osteotomia diafisária da, com
 ressecção de cunha, 212
- - trapezoidal, 211
- tipos de, definidos por Wood nos
 polegares trifalângicos, 219
- trapezoidal, ressecção parcial de, 222
Fanconi, síndrome de, 199
Fáscia, 52, 253
- antebraquial, 55
- - espessamento do, 33
- digital, 254
- palmar, 52
- - anatomia da, 253
Fasciectomia, 260
- seletiva, 257
Fasciíte necrosante, 534
Fasciodermodese, 346
Fasciotomia, 256
Federação Internacional de Sociedade
 de Cirurgia da Mão, 20
Felon, 526
Fenilidrazina, 379
Fenômeno, 387
- de Koebner, 389
- de Raynaud, 387
Fenotiazídicos, 381
Feto, imagem ultra-sonográfica do, 9
- bidimensional, com dezesseis
 semanas, 13
- tridimensional, 9-15

Fibras dos músculos lumbricais, 92
Fibrocartilagem triangular, 42
Fibroceratoma digital
 adquirido, 382
Fibroma(s), 567
- condromixóide, 567
- digital infantil, 586
- invasivos, 588
- não-ossificante, 568
- subungueal, 382
Fibromialgia, 26
Fibrossarcoma, 573
Filkenstein, teste de, 292
Finochietto, teste de, 248
Fios de Kirschner, 180, 200, 246
Fístulas arteriovenosas, 227, 477
Fita métrica, mensuração do edema
 com, 637
Fitofotomelanose, 381
Flatt, técnica de, 188, 408
Flebites, 541
Flexão da articulação
 metacarpofalângica,, 315
Flictenas, 668
5-fluorouracil, 371
Fluxo sangüíneo distal, 118
Focomelia, 19, 169
- distal associada a hipoplasia do
 braço, 169
Foliculite, 366, 524
Força muscular, avaliação da, 641
Fossa supraclavicular, 265
Foto-alergia, 381
Fotodermatoses, 381
Fototeste, 373
Fratura(s), 103, 277
- de Colles, 124
- do carpo, cintilografia na detecção
 de, 160
- do quinto metacarpiano, 126
- do rádio distal, 103
- do úmero distal, 277
Frohse, arcada de, 289
- teste da percussão na, 151
- teste da pressão direta na, 152
Froment, sinal de, 446
Fungos, infecções nas mãos
 por, 363
- micoses profundas, 365
- - esporotricose, 366
- micoses superficiais, 363
- - candidíase ou monilíase, 364
- - dermatofítides, 365
- - onicomicose, 363
- - tinha das mãos, 363
- - tinha negra, 364
Furocumarínicos, 391
Furúnculo, 367, 523
Furunculose, 367

G

Gálio-67, cintilografia com, 160
Ganchos, 627
Gangrena, 534
Gantzer, músculo de, 36, 276
- duplicado, 25, 79
Garra ulnar, 343
- paralítica, classificação da, 343
- técnica cirúrgica de reconstrução
    da, 346
Garrotamento digital, método
    de, 120
Gaveta anteroposterior, teste da, 139
Gene Hox, 9
Genodermatoses, 376
- ceratodermias palmoplantares, 377
- epidermólise bolhosa, 376
- pitiríase rubra pilar, 378
Gestação, visão de embrião durante a
    quinta e oitava semanas de, 168
Gibosidade cárpica, 426
Gigantismo, 169
Gilbert/Sloof, classificação de, 301
Glenóide, 275
Goniometria, 452
Gota, 431-436, 518
- artrite gotosa, 432
- - aguda, 432
- - intercrítica e crônica, 433
- tratamento, 434
- - cirúrgico da gota na mão e no
    punho, 434
Granuloma, 382
- anular, 388
- piogênico, 382, 524
Grayson, ligamento de, 53, 254
Greither, ceratodermia tipo, 377
Griseofulvina, 381
Grommet, 411
Guttering, 451
Guyon, canal de, 55, 106, 284, 398
- aberto, mostrando o assoalho do
    canal, 33
- assoalho do, 59
- síndrome do, 149, 288
- teste da percussão no, 149
- teto do, 33, 58

H

Haim-Munk, síndrome de, 377
Haines, teste de, 248
Haines-Zancolli, teste de, 137
Halstead, teste de, 155
Hansen, bacilo de, 368
Hanseníase, 367, 437-469
- ações de controle, 442
- cirurgia reparadora em, 451
- - preparo do paciente, 451
- - técnica cirúrgica, 451

- classificação, 439
- - episódios reacionais, 441
- - formas clínicas, 440
- diagnóstico, 439
- fisiopatologia e abordagem clínica,
    da mão em, 444-469
- - comprometimento sensitivo, 448
- - paralisia do nervo, 445
- - - ulnar, 445
- - - mediano, 447
- - - radial, 447
- generalidade e abordagem clínica,
    437-443
- transmissão, 438
- tratamento, 441
- - específico dos episódios
    reacionais, 441
- tuberculóide, 368
- virchowiana, 367
HAQ, 648
Hartnup, doença de, 380
Hashimoto, doença de, 387
Helmintos, dermatoses por, 375
Hemangiomas, 227, 589
Hemangiomatose, encondromatose
    com, 227
Hemimelia, 19
Hemostasia, 106
- adequada e observação das
    condições circulatórias, 122
Henle, nervo de, 32
Henry, 93, 289
- plexo
- - arteriovenoso de, 151
- - vascular de, 289
- rede vascular de, 93
- via de acesso de, 96
Heparina, 120
Herbeden, nódulos de, 155
Herlitz, variante, 376
Hexaclorobenzeno, 380
Hidrazida, 380
Hidroquinona, 391
Hidroxiapatita, cristais de, 159
Hiperceratose, 377
Hiperextensão, teste de, 154
Hiperfalangismo, 227
Hiperidrose palmar, 267
Hipermobilidade do nervo do túnel
    cubital, 284
Hipertrofia muscular dos
    escalenos, 266
Hiperuricemia, 433
Hipoidrose, 369
Hipomobilidade, 660
Hipoplasia, 169
- digital, 181
- do braço, focomelia distal associada
    a, 169

- do polegar, 199
- - classificação, 199
- - técnica cirúrgica, 203
- - tratamento, 200
Hipotonia, 312
Hipoxia fetal, 312
Histamina, teste de, 302
Histiocitoma, 383
Histoplasma capsulatum, 552
Histoplasmose, 553
HIV, infecções pelo, 380
Holt-Oram, síndrome de, 199
Hooding, 450
Horner, sinal de, 382
Howel-Evans, síndrome de, 378
Huber-Nicolaysen, técnica de, 460
Huber, técnica de, 200
Hueston, retalho de, 250
Human papiloma virus, 370
Huriez, síndrome de, 378

I

Imagem
- técnicas de, e seqüências de
    pulso, 161
- ultra-sonográfica, 9
- - bidimensional de feto com
    dezesseis semanas, 13
- - tridimensional, 9
- - - da mão formada e com os dedos
    separados, 13
- - - de feto, 9-15
Imobilização, 124
- adequada, 124
- gessada, 126
- - incorreta, 126
- - tipo axilopalmar, 173
- rígida, 125
Impetigo, 367, 524
- de Bockhart, 366
Implante de silicone de Swanson, 425
Incisão(ões), 121
- curvilínea, 102
- de Bruner, 121
- em S, 102
- em ziguezague, 94, 108, 121, 256
- - de Bruner, 249
- - na palma da mão, 108
- longitudinal complementada com
    zetaplastia, 256
- na face volar do punho e da mão,
    104
- na palma da mão, 107
- na pele, 96
- para descompressão do nervo ulnar,
    106
- para drenagem de panarício, 111
- para ressecção da aponeurose
    palmar comprometida, 107

Índice Remissivo

- paralelas no dorso da mão, 107
- transversas, 256
Indicador, músculo próprio do, oponentoplastia do, 353
Inervação, 32, 141
- cutânea do nervo, 141
- - mediano, 141
- - radial, 141
- - ulnar, 141
- do nervo interósseo, 37
- motora do nervo, 32
- - mediano, 34
- - ulnar, 32
Infecções, 380
- na mão, 521-554
- - abordagem clínica, 521
- - anatomia, 521
- - classificação, 523
- - - agudas, 523
- - - - artrite e botoeira séptica, 539
- - - - cutâneas, 523
- - - - fasciite necrosante, 534
- - - - felon, 526
- - - - gangrena, 534
- - - - infecções dos espaços profundos na palma, 527
- - - - infecções por mordeduras, 537
- - - - infecções vasculares, 541
- - - - infecções viróticas, 538
- - - - osteomielite, 535
- - - - paroníquia aguda, 524
- - - - tenossinovite infecciosa, 532
- - - crônicas, 541
- - por bactérias, 366
- - - foliculite, 366
- - - furúnculo, 367
- - - hanseníase, 367
- - - impetigo, 367
- - - sífilis, 369
- - por fungos, 363
- - - micoses profundas, 365
- - - - esporotricose, 366
- - - micoses superficiais, 363
- - - - candidíase ou monicíase, 364
- - - - dermatofítides, 365
- - - - onicomicose, 363
- - - - tinha das mãos, 363
- - - - tinha negra, 364
- - por vírus, 370
- - - verruga plana, 371
- - - verruga vulgar, 370
- ocupacionais, 546
- pelo HIV, 380
Injeção(ões), 57
- de látex, 57
- de lidocaína, 274
- de material contrastante, 160
Instrumental cirúrgico, 117

Instrumentos ópticos de magnificação, 117
Interleucina 1-α, 372
Interósseo anterior, síndrome do, 278
Iodeto de potássio, 366
Irregularidades ósseas, 103
Isoconazol, 364
Isotretinoína, 378
Isquemia, 120
Ivermectina, 375

J
Jamer, dinamômetro de, 140
Jeanne, sinal de, 150, 342, 461
Jebsen-Taylor, teste de, 646

K
Kaplan, linha de, 106
Kaposi, sarcoma de, 385
Kienböck, doença de, 426, 489
Kilgore, teste de, 248
Kirner, deformidade de, 212, 243
Kirschner, fios de, 180, 200, 246
Kleiner, órtese de, 358
Klippel-Trenaunay-Weber, síndrome de, 227
Klumpke, classificação tipo, 300
Koebner, fenômeno de, 389

L
Lacertus fibrosus, 94, 277
Lange, cornélia de, 212
Langer, músculo de, 30
Larva migrans, 375
Latência motora distal, 163
Látex, 57
- injeção de, 57
- teste do, 394
Leishmaniose, 547
Leito ungueal, 370
Lesão(ões)
- de Stener, 136
- do ligamento escafossemilunar, 161
- do nervo, 34, 304
- - frênico, 269
- - mediano do braço, 34, 66
- - radial, 67
- - supra-escapular, etiologia da, 304
- - ulnar, 66, 342
- do plexo braquial, 269
- em botoeira, 450
- ligamentares, testes para, 136
- - aguda do ligamento colateral ulnar da articulação metacarpofalângica do polegar, 136
- - articulação radioulnar distal, 138
- - da gaveta anteroposterior, 139
- - de Reagan, 138

- - de Watson, 137
- - pivot-shift mediocárpico, 138
- nervosas, testes específicos para, 143
- - de avaliação da regeneração nervosa, 143
- - de avaliação da sensibilidade, 143
- - - limiares, 143
- - - funcionais, 145
- - - objetivos, 146
- pré-ganglionar, 302
- sifilítica, 369
- tendinosas, mobilização precoce nas, 657
- vesicobolhosas, 363
Lesões das mãos, 159-166, 363-391, 471-487
- dermatológicas, 363-391
- - dermatoses por helmintos, 375
- - dermatoses por toxinas e venenos animais, 375
- - dermatoses relacionadas ao sol, 379
- - - ceratose solar, 379
- - - fitofotomelanose, 381
- - - fotodermatoses, 381
- - - melanose solar, 379
- - - pelagra, 380
- - - porfiria cutânea tardia, 379
- - dermatozoonoses, 374
- - - escabiose, 374
- - - tungíase, 375
- - eritema polimorfo, 388
- - erupções eczematosas, 371
- - - atópico, 371
- - - de contato, 372
- - - disidrósico, 373
- - - numular, 373
- - esclerodermia, 387
- - genodermatoses, 376
- - - ceratodermias palmoplantares, 377
- - - epidermólise bolhosa, 376
- - - pitiríase rubra pilar, 378
- - granuloma anular, 388
- - infecções por bactérias, 366
- - - foliculite, 366
- - - furúnculo, 367
- - - hanseníase, 367
- - - impetigo, 367
- - - sífilis, 369
- - infecções por fungos, 363
- - - micoses profundas, 365
- - - micoses superficiais, 363
- - infecções por vírus, 370
- - - verruga plana, 371
- - - verruga vulgar, 370
- - líquen plano, 389
- - psoríase, 386
- - radiodermite, 389

- - tumores benignos, 382
- - tumores malignos, 383
- - - carcinoma espinocelular, 384
- - - ceratoacantoma, 383
- - - melanoma, 384
- - - sarcoma de Kaposi, 385
- - vitiligo, 390
- e doenças vasculares, 471-487
- - anatomia vascular da mão, 472
- - diagnóstico geral, 474
- - fisiologia microvascular, 473
- - lesões arteriais mais
    freqüentes, 476
- - principais distúrbios vasculares
    caracterizados por
    vasospasmo, 479
- - tratamento, 477
- métodos de diagnóstico das, 159-166
- - artrografia, 160
- - artroscopia, 164
- - cintilografia, 159
- - eletroneuromiografia, 162
- - ressonância nuclear magnética, 161
Leucodermia, 390
Leuconíquia traumática, 364
Lidocaína, injeção de, 274
Ligamento(s), 53
- articulares dos dedos, articulações
    digitais e, 70
- capitato-piramidal, 45
- carpometacárpicos, 46
- colateral, 45
- - radial, 45
- - ulnar, 46
- de Cleland, 53, 254
- de Grayson, 53, 254
- de Struthers, 95, 276, 284
- do carpo, 44
- - extrínsecos, 44
- - intrínsecos, 46
- do polegar, lesão do, colateral
    ulnar, 138
- escafocapitato, 45
- escafossemilunar, 46
- - lesão do, 161
- natatório ou ligamento
    interdigital, 53
- pisi-hamato, 45
- radiocarpal(is), 45
- - dorsal, 46
- - ventrais, 45
- radioescafocapitato, 45
- radioescafossemilunar, 45
- radiossemilunar piramidal, 45
- retinacular, 53
- - oblíquo, 54, 248
- - transverso, 54
- semilunares piramidais, 46
- supra-escapular transverso, 272

- transcarpal, 59
- ulnossemilunar piramidal, 45
- volares radiocarpais, 280
Lindano, 374
Linfadenites, 541
Linfadenopatia regional, 367
Linfangites, 541
Linfedema congênito, 227
Linha, 106
- cardinal, 106
- de Kaplan, 106
Lipomas, 280, 580
Lipossarcoma, 573
Líquen plano, 389
Lister, tubérculo de, 51, 101, 337, 407
Listeriose, 311
Littler, técnica de, 348
Livedo reticular, 483
Lupa cirúrgica, 117
Lúpus eritematoso, 387
Luva, dedo de, 120
Luxação congênita da cabeça do
    rádio, 185

M

Má postura, 666
Macrodactilia, 211, 227
- com acentuada clinodactilia de
    anular e médio, 231
- forma
- - estática, 228
- - progressiva, 228
Madelung, deformidade de, 234
Maffuci, síndrome de, 227
Mal de Meleda, 377
Malformação(ões), 17, 592
- congênitas, 17
- - causas, 17
- - dos membros, 17
- - dos membros superiores, 18
- - - classificação da Federação
        Internacional de Sociedade de
        Cirurgia da Mão, 20
- - - deficiência central, 20
- - - deficiência radial, 21
- - - deficiência ulnar, 21
- - - deficiências transversas, 20
- vascular, 592
- - placentária, 311
Manguito, 119
Manobra(s)
- de Bouvier, 342
- de flexão, 277
- de pronação, 277
Manômetro, 119
Mão(s), 20, 67
- alterações vasculares da, 302
- anatomia cirúrgica do punho e da,
    23-113

- - arquitetura esquelética da mão, 67
- - artérias, 38, 54
- - - interóssea comum, 40
- - - radial, 39
- - - ulnar, 40
- - articulações, 42
- - - digitais e ligamentos articulares
        dos dedos, 70
- - - do polegar, 86
- - - do punho, 42
- - ligamentos do carpo, 44
- - - extrínsecos, 44
- - - intrínsecos, 46
- - metacarpianos e falanges, 68
- - movimentos, 85
- - - digitais, 66
- - - do polegar, 85
- - musculatura, 23, 71
- - - do compartimento anterior do
        antebraço, 23
- - - do compartimento posterior do
        antebraço, 26
- - - do polegar, 83
- - - extrínsecos, 72
- - - hipotenar, 88
- - - interósseos, 89
- - - intrínseca, 83
- - - tenar, 83
- - nervos, 29, 58
- - - anastomoses nervosas, 63
- - - interósseo anterior, 34
- - - lesões nervosas, 65
- - - mediano, 33, 61
- - - musculocutâneo, 30
- - - radial, 35, 63
- - - ulnar, 31, 58
- - ossos do punho, 43
- - - escafóide ou navicular, 43
- - - hamato, 44
- - - piramidal, 43
- - - pisiforme, 43
- - - semilunar, 43
- - - trapézio, 44
- - - trapezóide, 44
- - principais vias de acesso, 93
- - - abordagem do túnel do carpo, 97
- - - abordagem dorsal do punho, 97
- - - ao plexo braquial, 93
- - - de Boyd ao quarto proximal do
        rádio e ao terço proximal da
        ulna, 95
- - - face anterior do antebraço, 93
- - - face posterior do antebraço, 95
- - revestimento cutâneo da mão, 48
- - sistema retinacular cutâneo da
        mão, 52
- - - aponeurose palmar, 52
- - - ligamentos retinaculares, 53
- - tendões que atuam no punho, 47

Índice Remissivo

- - veias, 41, 56
- - zonas anatomocirúrgicas dos tendões, 78
- - - extensores dos dedos, 78
- - - flexores dos dedos, 83
- arco transverso proximal da, 67
- artrodeses na, e punho, 595-610
- artrogripótica I e II, 195
- artroplastias na, e punho, 611-621
- ausência das, e dos dedos, 19
- caída, 67
- cirurgia da, 115-129
- - aspectos históricos da, no Brasil, 1-8
- - princípios pós-operatórios, 124
- - - apoio psicológico, 128
- - - cuidados gerais, 127
- - - elevação do membro operado, 127
- - - imobilização adequada, 124
- - princípios pré-operatórios, 115
- - - anti-sepsia, 116
- - - espírito de equipe, 115
- - - instrumental cirúrgico, 117
- - - organograma cirúrgico, 115
- - - uso do torniquete, 118
- - princípios transoperatórios, 121
- - - abordagem cirúrgica correta, 121
- - - alteração da técnica cirúrgica proposta, quando beneficia o paciente, 122
- - - sutura da pele, métodos e materiais, 123
- - - técnica atraumática, hemostasia adequada e condições circulatórias, 122
- de cinco dedos, aspecto clínico, 223
- - e radiológico, 220
- desenvolvimento da, nos detalhes, 12
- drenagem venosa da, 58
- em benção, 34, 66
- em espelho, 225
- em fenda, 178
- - aspecto clínico e radiológico, 178
- - forma grave, 178
- - forma típica, 182
- em garra, 66, 445
- - dos quatro dedos nas lesões associadas dos nervos medianos e ulnar, 66
- - ulnar, 66
- em vendaval, 168
- embriologia da, 8-21
- - malformações congênitas, 17
- - - causas, 17
- - - dos membros, 17

- - - dos membros superiores, 18
- - - - classificação da Federação Internacional de Sociedade de Cirurgia da Mão, 20
- - sistemas, 15
- - - nervoso, inervação cutânea e dermátomos, 16
- - - osteoarticular, 15
- - - vascular, suprimento sangüíneo, 17
- exame clínico da, 131-157
- - alterações vasculares, 155
- - aparelho extensor, 134
- - - alterações do, 134
- - - - dedo em martelo, 136
- - - - deformidade em botoeira, 136
- - - - deformidade em pescoço de cisne, 136
- - - - teste de Bunnell-Finochietto, 135
- - - - teste de contratura dos extensores, 135
- - - - teste de Finkelstein, 134
- - - - teste de Muckart, 135
- - aparelho flexor, 134
- - artroses, 155
- - história, 131
- - - grau de mobilidade ativa, 134
- - - mobilidade articular, 131
- - neurológico, 139
- - - do membro superior, 142
- - - sensibilidade por níveis neurológicos, 141
- - - testes específicos para lesões nervosas, 143
- - - - de avaliação da regeneração nervosa, 143
- - - - de avaliação da sensibilidade, 143
- - - testes musculares, 139
- - - testes sensitivos, 141
- - síndromes compressivas, 146
- - - de Wartenberg, 153
- - - do desfiladeiro torácico, 153
- - - do interósseo anterior, 148
- - - do nervo, 151
- - - - mediano, 146
- - - - radial, 151
- - - - ulnar, 149
- - - do túnel do carpo, 148
- - testes para lesões ligamentares, 136
- - - articulação radioulnar distal, 138
- - - colateral ulnar da articulação metacarpofalângica do polegar, 136
- - - da gaveta anteroposterior, 139
- - - de Reagan, 138
- - - de Watson, 137
- - - *pivot-shift* mediocárpico, 138
- - exame radiológico da, 126
- fendida, 19

- imagem ultra-sonográfica tridimensional da, formada e com os dedos separados, 13
- incisões, 107
- - na palma da, 107
- - - em ziguezague, 108
- - paralelas no dorso da, 107
- infecções na, 521-554
- lesão da, 159-166
- - dermatológicas, 363-391
- - - dermatoses, 379
- - - - por helmintos, 375
- - - - por toxinas e venenos animais, 375
- - - - relacionadas ao sol, 379
- - - dermatozoonoses, 374
- - - eritema polimorfo, 388
- - - erupções eczematosas, 371
- - - esclerodermia, 387
- - - genodermatoses, 376
- - - granuloma anular, 388
- - - infecções, 363
- - - - por bactérias, 366
- - - - por fungos, 363
- - - - por vírus, 370
- - - líquen plano, 389
- - - psoríase, 386
- - - radiodermite, 389
- - - tumores, 382
- - - - benignos, 382
- - - - malignos, 383
- - - vitiligo, 390
- - métodos de diagnóstico, 159
- - - artrografia, 160
- - - artroscopia, 164
- - - cintilografia, 159
- - - eletroneuromiografia, 162
- - - ressonância nuclear magnética, 161
- osteoartrose da, e punho, 419-430
- pele do dorso da, 107
- placa da, 10
- posição funcional ou posição de repouso da, 67
- reabilitação funcional da, 633-675
- - avaliação, 633
- - tratamento, 650
- reconstrução da abertura da, 330
- torta, 20
- - radial, 170
- - - bilateral, aspecto clínico de, 170
- - - tipo I, 175
- - - tipo IV, 172
- - ulnar, 173
- - - aspecto clínico e radiológico, 175
- - - classificação radiológica, 176

- - - detalhe da luxação radioumeral, 175
- - - do tipo IV, aspecto clínico de, 183
- - - tratamento, 176
Martin-Gruber, 26
- anastomose de, 26, 38, 278
- conexão de, 343
Massa muscular, escassez de, 195
Masse, sinal de, 150, 342
Material(is)
- cirúrgico
- - básico, 117
- - especial, 117
- constrastante, injeções de, 160
- microcirúrgico, 117
Matti-Russe, via de acesso de, 105
Maudsley, teste de, 153
McCash, técnica de, 257
McGill, questionário de, da dor, 636
Mecônio, aspiração de, 312
Medida canadense de desempenho ocupacional, 649
Medline, 270
Melanoma, 384
Melanose solar, 379
Meleda, mal de, 377
Melorreostose, 227
Membrana(s), 23
- dedos com, 11
- interóssea, 23
Membro(s), 9
- desenvolvimento do, 9, 17
- - anteroposterior, 9
- - do sistema nervoso, 17
- - do sistema vascular, 18
- - dorsovertical, 9
- - proximodistal do, 9
- malformações congênitas dos, 17
- superior(es), 10, 21, 187
- - anestesia e anti-sepsia do, 118
- - anomalias do, 19
- - bandas elásticas utilizadas para exsangüinar o, 118
- - broto do, 10
- - - em forma de nadadeira, 10
- - - em forma de remo, 10
- - completo, 11
- - deformidades congênitas do, 167-241
- - - acrossindactilia, 193
- - - amputações, 169
- - - artrogripose múltipla, 193
- - - - aspectos clínicos, 194
- - - - tratamento, 195
- - - bandas de constrição, 231
- - - camptodactilia, 206
- - - clinodactilia, 208
- - - - tratamento, 210
- - - de Kirner, 212

- - - de Madelung, 234
- - - delta falange, 212
- - - dimelia ulnar, 225
- - - embriologia, 167
- - - falha de formação das partes, 169
- - - falha na diferenciação ou separação das partes, 181
- - - focomelia, 169
- - - hiperfalangismo, 227
- - - hipoplasia digital, 181
- - - hipoplasia do polegar, 199
- - - - classificação, 199
- - - - técnica cirúrgica, 203
- - - - tratamento, 200
- - - luxação congênita da cabeça do rádio, 185
- - - macrodactilia, 227
- - - mão em fenda, 178
- - - mão torta radial, 170
- - - mão torta ulnar, 173
- - - - classificação radiológica, 176
- - - - tratamento, 176
- - - polegar duplicado, 214
- - - - com componente trifalângico, 216
- - - polegar em gatilho congênito, 196
- - - polegar trifalângico, 219
- - - polidactilia, 214
- - - - central, 223
- - - - do dedo mínimo, 224
- - - sindactilia, 185
- - - - classificação, 186
- - - - na síndrome de Alpert, 191
- - - - na síndrome de Poland, 192
- - - - técnica cirúrgica, 188
- - - - tratamento, 187
- - - sinostoses, 181
- - dermátomos do, nas faces anterior e posterior, 142
- - exame neurológico do, 142
- - malformações congênitas do, 18
- - - classificação da Federação Internacional de Sociedade de Cirurgia da Mão, 20
- - - deficiência central, 20
- - - deficiência radial, 21
- - - deficiência ulnar, 21
- - - deficiências transversas, 20
- - ossos do, modelos cartilaginosos completados dos, 16
- - próteses para o, 623
- - reflexos neurológicos e da sensibilidade do, 142
- - síndromes compressivas no, 263-297
- - - do desfiladeiro torácico, 264
- - - do espaço quadrilátero, 270
- - - do nervo mediano, 276
- - - - do interósseo anterior, 278

- - - - do pronador, 277
- - - - do túnel do carpo, 280
- - - do nervo radial, 289
- - - - cutâneo lateral do antebraço, 292
- - - - do túnel radial, 289
- - - - interósseo posterior, 290
- - - - superficial, 291
- - - do nervo supra-escapular, 272
- - - do nervo ulnar, 284
- - - - do cotovelo, 284
- - - - do punho, 288
- - transferências musculotendinosas nas paralisias do, 323-362
- - - de nervos periféricos, 333-358
- - - - mediano, 351
- - - - princípios, 333
- - - - radial, 334
- - - - ulnar, 341
- - - na tetraplegia, 323-333
- - - - classificação internacional da função muscular em tetraplegia, 325
- - - - planejamento da reconstrução, 325
- - - - pronação do antebraço, 331
- - - - reconstrução da abertura da mão, 330
- - - - reconstrução da extensão do cotovelo, 326
- - - - reconstrução da função de preensão, 328
- - - - tendências da cirurgia reconstrutora da mão na tetraplegia, 324
- - - - trabalho em equipe, 332
- - tumores dos, 555-593
- - - de partes moles, 578
- - - história clínica, 555
- - - ósseos, 561
Menisco, 42
Meromelia, 19
Mesa cirúrgica, 100, 118
Mesomelia, 19
Metabólitos químicos sangüíneos, 120
Metacarpiano(s), 205
- do anular e do mínimo, encurtamento congênito dos, 183
- e falanges, 68
- fratura do quinto, 126
- osteotomia diafisária do, do indicador, 205
- sinostose entre o primeiro e o segundo, aspecto radiológico de, 183
Metástases, 576
Método(s) (v.t. Técnicas)
- de avaliação do edema pelo volúmetro, 637

Índice Remissivo

- de garroteamento digital, 120
- PUVA, 391
Metotrexato, 373, 387
Metzenbaugh, tesoura de, 398
Micetoma, 541
Microcirculação nervosa, 264
Micromelia, 19
Microneurólise, 284
Microscópio, 117
Milch, técnica de, 235
Miliária solar, 381
Mílio, 382
Mill, teste de, 152
Miniincisão para acesso ao túnel do carpo, 283
Minnesota, teste de destreza manual de, 646
Miosite, 450
Miotenotomias, 324
Mitsuda, reação intradérmica de, 368
Miura-Komada, técnica de, 180
Moberg, teste *pick-up* de, 145
Mobilidade articular, 131
Moléstia(s), 492
- de Dupuytren, 107
- de Kienböck, 489
- - casos clínicos, 498
- - tratamento, 492
- de Preiser, 504
- - tratamento, 507
Monilíase, 364
Monobenzil éter de hidroquinona, 391
Monossulfiram, 374
Mordeduras, infecções por, 537
Movimento(s), 132
- da articulação
- - interfalângica, 132
- - metacarpofalângica, 132
- de preensão, grosseiros, 191
- do polegar, 85
- - arco de, 133
- dos dedos, de rotação axial, 91
Muckart, teste de, 135
Münster, encaixe tipo, 625
Músculo(s), 334
- bíceps, 31
- braquial, 31, 334
- braquiorradial, 27, 96
- da mão, 71
- - extrínsecos, 72
- - intrínseco, 83, 89
- da região
- - hipotenar, 89
- - tenar, 84
- de Gantzer, 36, 276, 278
- - duplicado, 25, 79
- de Langer, 30
- deltóide, 94

- do antebraço, 23
- - do compartimento
- - - anterior, 23
- - - posterior, 26
- - nervo mediano com seus ramos para os, 35
- - seqüência de inervação motora do nervo mediano para os, 34
- do carpo, 334
- - extensor
- - - radial, 334
- - - ulnar, 334
- - flexor
- - - radial, 25
- - - ulnar, 25
- do polegar, 83
- - abdutor
- - - curto, atrofia do, 281
- - - longo, 334
- - - transferência do, 345
- - extensor curto, transferência do, 346
- - flexor longo, 25
- dos dedos, 88
- - extensor, transferência de, 345
- - flexor
- - - profundo, 25
- - - superficial, 25
- - - transferência de, 344
- - indicador, extensor próprio, 345
- - mínimo, 89
- - - abdutor, 88
- - - flexor curto, 88
- - - oponente, 89
- escafóide, artroplastias do, 618
- escaleno, 264
- esternocleidomastóideo, 93, 265
- extensor *brevis manus* em sua posição original e já removido, 76
- grande dorsal, 30
- hipotenares, 60, 88
- infra-espinhal, 272
- interósseos, 89
- - dorsais, 89
- - palmares, 90
- lumbricais, 26, 92
- - fibras dos, 92
- palmar longo, 25
- - oponentoplastia do, 354
- - reverso, 33
- peitoral, 193
- - agenesia do, 193
- - maior, 30
- perioftálmicos, 302
- platisma, 93
- semilunar, artroplastias do, 619

- subescapular, alongamento do, 308
- - por via
- - - artroscópica, 308
- - - axilar, 308
- - - convencional, 308
- supinador curto, 28
- supra-espinhal, 272
- tenar, 83
- trapézio, artroplastias do, 618
Mycobacterium, 367
- *leprae*, 367, 553
- *tuberculosis*, 518

N
Naxos, doença de, 377
Necrose, 104
- avascular de ossos do carpo, 489-508
- - moléstia de Kienböck, 489
- - - casos clínicos, 498
- - - tratamento, 492
- - moléstia de Preiser, 504
- - - tratamento, 507
- da pele, 104, 260
- isquêmica de Volkmann, 279
Nerve territory oriented macrodactyly (v. NTOM)
Nervo(s), 141
- anastomoses nervosas, 63
- axilar, 94, 270
- - descompressão do, 94
- cutâneo do antebraço, 292
- - lateral, 41, 292
- - - síndrome compressiva do, 292
- - medial, 41
- da mão, inervação motora e sensitiva do, 63
- de Henle, 32
- do braço, lesão do, 34
- - mediano, 66
- interósseo, 34, 278, 334
- - inervação do, 37
- - síndrome do, 151, 290
- - - diagnóstico, 291
- - - tratamento, 291
- lesões nervosas, 65
- mediano, 31, 33, 61
- - inervação do, 34
- - - cutânea, 141
- - - motora, 34
- - paralisia do, 60, 351
- - - alta, 357
- - - complicações, 358
- - - oponência do polegar nas lesões altas do mediano, 357
- - - oponentoplastia, 352
- - - - alternativas para, 356
- - - - de Bunnell, 352
- - - - de Phalen e Miller, 354

690   Cirurgia da Mão – Lesões Não-traumáticas

- - - - de Royle-Thompson, 352
- - - - do abdutor do dedo mínimo, 353
- - - - do extensor longo do polegar, 356
- - - - do extensor próprio do dedo mínimo, 355
- - - - do extensor próprio do indicador, 353
- - - - do extensor radial longo do carpo, 355
- - - - do flexor longo do polegar, 355
- - - - do palmar longo, 354
- - - - tipos de inserção na, 351
- - - polias, 352
- - - preferência dos autores, 357
- - - transferência, 358
- - - - do braquiorradial para flexor longo do polegar, 358
- - - - do extensor radial longo do carpo para flexor profundo do indicador, 357
- - ramos do, 38
- - síndrome compressiva do, 146, 276
- - - do interósseo anterior, 278
- - - do pronador, 277
- - - do túnel do carpo, 280
- - testes, 147
- - - de percussão do trajeto, 147
- - - para avaliar a compressão, 147
- motor, 163
- musculocutâneo, 30
- periférico, regeneração do, 301
- radial, 35, 63, 334
- - área exclusiva do ramo superficial do, 67
- - inervação do, 37
- - lesão do, 67
- - paralisias do, 334
- - - anatomia, 334
- - - avaliação, 340
- - - momento da transferência tendinosa, 335
- - - objetivo, 334
- - - técnicas cirúrgicas, 337
- - - - transferência do flexor ulnar do carpo, 337
- - - transferência precoce do pronador redondo para extensor radial do carpo, 335
- - - - para extensão do punho, 335
- - - - para o polegar, 336
- - - - para os dedos, 336
- - - - preferência dos autores, 336
- - - - tendinosas para lesões crônicas, 335
- - ramo do, 37
- - - cutâneo, 33
- - - dorsal, 65

- - - motor, 95
- - - profundo, 28
- - síndrome do, 151
- - - compressivas, 289
- - - - cutâneo lateral do antebraço, 292
- - - - do túnel radial, 289
- - - - interósseo posterior, 290
- - - - superficial, 291
- raízes e, do plexo braquial, 29
- sensitivo, 163
- supra-escapular, síndrome compressiva do, 272
- - diagnóstico, 274
- - tratamento, 275
- ulnar, 31, 58
- - compressão do, no sulco entre o olécrano e o epicôndilo medial, 31
- - descompressão do, 95
- - - incisão para, 106
- - inervação do, 32
- - - cutânea, 141
- - - motora, 32
- - - - e sensitiva, 61
- - lesão do, 66, 342
- - paralisias do, 341
- - - classificação da garra ulnar paralítica, 343
- - - padrões anômalos de inervação, 343
- - - planejamento cirúrgico, 343
- - - quadro clínico, 341
- - - técnicas cirúrgicas, 344
- - - - de reconstrução da garra ulnar, 346
- - - - para estabilizar a MF e a IF do polegar, 346
- - - - para melhorar a adução do polegar, 344
- - - - para restaurar o primeiro interósseo dorsal, 345
- - - - transferência de extensor radial curto do carpo, 344
- - - - transferência do abdutor longo do polegar, 345
- - - - transferência do braquiorradial, 344
- - - - transferência do extensor curto do polegar, 346
- - - - transferência do extensor dos dedos, 345
- - - - transferência do extensor próprio do indicador, 345
- - - - transferência do flexor superficial dos dedos, 344
- - - - transferência do PL, 346
- - - - transferência dos flexores superficiais, 349

- - - - transferências do extensor próprio do indicador e mínimo, 349
- - - - transferências dos extensores do punho, 349
- - ramo do, 38
- - - dorsal, 65
- - - - cutâneo, 33
- - síndrome do, 149
- - - compressiva, 284
- - - - no cotovelo, 284
- - - - no punho, 288
Neurilemoma, 589
- no espaço peitoral maior, 266
Neurite, 279
- parcial do nervo mediano na axila, 279
- ulnar, 284
- - classificação de McGowan para, 285
- - do cotovelo, 284
Neurofibroma, 588
Neuroma em continuidade, 301
Neurônio motor e sensitivo, 301
Neurotização, 304
Neviaser, técnica de, 345
Nevos melanocíticos, 383
Niacina, carência de, 380
Ninidrina, teste da, 146, 645
Nódulos, 394
- de Bouchard, 155
- de Herbeden, 155
- reumatóides, 394
NTOM, 228

O

Olecrano, 31
- compressão do nervo ulnar no sulco entre o, e o epicôndilo medial, 31
Oligodactilia, 19
Ollier, doença de, 227
Olmsted, ceratodermia tipo, 377
Ombro espástico, cirurgia do, 318
Onicodistrofia, 365
Onicogrifose, 377
Onicomicose, 363
Oponentoplastia, 355
- de Bunnell, 352
- de Phalen-Miller, 354
- de Royle-Thompson, 352
- do abdutor do dedo mínimo, 202, 353
- do extensor longo do polegar, 356
- - alternativas para, 356
- do extensor próprio do dedo mínimo, 355
- do extensor próprio do indicador, 353

Índice Remissivo

- do extensor radial longo do carpo, 355
- do flexor longo do polegar, 355
- - alternativas para, 356
- do palmar longo, 354
Organograma cirúrgico, 115
Órtese(s), 317
- corretora, uso de, após policização, 175
- de Kleiner, 358
- estática confeccionada com termomoldável, 172
- modelos de, incluindo o dedo, a mão e o punho, 207
Osso(s), 16
- do antebraço, primórdio mesenquimal dos, 16
- do carpo, 42
- - exposição dos, 102
- - necrose avascular de, 489-508
- - - moléstia de Kienböck, 489
- - - moléstia de Preiser, 504
- - vista palmar dos, 43
- do membro superior, modelos cartilaginosos completados dos, 16
- do punho, 43
- em gancho, 44
- escafóide ou navicular, 43, 105
- hamato, 42, 44, 59
- piramidal, 42
- pisiforme, 42, 59
- semilunar, 42
- sesamóides, 69
- temporal, 93
- - processo mastóide do, 93
- trapézio, 42, 44
- trapezóide, 42, 44
Osteoartrite, 244
Osteoartrose do punho e mão, 419-430
- definição, 419
- diagnóstico diferencial, 429
- quadro clínico e diagnóstico, 419
- - articulação
- - - interfalângica, 420
- - - - distal, 420
- - - - proximal, 422
- - - metacarpofalângica, 422
- - - trapeziometacarpiana, 423
Osteoblastoma, 561
Osteoclastoma, 568
Osteocondroma, 565
Osteoma osteóide, 227, 561
Osteomielite, 160, 535
- da extremidade distal do rádio, 160
- tuberculosa, 546
Osteoporose generalizada, 369
Osteossarcoma, 571

Osteotomia, 309
- aberta, 214
- derrotativa, 309
- - do úmero, 309
- - para redução da cabeça do úmero, 309
- diafisária, 212
- - da falange média com ressecção de cunha, 212
- - do metacarpiano do indicador, 205
Ostiofoliculite, 366

P
Paget-Schroetter, síndrome de, 266
Palande, técnica de, 456
Palma
- aberta, técnica da, 124
- da mão, infecções dos espaços profundos na, 527
- - de Parona, 531
- - dorsal subaponeurótico, 527
- - hipotenar, 530
- - interdigital, 530
- - mediopalmar, 529
- - tenar, 527
Panarício, incisão para drenagem de, 111
Pancoast, tumor de, 267
Papillon-Lefèvre, ceratodermia tipo, 377
Paralisia(s), 300, 448
- braquial obstétrica, 299-310
- - a partir do segundo ano de vida, 306
- - alterações no cotovelo, 310
- - etiologia e mecanismo de trauma, 300
- - osteotomia derrotativa para redução da cabeça do úmero, 309
- - prevalência, 299
- - prevenção, 299
- - primeiro ano de vida, 303
- - - lesão parcial do plexo braquial, 304
- - - - etiologia da lesão do nervo supra-escapular, 304
- - - - sinal do tocador de trombeta, 304
- - - - teste da bolacha, 305
- - - lesão total do plexo braquial, 303
- - - tratamento, 303
- - - - cirúrgico precoce, 303
- - - - conservador, 303
- - quadro clínico, 300
- - - classificação de Gilbert/Sloof, 301
- - - classificação por região acometida, 300
- - - - tipo Erb-Duchene, 300

- - - - tipo Klumpke, 300
- - - - tipo paralisia total, 301
- - - sinais de mau prognóstico, 301
- cerebral, 311-322
- - apresentação clínica, 312
- - avaliação do paciente, 316
- - classificação, 313
- - espástica, 313
- - - cirurgia para mão e punho na, 319
- - etiologia, 311
- - tratamento, 316
- - - cirúrgico, 317
- - - - do antebraço espástico, 318
- - - - do ombro espástico, 318
- - - - do polegar espástico, 320
- - - - para mão e punho, 319
- - - - rizotomia, 321
- - - órteses, 317
- - - toxina botulínica, 316
- da musculatura periescapular, 302
- do membro superior, transferências musculotendinosas nas, 323-362
- - de nervos periféricos, 333-358
- - - mediano, 351
- - - princípios, 333
- - - radial, 334
- - - ulnar, 341
- - na tetraplegia, 323-333
- - - classificação internacional da função muscular, 325
- - - planejamento da reconstrução, 325
- - - pronação do antebraço, 331
- - - reconstrução da abertura da mão, 330
- - - reconstrução da extensão do cotovelo, 326
- - - reconstrução da função de preensão, 328
- - - tendências da cirurgia reconstrutora da mão, 324
- - - trabalho em equipe, 332
- do nervo mediano, 60, 119, 351
- - alta, 357
- - complicações, 358
- - oponência do polegar nas lesões altas do mediano, 357
- - oponentoplastia, 352
- - - alternativas para, 356
- - - de Bunnell, 352
- - - de Phalen e Miller, 354
- - - de Royle-Thompson, 352
- - - do abdutor do dedo mínimo, 353
- - - do extensor longo do polegar, 356
- - - do extensor próprio do dedo mínimo, 355
- - - do extensor próprio do indicador, 353

- - - do extensor radial longo do carpo, 355
- - - do flexor longo do polegar, 355
- - - do palmar longo, 354
- - - tipos de inserção na, 351
- - polias, 352
- - preferência dos autores, 357
- do pronador quadrado, 279
- obstétrica, 300
- radial, 334
- - anatomia, 334
- - avaliação, 340
- - momento da transferência tendinosa, 335
- - objetivo, 334
- - técnicas cirúrgicas, 337
- - transferência do flexor ulnar do carpo, 337
- - transferência do pronador redondo para extensor radial curto do carpo, 335
- - - para extensão do punho, 335
- - - para lesões crônicas do nervo radial, 335
- - - para o polegar, 336
- - - para os dedos, 336
- - - preferência dos autores, 336
- ulnar, 341
- - classificação da garra ulnar paralítica, 343
- - padrões anômalos de inervação, 343
- - planejamento cirúrgico, 343
- - quadro clínico, 341
- - técnicas cirúrgicas, 344
- - - de reconstrução da garra ulnar, 346
- - - para estabilizar a MF e a IF do polegar, 346
- - - para melhorar a adução do polegar, 344
- - - para restaurar o primeiro interósseo dorsal, 345
- - - transferência de extensor radial curto do carpo, 344
- - - transferência do abdutor longo do polegar, 345
- - - transferência do braquiorradial, 344
- - - transferência do extensor curto do polegar, 346
- - - transferência do extensor dos dedos, 345
- - - transferência do extensor próprio do indicador, 345
- - - transferência do flexor superficial dos dedos, 344
- - - transferência do PL, 346
- - - transferência dos flexores superficiais, 349

- - - transferências do extensor próprio do indicador e mínimo, 349
- - - transferências dos extensores do punho, 349
Parestesia, teste de, na região medial do cotovelo, 154
Parkes, tenodese estática de, 347
Parona, espaço de, 531531
Paroníquia, 364
- aguda, 524
- crônica, 550
- por candidíase, 364
Partes moles, tumoração de, 106
Pé(s), anomalias do(s), 178
Pelagra, 380
Pele, 104
- do dorso da mão, 107
- incisão na, 96
- necrose da, 104, 260
- sutura da, 108
- - métodos e materiais, 123
Penicilamina, 388
Penicilina(s), 367
- G benzatina, 370
Penrose, dreno de, largo, 120
Percussão, teste de, 149
- do trajeto do nervo mediano, 147
- na arcada de Frohse, 151
- no canal de Guyon, 149
- no túnel cubital, 149
- supra e infraclavicular, 153
Periodontite, 377
Permetrina, 374
Perna, banda de constrição congênita na, 233
Pescoço de cisne, deformidade em, 136, 450
Phaeoannellomyces werneckii, 364
Phalen, teste de, 281
- invertido, 148
- negativo, 278
Phallen-Miller, 351
- oponentoplastia de, 354
- técnica de, 460
- transferência de, 351
Picking-up test, 645
Pilocarpina, 369
Pimecrolimus, 373
Pinça de chave passiva, 328
Pinch meter, teste com, 140
Pinwheel, teste do, 144
Pires-Testut, sinal de, 342
Pistonagem, teste da, 156
- para rizartrose, 157
Pitiríase rubra, 363, 378
Pitres-Testut, teste de, 149
Pivot-shift mediocárpico, 138

Placa, 151
- da mão, 10
- de gel de silicone, 656
- fisária curvada, falange média com, 211
- volar, 249
Plexo(s), 303
- braquial, 265, 300
- - crianças com lesão parcial do, 304
- - - etiologia da lesão do nervo supra-escapular, 304
- - - sinal do tocador de trombeta, 304
- - - teste da bolacha, 305
- - crianças com lesão total do, 303
- - dissecção anatômica do, 30
- - lesão do, 269
- - principais vias de acesso ao, 93
- - raízes e nervos do, 29
- de Henry, 151, 289
Poland, síndrome de, 187
- sindactilia na, 192
Polegar(es), 108
- adução do, 312
- agenesia do, 175
- aparelho extensor do, 86
- arco de movimento do, 133
- articulação do, 86
- - carpometacarpiana, 87
- - interfalângica, 86
- - metacarpofalângica, 87, 136
- cadeia osteoarticular do, 87
- duplicado, 214
- - com componente trifalângico, 216
- em gatilho congênito, 196, 513
- espástico, cirurgia do, 320
- granuloma anular no, 388
- hipoplasia do, 174, 199
- - classificação, 199
- - técnica cirúrgica, 203
- - tratamento, 200
- ligamento colateral ulnar do, lesão do, 138
- movimentos do, 85
- - de oposição e contra-oposição, 88
- músculo do, 356
- - abdutor curto, atrofia do, 281
- - extensor longo, oponentoplastia com o, 356
- - flexor longo, 25
- - - oponentoplastia com o, 355
- oponência do, nas lesões altas do mediano, 357
- oposição ou oponência do, 88
- técnicas cirúrgicas para melhorar a adução do, 344
- - transferência
- - - de extensor radial curto do carpo, 344
- - - do braquiorradial, 344

Índice Remissivo

- - - do extensor dos dedos, 345
- - - do flexor superficial dos dedos, 344
- trifalângico, 219
- - com delta falange, 220
- - com duplicação do tipo VII de Wassel, 220
- - do tipo VIIB, 221
Polia(s), 247, 352
- anular, 82, 110
- cruciformes, 82
Polidactilia, 19, 211, 214
- aspecto clínico e radiológico de, 186
- central, 223
- do dedo mínimo, 224
- pré-axial (v. Polegar duplicado)
Pollock, sinal de, 150, 343
Pontos cirúrgicos, 124
Porfiria cutânea tardia, 379
Potássio, iodeto de, 366
Potencial(is)
- de ação muscular composto, 163
- de denervação, 164
Prednisona, 388
Preensão, movimentos grosseiros de, 191
Prega(s), 50
- cutâneas digitais e palmares de mão e punho, 50
- interfalângica, 49
- metacarpofalângica, 49
- palmar, 49, 253
- volar do punho, 49
Preiser, doença de, 426, 504
Pressão, teste da, direta na arcada de Frohse, 152
Princípio de Arquimedes, 637
Processo(s)
- de cicatrização, 123
- estilóide, 43
- mastóide do osso temporal, 93
- supracondilar do úmero, 94
Pronação do antebraço, 331
Pronador, 278
- redondo, 94
- - síndrome do, 94
- - tenotomia do, 319
- síndrome do, 277
- - diagnóstico, 277
- - tratamento, 278
Prótese(s), 422
- de pirocarbono, 613
- de silicone, 422
- para o membro superior, 623-631
- - componentes das, 625
- - - encaixe, 625
- - cotovelos, 626
- - estéticas, 624
- - fase pré-protética, 623
- - funcionais, 625

- - ganchos, 627
- - greifer, 627
- - mãos, 626
- - - mecânicas, 627
- - - mioelétricas, 627
- - perspectivas para o futuro, 630
- - prescrição, 624
- - treino protético, 627
Prototecas, infecções por, 547
Prurido, 373
Pseudo-artrose, 105
- da clavícula, 266
- do escafóide, 105
Pseudo-hipoparatireoidismo, 199
Pseudomielomeningocele, 302
Psoríase, 363, 386
- pustulosa, 385
- ungueal, 386
Pterígio cubital, 168
Pulso, técnicas de imagem e seqüências de, 161
Punho(s), 161
- anatomia cirúrgica do, e da mão, 23-113
- - arquitetura esquelética da mão, 67
- - artérias, 38, 54
- - - interóssea comum, 40
- - - radial, 39
- - - ulnar, 40
- - articulações, 42
- - - digitais e ligamentos articulares dos dedos, 70
- - - do polegar, 86
- - ligamentos do carpo, 44
- - - extrínsecos, 44
- - - intrínsecos, 46
- - metacarpianos e falanges, 68
- - movimentos, 85
- - - digitais, 66
- - - do polegar, 85
- - musculatura, 23
- - - da mão, 71
- - - - extrínsecos, 72
- - - - intrínseca, 89
- - - do compartimento anterior do antebraço, 23
- - - - camada média, 24
- - - - camada profunda, 24
- - - - camada superficial, 24
- - - do compartimento posterior do antebraço, 26
- - - - camada profunda, 28
- - - - camada superficial, 26
- - - do polegar, 83
- - - hipotenar, 88
- - - interósseos, 89
- - - intrínseca, 89
- - - - central, 89
- - - - da mão, 83
- - - tenar, 83

- - nervos, 29, 58
- - - anastomoses nervosas, 63
- - - interósseo anterior, 34
- - - lesões nervosas, 65
- - - mediano, 33, 61
- - - musculocutâneo, 30
- - - radial, 35, 63
- - - ulnar, 31, 58
- - ossos, 44
- - - escafóide ou navicular, 43
- - - hamato, 44
- - - piramidal, 43
- - - pisiforme, 43
- - - semilunar, 43
- - - trapézio, 44
- - - trapezóide, 44
- principais vias de acesso, 93
- - abordagem do túnel do carpo, 97
- - abordagem dorsal do punho, 97
- - - ao plexo braquial, 93
- - - de Boyd ao quarto proximal do rádio e ao terço proximal da ulna, 95
- - - face
- - - - anterior do antebraço, 93
- - - - posterior do antebraço, 95
- - revestimento cutâneo da mão, 48
- - sistema retinacular cutâneo da mão, 52
- - - aponeurose palmar, 52
- - - ligamentos retinaculares, 53
- - tendões que atuam no punho, 47
- - - extensores, 47
- - - flexores, 47
- - veias, 41, 56
- - zonas anatomocirúrgicas dos tendões, 83
- - - extensores dos dedos, 78
- - - flexores dos dedos, 83
- arco dos, 132
- - de flexoextensão, 132
- - dos desvios ulnar e radial, 132
- artrodeses do, 427
- - e mão, 595-610
- - total, 403
- artrografia do, 161
- artroplastias do, e mão, 611-621
- artroscopia do, 165
- caído, 67
- desvio radial do, 226
- - excessivo, 338
- hipercaptação no, 160
- osteoartrose do, e mão, 419-430
- prega volar do, 49
- ressecção artroscópica de cisto sinovial dorsal do, 165
- ressonância magnética do, 163
- síndrome compressiva do nervo ulnar no, 288

- sinovectomia, 396
- - do dorso do, 396
- - volar do, 397
- tenodese do, 347
Purdue, teste de, 646
Putti, sinal de, 307
PUVA, método, 391

Q
Qualidade de vida, avaliação da, 647
Questionário, 636
- de auto-avaliação ocupacional, 649
- McGill da dor, 636
Queyrat, eritroplastia de, 384
Quiasma de Camper, 413, 451

R
Radiculopatia, 286
Rádio, 23
- cabeça do, luxação da, 185
- diáfise do, 97
- distal, fratura do, 103
- osteomielite da extremidade distal do, 160
- processo estilóide do, 43, 51
- tubérculo dorsal do, 73
- vias de acesso de Boyd ao quarto proximal do, e ao terço proximal da ulna, 95
Radiodermite, 389
- crônica, 384
Raiz nervosa, 29
- avulsão da, 301
Raynaud, fenômeno de, 387
Reabilitação funcional da mão, 633-675
- avaliação, 633
- - classificação internacional de funcionalidade, incapacidade e saúde, 633
- - da amplitude de movimento articular, 639
- - da cicatriz, 638
- - da dor, 635
- - da força, 638
- - - de preensão e pinça, 638
- - - muscular, 641
- - da qualidade de vida, 647
- - da sensibilidade, 642
- - - avaliação da propiocepção, 645
- - - picking-up test, 645
- - - teste da ninidrina, 645
- - - teste de discriminação de dois pontos, 642
- - - teste do enrugamento de O'Riain, 645
- - - teste dos monofilamentos, 643
- - - teste vibratório, 643
- - do edema, 636

- - funcional, 646
- - ocupacional, 649
- - vascular, 638
- tratamento, 650
- - controlar o processo de cicatrização e suas complicações biológicas, 650
- - recuperação da função, 667
- - - atividades funcionais, 667
- - - reeducação sensorial, 668
- - - reinserção profissional e social, 671
- - - técnicas de dessensibilização, 669
- - - tecnologia assistida, 670
- - recuperação da mobilidade e do desempenho muscular, 656
- - - exercício de ganho de mobilidade, 659
- - - exercícios de alongamento, 660
- - - exercícios de controle neuromuscular, 665
- - - exercícios de desempenho muscular, 663
- - - exercícios de relaxamento, 666
- - - exercícios posturais, 666
- - - mobilização precoce após fraturas na mão e no punho, 658
- - - mobilização precoce controlada, 656
- - - mobilização precoce nas lesões tendinosas, 657
Reação(ões)
- de Waaler-Rose, 394
- em cadeia da polimerase, 369
- intradérmica, 365
- - de Mitsuda, 368
- - positiva à tricofitina, 365
Reagan, teste de, 138
Recesso pré-estilóide, 42
Reconstrução(ões), 327
- da abertura da mão, 330
- da extensão do cotovelo, 326
- da função de preensão, 328
Rede vascular de Henry, 93
Reeducação sensorial, 668
Reflexo(s), 142
- bicipital, 142
- braquiorradial, 142
- neurológicos e da sensibilidade do membro superior, 142
- tricipital, 142
Regeneração do nervo, 143
- periférico, 301
- teste de avaliação, 143
Região(ões)
- do carpo, 11
- hipotenar, 33
- - músculos da, 89

- tenar, 33
- - músculos da, 84
Reinserção profissional e social, 671
Ressecção, 165
- artroscópica de cisto sinovial dorsal do punho, 165
- do escafóide, 427
Ressonância magnética, 161, 271
- do punho, 163
- indicações, 162
- intensidade de sinal de vários tecidos em, 162
Retalho(s), 107
- comissura em, em forma de diamante, 180
- cutâneos dorsais e volares, planificação dos, 204
- de Hueston, 250
- desengorduramento dos, 189
- dorsais, 188, 204
- em VY, 107
- em Z, 107, 121
- esquema dos, pela técnica de Flatt, 188
- palmares, 188
- tipo borboleta ou taça, 191
Retinaculum cutis, 195
Riche-Cannieu, conexão de, 343
Rifampicina, 369
Rigidez e contraturas articulares, 243-251
- adquiridos, 244
- articulações interfalângicas, 247
- articulações metacarpofalângicas, 244
- - anatomia, 244
- - causas de, 245
- - tratamento, 245
- - - amputações digitais, 247
- - - artrodese, 247
- - - artroplastia, 247
- - - cirúrgico, 245
- - - conservador, 245
- - - profilático, 245
- - - transferência articular vascularizada do pé, 247
- exame clínico, 248
- malformações e deformidades, 243
Rinite, 368
Riordan, 347
- técnica de, 460
- tenodese estática de, 347
Rizartrose, teste para, 157
- da pistonagem, 157
- do deslizamento, 157
Rizomelia, 19
Rizotomia, 321
Ross, teste de, 154

Índice Remissivo

Rotação, movimentos axial de, dos
    dedos, 91
Roturas tendinosas, 103, 404
- extensores dos dedos, 404
- flexores, 407
- longo extensor do polegar, 407
Royle-Thompson, oponentoplastia
    de, 352
Rubinstein-Taylor, síndrome
    de, 199

S
Sacarina, 381
Salicilanilidas, 381
Salve-Kapandji, cirurgia de, 236
Sarcoidose, 291
Sarcoma, 385
- de Ewing, 571
- de Kaposi, 385
Sarcoptes scabiei, 374
Sarna crostosa, 374
SBCM (v. Sociedade Brasileira de
    Cirurgia da Mão)
Schopf, ceratodermia tipo, 377
Secundarismo sifilítico, 388
Semmes-Weinstein, 144
- monofilamentos de, 144
- teste de, 668
Sensibilidade, 141
- avaliação da, 642
- - da propiocepção, 645
- - picking-up test, 645
- - testes, 143, 642
- - - da ninidrina, 645
- - - de discriminação de dois
    pontos, 642
- - - do enrugamento de O'Riain, 645
- - - dos monofilamentos, 643
- - - funcionais, 145
- - - limiares, 143
- - - objetivos, 146
- - - vibratório, 643
- por níveis neurológicos, 141
Septo intermuscular, 95
Sesamóides, 69
SF-36, 648
Sífilis, 369, 543
Silver, síndrome de, 212
Simulador de trabalho BTE, 667
Sinal(is)
- de André-Thomas, 342
- de Benediction, 148
- de Bunnel, 343
- de Duchenne, 150, 341
- de Froment, 446
- de Fromment, 343
- de Horner, 382
- de Jeanne, 150, 342, 461
- de Masse, 150, 342

- de Pires-Testut, 342
- de Pollock, 150, 343
- de Putti, 307
- de Tinel, 143, 263
- de Wartemberg, 150, 343
- do tocador de trombeta, 304
Sindactilia, 19, 185, 211
- aspecto clínico de braquidactilia
    associada com, 182
- classificação, 186
- forma completa e incompleta
    de, 186
- forma complexa de, 186
- - com disparidade de comprimento
    dos dedos afetados, 187
- - com fusão de falanges, 186
- na síndrome de Alpert, 191
- na síndrome de Poland, 192
- técnica cirúrgica, 188
- tratamento, 187
Síndrome(s)
- compressivas, 146
- - no membro superior, 263-297
- - - do desfiladeiro torácico, 264
- - - do espaço quadrilátero, 270
- - - do nervo mediano, 276
- - - - do interósseo
    anterior, 278
- - - - do pronador, 277
- - - - do túnel do carpo, 280
- - - do nervo radial, 289
- - - - cutâneo lateral do
    antebraço, 292
- - - - do túnel radial, 289
- - - - interósseo posterior, 290
- - - - superficial, 291
- - - do nervo supra-escapular, 272
- - - - diagnóstico
- - - - tratamento
- - do nervo ulnar, 284
- - - - do cotovelo, 284
- - - - do punho, 288
- costoclavicular, 93
- CREST, 387
- da costela cervical, 93
- da dor postural, 666
- da imunodeficiência adquirida
    (v. AIDS)
- de Alpert, 187, 191
- - sindactilia na, 191
- de Cavajal-Huerta, 378
- de Fanconi, 199
- de Haim-Munk, 377
- de Holt-Oram, 199
- de Howel-Evans, 378
- de Huriez, 378
- de Klippel-Trenaunay-Weber, 227
- de Maffuci, 227
- de Paget-Schroetter, 266

- de Poland, 187
- - sindactilia na, 192
- de Rubinstein-Taylor, 199
- de Silver, 212
- de Sjögren, 387
- de Stein-Lubinsky-Durrie, 378
- de Sweet, 388
- de Thibierge-Weissenbach, 387
- de Turner, 212
- de Vaughan-Jackson, 291
- de Wartenberg, 153, 289
- do canal de Guyon, 149
- do desfiladeiro torácico, 153
- do escaleno anterior, 93
- do nervo, 146
- - interósseo anterior, 148
- - interósseo posterior, 151
- - mediano, 146
- - radial, 151
- - ulnar, 149
- do peitoral menor, 266
- do pronador redondo, 94
- do supinador, 151
- do túnel
- - cubital, 149
- - do carpo, 148, 267, 276
- - radial, 151
- dolorosa regional complexa,
    160, 267
Sinfalangismo, 243
- aspecto radiológico, 193
Sinostose(s), 181
- radioulnar proximal
    bilateral, 184
- radioumeral, 176
- - aspecto radiológico de, 183
Sinovectomia, 104, 395
- das articulações, 398
- do dorso do punho, 396
- dos tendões flexores dos
    dedos, 401
- química, 402
- volar do punho, 397
Sinovite, 395
- hipertrófica, 108
- reumatóide, 395
- - das articulações, 400
Sistema(s)
- musculoesquelético, 299
- nervoso, 16
- - do membro superior,
    desenvolvimento do, 17
- - inervação cutânea e
    dermátomos, 16
- osteoarticular, 15
- retinacular cutâneo da
    mão, 52
- - aponeurose palmar, 52
- - ligamentos retinaculares, 53

695

- vascular, 17
- - do membro superior, desenvolvimento do, 18
- - suprimento sangüíneo, 17
Sjögren, síndrome de, 387
Smith, técnica de, 344
Snow, técnica de, 199
Snow-Littler, técnica de, 180
Sociedade Brasileira de Cirurgia da Mão, 2
Sporothrix schenckii, 366
Stein-Lubinsky-Durrie, síndrome de, 378
Stener, lesão de, 136
Stiles, técnica de, 348
Stiles-Bunnell-Brand, técnica de, 451
Struthers, 284
- arcada de, 94, 284
- ligamento de, 95, 276, 284
Sulco(s), 272
- deltopeitoral, 93
- epitrócleo-olecraniano, 95
- espinoglenoidal, 273
- interfalângicas, 50
- radiais, 11
- supra-escapular, 272
Supinação forçada, teste da, 152
Supinador, síndrome do, 151
Suqyet-Hoyer, canais de, 382
Suspensoplastia de Thompson, 425
Sutura(s), 123
- contínuas intradérmicas, 124
- da pele, 108
- - métodos e materiais, 123
Swanson, implante de silicone de, 425
Sweet, síndrome de, 388

T
Takayasu, arterite de, 267
Tala(s), 172
- dinâmicas ou funcionais, 125
- gessada, 124, 126
- - estáticas, 125
- - uso correto de, 172
Tecido(s), 106
- celular subcutâneo, 93, 106
- sinovial, 45
Tecnécio, cintilografia óssea com, 160
Técnica(s) (v.t. Métodos)
- cirúrgicas, 344
- - de reconstrução da garra ulnar, 346
- - para melhorar a adução do polegar, 344
- - - transferência de extensor radial curto do carpo, 344
- - - transferência do braquiorradial, 344
- - - transferência do extensor dos dedos, 345

- - - transferência do flexor superficial dos dedos, 344
- - para restaurar o primeiro interósseo dorsal, 345
- - - transferência do abdutor longo do polegar, 345
- - - transferência do extensor próprio do indicador, 345
- - - transferência do extensor curto do polegar, 346
- - - transferência do PL, 346
- da palma aberta, 124
- de Agee-Chow, 283
- de banda de tensão, 422
- de Barsky, 180
- de Bilhaut-Cloquet, 216
- de Bolona, 212
- de Brand, 201, 454
- de Brown, 125
- de Buck-Gramcko, 173
- - policização do indicador pela, 203
- de Bunnell-Brand, 457
- de Burkhalter-Finochietto, 461
- de Campbell-Thompson, 459
- de centralização da ulna, 173
- de Darrach, 235
- de dessensibilização, 669
- de eletrodiagnóstico, 163
- de Flatt, 188, 408
- de Huber, 200
- de Huber-Nicolaysen, 460
- de imagem e seqüências de pulso, 161
- de Littler, 249, 348
- de McCash, 257
- de Milch, 235
- de Miura-Komada, 180
- de Neviaser, 345
- de Palande, 456
- de Phalen-Miller, 460
- de reparo arterial, 477
- de Riodan, 460
- de Smith, 344
- de Snow, 199
- de Snow-Littler, 180
- de Stiles, 348
- de Stiles-Bunnell-Brand, 451
- de Tsuge, 229, 460
- de Woolf-Broadbent, 219
- de zetaplastia, 200
- do laço de Zancolli, 453
Temperatura, teste da percepção da, 143
Tendão(ões), 103, 327, 404
- extensores dos dedos, 404
- - zonas anatomocirúrgicas dos, 78
- flexores dos dedos, 324
- - zonas anatomocirúrgicas dos, 83
- longo extensor do polegar, 407

- que atuam no punho, 47
- ruptura de, 103
- *tibialis* anterior, 327
Tendão-de-Aquiles, 377
Tendinites e tenossinovites, 509-520
- amiloidose, 519
- dedo em gatilho, 509
- - congênito, 513
- epicondilite lateral, 516
- estenosante de De Quervain, 513
- gota, 518
- tuberculosa, 518
Tenoartrólise total anterior, 250
Tenodese(s), 347
- de Parkes, 347
- de Riordan, 347
- do punho, 347
- estáticas, 347
Tenólise dos tendões extensores, 249
Tenossinovectomia, 396
Tenossinovite, 244, 513, 544
- de De Quervain, 110, 155, 291, 429, 513
- infecciosa, 532
- tuberculosa, 518, 544
Tenotomia, 319, 250
Terbinafina, 364
Termoterapia, 653
Tesoura de Metzenbaugh, 398
Teste(s)
- com *pinch meter*, 140
- da bolacha, 305
- da discriminação de dois pontos, 642
- da gaveta anteroposterior, 139
- da histamina, 302
- da ninidrina, 146, 645
- da ponta do alfinite, 143
- da pressão direta na arcada de Frohse, 152
- de Adson, 153
- de Allen, 155
- de Bouvier, 347
- de Bunnell-Finochietto, 135
- de compressão, 151
- - costoclavicular, 155
- - no nível da banda fibrosa radiocapitelar, 151
- de condução nervosa, 146
- de contratura dos extensores, 135
- de Cozen, 152
- de Dellon, 145
- de destreza, 646
- - de O'Connor, 647
- - manual de Minnesota, 646
- de diapasão (v. Síndrome de vibração)
- de Durkan, 149
- de Egawa, 149

Índice Remissivo

- de extensão contra resistência do dedo médio, 151
- de Filkenstein, 134, 292
- de Finochietto, 248
- de flexão do cotovelo, 147, 149
- de Froment, 149
- de Haines, 248
- de Haines-Zancolli, 137
- de Halstead, 155
- de hiperextensão, 154
- de Jebsen-Taylor, 646
- de Kilgore, 248
- de Maudsley, 153
- de Mill, 152
- de Moberg, 145
- de Muckart, 135
- de parestesia na região medial do cotovelo, 154
- de percepção da temperatura, 143
- de percussão, 153
- - do trajeto do nervo mediano, 147
- - na arcada de Frohse, 151
- - no canal de Guyon, 149
- - no túnel cubital, 149
- - supra e infraclavicular, 153
- de Phalen, 281
- - invertido, 148
- - negativo, 278
- de pistonagem, 156
- - para rizartrose, 157
- de Pitres-Testut, 149
- de Purdue, 646
- de Reagan, 138
- de Roos, 154
- de Semmes-Weinstein, 668
- de supinação forçada, 152
- de Tinel, 143
- de vibração, 144, 643
- de Von Frey, 144
- de Watson, 137
- de Weber-Moberg, 145, 668
- de Wright, 154, 267
- do deslizamento, 156
- - para rizartrose, 157
- do enrugamento de O'Riain, 146, 645
- do látex, 394
- do *pinwheel*, 144
- dos monofilamentos, 643
- específicos para lesões nervosas, 143
- - de avaliação da regeneração nervosa, 143
- - de avaliação da sensibilidade, 143
- - - funcionais, 145
- - - limiares, 143
- - - objetivos, 146
- musculares, 139
- para avaliar a compressão do nervo mediano, 147

- para lesões ligamentares, 136
- - aguda do ligamento colateral ulnar da articulação metacarpofalângica do polegar, 136
- - articulação radioulnar distal, 138
- - da gaveta anteroposterior, 139
- - de Reagan, 138
- - de Watson, 137
- - *pivot-shift* mediocárpico, 138
- sensitivos, 141
Tetraciclinas, 381
Tetraplegia, transferências musculotendinosas na, 323-333
- classificação internacional da função muscular em tetraplegia, 325
- planejamento da reconstrução, 325
- pronação do antebraço, 331
- reconstrução
- - da abertura da mão, 330
- - da extensão do cotovelo, 326
- - da função de preensão, 328
- tendências da cirurgia reconstrutora da mão na tetraplegia, 324
- trabalho em equipe, 332
Thibierge-Weissenbach, síndrome de, 387
Thompson, 98
- suspensoplastia de, 425
- via de acesso de, 98
Tiabendazol, 374
Tinel, sinal de, 143, 263
Tinha, 363
- das mãos, 363
- negra, 364
Tioconazol, 364
Torniquete, 106, 108, 118
- pneumático inflado no terço médio do braço, 119
Toxina botulínica, 307, 316
- dosagens para utilização da, 317
Toxoplasmose, 311
Tracolimus, 373
Transferências musculotendinosas, 323-358
- na tetraplegia, 323-333
- nas paralisias de nervos periféricos, 333-358
- - mediano, 351
- - - alta, 357
- - - complicações, 358
- - - do braquiorradial para flexor longo do polegar, 358
- - - do extensor radial longo do carpo para flexor profundo do indicador, 357
- - - oponência do polegar nas lesões altas do mediano, 357

- - - oponentoplastia com o extensor longo do polegar, 356
- - - oponentoplastia com o extensor radial longo do carpo, 355
- - - oponentoplastia com o flexor longo do polegar, 355
- - - oponentoplastia de Bunnell, 352
- - - oponentoplastia de Phalen e Miller, 354
- - - oponentoplastia de Royle-Thompson, 352
- - - oponentoplastia do abdutor do dedo mínimo, 353
- - - oponentoplastia do extensor longo do polegar, 356
- - - oponentoplastia do extensor próprio do dedo mínimo, 355
- - - oponentoplastia do extensor próprio do indicador, 353
- - - oponentoplastia do flexor longo do polegar, 356
- - - oponentoplastia do palmar longo, 354
- - - polias, 352
- - - preferência dos autores, 357
- - - tipos de inserção na oponentoplastia, 351
- - radial, 334
- - - anatomia, 334
- - - avaliação, 340
- - - momento da transferência tendinosa, 335
- - - objetivo, 334
- - - precoce do pronador redondo para extensor radial curto do carpo, 335
- - - técnicas cirúrgicas, 337
- - ulnar, 341
- - - classificação da garra ulnar paralítica, 343
- - - padrões anômalos de inervação, 343
- - - planejamento cirúrgico, 343
- - - quadro clínico, 341
- - - técnicas cirúrgicas, 344
- - princípios, 333
- - - contraturas, 333
- - - força, 333
- - - linha de ação, 334
- - - sinergismo, 334
Traumatismos, 160
Treponema pallidum, 370
Tríade de Claude-Bernard-Horner, 302
Tríceps, 270
Trichophyton, 363
- *mentagrophytes*, 363
- *rubrum*, 363
Tricofitina, reação intradérmica positiva à, 365

Tricotomia, 116
Trifalangismo, 169
Tromboangiite obliterante, 485
Trombose da veia
    axilossubclávia, 266
Tropismo, 369
Tsuge, técnica de, 229, 460
Tubérculo(s), 337
- de Lister, 51, 101, 337, 407
- do trapézio, 108
Tuberculose, 544
Tularemia, 543
Tumor(es), 159
- das mãos, 382
- - benignos, 382
- - malignos, 383
- - - carcinoma espinocelular, 384
- - - ceratoacantoma, 383
- - - melanoma, 384
- - - sarcoma de Kaposi, 385
- de ápice pulmonar, 268
- de células gigantes da bainha de
    tendão (v. Xantoma)
- de Pancoast, 267
- de partes moles, 106
- desmóides ou fibromas
    invasivos, 588
- dos membros superiores, 555-593
- - de partes moles, 578
- - - cisto, 580
- - - - de inclusão, 583
- - - - mucoso, 580
- - - - sinovial, 578
- - - desmóides ou fibromas
    invasivos, 588
- - - fibroma digital infantil, 586
- - - glômico, 584
- - - hemangiomas, 589
- - - lipoma, 580
- - - malformações vasculares, 592
- - - neurilemoma, 589
- - - neurofibroma, 588
- - - xantoma, 582
- - história clínica, 555
- - - anamnese, 556
- - - biópsia, 560
- - - equipe oncológica, 558
- - - estadiamento, 558
- - - estudo por imagem, 556
- - - exame físico, 556
- - - idade, 555
- - - laboratório, 558
- - ósseos, 561
- - - cisto ósseo, 566
- - - - aneurismático, 566
- - - - solitário, 566
- - - condroblastoma epifisário, 569
- - - condrossarcoma, 571
- - - encondroma, 563

- - - fibroma, 567
- - - - condromixóide, 567
- - - - não-ossificante, 568
- - - fibrossarcoma, 573
- - - lipossarcoma, 573
- - - metástases, 576
- - - osteoblastoma, 561
- - - osteoclastoma, 568
- - - osteocondroma, 565
- - - osteoma osteóide, 561
- - - osteossarcoma, 571
- - - sarcoma de Ewing, 571
- - glômico, 382, 584
Túnel
- cubital, 284
- - síndrome do, 149, 284
- - teste da percussão no, 149
- do carpo, 97
- - cirurgia de descompressão do, 106
- - secção transversa ao nível do, 61
- - síndrome do, 148, 280
- - - diagnóstico, 281
- - - tratamento, 282
- radial, síndrome do, 151, 289
- - diagnóstico, 289
- - tratamento, 290
Tunelizadores de Anderson, 458
Tunga penetrans, 375
Tungíase, 375
Turner, síndrome de, 212

U
Ulna, 23
- aplasia da, 176
- diáfise da, via de acesso para
    exposição da, 100
- duplicação da (v. Dimelia ulnar)
- encurtamento da, 165
- principais vias de acesso de Boyd ao
    quarto proximal do rádio e ao
    terço proximal da, 95
- processo estilóide da, 43
- técnica de centralização da, 173
Ultra-som, 654
- pulsado, 654
- terapêutico, 654
Úmero, 31, 309
- epicôndilo medial do, 31
- osteotomia derrotativa do, 309
- processo supracondilar do, 94
Unna-Thost, ceratodermia tipo, 377

V
Variante, 376
- Dowling-Meara, 376
- Herlitz, 376
Vasos, 96
- epineurais, 263
- radiais, 96

Vaughan-Jackson, síndrome de, 291
Veia(s), 41, 56
- axilar, 30
- basílica, 41, 93
- cefálica, 41, 93
- do antebraço, 41
- - intermédia, 41
- - superficiais, 42
- do cotovelo, intermédia, 41
- dorsais, 57
- enxertos de, 478
- subclávia, 266
Verrucose, 370
Verruga(s), 547
- plana, 371
- vulgar, 370
Vias de acesso (v. Acesso, vias de)
Vibração, teste da, 144
Vincristina, 386
Vírus, infecções nas mãos por, 370
- verruga
- - plana, 371
- - vulgar, 370
Vitiligo, 390
Vohwinkel, ceratodermia tipo, 377
Volkmann, necrose isquêmica
    de, 279
Von Frey, teste de, 144
Vorner, ceratodermia tipo, 377

W
Waaler-Rose, reação de, 394
Wartenberg, 153
- sinal de, 150, 343
- síndrome de, 153, 289
Wassel, polegar trifalângico com
    duplicação do tipo VII
    de, 220
Waters, classificação de, 306
Watson, teste de, 137
Weber-Moberg, teste de, 145, 668
Wickhman, estrias de, 389
Woolf-Broadbent, técnica de, 219
Wright, teste de, 154, 267

X
Xantoma, 582

Z
Zancolli, 314
- capsulodese volar de, 347
- classificação de, 314
- técnica do laço de, 453
Zetaplastia(s), 107, 256
- dupla, 121
- planejamento de, após ressecção de
    bandas de constrição, 233
- técnica de, 200
Zigomicose, 553